改訂第2版

現代 児童青年精神医学

CURRENT

編著

山﨑晃資

牛島定信

栗田　広

青木省三

CHILD & ADOLESCENT

PSYCHIATRY

永井書店

執筆者一覧

■編集

山﨑	晃資	(臨床児童精神医学研究所 所長・医療法人弘徳会愛光病院 顧問)
牛島	定信	(三田精神療法研究所 所長)
栗田	広	(社会福祉法人全国心身障害児福祉財団全国療育相談センター センター長)
青木	省三	(川崎医科大学精神科 教授)

■執筆者(執筆順)

山﨑	晃資	(臨床児童精神医学研究所 所長・医療法人弘徳会愛光病院 顧問)
牛島	定信	(三田精神療法研究所 所長)
青木	省三	(川崎医科大学精神科 教授)
鈴木	啓嗣	(すずき心療クリニック 院長)(神戸市)
栗田	広	(社会福祉法人全国心身障害児福祉財団全国療育相談センター センター長)
齊藤万比古		(独立行政法人国立国際医療研究センター国府台病院精神科部門 診療部長)
村田	豊久	(村田子ども教育心理相談室 室長)(福岡県北九州市)
小倉	清	(クリニックおぐら 院長)(東京都世田谷区)
木村	一優	(医療法人社団一陽会こころのクリニック石神井 院長)(東京都練馬区)
中島	洋子	(まな星クリニック 院長)(岡山市)
若宮	英司	(藍野大学医療保健学部看護学科 教授)
本田	秀夫	(山梨県立こころの発達総合支援センター 所長)
小野	善郎	(和歌山県精神保健福祉センター 所長)
神尾	陽子	(独立行政法人国立精神・神経医療研究センター精神保健研究所児童・思春期精神保健研究部 部長)
清水	康夫	(横浜市総合リハビリテーションセンター 副センター長)
星野	仁彦	(福島学院大学大学院附属心理臨床相談センター 教授)
鈴木	文晴	(東京都立東大和療育センター 副院長)
杉山登志郎		(浜松医科大学児童青年期精神医学 特任教授)
義村さや香		(京都家庭裁判所医務室 技官)
十一	元三	(京都大学大学院医学研究科人間健康科学系臨床認知神経科学 教授)
白瀧	貞昭	(博愛発達障害研究所 所長、神戸博愛病院児童精神科)
山田佐登留		(東京都立小児総合医療センター児童・思春期精神科 部長)
原田	謙	(信州大学医学部附属病院子どものこころ診療部 准教授)
梅下	節瑠	(横浜家庭裁判所 主任家庭裁判所調査官)
高岡	健	(岐阜大学大学院医学系研究科精神病理学分野 准教授)
猪子	香代	(猪子メンタルクリニック 院長)(横浜市)
村瀬	聡美	(リエゾンメディカル丸の内 院長)(名古屋市)
本城	秀次	(名古屋大学発達心理精神科学教育研究センター児童精神医学分野 教授)
金生由紀子		(東京大学大学院医学系研究科こころの発達医学 准教授)
下泉	秀夫	(国際医療福祉リハビリテーションセンター センター長)
舘	哲朗	(東海大学健康科学部社会福祉学科 教授)
青木	治亮	(一般社団法人水口病院 院長)(滋賀県甲賀市)
丹羽	伸也	(岐阜県精神保健福祉センター 所長)
松本	英夫	(東海大学医学部精神科 教授)
傳田	健三	(北海道大学大学院保健科学研究院生活機能学分野 教授)
棟居	俊夫	(金沢大学子どものこころの発達研究センター 特任教授)
竹内	直樹	(横浜市立大学附属病院児童精神科 部長)
小林	隆児	(西南学院大学人間科学部社会福祉学科 教授)
鍋田	恭孝	(立教大学現代心理学部心理学科 教授)

松田　文雄　（医療法人翠星会松田病院　理事長・院長）（広島市）
小平　雅基　（独立行政法人国立国際医療研究センター国府台病院児童精神科）
亀岡　智美　（兵庫県こころのケアセンター　副センター長・研究部長）
田中　　究　（神戸大学大学院医学研究科精神医学分野　准教授）
田中　　哲　（東京都立小児総合医療センター　副院長）
西村　良二　（福岡大学医学部精神医学　教授）
飯田　順三　（奈良県立医科大学看護学科人間発達学　教授）
横山富士男　（埼玉医科大学神経精神科　准教授）
舟橋　敬一　（埼玉県立小児医療センター精神科　医長）
松本　俊彦　（独立行政法人国立精神・神経医療研究センター精神保健研究所　薬物依存研究部診断治療開発研究室長・自殺予防総合対策センター副センター長）
井上　洋一　（大阪大学保健センター　教授）
近藤　直司　（東京都立小児総合医療センター　専門参事・児童・思春期精神科部長）
生地　　新　（北里大学大学院医療系研究科発達精神医学　教授）
森岡由起子　（大正大学人間学部臨床心理学科　教授）
川谷　大治　（川谷医院　院長）（福岡市）
田中　康雄　（こころとそだちのクリニックむすびめ　院長）（札幌市）
奥山眞紀子　（国立成育医療研究センターこころの診療部　部長）
山下　　淳　（山形市千歳篠田病院精神神経科）
星野　崇啓　（国立武蔵野学院　医務課長）
林　　晶子　（京都大学大学院医学研究科集学的がん診療学）
大屋　彰利　（横浜市東部地域療育センター　所長）
上別府圭子　（東京大学大学院医学系研究科予防看護学　准教授）
中村　伸一　（中村心理療法研究室　室長）（東京都文京区）
藤平　和吉　（群馬大学医学部附属病院精神科神経科）
吉田　敬子　（九州大学病院子どものこころの診療部　特任教授）
森　　亨子　（大泉生協病院小児科）
川畑　友二　（クリニック川畑　院長）（東京都世田谷区）
村瀬嘉代子　（北翔大学大学院人間福祉学研究科　教授）
山中　康裕　（京都ヘルメス研究所　所長、京都大学　名誉教授）
増野　　肇　（ルーテル学院大学　名誉教授）
渡部　京太　（独立行政法人国立国際医療研究センター国府台病院児童精神科　医長）
大隈　紘子　（医療法人至誠会帆秋病院　副院長）（大分市）
井上　和臣　（医療法人内海慈仁会内海メンタルクリニック　院長）（兵庫県西宮市）
大石　敬子　（多摩北部医療センター　言語聴覚士）
宮﨑　健祐　（東京都立小児総合医療センター児童思春期精神科）
市川　宏伸　（東京都立小児総合医療センター　顧問）
平川　清人　（医療法人社団緑風会水戸メンタルクリニック　院長）（福岡県志免町）
宮﨑　英憲　（東洋大学文学部教育学科　教授）
太田　昌孝　（心の発達研究所　理事長）（東京都杉並区）
渡辺　久子　（慶應義塾大学医学部小児科　講師）
岡田　　俊　（名古屋大学医学部附属病院親と子どもの心療科　講師）
髙橋　清久　（公益財団法人精神・神経科学振興財団　理事長）
本橋　伸高　（山梨大学大学院医学工学総合研究部精神神経医学　教授）
橋本　大彦　（橋本クリニック　院長）（東京都渋谷区）
渡邉慶一郎　（東京大学学生相談ネットワーク本部精神保健支援室・コミュニケーション・サポートルーム　室長、講師）
金澤　　治　（埼玉医科大学神経精神科・心療内科　准教授）
天野　玉記　（兵庫県立大学大学院緑環境景観マネジメント研究科　講師）

改訂第 2 版序文

　平成 14 年 8 月に「現代 児童青年精神医学」(第 1 版)が発行されて以来、既に 10 年が経過した。幸いにして多くの読者から高い評価を得ることができ、改訂版の発行への強い要望が寄せられるようになった。

　初版の序文に、「現代という時代を真摯に見据え、新しい児童青年精神医学の知見を集大成した」と書いたが、この 10 年間のめまぐるしい政治・経済・社会状況の変化は、子どもたちの生活にもさまざまな影響を与えてきている。毎日のように報道される学校におけるいじめに起因すると考えられる子どもの自殺、東日本大震災と原発事故によっていまだに通常の生活に戻ることのできない多くの子どもたちの不安定な生活環境、そして自閉症を中心とする発達障害の子どもたちへの誤解と偏見など、子どものこころの問題は多様化し、ますます深刻さを増してきている。

　このような子どもたちを取り巻く時代背景の急激な変化を見つめ直し、児童青年精神医学領域における研究と臨床における膨大な蓄積をもとに、大幅な改訂を試みた。章立てを組み替え、各論の構成と表現を見直し、執筆者はそれぞれのテーマに精力的に取り組んでいる方々を中心に大幅に入れ替え、資料は可能な限り最新のものを使うようにした。

　近年、子どものこころの問題にかかわるさまざまな職種の人々が急増している。保育所・幼稚園・学校(小中高、大学、専門学校、特別支援学校)、さらに職場などでメンタルヘルスの問題に取り組み、対応に苦慮している方々が多くなってきている。事例検討会、勉強会、講演会などで出会う人々の悩みを聞いていると、体系的に児童青年精神医学を学んでいる人はそれほど多くはなく、自分自身の個人的な経験や数少ない事例をもとに考えている人が多いようである。大学教育においても児童青年精神医学を体系的・臨床的に学ぶ機会が限られている日本の現状においては、児童青年精神科医を志す方々、小児科医・内科医の方で子どものこころの問題に関心をおもちの方々、さまざまな学問領域で学ぶ学生の方々をはじめ、教育・福祉・司法にかかわる方々など、子どものこころの問題に携わるすべての方々に是非、本書を通読して頂きたいと思う。

　最後に、本書の企画・出版にあたってご尽力頂いた高山静氏ならびに山本美恵子氏に深く感謝する次第である。

　　2012 年 10 月

編者一同

初版序文

　現代ほど子どもの「こころの問題」が、社会的に大きくクローズアップされたことはなかった。少子化が進む中で、不登校、いじめ、校内暴力、家庭内暴力、摂食障害、薬物乱用、児童虐待など、子どものこころの問題が急増し、多様化し、しかも低年齢化する傾向にある。学級（学校）崩壊、援助交際のように、これまでの医学的常識では対応に苦慮する問題も出てきている。

　児童青年精神医学はますますその重要性を増しているが、わが国の大学医学部および医科大学には「児童青年精神医学」講座がなく、フルタイムで開かれる「児童青年精神科」があるのはいまだに限られた大学病院である。最近、特殊外来として児童青年精神科外来を開く大学病院が多くなってきてはいるが、システム的には諸外国に比して実に40〜50年の遅れをとってしまった。国際化が叫ばれている時代に、わが国はまぎれもない児童青年精神科医療の後進国となってしまった。

　児童青年精神医学は、子どもたちがあらわす多彩な精神身体症状・問題行動の意味を慎重に検討し、子どもの年齢と発達レベル、気質および生物学的背景、親子関係、家族力動、友人関係、保育所・幼稚園・学校における生活などを総合的に評価し、診断、治療、そして予防を行いながら、子どもの精神的健康の達成を企図するものである。

　子どもはまさに精神発達の途上にある。さまざまな心理社会的機能がいまだ分化しておらず、環境に強く依存し、身体的な成長を基盤にしながら家庭、幼稚園、学校、地域社会と次第に生活の場を広げ、発達していく。こころの問題をもつ子どもに接する場合、まずその子どもの発達段階に応じたコミュニケーションを成立させる技術に習熟していなければならない。遊び、描画、音楽などを通して、子どもが何を語ろうとしているのかを知ることが大切である。子どもがあらわす「症状」には、疾病の徴候を越えて種々の意味が含まれていることを認識すべきである。子どもはそれぞれの発達段階によって異なる症状の発現をし、こころの問題を身体症状としてあらわしたり、容易に退行するのが特徴である。子どもがもつ多様な問題を解決するためには、両親や教師など、子どもを取り巻く人々の協力が必要であり、親に対するカウンセリングを行ったり、幼稚園や学校を訪れて教育の専門家とともに教育のあり方を検討することもある。また、子どもは治療を受けている間にも成長し、発達していることに目を向けなければならない。すなわち、発達を阻害したり抑制したりするような治療、教育を行ってはならず、こころの問題を解決することによって望ましい発達を達成していくように配慮しなければならない。

　「世界子供白書・1996版」は、冒頭に、ナチに捕らえられる直前の1944年7月14日に書かれたアンネ・フランクの日記の一部を引用している。

『私は世界が徐々に荒涼とした場所に変わりつつあると思います。雷鳴が近付いてくるのが聞こえるのです。それが私たちを破壊するでしょう。私は無数の人々の苦しみを自分の膚で感じることができます。けれども私は空を見上げるたびに、やがてはすべてがよくなって、いま目の前にある無慈悲さも終わるものと思います』。

　私たちは、約60年前と現代の相似性に目を向けなければならず、21世紀に生きる子どもたちに対する大人としての責任を重く受けとめなければならない。

　本書では、現代という時代を真摯に見据え、新しい児童青年精神医学の知見を集大成した。子どもにかかわるさまざまな領域で学ぶ学生のための教科書として、臨床の場において子どものこころの問題にかかわるすべての方々に役立つ参考書として、必要な項目を網羅し、それぞれの分野を代表する第一人者の方々に執筆をお願いした。現時点における「児童青年精神医学」の決定版の書となることを目標に企画されたものである。

　児童青年精神医学は生きた学問である。日々に出会う子どもたちとの、温かい真剣なかかわりの中からこそ学ぶことができるものである。本書を読んで、子どもの臨床にいささかでも役立つことがあれば、編者としては望外の喜びである。最後に本書出版にあたり御尽力頂いた編集長の高山静氏ならびに山本美恵子氏に深く感謝する次第である。

　　　2002年8月

編者一同

● 目　次 ●

I. 総　論

1. **児童青年精神医学の歴史と特徴**　　　　　　　　　　　　　　　　　　（山﨑晃資）　3
   - 1　世界の児童青年精神医学の歴史 …………………………… 4
   - 2　わが国の児童青年精神医学の歴史 ………………………… 5
   - 3　児童青年精神医学の特徴 …………………………………… 7
   - 4　「児童青年精神医学講座」が必要な理由 …………………… 8

2. **子どもの正常発達**　　　　　　　　　　　　　　　　　　　　　　　　（牛島定信）　11
   - 1　身体的発達 ………………………………………………… 11
   - 2　心の発達 …………………………………………………… 12
   - 3　家族の発達 ………………………………………………… 18

3. **子どもの精神障害の診断**　　　　　　　　　　　　　　　　　（青木省三、鈴木啓嗣）　22
   - 1　子どもとの出会い ………………………………………… 22
   - 2　子どもの症状・問題行動の特徴とその意味 …………… 24
   - 3　病歴のとり方 ……………………………………………… 26
   - 4　子どもの身体診察 ………………………………………… 29
   - 5　診断と評価について ……………………………………… 30
   - 6　臨床診断における留意点 ………………………………… 32
   - 7　検査法(身体的検査・心理的検査) ……………………… 32

4. **子どもの精神障害の分類**　　　　　　　　　　　　　　　　　　　　　（栗田　広）　34
   - 1　診断分類 …………………………………………………… 34
   - 2　診断面接様式と診断・評価尺度 ………………………… 35
   - 3　アメリカ精神医学会と世界保健機関の診断図式 ……… 37
   - 4　その他の診断分類の問題 ………………………………… 42

5. **児童期の精神障害の原因**　　　　　　　　　　　　　　　　　　　　（齊藤万比古）　45
   - 1　子どもの精神障害の病因論展望 ………………………… 45
   - 2　生物-心理-社会的病因論 ………………………………… 46
   - 3　「自己システム」と精神障害の発症 ……………………… 52

6. **子どもの治療に関する一般的原則**　　　　　　　　　　　　　　　　（村田豊久）　60
   - 1　インフォームド・コンセントについて ………………… 60
   - 2　子どもの心理療法について ……………………………… 62
   - 3　薬物療法について ………………………………………… 65
   - 4　治療構造の問題 …………………………………………… 66

i

7．子どもの精神療法 ────────────────────────（小倉　清）68
   1　話し合いをすること ……………………………… 68
   2　子どもは悩むのか ………………………………… 69
   3　臨床例いくつか …………………………………… 71
   4　子どもの成長 ……………………………………… 72
   5　精神療法というもの ……………………………… 73
   6　面接の流れについて ……………………………… 75

8．子どもの人権 ──────────────────────────（木村一優）77
   1　法的根拠 …………………………………………… 77
   2　国際的な宣言、倫理綱領など …………………… 78
   3　子どもの同意能力 ………………………………… 81

II．各　論

1．知的障害（精神遅滞）──────────────────────（中島洋子）87
   1　概念と定義、分類 ………………………………… 87
   2　知的障害（精神遅滞）の原因 …………………… 90
   3　知的障害（精神遅滞）の診断と検査 …………… 92
   4　知的障害（精神遅滞）の身体的合併症、身体的併存障害 ……… 94
   5　精神医学的問題 …………………………………… 96
   6　知的障害（精神遅滞）への対応と精神科医療の関与 ………… 101

2．学習障害（読字障害、書字障害、算数障害、特定不能の学習障害）──（若宮英司）105
   1　読字障害 …………………………………………… 105
   2　書字障害 …………………………………………… 107
   3　算数障害 …………………………………………… 108
   4　特定不能の学習障害 ……………………………… 110
   5　学習障害の診断 …………………………………… 110
   6　学習障害への対応 ………………………………… 111
   7　遺伝、画像 ………………………………………… 111

3．運動機能の特異的発達障害、発達性協調運動障害 ─────（本田秀夫）113
   1　診　断 ……………………………………………… 113
   2　臨床的意義 ………………………………………… 114
   3　評　価 ……………………………………………… 115
   4　治療/支援 ………………………………………… 115

4．コミュニケーション障害 ────────────────────（小野善郎）118
   1　表出性言語障害 …………………………………… 119
   2　受容-表出混合性言語障害 ……………………… 121
   3　音韻障害 …………………………………………… 122
   4　吃音症 ……………………………………………… 123

5．広汎性発達障害
   ⑴　自閉性障害
   　a．乳幼児期 ──────────────────────────（神尾陽子）125
   　　1　乳児期から前期幼児期（0〜2歳） …………… 125
   　　2　後期幼児期（3〜6歳） ………………………… 129
   　　3　治療の実際 ……………………………………… 130

b．学齢期・思春期 ──────────────────────────（清水康夫）135
1 自閉性障害の基本障害 ································ 135
2 学齢期から思春期の臨床 ···························· 137
3 併存障害 ··· 143
4 学校との連携 ·· 144

c．成人期・老年期 ──────────────────────────（星野仁彦）146
1 長期予後追跡研究 ······································· 146
2 精神医学的合併症と行動上の問題 ················ 148
3 自立と就労をめぐる問題 ···························· 150
4 老年期の自閉性障害 ··································· 153

2 レット障害、レット症候群 ───────────────────（鈴木文晴）155
1 歴　史 ·· 155
2 臨床症状と経過 ·· 156
3 診断の実際 ·· 162
4 蛋白質 MeCP2 および遺伝子 *MECP2* の機能と本症の病態、
　他の遺伝子の関与 ······································· 163
5 疫学・患者数 ·· 163
6 臨床検査 ··· 164
7 治療・リハビリテーション ························· 164

3 小児期崩壊性障害 ────────────────────────（栗田　広）165
1 概　念 ·· 165
2 病態と成因 ·· 165
3 診　断 ·· 166
4 治　療 ·· 167
5 予　後 ·· 169

4 Asperger 症候群 ─────────────────────────（杉山登志郎）170
1 消えゆく Asperger 症候群 ··························· 170
2 Asperger 症候群の成立まで ························· 170
3 Asperger 症候群のもたらしたもの ··············· 172
4 Asperger 症候群の臨床的経過 ······················ 174
5 Asperger 症候群の併存症 ···························· 176
6 Asperger 症候群は消えるのではない ··········· 179

5 特定不能の広汎性発達障害 ──────────────（義村さや香、十一元三）182
1 疫　学 ·· 183
2 診断と臨床所見（検査含む）······················· 184
3 症　例 ·· 185
4 主な鑑別疾患 ·· 186
5 臨床的問題 ·· 187
6 予　後 ·· 187

6．注意欠陥/多動性障害（AD/HD）

a．臨床症状、診断、概念、成人 AD/HD、病態 ──────────（白瀧貞昭）189
1 臨床症状と診断 ·· 189
2 概念とその歴史的変遷 ································ 190
3 成因、病態、類型 ······································· 191
4 AD/HD に随伴する障害 ······························ 193
5 長期経過と成人 AD/HD ······························ 194
6 疫　学 ·· 194

b．検 査 ————————————————————（山田佐登留）196
    1　画像検査 …………………………………… 196
    2　神経心理学的検査など ……………………… 197
    3　心理検査（臨床的に使用される代表的なもの）……………… 198

c．治 療 ————————————————————（山田佐登留）200
    1　心理社会的治療 …………………………… 200
    2　薬物療法 …………………………………… 201

7．素行障害（CD）、反抗挑戦性障害（ODD）————————（原田　謙）203
    1　ODD/CDの診断 …………………………… 204
    2　ODD/CDの発現過程 ……………………… 205
    3　治療と支援 ………………………………… 208
    4　予後と予防 ………………………………… 211

8．反社会的行動

① 非 行 ———————————————————————（梅下節瑠）214
    1　非行の定義 ………………………………… 214
    2　わが国の非行の現状と動向 ……………… 214
    3　非行少年の処遇 …………………………… 216
    4　非行少年の精神医学的理解 ……………… 219

② 少年事件における情状 ————————————————（高岡　健）225
    1　概 念 ……………………………………… 225
    2　情状の見立て ……………………………… 225
    3　情状から処遇へ …………………………… 229

9．哺育障害 ————————————————————————（猪子香代）231
    1　摂食の問題 ………………………………… 231
    2　異食症 ……………………………………… 231
    3　反芻性障害 ………………………………… 231
    4　幼児期または小児期早期の哺育障害 …… 232
    5　摂食の問題と発達障害 …………………… 233
    6　哺育障害と親子の関係 …………………… 233
    7　哺育障害により起こってくる問題 ……… 234
    8　哺育障害の臨床 …………………………… 234

10．反応性愛着障害 ————————————————（村瀬聡美、本城秀次）236
    1　概 念 ……………………………………… 236
    2　成 因 ……………………………………… 237
    3　病態および診断 …………………………… 238
    4　治 療 ……………………………………… 239
    5　予 後 ……………………………………… 239

11．チック障害、トゥレット障害 ————————————（金生由紀子）241
    1　概 念 ……………………………………… 241
    2　成 因 ……………………………………… 243
    3　病 態 ……………………………………… 245
    4　診 断 ……………………………………… 245
    5　治 療 ……………………………………… 247
    6　予 後 ……………………………………… 249
    7　最近の知見 ………………………………… 249

12. 排泄障害 ——（下泉秀夫）251
- 1 遺尿症 ……………………………………… 251
- 2 遺糞症（便失禁） ………………………… 256
- 3 広汎性発達障害児の排泄 ………………… 259

13. 摂食障害 ——（舘　哲朗）260
- 1 概　念 ……………………………………… 260
- 2 成　因 ……………………………………… 261
- 3 病　態 ……………………………………… 261
- 4 診　断 ……………………………………… 263
- 5 治　療 ……………………………………… 265
- 6 予　後 ……………………………………… 268

14. 睡眠障害 ——（青木治亮）270
- 1 睡眠の正常発達 …………………………… 271
- 2 新生児・乳児期 …………………………… 272
- 3 幼児期 ……………………………………… 273
- 4 学童期・思春期 …………………………… 274

15. 選択性緘黙 ——（高岡　健、丹羽伸也）278
- 1 成因と病態 ………………………………… 278
- 2 診断および臨床像 ………………………… 279
- 3 治　療 ……………………………………… 280
- 4 予　後 ……………………………………… 281

16. 統合失調症 ——（松本英夫）282
- 1 小児の統合失調症の概念とその変遷 …… 282
- 2 小児の統合失調症の診断と臨床像 ……… 283
- 3 小児の統合失調症の発達過程 …………… 285
- 4 統合失調症の展開 ………………………… 287
- 5 治　療 ……………………………………… 291

17. うつ病性障害 ——（傳田健三）294
- 1 児童・青年期のうつ病性障害の臨床的特徴 …… 294
- 2 子ども・思春期のうつ病の治療 ………… 296

18. 双極性障害（Ⅰ型・Ⅱ型に分けて） ——（棟居俊夫）301
- 1 気分障害の3つの主要症状 ……………… 302
- 2 病相という言葉 …………………………… 304
- 3 軽躁病相の存在 …………………………… 304
- 4 各病相の定義 ……………………………… 305
- 5 重要な混合性病相 ………………………… 306
- 6 双極性障害のⅠ型とⅡ型 ………………… 307
- 7 児童青年期における双極性障害の重要点 … 308

19. パニック障害 ——（竹内直樹）310
- 1 概念と変遷 ………………………………… 310
- 2 疫学と成因 ………………………………… 310
- 3 病　態 ……………………………………… 311
- 4 診　断 ……………………………………… 311

    5　治　療 …………………………………………… 312
    6　経　過 …………………………………………… 314
    7　最近の知見 ……………………………………… 314

20. 恐怖症 ――――――――――――――――――――――――――〈小林隆児〉315
    1　恐怖症の成り立ち ……………………………… 315
    2　Freud S の理解 ………………………………… 316
    3　森田理論による恐怖症理解 …………………… 317
    4　森田神経質に対する土居の批判 ……………… 317
    5　「甘え」のアンビヴァレンスと恐怖症 ……… 318
    6　母子面接による精神療法の実際 ……………… 318

21. 社交不安障害（SAD）――対人恐怖症との関連も含め ――――〈鍋田恭孝〉322
    1　SAD の研究の流れ …………………………… 322
    2　SAD の治療に関する報告 …………………… 324
    3　SAD と対人恐怖症との異同について ……… 325
    4　最近の軽症化の動向――対人恐怖症の SAD 化 ……… 327

22. 全般性不安障害 ―――――――――――――――――――――〈松田文雄〉329
    1　概　念 …………………………………………… 329
    2　成　因 …………………………………………… 329
    3　病態・診断 ……………………………………… 329
    4　治　療 …………………………………………… 330

23. 強迫性障害 ―――――――――――――――――――――――〈小平雅基〉331
    1　概　念 …………………………………………… 331
    2　頻度および発症年齢 …………………………… 332
    3　成　因 …………………………………………… 333
    4　臨床的特徴 ……………………………………… 334
    5　治　療 …………………………………………… 336
    6　予　後 …………………………………………… 337

24. ストレス性障害
1 急性ストレス障害（ASD）――――――――――――――――〈亀岡智美〉339
    1　診　断 …………………………………………… 339
    2　PTSD の予測因子としての ASD …………… 340
    3　治　療 …………………………………………… 341

2 心的外傷後ストレス障害（PTSD）――――――――――――〈田中　究〉345
    1　疾患概念および診断基準 ……………………… 346
    2　成因および疫学 ………………………………… 348
    3　診断と評価 ……………………………………… 349
    4　性暴力被害について …………………………… 351
    5　治　療 …………………………………………… 352

25. 適応障害 ――――――――――――――――――――――――〈田中　哲〉355
    1　診断概念 ………………………………………… 355
    2　適応障害の登場と神経症概念について ……… 355
    3　児童・青年期の適応障害 ……………………… 356
    4　事例と考察 ……………………………………… 357
    5　治療および予後 ………………………………… 358

26. 身体表現性障害 ―――――――――――――――――――――――――――（西村良二）361
   1 概　念 ……………………………………………………… 361
   2 分　類 ……………………………………………………… 362
   3 診　断 ……………………………………………………… 363
   4 成因・病態 ………………………………………………… 365
   5 治　療 ……………………………………………………… 365
   6 経過と予後 ………………………………………………… 368

27. 解離性障害 ―――――――――――――――――――――――――――――（飯田順三）370
   1 概　念 ……………………………………………………… 370
   2 分類と症状 ………………………………………………… 371
   3 成　因 ……………………………………………………… 373
   4 診断および鑑別診断 ……………………………………… 374
   5 治　療 ……………………………………………………… 374
   6 予　後 ……………………………………………………… 375

28. 性障害および性同一性障害 ―――――――――――――――――――（横山富士男）377
   1 性障害と性同一性障害の分類 …………………………… 377
   2 性同一性の概念 …………………………………………… 378
   3 児童青年期の性同一性障害の臨床像 …………………… 379
   4 性同一性障害の成因 ……………………………………… 380
   5 性同一性障害の発症頻度の性差 ………………………… 381
   6 診断基準 …………………………………………………… 381
   7 治　療 ……………………………………………………… 384
   8 予　後 ……………………………………………………… 385
   9 最近の知見 ………………………………………………… 386

29. 境界性障害 ―――――――――――――――――――――――――――――（牛島定信）388
   1 境界性とは ………………………………………………… 388
   2 児童期の境界性障害 ……………………………………… 389
   3 青年期境界性障害をめぐって …………………………… 393
   4 治療ないしはケア ………………………………………… 395

30. 児童虐待 ――――――――――――――――――――――――――――――（舟橋敬一）399
   1 虐待の種類 ………………………………………………… 399
   2 疫　学 ……………………………………………………… 400
   3 臨床像 ……………………………………………………… 400
   4 リスクファクター ………………………………………… 401
   5 虐待の影響 ………………………………………………… 401
   6 アセスメント ……………………………………………… 406
   7 介　入 ……………………………………………………… 407
   8 代理ミュンヒハウゼン症候群 …………………………… 409

31. 物質関連障害 ――――――――――――――――――――――――――――（松本俊彦）411
   1 薬物乱用が思春期にもたらすもの ……………………… 411
   2 思春期における薬物乱用の現状 ………………………… 411
   3 薬物乱用の危険因子と保護的因子 ……………………… 412
   4 思春期における薬物乱用の診断 ………………………… 415
   5 思春期の薬物乱用者にみられる併存障害 ……………… 415
   6 経過と転帰 ………………………………………………… 416
   7 わが国における思春期の薬物乱用に対する治療の現状 ……… 417

8　予防教育の在り方について──「ダメ、ゼッタイ」だけではダメ　418

32. その他の行動障害

1　不登校 ────────────────────────── (本城秀次) 420
　　1　不登校概念について　420
　　2　登校拒否の基本的データ　424
　　3　登校拒否と臨床症状　424
　　4　海外における登校拒否の治療　429

2　家庭内暴力 ────────────────────── (井上洋一) 432
　　1　概　念　432
　　2　治療目標　432
　　3　成　因　433
　　4　治　療　435

3　ひきこもり ────────────────────── (近藤直司) 440
　　1　ひきこもりの概念整理　440
　　2　青年期のひきこもりに関する実態調査より　442
　　3　青年期ひきこもりケースの背景要因　442
　　4　ひきこもりケースの治療・支援指針　444
　　5　今後の検討課題　445

4　抜毛癖 ──────────────────── (生地　新、森岡由起子) 447
　　1　概　念　447
　　2　成　因　448
　　3　診　断　448
　　4　治　療　449
　　5　予　後　452
　　6　最近の知見　452

5　自傷・自殺 ────────────────────── (川谷大治) 454
　　1　児童青年期の自傷・自殺　454

6　習癖異常 ──────────────────────── (田中康雄) 460
　　1　身体をいじる癖（身体玩弄癖）　461
　　2　常同運動障害　462
　　3　性器いじりと自慰行為　464

Ⅲ．リエゾンサービス

1. 小児疾患へのコンサルテーション・リエゾン精神医学
　　　　────────────────── (奥山眞紀子、山下　淳、星野崇啓) 469
　　1　小児 C/L の特徴　470
　　2　C/L の組織化　471
　　3　C/L のプロセスと内容　472
　　4　C/L の対象となる状況とその特徴　478
　　5　症　例　480

2．臓器移植 ―――――――――――――――――――――――――――――（林　晶子）483
- 1　臓器移植とリエゾンコンサルテーション精神医学 …………… 483
- 2　移植前の精神医学的問題とその評価 ……………………………… 484
- 3　生体移植のドナー選択と葛藤 ……………………………………… 485
- 4　生体ドナー候補における臓器提供の意思決定への精神科医の関与 …………………………………………………………………… 486
- 5　移植後の精神医学的問題 …………………………………………… 486

3．骨髄移植 ―――――――――――――――――――――――――――――（大屋彰利）490
- 1　患者の評価 …………………………………………………………… 490
- 2　患者自身にみられるストレス反応 ………………………………… 491
- 3　治　療 ………………………………………………………………… 493
- 4　家族の抱える問題 …………………………………………………… 494
- 5　看護スタッフの抱える問題 ………………………………………… 494
- 6　症　例 ………………………………………………………………… 495

4．死にゆく子どもと家族へのケア ―――――――――――――――――（上別府圭子）498
- 1　ターミナルステージ ………………………………………………… 499
- 2　身体症状のマネジメント …………………………………………… 499
- 3　子どもはどのように病気や死を認知するか ……………………… 503
- 4　家族へのケア ………………………………………………………… 507
- 5　医療関係者の反応と癒し …………………………………………… 509

Ⅳ．精神保健をめぐる諸問題

1．家族の精神保健 ―――――――――――――――――――――――――（中村伸一）515
- 1　子どもの誕生 ………………………………………………………… 515
- 2　6歳までの子どものいる家族 ……………………………………… 516
- 3　6〜12歳の子どものいる家族 ……………………………………… 517
- 4　12〜19歳（思春期・青年期）の子どものいる家族 ……………… 518
- 5　19歳以上の子どものいる家族 ……………………………………… 519

2．学校精神保健 ―――――――――――――――――――――――（十一元三、義村さや香）520
- 1　「学校保健」という専門分野について ……………………………… 520
- 2　学校保健の現状と動向 ……………………………………………… 520
- 3　学校医 ………………………………………………………………… 524
- 4　メンタルヘルスの問題に応じた教育との連携 …………………… 525
- 5　事　例 ………………………………………………………………… 527

3．地域精神保健 ―――――――――――――――――――――――――――（藤平和吉）530
- 1　「メディカルモデル」と「バイオサイコソーシャルモデル」…… 530
- 2　「横の広がり」としての地域 ………………………………………… 531
- 3　「縦のつながり」としての地域 ……………………………………… 534
- 4　地域精神保健における「連携」の重要性 ………………………… 536

4．母子精神保健 ―――――――――――――――――――――――――――（吉田敬子）539
- 1　周産期精神医学―出産をめぐる母親の精神障害と児への影響― ……………………………………………………………………… 539
- 2　母子精神保健 ………………………………………………………… 543

5．海外から帰国した子ども（帰国子女）の心の問題 ──────（森　享子）547
- 1　渡航に伴う心の問題 …………………………………… 547
- 2　帰国に伴う心の問題 …………………………………… 550
- 3　治療とサポートについて ……………………………… 551

V．治療的関与

1．心理社会的治療 ──────（西村良二）555
- 1　思春期・青年期の患者への接し方 ………………… 555
- 2　思春期の家族 …………………………………………… 556
- 3　思春期の仲間体験の意義 ……………………………… 556
- 4　心理社会療法としての思春期キャンプ治療 ……… 557
- 5　思春期の心理社会的治療──治療キャンプの実際 ……… 557
- 6　心理社会的治療（キャンプ治療）についての考察 ……… 559

2．力動的精神療法 ──────（川畑友二）562
- 1　子どもの精神療法理論の概観 ………………………… 562
- 2　子どもにおける精神発達と精神療法 ………………… 563
- 3　精神療法の実際 ………………………………………… 563
- 4　子育て、社会・文化の変容とこれからの精神療法 ……… 568

3．プレイセラピー ──────（村瀬嘉代子）570
- 1　プレイセラピーとは …………………………………… 570
- 2　子どもの精神療法の特徴 ……………………………… 570
- 3　対象と見立て …………………………………………… 571
- 4　治療構造 ………………………………………………… 572
- 5　治療目標 ………………………………………………… 572
- 6　治療者に求められるもの ……………………………… 572

4．箱庭療法 ──────（山中康裕）574
- 1　箱庭療法とは …………………………………………… 574
- 2　方　法 …………………………………………………… 574
- 3　箱庭療法の歴史 ………………………………………… 575
- 4　箱庭療法の解釈 ………………………………………… 575
- 5　さまざまな箱庭作品の例 ……………………………… 579

5．絵画療法 ──────（傳田健三）582
- 1　絵画療法とは何か ……………………………………… 582
- 2　どのような技法があるのか …………………………… 582
- 3　絵画を通して何が表現されるのか …………………… 585
- 4　どのような立場があるのか …………………………… 586
- 5　絵画療法の精神療法的意義 …………………………… 586
- 6　客観性の発達促進機制 ………………………………… 588

6．家族療法 ──────（中村伸一）590
- 1　家族療法とは …………………………………………… 590
- 2　児童青年患者における家族療法の適用 ……………… 590
- 3　心理教育的家族療法 …………………………………… 591
- 4　初回面接のもち方と家族合同面接の禁忌 …………… 591

7. サイコドラマ ───────────────────（増野　肇）593
1 理論、治療的メカニズム ……………………………… 593
2 治療的構造 ……………………………………………… 593
3 治療の実際 ……………………………………………… 594

8. 集団療法 ─────────────────（渡部京太、森岡由起子）597
1 広義の集団療法（グループ・ワーク）と狭義の集団精神療法 … 597
2 子どもの集団療法の歴史 ……………………………… 597
3 わが国における児童青年期の集団療法の現況 ……… 598
4 グループの構造と枠組み ……………………………… 598
5 集団療法の利点と治療の効果 ………………………… 600

9. 行動療法 ───────────────────────（大隈紘子）603
1 行動療法の定義と発展の方向 ………………………… 603
2 行動療法の治療の進め方 ……………………………… 603

10. 認知療法 ───────────────────────（井上和臣）607
1 認知の歪みと認知の欠損 ……………………………… 607
2 うつ病 …………………………………………………… 607
3 社交恐怖 ………………………………………………… 608
4 不登校 …………………………………………………… 609

11. 言語療法 ───────────────────────（大石敬子）612
1 言語発達の土壌 ………………………………………… 612
2 各疾患にみられる言葉の問題と対策 ………………… 613

12. 児童思春期の精神科入院治療 ─────────（宮﨑健祐、市川宏伸）616
1 児童青年期精神科入院治療の現状 …………………… 616
2 入院と疾患（筆者の病院での現状）…………………… 616
3 入院環境について ……………………………………… 617
4 入院システムについて ………………………………… 618
5 入院治療の必要性 ……………………………………… 619
6 治療体系の一環としての入院治療 …………………… 619

13. 学校との治療的連携 ─────────────（平川清人、西村良二）624
1 子どもが学校生活を送ることの大切さ ……………… 624
2 教育から医療への連携に関する認識およびニーズについて … 626
3 医療と教育との連携について ………………………… 627

14. 特別支援教育の現状と課題 ────────────────（宮﨑英憲）633
1 特別支援教育への転換とその考え方 ………………… 633
2 特別支援教育に関する法整備と教育課程の検討 …… 634
3 特別支援教育の体制整備に向けた動き ……………… 635
4 インクルージョン教育と特別支援教育 ……………… 636
5 教育に関する「第一次意見」についての文部科学省での検討 … 637

15. ソーシャルワーク ──────────────────（小野善郎）640
1 歴史的背景 ……………………………………………… 640
2 ソーシャルワークの概念 ……………………………… 640
3 ソーシャルワークの方法論 …………………………… 641

4　児童青年精神医学と関連するソーシャルワーク ……………… 641

16. 障害児の療育とハビリテーション ─────────────（太田昌孝）644
　　　1　日本における療育とハビリテーションの源流 ………………… 644
　　　2　第二次大戦後における療育の概念の広がり …………………… 645
　　　3　療育の現在的意義 …………………………………………………… 645
　　　4　療育のいくつかの方法論と適切性 ……………………………… 646
　　　5　発達障害の療育の適切性の要件 ………………………………… 646

17. 乳幼児母治療 ─────────────────────────（渡辺久子）648
　　　1　乳幼児母治療とは …………………………………………………… 648
　　　2　乳幼児母治療のダイナミックスと世代間伝達 ………………… 649
　　　3　乳幼児母治療アプローチと転移・逆転移 ……………………… 651

18. 生物学的治療
　1　薬物療法 ──────────────────────────（岡田　俊）654
　　　1　児童・青年に精神科薬物療法を行う際の留意点 ……………… 654
　　　2　児童・青年に対して使用される向精神薬 ……………………… 655
　2　光療法 ───────────────────────────（高橋清久）664
　　　1　光療法の実際 ………………………………………………………… 664
　　　2　高照度光療法の適応疾患 ………………………………………… 665
　　　3　高照度光の作用機序 ……………………………………………… 669
　3　電気けいれん療法（ECT）──────────────────（本橋伸高）673
　　　1　ECTの適応 …………………………………………………………… 673
　　　2　ECTの禁忌 …………………………………………………………… 674
　　　3　ECT開始前の評価 …………………………………………………… 674
　　　4　ECTの手技 …………………………………………………………… 675

19. 遺伝カウンセリング ─────────────────（橋本大彦、渡邉慶一郎）677
　　　1　遺伝カウンセリングに関する一般的知識 ……………………… 677
　　　2　遺伝カウンセリングの手順 ……………………………………… 678
　　　3　児童精神医学領域での遺伝カウンセリング …………………… 679

20. 司法精神医学 ────────────────────────（松田文雄）701
　　　1　最近の重大青少年犯罪と統計 …………………………………… 701
　　　2　少年犯罪に関連した法律と用語について ……………………… 703
　　　3　精神科医療と非行少年との関係 ………………………………… 705
　　　4　問題行動の意味と病理について ………………………………… 705
　　　5　家族について ………………………………………………………… 706
　　　6　個と集団について ………………………………………………… 706
　　　7　性差について ………………………………………………………… 707
　　　8　メッセージとしての反社会的行動と精神医療の役割 ………… 707
　　　9　問題行動に対する精神科医療の役割について ………………… 707
　　　10　非行少年に対する手続きについて ……………………………… 708
　　　11　精神鑑定の歴史について ………………………………………… 708
　　　12　子どもの精神鑑定について ……………………………………… 710
　　　13　鑑定人とは …………………………………………………………… 711
　　　14　少年の鑑定人としての児童精神科医 …………………………… 711
　　　15　少年の責任能力必要説と不要説 ………………………………… 711

	16	子どもの精神鑑定で必要な情報とは ………………………… 712
	17	虚偽(嘘)の情報について ……………………………………… 712
	18	鑑定結果 ………………………………………………………… 712
	19	鑑定人の責任について ………………………………………… 713
	20	子どもの責任能力の発達について …………………………… 713
	21	診断名と犯罪について ………………………………………… 713
	22	処遇をめぐって ………………………………………………… 714
	23	精神科医療と司法との連携 …………………………………… 714

21. てんかん ──────────────────────── (金澤 治) 716

	1	児童青年期のてんかん(小児てんかん)について ………… 716
	2	児童青年期のてんかんと精神障害 …………………………… 718
	3	新規抗てんかん薬について …………………………………… 722

22. EMDR(眼球運動による脱感作と再処理法) ──────── (天野玉記) 728

	1	EMDR の誕生した経緯 ………………………………………… 728
	2	EMDR の発展と現状 …………………………………………… 728
	3	EMDR 治療の手続き …………………………………………… 728
	4	子どもの場合の留意点 ………………………………………… 731
	5	治療メカニズムの仮説と治療上の留意点 …………………… 732
	6	EMDR に関する研究の状況 …………………………………… 733

I. 総論

1. 児童青年精神医学の歴史と特徴

はじめに 平成23年版の「子ども・若者白書」[1]によると、2010(平成22)年10月1日のわが国の総人口は1億2,805万6,000人と推計され、このうち「子ども・若者」(0〜29歳)の人口は3,723万2,000人で、総人口の29.1％である(図1)。わが国の出生数と合計特殊出生率の推移(図2)をみると、1947(昭和22)年から1949(昭和24)年の第1次ベビーブーム、1971(昭和46)年から1974(昭和49)年の第2次ベビーブームを経た後に、子ども・若者の人口は1975(昭和50)年以降ほぼ一貫して減少し、2005(平成17)年には出生数が106万2,530人と最低となり、合計特殊出生率も1.26となった。その後、合計特殊出生率は3年連続でわずかながら上昇して2009(平成21)年には1.37となった。しかし少子化現象はなお深刻な問題となっている。

少子化が進む中で、いじめ、不登校、中途退学、フリーター、ひきこもり、児童虐待、薬物乱用、校内暴力、家庭内暴力、不良行為、自殺など、子ども・若者のこころの問題は引き続いてみられており、多様化・低年齢化の傾向にある。最近では大学生の自閉症スペクトラム障害(特にアスペルガー症候群)が問題となっており、その生活支援・学業支援・就労支援をいかに行うのかが注目されている。

児童青年精神医学はますますその重要性を増している。1975年、わが国の大学医学部付属病院では初めて、主任教授をはじめとするスタッフを整えてフルタイムで開かれる「児童青年精神科外来」

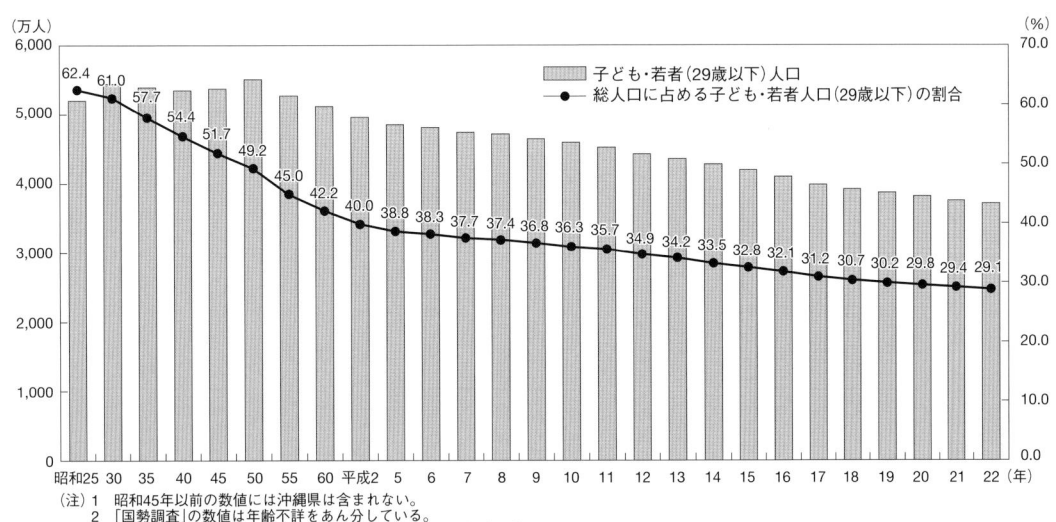

図1. 子ども・若者人口および総人口に占める子ども・若者人口の割合の推移

Ⅰ. 総 論

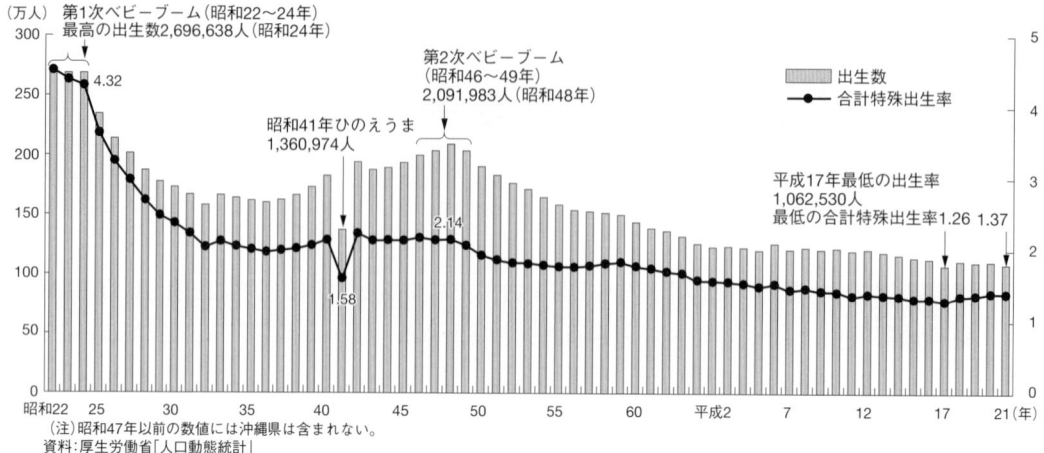

図2. 出生数および合計特殊出生率の年次推移

が東海大学に開設された。1991年の第32回日本児童青年精神医学会総会（岐阜市）で学会認定医制度が正式に承認され、2002年頃から国立大学付属病院に「親と子どもの心療部」（名古屋大学）、「子どものこころ診療部」（信州大学）などが次々と開設され始め、2005年には東京大学にも「こころの発達診療部」が開設された。このような動きが影響したためか、2008年4月、厚生労働省は診療科目の1つに「児童精神科」を加えた。しかし、大学医学部に主任教授がいて児童精神科医を養成する「児童青年精神医学講座」はいまだになく、半世紀以上前から児童青年精神医学が独立した分野として確立されている欧米諸国から大きく遅れをとってしまった[2)3)]。

1 ── 世界の児童青年精神医学の歴史

　花田[4)]によると、子どもが大人とは異なる存在であると考えられ始めたのは、ギリシャ時代にその緒が認められるが、子どもを観察し、その特徴や教育の可能性について論じたのはイギリスの哲学者Locke Jであるという。

　16世紀末にイギリスで孤児院が設けられ始め、1698年にはドイツで、Francke AHが孤児院を開設した。Pinel Pが精神病者を鉄の鎖から解放する直前の1784年、パリで視覚障害の子どものための教育機関が開設されており、1798年にはRousseau JJの影響を強く受けたPestalozzi JHが、スイスで孤児たちの教育に没頭した。ペスタロッチ主義の模範学校の教師であったFröbel FWAは、1837年に「恩物（Gabe）」（教育遊具）を考案し、1840年、世界で初めての幼稚園（Kindergarten）をドイツに開設した。また、1841年にはスイスで精神薄弱の子どもの収容施設が開設された。

　そして、19世紀末になると各国で少年審判所が設置され始めた。1909年、Healy Wは少年精神障害研究所を開設し、1915年、「個々の少年非行」を出版した。この頃、Beers Cは「我が魂に会うまで」（A mind that found itself）を出版し、Meyer Aが"Mental Hygiene"（精神衛生）と名づけた「精神衛生運動」が勃興した。1910年代に入ると家裁調査官が登場し、里親制度が制定され、「治療教

育」(Heilpaedagogik)の概念がオーストリアおよびスイスで論議され始めた。1921年、Thom D は、"The Boston Habit Clinic"を創立し、精神科医、心理学者、ソーシャル・ワーカーなどからなる「臨床チーム」の考え方を提唱し、「訪問教師」の制度が生まれた。

このような背景のもとで、1930年、Kanner L は、Johns Hopkins 大学にフルタイムで開かれる児童精神科外来を設置し、これを契機にして世界各国の大学医学部に「児童青年精神医学」講座が相次いで開設され始めた。1933年、Tramer M が教科書"Kinderpsychiatrie"を出版し、1934年には、雑誌"Zeitschrift für Kinderpsychiatrie"が発刊された。さらに1935年には、児童精神医学のバイブルとも評される Kanner の教科書"Child Psychiatry"が出版され、1937年、Heuyer G を会長として第1回国際児童精神医学会がパリで開催された。因みに、国際児童精神医学会は、1986年に第10回学会がパリで開かれ、2012年には第20回学会が再びパリで開催された。

1940年代に入ると、各国における児童青年精神医学の発展は目覚ましく、児童青年精神科の設置と講座の開設が急増した。1943年には、Kanner による「情緒的接触の自閉性障害」(後の「早期幼児自閉症」)の最初の症例報告がなされた。1950年代には、Gardner G によって"American Academy of Child Psychiatry"が設立され、1957年にはアメリカの最初の児童精神科専門医として、Kanner と Robinson F が指名された。

1960年代は、子どもの精神発達における生物学的側面が再認識され、家族精神医学的アプローチが台頭し、「青年精神医学」(Adolescent Psychiatry)が勃興した。1970年代は、子どもの精神障害の性質が見直され、新しい診断分類が試みられ始めた。1990年、アジアでは初めて、国立京都国際会館(京都市)で第12回国際児童青年精神医学会が開催され、難民、ストリート・チルドレン、薬物乱用、児童虐待、臓器移植、人工授精、女性の社会進出、少子化現象など、いわゆる精神障害に限らず、子どもにかかわる心理社会的・政治的・経済的な諸問題についての幅広い議論が展開された。

なお、現在、世界的なレベルで活動している国際学会ならびに組織には、国際児童青年精神医学会(IACAPAP)、国際青年精神医学会(ISAP)、世界乳幼児精神保健学会(WAIMH)、世界精神医学会(WPA)・児童青年精神医学委員会(Section of Child and Adolescent Psychiatry)および精神遅滞精神医学委員会[Section of Psychiatry of Mental Retardation(Intellectual Disability)]、さらに、世界保健機関(WHO)や国際連合国際児童緊急基金(UNICEF)の各種委員会などがある。この他に、ヨーロッパ児童青年精神医学会(ESCAP)、アメリカ児童青年精神医学会(AACAP)、オーストラリア・ニュージーランド児童青年精神医学会(ANCCAP)、アジア児童青年精神医学会(ASCAPAP)などがある。

2 わが国の児童青年精神医学の歴史

わが国の大学医学部に「児童青年精神医学」を講じる学系・部門・講座を新設することの必要性は論を俟たない。

ここでは、児童青年精神医学の先人たちが、さまざまな苦労を乗り越えながら、着実な歩みを続けてきた歴史を振り返っておきたい。なお、日本児童青年精神医学会創立50周年特集号に高木[5]が

執筆した「沿革：日本児童青年精神医学会の創立とその動きを見つめて」には日本における児童青年精神医学の歴史が詳述されている。

1876年、神戸文哉[6]がReynolds JRの編集による"A System of Medicine"の第2巻にMaudsley Hが書いた"Insanity"を翻訳し、「精神病約説」として公刊したが、その中で子どもの精神障害についての記載がなされている。1900〜1910年代にかけて、呉秀三が「精神病学集要」において児童期精神障害を記載し、森田正馬が「小児の精神病について」の講演をし、三宅鉱一は、精神薄弱、不良少年についての啓発活動を行っていた。1926年、佐藤政治が3例（6歳女児、12歳男児、13歳男児）の早発性痴呆の症例報告を行ったが、これはわが国における児童青年精神医学に関する最初の論文といえる。1936年、堀要らによって名古屋大学医学部精神科に「児童治療教育相談室」が開設され、間もなく吉益脩夫、村松常雄によって東大脳研究室に児童部が開設された。

戦後になって、1947年には教育基本法、学校教育法、児童福祉法が相次いで制定され、1949年には各都道府県に児童相談所が設置された。1948年には、少年法、少年院法が公布され、少年鑑別所が設置された。同年、国立国府台病院児童病棟と東京都立梅ヶ丘病院が開設された。さらに1952年には、国立精神衛生研究所に児童精神衛生相談部（部長：高木四郎）が設置された。

1952年、鷲見（現中沢）たえ子（名古屋大学医学部精神科）によってわが国で最初の幼児自閉症の症例が第49回日本精神神経学会で報告された。1956年には京都大学医学部精神科に「児童精神科外来」（高木隆郎）が開設された。1957年には、登校拒否の最初の症例報告が宮城県中央児童相談所によってなされ、比叡山延暦寺の宿坊で行われた精神病理懇話会で自閉症の症例検討がなされた。翌1958年、日本精神神経学会の中に「児童精神医学懇話会」が設けられた。1960年には、雑誌「児童精神医学とその近接領域」が創刊され、「日本児童精神医学会」が設立された。同年、小児科医を中心とする「小児精神神経学研究会」が設立され、研究会誌「小児の精神と神経」が発刊された。後に、日本児童精神医学会は「日本児童青年精神医学会」に名称を変更（1983年）し、学会誌名も「児童青年精神医学とその近接領域」とすることになった。さらに、小児精神神経学研究会は、「日本小児精神神経学会」（1992年）に改組した。また、1988年に「日本思春期青年期精神医学会」が設立され、1991年には学会誌「思春期青年期精神医学」が発刊された。

1961年、情緒障害児短期治療施設（12施設）が設置され、1968年、横浜市立大学付属病院に「小児精神神経科」が独立した診療科として発足した。1969（昭和44）年には杉並区立堀之内小学校にわが国で最初の「情緒障害学級」［2009（平成21）年から「自閉症・情緒障害学級」］が設置され、その後全国各地の小中学校にも設置されるようになり、平成22年度には、小学校で11,457学級、中学校で15,077学級となった。1969年、厚生事務次官通知によって東京都立梅ヶ丘病院、三重県立高茶屋病院、大阪府立中宮病院の3病院が「自閉症児施設」と指定され、1980年の「児童福祉施設最低基準」の一部改正によって精神薄弱児施設の一種として「自閉症児施設」（第1種：医療型、第2種：福祉型）が設置されることになった。そして1985年、三重県立高茶屋病院児童青年精神科診療ユニットが三重県立小児心療センターあすなろ学園（園長：十亀史郎）として独立した医療機関となった。1970年、自閉症児施設を中心とする「全国児童青年精神科医療施設研究会」が設立された（2011年8月現在、会員施設：21施設、オブザーバー施設：11施設）。1975年には、わが国の大学医学部で初めて

主任教授をはじめとするスタッフを整えてフルタイムで開かれる「児童青年精神科外来」(主任教授：牧田清志)が東海大学医学部に開設された。

　1963年以来、日本児童青年精神医学会は日本医学会に加盟すべく再三申請を行い、また1981年からは「『児童精神科』科名追加承認に関する請願」を行ってきたが、なかなか承認されなかった。当時、新しい診療科名が承認されるためには日本医学会に加盟することと、国際学会を開催することが暗黙の条件とされていた。日本児童青年精神医学会内に「科名標榜委員会」と「児童青年精神医学教育に関する委員会」を設置し、さらに後述する「国際児童青年精神医学会」を日本で開催するための準備が始められた。1991年、「日本児童青年精神医学会認定医制度」が発足し、2012年4月現在で187名が認定されている。

　この間に特筆すべきことは、第一に、1994年2月18日、第15期日本学術会議・精神医学研究連絡委員会(委員長：島薗安雄)が「児童精神医学講座の新設に関する報告書」[7]を発表したことである。第二に、1990年7月、アジアで初めての第12回国際児童青年精神医学会(組織委員長：白橋宏一郎)が国立京都国際会館(京都市)で開催され、41ヵ国から1,391名の参加者を得て大成功のうちに終了し、参加国から多くの賞賛が寄せられたことである。翌1991年には、国際学会の影響を受けて「乳幼児医学心理学研究会」(現在は「日本乳幼児医学・心理学会」)が設立され、1992年より機関誌「乳幼児医学・心理学研究」の刊行が始められた。さらに、第12回国際児童青年精神医学会に参加したアジアの人々の強い要請を受けて、1996年4月、虎ノ門パストラル(東京都)において第1回アジア児童青年精神医学会(初代会長：西園昌久)が、16ヵ国から371名の参加者を得て開催された。第2回アジア児童青年精神医学会は1999年5月にソウル(韓国)で開催され、その後、台北(台湾)、マニラ(フィリピン)、シンガポール、北京(中国)で開催されてきた。

　これらのさまざまな活動が評価されたのか、2008(平成20)年3月、厚生労働省医政局長の通知「広告可能な診療科名の改正」があり、「医療法施行令の一部を改正する政令」および「医療法施行規則の一部を改正する省令」の施行(平成20年4月1日)により、「児童精神科」の標榜が可能となった。その後、「児童精神科」を標榜する医療機関(特に診療所)が急増している。

3 児童青年精神医学の特徴

　児童青年精神医学は、子どもたちが現す多彩な精神身体症状・問題行動の意味を慎重に検討し、子どもの年齢と発達レベル、気質および生物学的背景、親子関係、家族力動、友人関係、保育所・幼稚園・学校における生活などを総合的に評価し、診断、治療、そして予防を行いながら、子どもの精神的健康の達成を企図するものである。

　子どもはまさに精神発達の途上にある。さまざまな心理社会的機能がいまだ分化しておらず、環境に強く依存し、身体的な成長を基盤にしながら家庭、幼稚園、学校、地域社会と次第に生活の場を広げ、発達していく。こころの問題をもつ子どもに接する場合、まずその子どもの発達段階に応じたコミュニケーションを成立させる技術に習熟していなければならない。遊び、描画、音楽などを通して、子どもが何を語ろうとしているのかを知ることが大切である。子どもが現す「症状」には、

Ⅰ. 総　論

疾病の徴候を超えて種々の意味が含まれていることを認識すべきである。子どもはそれぞれの発達段階によって異なる症状の発現をし、こころの問題を身体症状として現したり、容易に退行するのが特徴である。子どもがもつ多様な問題を解決するためには、両親や教師など、子どもを取り巻く人々の協力が必要であり、親に対するカウンセリングを行ったり、幼稚園や学校を訪れて教育の専門家と共に教育のあり方を検討することもある。また、子どもは治療を受けている間にも成長し、発達していることに目を向けなければならない。すなわち、発達を阻害したり抑制したりするような治療、教育を行ってはならず、こころの問題を解決することによって望ましい発達を達成していくように配慮しなければならない。

　予防精神医学の立場からも、児童青年精神医学は重要な役割を担っている。多くの精神障害の発生的基盤が児童期にあることから、乳幼児期の精神保健についての指導・啓発(第一次予防)が必要である。保健所・精神保健福祉センター・児童相談所・教育相談所など、地域社会における早期発見・早期診断、早期治療(第二次予防)のネットワークづくりが必要であり、さらに、子どもの発達を十分に考慮した治療・教育、ハビリテーションなどの試み(第三次予防)が不可欠となる。医療機関(一般精神科も含めて)・相談機関を遍歴していたり、不適切な評価・診断・治療がなされていると考えざるを得ないケースが少なからずある。これらは、児童精神医学の系統的な知識と臨床経験の欠如によるものであり、専門的処遇こそが子どもと両親の苦悩を軽減し解消させ得ることを強調しておかなければならない。

4 ──「児童青年精神医学講座」が必要な理由

　わが国の大学医学部においては、これまで子どものこころの問題の理解とその対応について、十分な教育と研修を行ってこなかった。子どもをめぐるさまざまなこころの問題が急増している現在、「児童精神科」の科名標榜は認められたが、体系的な教育とトレーニングを受ける機会は極めて限られており、大学医学部に「児童青年精神医学」講座(主任教授以下のスタッフを揃えた)を新設することの必要性はますます高まってきている。

　第一に、大学医学部における卒前教育において、内科学とは別に小児科学の講義が行われているのと同様に、一般精神医学から独立して、系統的な児童青年精神医学の基礎的知識を習得させ、将来いずれの専門領域に進んでも、子どものこころの問題についての基本的な理解ができ、最小限の対応が行い得るように教育しておく必要がある。大学医学部の再編が進んでいる現在、「精神科学系」を独立させ、その中に「一般精神医学部門」と並列して「児童青年精神医学部門」、「老年精神医学部門」、「社会精神医学部門」、さらに「犯罪精神医学部門」などを明確に位置づけなければならない。

　第二に、卒後教育および生涯教育の一環として、一般精神科はもちろんのこと、内科、外科、小児科、産婦人科、皮膚科などの医師に対して児童青年精神医学の知識の啓発・普及を行い、さまざまな臨床の場に登場する子どもたちが示す多彩な症状・問題行動を理解し、プライマリ・ケア段階での対応が行えるようにすることが必要である。心理社会的な要因を有する子どもは、多彩な身体症状を現すことによって問題の解決を図ろうとしていることに留意することが求められている。

第三に、急増する子どものこころの問題を十分に理解し、体系的な対応を可能とするために、児童青年精神医学を専攻する専門医の養成が急務である。その理由を以下に列挙する。

　①児童青年精神医学に関する諸問題が急増し、社会的な需要が増しているにもかかわらず、専門医の絶対数がいまだ非常に少ない。

　②児童青年精神医学を専攻した臨床(専門)医でなければ、乳幼児期から思春期に及ぶ子どもの症状・問題行動について行き届いた観察を行い、適切に理解することは容易ではなく、鑑別診断を行うことも難しい。

　③専門医が絶対的に少ないために、非専門家が安易な診断・評価を行って科学性を欠く不適切な対応をしたり、いわゆる民間治療家が科学性と倫理性を著しく欠く不当なかかわりを行うなど、さまざまなレベルでの問題が続出している。

　④子どもを病院に連れてきたり、子どもに代わって症状を訴える両親が、速やかに適切な相談を受け得るような体制が必要であり、医療経済効率を高めるためにも、「児童(青年)精神科」を標榜する診療・相談窓口を明確にする必要がある。

　⑤本来、児童精神科医を必要とすべき職場、例えば児童相談所、保健所、家庭裁判所、教育研究所などに、常勤スタッフとして児童精神科医を配置することが望まれているが、現在の医学教育にはそれに応ずるだけの専門医を供給する能力がない。

　⑥学校精神保健の重要性に鑑み、学校医として児童精神科医を一定規模の学校群に1人ずつ配置することが必要である。しかし専門医の実数からみて、特定の地域を除いては実現が困難である。

　⑦地域における子どもの精神保健対策を進めるためには、種々の職種の専門家からなる臨床チームを構成することが必要であるが、児童精神科医が少ない現状ではその機能的構成が困難であり、臨床的訓練のためのスーパーヴィジョン体制をとることも難しい。

　障害者自立支援法[2006(平成18)年4月施行]に代わって新たな障害福祉法制度として「障害者総合福祉法」(仮称)が検討されている。この法律(案)では、「『障害』の確認」について、「心身の機能の障害があることを示す(中略)証明書は、障害者手帳、医師の診断書、もしくは意見書、その他、障害特性に関して専門的な知識を有する専門職の意見書を含む」とあるが、ここでいう「診断書」と「意見書」にはどのような違いがあるのだろうか。また、発達障害ならびに自閉症の臨床経験を有する専門医が少ないことから、「障害特性に関して専門的な知識を有する専門職の意見書」で補うという発想こそが「障害児・者医療」を谷間におき、安上がりな「専門職」に代行させ、各地にある「子どもの発達障害センター」の安易な「見立て・評価(診断)」の多発を生み出す事態となっているように思われる。「意見書」といえども障害のある人の一生を左右することである。誤った「意見書」が書かれた場合の責任の所在も曖昧であり、これはまさに「専門医の養成」を看過してきた行政の問題として認識し、まずは公的立場での「専門医」の養成を行うことが急務である。その意味でも、大学医学部に「児童青年精神医学講座」を新設することが強く望まれる。なお、2012(平成24)年3月、「障害者総合支援法」(案)が閣議決定され、平成25年4月1日に施行されることになった。

I. 総　論

おわりに　欧米では既に半世紀も前から児童青年精神医学が独立した分野として確立されおり、小児病院には「児童青年精神科」が重要な部門として明確に位置づけられている[2]。わが国では、最近、大学病院および国公立小児病院に「こころの診療部」などの診療部門が立ち上げられてきている。今こそ、児童(青年)精神科と小児科が真に連携し、「障害のある人々(特に子ども)の医療」の確立と発展のために、そして子どもたちの幸せのために立ち上がるべき時である。

(山﨑晃資)

●文　献

1) 内閣府：平成23年版子ども・若者白書(旧青少年白書). 佐伯印刷, 大分, 2011.
2) 山﨑晃資, 安枝三枝, 小石誠二, ほか：児童青年精神医学の卒前・卒後教育と児童青年精神科医療に関する国際的比較研究. 安田生命社会事業団・研究助成論文集35巻, pp107-115, 1999.
3) 山﨑晃資：大学病院における児童精神科医療の現状と課題. 精神医学 41：1262-1269, 1999.
4) 花田雅憲：児童青年期精神医学の歴史と特徴. 臨床精神医学講座11；児童青年期精神障害, 松下正明(総編), 花田雅憲, 山﨑晃資(責任編集), pp3-11, 中山書店, 東京, 1998.
5) 高木隆郎：沿革：日本児童青年精神医学会の創立とその動きを見つめて. 児精医誌 50(50周年記念特集号)：2-19, 2009.
6) 神戸文哉(訳)：精神病約説. 1876 [Maudsley H：Insanity. A System of Medicine, Volume the Second, Reynolds JR (ed), pp6-68, Macmillan, London, 1872] (復刻版が創造出版から出ている).
7) 日本学術会議・精神医学研究連絡委員会：精神医学研究連絡委員会報告；「児童精神医学」講座の新設について. 児精医誌 35：225-235, 1994.

2. 子どもの正常発達

はじめに　精神発達と一口にいっても、情緒発達だけではなしに、脳の発達を基盤にした認知機能、知覚・感覚、運動機能の発達をも含むものである。児童精神医学においては、単なる情緒発達だけではなしに、これらのいわば身体的発達の障害に基づく疾患も少なくないことから、ここでは、まず身体的発育について述べ、次いで精神発達に言及した後、子どもの発達では必須の環境要因としての家族のあり様について記述する。

1 ── 身体的発達

　子どもの精神活動を支える身体的発達は、脳と運動器（神経筋および骨格）の発達を指すことは論じるまでもない。脳の発達には知能ないしは認知の発達があるわけであるが、同時に視力や聴力その他の感覚器の正常な発達が伴って初めて可能になる。したがって、これらのいずれかの領域に障害が生じる（奇形、外傷、栄養その他の外的要因など）となんらかの影響が残ることになる。

　まず知覚領域の発達については、胎生期に母親の声を認識し、匂いの善し悪しや「甘い・酸っぱい・辛い」を識別でき、出生時既に音の発生場所を方向づけることができるという。そして、1週後には暗い・明るいのコントラストに興味を示し、1ヵ月目にはほとんどの子どもに凝視が、2ヵ月目には追視が可能になる。このように、視覚領域での発達は他の領域よりも早く、周囲のことに関しての知覚や深部知覚発達、顔に対する関心（3ヵ月の無差別微笑に始まる）も生後1年までには比較的よく発達している。

　運動機能の発達は、随意運動や姿勢に関連した領域と握ったり操縦したりの技能の領域に分けて考えるのが一般的である。前者は動き回る能力を促進させるための胴体や上下肢を動かす能力の発達を指し、後者は対象を操縦するのに必要な手指の技能の発達を指す。これに関して、随意運動発達には4つの原則があるという。第一は、頭から尻尾という方向で発達することである。頭が座って頭部の随意運動が可能になった後に上肢帯の挙上など上肢帯のコントロールが可能になり、寝返り（胴体のコントロール）が続き、お座り、そしてハイハイと続くのである。第二は胴体から末梢の運動へと広がる発達である。ハイハイ（上肢帯の統合）から立位歩行（下肢の末梢の足関節の運動が可能になる）へと広がる。第三は、随意運動が姿勢反射などのような不随意運動の同時的進行によって可能になることである。つまり、最初は反射運動であったものが、次第に随意運動に取って代わるようになるのである。そして最後に、随意運動はその動機となる心的機構が存在して初めて可能になってくる。かくて精神運動の発達は、胴体から上肢・下肢への発達に次いで手指や足指の操縦技能の発達という経過を辿ることになるのである。こうした協調運動や操縦技能の発達が幼児期を

越えて子ども時代に入ると、スポーツなどに求められる協調運動やより複雑化した操縦技能の発達を可能にし、環境を動かすことの実感を与え、自信、自尊心をつくり出す。例えば、7歳になると投球や自転車運転が可能になるのである。これらの発達が遅れると、適応において不利な立場に立つことになる。

さらに、これらの発達のスピードはこの子ども時代はあまり速くないが、思春期に入るとともに、成長の速度は急に増す。注意すべきは、成長のスパートに男女差が生じることである。女子の方が1、2年早いのが一般的である一方で、男子では身長、筋肉の発達が盛んで肩幅が大きくなり、女子では皮下脂肪が全身に及んで乳房や臀部が丸みを帯びるという質的差異が生じる。背が高くて筋肉質の身体像は男子に誇りをもたらすであろうし、スリムな身体像は女子に自尊心をもたらすであろうことは想像に難くない。殊に女子の場合の身体像に対する関心は一般的に認められる現象であるが、これが深刻になると摂食障害(拒食、過食)とつながってくることは周知のとおりである。

しかし何よりも重要なのは、女子での初経、男子での射精能力の発来とそれに伴う二次性徴(腋毛、乳房、声変わりなど)に伴う体形の変化である。テストステロンの高まりは男子の攻撃性や支配性を醸成し、エストロゲンの高まりは女子の気分の高まりと積極的な活動性を促すといわれる。また性徴の到来の早さ、つまり早熟性の思春期男女に及ぼす影響の違いもまた忘れてはならない。思春期を迎える男女の10〜20%が早熟だといわれるが、男子の身体的早熟は本人に満足感と自尊心をもたらしやすい一方で、女子の場合は逆の効果、つまり体重増加に不安をもたらしやすいし、なんらかの行動障害をもたらすことが多いといわれる。また、早熟の女子は性的関係を発展させやすいのに対して、男子の場合は必ずしもそうした傾向はみられない。

また性徴の到来の時期が50年前に比べたとき、4、5年は早まっていることをみるとき、これら身体的変化がただ単に遺伝子水準の基盤だけではなしに栄養、保健、生活条件などの環境の影響を強く受けることも忘れてはならないことを示している(Ushijima, ほか)。

2 ── 心の発達

子どもの精神発達に関する理論形成に精神分析の果たした役割の大きいことはよく指摘されることである。既にFreud Sが道を拓いた、成人患者の無意識の解明を通じて再構成する幼児期体験の理解を実際の子どもの発達に結びつけたり、あるいは実際の子どもの観察に利用することによってできあがった発達理論はさまざまな形で児童精神医学に寄与してきた。その代表的な子どもの発達論としては、Freud自身のリビドー発達理論があり、Klein MやWinnicott DWの対象関係論的発達理論があり、Mahler MSの分離固体化理論がある。さらに思春期発達論に関してはBlos Pがあり、人生全体を見渡したものとしてはErikson EHの心理社会的視点からの精神発達漸成説がある。さらには母子相互関係についてはEmde Rなどの情緒発達論がある。

これらを総合的に論述することによって、現代の精神発達の輪郭を描くことができる。それには、Eriksonの漸成論的な発達段階を辿りながら記述するのがわかりやすいであろう。

それによると、Eriksonは人生を8つの段階に分けて説明しているが、本稿で必要な思春期段階

表 1. エリクソンの心理社会的発達モデル

発達段階	精神＝社会的課題と危機	基本的徳目	病理的な自己記載	重要な関係の範囲	精神性的発達段階
乳幼児期 0〜14ヵ月	基本的信頼感と不信感	希望	自閉性	母性	口愛期
児童期前期 1〜3歳	自律感と恥、疑惑	意志 will	強迫性	親	肛門期
児童期中期 4〜6歳	主導感と罪悪感	目的	制止	基本的家族	性器期
児童期後期 6〜12歳	勤勉と劣等感	適格性	無力性	近隣・学校	潜伏期
思春期前期 12〜18歳	集団的同一性と疎外感	帰属性	孤立性	仲間集団	思春期
思春期後期 18〜22歳	自我同一性とその混乱	忠誠	混乱	外集団・リーダーシップのモデル	思春期
ヤングアダルト 23〜34歳	親密感と孤独感	愛	排他性	友情、性愛、競争、パートナー	
中高年期 35〜60歳	生殖と停滞	世話（慈しみ）	拒否性	分業と家事の共有	
老年期前期 60〜75歳	統合感と落胆	英知	絶望	人類	
老年期後期 75歳以降	不滅感と滅亡感	自信	ひきこもり	私流の	

(Erikson EH の人間発達漸成論に筆者なりの修正を加えたものである)

の記述には不足する部分があるので、若干の修正をしながら話を進めることにする(表1)。

1 乳幼児期(0〜14ヵ月)

　この時期は、前半、後半に分けて考えるのが一般的である。前者は、精神構造が未分化で、自分の内と外の区別が十分につかずに融合ないしは一体化の心性が優位な状態であり、後者は、その状態から少しずつ自他の区別がつき、さらには母親を他者から区別し、離乳期へとつながっていく段階である。発達理論を展開している精神分析家の多くもまたこの前後半のそれぞれを特徴づけて2つの発達段階として記述している。

　例えば、まず Freud が人生最早期を口愛期とし、吸うことによって口腔粘膜の快感を求めようとする吸引期と、生え始めた歯で噛むことの快感を求める食人期(口愛的サディズム期)を分けたことは有名である。また、Klein は、良い自己と悪い自己が統合されていない段階では、悪い自己を外界に投影して悪い外界と良い自己の世界を形成しやすい分裂妄想態勢 schizoid paranoid position と、両者が統合されて自らの攻撃性が対象を破壊してしまうことから自らを守る能力を身につける過程である抑うつ態勢 depressive position とに分けている。さらに Winnicott は、母子が一体化していて、母親の100％の適応によって万能体験を通じた本当の自己を形成する絶対依存の段階と対象破壊と再創造を繰り返しながら思いやりの能力を発達させる相対的依存の段階を分けている。さらにまた Mahler はこの時期を4つの段階に分けて幼児の発達を考えている。つまり、幼児は中枢神経

系の未熟さから生じる母親への絶対的依存のために生じた正常自閉段階と共生段階から分離固体化段階を迎えるという。母子関係のまったくの一体化と多少の緩みが出る共生関係から、生後5ヵ月になって生じる分化期と9ヵ月になって出現する練習期がそうである。分化期とは、幼児は母親との身体的密着状態から離脱し、一方的に抱っこされるだけではなく幼児の方からも働きかける関係を発展させる段階であり、練習期とは、母親から1人離れて周囲のおもちゃを楽しんでいるかと思うと不安になって母親のところに帰ってきては情緒エネルギーの補給を行うような関係を発展させる段階と、さらに直立歩行が可能になって仰臥位では見ることのできない外界体験を楽しむようになる段階の2つの時期が含まれる。

　いずれにしてもこの乳幼児期は、食事を与え、安心させ、抱擁し、温かくしてくれる母親との関係が中心であり、幼児が母親に対して愛着を示し、母子間の絆が重要となる。Eriksonによると、この絆を通じて、子どもがこの関係の中で学ばなければならないのは母親の姿を通して世界を信頼すること、つまり基本的信頼感を身につけ、困難に直面しても希望を捨てない感覚を身につけることだという。

　この過程で、いろいろな能力を発達させることが知られている。Spitz Rが、3ヵ月になると顔の形に無差別に微笑する姿がみられ、8ヵ月になると人見知り不安がみられ、さらには生後6ヵ月以降になって母親が幼児の前からいなくなって一定期間、姿を見せないままにしていると特有の無力状態が出現し、その後の子どもの精神発達に重大な障害を残す、いわゆる母性愛剥奪現象がみられるとしたことはよく知られている。

　また、情緒の発達もまたこの時期に急速に進むことが明らかにされてきた。Emdeによると、喜び、驚き、怖れ、悲しみ、嫌悪、興味といった基本的感情は生得的なもので、2ヵ月には微笑や喜びが、3ヵ月には興味の感情が、7～9ヵ月には怖れや怒りの表現がかなりはっきりとみられるようになり、これらを基盤にした「情動的自己核」を形成しているという。そして、6ヵ月を過ぎると相手(母親)の表情や感情を感じ取って自らの感情を調節する「ソーシャル・レファレンシング」をする行動がみられるようになるという。そして、精神発達にはポジティブな情緒の体験が必要である。殊に喜びや誇りの体験を幼児とともに、あるいは幼児以上に喜び誇りに思う母親の情動調律が重要なことを指摘している。このポジティブな体験はモラル感覚の発達においても重要な役割を果たしている。そして、周囲とのこうした体験を通じて、基本的情緒も罪悪感、恥、心配、抑うつといったより複雑な情緒へと発展していくのだという。

2 児童期前期(1～3歳)

　この時期は、1歳半頃から発達する筋肉活動を基盤にした心理の動きで特徴づけられる。1つは、Freudが明らかにした肛門括約筋の発達によって生じる排便をめぐる快感である。大便を溜めおくことも、排出することも快感を伴うのである。この時期は、ちょうど、トイレット・トレーニングのときに一致し、しつけに逆らって大便を保持しようとしたり、しつけに従って排便することによって親を喜ばせたりできるのである。反抗か従順かの攻防に巻き込まれることになるのである。一方、筋肉の発達は、精神身体的に親から分離し、個人の力を確立し、世界に自分の「意思」を示すことを

可能にする。親の許容と禁止に見舞われ、それとの戦いが重要なモメントになるわけだが、一般には親の援助を得て自ら秩序を形成していく過程が進む。規則的な食事、就寝、通学、その他がルーチン化するようになるのである。こうして自律性がついてくると、自然、高い自己評価が形成され、我慢が可能となる。ところが、ギクシャクする親子関係では、我慢ができず、親の批判が内在化されて、恥と疑惑が幼児の行動を規制するようになってくる。Erikson がこの時期の特徴を「自立対恥・疑惑」とした所以である。

　もう1つ忘れてならないのは、Mahler が再接近期と名づけた発達段階がこれに相当することである。彼女はこの時期の子どもの特徴を母親からの分離が身体的にも精神的にもかなりしっかりしてきたことによって、逆に子どもが分離をひどく意識しとらわれるようになるとした。母親との距離ができた分だけ母親への接近欲が盛んで、母親が不在になるとかんしゃく発作などの分離反応を起こす。また、しきりに抱っこされたがるので抱きあげようとすると、逆に拒否的な態度を示すといった再接近期危機といわれる状態を呈することも少なくない。またこうした母子分離が進行する過程で、最近、父親の役割の重要さを指摘する向きも増えている (Lamb E, 牛島)。

　3年目に入ると、現実検討能力、時間概念、空想、言語的交流など複雑な自我機能が発達し、母親から離れて他の子どもたちへの関心が大きくなってくる。そして、次の段階への準備が進む。

　この段階と関連する病態としては、強迫性障害と境界性パーソナリティ障害が有名である。

3 児童期中期(4〜6歳)

　いわば幼稚園時期である。先の自律性の感覚が確立されると、注意は専ら性器を中心とした身体と、家庭内の多少とも性愛的な色合いをもった人間模様(父親、母親、子どもの三角関係など)に移り、好奇心が中心的動因となる。背後にエディプス・コンプレックスの高まりがあることはこれまで指摘されてきたとおりである。心の舞台は母子関係から基本的家族に移るのである。しかも現実体験の薄さも手伝って、オママゴトなどに代表される空想性を帯びることも1つの特徴である。遊びや童話の世界が重要な役割をもつようになるのである。

　ここでの主題は好奇心が繰り出す探索・調査行為の基盤となる「自発性」である。世の中はどのようなものか、何をして何をしてはならないのかを調査し、おもちゃを分解したり医者や看護師を演じるなどの試作をしたり、親の困る多様な質問を繰り返したりする。Erikson は、こうした行動の特徴を「ものにする」(making)とし、男の子ではどちらかといえば「進入的性質」をもつのに対して、女の子では魅惑して「とらえる」という形になりやすいという。そして忘れてならないのは、自発性が無限性をもっているだけに、親からの禁止(懲罰)がかかりやすく、それが内在化される結果、「罪悪感」が自発性とともに大きな役割をもつようになる。自発性対罪悪感が主要な克服の課題になるのはそのためである。したがって、子どもの好奇心に共感しながらも明確にその限界を明示できる親の場合、自らの行為を社会許容的なかたちに変えることができて自発性と罪悪感のジレンマをうまく克服できるが、それがうまくいかない親子関係の場合は経験のないものに挑戦することに腰をひいてしまう性格傾向を形成する。

4 児童期後期(6〜12歳)

　信頼感、自立感、自発性の感覚が確立して人生の旅立ちへの舞台が形成されると、子どもは家庭外の出来事に関心をもつようになり、社会的技能や仕事に進んで身を入れるようになる。精神分析でいう潜伏期(小学校)である。このように、創造的な仕事に従事し、生産的事態を完成させることが目的になってくるようになると、「勤勉」にまつわる観念が発達してくる。忘れてならないのは、社会的技能の学習において年上の兄や姉、近隣の上級生、さらには教師との関係が中心的役割を担うようになって、社会における父親や母親の役割が曖昧になってくることである。それだけに、子どもの主要な活動の場が学校になってくるといえる。

　こうした状況で重要なことは、勤勉に技能をマスターしようとする動因が学業成績表や表彰、さらにはご褒美などのかたちで両親、教師、友だちなどから報酬を受けることである。つまり、こうした経験のある子どもは容易に有能感、自信をもつことができるが、学校の成績がよくなかったり、スポーツその他社会的活動で誇れるものがない子どもは劣等感を発展させやすくなる。殊に能力別クラス編成といった学校のシステムは子どもの勤勉さに多大の影響を残すといわねばならない。

5 思春期前期(12〜18歳)

　ただここで注意を要するのは、Freud が潜伏期という概念を発展させた頃、二次性徴の到来は 14〜15 歳であったが、最近では 11〜12 歳に前進したことである。身体的な思春期の到来がいわゆる潜伏期の後半を彩るようになったのである。これまでの潜伏期とは様相が異なってきたのである。そこで Blos は、新たに前思春期 preadolescence という発達段階を設けることを提唱した。現在では、それが一般に受け入れられるようになっている。この時期の特徴は、親からの分離が十分に達成されていない段階で本能活動の高まりが生じて、括弧に入れていたエディプス・コンプレックスが再燃し、それに対する対応が大変になることである。この段階での本能活動をめぐる葛藤(多くは母子密着の段階への退行を起こしている)を防衛する手段として使用されるのが、同性同年輩のギャングといわれる集団の形成であるといわれる。この集団の中で経験される帰属感、結束力、遵奉性、権威に対する反抗、他の集団に対する対抗性などは、多分に個人の内的な葛藤をも反映したもので、集団での体験が内的な諸問題の克服につながるところが大切である。

　なお、牛島はこの集団の形成が家庭内での父親との葛藤の少ない関係の形成如何にかかっているとして、前エディプス的父親という概念を提唱している。

　さらに中学生世代になると Blos のいう思春期前期(13〜15 歳)へと進む。この時期の対象関係の特徴は、親友といわれる同性との親密な関係の形成である。これは両親に備給されていたリビドー・エネルギーが解放されて現実の対象を見い出せないままに浮動化しているところがあって、そこで形成される自己・対象像はかなり自己愛的な性質を帯びたものになっている。加えて、このエネルギーは自己の両性の部分に備給されるために両性的な感覚を増長しているといわれる。殊に女の子に顕著に現れやすい「お転婆」現象でみる男性的な様相の出現はそれを示している。いわば、自己も対象も理想化され、自己愛的な性質をもつが、これが青年期の自己愛、つまり成人した後の自我理

想の基盤となる。この起源は自律性が確立された後に生じる自己愛的自己像にある。

　ともあれ、こうした同性関係が同性愛的色合いをもつ一方で、性愛的問題が親友の間で相談され合うことにも注目しておく必要がある。1人で密かに自慰行為の心配をしていたのを打ち明けて「なんだ君もか」といって安心し合うなどがそうである。このメカニズムは、内的な衝動はある程度は自らのものとして受け入れるまでにはなっているが、自らの変化した身体までは受け入れる自我の余裕はない状況で、自らに似た同性同世代の対象の身体を借りて自らの衝動や葛藤を処理しているということができる。さらにまた、次いで出てくる、異性との空想的な関係の共有がある。年上の異性に憧れたり、アイドルに熱をあげたり、深夜放送の異性のアナウンサーに聞き惚れたり、実際にコミュニケーションをとっては心を躍らせたりするエピソードはこの時期の重要な現象であるが、健康な性的同一性を発達させるために必要な同性関係といえる。

　これが過ぎると今度は、従来の同性関係が背景に退いて、異性愛的な対象関係が前面に出てくるようになってくる。最初に出てくるのは集団での異性愛的関係が発展する時期である。この時期は、性的好奇心(女性の風呂場を覗くなど)と相手の関心を惹こうとする欲求(男の子のバンカラや女の子のお洒落など)が特徴的であるが、まだ個人的な関係に入るには緊張を伴うのである。

　いわば、ここでいう思春期前期は、子ども時代のエディプス的対象である異性の親から家庭外の異性対象を獲得するまでの過渡的な時期ということができる。このことは、幼児的な人格から家庭外の対象を受け入れるほどの人格の再編がなされるには、同性同年輩の集団から異性を含めた集団に至る集団が必要であるということを示している。集団に帰属し、それと同一化することが重要なのである。おそらく、そこには本能活動とそれに伴う内的な葛藤が集団に投影され取り入れられるような過程があることを示唆している。そういう意味では、思春期前期は集団への同一化が重要な要因であり、それを欠くと孤立という事態を招くことになる。Eriksonの発達図式に改めて加えた理由はここにある。

6 思春期後期(18～22歳)

　いわゆる集団的色合いが薄れると、青年はいよいよ異性との1対1の関係を発展させるようになる。しかし、それが直線的にそうなるのではなくいくつかの段階があることを忘れてはならない。まず出現するのはいわゆるプラトニック・ラブと呼ばれるはなはだ精神的な関係である。時間を共にし手紙を交換するなど2人だけの世界に満足する段階で、礼節や思いやりなどの社会性を身につける重要な社会的過程といわれる。続いて、より現実性をもち、より性愛的色合いをもった関係が発展するようになる。いわゆる恋愛に陥る状況である。しかしここでも、本当の対象を得るまでに試行錯誤的に自分の波長に合うかどうかを試しながら、対象を選択し直していく過程のあることを忘れてはならない。Blosは、こうした過程を踏まない早熟の性的関係は人格形成に重大な障害を残すと述べている。

　一方、Eriksonが心理社会的側面から思春期の目標を「自我同一性」と呼んだことは周知のとおりである。これは、新しい性的な対象を前にして自己のあり様を問うだけではなしに、家族、友人、その他の対象との関係における自己のあり様、さらには社会が要請する職業的、政治的あるいは宗

教的な生活における自己のあり様(同一性)もまた試行錯誤の中で、過去の無数の同一化を統合しながら固められていく過程をも視野に入れた観点からの概念で、思春期を前にして始まった人格構造の再編過程で、子ども時代の遊戯性や思春期前期の実験的な冒険を含まない自己定義の完成ということができる。彼は、自分自身が考える自分と周囲の目が見る自分の斉一性と連続性であると定義している。それが障害されると、過剰な同一性意識、選択の回避と孤立、対人関係の拒否、時間的展望の拡散、病的な勤勉さ、否定的同一性の選択などからなる同一性拡散の状態を招くとした。

7 ヤングアダルト(23～34歳)

　自我同一性を形成できると、人は対象と親密な関係、つまり具体的な関係や提携を結び、たとえそのようなかかわり合いが重大な犠牲や妥協を要求したとしても、それらの関係を守り続ける道義的強さを発揮する能力を備えるようになる。思春期後期の恋愛にみるような同一性追求のためのものではなく、いわば真の性器愛の完成である。これがうまくいかないと対象と距離をとる、つまり「孤独」が出現する。私たちはさまざまなかたちの孤独のあることをよく知っている。

8 中高年期(35～60歳)：生殖と停滞

　若い子どもの両親(中高年)が精神医学的相談に来るときは、生殖と停滞のディレンマに直面していることが多い。生殖には子どもをつくるだけではなしに、創造的な仕事、芸術活動などを含んでいる。創造的で生殖的な人間は、自分の創造性だけではなしに、次世代のために何をなすべきかまで考えているものである。

9 老年期(60歳～)：統合感と落胆、さらには不滅感と滅亡感

　子どもの祖父母世代になると、これまでの人生上の出来事を統合して、意義あるものとしての人生物語に仕上げることに由来する統合感が課題であり、さらに75歳を過ぎると自らの生き方が子どもを通じて存続し、自らを自然の連鎖の一部と位置づけることなどに由来する不滅感が発達課題となる。これらが怖れなく死に直面できる基盤となることは論じるまでもない。

3 家族の発達

　子どもの正常な発達が体質的素因だけではなしに、家族のあり様に依存していることを否定するものはいない。家族は、生物的、法律的、情緒的、地縁的、歴史的結びつきを基盤にし、他の誰もが引き裂くことのできない1つの社会システムであるが、忘れてならないのは各メンバーがそれぞれになんらかの役割をもっていることである。そして、家族は少なくとも三世代を巻き込んだ情緒的システムによって決定されるということである。
　家族は一般に、衣食住など生活するに必須の供給をする基礎的課題と子どもを育てる発達的課題、さらには災害、破産、病気、近親者の死といった危機状況での対応をする危機課題とがあるとされるが、これらは不即不離の関係の中で克服されていくものである。

また、家族の機能のあり様をみる場合、Fleck Sは、次の5つの要因に注目すべきだとしている。第一は物事の決定が滑らかに進むかどうかのリーダーシップのあり方であり、第二は世代間だけではなしに家族と地域社会との境界がそうである。第三はお互いを支え合い結びつけ合う、家族の生命線ともいえる情緒的雰囲気であり、第四は文化的遺産の非言語的・言語的コミュニケーションであり、最後は地域社会に貢献する存在となるべく子どもの成長を助けるという家族の最終的目標である。

　なお、ここでは子どもの精神発達に関連した家族に焦点を当てることにする。

1 子どものいないカップル時代

　まず家族形成の第一歩は結婚である。最近では、結婚前の同棲生活が増加して様子がかなり変化してきたが、本来結婚が自分の足りないところを埋めようとする無意識的欲求をもとにして形成されるといわれるだけに、この空想的な部分を克服して、配偶者の欠点や癖を許容しながら、いかにして現実的な日常生活を送るようになるか家族の最初の課題である。

　そして最近では、晩婚化、バース・コントロールの日常化、離婚の増加だけではなく、女性の地位向上により婚姻関係が不安定となり、夫への不満が大きくなる傾向があるといわれる。

2 幼い子どものいる家族

　最初の妊娠、出産は、カップルにとってかなり大きな仕事となる。妊娠したことを認知すると、妻は、家族(夫ないしは自らの両親)からの祝福を受けて、自らの内部で起こる変化や胎児への没頭を強めるとともに、外的世界への関心を小さくしていくようになる。親という新しい同一性を形成し始めるのである。一方、妊娠の夫に対する影響も小さくはなく、喜びの一方で、胃腸症状、気分の変調を呈することさえ少なくない。また、どのような子どもが生まれるかは2人にとってはとても心配で、出産前の準備教室をはじめとした周囲の支持は重要である。

　出産後は、いかにして赤ん坊に愛着行動を通じた絆を形成させるかである。そのためには、赤ん坊が内的な興奮や体験をコミュニケートできるような状況をつくってやらねばならない。母親はより細やかな情緒交流を心がけるが、父親もまた大雑把であるとはいえその役割は決して小さくはない。父親参加が子どもの発達スコアを高めるという報告がある。

　次いでヨチヨチ歩き(直立歩行)の時代になると、随意筋・括約筋、言語、さらには認知能力の発達、さらには性同一性と性役割の期待の一致などは、欲求満足的な環境形成を実現しやすくする。つまり、攻撃、世話、怒り、愛情といった複雑な感情表現が可能になって母子関係がアンビバレントになりやすく、母子分離が重要な課題となる。ここでは、安全、世話、コントロール、そして知的刺激が主要な課題となるが、小さな冒険を受容できる態度が求められる。殊に父親の役割の重要さを指摘する報告が増えている。

　そしてエディプス的布置を伴う幼稚園時代がやってくる。ここでは好奇心、主張、満足を延期する能力は感情を制御し調節することを可能としているため、幼児語での交流より言語的交流が重要になってくる。そして親には、異性の親からの接近を求めたがる子どもに対して情愛と共感をもっ

Ⅰ. 総　論

て接する態度が必要になってくる。加えて、ライバル意識に一般的な限界設定とユーモアに富んだ態度もまた求められる。さらに忘れてならないのは、この時期の発達には両親の夫婦関係の安定性が重要なことである。

　子どものエディプス的志向性が親の関係に負担をかけやすいことが指摘されている。殊に母親の場合がそうで、心身症を起こすことも少なくない。また、父親があまりにも深くかかわると性的虐待の温床になる可能性があるともいわれる。

　次いで、親へ備給されていたリビドー・エネルギーが解放されて、近隣、殊に学校へ向けられるようになると、子どもの心は同世代の子どもや家庭外の大人たちとの交流が拡大する方向に進むようになる。それだけに、この志向性を援助することが親の課題となる。子どもに対しては自由さと限界設定のバランスのとり方が重要となってくる。そして、父親の役割が増してくるといわれる。しつけをする親としてだけではなく、親友であり、友であり、教師であることが求められる。また、社会的体験が急速に増えるに伴い、信用のおける同性の大人との密接な関係もまた性同一性を高めるのに必須である。

　以上のように、子どもとの関係が密になって親としての同一性が確立されてくるにつれて、祖父母世代との関係もまた変質を遂げてくることを忘れてはならない。

3 思春期の子どもをもった家族

　この時代の親の課題は3つの領域よりなる。1つは、高まる思春期青年の自立性をいかに援助するかということである。自己感覚がある価値観によって形成され固定化され、特別の目標と課題をもった生活が始まるとはいえ、子ども時代から大人世代に向けた過渡的段階にあることは間違いなく、依存と独立を股にかけた戦いが中心になることは論じるまでもない。例えば、地域社会では人のため世のためといった愛他主義的な志向性を家庭にもち込みながら、家庭にあっては極めて自己愛的で依存的であることは少なくない。また、家庭外の価値観から親の批判をすることは日常茶飯である。急速に家族と地域社会の境界の透過性が大きくなるが、親はこうした状況に柔軟に応じることが求められる。

　さらに、子どもの価値観や目標が大きく変わって自己愛的な性質を帯びるようになるが、この子どもの姿が親が密かにもっていた思春期の自己愛を刺激して、その限界を知らせることになる。青年が夢見る男女関係もまたそうで、親は夫婦関係のもつ現実に目を向けさせられることとなる。そうしたことで、中年期になって夫婦関係と職業生活の再検討、さらには評価のし直しを強いられることになる。これは、少なくないストレスとなるのである。

　そして最後に、元気であった祖父母も年をとって、身体的にも社会的にもかつての力を失って、依存性が高まってくることにも対応しなければならない。

4 その後の家族

　子どもが思春期を過ぎて、ヤングアダルト世代に入ると家を出るため、再び2人だけの家族構造になるが、新婚時代とは違った新たなストレスになることは論を俟たない。離婚の危機がささやか

れることも少なくない。あるいは、迎えた嫁ないしは婿、さらには孫との新たな関係も生じるし、祖父母世代はいよいよ弱体化し、時には死に伴う喪失体験にいかに対応するかが1つの課題となる。

　さらに老年期に至ると自らの心身の弱体化ないしは社会的能力の低下、あるいは配偶者の死が待っている。自らの死の準備をし、人生を総括することもまた課題といわねばならない。

　以上、両親と子ども、そして祖父母世代を含んだ家族を念頭に、家族の形成から、子どもの誕生、成長に至る中で家族がどのような発達を遂げるかを描写してきたが、最近では家族構造がひどく多様化していることも忘れてはならない。シングル・マザーや離婚の増加に伴って生じる、別居中ではあるが影響力を残す子どもの生物学的親の出現によって、そのあり様も多様化し、物理的な1つの集団だけではなくなってきている。家族を身近な人々によって形成された心理社会的ネットワークとして捉えるべきだとする新しい家族概念さえ出てきている。こうなると、家族の発達について新しい視野をもって接近する必要が出てきているといわねばならないだろう。

（牛島定信）

●参考文献

1) Blos P：On Adolescence. Free Press, New York, 1962［野沢英司（訳）：青年期の精神医学．誠信書房，東京，1971］．
2) Call JD, Galenson E, Tyson RL, et al：Frontiers of Infant Psychiatry. Basic Books, New York, 1983［小此木啓吾（監訳）：乳幼児精神医学．岩崎学術出版社，東京，1988］．
3) Carr A：The Handbook of Child and Adolescent Clinical Psychology. pp3-33, Routledge, London, 1999.
4) Erikson EH：Childhood and Society. 2nd ed, Norton & Company, New York, 1963［仁科弥生（訳）：幼児期と社会．みすず書房，東京，1977］．
5) Fenichel O：The Psychoanalytic Theory of Neurosis. Norton, New York, 1945.
6) Fleck S：The family and psychiatry. Comprehensive Textbook of Psychiatry, 2nd ed, Vol 4, Sadock B, Kaplan H (eds), William & Wilkins, Baltimore, 1984.
7) Husain SA, Cantwell DP：Fundamentals of Child and Adolescent Psychiatry. Amer Psychiat Press, Washington DC, 1991.
8) Lamb ME, et al：The Role of Father in Child Development. John-Wiley & Son, New York, 1981.
9) Mahler MS, Pine F, Bergman A：Psychological Birth of the Human Infant. Hutchingson & Co., London, 1975［高橋雅士，織田正美，浜田　紀（訳）：乳幼児の心理的誕生．黎明書房，名古屋，1981］．
10) Pruett KD：Family development and the roles of mother and fathers in child rearing. Child and Adolescent Psychiatry, Lewis M(ed), Williams & Wilkins, Baltimore, 1991.
11) 榊原洋一：運動発達と精神発達．小児科学，白木和夫，前川喜平（編），pp22-27，医学書院，東京，1997.
12) Segal H：Introduction to the Work of Melanie Klein. Hogarth Press, London, 1973［岩崎徹也（訳）：メラニークライン入門．岩崎学術出版社，東京，1977］．
13) 牛島定信，福井　敏：対象関係からみた最近の青年の精神病理．青年の精神病理2，小此木啓吾（編），弘文堂，東京，1980.
14) Ushijima S, Kobayashi R：The perimenarche syndrome；a proposal. Jpn J Psychiatr Neurol 42：209-216, 1988.
15) Winnicott DW：The Maturational Processes and the Facilitating Environment. Hogarth Press, London, 1965［牛島定信（訳）：情緒発達の精神分析理論．岩崎学術出版社，東京，1977］．

Ⅰ. 総　論

3. 子どもの精神障害の診断

1 ── 子どもとの出会い

1 いつ、どこで、どのような形で出会うか

　学校や地域における精神保健活動が普及するとともに、精神科医が子どもたちと出会う場所や出会いの様式も次第に多様になってきている。子どもたちと、いつ、どこで、どのようなかたちで出会うかは、子どもたちに対する診断や援助を考えていくうえで、非常に重要である。出会いの状況は、子どもたちの態度を変え、周囲の大人たちに言葉を選ばせ、精神科医の認知に微妙に影響する。
　また、子どもたちと出会うとき、出会う場面が及ぼしている関係者それぞれへの影響について、精神科医は十分配慮しておかなくてはならない。また、子どもの置かれた状況に対して精神科医の及ぼしうる影響力も、場面によって大きく異なっている。これらのことを意識したうえで、ここでは一応の(精神科医が体験を共有しやすいという意味での)基本として、診察室での出会いを中心に述べていくことにする。
　情報社会の発展に伴って、精神障害についての知識も以前とは比べものにならないほど広く世間に行き渡るようになった。子どもについての問題が起きたとき、その原因を子どもの精神医学的問題に求める傾向は、明らかに強くなってきている。その一方で、児童青年期の精神保健に関するシステムも少しずつだが整えられてきている。ここで注意しておかなければならないのは、これらの社会における変化がそのまま子どもの幸福や人生の質の向上に結びつくとは限らないということである。精神医学的な知識が啓蒙され、システムが整備されることにより、精神医学が子どもたちにかかわる頻度は必ず増えるであろうが、精神医学が当事者である子どもの幸せに貢献できなければ、それは意味をもたない。精神科医は、目の前にやってきた1人の子どもに対して、これからの子どもの人生を考えたうえでの「適切な援助」をなし得ることが大切となってくる。

2 受診することをめぐって

　子どもたちとの出会い方が多様になれば一層、精神科医は出会い以前のことがらについて十分な想像力を働かさなければならない。もともと児童青年精神医学の領域では、本人以外の関係者が受診にかかわる事例の多い傾向があった。しかし、最近その傾向が強くなっている。警察をはじめとする司法領域との関係の増加はその一例である。
　精神医学が一般化するにつれて、自覚や動機の薄い受診の割合も増えていく。受診する本人と受

診を勧めた関係者との間に、受診についての思い違いのあることもしばしばあるが、自覚や動機の薄い受診ではそれに気づかれないままに初回面接が進んでいく可能性がある。精神保健システムの流れに乗った一見わかりやすい受診が、思ったより手ごわい経過に変貌していくとき、受診前のこうしたすれ違いが背景に潜んでいる場合がある。さまざまな出会い方があることは、関係者が多くなることにつながってくる。受診に関する関係者それぞれについて、思惑の違いに配慮しなければならないだろう。受診に至るダイナミズムへの注意は、これまでより一層重要になっている。

　たとえ子どもであっても、精神科への受診はしばしば不本意なものである。この問題については多くの精神科医が注意を促してきた。そして最近の事情はより複雑である。本人や家族の動機が低いまま、周りの要請で行われることになった受診の場合、それは本人だけではなく家族にとっても不本意なものである。家族の隠れた怒りは受診を勧めた周囲の関係者だけでなく、子どもに向いてしまうことも少なくない。逆に、関係者に対する家族の異議申し立てとして受診が行われる場合もある。この場合には関係者の心の中に、精神科(医)に対する若干の不信感が芽生える可能性があるであろう。このように精神科への受診は、実際の受診以前から、関係者に対してさまざまな影響を与えている。精神科医には、子どもを取り巻く状況の時間と空間の中で受診がどのような位置づけにあるのか、社会的文脈の中で捉えておく視点が必要である。

3 出会う際の留意点

　児童青年期の精神保健に関するシステムが整備されるにつれて、子どもたちに出会う前からさまざまな情報が精神科医の耳に入るようになってきた。本人に関するおおよその状況や家族背景が入手できる場合、さまざまな準備が可能になるし、何より情報不足からくる見当違いな誤診を防ぐことができる。しかし反面、実際に出会う前から固定した見方に陥らないように気をつけなければならない。

　多くの先輩医師たちが注目してきたことであるが、初めての出会いをどのような形で行うかは現在でもなお大切な問題である。以前にも増して多くの関係者が、子どもたちとともに精神科医の前に現れるようになった。例えば本人と家族とが連れ立って受診した場合、精神科医は両者に同時に会うのか、別々に会うのか、別々ならどちらから先に会うのかなどを考えなければならない。受診に至るルートの違いや家族療法などを治療者が得意とするか否かの違いもあり、一般化してどのように会うのが正しいということはできないが、出会い方の違いのもつ意味を理解する必要がある。もちろん、どのようなかたちで会うにせよ、目の前に現れた少年少女を半人前扱いせず、1人の独立した人として尊重する態度が必要である。表立ってであれ、間接的であれ、子どもたちの自主的な姿勢を引き出すことが診断にとっても治療にとっても重要な要素になる(個人的な意見をいえば、できることならば、精神科医への受診が、これまでの子どもたちの経験した出会いとは異なる新鮮なものになるようにと願っている)。

I. 総 論

2 ── 子どもの症状・問題行動の特徴とその意味

1 子どもという特殊性と人としての普遍性

　子どもに大人と異なった特徴がある以上、子どもたちの症状や行動に特徴があるのは当然のことである。児童青年精神医学が精神医学の中でより専門的な位置を占める大きな理由はここにある。しかし「子ども」という特殊性に目をとられ過ぎて、人としての普遍性を忘れるとしばしば大きな失敗を招く。症状や行動の特徴について、子どもという特殊性を鵜呑みにするのではなく、そのような特徴が生じる基盤や背景についての理解が重要なのである。

　子どもは大人になる道筋でさまざまな能力を発展させていく。その途上においては成人との間に能力の差異がある。ある物事に遭遇したとき、物事を感知する能力、感じたものを把握し認識する能力、判断する能力、対応を考える能力、対応を行動に移す能力、これら一つひとつの能力の程度とその組み合わせによって、子どもの症状や行動の特徴が規定されてくる。個々の能力が必ずしも成人に劣るとは限らない点にも注意しなければならない。さらに、子どもを取り巻く環境が、症状や行動の特徴として現れる例も当然ながら数多く存在する。

　しかし、子どものさまざまな特殊性を疑わないことから起きる弊害もある。それを避けるためには、思い込みを避け常に問いかける姿勢が必要である。無意識のうちに思い込みに陥る危険は、専門家であっても決して少なくはない。むしろ専門性が高くなるにつれ意識しにくいものと考えておいた方がよい。児童精神医学に関連した領域では、子どもとのかかわりの中から生まれ、言い伝えられているさまざまな言葉がある。例えば「困っているのは子どもたちではなく、周りの大人たちなのだ」といわれることがある。問題が生じたとき、子どもの気持ちを置き去りにしたまま、大人たちの思惑で事例化してしまうことをたしなめる意図から使われる言葉であるが、何気なく使われているうちにいつの間にか「子どもは困っていない」という誤解にすり替わってしまう危険がある。

　確かに子どもたちの中には問題意識が低いようにみえるものもいるし、問題性を否定する例もないわけではない。しかし、一見問題意識が低くみえるからといって、その子どもは困っていないとか悩んでいないとか、大人の側が決めつけることは厳に慎まなければならない。例えば年齢によっては悩みという概念が育っていない可能性がある。そのような子どもが、何かの理由で不自由を感じていたり、現状に違和感をもっていたり、やむを得ず我慢をしたりしていたとしても、彼らはそれを悩みであると意識することができず、単なる現実として受け入れるしか方法がない。あるいは悩みという概念がそれなりに育っていても、自分が感じている悩みをどう表現して他者に伝えたらよいのかわからない場合もある。悩みは感じていても対処方法がわからないとか、対処を行うということ自体を思いつかないでいることもあるだろう。子どもは事態を自分がうまく把握できないあるいは表現できないと感じるとき、下手に説明することを避けて、自分には「特に困った問題はない」といった表現をしがちであることに注意しなければならない。

　ここでは子どもが悩んでいないと思い込む誤解を例に挙げたが、まったく同じように、大人の側

が「悩んでいるに決まっている」「このように悩んでいるに違いない」という思い込みに陥る危険があることにも留意しておきたい。

2 子どもの対処行動や身体症状

さらに対処行動についての誤解も少なくない。人である以上、子どもたちも対処行動をとっていないわけではない。自分なりの対処行動を知らず知らずに行っているのが普通である。しかし大人は、しばしばそれが子どもの対処行動であることに気がつかない。よくある例として、子どもの対処行動を問題の中心と取り違えてしまうことがある。この誤解は、大人の対処行動と子どものそれとの違いに気づいていないために生じるものである。子どもの対処行動は無自覚的な場合が多いし、問題とはまったく関連性のない(としか大人には思えない)方面で繰り広げられたりする。

心身の未分化もまたしばしば取りあげられる子どもの特徴である。ところで、よく指摘されるこの心身の未分化とはいったい何を指すのだろうか。「子どもはものごとの認知能力が不十分であるため、本来言葉や感情として表されるべき問題が身体の症状として出現する」という説明が多くの場合なされている。子どもの認知能力が発達途上にあり、完成されたものでないことは確かだが、人間の心理と身体とが深く関連し分かち難いものであることは、既に心身医学の中だけの常識ではなくなっている。子どもに限らず情動が自律神経を通して身体に現れるのはむしろ自然な状態といえる。もしかするとより長時間文明社会での生活を続けている大人の方が、自律神経系に不自然な抑制をかけているのかも知れない。したがって、この特徴は、「子どもは自律神経系の反応がストレートに出るので、環境の影響が身体症状として出現しやすい」と読み直すべきであろう。心理的なストレスに対しては、大人であれ子どもであれ身体的な反応が起きるものなのである。

3 症状や行動の意味

精神医学的な症状や行動がどのような意味をもつのかについて考えることは、対象が大人であれ子どもであれ非常に大切な視点である。多くの精神療法は、それぞれの視点に立った症状や行動への意味づけを治療におけるバックボーンとしている。ある特定の技法によらなくとも、どのような援助が本人の役に立つのかを考えるうえで、この姿勢は大きなヒントを与えてくれるものである。ところで精神分析を待つまでもなく、当事者自身が自分の症状や行動についての意味を自覚しているといった場合はあまり多くない。あくまでも周りのものが、子ども自身にとってはこのような意味があるだろうと推測するのが普通である。ところがここに、大人が考える子どもにとっての意味と大人自身にとっての意味とが混同されてしまう危険がある。そこまでいかなくとも、大人にとって見つけやすい意味と見つけにくい意味とがあるのも事実である。大人が見つけやすいものが、必ずしも子どもの援助に最も役に立つ意味とは限らない。症状や行動に意味を見い出すという姿勢には、大人の側の理解が深まり子どもに対する援助がしやすくなるという大きな治療的意義とともに、方向違いの援助を押しつけてしまうという危険も潜んでいる。大切なのは子どもの行動や症状が決して一面的な意味にとどまるものではないという点である。精神科医は子ども自身が目指しているものと、周りの大人たちの感じ取っているものとの間にあるずれについて思慮深くあらねばならな

いと思う。

　例えば問題行動を起こす子どもたちに対し、「彼らは甘えたい、かまってほしいと訴えているのだ」と考える大人は少なくない。確かに子どもは（人間として、大人と同じように）依存欲求や承認欲求をもっており、こうした意味を見い出すことが大切なのも事実である。しかしながら、こうした依存欲求や承認欲求と並んで重要な、時にはそれ以上に大切であるにもかかわらず、しばしば見落とされがちな意味がある。それは主体性あるいは能動性の獲得、時には万能感の獲得と表現をされたり、あるいは充実感、達成感などのかたちで自覚される生命の躍動感の発露（生の挙動）である。この生命の躍動感の発露は安全や安心の確保と並んで生きていくのに必要なものである。子どもが生命の発露を目指している場合、依存欲求や承認欲求への配慮だけでは、援助は不充分となるだろう。

　症状や行動に意味を求める姿勢が治療に有意義である一方で、不十分な意味づけがもつ危険性にも触れたわけだが、では症状や行動をどのように観察すれば、行動のもつ意味を上手に受け取ることができるだろうか。人の行動は時間と空間の座標の中に位置づけられ、いずれかに向かう方向性とエネルギーとをもつことから、座標平面上のベクトルとして考えることができる。行動の志向するものをベクトルの方向とし、行動のもつエネルギー量をベクトルの大きさとして考えていくと、座標としては異なった位置にある複数の行動の間に（まったく異なってみえる行動の間に）、共通した意志の方向性をみつけることが可能になる。行動のもつ志向性を意識することで、一見すると無関係な一連の行動の中に、共通する意味を見い出すことができるのである。逆に行動の意味を見誤る例として、言葉の危うさについて知っておかねばならない。しばしば耳にする決まり文句をうっかりと表面的に信じてしまわない必要がある。親の理解がない、大人になりたくない、自分で学校へ行かないと決めたなど、これらの言葉の発せられたその裏にある気持ちこそが本来の意味であることも少なくない。

3 病歴のとり方

1 病歴をとる前に

　精神科を初めて受診する人の中には、精神科医に会えばいきなり治療が始まると思い込んでいる人もいる。本診の前に予診を行う場合にはなおさらのこと、病歴をとるという状況を説明してから聴取に入る必要がある。受付から始まる一連の診察行為のできるだけ早い時期に、全体的な受診のシステムをきちんと説明しておくことが、受診者の無用な不安や混乱を防ぎ、結果的に正確な情報を早く手に入れることにつながっていく。同時に治療者側の意図が、問題解決に対するなんらかの寄与であり、ある人に肩入れをしたり、倫理的道徳的な指摘や非難を目的とするものでないことも告げておく方がよい。これらはインフォームド・コンセントの出発点であり、受診者が医療をより自主的に利用するために役に立つ。

　さて、多数の関係者が登場する現代の臨床場面では、同じ問題に関係して登場する複数のメンバーが、その問題について同じストーリーを共有しているとは限らない。実際には登場人物の一人ひと

りがそれぞれの理解において自分なりのストーリーをもっていると考えた方がよい。言うまでもないが、異なった視点から、あるいは異なった材料からつくられた関係者それぞれのストーリーの間には、かなり大きな開きがあるものと覚悟しておかなければならない。病歴を聴取しまとめるには、そうした主観と客観の入り混じった多くの情報から信頼に足るものを洗い出す作業、そしてそれらを関連し合うものに練り上げる作業が必要となる。

2 誰からどれだけの情報を集めるか

　青年期に入った子どもの場合には、本人からの病歴聴取だけでも多くの情報を手に入れることができる。しかし、やはり大人からの情報も聞くべきであろう。同伴した大人から病歴を聞くことを子どもが歓迎しない場合もあるが、きちんと断わったうえで聴取すべきである。手間と時間はかかるかも知れないが、できる限りその場に来てくれた関係者全員から情報を集めて、病歴を練り上げていくのがよい。情報の間にずれがみられても、とりあえずは併存する情報として置いておき、その後の情報の追加によってその溝を埋めていくようにする。人によっては、他のメンバーの語る事実関係と異なっていた場合、真偽にこだわりをみせる人もいるが、できるだけ巻き込まれないようにして両者の意見を聞くことである。

　身体的な緊急性といったやむを得ない事情を除き、本人から病歴について聞くことを省いてはならない。たとえ子どもの年齢が低いとか、関係者が数多く来院して情報がたくさんあるといった場合であっても、子どもが来院している以上、本人からの病歴を聞く必要がある。そのためには子どもができるだけ自然に、自主的に話ができる雰囲気をつくらなければならない。家族がその場にいた方が子どもが落ち着けるのであれば、家族を分ける必要はないだろう。子どもが自分の問題について精神科医に語ることは、情報のやりとりにとどまらず、精神科医との間で治療的同盟を結ぶ儀式でもある。ラポールは治療のために必要なのであり、診察場面全体を通して子どもが病歴を語れるような工夫をしなければならない。子どもの語る病歴は、客観性とはまた別の次元で正確な、かけがえのない情報である。子どもによっては一言も言葉を発しない場合もあるだろうが、たとえそのような場合でも、治療者が受け取った情報を整理して話し、治療者の意図を説明しておく必要がある。

3 聴き方、たずね方

　情報を得るという面から考えればできるだけ詳しくたずねることがいいように感じられるが、あまりに質問が探索的な場合、相手の不自然な防衛を引き出して、情報の正確性や治療関係の構築に支障をきたす危険がある。相手が子どもでも大人でも病歴は陳述者と治療者の関心が重なっていく自然な流れを重視して聞くべきである。逆に不自然な聴取とは、大切なことを聞き逃がし、聞かなくてもよいことに聞き入る場合を指す。

　信頼できる情報を手に入れるためには、できるだけ具体的な状況に重点を置いて話を聞く方がよい。陳述者によっては待ち切れずに思いの丈を述べる人もいるが、全体的に気持ちについてはあまり深入りしない方が、情報としては振れが少ないであろう。それぞれの陳述者について、話している情報が主観的なものか客観的なものなのか、その人が考えたものなのか感じたものなのか、ある

いはその人が聞いたり見たりしたものなのかを明らかにしておかねばならない。

　病歴を練り上げていくためには、時間の流れについて十分に意識して聞く必要がある。但し、古いことから順に聞き出そうとして、陳述者の話の腰を折る必要はない。時間的に古い話を聞きたいときは、話がひとまとまりしたところで前に戻って聞くことで十分である。現病歴においては、受診のきっかけとなった問題が起きたとき、問題が起きてから専門家に至るまでの期間、相談機関や治療機関など専門家を利用してから今回の受診に至るまでの期間、そしてきっかけとなった問題が起きるより以前の時期、のように4つの時期について情報が必要である。

　対人関係などについては、関係の空間的な広がりをイメージしながら聞くのがよい。本人と核となる家族メンバーとの関係、核家族を取り巻く大家族との関係、地域や学校での大人との関係、地域や学校での子ども同士の関係などについて地図を埋めていくような感覚でたずねていく。陳述者がもっている情報の量から、空間内における陳述者の位置も測ることができる。

4 発達歴、既往歴、家族歴、生育歴

　現病歴によって状況の流れがはっきりしてくると、いくつかの見立ての可能性が浮かびあがってくる。それを踏まえて発達歴、既往歴や家族歴、生育歴を聞いていけば、現病歴を補ったり検証したりするチャンスになる。現病歴とその他の病歴の区別を過度に固定して考える必要はない。

　発達歴の中では、少なくとも妊娠中や分娩時のエピソード、愛着の形成（人見知りなど）、運動や言語の発達、睡眠-覚醒リズム、乳幼児期の気質的な特徴、多動や好奇心などについてたずねておく必要がある。発達障害の場合に発達歴が大切なのはもちろんだが、たとえ青年期の情緒的問題であることが明らかな症例であっても、発達歴から意外な情報が得られる場合がある。現病歴以外の病歴は、本人と家族とが同席したままでも話を聞きやすい話題である。時には発達歴についてのやりとりが、幼少時のほほえましいエピソードを記憶から引き出して親子間の緊張が和らいだり、子どもが親のことを見直したり、親が昔を振り返るきっかけになったり、などの思わぬ恩恵さえある。

　既往歴や家族歴は、できれば子ども本人の話と家族の話を共に聞いておきたい。精神疾患や身体疾患などの問題だけでなく、例えば家族メンバーについてたずねれば、その答え方に必ず家族力動が現れる。唐突には触れにくい家族内の微妙な問題を、このときに聞いておくのも1つの工夫である。身体的な疾患があり継続的に医療にかかっていた場合には、病名や治療期間だけでなく検査や服薬の内容、生活上の規制や指導についても陳述者のわかる範囲内で詳しく聞いておく必要がある。多くの慢性疾患、例えば内分泌や代謝、アレルギーなどの疾患、整形外科的疾患、神経疾患、呼吸器や循環器の疾患などは生活に大きな影響を与える要因となる。

　生育歴では、養育者をはじめとする養育環境と幼小児期の社会的関係を中心に聞くことになる。主たる養育者、同居者、引っ越しや転校、幼い頃の他者との交流や保育園・幼稚園などでの様子などをたずねる。現病歴やその他の病歴と部分的に重なるだろうが、飛ばさずに行うことで再チェックの機会として活かすことができる。

　病歴全体をその人の人生の記録として眺めつつ、空白や矛盾を探し出し、それを補う情報を増やすことで病歴は練りあげられていく。病歴を聞く中で診断評価の仮説と検証とが繰り返され、洗練

されたものになっていくと言い換えることもできる。

　どの時点で、例えば初診のときに、どこまで病歴の緻密さを求めるかは、診断への結論が急がれるかどうかにも左右されるし、子どもや関係者の治療に対する心の準備具合にもよる。完璧な病歴を初診で聴取することは理想であるが、実際には難しいと考えておくべきである。むしろ疑問点をどのように整理して残すか、その整理に注意を向けるのがよいだろう。何より緊急性の強い問題についての疑問点は残すべきではないし、どちらか一方に決めた場合にリスクが高くなるような疑問点はむしろ結論を急ぐべきではない。病歴は決して初診で完結するものではない。治療の発展とともに病歴もまた成長していくのである。

4 ── 子どもの身体診察

1 身体診察の意義

　児童精神医学においても身体診察のもつ意味は大きい。身体診察の軽視は精神科医の陥りやすい欠点として十分に注意すべきである。特に身体的虐待を見逃さない目的における初診時の身体診察の比重は重大なものである。また、器質的な疾患を除外するためにも身体診察のもつ意義は大きい。身体診察について児童精神科医が小児科医や小児神経科医と同等の技量を身につけることはなかなか難しいが、小児科医や小児神経科医とは違った視点から身体診察を利用することもできる。

　身体診察では必然的に子どもの身体に触れることになる。子どもが他人に自分の身体を触れさせることで、子どもと治療者の関係は明らかに変化する。上手な身体診察は安心感を醸成し、不安を取り除く一方法となり得るが、粗雑な診察は子どもの身体を緊張させ、余分の不安や恐怖を付け加えることになる。上手な身体診察のためには、穏やかな表情、柔らかな視線、適切な言葉かけ、相手の身体へのていねいな扱い、落ち着いた物腰などが重要である。子どもに安心感が生まれないまま身体診察が終われば、心理的には一層閉じこもってしまうことを覚悟しなければならない。身体診察によって安心感が増加すれば、子どもと治療者の治療的同盟が強化されたと考えることができる。

　家族に診察室から出てもらうかどうかも大切な判断となる。分離不安のある子どもを保護者から分けて診察することには無理がある。逆に思春期の患者や家族関係に困難のある患者では家族は同席でない方がよい場合がある。家族と患者を離す場合には、医師と患者だけが診察室内に残らないように、看護スタッフに同席してもらうことを考慮する必要がある。

2 身体診察における留意点

　身体診察で得られる情報は技量が高ければ高いほど増えていくが、ここでは児童精神科医が注意しておくべきことに限って述べていく。詳細な身体診察については小児科や小児神経科の成書をもとに正しい知識を身につけなければならない。大切なことは自分なりのおおよその手順を決めておき、手際よく診察ができるとともに診察上の大きな漏れが起きないようにすることである。

　身体診察の始まりは視診である。身体的な発達の中でも筋骨格系の発達は、すぐにでも観察する

ことができる。さりげなく身長や体重を聞くことも同時に行う。小奇形、外傷や自傷行為の跡、癖による変形などには生じやすい器官や部位があり、注意すれば比較的見い出しやすいことに気づく。頭髪や頭皮の異常は見落としやすいので気をつける。栄養障害は偏食、摂食障害のほか、虐待、薬物乱用などと関連する。

児童精神科の場合、まず着衣のままでできる神経学的な診察を行い、その後で脱衣の必要な内科的診察を行うことが勧められる。内科的診察を最後にまとめることで、脱衣のままの時間があまり長くならないようにする工夫である。診察は頭部から始めることが多いが、いきなりではなく一言声をかけて始める。手など抵抗の少ない部分にいったん触れてから始めればなおよいであろう。神経学的診察の中では微細な神経学的徴候について十分注意を払う。利き目や利き手などについての意識も必要である。

診察を進めていく中で、言葉や状況への理解、大人あるいは他人に対する緊張や親密度なども同時に観察することができる。多動や注意の障害は身体診察時だけでなく、入室直後、診察に慣れた時期、少し状況に飽きてきた時期などの、複数の時期について観察し評価しなければならない。なお教科書的に不合理な所見が得られる場合がある。この場合も精神医学的には非常に意味のある所見なので、慌てたり、不思議がってみせたり、しつこく所見を取り直すなどは無用である。

身体診察の重要性は欠かすことのできないものであるが、児童精神科では稀に身体診察を手控える方がよい場合がある。代表的な例としては、青年の不本意な受診が挙げられる。身体診察をすることで必要な精神科医療からドロップアウトする可能性が高いならば時に身体診察を手控えることも必要だろう。拒否の強い摂食障害の症例では、治療者はしばしば板挟みを経験する。

5 — 診断と評価について

1 診断と評価の目的

診察時間の多くは、病歴の聴取や身体診察などいわゆる情報収集にあてられている。そして診断や評価はこれらの情報を総合的に検討したうえで判断される。ところで、このようにして下される診断や評価の目的は何だろうか。一般的に考えれば、診断や評価を利用して適切な治療や処遇を計画したり、専門家同士がより正確な情報を交換することができるようになる。不正確な診断や評価は、不適切な治療や処遇に結びつく可能性が大きくなるが故に問題なのである。とはいうものの現実には治療の進む中で重要な情報が初めて明らかになり、診断や評価が当初と違ってくる場合も決して少なくない。多くの診療機関では初診に比較的長い診察時間をとっている。それでもなお1回の診察で得られる程度の情報量から多方面的でかつ厳密な診断を下すことは容易ではない。精神鑑定を例に引くまでもなく、初診において可能な診断や評価は、ある程度限定されたものにとどまることになる。

一方、診断や評価を行うには基準が必要であるが、精神医学で扱うような互いに密接に絡み合い影響を与え合う事象に対し、すべての視点を満足する基準を期待することはできない。したがって、

その評価がどのような切り口で何を尺度になされるかについての留意が必要となる。代表的な例としてDSMの多軸診断が挙げられるだろう。

2 初診時の診断と評価における留意点

　診断や評価には、ある時点で何かを目的にして行われるという条件がついていることをまず理解しておく必要がある。少なくとも初診時における診断や評価には限界がつきものである。一方で診断や評価が治療へと発展していく道筋にあることを考えれば、初診における診断や評価は、第一に本人や関係者の危険を見逃さないという視点、第二には治療を組み立てる手がかりを得る、あるいは治療関係の継続性に結びつくという視点で行われるべきである。

　第一に挙げた危険性への視点では、身体面への評価、器質的疾患の鑑別、暴力などの破壊行為の予測(これには子どもに向かう行為と子どもが起こす行為とがある)が重要である。何よりもまず生命的な危険を防ぐという観点から、医学的診断、重症度や改善あるいは悪化などの傾向、行為であれば頻度、緊急性、対処能力などを的確に判断し、適切な対応に結びつける必要がある。生命的な危険が高いと判断した場合には、主体的な指示や対応を行うことをためらってはならない。

　幸いなことに一部を除いては、治療への組み立てにいくらかの時間的な余裕があるであろう。この場合には治療あるいは治療関係の継続性を頭に入れた診断や評価が重要である。繰り返しになるが、医療の影響は子どもとの出会いの前から生じている。治療関係は時に治療者の意図を超えて発展していく性質のものである。初診における診断や評価に制約あるいは限界があるにもかかわらず、精神科医には動き始めた治療をコントロールすることが要請される。これは医学に実用性という使命がある限り避けて通れない問題である。ここでコントロールを失わないためには、自分の目の前にある受診という具体的出来事から離れないことが重要である。

3 問題の評価

　まず最初に、それが例えば精神医学的な問題ではない場合も含めて、受診のもとになっている問題についての評価を行う。具体的には、その受診に至る問題が誰にとってのどのような問題なのかを知ることである。ここで必ず関係者によって問題の意味に差が生じるが、その微妙な違いについても把握をしておく。医療への期待についても同様である。

　続いてその問題から遡るかたちで、患者および患者を取り巻く関係者について精神機能あるいは社会的な機能の検討に入る。患者に固有の機能を評価することが医学的診断に結びつく。精神医学的な問題が必ずしも受診の問題に直結しているとは限らない。精神医学的問題とは別の問題が受診を引き起こしている場合、理論的には連鎖的な関係と併存的な関係の可能性がある。当然であるが精神医学的問題と受診に至った問題の双方について評価が必要である。この場合、精神医学的な問題についてどのように対応をするかは熟慮を要するが、最低限両者を見逃さないことが要請される。

　患者の診断と機能的評価、患者を取り巻く関係者の機能的評価が出たら、それをもう一度組み合わせて受診に至る問題と見比べてみる。この作業は時に抜け落ちるが非常に大切である。両者の間に大きな落差が感じられたら、隠れた問題が残っているかあるいは評価に問題があると考えた方がよ

い。この比較によって、問題の解決可能性や解決に必要な時間、解決への手がかりなどが浮き出てくる。

診断評価については、得られた診断なり評価なりを関係者にどう返すかが最後の問題である。関係者それぞれについての受診の意味に戻って考えなければならない。意図をもって診断や評価を説明する必要がある。

6 臨床診断における留意点

診断における理論上の問題として、大人の精神障害との関係についてとcomorbidityについての2つがある。操作的診断基準が広がり始めた頃、子どもの精神障害と大人の精神障害とを分離して考える傾向がみられたが、現在はむしろ重ねてみようとする傾向にある。comorbidityについては原則的に重なりを認めようとする傾向がみえるが、徹底はされていない。

前項で初診時における診断や評価の限界について触れている。しかし、この限界は診断や評価をおろそかにする理由にはならない。ごく一般的な診察を行えば、流れの中で少なくとも三度にわたり診断の見直しができる。すなわち現病歴を取るときに一度、それ以外の病歴のときに一度、身体診察において一度全体を振り返ることができる。それでもなお診断が容易でないことも事実である。診断の技量を高めるとともに、診断の優先順位について知る必要があるだろう。

最も見逃してならないものは、器質性の障害と重篤な障害である。ヘルペス脳炎を始めとする急性・亜急性の脳炎、亜急性硬化性全脳炎など晩発性・遅発性の感染症、脳腫瘍、白質ジストロフィー、脱髄疾患、全身性の代謝・内分泌疾患、中毒や薬原性の疾患など精神症状を主症状として現れる疾患は決して少なくない。器質的な疾患の鑑別に続いては、精神病性の障害を見逃さないように注意する。

複数の診断がつく場合には、急いで治療すべき状態を見極めることが重要になる。また、治療の容易なものを見つけ、その改善をてこに全体の回復を図ることもある。

誤診を防ぐうえで重要な点として、特徴的と呼ばれている病理現象に惑わされないことがある。こだわり、多動、肥満恐怖など特徴的にみえる1つの症状に目を奪われ過ぎると思わぬ誤診を招くことがある。他科医からの紹介の場合にも注意が必要である。中でも鑑別するべき疾患が紹介相手の専門領域にあたる場合、鑑別診断を省略してしまう危険がある。脳外科から紹介された解離性障害、神経内科からの転換性障害、眼科や耳鼻科からの心因性視覚障害や心因性聴覚障害、小児科からの心身症などについて、器質的疾患を鑑別診断から落とさないように注意しなければならない。

7 検査法（身体的検査・心理的検査）

1 身体的検査

児童精神医学でしばしば用いられる検査は大きく身体的検査と心理検査に分けることができる。身体的検査はさらに、神経学的検査と一般内科的検査に分かれる。使用頻度の高いものとしては頭部のMRI（magnetic resonance imaging）やCT（computed tomography）などの画像検査と、脳

波、誘発電位、睡眠ポリグラフ、自律神経機能検査などの機能検査とがある。近年ではSPECT（single-photon emission CT）やPET（positron emission tomography）などのように画像検査と機能検査の両面をもつ検査が発展してきた。一般内科的検査としては血液化学検査、尿検査、髄液検査などがある。

　検査を用いる場合は、その必要性と侵襲性を考慮して検査計画を立てなければならない。不安からむやみに数多くの検査を行うことは倫理的にも医療経済上も慎まなければならないが、本当に必要な検査をためらってはならない。神経学的画像検査、神経学的機能検査、髄液検査は器質的疾患の診断に大きな威力を発揮する。摂食障害の治療においては一般内科的検査が重要になってくる。

2 心理検査について

　心理検査は大きく知能検査と性格検査に分けることができる。さらに近年ではさまざまな評価を一般化できるものにしたいという強い流れがあり、この流れの中で質問紙や評定尺度などがスクリーニングだけでなく、状態の評価に用いられる傾向が出てきた。

　ほとんどの医療機関では専門の心理士に心理検査を依頼することができる。しかし、心理検査を企画したりその結果を評価するためには、心理検査についての十分な知識が不可欠である。身体的検査だけでなく心理検査を実施する場合にも、侵襲性等についての意識をおろそかにしないよう注意する。被検者に利益をもたらさない心理検査を行うことは倫理的に許されない行為である。

3 検査とインフォームド・コンセント

　身体的検査も心理検査もインフォームド・コンセントの対象となる。説明されるべき内容としては、検査の目的と利用法、検査者と検査場所、おおよその検査時間、予想される危険と負担、結果の報告方法などがある。心理検査においては申し出による中断の保証も告げておく。同意能力の観点からも、円滑な治療を行うためにも、できる限り本人と保護者両者の同意を得る必要がある。心理検査では、本人からの同意なく行われた検査の結果は不正確であると判断される。

〔青木省三、鈴木啓嗣〕

● 文　　献

1) 青木省三：新訂増補　思春期の心の臨床. 金剛出版, 東京, 2011.
2) 青木省三：精神科臨床ノート. 日本評論社, 東京, 2007.
3) 村上伸治：実戦心理療法. 日本評論社, 東京, 2007.
4) 鈴木啓嗣：子どものための小さな援助論. 日本評論社, 東京, 2011.

I. 総　論

4. 子どもの精神障害の分類

はじめに　子どもの精神障害の診断分類は、1980年のアメリカ精神医学会による「精神障害の診断・統計マニュアル第3版(DSM-Ⅲ)」、その改訂版のDSM-Ⅲ-R、第4版のDSM-Ⅳおよび世界保健機関(WHO)の「国際疾病・関連健康問題統計分類第10改訂版(ICD-10)」の出版により飛躍的に発展した。子どもに生じる精神障害は、通常の発症年齢が子ども時代に限られたものばかりではなく、統合失調症のように、本来、成人期発症が通常である精神障害の若年発症型も含まれる。診断に必要な症状の把握には、患者の言語的表出に依存する部分は若年者ほど少なくなり、行動観察や母親からの情報による部分が増える。その際には、明確に定義されたDSM-ⅣおよびICD-10の操作的診断基準の有用性が高いが、それらと関連した臨床面接様式や評価尺度も有用である。

　DSM-ⅣおよびICD-10は、数年後に各々DSM-5[1]およびICD-11[2]として改訂される。しかし現在のところDSM-5とICD-11は草稿段階にあり、本稿では、子どもを乳幼児から青年までと幅広く捉え、その時期に生じる精神障害の診断分類についてDSM-Ⅳに基づいて述べる。

1　診断分類

　診断分類に用いられる診断基準体系は、現在のところ、DSM-ⅣとICD-10が標準的なものである。乳幼児期から青年期に重要な精神障害の大部分は、DSM-Ⅳでは"通常、幼児期、小児期または青年期に初めて診断される障害"の章にまとめられており、後述のように多軸診断方式が採用されているが、ICD-10では3つの部分に分割され多軸診断方式は採用されておらず、疾患統計にはICD-10が国際的に標準の診断基準体系であるが、DSM-Ⅳの方が臨床的および研究的な使用には一日の長がある。これらでの診断基準に精通したうえで診察を行い、母親からの情報も統合して診断を行うことになる。

　子どもにおいても、診察場面が診断を行う場合に最も重要な状況であることは成人の場合と変わらない。しかし子どもの患者では、その発達状況によって得られる情報やその把握方法がかなり異なる。知的障害のない小学校高学年以上の子どもであれば、ほぼ成人と同様な面接を主体とした診察が可能である。しかし、小学校低学年以下の子どもや、年齢は高くても知的障害があり実際の理解力が幼い場合では、言語のみを介した本人とのかかわりで得られる情報は限られており、それのみに基づいて診断を行うことは適当ではない。そのような場合には、子どもの非言語的な表現である行動の観察はもとより、その子どもの現在および過去の発達・行動についての情報を母親などから得ることが重要である。それらの情報を総合し、診断基準を満たす症状の有無を確認することが

大切である。子どもの場合は、ある障害の典型的な状態は、現在ではなく過去に存在し、その時期の状態を把握しないと正確な診断ができないことがしばしばある。診断にあたっては、その子どもの過去の状態を明瞭に再構成するように情報を把握することが必要である。

診断は児童精神科医が1人で行うより、複数の専門家の合意によるコンセンサス診断の方がよい。このことは特に研究には重要である。しかしわが国では数の少ない児童精神科医は、成人精神科医のように複数の医師でコンセンサス診断を行う機会は少ない。この場合、治療チームを形成している心理、看護、福祉などの専門家と症例検討会や日常診療場面での情報交換により診断の合意を得ることが大切で、このことは治療チームの協力関係や力量の向上にも意義がある。アメリカではDSM-Ⅲ以来の診断基準体系開発に、多くの非医師の専門家が関与してきた。DSMやICDは診断・分類の国際語であり、専門家であれば職種を問わず理解している必要があり、乳幼児期から青年期の精神障害の診断において、そのような状況を推進することは、わが国の児童青年精神医学の発展にも寄与するであろう。

2 ── 診断面接様式と診断・評価尺度

診察を補完するものとして、診断面接様式と診断・評価尺度がある。それらの多くは研究のための用具であり、すべてが日常臨床の場で有用というわけではないが、症状や状態を系統的に把握する方式に親しむことは、臨床家の診断能力の向上に役立つ。

1 診断面接様式

操作的診断基準とリンクした構造化面接様式および半構造化面接様式が、いくつか開発されている。これらは一般の臨床場面には必ずしも馴染まないが、研究を意図する臨床場面では意義があり、以下に主なもののみを概説する。

(1) 構造化面接様式

構造化面接様式は、多くは研究用に開発されたものであり、トレーニングを受けた面接者(非専門家を含む)が施行し、質問は決まった聞き方で決まった通りに行う。代表的な2つの方式について述べる。

1つは、DISC (Diagnostic Interview Schedule for Children)[3]である。DISC は、アメリカのNIMH (National Institute of Mental Health)によって小児精神障害の疫学研究用に開発されたものであり、数日間のトレーニングを受けた非専門家によって評価される。最新版はDSM-ⅣおよびICD-10対応のDISC-Ⅳであり、導入モジュール(人口統計学的情報や回答の正確さを評価する質問などからなる)と6診断モジュール(不安、気分、破壊的行動、物質使用、統合失調症および他の障害)からなり、30以上の障害の診断が可能である。質問項目は、すべての対象者に聞く基幹項目(358項目)と、それらを細かく特定する随伴項目に分かれている。各項目は、過去1年間と最近4週間の症状に関する情報や、症状による適応障害などを尋ねる。9〜17歳の子どもに直接適用する

DISC-Yと、6〜17歳の子どもの親に適用するDISC-Pの2バージョンがあり、それらのデータ収集・処理を効率化するコンピュータ版もある。

もう1つは、ChIPS(Children's Interview for Psychiatric Syndromes)[4]である。ChIPSの最新バージョンはDSM-Ⅳ対応で、トレーニングを受けた非専門家により施行され、6〜18歳の知的障害のない子どもで20の第Ⅰ軸障害を診断でき、親用バージョンもある。ChIPSは、他の構造化および半構造化面接様式に比べて、施行時間が40分程度と短い利点がある。

(2) 半構造化面接様式

半構造化面接様式は、一定の方式に従って情報を得るが、面接者の判断に委ねられる部分がある点で構造化面接様式とは異なる。その分だけ、面接者の力量が必要とされる。以下に代表的なCAPA[5]、K-SADS[6]、DICA[7]およびADIを挙げる。

CAPA(Child and Adolescent Psychiatric Assessment)[5]は、ICD-10、DSM-Ⅲ-RおよびDSM-Ⅳに対応し、対象年齢は9〜17歳であり、大卒以上の非専門家が1〜2週間ずつの講義と演習を受けて評価者となる。対象の障害は、破壊的行動障害、気分障害、不安障害、摂食障害、睡眠障害、排泄障害、物質使用障害、チック障害、その他の障害(精神病性障害など)に分かれる。各質問項目は、過去3ヵ月間の症状の有無を確認し、症状の発症年齢、持続、頻度、強度などを把握する。また対象児の社会人口統計学的情報、家族関係、ライフイベントなどに関する項目もある。18歳以上を対象としたYAPA(Young Adult Psychiatric Assessment)と親の情報から幼児を評価するPAPA(Preschool-Age Psychiatric Assessment)のバージョンがある。

K-SADS(Schedule for Affective Disorders and Schizophrenia for School-Age Children)[6]は、感情障害・統合失調症スケジュール(Schedule for Affective Disorders and Schizophrenia;SADS)の小児版である。トレーニングを受けた専門家が使用し、対象年齢は6〜18歳であり、K-SADS-PIVR[過去1年間と現在の症状を評価、その他にGAS(Global Assessment Scale：全体的評定尺度で、後述のDSM-Ⅳ第Ⅳ軸のGAFの前身)や24項目ハミルトンうつ病尺度も含む]、K-SADS-P/L(生涯診断・症状と現在の診断・症状を評価、その他にGAS評価を含む)、K-SADS-E(疫学研究用で生涯診断・症状と現在の診断・症状のみを評価)の3バージョンがある。いずれもDSM-Ⅲ-RとDSM-Ⅳに対応した多くの精神障害が診断できる。対象は子どもと親であり、双方に同じ質問による評価をし、それらをさらに評価者が総合評価する。

DICA(Diagnostic Interview for Children and Adolescents)[7]は、1970年代に構造化面接様式として開発され、1990年代に半構造化面接様式として改訂された。対象年齢は6〜17歳であり、DSM-Ⅲ-RおよびDSM-Ⅳに対応した多くの障害の生涯診断をする症状項目からなり、周産期と早期の発達、心理社会的変数、リスクファクターと防御因子および機能障害も評価される。2〜4週間のトレーニングを受けた大卒以上の非専門家の評価者によって施行され、K-SADSよりも構造化されているが、評価者が被評価者の反応を引き出し明細化する過程において、評価者の裁量が許されている。

自閉症診断面接(Autism Diagnostic Interview；ADI)は、母親を対象とした半構造化面接様式

でICD-10対応の32項目(社会性14、コミュニケーション12、反復的・常同行動6)からなる尺度であり、現行の改訂版がADI-R[8]である。

自閉症診断観察尺度(Autism Diagnostic Observation Schedule; ADOS)は、ADIに対応した子どもに対する行動観察様式であり、現行の改訂版がADOS-G(Autism Diagnostic Observation Schedule-Generic)[9]である。

2 診断・評価尺度

多くの診断・評価尺度が開発されているが、それらは、初診時だけではなく経過の把握にも意義が大きい。さらに薬物を含む各種治療法の効果評価にも重要である。アメリカでは、多くの診断・評価尺度が開発されているが、一定の信頼性と妥当性が示された日本版があるものはわずかである。それらは、CBCL(Child Behavior Checklist; 子どもの行動チェックリスト)[10]、CDI(Child Depression Inventory; 小児うつ病質問表)[11]、小児自閉症評定尺度(Childhood Autism Rating Scale; CARS)(日本語版はCARS-TV[12])などである。

わが国で独自に開発された診断・評価尺度には、広汎性発達障害(pervasive developmental disorders; PDD)の行動評価尺度が多い。

3 アメリカ精神医学会と世界保健機関の診断図式

アメリカ精神医学会のDSM-IVでは、DSM-IIIおよびDSM-III-R以来、すべての精神障害を操作的診断基準と5軸(精神障害を第IおよびII軸で診断し、第III軸では合併身体疾患、第IV軸では心理社会的および環境的問題、第V軸では機能の全体的評定を行う)によって診断する多軸診断方式を採用している。第V軸は、機能の全体的評定(Global Assessment of Functioning; GAF)尺度として尺度化されており、その小児版がCGAS(Children's Global Assessment Scale)である。多軸診断は、患者の状態を多面的に捉えるうえで有用性が高い。

乳児期から青年期の精神障害は、DSM-IVでは表2の左側に示すように、"通常、幼児期、小児期または青年期に初めて診断される障害"の章に、そのほとんどが含まれる。それらは、知的障害のみが第II軸診断であるほかはすべて第I軸診断となる。しかし子どもでは、統合失調症や大うつ病性障害など、他の章に含まれる障害が診断されることは少なくなく、当然のことながらDSM-IV全体に含まれる精神障害の診断・分類を知っていることが児童青年精神科の専門家には必要である。

WHOによる医学全領域の診断統計分類体系であるICD-10では、その第5章が精神障害を扱っている。そこでは乳幼児期から青年期の精神障害のほとんどが、"F7 知的障害"、"F8 心理的発達の障害"、"F9 小児期および青年期に通常発症する行動および情緒の障害"の3つの2桁カテゴリーに分かれて含まれており、操作的診断基準を採用していることはDSM-IVと同じだが、多軸診断方式を採っていない。ICD-10における乳幼児期から青年期の精神障害の単位障害の分類は、表2の右側に示すとおりである。

DSM-IVとICD-10は、同様な単位障害と操作的診断基準を有しているが、いくつかの差異もあ

I. 総　論

表 2. DSM-IVとICD-10における乳幼児期から青年期の障害

DSM-IV（通常、幼児期、小児期または青年期に初めて診断される障害）	ICD-10（知的障害、心理的発達の障害、小児期および青年期に通常発症する行動および情緒の障害）
知的障害 　317　　軽度知的障害 　318.0　中等度知的障害 　318.1　重度知的障害 　318.2　最重度知的障害 　319　　知的障害、重症度は特定不能	F7 知的障害 　F70 軽度 　F71 中等度 　F72 重度 　F73 最重度 　F78 他の知的障害 　F79 知的障害、特定不能のもの
学習障害 　315.00　読字障害 　315.1　 算数障害 　315.2　 書字表出性障害 　315.9　 特定不能の学習障害 運動能力障害 　315.4　 発達性協調運動障害 コミュニケーション障害 　315.31　表出性言語障害 　315.31　受容・表出混合性言語障害 　315.39　音韻障害 　307.0　 吃音症 　307.9 特定不能のコミュニケーション障害 広汎性発達障害 　299.00　自閉性障害 　299.80　レット障害 　299.10　小児期崩壊性障害 　299.80　アスペルガー障害 　299.80　特定不能の広汎性発達障害（PDDNOS；非定型自閉症を含む）	F8 心理的発達の障害 　F81 学力の特異的発達障害 　　F81.0 特異的読字障害 　　F81.2 特異的算数能力障害 　　F81.1 特異的書字障害 　　F81.3 学力の混合性障害 　　F81.8 他の学力の発達障害 　　F81.9 学力の発達障害、特定不能のもの 　F82 運動機能の特異的発達障害 　F80 会話および言語の特異的発達障害 　　F80.1 表出性言語障害 　　F80.2 受容性言語障害 　　F80.0 特異的会話構音障害 　　（F98.5 吃音） 　　F80.3 てんかんに伴う獲得性失語（Landau-Kleffner症候群） 　　F80.8 他の会話および言語の発達障害 　　F80.9 会話および言語の発達障害、特定不能のもの 　F84 広汎性発達障害 　　F84.0 小児自閉症（自閉症） 　　F84.2 レット症候群 　　F84.3 他の小児期崩壊性障害 　　F84.5 アスペルガー症候群 　　F84.1 非定型自閉症 　　　F84.10 発症年齢上の非定型性 　　　F84.11 症候上の非定型性 　　　F84.12 発症年齢および症候の両者の非定型性 　　F84.4 知的障害および常同運動を伴う過動性障害 　　F84.8 他の広汎性発達障害 　　F84.9 広汎性発達障害、特定不能のもの 　F88 他の心理的発達の障害 　F89 特定不能の心理的発達の障害
注意欠陥および破壊的行動障害 　注意欠陥/多動性障害 　　314.01 注意欠陥/多動性障害、混合型 　　314.00 注意欠陥/多動性障害、不注意優勢型 　　314.01 注意欠陥/多動性障害、多動・衝動性優勢型 　　314.9　特定不能の注意欠陥/多動性障害 　312.8　 行為障害 　313.81 反抗挑戦性障害 　312.9　特定不能の破壊的行動障害	F9 小児期および青年期に通常発症する行動および情緒の障害 　F90 多動性障害 　　F90.0 活動性および注意の障害 　　F90.1 多動性行為障害 　　F90.8 他の多動性障害 　　F90.9 多動性障害、特定不能のもの 　F91 行為障害 　　F91.0 家庭限局性行為障害 　　F91.1 非社会性行為障害 　　F91.2 社会性行為障害 　　F91.3 反抗挑戦性障害 　　F91.8 他の行為障害 　　F91.9 行為障害、特定不能のもの

表 2. 続き

	F 92 行為および情緒の混合性障害
	F 92.0 抑うつ性行為障害
	F 92.8 他の行為および情緒の混合性障害
	F 92.9 行為および情緒の混合性障害、特定不能のもの
チック障害	F 95 チック障害
307.23 トゥレット障害	F 95.2 音声および多発運動性の合併したチック障害
	（トゥレット症候群）
307.22 慢性運動性または音声チック障害	F 95.1 慢性運動性または音声チック障害
307.21 一過性チック障害	F 95.0 一過性チック障害
307.20 特定不能のチック障害	F 95.8 他のチック障害
	F 95.9 チック障害、特定不能のもの
	F 98 通常、小児期および青年期に発症する他の行動および情緒の障害
排泄障害	
遺糞症	F 98.1 非器質性遺糞症
787.6 便秘・溢流性失禁を伴うもの	
307.7 便秘・溢流性失禁を伴わないもの	
307.6 遺尿症	F 98.0 非器質性遺尿症
幼児期または小児期早期の哺育・摂食障害	
307.52 異食症	F 98.3 幼児期および小児期の異食症
307.59 幼児期または小児期早期の哺育障害	F 98.2 幼児期および小児期の哺育障害
307.53 反芻性障害	
	F 98.4 常同運動障害
	F 98.5 吃音
	F 98.6 早口言語症
	F 98.8 他の小児期および青年期に通常発症する特定の行動および情緒の障害
	F 98.9 小児期および青年期に通常発症する特定不能の行動および情緒の障害
幼児期、小児期または青年期の他の障害	F 93 小児期に特異的に発症する情緒障害
309.21 分離不安障害	F 93.0 小児期の分離不安障害
	F 93.1 小児期の恐怖症性不安障害
	F 93.2 小児期の社会性不安障害
	F 93.3 同胞葛藤性障害
	F 93.8 他の小児期の情緒障害
	F 93.9 小児期の情緒障害、特定不能のもの
	F 94 小児期および青年期に特異的に発症する社会的機能の障害
313.23 選択性緘黙	F 94.0 選択性緘黙
313.89 幼児期または小児期早期の反応性愛着障害	F 94.1 小児期の反応性愛着障害
	F 94.2 小児期の脱抑制性愛着障害
	F 94.8 他の小児期の社会的機能の障害
	F 94.9 小児期の社会的機能の障害、特定不能のもの
307.3 常同運動障害	（F 98.4 常同運動障害）
313.9 特定不能の幼児期、小児期または青年期の障害	

註：対比のため DSM-IV と ICD-10 の単位障害は、配列を一部変更してある。（　）内の ICD-10 障害は、他に本来の位置があるが、DSM-IV との対比上、当該部分に重複して示す。

る。以下には乳幼児期から青年期の精神障害について、両体系の構造、下位群構成および診断基準の差異について述べる。

1 構造の差異

　DSM-IVは、上述のように多軸診断方式を採用しているが、ICD-10 は採用していない。また DSM-IVでは**表 2**に示すように、"通常、幼児期、小児期または青年期に初めて診断される障害"の章に乳幼児・小児・青年期精神障害のほとんどが含まれる（第II軸に入る知的障害を除き、すべて第

I 軸)。しかし ICD-10 では、それらが上記のように 3 つの 2 桁カテゴリーに分かれている。

2 下位群構成の差異

表 2 に示すように、DSM-IVで"特定不能(not otherwise specified；NOS)"とされるカテゴリーは、ICD-10 では"他の(other)(その群には含まれるが、単位障害の診断基準に合致しない)"および"特定不能のもの(unspecified)(その群には含まれるが、情報不足などで単位障害の診断ができない)"とされ、ICD-10 の方が複雑である。

両体系で下位群構成に差異が大きい群は、まずコミュニケーション障害群がある。両体系とも基本は表 2 に示すように、表出性、受容性および構音の障害の 3 つである。しかし ICD-10 では受容性言語障害とされるものが、DSM-IVでは受容・表出混合性言語障害とされ、DSM-IVではここに含められる吃音は、ICD-10 では"通常、小児期および青年期に発症する他の行動および情緒の障害"に含められている。一方、ICD-10 にある"てんかんに伴う獲得性失語"は、DSM-IVでは採用されていない。

広汎性発達障害(PDD)も基本 4 障害[自閉性障害(小児自閉症)、レット障害、アスペルガー障害、小児期崩壊性障害]は同様だが、それ以外をDSM-IVでは特定不能の広汎性発達障害(Pervasive Developmental Disorder Not Otherwise Specified；PDDNOS)とするが、ICD-10 では非定型自閉症、知的障害と常同運動を伴う過動性障害、他の PDD および PDD、特定不能のものに分けられる。

下位分類の差は、注意欠陥/多動性障害(Attention-Deficit/Hyperactivity Dysorder；AD/HD)にもある。DSM-IVでは、AD/HD は、不注意優勢型、多動・衝動性優勢型および両者の特徴が併存する混合型の 3 型に分かれるが、ICD-10 の多動性障害では、その 3 型はなく、活動性および注意の障害、行為障害と合併する"多動性行為障害"、他の多動性障害および多動性障害、特定不能のもの、の 4 型とされている。

行為障害は、DSM-IVでは 1 カテゴリーであり、ほかに、より軽症の反抗挑戦性障害および特定不能の破壊的行動障害があるが、ICD-10 では行為障害の下に、家庭限局性行為障害、非社会性行為障害、社会性行為障害、反抗挑戦性障害、他の行為障害および行為障害、特定不能のもの、という 6 つの単位障害をおいている。また、行為障害群と並列する"行為および情緒の混合性障害"群を提案し、抑うつや情緒の障害を伴う行為障害を別に分類しており、行為障害群がより大きくなっている。

また ICD-10 では、3 桁カテゴリーで、"F93 小児期に特異的に発症する情緒障害"および"F94 小児期および青年期に特異的に発症する社会的機能の障害"を提案し、小児期から青年期に発症する情緒障害と社会的機能障害について DSM-IVより多くの単位障害を揃えている。

3 診断基準の差異

DSM-IVと ICD-10 の各単位障害には、概念や名称が同様でも診断基準に差異のあるものがある。以下にはその主なものを述べる。

DSM-IVのADHDの診断には、基本症状は、不注意症状9項目中6項目以上該当（不注意優勢型）または多動・衝動性9項目中6項目以上該当（多動・衝動性優勢型）または双方の基準を満たす（混合型）ことが必要である。同じ診断基準項目をもつICD-10の多動性障害では、不注意9項目中6項目以上かつ多動性5項目中3項目以上かつ衝動性4項目中1項目以上が必要とされる。ICD-10ではDSM-IVのような3型はなく、一定数の不注意、多動・衝動性の存在が多動性障害の診断には必要である。

行為障害の診断にDSM-IVでは、基本症状15項目中3項目の存在が必要である。より軽症の反抗挑戦性障害は、（軽症の）基本症状8項目中4項目以上が必要である。一方、ICD-10の行為障害では、DSM-IVの反抗挑戦性障害と同じ基本症状8項目の後に行為障害の15項目を並べて基本症状とし、8項目中4項目以上（9〜23番の15項目からは2項目を超えない）で反抗挑戦性障害、9〜23番の15項目中3項目以上該当例を友人関係の有無で社会性行為障害と非社会性行為障害とする。

学習障害は、ICD-10では、読み、書き、算数に関する学習障害（学力の特異的発達障害）の各型ともIQ70以下を除外基準とするが、DSM-IVではその除外規定はなく、全体の知能に不釣り合いに個別の機能が低下していれば学習障害の診断が可能であり、学習障害と軽度知的障害とは重複しうる。

PDDのうち、自閉性障害（小児自閉症）、レット障害（症候群）およびアスペルガー障害（症候群）の診断基準は、両体系で基本的に同じだが、小児期崩壊性障害には退行後の特徴の基準に差異がある。すなわち、ICD-10ではDSM-IVと共通の、①相互的社会的関係の障害、②コミュニケーションの障害、③行動・関心の限定的、常同的、反復的なこと、の3領域のほかに、④物や周囲への関心の喪失、を加え、この4領域中2領域以上該当が必要とされ、DSM-IVでは前者3領域から2領域以上であり、ICD-10の基準の方が幅広い。

また上記の両体系共通のPDD基本4型以外のPDDは、DSM-IVでは"特定不能の広汎性発達障害（PDDNOS）"とされ、ICD-10では、"非定型自閉症"、"知的障害と常同運動を伴う過動性障害"、"他のPDD"および"PDD、特定不能のもの"としている。"知的障害と常同運動を伴う過動性障害"には診断基準はあるが、"自閉的なタイプの社会機能障害はない"というPDD概念に矛盾した診断基準項目があり、他のおよび特定不能のPDDは診断基準もない。ICD-10の非定型自閉症では診断基準が整備されているがDSM-IVのPDDNOSには診断基準がないため、非定型自閉症の症候上非定型性型（症状数が小児自閉症の診断基準を満たすほどないPDD）の診断基準を準用したPDDNOSの診断基準（相互的社会的関係の障害領域から1項目を含め自閉性障害自閉症状診断基準12項目中の3項目該当をPDDNOS診断のカットオフとする）も提案されている。

遺糞症は、DSM-IVでは少なくとも月1回、少なくとも3ヵ月間は遺糞が生じるとされるが、ICD-10では少なくとも月1回少なくとも6ヵ月持続とされる。遺尿症は、DSM-IVでは週2回少なくとも連続3ヵ月間、遺尿が生じるとされ、ICD-10では持続期間は同じだが、7歳未満では少なくとも月2回、7歳以上では少なくとも月1回と年齢で頻度が分けられている。

DSM-IVでは、反応性愛着障害の抑制型および脱抑制型の2下位類型が、ICD-10では、各々、独

立の反応性愛着障害および脱抑制性愛着障害とされている。

　チック障害では、"慢性運動性または音声チック障害"および"トゥレット障害(症候群)"では、両体系とも症状持続期間が12ヵ月以上とされるが、その間にあり得る症状寛解時期は、DSM-Ⅳでは3ヵ月以内、ICD-10では2ヵ月以内とされる。

　反芻性障害は、DSM-Ⅳでは異食症、幼児または小児期早期の哺育障害と並び幼児期または小児期早期の哺育・摂食障害の独立の単位障害であるが、ICD-10では独立の単位障害とされず、幼児期および小児期の哺育障害に含められている。

　選択性緘黙では、診断に必要な言語能力に問題がないことの根拠として、ICD-10では標準化された検査で測定した言語能力が、年齢の基準の2標準偏差以内であることが必要とされるが、DSM-Ⅳでは必要とされていない。

4 ── その他の診断分類の問題

1 伝統的概念

　DSM-ⅣやICD-10にはない登校拒否や思春期妄想症など、わが国でよく知られた伝統的概念がある。それらの概念を使用する意義は大きいが、その際には同時に登校拒否は不安障害の一部、うつ病性障害の一部あるいは適応障害の一部などが該当し、思春期妄想症は妄想性障害とされうるなど、それらがDSM-ⅣやICD-10ではどのように診断されるかを検討しておくことが大切である。これは国際化の進行する時代において、そのような診断情報が外国にも適切に伝えられる必要のあることが少なくないからである。

2 併発症

　併発症(comorbidity)は、操作的診断基準の普及によって、乳幼児期から青年期の精神障害についてもしばしば診断されるようになった。そのような併発は、AD/HDと行為障害、自閉性障害と知的障害、コミュニケーション障害と学習障害、不安障害下位群間など多岐にわたる。しかし、併発が認められない場合や、それが議論となっているもののあることには注意が必要である。例えば、DSM-Ⅳでは、コミュニケーション障害はPDDと相互排除的だが、学習障害とPDDは相互排除的ではない。またDSM-ⅣとICD-10ではPDDであればAD/HDと診断しないとされているが、最近、PDDとAD/HDの併発を認める考え方が有力となっている。

3 発達との関連

　子どもの精神障害には、年齢とともに軽減し臨床的問題を残さないものも多い。また子どもの頃に典型的状態がみられ、年齢とともにそれが軽快し診断基準を満たさなくなったが、一部の症状は軽減/残存している部分寛解という状態がある。さらに、小児期になんらかの精神障害を有していたが、それが軽減し、成人期に他の精神科的問題を生じてくる例もある。これらのことを示す臨床的

事実は、AD/HD児の一部は行為障害を併発し、その一部は反社会性パーソナリティ障害となるリスクがあること、AD/HDの部分症状は成人期まで持続しうること、高機能PDD成人は、強迫症状や被害的傾向などを呈しうるのでパーソナリティ障害や統合失調症を疑われることが稀でないこと、虐待された子どもは虐待する親になるリスクが高いこと、性的虐待を受けた子どもが長じて解離性障害などを呈しうることなどである。これらのことは、成人の精神障害を診る際にも、小児期からの発展を把握する努力が必要なことを示している。

4 DSM-5 および ICD-11 について

DSM-IVの改訂版であるDSM-5[1]は2013年に、ICD-10の改訂版のICD-11[2]は2015年に、それぞれ出版予定であり、DSM-IV/ICD-10の各障害の名称や診断基準あるいは障害群構成などが改訂される。DSM-5/ICD-11はまだ草稿段階にあるが、DSM-IV/ICD-10からそのまま受け入れられる障害や診断基準に多少の変更が加えられるのみの障害は少なくないと思われ、大幅に診断基準が変わる障害もあり、採用されない障害や新たに提案される障害もあると思われる。

しかしDSM-IV/ICD-10の意義がDSM-5/ICD-11の出版によって失われるわけではなく、DSM-5/ICD-11出版後もDSM-IV/ICD-10を臨床・研究に用いることは妥当なことである。しかしDSM-IV/ICD-10の障害をDSM-5/ICD-11でどのように位置づけるかについては、十分な検討や研究が必要になる。またDSM-IV/ICD-10に基づく診断面接様式や診断尺度などのDSM-5/ICD-11対応の検討やDSM-5/ICD-11に基づく診断面接様式や診断尺度などの開発も必要となる。

さらにわが国で重要なことは、DSM-5/ICD-11の出版後にそれらの日本語版を作成し、各障害の診断基準についてわが国の対象者での臨床施行を行い、それらの信頼性と妥当性を確立していくことである。またDSM-IV/ICD-10対応の日本語版の診断尺度などのDSM-5/ICD-11対応の検討や新たなDSM-5/ICD-11対応の日本語版診断尺度などの開発も課題となる。

おわりに 子どもの精神障害の診断分類には、幼い頃からの状態をよく知る母親などの情報が重要であり、発達により症状が変化すること、子どもの頃の障害が成長により軽減しても症状が残存しうること、成人期の精神障害とのつながりがあり得ることなどの認識が必要である。診断分類体系としては、現状ではDSM-IVとICD-10が標準的なものであり、両者は基本的に類似点が多いが構造やいくつかの障害の診断基準に差異があることにも配慮が必要である。また伝統的概念の意義はあるが、それがDSMなどの国際的診断基準体系ではどのように診断されるかを検討する必要がある。診断は治療の前段階であり、学際的な乳幼児期から青年期の精神医学領域においては、多職種間での診断の共有が必要であり、それはこの領域の臨床・研究の発展に資するものである。

（栗田　広）

I. 総　　論

●文　　献

1) American Psychiatric Association：DSM-5 development（Cited 20 May 2012）. Available from［http://www.dsm5.org］.
2) World Health Organization：The international classification of diseases 11th revision（Cited 20 May 2012）. Available from［http://www.who.int/classifications/icd/revision/en/index］.
3) Shaffer D, Fisher P, Lucas CP, et al：NIMH Diagnostic Interview Schedule for Children Version IV（NIMH DISC-IV）；Description, differences from previous versions, and reliability of some common diagnoses. Journal of the American Academy of Child and Adolescent Psychiatry 39：28-38, 2000.
4) Weller EB, Weller RA, Fristad MA, et al：Children's Interview for Psychiatric Syndromes（ChIPS）. Journal of the American Academy of Child and Adolescent Psychiatry 39：76-84, 2000.
5) Angold A, Costello EJ：The Child and Adolescent Psychiatric Assessment（CAPA）. Journal of the American Academy of Child and Adolescent Psychiatry 39：39-48, 2000.
6) Ambrosini PJ：Historical development and present status of the Schedule for Affective Disorders and Schizophrenia for School-Age Children（K-SADS）. Journal of the American Academy of Child and Adolescent Psychiatry 39：49-58, 2000.
7) Reich W：Diagnostic Interview for Children and Adolescents（DICA）. Journal of the American Academy of Child and Adolescent Psychiatry 39：59-66, 2000.
8) Lord C, Rutter M, Le Couteur A：Autism Diagnostic Interview-Revised；A revised version of diagnostic interview for caregivers of individuals with possible pervasive developmental disorders. Journal of Autism and Developmental Disorders 24：659-685, 1994.
9) Lord C, Risi S, Lambrecht L, et al：The Autism Diagnostic Observation Schedule-Generic；A standard measure of social and communication deficits associated with the spectrum of autism. Journal of Autism and Developmental Disorders 30：205-223, 2000.
10) 中田洋二郎, 上林靖子, 福井知美, ほか：乳児の行動チェックリスト（CBCL/2-3）の標準化の試み. 小児の精神と神経 39：317-322, 1999.
11) 村田豊久, 堤　龍喜, 皿田洋子, ほか：CDI 日本語版の妥当性と信頼性. 九州神経精神医学 38：42-47, 1992.
12) Kurita H, Miyake Y, Katsuno K：Reliability and validity of the Childhood Autism Rating Scale-Tokyo Version（CARS-TV）. Journal of Autism and Developmental Disorders 19：389-396, 1989.

5. 児童期の精神障害の原因

1 ── 子どもの精神障害の病因論展望

　児童期精神障害を、ここでは乳幼児から青年期早期にあたる14〜15歳くらいまでの子どもの精神障害と規定し、その病因について述べてみたい。

　古典的には精神障害の病因論は内因性、外因性、心因性の3領域から捉えられてきた。内因性精神障害は患者が生来的にもつある疾患に対する脆弱性（伝統的には「素因」と呼ぶ）を背景に出現する精神障害で、その典型は統合失調症や双極性障害のような精神病性障害である。そしてこの素因を形成する主要因は遺伝的素因であると捉えられてきた。

　外因性精神障害は感染症や非感染症性炎症、頭部外傷、脳腫瘍などの脳への直接的侵襲により、あるいは高熱や内分泌異常のような特定の身体疾患に基づく全身症状の脳への影響、あるいはアルコールをはじめとするある種の物質の脳への侵襲や影響などの結果として生じる精神障害を広く捉えた概念であると理解できる。

　心因性精神障害は力動精神医学の登場より以前から反応性の障害として位置づけられてきた障害群である。Freud Sによる精神分析の登場とその後の力動精神医学の発展は心因性精神疾患の領域を大きく拡大させ、一時期は多くの内因性疾患や発達障害をも含むところまでの極端な膨張ぶりをみせたこともある。心因性精神障害は力動精神医学の鍵概念の1つである葛藤論に基づき、内的葛藤に対する心理的防衛機制の不適応的で悪循環的な活性化の表現形として神経症性精神障害を中心に据え、その周辺に現在でいう適応障害（古くは「心因反応」と呼ばれた障害の一領域）のような反応性精神障害が位置づけられたものと理解できる。

　しかし、この3領域の原因論もその時代その時代で微妙に境界が変化してきた歴史があり、現在の精神医学がそのまま継承することはあまり適切と思えない。例えば強迫性障害はかつて典型的な心理的葛藤説で捉えられてきたが、現在では体質的な脳機能障害の観点から理解されることが多くなり、典型的心因性精神疾患の分類から滑り落ちざるを得ない。また、自閉症を中心とする広汎性発達障害のように、わが国で発達障害と呼ばれる疾患はいずれも生来性の体質的素因に由来する障害であり、3原因論に準拠すれば内因性疾患に近いと捉えられるだろう。しかしこの障害群も、歴史的には母子関係を中心とする心因論的な捉え方がされた一時期をもっている。また、広汎性発達障害の一下位概念とされたレット障害はその遺伝子の発現との関連が明らかになり、DSM-5では精神障害の体系からは除かれることになっている。

　近年の目覚ましい脳科学の進歩により精神障害の病態論や病因論は大きく塗り替えられつつある

とはいうものの、個々の障害とそれをもたらす病因との関係はいまだ不明な点があまりにも多い。そのため、現在の精神医学では個々の精神病理的な表現形に関与する脳科学的要因(遺伝子に関するもの、認知機能に関するものなど)や環境的要因(児童虐待、自然災害などの外傷的・逆境的体験、愛着の質と量など)には迫っても、個々の精神障害の発現経過とそれにかかわる要因に関する総合的な概念、すなわち病因論にはあまり焦点が当てられていないようである。

1980年のDSM-Ⅲの発表以降の精神障害論は、主として症候の組み合わせと排除規定からなる診断条件によって輪郭を明確にされた診断体系、すなわち操作的診断に基づく疾患概念によって規定されてきた。そのような障害概念は物質使用障害の各使用薬物、血管性認知症の脳血管障害、適応障害のストレス要因など、病因論を診断基準に含む極めて少数の例外を除くと、基本的に病因を規定していない。同じように児童青年期に発症する子どもの精神障害の多くもまた病因は明確にされていない疾患ばかりである。

ここで強調しておきたいのは、操作的診断に基づく精神障害の体系は精神障害の捉え方の一側面に過ぎないということである。例えば、脳科学が見い出した各精神障害の脳機能の障害からみえてくる障害の分類学的体系は精神障害という世界の別の切り口であり、同じように葛藤や防衛という心理学的機制を通じた症状形成という観点からみえてくる障害の体系はさらに別の切り口を示している。

病因論においてもまったく同様で、操作的診断で規定された個々の精神障害はそれがもつ多様な側面から浮かび上がる複数の病因を見い出すことになる。治療・支援とはある病因を見い出したとき、その病因に介入し改善を目指すものである。注意欠陥/多動性障害の子どもを例にとると、前頭葉が関与する実行機能の障害という病因論に立てば、実行機能障害に合わせた行動修正プログラム(SSTやペアレントトレーニングなど)を治療法として選択することになるし、さらに実行機能に関与する神経系がドパミン神経系の機能不全であることに注目した病因論に立てば、神経細胞の細胞間隙におけるドパミン濃度を上昇させる中枢刺激薬(methylphenidateなど)を使用することになる。

このように各精神障害の治療・支援の組み立てを考える際に大切なことは、どの切り口の病因論に基づく治療技法の選択であるかを意識しており、必要ならいつでも別の切り口に基づく病因論へのパラダイム・シフトが可能であり、さらには両者を総合させるという包括的な観点に立てるといった病因論の捉え方の柔軟性である。すなわち、精神障害の病因論は「どれかではなく、どれも含んだ」多要因的で統合的で、かつダイナミックに(これは精神分析的という意味での「力動的」ではない)展開する要因間の相互関係を前提としたものと捉えるべきだろう。そのような考え方を本章では、総合的支援法開発の推進モデルとして提案された生物-心理-社会的モデル(bio-psycho-social model)[1]の考え方に従って生物-心理-社会的病因論と呼んでおきたい。

2 ── 生物-心理-社会的病因論

子どもの心は発達過程の流れの中にあり、環境との相互作用の下で常に変化する過渡的・中間的

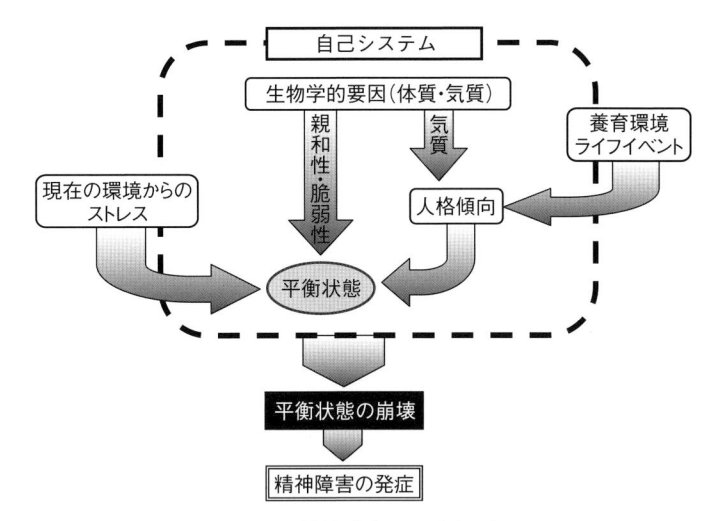

図 3. 精神障害の発症仮説

な機能状態であることから、子どもの精神障害もその表現形 phenotype は未分化かつ流動的とならざるを得ない。このような過渡性・流動性を前提とした表現形に至るまでの生物-心理-社会的諸要因の関与とそれらの相互関係を病因と呼ぶこととし、以下では子どもの心理的発達過程の諸特性と、それが環境との相互作用によってどのような変化を強いられ、ある精神障害の発症に至るのかについて検討する。

筆者は図3のような模式図が子どもの精神障害における生物-心理-社会的な障害観を図式化したものとして適切と考えており、二次性障害が併存していない純粋な発達障害と器質性精神障害を除いた大半の疾患の病因論ないし発現機序はこの模式図に従って捉えることが可能である。

1 生物学的発症要因

多くの子どもは発達障害やその他の精神障害との親和性に関与する生来的・体質的特性をもっている。その大半は親から伝達された遺伝子によって決定づけられるものであるが、一部は突然変異に基づく染色体異常も関与する。子どもの精神障害と関連が深い代謝疾患の多くは遺伝子による世代間伝達が行われる。在胎期間中に生じたさまざまな物質への曝露(母親の喫煙や多量の飲酒、母親の服用する薬剤)、母親の内分泌疾患や代謝疾患、分娩時の問題(分娩時間の遅延、臍帯巻絡、分娩時の脳損傷や脳内出血など)、子ども自身の出生直後の重篤な身体疾患など外因的な諸要因もさまざまな精神障害の発現へと導く脆弱性の形成に関与する。

この脆弱性ないし親和性とは何かということになるが、それは遺伝子のある種の特性が生じさせる、あるいは獲得性の脳機能への侵襲が生じさせる特定の精神障害発症への準備状態(としての脳機能障害)のことであるといってよいだろう。とりわけ実行機能、報酬系機能、衝動統制機能、記憶機能、心の理論、知的発達遅延などが複雑に関係し合った認知機能や社会機能をはじめとする個々人に特有な神経心理学的機能障害のプロフィールが脆弱性の一部を説明してくれると考える。神経心理学的機能障害は発達障害の病態そのものであるが、広く精神病性の諸障害(統合失調症や双極

性障害など)、神経症性の諸障害(強迫性障害やその他の不安障害など)、そして児童青年期に初めて診断される諸障害(チック障害や排泄障害など)までの多くの精神障害の発症になんらかの形で、あるいはなんらかの量で関与するとともに、それ自体が病態の一部を構成している。

　以上のように生物学的要因はさまざまな精神障害への脆弱性あるいは親和性の形成に関与する重大な要因であるが、これらの多くは直線的に精神障害の発現につながるわけではない。生じている生来的な脳機能の欠損ないし機能低下や、身体疾患に基づく獲得性の脳機能への侵襲に対して、脳そのものの代償機能を通じて脆弱性を修復しようとする機転が作動するのではないかと考えられるからである。ある種の精神障害への生物学的な脆弱性とは以上のような多様な要因が関与し合った複雑な数学的公式の解として理解すべきものだろう。

　脳の生物学的諸特性は精神障害への脆弱性の決定因という側面とは別に、個々の子どもの人格形成に関与する要因という側面ももっている。すなわち、人格とは空白の白紙の上に描かれていくものではなく、人格形成の出発点からある種の特性が優勢であるといったおおまかな方向づけがなされているとされる。その出発点での脳機能の特性が規定する人格傾向が気質(temperament)と呼ばれるもので、各々の人格の核となると考えられている。但し、ある精神障害と直線的に結びつくことが確実な気質があるわけではなく、あくまで人格形成に関与する身体側からの持続的要因の早期幼児期における断面を指しているに過ぎない。人格形成そのものは出生直後(その時点で機能する人格特性が気質)から養育者との相互作用の中で次々と人格傾向の変容を続けていくため、気質という概念そのものが「出発点にあった」仮説的な特性を表現した概念に過ぎない。重要なことは、前記のように生物学的要因に神経心理学的機能障害のプロフィールが関与しているとすれば、気質とはそのようなプロフィールの表現形を意味し、その後の子どもの発達に伴って進行する人格形成の過程にも、一貫して子どもの認知を決定する形で強力に関与し続け、人格傾向の向かう方向に影響力を発揮するだろうという点にある。

2 心理-社会的発症要因

　心理-社会的要因として挙げるべきものは多種多様であり、並列的に羅列することでは個々の要因の意義が明確にならない。本章の扱う内容は、言うまでもなく子どもの精神障害の病因論であり、諸要因の発症に至る過程への関与についての議論である以上、その中心に位置づけるべきは常に心的存在としての子どもであり、その基盤ともいうべき人格であるが、ここではその人格形成に対して最も強力な影響力をもつ「養育環境」にまず注目したい。

(1) 養育環境

　子どもを受容し育む養育環境は主として、両親の機能水準や経済状態、あるいは両親に対して提供される支援などに規定された、妊娠-出産-哺育-育児のすべての時期にわたる母親と子ども(胎児・新生児・幼児・学童のいずれも)の間の交流様式によって決定される。すなわち、母子が偶発的な出来事(ライフイベント)に遭遇した際の、出来事そのもののインパクトと、それに抗して母子間の交流がどう守られ、どう支えられたかということの総合的な結果が養育環境と呼ぶべきシステム

の様態である。したがって、この母子の交流様式とその交流そのものが具有する保護や支援の質と量に影響するすべては養育環境の要因ということになる。

　貧困、両親の著しく低い知的能力、未婚の母親、両親の偏ったあるいは未熟な人格と精神障害、特に母親の出産後からのうつ病性障害、母親の早期の職場復帰、祖父母世代の介護、父親の失職といった親側の要因に加え、子どもの超低体重出生、染色体異常、重大な奇形、遺伝性代謝疾患の発症、育てにくい気質、発達障害などの子ども側の要因、そして不景気、出産・育児をめぐる社会的支援の質と量などの社会的要因は、そのすべてが養育環境として母子の関係性に重大な影響を与える可能性をもっている。

　環境要因の中で最も注目すべきは児童虐待である。児童虐待はまず虐待の種類に関係なく、子どもが自己を祝福されたそれなりに充実した存在として受容する能力を奪い、他者と出会い適切な関係を形成する能力を剥奪する。その結果、子どもの自尊心は踏みにじられ、無力感や空虚感といった感情が優勢になり、自己と他者の両者に否定的かつ攻撃的で、不安や抑うつ感が強く、貪欲に他者を求め操作しようとする心性や、願望の充足を待たされると決定的な拒否と感じる心性など他者と健康な関係を結ぶ機能、別の表現をすれば、愛着に始まる関係性創出とその維持のための基礎機能が著しい損傷を受ける可能性が高まる。当然ながらこうした対人関係を営む能力の減弱は早期から子どもの不安-緊張感を高め、慢性的抑うつ感をもたらし、対人関係での反応性愛着障害にみるような過剰で誰彼かまわぬ接近、あるいは接近の過剰な抑制を生じさせる。こうした偏りの強い心性は対人的関係性とストレスへの対処法(coping strategy)の健全な発展に著しい制限を加え、さまざまな精神障害に対する親和性を高める心理-社会的要因となる。

　乳幼児期の養育環境と同じように親子、とりわけ母子の結びつきが特に重要な意味をもつ年代が10～16歳くらいまでの青年期の前半期(思春期と呼ぶにふさわしい年代)である。この年代に子どもは心理的な親離れを加速しながら親の支援を必要とするという矛盾した心性を反映した著しく両価性の高い時期を迎える。このような子どもを抱えた親の心性あるいは人格傾向は子どもを支える最も重要な環境の1つとして養育環境の延長に位置づけるべきである。

　子どもの迷いと本音が生々しく露出することの多い青年期前半期は「よい子」という幼児期の過剰適応的状態像を子どもの本当の姿とだけみていた親にとっては青天の霹靂というべき裏切りあるいは反逆と受け止めてしまう可能性が高い。その場合、ある親は子どもとのパワーゲームに入って互いを屈服させようとする力の競い合いを始めるだろう。ある親は自分を離れていこうとする子どもは親である自分を捨てて離れていこうとしていると感じて、子どもを手元にとどめようと、子どもを病気に仕立てたり、子どもの未熟さ・幼さを言いたてたり、ならば今すぐ支援の一切を引き揚げると脅したり、文字どおりあの手この手の策略を用いる。また、ある親は子どもの自立による喪失感に耐えることのストレスから、自ら精神障害(多くは神経症性の障害あるいは気分障害であろう)を発症する。

　こうした青年期前半期の養育環境の偏りは子どもの心性に大きな影響を与え、ある子どもは激しい反抗によって抗い、ある子どもは身体化や拒食などの間接的・象徴的な方法で危機を表現し、ある子どもは罪悪感から親離れの努力を放棄し、親に攻撃されながら親のそばにいることで親を支

I. 総　論

ようとする。こうした状況はいずれも青年期前半期の子どもの社会的な関心や社会へ出ていこうとする意欲を削ぎ、親への依存度の高い人格傾向が形づくられるか、反対に準備の整わぬまま親から無理に離れようとすると同時に、親代わりと感じる人物や組織（いずれも反社会的な性格を帯びていることが少なくない）に依存しようとする傾向を強める。このような心理–社会的状況は、子どもが本来もつ特定の精神障害に対する生物学的脆弱性を超える衝撃となって、それへの親和性を高めるであろうことは想像に難くない。

(2) 子どもの人格

前述のように、子どもは養育環境との相互作用から大きな影響を受け、その一つひとつが内面に取り入れられ結晶化していく人格の素材となっている。生物学的な特定の精神障害に対する脆弱性に加えて、このような心理–社会的な脆弱性・親和性の付加が進んでいくことも人格形成の一側面といってよいだろう。ここでいう人格とは静的な構造物のことではなく、恒常的であるとともに柔軟な大人としての心的様態へ向かって発展し変化し続けようとする子どもの心理学的な、あるいは社会学的な機能群のことである。

ここで Kernberg PF[2] の子どものパーソナリティ障害論を参考に子どもの人格発達を略述すると、図4のように Kernberg が挙げた「気質」、「ジェンダー」、「神経心理学的障害」の3種類の要因は人格の基盤であり出発点でもある生来的・体質的な要因を示しており、養育環境などの環境との相互作用から派生してくる優勢な「感情」と優勢な「防衛機制」、そしてそれらに導かれながら結晶化してくる「同一性」が人格の中心的要因となって、徐々に恒常性を増していったものが人格であると筆者[3]は考えている。

このような子どもの人格形成において優勢な感情や防衛機制の形成、そして結果としての同一性の形成に著しく大きな影響を及ぼす要因であるとともに、その段階で形成されつつある人格傾向の機能水準の表現そのものでもあるのが養育者である母親や父親、あるいはその代行者との間の愛着（attachment）である。愛着は気質にその出発点の様式を規定されつつ、最早期からの母子交流を通じて発展する母子の関係性の基本的様態であり、安定型、回避型、アンビヴァレント型、無秩序・無方向型といった愛着の諸タイプは母親の人格的特性、子どもの気質や発達障害など人格の原器とも呼ぶべき特性、そしてその両者の相互作用の様態の各々の影響を強く受けながら形成された結果という面をもっている。言うまでもなく既に述べた児童虐待は愛着発達の最も強力な阻害因子であり、無秩序・無方向型愛着の背景要因にもなりうるとされている。このように愛着とは、他者との相互交流を発動し維持する能力の質と量と言い換えることができ、それは形成途上の子どもの人格の機能的水準を顕現する最も鮮やかな切り口であるといってもよいだろう。

こうした人格ないし人格傾向は生物学的な要因にその起源を置きつつ、主として環境との相互作用の中で結晶化していくものであり、そこには出生後に形成されてきた心理–社会的な次元での精神障害への脆弱性あるいは親和性が含まれていることを忘れてはならないだろう。愛着の形成が損なわれるような養育者と乳児の関係性は、それがもし偶発的な一過性のものではないとすれば、必ずなんらかの形で優勢な否定的感情（怒り、悲しさ、絶望、無価値観など）や病理性の高い防衛機制

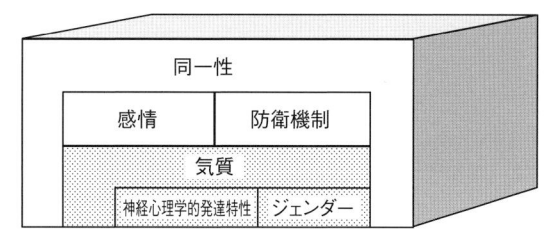

図 4. 子どもの人格構造

の形成(分裂、投影性同一視などの未熟な防衛だけではなく、神経症的防衛機制の肥大化など)を促し、結果として不安の過剰に強い、過度に落ち込みやすい、自己愛性が高く協調性の極めて乏しい、あるいは強迫症状を通じて衝動統制へ過剰に没頭しがちといった人格上の精神障害への親和性を高めることは言うまでもない。

(3) 環境ストレス

　子どもの人格および障害への生物学的脆弱性を攻撃する精神障害の結実因子あるいは誘発因子となるのが環境ストレスである。これは養育環境あるいは家族外の環境に生じた外傷的なライフイベントのことである。家庭での環境ストレスとして強力なものである虐待や母親の精神障害(とりわけうつ病性障害)については養育環境で既に触れた。その他、両親の極端な人格、父親の単身赴任、両親の不和、そして離婚、家族の病気、家族の死去などすべての家族内の要因は養育環境へ影響して親による子ども支援の質を変化させる要因となるだけでなく、直接に環境ストレスとしてある精神障害に対する子どもの生物学的脆弱性を攻撃する要因にもなりうる。

　家族外の環境ストレスとして最も一般的なものは学校や地域社会におけるいじめ(bullying)である。いじめはさまざまな子どもの精神障害の直接的誘因としてしばしば登場する極めて一般性の高い現象である。注意すべきは、青年期前半期である小学校高学年の生徒や中学生はしばしばいじめを大人に訴えないという点である。仲間集団に受け入れられたいと強く望むこの年代の子どもは、仲間からの攻撃をなんとかしのいで、孤立せずにいたいと考える。したがって、無視できないほど執拗で徹底的な攻撃を受けている場合でも、必ずしも救助を求めることをしない場合もあることを忘れてはならない。

　学校や教師由来の環境ストレスも一般的なものであるが、時に子どもの精神障害発症に関与するほど深刻な場合もあることは心得ておきたい。極端に厳格な指導、集団責任制度の極端な適用、生徒指導能力に欠ける教師による混乱した教室、強迫的な教師による過剰に完全主義的な指導や細か過ぎる規制などは子どもの心理的緊張を高め、時に子どものある精神障害への脆弱性を攻撃する要因となりうる。教師や地域の年長の人物による子どもへの虐待(性的攻撃を含む)が精神障害発症誘因として強力であることは家庭での虐待と同じである。

　偶発性の高い不慮の出来事も環境ストレスの一種である。大災害、犯罪、争闘による流血や死を目の当たりにする、自ら死の恐怖を味わう、親しい人間が巻き込まれるといった結果を招いた出来事は強力な精神障害の誘因たり得ることは言うまでもないこととして、例えば交通事故で重くはな

I. 総　論

い怪我をする、災害とはいえない程度の地震にあう、近所に火事があった、遠隔地で起きた災害の報道を見るといった軽度の外傷的エピソードでも、なんらかの喪失体験があった後などの準備状態が存在するといった、いわゆる「間が悪い」遭遇であれば、精神障害の引き金を引く環境ストレスとなりうることを忘れてはなるまい。

3 ── 「自己システム」と精神障害の発症

1 「自己システム」とは何か

　ここまで精神障害の発症に関与する生物学的要因および心理-社会的要因(養育環境、子どもの人格、環境ストレス)について述べてきた。しかし精神障害の発症仮説として、例えば環境ストレスが体質的なある精神障害への脆弱性の閾値を超えた結果がその精神障害の発症をもたらすといった、2変数間の強弱ないし大小を比較するような単純な公式を想定することにはいささか無理がある。むしろ、ある精神障害の発症に向け子どもの背中を押す発症推進要因群と、これに抗して発症を妨げ、子どもの心を守る保護要因群とが、各々を構成する下位要因の多様性を前提に展開する、複雑かつダイナミックな相互作用を想定する方が適切ではないだろうか。

　この発症推進要因と保護要因のぶつかり合う場、すなわち人格の機能的側面としての環境との相互関係の場こそ、人間が自分と感じている「自己」の発生の現場であり、筆者はそれを、システム論的家族療法理論を援用して「自己システム self-system」と呼んでおきたい(図3の太い点線で囲った部分であり、それを描き直したのが図5である)。では、この自己システムとは一体何であろうか。

　自己システムという用語を用いて自説を展開した最初の精神科医は Sullivan HS[4] であった。Sullivan は「こうして『自己組織』は意識を制御する機関となる(訳書14頁)」、「人格の中に『自己組織』が成立し始める(訳書14頁)」と self-system (訳書では「自己組織」と訳している)について述べている。これは自己システムを人格の意識された領域にあって、意識を制御し運用する能動的な機関と捉えたもので、Freud のいう「自我 ego」と本質的な違いはないように感じられる。しかし、筆者が本章で自己システムと呼ぼうとしているのは Sullivan のような限定的な機能領域(あるいは機関)ではなく、人格と身体と環境との関係性の内在化された領域を大きく含む総合的な「自分」という機能領域の全体であり、そのダイナミズムである。当然ながら筆者は、自己システムを無意識的で自動的(反射的といってもよい)な領域を大きく含んで成立していると考えている。

　既に述べたように、生物学的な体質要因である気質を核に養育環境との相互作用のもとに形成されていくとされる子どもの人格は、決して養育環境に従属した受動的なものではなく、図4で示したような人格を構成する諸要因がダイナミックに影響し合いながら、自ら養育環境や家庭外の環境に働きかける能動的で自律的なシステム機能という側面をもっている。これを以下では「人格サブシステム」と呼び、脳やそれ以外の諸器官の相互関係や、骨格の位置感覚や皮膚を介した内外の刺激の相互関係などを通じて自己感を強く規定する身体もまたシステム機能と呼ぶにふさわしい総合的

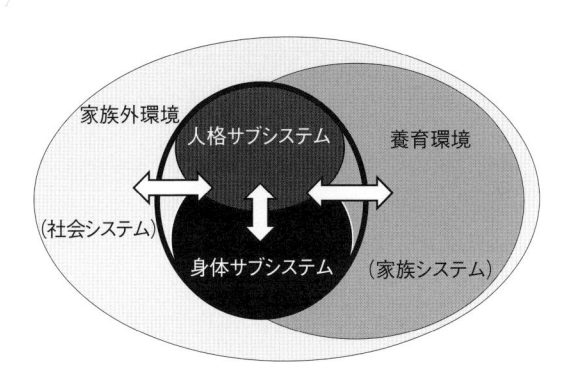

図 5.「自己システム」の構造

な組織体であり、自己システムの重要な要因であることから、「身体サブシステム」と呼びたい。
　この人格サブシステムのもつ能動的機能の1つが、養育環境も含めた環境から人格の形成過程に加えられるストレスに対処し、その外傷的インパクトを和らげようとするストレス対処法(coping strategy)と呼ばれる機能である。環境ストレスの心的外傷性はその客観的なインパクト量だけで決定されるものではなく、このストレス対処法による加工が加わることで、その質と量が変化することに意義がある。この加工を受けることで、環境からの外傷的インパクトの外傷性は生物学的なある精神障害への脆弱性の閾値以下に抑えられることになる。こうして生物としての人間の心的領域の恒常性は揺るがず、均衡が維持されるのである。この恒常性を維持し、さらにそうある心的状態を「自分(あるいは自己)」という主体感覚を伴って現出させる機構こそ自己システムであると筆者は考えている。
　自己システムの能動性は、この外傷的インパクトをもつ環境ストレスへの対処という次元の能動性にとどまるものではなく、外的環境や養育環境そのものに働きかけてその質を変えるという能動性をももっていることが重要である。それは自己システムが家族システムやさらには上位システムたる社会システム(学校システム、地域社会システムを含む)といった環境としてのシステムへ働きかける能動性ということである。
　これによって子どもはストレスを和らげもすれば、養育環境や学校環境に働きかけてその質を変えることもできる。特に養育環境との相互関係は母親をはじめとする養育者たちの感情に子どもが直接働きかけることで、子どもが養育者の感情と行動を規定する。既に触れた愛着とは、子どもは受動的な養育と保護の享受者として存在するだけではなく、能動的に養育者に愛着を向けることで養育者の母性を開発し発展させる能力をもっているのである。
　大切なことは、自己システムが「自己あるいは自分」という実感の主構造たる人格サブシステムと脳を含む身体サブシステムからだけ成立しているのではなく、養育環境との相互作用および外的環境との相互作用における関係性をおそらくは自己システムに含んでいることである。母子関係を中心とする養育環境との相互作用は、どこまでが母親の独自部分でどこからが子ども自身の側にあるかという点では常にあいまいであり、部分的とはいえその関係性そのものが子どもの自己の内なる領域を形成しているのである。同じように、母親以外の家族との関係性、友人とのそれ、教師との

それといった具合に、他者との相互作用を意味する関係性もまた、部分的であるにしろ主体たる自己の内側に存在している。図5が示そうとしたのはそのような自己システム像（太線の縁で囲った内側）であり、自己システムは家族システムおよび社会システムとの相互作用を内側に含む形で成立していることを示した。

　ここで、自己システムは環境に働きかけてその修正を導く機能をもっているというだけでなく、システム内において「人格サブシステム」と「身体サブシステム」の相互作用がダイナミックに生じていることについて触れておきたい。人格は脳の生物学的基盤（例えば加齢や外傷など）の変化に影響を受けて変化し、身体機能は形成されつつある特定の人格特性に伴う優勢な感情や行動に影響を受け変化する。この身体機能の恒常性の後天的変化には例えばDNAメチル化やマイクロRNAなどエピジェネティックな遺伝子発現調節機構による後天的な遺伝子発現の変化をもたらす機構[5)6)]が関与すると考える仮説が有力になってきた。身体サブシステムは、環境ストレスの直接的な影響と、人格サブシステムからの間接的な影響とを受け、その結果として脳をはじめとする身体機能の生物学的変化の生じている場である。

　このような自己システムの中核が人格と身体という2つのサブシステムにあることは疑う余地がなく、意識-無意識-身体という自己の意識化をめぐるスペクトラムは両サブシステム間の相互作用の位相として位置づけられるべきだろう。そして、自己システムの心理的主要因の1つである「自己感 sense of self」はこの自己システムの実在とその効力に関連する感覚的側面を意味し、「自己像 self-image」はその表象的側面を意味している。これらを統合した実感的主体意識そのものがこれまで「自己（あるいは自我）」と呼ばれてきたものであり、その肯定性を包括的に呼んだ概念が「自尊心 self esteem」であると考えてもよいのではないだろうか。

2 自己システムの破綻：精神障害の発症

(1) 自己システムの破綻とは何か

　図5で黒の太線で円形に囲んだ内側が子どもの自己システムであり、人格と身体という2つのサブシステムを中心に、周囲にある養育環境システムおよび社会システムとの相互作用が取り入れられた関係性を内包する形となっていることを表している。重要なことは、この自己システムには強力に恒常性を維持しようとする機能が備わっていることである。したがって、通常では図3に示したようにストレスに対して修復的な力（前述のようにストレス対処法）が作動することで、いきなりストレスの外傷性が生物学的脆弱性を上回り精神障害の発症に向かうということはない。しかし、この恒常性を維持する機構のどこかに問題が生じれば、やがてはこの均衡が崩れ、ある精神障害発症のトリガーが引かれることになる。

　この精神障害発症から保護されている自己システムの恒常性が崩れる原因として、前述の生物-心理-社会的病因論の各項目で触れた諸要因を挙げることができる。例えば、環境ストレスの量や質が限界を超えた苛烈なものであったり、そのストレスが加わったタイミングがたまたま精神的に不安定性の際立つ発達段階の一局面（二次性徴発現の前後から始まる青年期前半期など）にあたっていたり、形成されたストレス対処法そのものが機能的ではない場合、例えば子どもが発達障害であっ

たりパーソナリティ障害的であった場合などには、精神障害発症から保護している自己システムの恒常性が崩れやすくなり、ついには発症につながることになる。

以上のような包括的な発症仮説を実際の精神障害にあてはめ、個々の障害の治療・支援に応用できるような病因の捉え方について、いくつかの障害群でみてみたい。

(2) 発達障害

広汎性発達障害(pervasive developmental disorders；PDD)、注意欠陥/多動性障害(Attention-Deficit/Hyperactivity Disorder；AD/HD)、学習障害(Learning Disorders；LD)など、わが国で「発達障害」とされている障害群は図3では「生物学的要因」そのもので表現される。例えば、PDDの場合には「心の理論」の障害、中枢性統合の欠陥、実行機能の障害など特異的な脳機能の障害が関与しており、AD/HDでは実行機能障害、報酬系障害、時間処理障害などが関与するとされている。これらの機能障害を生じる脳障害は遺伝子の関与を中心とする生物学的な生来性の障害であり、顕在的であるか否かは別として、出生以来一貫して発達障害の特性は存在し続けているはずである。

その発達障害児が出生直後から養育環境との相互作用を通じて、生来の発達障害の特性およびその他の特性からなる気質を核とした発展と修飾を加えられ、徐々に個々の発達障害児の恒常性をもった人格と呼ぶべき特性が成立していく。その成立過程では、発達障害の強みと呼んでよい特性も適応阻害的な問題ないし症状と呼ばれる特性も、その過程に作用する多くの要因の1つに過ぎず、発達障害とは独立した領域の多様な要因が作用を及ぼしている。その結果、出生時からの発達障害をもつ子どもの多くは、それはそれで均衡のとれた自己システムを形成していき、ごく軽度のものを除けば、他の精神障害を獲得することなく、それなりの適応的社会生活を送ることができている。

しかし、養育環境が著しく逆境的な体験を繰り返しもたらすようなものであったり、加わった環境的ストレスが苛烈過ぎたりする場合、自己システムの恒常性が維持できなくなり、もともとの発達障害以外の精神障害を二次的に発症する危険は高まることだろう。AD/HDの二次性障害に関する多くの研究結果からは、発達障害は二次性障害への脆弱性が高いことを示唆していることは間違いない。図3は発達障害をもって生まれた子どもが環境との相互作用を経て、あるとき加わった環境的ストレスをトリガーとして二次性精神障害を発症する経過を説明する図となっている。

多くの発達障害児・者は、生来的な発達障害(かかわりの発端となった発達障害)に加え、同じく生来的な他の発達障害(例えばAD/HDにおけるLDやPDD)をもって生まれてきた後、発達に伴ってなんらかの二次性精神障害を獲得し顕在化してくる。そのような観点から発達障害の疾病構造を示したのが図6である。

(3) 身体機能の発達性障害

筆者[7]が「身体機能の発達性障害」と呼んだ排泄性障害(遺尿症、遺糞症)、チック障害(慢性運動性チック障害、慢性音声チック障害、トゥレット障害)などの従来「神経性習癖」とまとめられてきた障害群である。伝統的にわが国で神経性習癖は小児心身症として扱われることが多く、ある時期まで

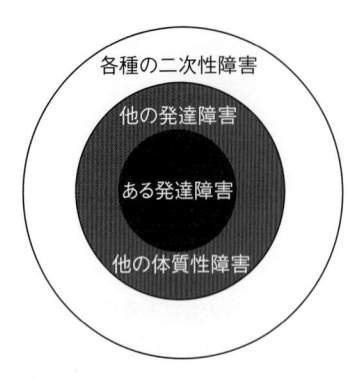

図 6. 発達障害群の疾病構造

は心因性障害とされていた。

　これらの障害は現在では、例えば年齢に比して小さ過ぎる膀胱容量のような器質的な特性に加え、それぞれの機能を司る自律神経系や内分泌系など身体機能発達上の遅延および未熟さとして捉えるべき疾患とされている。すなわち、腸管平滑筋や膀胱平滑筋、尿道括約筋などの神経支配の発達、抗利尿ホルモン分泌の日内変動のリズムの確立、不随意運動に関与する錐体外路系の神経発達などの発達の停滞、遅延、あるいは停止などが関与する病態である。

　ところが、これらの障害はストレス量の変化に敏感に反応して症状の増減が生じることが多く、支持的な介入やプレイセラピーなどの治療によって症状が改善するケースも少なくないことから、心理的葛藤とその防衛の身体化された表現としての心身症あるいは神経症の文脈で捉えることも可能である。以前はその側面にしか目を向けなかった時期があって批判を浴びたが、こうした心因性という観点はこの障害群の「二次性の質的変化」という文脈で捉え直すと障害の全体像の理解に役立つ。このように、この障害群の発症過程の理解には生物学的発症因と心理-社会的発症因とを包括した観点が必須と考えられる。

　排泄性障害もチック障害も、徐々に環境ストレスの軽減や、養育者などとの関係性展開のための手段として対処法に組み込まれることで、ある時点まではそれで一定の均衡は保たれているはずである。しかしなんらかの理由で、ストレスへの過敏な反応としての症状悪化が生じたり、症状を用いた養育者に対する操作性が強まったりといった状態が続くと、あるとき身体機能の未熟さという体質的な問題に症状をとどめていた自己システムの恒常性は崩れ、二次性に心身症ないし神経症性障害の様相を呈し始める。身体機能の発達性障害は同じ症状が身体機能の発達の未熟性として現れる段階から、その症状が心身症ないし神経症的な意味をもつようになるという経過をたどることはさして珍しくない展開である。

(4) 神経症性情緒と行動の障害

　ここでは不安、抑うつ、強迫、転換あるいは身体化、解離などに基づく症状を主症状とする神経症性諸障害や、極端な反抗や非行などの行動上の問題を主症状とする破壊性行動障害など児童青年期の子どもに発現する非精神病性精神障害群に共通する発症因について述べる。この多彩な障害群の発現機制は、以前は専ら心理的防衛機制の観点や幼児期心性の葛藤への固着といった観点、ある種の偏った、あるいは誤った感情や対処法の学習の結果といった単一の病因論から理解されてきた。しかし、この群の諸障害をめぐる生物学的発症要因を示唆する、例えばある種の強迫性障害が特定の感染症後の大脳基底核を侵襲する免疫学的反応の一環として発症すること、葛藤論的な発症仮説に基づく精神療法には反応が乏しく、曝露反応抑制法という学習理論に基づく技法が有益であることなどの知見が急速に増加してきたことからも、強迫性障害を含むこの精神障害群こそ生物-心理-社会的な包括的発症仮説(図3)が最もよく障害理解に応用できる障害群なのではないかと思えてくる。

神経症性情緒と行動の障害群に含まれる諸障害もある種の生物学的な脆弱性ないし親和性(例えば強迫、不安、あるいは抑うつへの親和性など)に関連する生来的な要因が存在することは、強迫性障害での大脳基底核障害説をはじめとして、近年多くの知見が蓄積されてきた。さらに、乳幼児期における養育上の逆境的体験、例えばネグレクトをはじめとする虐待的養育や、統合失調症やうつ病性障害などの精神障害をもつ母親による養育などが愛着障害を介して低い不安耐性や見捨てられ抑うつの形成に関与することも明らかであるといってよい。

こうした生物学的で生来的な脆弱性や人生の最早期に養育環境との相互作用で形成された脆弱性の存在は、自動的にそれを守るための心理的な防衛機制の動員を子どもの自己システムに促し、人格の構成要因となるとともに、ストレス対処法として作動し続ける。

こうして形成される人格は自ずから神経症的な特性、例えば不安や抑うつへの高い親和性、強迫性や演技性、あるいは強い反抗的心性といった特性をより多く含むものになっていくだろう。青年期年代の開始とともに急速に増大する母親離れの課題は、家族や家庭外の人間関係や活動をめぐる葛藤を亢進させ、この年代特有な心理的発達を強力に促すとともに、家族関係や友人関係、あるいは学校との関係などをめぐる環境ストレスへの脆弱性を急激に増大させることになる。こうした発達段階の特殊な局面に、この神経症的人格特性を色濃くもつ子どももまた到達するのである。青年期前半期(10～17歳の年代)に神経症性情緒と行動の障害の発症が急増することになるのも道理である。

このような状況でかろうじて自己システムの恒常性を保っている神経症的な人格傾向をもつ子どもに、転校、いじめ、両親の不和、家族の病気や死、父親の単身赴任など大小さまざまな出来事が降りかかる。青年期前半期に生じやすいこれらの出来事はいずれも強力な環境ストレスであり、自己システムの恒常性を揺るがし、精神障害発症の誘因となりうるものばかりである。

(5) 精神病性障害

統合失調症や双極性障害を代表とする精神病性障害の発症においても、考え方としてはおおよそ神経症性情緒と行動の障害で述べた文脈から理解できる。両者の違いは、伝統的には「内因性」と分類されていたように、神経症性の障害群に比較してより神経発達に関与する生物学的発症因が重要な働きを示すことである。統合失調症と双極性障害は、諸精神障害の中でも脳研究が最も集中してきた疾患の1つであり、さまざまな脳機能が生物学的研究の対象となってきた。であるなら、精神病性障害はむしろ発達障害に類似の発症経過を示すと捉えてよいのだろうか。しかし精神病性障害は、発達障害のように基本障害が生来性のものとして最初から存在している(たとえその未熟なあるいは原始的な表現形であったにしろ)というクリアカットな発症過程では説明し切れない障害である。

今一つ、これも以前から主張されてきた統合失調症の発症因として「ストレス-素因の問題(カプラン臨床精神医学テキスト[8]の522頁)」説がある。ストレス-素因の問題という概念は、もともともっている素因的(すなわち遺伝的)、あるいは体質的(遺伝的なものも獲得性のものも含めている)な統合失調症への脆弱性をもつという特性とたまたま重大なストレスとなる出来事に出会ったとい

うイベントが重なったときに発症する可能性が高まるというものである。このことは統合失調症がなんらかの出来事を契機に発症してくる精神障害であるということと近く、実際にしばしばいじめられた体験や修学旅行などをストレス因として発症してくることは稀とはいえない。

しかし実際には、「素因的・体質的発症因に重大なストレスが加わったとき発症」という2要因間の単純な加算だけで統合失調症の発症は説明できるものではない。重大な環境ストレスを経験する際に、体質的な脆弱性の閾値以下にそのストレスを収めておこうとする自己システムのストレス対処機能が作動し均衡が維持されるという、図3で示すような3要因間の均衡が破綻することで発症するという仮説を想定する方がより実際に近いのではないだろうか。

かつて内因性と称されたような素因的・体質的な精神病性障害への脆弱性は時間を設定されていないタイマーをもつ発火装置に例えられるのではないだろうか。そこが、障害特性を出生時には既にもっているはずの「発達障害」とは本質的に異なるところである。出生後の養育環境や、その後の学校などでの外傷的な体験の反復の中で運悪くあるときタイマーが作動を始めると徐々に発症時点へのカウントダウンが始まり、やがてあるとき（誘因がある場合もない場合もあるだろう）、統合失調症の発症ないし顕在化に至る。この出生後の経過は神経症性情緒と行動の障害の発症過程と文脈としてはほぼ同じではないだろうか。

このカウントダウン中の子どもの状態像が「at risk mental state（ARMS）」[9]と呼ばれるもので、いよいよ発症が近づいてそこまで統合失調症の気配が接近した状況から発症までの状態像を「前駆症状（prodrome）」[9]と呼んでいると理解してよいだろう。もちろん、ARMSや前駆期の同定には慎重でなくてはならず、そのように評価された子どものうち実際に統合失調症発症に至るケースはそれほど多くはない。

おわりに ここまで子どもの精神障害の病因をテーマに筆者の考えをまとめてきた。病因論は現にエビデンスをもっている「証明されている」病因を列挙することと、精神障害発症を理解する考え方を示すことの両方が形式としてありうる（もちろん両者を折衷するという形式もある）。証明されている病因を列挙するとして、その大半は生物学的な研究の成果そのものであり、常にそれは障害のある一側面の証明にとどまるという特性をもっているため、障害の全体像を捉えることにはすぐには貢献しないきらいがある。一方、考え方を示すという形式は、完全を期せば期すほど抽象的でとらえどころのない観念的な次元に向かうものである。筆者は、このジレンマの中で、敢えて後者に近い姿勢で病因論に迫ることにした。脳科学的な病因論も養育環境に根ざした病因論も、さらには外的環境における逆境的な体験（いじめなど）がもたらす病因論も大きく括って「自我システム」の平衡状態（恒常性）の破綻という仮説を提示し、それをもって本書の病因論とした。病因論とは、各障害を全体として捉える際のヒントを提供するものでなければならず、同時に治療・支援を提供するに際して個々の子どもの障害特性に適合したテーラーメードな治療体系を組み立てるのに役立つものでなければならない。当然ではあるが、各障害の病因論については各論の諸章に譲りたい。

（齊藤万比古）

● 文　献

1) Engel GL：The need for a new medical model；a challenge for biomedicine. Science 196(4286)：129-136, 1977.
2) Kernberg PF, Weiner AS, Bardenstein KK：Personality Disorders in Children and Adolescent. Basic Books, A Member of the Perseus Books Group, New York, 2000.
3) 齊藤万比古：子どもの人格発達の障害とは何か. 子どもの心の診療シリーズ6；子どもの人格発達の障害, 齊藤万比古, 笠原麻里(編), pp2-22, 中山書店, 東京, 2011.
4) Sullivan HS：Clinical Studies in Psychiatry. Perry HS, Gawel ML, Gibbon M(eds), W. W. Norton & Company Inc., New York, 1956[中井久夫, 山口直彦, 松川周二(訳)：精神医学の臨床研究. みすず書房, 東京, 1983].
5) 岩本和也, 文東美紀：DNAメチル化研究の最近の動向. 分子精神医学 11：90-93, 2011.
6) 内田周作, 渡辺義文：うつ病とエピジェネティクス. 分子精神医学 11：100-106, 2011.
7) 齊藤万比古：児童思春期精神障害(摂食障害を含む)の疾患概念と病態；発達危機という文脈での理解. 精神神経学雑誌 110：327-337, 2008.
8) Sadock BJ, Sadock VA(ed)：Kaplan & Sadock's Synopsis of Psychiatry；Behavioral Sciences/Clinical Psychiatry, Ninth Edition. Lippincott Williams & Wilkins, Philadelphia, 2003[井上令一, 四宮滋子(監訳)：カプラン臨床精神医学テキスト；DSM-IV-TR診断基準の臨床への展開. 第2版, メディカル・サイエンス・インターナショナル, 東京, 2004].
9) Yung AR, McGorry PD, McFarlane CA, et al：Monitoring and care of young people at incipient risk of psychosis. Schizophrenia Bulletin 22：283-303, 1996.

I. 総　論

6. 子どもの治療に関する一般的原則

はじめに　前説で記述された診断の手順においても、既に子どもへの治療的働きかけは始まっているのであるが、診断が一応ついた時点でこれからの治療をどう進めようかという話し合いがなされる。

　子どもの治療も基本的には大人の場合と大きな違いはないのだが、子どもの治療では単に子ども自身に治療的働きかけをすればよいということはまずない。子どもの発達を促すことが目標になるにしても、子どもの病態を改善し、安定した状態になり、よい適応ができるようになることを目指すにしても、家族が子どもをよく理解し、障害や病状を受け入れ、温かい包み込みや適切な指導ができるように、家族を援助しなくてはならない。その方が子ども自身への治療的働きかけよりも重要になることも少なくない。また、子どもが通う、通園施設、保育園、幼稚園、小学校、中学校などの先生方との連携も欠かせないものになる。

　子どもの治療でも、子ども自身への治療的かかわりが基本であることに相違はないが、子どもの発達や病態からの回復には何が必要かを常に考慮し、もし治療者だけでは十分な手助けができないと思われたときには、家族への働きかけや子どもの生活環境の調整を図らなくてはならない。手間や時間がかかることが少なくないが、それを苦にしていては子どもの治療は成り立たない。

1 ── インフォームド・コンセントについて

　説明と同意と訳されるインフォームド・コンセントについての問題は、これまで日本の医療関係者の間ではそれほど重要視されてこなかった。「任しておきなさい、悪いようにはしないから」という姿勢で治療にあたり、患者や家族もいろいろと詮索しては失礼であろうと「じゃ、よろしく」と治療を任せていたという時代が長く続いた。今こそそれは問題であると批判されるが、それはそれでよい治療者-患者関係の一面ももっていた。しかし、現在のように科学的医学の技術が格段に進歩して、これまでは望めなかった診断と治療が可能になってくると、患者や家族に病名や治療法を詳しく説明したうえで、患者や家族に同意してもらってから治療を進めるのが医の倫理に適った方法だといわれるようになり、少なくとも大人の身体疾患の治療においてはインフォームド・コンセントと呼ばれるその過程がとられている。それは治療者の法的防衛という意味合いからなされることもあるが、患者および家族の主体的対応が要求される複雑な治療においては、治療が成功するための必要な約束ごとだと理解されている。

　しかしながら、子どもの治療、それも子どもの精神科治療にこのインフォームド・コンセントを厳密な形式で持ち込むべきかについてはやはり問題があろう。といってなおざりにしてよい、無視

してよいというのではない。とても難しい多くの問題を内包しているが、どうこれに対処していくかがやはり子どもの精神科治療の出発点になると考える。

　これからどのように治療を進めていくかについての治療者の意図、方法や目標などが保護者(多くの場合、家族、それも母親だけのことが多いが)には説明がなされる。しかし、治療者としてはわかりやすくていねいに説明したつもりでも、親にはほとんど記憶に刻み込まれておらず、そんなこと聞いていなかったと後で言われることもしばしば経験する。わが子を大変な病気にしてしまった、自分の育て方が悪かったのだろうか、自分の遺伝子に関係しているのでは、など親は多くの場合かなりの罪責感を抱いてしまっている。そのような心境では治療者の説明に冷静に耳を傾けられなかったのであろう。それが後になって親との間で治療方針についての理解の食い違いを起こし、治療を中断しなくてはならない事態も生じる。だから、やはり治療開始時点における説明と同意の問題は重要である。どのような説明をしたら親にわかってもらえるか、親の心理的困惑の状態も推測しながら、慎重に話を進めることが大切となる。

　子どもの障害や病態について治療者がわかっていることや、これから行おうとする治療計画のすべてを一度に伝える必要はない。少しずつ治療の進展に合わせて説明した方がよい場合もある。親の心理状態や、家庭での立場を考えると、なかなか本当のことが言いにくいこともある。子どもが重度の知的障害(精神遅滞)であったり、早期発病の統合失調症と判断せざるを得ない場合など、話すタイミングと説明の仕方に迷うこともある。しかしウソを言うことはよくない。その場はどうにかしのげても、治療者との信頼関係にひびが入り結局はそれがもとで治療がうまくいかなくなることもある。なお、病気と治療の説明は片親だけでなく、両親がいる家庭の場合は揃って来てもらって詳しい説明をした方がよい。片親だけの説明では、同席していなかった親(多くは父親)との間に理解のずれを生み、後で困る事態が起こることもある。また、両親揃って説明を聞くと、いろいろと治療者にわからないことや疑問に思うことをとことん聞きやすいし、それが子どもへの理解をもたらし、障害をもった、病気になったわが子を家族のみんなで育んでいこうという気持ちを強めていって、という場合をたびたび経験している。

　このように家族とのインフォームド・コンセントはでき得ても、子どもへの説明をどうするかが問題となる。治療に子どもを連れて来て、治療を依頼するのは親であるが、治療の基本はやはり子ども自身への働きかけである。子どもとの間に同意ができなければ治療は進んでいかない。子どもの権利条約では子どもが真実を知る権利を保証してやらなくてはならないとされている。条約はともかくとしても、子どもにも治療を行う目的と方法を子どもがわかるような言葉で説明した方が、子どもとの関係がよくなって治療の進展はよい。診断について、親に行った説明を子どもにも繰り返すのは無駄であるし、意味がない。診断は親より子どもの方がわかっていることも多い。8歳以上の不安障害、気分障害、チック障害、排泄障害、強迫性障害などの子どもは自分の困った問題をうまく説明できる。「いつも汚れが手についているようで、絶えず手を洗ってしまうんです」、「なんか気持ちが沈んで何もやる気が起こらないんよ」、「声を出すまいとすると、よけいに声が出てくる」などと訴える。どうしてこうなったのだろう、これ本当に治るだろうかと聞いてくる。子どもがもっている苦しみ、それにまつわる自分の原因予測に応じる形で、治療者の治療方法や目的を話す。「君

はストレスが続いてちょっと疲れが出たんだよ、ゆっくり休んでみよう、それでも疲れが取れないときは少し薬を飲もうか。なんか心配なことがこころに潜んでいると思うよ、いろいろ話し合いをしてみようか、だんだんと楽になってくるよ」。治療者がこのような提案をすると、「うん、それやってみて下さい」とか、「それで大丈夫かな、催眠術は先生はできないの」と言う。同意ができた方法での治療を行うことにする。

　発達障害の子ども、特に言葉でのコミュニケーションが十分とれない子どもに治療方針を説明して賛同を求めるのは困難な場合が多い。それでも今日一緒にやったこと、例えばお絵描き、粘土遊び、心理運動療法などが、子どもの注意や興味を引きつけたかを観察して、「今日は楽しかった」と聞く。よさそうだと思えたら、「この次もこれをしようね」、「じゃ待ってるよ」、「来てね」などの申し出をする。「いやこれは駄目」と言ったり、興味がなさそうに思えたら他のプログラムを考える。本人も同意したように思えるものを採用する。これがインフォームド・コンセントといえるかどうかは心もとないが、少しでも子どもの意に沿った治療を行うことはやはり必要であろう。どのように障害の重い子どもでも、その人の人格と意志を尊重することは必要であり、その意味でやはりインフォームド・コンセント的な試みはなされるべきだと考える。

2　子どもの心理療法について

1　治療者の心構え

　子どもの心理療法がうまくいくか、子どもが治療によって早く好転していくかは、子どもが治療者を信頼に足る人だと考えるかどうかによって決まるように思う。子どもが治療者を信頼するとは、治療者が自分にやさしいとか、いろいろと気づかってくれるとかいうことだけではない。むしろ、治療者は自分のことを本当に心配してくれる人かどうか、自分の気持ちをわかろうと努力してくれるかどうかを子どもがその特有の勘で見抜いて判断しているように思われる。大人の場合でも条件は同じかも知れない。しかし、大人だと、治療者の経歴や治療がよいかどうかの評判などから治療者の技術を評価して、そのような技術をもっているからどうにかしてくれるだろうと思うかも知れない。治療者のその日の自分への対応が物足りなかったとしても、治療者も同じ人間だから疲れて少し手抜きをする日もあろうと寛容にみてくれていることもあるだろう。ところが、子どもは治療者の経歴など問題にはしない。子どもは自分と向き合ったその日の治療者の態度、行動をまず優先して、治療者が信頼に足る人かどうかを判断する。

　だから心理療法家として子どもの前に立つときは、大人の場合よりはるかに緊張して、自分によしやるぞという覚悟を言い聞かす。子どもの生活歴、家族構造、現病歴、治療を始めてからの経過などを思い浮かべて、これからこの子の治療を始めるのだと確認する。そして、診療室（面接室）の扉を自分で開け、待合室にいる子どもを迎えに行く。子どもと顔を会わせ、笑みを交換する。「よく来たね、変わりなかった？」と声をかけ診察室に一緒に入る。

2 家族面接との兼ね合い

　ところで、治療には家族(多くは母親、母親が仕事のときは祖母か祖父)が同伴して来ることが多い。同伴した家族は自分も治療者に会って最近の家での様子を報告したり、治療の進み具合を聞くことを望んでいる。私は家族が了承してくれれば、まず子どもの治療を済まし、その後で家族と話すか、子どもとの同席面接の場を設ける手順にしている。しかし、時々家族の話をまず聞いてくれという申し出がある。家族の中には、子どもが家での生活の困難さや、症状の苦しさをきちんと治療者に報告していないのではと疑い、、その実態を知らずに治療をされたら困るという考えをもつ人もいる。さらには、子どもにわれわれ家族はひどく生活を掻き回されている、もう我慢の限界にきている、なんとかわれわれも楽にしてもらいたいと思って治療に連れて来たのだから、まず家族の言い分に耳を貸してほしいという気持ちの家族も少なくない。このような家族には、「私は子ども自身の治療を優先する主義ですから」と後回しにするとうまくいかない。「では先に少し話を聞きましょうかね」と言って、まず家族との面接の時間を取らなくてはならない。その場合でも子どもに「ちょっとここで待っていてね、お母さんの心配をお聞きするからね」と断りを入れる配慮が必要と思う。

3 子どもの治療初期のとまどいへの対応

　子どもは心理療法を受けることになる前に、インフォームド・コンセントとしての一応の説明を受け、どんな治療なのか見当づけはできていたものでも、治療者と向き合い、「何でもいいから今困っていること、思っていることを何でも話していいのよ」と言われても、戸惑う子どもが少なくない。それはアメリカやヨーロッパで治療機関に通いカウンセリングを受けている子どもたちの反応とかなり異なっている点であろう。日本の子ども(大人もそうかも知れないが)は自分の悔しさ、むなしさ、苦しいこと、苛立って仕方がないことなど自分の気持ちを、家族でもない、学校の先生でもない人に伝えるということに慣れていない。困ったことがあったら、カウンセラーというような職種の人に語ったらよいということも教えられていない。子どもは治療者と向き合ってもまずもじもじする。日本の子どもでも、外国の日本人学校に通っている子どもはさっと相手が自分にどんな役に立つ人か察知していたが。

　このような事情で、子どもが治療者の促し、働きかけにどう応じればよいかを理解し、ではちょっと話してみようかという気持ちを起こし、語り出すまでには少し時間がかかる。治療者は待ってやりながらも、子どもの気持ちをほぐそうとする努力をしなくてはならない。それはケースによって、また状況によって臨機応変な態度が必要で、いささか治療者としての勘とコツも要求される。

　焦っている子ども、苛立ちや不安の強い子どもには、子どもの気持ちを治療者が察して、子どもが置かれている立場、子どもがそこで抱いた不快な、悔しい、あるいは怖かった心理を代弁的に語ってやることもよい。「大変なことが続いたんだねえ」、「あなた(君)はよく我慢したね」、「まだ苦しいよね」、「誰かに八つ当たりしたいこともあったよね」、「あなた(君)のことを間違って受け取る人もいたんだね」、「悔しかったね」、「お母さんはよくわかってくれているのよね」などと、答えを要求す

I. 総論

る質問としてではなく、治療者の思いとして語りかけてみる。ただうなずくだけの子どももいる。「ただそれだけじゃないんですよ」とか、「いやちょっと違っているんですよ」と述べ、少しずつ語り始める子どももいる。

うなだれてしょんぼりした子ども、すっかり自信を失い、沈み込んでいるようにみえる子どもには、早急に話しかけない方がよい。「いいよ、大丈夫よ」という気持ちを治療者が向け、しばらく一緒に過ごそうと寄り添ってやることが望ましい。この子どもたちの心は冷えきっているのだから、ゆっくりと温めて少しずつ冷凍が溶けてくるのを見守ってやろうという根気が必要である。冷凍を急速解凍で溶かすのでなく、温かい雰囲気で包み込んで自然と動きが戻るのを待つというような態度で接してやることが大切である。

4 治療の進展に合わせての治療者の対応

治療者が誠意と根気をもってかかわり続けていると、子どもの多くは少しずつ変化してくる。この治療者は自分のことを本当に心配してくれて、手助けしてくれようとしていると感じると自分の気持ちを表すようになる。しかし、治療者が期待するような反応をとってくれるとは限らない。治療者としても、子どもへの働きかけの方法を変えてみなくてはならないこともある。治療者はこれまで子どもの発達理論や人格形成の理論を習得した人であろうし、また、自分の得意な治療技法ももっているであろう。しかし、治療者のこれまで経験したことのない病態をもつ子ども、これまで治療した子どもとは異なった態度をとる子どもにも遭遇する。そのようなとき、治療者は自分の理論、技法にこだわるのでなく、子どもの反応に合わせてその都度治療的働きかけを修正する柔軟性をもっていることが望まれる。子どもの病態や、治療への動機、治療者に向けているその時折々の感情に合わせて、治療技法も適宜変えていく必要もある。いろいろな子どもたちの治療にあたるとなると、やはりいくつかの技法は習得していることが大切となる。

5 治療過程を振り返っての検討

子どもへの精神療法のセッションが回数を重ねてくると、いろいろな変化や反応が起こってくる。予測したように好転する子ども、あっという間に元気になる子どもいれば、なかなか思うように変化せず足踏みが続く場合もある。すねた反応を示したり、あからさまな反抗的態度を示す子どももいる。治療を休んだり、すっぽかしたりすることも起こる。このような変化や反応について、治療のセッションが終わった後それはいかなる事由に基づいているのか吟味することは必要である。子どもの今の生活の場（家庭状況や学校の問題など）に関係していることか、子どもの生活史をひもといて理解しなくてはならないことか、あるいは治療者自身の子どもへの働きかけが早急過ぎたり、適切でないところがあったのではないかなど、考え直してみる。それによって次の治療セッションがうまくいくようになることも多い。

自分ではいろいろと努力して、一番よいと思われる方法をとっているつもりでも、思ったような変化が起こらず、焦りが治療者に募ってくることもしばしば起こる。そのようなときどうしたらよいか。それまでの方法を続けじっと待つのも1つの方法である。スーパーバイザーがいたら教示を

受けるのも、また同僚が近くにいたら相談するのもよいだろう。それでも、子どもの病態というもの、子どもへの治療的働きとは何かがわからなくなることがある。それは何十年やっていても起こってくる。何かのヒントがほしいときがある。私は児童文学作品を読む。子どもが書いた作文集や詩集が役に立つこともある。子どもの精神療法についての指南書を読む人がいるが、私はあまり勧めない。それよりむしろ古典、フロイド著作集の中で子どもに関するもの、例えば「ハンス症例」とか「症状、不安、制止」などがよいヒントを与えてくれるように思う。森田正馬全集の中で子どもの記述の多いもの、「児童の恐怖」や「亡児の思い出」などを勧める。現代の社会と子どもの病態を知ってヒントにしたいという人には、いっそのこと J Amer Acad Child Adolesc Psychiatry の掲載論文に目を通すのがよいと思う。

　子どもの治療を行っていくと、子どもの病態、それは症状の性質にしろ、不適応行動のあり方にしろ、子ども自身の病理というより、子どもを取り囲む環境が、子どもが今住んでいる社会がつくりあげていることを否が応にも痛感させられる。しかし、そのような治療者の感慨を、子どもにはもちろんのこと、家族と語り合っても治療的には有効ではない。治療者は社会評論家ではない。治療者はそれを胸におさめ、そのような認識をもったうえでわが治療を進めるべきだと考える。それは必ず治療者の子どもの理解、治療態度に影響するだろう。その方がよいと思う。

3 ── 薬物療法について

　子どもに対しての薬物療法は、てんかんや双極性障害などの場合以外は一義的なものではないと考える。あくまで補助的手段といえよう。しかし、薬物療法は無視してよいかとなるとそうではなく、むしろ薬物の投与という治療行為が症状改善に非常に役立ち、治療がそのために進展することもしばしば経験する。

　ところで、向精神薬の子どもを対象とした治療実験において、プラセボとの二重盲検法による治療効果判定でプラセボより格段の有意の差で有効性が示されたものはほとんどない。副作用が少ない分だけプラセボの方が優れているという治療実験の報告もある。プラセボ効果は患者が薬物を投与する治療者を信頼して、よい関係のもとで薬物療法が行われると大きくなる。薬物療法の非薬因子とも、薬物投与に伴う心理的効果ともいわれる。このプラセボ効果が子どもの精神科薬物療法では非常に高いのは、薬物療法開始の時点でもう精神療法の効果が起こっているということを意味する。そして薬物の投与は治療者と子どもの精神療法の効果を促進する役割を演じているのである。

　それなら乳糖のような薬理学的効果のないと思われるものを投与しても同じと思うのだが、不思議なことにそれでは効果がない。本当の薬を投与すると、ごく少量でもよい効果が起こってくる。投与しようとした薬物のもつ本来の薬理学的効果に基づく要因もあるだろうし、偽薬をわかって投与することの影響もあると思われる。このような事実に基づくと、子どもの薬物療法では、まずよい治療関係をつくり、子どもとのインフォームド・コンセントの上に立って、自分が最もこの症状改善によいと思う薬物をごく少量投与することが望ましいといえよう。

　なお、向精神薬製剤の中で子どもに適応が認められているものは限られている。それについては、

Ⅴ-18-1「薬物療法（654頁）」を参照してほしい。

4 治療構造の問題

　ここでは面接室のことについて述べる。治療者が熱意、誠意をもっていたらどのような場所でも治療がうまく進むかというと、そうとは言い切れない。子どもは治療が行われる部屋の雰囲気、構造を意外に気にする。子どもがゆったりして、自分のこころを開ける場としてのいくつかの条件がある。学校や幼稚園でも最近は建物の設計にいろいろな工夫を凝らしたところが増えているのも同じような理由からである。

　治療室にはまず程よい大きさの窓があり、そこから空が見えなくてはいけない。治療者と子どもが対面もできるし、真横にも座れるという椅子の配置ができるのがよい。鉢植えの植物か、花瓶に花が挿してあるとよい。植物は子どものこころを和ますし、植物のことを話題にできる。「この花の匂いは好き？」と聞いたことから面接が進展することもある。壁には子ども向きの絵画を1枚掛けている。またカレンダーも掛けてあったらよい。次の来訪日をいつにするかカレンダーを見ながらお互いに確認できる。

　しばらく治療に通うことになっている子どもには、私は「この部屋はこれでいいかな」と、模様替えの希望を聞く。「僕の描いた絵を貼って」と言う子どももいる。「これ家の庭に咲いたの」と花を数株持ってきて花瓶に挿す子どももいる。治療室が共同の心地よい居場所となる。

おわりに　本稿は、主に医療機関や相談機関に通って来る子どものことを念頭に入れて述べた。それも、子どもの治療も、親との面接も、学校などとの連絡も、1人でしなくてはならない治療者が治療を行うときの一般的な配慮について記してみた。2人の治療者がいて、子どもの治療と親との話し合いを別々にやることができるとか、さらにはケース・ワーカーが環境調整や外部との交渉をするというようなチーム治療ができるところでは、もっと十分なことができるであろうし、細かな配慮も要求されることになろう。また、入院している子ども、または養護施設でケアを受けている子どもについては、治療構造も、治療にかかわるスタッフの数も違うので、子どもへのかかわり方もいくらか異なってくる。そのことについては、Ⅴ-12「児童思春期の精神科入院治療」（616頁）で述べられているとおりであるが、子どもの治療にあたって治療者がとる基本的姿勢にはそれほどの差異はない。

　治療の一般的原則という題であったため、こうしたらよい、ここに気をつけて、それはいけない、こうすることが望ましい、というような注意事項の列記になってしまったので、子どもの治療はそんなに面倒くさいのか、ややこしいのかと思われた方もおられよう。しかし私の本意は、子どもの治療がうまくいくには、楽しく進められるようになるにはどうしたらよいかを、私の経験に基づいてお伝えしたかったのである。確かに子どもの治療は大人の場合と比べると、はじめは治療者にとっても突っつきにくい面もあるし、そういうことまで治療の一部なのかと思う点もある。しかし、それらは子どもたちとのかかわりをもっていると自然と身につき当たりまえになってくる。そして、子

どもの側に立って子どもの気持ちをわかってやろうとし、子どもが信頼して働きかけを続けていると、子どもは治療を始める前には予測できなかったほどの変化を起こしてくる。短期間ですっかり病態が改善し、見違えるように元気になる子どもも少なくない。時間がかかるが少しずつ自分を発見し、それまでとは違った生活ができるようになる子どももいる。また、障害はずっと残っていても、子どもも親も明るくなって、障害をもちながらもみんなでお互い助け合って生きていくことの大切さをみんなに教えてくれる親子もいる。

　そのような変化をみて、自分の治療的働きかけがいささかでも役に立ったことを確認できたとき、大人の治療では体験できない感動が起こる。まさに治療者冥利に尽きる思いをもつ。このようなことがあるから、他の人がみたら面倒くさい、ややこしいと思われることも、またいとわずやろうという気持ちになるのだろう。

〈村田豊久〉

Ⅰ. 総　論

7. 子どもの精神療法

1 ── 話し合いをすること

　一般的にいって医者と患者とが向かい合って話し合うとき、それがどんなことについての会話であっても、ともかく治療的な意味合いをもったものでなければならないのは自明のことと言わねばならない。自明とはどんな説明も要しないという意味である。ところが、ひとり精神科臨床においてはこのことが自明ではないどころか、むしろ治療的な話し合いなどということには意味がないかのような主張もある。しかしこのことについて議論を始めると、それだけでもう紙数が尽きてしまうくらいのことなので、ここでは省くしかない。話し合いをすることに治療的な意味があるとして、ではそれは一体どんな眼目をもったものであるのか。

　まず前提として、人は生まれてから死ぬまでの間、どの段階においても常になんらかの発達・成長上の課題となるものをもっていて、それらとどのように向き合い、どのようにそれらを乗り越えてゆくのかが結局はその人の人生そのものを形づくることになるという認識がある。人は生まれるとすぐから、死に至る道程を一方向に歩み続け、その中で日々新たな体験を重ねてゆくのである。そんなことは言うまでもない、それこそ自明のことなのだが、しかし自明なことほど人はあまり重きをおいて考えてみることをしないものなのであろう。そして現実には人々はさまざまなことでつまずくことになる。それにはさまざまな状況、事情、背景など、そしてあるきっかけとなるものが用意されているのである。昨今では発達障害とかうつ病とかが一般の人々の間で語られるようになっている。これら半専門的用語のことはともかくとして、相当数の人々がさまざまに悩むことになるのであって、それは子どもでも成人でも同様である。

　子どもが精神療法を求めてやって来るときには、その年齢にもよるが、多くは本人自身よりも周りの人々がその必要性を感じて連れて来る。ある小学2年生の男子が、親には相談せず自らの考えで相談したいと言って外来を訪ねて来たことがあった。「自分はどんな考えをもって、どう生きてゆけばよいのかわからなくなったので、相談に乗ってほしい」と述べたのであった。三世代同居の家族で、祖父母、父母ともに夫婦仲が悪く、父親は働かないで外泊を繰り返しているという状況であるという。もちろんこの子の場合は、その後は親を中心とした話し合いがなされていった。

　普通は親がある考えをもってやって来る、あるいは親の周りの人々が親にある種の圧力をかける結果、やむなく訪ねて来るのである。いずれにしても相当な思いをもって外来を訪ねて来られるわけで、相当な不安、緊張、期待、恐れ、疑問、怒りなどさまざまな思いをもって訪ねて来られるのである。精神科医は子どもが示すさまざまな問題の性質、内容、程度などのこともさることながら、

親がもっている複雑な気持ちをどう迎え入れ、受け入れ、支えてゆくのかがまず大きな課題となるはずである。そしてそれは治療的なやりとりと言わずしてほかのなんでありうるだろうか。精神療法的なやりとりはもうしょっぱなから否応なしに始まっているのである。そのやりとり如何では2回目の面接はないかも知れないのである。面接にみえる人々はそれくらいの気持ちをもって臨むのであるが、医者の方はそこまで思いを至すことがないのが普通なのだろう。

　一般の人々は子どもがいろいろと悩むのはごく当たりまえのことと考えている。ところが精神科医はそんなふうには考えないのが一般である。わざわざ精神科を専門分野として選んでおきながら、悩んでいる子どもたちの心について考えないというのは、一般の人々にとってはなかなか理解し難いことに思えるであろう。また話し合いをすることについても、思い悩んでいる人を前にして、専門家が同じく思い悩むのでは仕事にならぬではないかという考えがそこにあるのかも知れない。しかしそうなると、精神科医と患者の間には断裂が生まれるかも知れないのである。もともと立場を異にするのだからお互いにわかりにくいところはあるのかも知れない。ではどうするのか。2人の当事者が同じように思い悩むとしても、2人の間にはある違いがなければならない。それはどんな違いか。精神科医は患者の悩み苦しみをよく理解し、それを共有することができなければならない。しかしその悩み苦しみのよってきたる由縁をよく勘案し、もってそれへの対応策を案ずることができなければならない。少なくとも、「今日のところはまだいい考えが浮かばないので、さらに話し合いを続けさせて頂きたい」と言えるくらいであってほしいものである。そうやって患者が悩みつつもなお、希望をもつことができるような気持ちになれるようにするのである。面接において精神科医がただマニュアル本に従ってある診断名をつけ、それに従った薬を出すだけで事足れりとするのでは患者やその家族は救われない。親にしろ子どもにしろ、思い悩むことがあるからこそようやっとの思いで面接に臨んだのに、所期の願いが充たされないままで終わるのは誠につらい。面接を行う側の人間の責任や重しというところである。プロとしての責任と覚悟が求められる所以である。そしてそれはごく基本的なことなのである。

2 ── 子どもは悩むのか

　一体全体、子どもが悩むなんてことがあるのかという人がいる。子どもは純粋無垢で悩みなどもつはずがない、自分自身が幼かった頃には悩むことなどなかったのに──という場合は、おそらくその人はそのように考えないではいられないような個人的な事情があったのやも知れぬ。あるいは自分の息子や娘の場合を考えて、そんなことはあるわけがない、あってはならぬ──とでも考えるのかも知れない。

　ある2歳2ヵ月の男の子が夜、母親が子守唄を口ずさむと「お母さん、歌うのを止めて静かにして。ボクは今、いろいろと考えることがあるんだ、邪魔しないで」と言った。

　ある2歳半の男の子は唐突に「お父さん、お父さんはお母さんのことを本当に愛しているの？」と聞いた。父はびっくりして「何言ってんの。愛しているよ。当たりまえじゃないの」と答えた。すると「そう、それを聞いてボクは安心した。これで夜もよく眠れる」と言った。しかしその1年後には父

I. 総　論

母は離婚したのであった。この子はそれを予見していたことになるのである。

　ある4歳の女の子は大腿骨を骨折して病院に運ばれ、医者が診察しようとしたとき、「私はあんたなんかにみてもらいたくない。私は神様にみてもらいたいんだ」と叫んだ。医者が真面目に対応しようとしていないと思ったのであろう。医者は真剣な態度になったという。

　ある4歳半の女の子は「人はウソをつかねば生きていかれない」と言った。虐待を受けていた子である。この子はその後亡くなった。

　ある4歳半の女の子は「なぜ人は生きているといって、机は生きているとはいわないの？」と親に聞いた。親は急には答えられなかった。

　ある6歳の男の子は「お母さん、人はなんのために生きていると思う？」と聞いた。忙しい母は「そんなこと、知らないよ」とはねつけた。するとこの子は静かに「人は自分の心を探すために生きているんだよ」と言った。

　これらの子どもは日常生活の中で、深く物事について考え悩んでいると考えられないだろうか。少なくとも周りの大人はそんなこと、想像もできていないのである。これらの子どもは自分の思い、考え、悩みを言葉にすることが可能であった人々であって、悩みがあまりにも深いときにはそれもならず、何かの行動でしか示すことができないのかも知れず、大人にはそれが反抗挑戦的としか映らないのかも知れないのである。

　以下に述べるのは私があるとき、新幹線の車中で目撃したことである。私は電車の右側2座席の通路側に座っていた。そして私より1つ前左側3座席の通路側に4歳くらいの賢そうな顔をした男の子が座っていた。その隣にはひどく忙しげな母親が座っていた。私の場所からはよくは見えなかったが、この母親は大きなリュックを自分の前に置いてあって、何回となくリュックの口を開けては中を点検していた。男の子はじっとしていられなくて、歌ってみたり、窓の外を見たりしていた。やがて彼はゲーム機のようなものを取り出して遊び始めた。しかし母はいきなりそのゲーム機を取り上げてしまい、何か威圧的な低い声で子どもを制した。しばらくして今度はマンガの本を取り出して、彼は小声で何か言いながら頁をめくり出した。すると母はまたそれをパッと取り上げて、さらに命令口調で何か言ったようであった。彼は今度はかなり反発して抗議した。すると母はいきなりこの子の顔や胸の辺りにかなり強い肘打ちを何発か放った。彼はびっくりした様子でちょっとフリーズした。私はハッと息を飲む思いになった。しばらくの間、彼はジッとして動けないでいたが、やがて俯いたまま泣いている様子だった。電車の少し離れたところには女子高校生らしき数人のグループがいて、ひどく賑やかにしゃべっていたが、その言葉たるや「テメエハヨー、バカナンダヨナー」「ダカラオレ、ソウイッテンジャネーカヨー」といった具合で、周りの人々の注目はそちらに向いていた。やがて件の男の子は落ち着かなくなり、立ち上がってみたり周りを眺め回したりし始めた。たまたま私とも眼が合って、彼は私をジーッと見つめた。私も彼の眼を見続けた。彼の眼は何かを私に訴えているように私には思えた。しかしそこで私は何も言えるわけがなかった。私は心の中で「君、大変だねー。がんばってねー」と思っていた。するとそこへ母の腕が伸びてきて、彼は座席に強力に引き戻され、叩きつけられた。そして前のよりもっと強烈な肘打ちを胸の辺りに強く受けた。さすがの彼も今度は大きな声を上げて泣いた。すると母はさらに頬に平手打ちを何発か加えた。

さすがに周りの人々もこの様子に注目した。それに気づいた母はタオルを彼の口に押し当て、もう一方の手で彼の後頭部を押さえた。彼は嗚咽しながらも、もう黙るほかなかったようだった。その後母が差し出した何かお菓子のようなものを彼は受け取らず、母に背を向けて通路の方に上半身を倒した姿勢になって、顔は私の方にねじ曲げて私を見つめた。この視線は母からは見えない位置になっていた。私は彼の気持ちを思うと暗澹たる気持ちになって泣き出したいくらいだった。女子高校生たちのけたたましい喚声の中、彼はやがてぐったりとして眠ってしまった。この出来事を彼は一生忘れることはないだろうと私は思った。そしてもう一方、けたたましい女子高校生たちの言動と、そして彼女たちの幼児期の頃の生活のあり方がどんなであったろうかと想像したり、考えたりしていた。子どもの生活というものは、大人の想像を超えて、随分と厳しいものなのである。

3 ── 臨床例いくつか

　あるうつ状態の母親は1歳半になる息子が何か脳に病気をもっていると信じて、医者をめぐっていた。身体の動きがぎこちない、子どもらしい気持ちの動きがないというのである。「どうせこの子は死んでしまうんだ」と言って、この子のお世話をしないばかりか、身体的な虐待をして、周りの人々はもう眼を離せないでいる。母自身、昔虐待を受けた人である。この子の診察の場で、この子は私より3mくらい離れた位置に立っていた。やや腰を落として前屈みの姿勢を保ち、硬い表情のまま両手を真横に伸ばして、横に足摺りしてソーッと移動してゆく。凍りついた恐怖の眼を大きく見開き、私をジーッと見つめたまま、半円を描いて移動してゆく。時々立ち止まり、肩で大きく溜息をついて俯く。しかしまたゆっくり移動する。半分諦めたような、しかしちょっと希望をもったような複雑な表情が交錯する。言葉は一切ないままである。1歳半とは思えない身体の動きである。
　結局この母親は入院となり、この子の通院治療が続けられた。
　来月3歳になる女の子。数ヵ月前、この子が大好きだったパパが突然、家を出て行ってそれっきりになった。以来この子はパパのことは一切口にしない。その後母親は妊娠していることがわかったが、たとえ離婚になっても2人目を産むと決心していた。段々お腹が大きくなってくるが誰もそのことに触れない。しかしあるとき、祖母がつい口を滑らして「○○ちゃん、もうすぐお姉ちゃんになるね」と言ってしまったとき、この子は激しい口調で「○○ちゃんは○○ちゃんだ」と叫んだのである。最近、この子は落ち着きがなくなり、ぐずることが増えて母親は困っていたのだった。この子の激しい口調と眼に一杯涙を溜めた様子に、大人たちは息を飲んだのであった。
　ある3歳の女の子。食欲がなくなり、じっとしていることが増え、夜なかなか寝つかれない。元気がなくあまり口をきかなくなっている。治療の場で、母親を眼の前にして、まるで母親に見せつけるかのように、女性の治療者にしなだれかかるように抱きついてみせた。「でも泣かないよ」と言ったものの、その場を離れ母親から隠れるようにしたが、やがて大声で嗚咽してしまった。
　ある4歳の男の子、父母、本人、妹の4人でドライブしていた。後部の座席に母、妹、本人の3人が座っていたが、母親がこの子に「妹が窮屈しているから、もうちょっとそっちへ寄って」と言ったとたん「もうこれが最後だと思って」車のドアを開けて道路に飛び降りたのである。実はこの人は現

I. 総　論

在40歳半ばで、もう長年入院したきりの人なのだが、現在に至るまで、このエピソードをもう40年くらい繰り返し繰り返し話している。

　ごく幼い年齢で精神療法の対象となるべき子どもは、世の中に相当数いるものと考えられるが、現実には然るべき治療者のところに到達できる子どもの実数は極めて限られているものと想像される。これはサバイバルの問題である。実際には保育園や幼稚園での活動・生活そのものが、それとは認識されないままに治療の代替となっているのであろう。むしろその方がいいのかも知れない。本質的にいって保育園や幼稚園は治療の場となっているはずである。人は誰しも保育園や幼稚園の先生とか、その頃のさまざまな体験を一生忘れはしないものであるのは、そういう事情があるからである。

4 ── 子どもの成長

　そんなわけで子どもの日常生活、あるいは日々の成長の過程は常に必ずさまざまな脅威に曝され続けるものなのである。そもそも人世はそういうものであるとしか言いようがない。人は誰でもある年限生きてきていて、なんとか今日まで生き延びているのが不思議なくらいのことなのである。しかし、かといってすべての人々に治療が必要だといってもまったく現実的なことではない。だからこそごく普通の言葉として「お互いを信じ合い、助け合い、思い合っていこう」というようなことが言われているわけである。

　厳しい現実の中で、子どもたちはどうやって生きているのか。人は誰しも自分の胸の中にしまって、めったなことでは外には出さないようにしているものを密かにもっているはずである。そうやってしまっていることは大いに意味があることだろう。

　今現在、子どもである人々はどうやって日々を生き延びているのか。子どもは自分が必要としているものを、必要なときに、必要なだけ、必要な形で手にするなどということは絶えてないことである。だからこそさまざまなことを学習する必要に迫られる。これが教育というものの本質である。それは物事をしっかりと観察し、その観察に従ってある判断をし、決断することである。どうしても自分の手に余って対応できないことについては、適宜周りに助けを求めるのである。その際にはタイミングを計ること、相手をうまく選ぶこと、耐えること、我慢すること、待つことなど、生き延びてゆくためにはさまざまな困難を体験しなければならない。

　子どもにとって親は絶対のものである。その親がしかし、子どもの眼から見て親らしく行動してくれるかどうか。その答えは明らかに「ノー」である。しかしノーだからこそ人は成長する。いやそれしかないのである。親と本当に満足のゆくやりとりができることは、多少はあってもいいはずだが、そんな保証は普通ない（憲法が国民に健康で幸せな生活を保証する？）。親はそれなりの努力をするかも知れないが、努力がいつか実るとは限らない。逆に、ピッタリと適合した親子関係が仮にあったとしても、それは本当に子どもの成長に資するかどうか大いに疑問であろう。そうなると子どもはどうするのか。それは誰しもが体験しているはずである。「親はいなくても子は育つ」というのは言い得て妙である。親以外の人々、例えば祖父母・おじ・おば・きょうだい・いとこなどとい

い関係になれれば救われよう。親に対してよほどに気を遣いながらも、これらの人々といい関係を保つことができればラッキーである。しかし親族以外の人々との間で、やっとほどほどの関係になりうるのかも知れない。保育園・幼稚園の先生、そこでの友だち、友だちのお母さん、お手伝いさん、ほんの通りすがりの人々との何気ないやりとりなどを縁(よすが)にして生き延びてゆくというのは、まあることである。

　ともかく子どもは非常な注意をもって周りの人々を観察している。幼い子どもは人と眼を合わせるとき、ジーッと見つめて視線を逸らさない。瞬きもしないで長時間見つめ続ける。普通、大人はその子どもの真剣な眼差しには耐えられない。心の奥底まで見透かされるように感じて、たじろぐのである。子どもは生命をかけて周りを観察している。それが生きる術の出発点になっているのである。

　「禁じられた遊び(仏)」「ポネット(仏)」「陽に灼かれて(露)」「誰も知らない(日本)」「鬼畜(日本)」などに登場する幼い子どもたちを思い起こせば、子どもたちが生きる心の世界の奥深さ・深遠さなどに納得がゆくことであろう。

5 ── 精神療法というもの

　今日、精神療法と呼ばれるものには実に多種多様のものが含まれている。これをカウンセリングと呼べば、なんでもかんでもその中に入りかねない勢いである。例えば、マッサージ師、アロマセラピー、カラーコーディネーター、美容師、化粧や料理に携わる人々、スポーツジムなどもカウンセラーに入ってしまう御時世である。今日はそれほどに「心の癒し」が求められている時代なのであろう。そういう時代であるということについて精神科医たちは、もっと敏感であるべきではなかろうか。もちろんこれらのカウンセリングと精神科で求められている「癒し」は趣を異にする点はあるだろう。けれども患者たちは精神科医に、彼らなりの「癒し」を求めているのは確かである。でなければなんで精神科を訪れるだろうか。

　初回面接では先述したように、そののっけからもう治療は始まっているということを治療者はまず肝に銘ずべきである。そこではお互いに相手を注意深く観察し合い、評価し合っているのである。身体・表情・眼の動き、言葉の選び方、表現の仕方、反応のあり方などその場で即興として現れるものなど、すべてが相互の観察の対象となっている。しかし昨今は電子カルテになってその場に器械が持ち込まれるようになった。これは両者にとって誠に不幸なことである。医療にかかわる心が失われることになったのである。中にはこの器械の位置次第で、両者の視界が完全に失われて、顔を合わせることがない場合もあると、ある患者からうかがった。これは明らかに精神科医の側の不安・緊張が関係している。あるいは患者への拒否を示していることになる、心のないやり方であるというべきであろう。そんなことを思ってもみなかったという場合には、なおのこと罪が重いということになるであろう。初回面接に2～3時間かける場合もないわけではないが、これは2人にとって負担がなくごく自然に感じられるのならばよい。しかし普通は60～90分くらいであろう。この時間の中で起こることは、不思議なことだが、その後に続く精神療法の中にそのすべてが出現する

I. 総　論

ことになる。逆にいえば精神療法の全過程に起こるすべてのことは、初回面接の中にもう既にあるのである。精神療法はいずれどこかで一時行き詰まったり、訳がわからなくなったりするものである。そんなときどうするか。要は初回面接のときの記録をまたしっかり読み直して熟慮すべきである。したがって、初回面接の記録はよほどしっかり書かれねばならない。そのときは意味がよくわからなくても、妙だなと感じられたとしても、後で「ああ、そうか」ということになるかも知れないのである。これは意識し努力して身につけねばならないことである。このことに精進する気持ちがない人は精神療法には向いていない人と自覚すべきだといってよいであろう。

　いい治療関係というものは当事者2人が、一定の努力を重ねていった挙句に成就されるものであるから、もともと辛抱のいる作業といえる。しかし患者は既に相当傷つき、とてつもないところに追い込まれている状況の中でみえられるのである。ひょっとしてもう生命をかけるくらいの気持ちをもって初診に対しておられるのかも知れないのである。そう考えると面接者はよほどの心の準備をしてかからねばならないであろう。そこでいい治療関係をつくってゆくためにはどんなことに心がけるべきか。

　治療の原則となるものについて考えてみる。

　①まず大切なことは面接は原則的にいって、患者さんのペースで進めるものである。患者さんが使う言葉に注目して、それに沿って話を進める。もし患者さんが何か専門用語を使ったら、その意味を確かめてからそれに沿ってゆく。面接者は専門用語を使ってはならぬ。専門用語は業界だけの隠語のようなものである。特殊でしかも雑多な意味で使われていることが多い。時代の変遷とともに変化もする。また面接には時間をゆったり使って、焦ってはならない。1つの時間帯にあれもこれもと欲張らないのがよい。

　②患者さんが用いる言葉によく注目する。患者さんがそこにどんな意味や思いを込めて語っているのかに注目する。そして患者さんが既に使った言葉を治療者も用いるように心がけることは非常に大切である。患者さんにはそれがピッタリくるはずだし、心が通じたなあと感じられるはずである。何気なく言ったかのような言葉には特に注目する。患者さん自身は気づかずに言われたのかも知れないが、そこには大切なことが隠れているのかも知れない。治療者がそこにある言葉を添えて、患者さんがハッと気づかれるのかも知れないのである。

　③当然のことだが、患者さんを1人の人間として尊重する。表面がどうであれ、患者さんは重く悩んでおられるのである。そういう認識をこちらが強くもっていることが大切である。患者さんの言動によってこちらがムカッとさせられるようなときには、特にそのことが大切な認識となる。

　④治療者は極力、しゃべらないこと。まずは患者さんの話をうかがうことに全神経を集中する。たとえ意味不明で、おかしいと思えることであったとしても、まずはしっかり話をうかがうことに徹して、なるべく介入はしない。しかし大きな関心をもってしっかり聴く態度を維持することは、そうたやすいことではないことをよくわかっていなければならない。話が次々と展開してゆくうちに、その中に矛盾した点や相通じない点がいくつか浮上してくるかも知れない。場合によってはそれらの点を面接者が指摘することはあってもよいだろう。しかし面接者のそういう指摘を受け入れない場合もあるかも知れない。そうなったら、面接者は焦らず、じっくりと向き合ってゆく。疑問

点として残しておいて、後になってまた再吟味するチャンスがくるのを待つのである。焦らない。

⑤患者さんの話にはあるストーリーがあるとよくいわれる。しかしそのストーリーには省略された部分があるのが普通だから、そこは疑問符をつけて面接者はよく考える。この部分がなぜ、どのように疑問と思えるのか。もし補うとすれば、それはどのように補われるものであろうかと考える。そして患者さんはどうしてその部分を省略しなければならなかったのかを考える。

⑥面接には必ず終わりがある。1回ごとの面接については時間配分を考え、一応の起承転結を考えながら、尻切れトンボにならないように配慮する。といってもそれは必ずしもうまくはいかないものである。であるから、今日は締めくくりがうまくできなかったから、次の回にこの続きをやりましょうか、次の回までにこのことをお互いによく考えましょうか、などということになる。

精神療法を無限に続けるわけにはいかない。現実的な事情によって、不本意ながら終結しなければならない状況は起こる。しかし結局は治療は終わるべくして終わるのである。中断といっても終結ではある。それは人生そのものと同じである。人生が中断するという言い方はしない。どう終わろうと終わりは終わりである。人生もやれるところまでやるのであって、そこまでにはそれなりの意味があったと考えるものである。悔いがあってもなくても同じく終わるものなのである。そしてそこには一定の意味があったとするのである。

6 ── 面接の流れについて

治療の始まりは先述のように互いに見立てをしているわけで、結局は治療は誰のためでもない、自分自身のためのものであるという確認が必要であるだろう。そしてこれから続く治療面接については、いくつかの約束事をしなければならない。次回の約束の日時、一応の目標となるもの、何か記述する書類や証明書の類などである。他機関への報告書なり紹介状もあるかも知れない。

患者によっては見も知らぬ他人に自分のことなんか話せない、という人もある。しかしもし話せる相手がいたのなら、面接には来ていないはずである。親には内緒で来たという人の場合にはなおのこと「他人だからこそ話せるでしょう」と言っていいのである。つまり治療面接についての誤解やら恐れなどについて、まずは一考を促すのである。そして治療関係というものの独自性、ほかにはない類の関係であるという認識を治療者がしっかりともっていることが大切となる。

やがて治療関係が少しずつできてゆくようになっていって、それからさまざまな展開がみられるようになってゆく。普通に起こることは治療への抵抗であるが、これはちょっと考えると矛盾した現象である。というのも、ある悩み事があって困って助けを求めてやってきておきながら、治療に抵抗するのである。しかしこれは必ず起こることである。1つには患者は治療者の治療に対する（つまりは患者に対する）治療者としての覚悟のほどを確かめたいのであろう。ちょっとした抵抗でもう見放すのか、とことん自分とつき合ってくれようとしているのかを確かめたいのであろう。また抵抗を示すところには患者の本質的な問題が隠れているものなのであって、言うなれば秘密のありかなのである。秘密はそう簡単に明かすことはできないと考えて当然であろう。よほど相手を信頼できると思えなければ、そうやすやすと秘密を披露はしないはずである。

I. 総　論

　抵抗はさらに時間を守らないとか、予約を忘れるとか、治療の外でも何かの問題を起こすという型をとることもある。治療者との問題を再確認したい、治療者の覚悟のほどを再確認したいという場合もまたありうる。また2人の関係が深まるにつれて、患者の過去の素材がどんどんその中に注ぎ込まれてくるようになる。これは治療が進行している証拠として捉えるべきであって、これこそが治療の中枢を成すものである。

　よく言われるのは患者が自分の問題について洞察を深めて、それでよくなっていくという。しかしこれはどうであろうか。そう簡単なものではないのかも知れない。一体、洞察とは何か。自分自らについて洞察をもっている人が健康であって、それを欠く人が病気であるということになっているが、本当のところはその逆ではないのか。自分の中の病的で不合理で、どうしようもない部分を、それとしてしっかり認識しないままでいる人こそ、表面上は健康ということでまかり通っているのではないか。本当は家族をはじめとして周りの人々は大いに迷惑しているのではないか。それに対して、自分の中の矛盾やどうにも計り難いものをそれとして強く認識し、それ故に苦しみ悩み、あまりにも強い問題意識に振り回され、バランスを失ってどうにもならなくなって、例えば自殺を考えたり、せめて幻覚や妄想でもって苦しみに対応しようとしている、つまり洞察がある人々が病人であるということになっているのではないか。洞察をもたない人は苦しまず、洞察をもつ人はそれ故に苦しむことになっているのではないか。そうなると、治療というものは、自分について正しい認識、つまり洞察をもつけれどもしかし、そのためにバランスを失うほどにはならない、ちょうどよい程度を保つようになることを目標としている、ということにならないか。自分は健康だと自称していて、周りの人々をとても困らせてはばからない人々というのは、世の中に随分いるように思えるが、そういう人たちが自ら治療を求めることは普通ない。しかし何かをきっかけとして、そういう人々も「精神病を発症」して初めて治療の場に現れることはままある。本当のところ、そういう人たちはどこの時点で「発症」したというべきなのだろうか。

おわりに

　以上、大変大雑把に子どもの精神療法についてその大略を述べた。
　精神療法というものは、他のどんな仕事や職業についても同じことだろうが、絶え間のない訓練、練習、そして実践を通してしか学べないものではなかろうか。またそれは生涯にわたって終わりのない修練であって、これでよしというときはこないものであるといえよう。
　なお、精神療法の各論については、他の著者たちに委ねる。

（小倉　清）

8. 子どもの人権

はじめに 児童精神科領域において、子どもの人権が考慮されるべき領域は、日常臨床における領域、研究における領域、虐待などを含む福祉領域、そして司法領域である。福祉領域および司法領域は、他章に委ねるとして、ここでは、日常臨床および研究における法的根拠、綱領および同意能力について子どもの人権について述べることとする。

1 ── 法的根拠

　わが国において子どもを含めた精神障害者の人権を擁護するうえでの根拠となる法律は、「精神保健及び精神障害者福祉に関する法律」である。人権上問題となるのは、入院に関する規定、とりわけ医療保護入院および任意入院に関してであろう。医療保護入院の要件は、精神障害者であり、医療および保護のため入院の必要があり、「本人の同意に基づいて入院が行われるように努めなければならない」という任意入院による入院が行われる状態にはないと指定医により判定されたもの、単に任意入院にならない場合に医療保護入院とすると言っているに過ぎない。

　同意に基づくという以上は、同意能力が考慮されるべきであり、とりわけ発達途上にある子どもの場合は、発達視点が必要となってくる。しかし、この点については、まったく考慮されておらず、不十分と言わざるを得ない。同意能力については後述する。

　もう1つの大きな問題として、虐待による精神障害での入院の場合がある。この場合、虐待者である保護者の同意取得については、議論が必要である。それは、親または保護者と子どもの利害が対立関係にある場合も同様である。実際の臨床では、その判断に苦慮している。取得の意義や代理人となる保護者に関する議論が続いている。

　虐待する親から子どもを分離するための法的手続きは、児童福祉法第28条の規定に沿って施設入所の措置である。それでも親権を盾に強引な引き取り要求がある場合など、第28条だけでは、子どもを守り切れない場合は、親権喪失の手続きを取ることになる。しかし、親権喪失は、親から完全に親権を奪うことになるため、申し立てる側としても、また裁判所の判断も、非常にハードルの高いものであった。そこで、民法が改正され、2年以内の期間を定めて、親権を停止させることができる制度が新設され、平成24年4月より施行された[1]。

　精神保健福祉法第20条には、家庭裁判所による保護者の順位変更が明記されているから、2年限定の親権停止を根拠として、親権者以外が保護者となることを考慮すべきであろう。

2 ── 国際的な宣言、倫理綱領など

1 リスボン宣言

　リスボン宣言[2]は、1981年の第34回WMA総会で採択され、1995年WMA総会で修正された。この宣言には、「常に自らの良心に従って、また常に患者の最善の利益に従って行動すべきであると同時に、患者の自立性と正義を保証するために同等の努力を払わねばならない」という立場から、11の権利を掲げている。その中に、「5. 法的無能力の患者」で、「a. 患者が未成年者あるいは法的無能力者であるならば、法的な問題に関わる場合には、法律上の権限を有する代理人の同意が必要とされる。その場合であっても患者は自らの能力の可能最大限の範囲で意思決定を行わなければならない」とある。

　つまり、未成年者や法的無能力者であっても、意思決定は最大限に尊重されなければならず、可能な限りの支援により、当事者の意思決定が行われるように働きかけるべきである。

2 国連人権原則

　1991年、国連人権委員会では、「精神病を有する者の保護及びメンタルヘルスケア改革のための諸原則」(国連人権原則)が採択された[3]。

　国連人権原則の付属文書Ⅰは、25の原則より構成されている。これらの原則のうち、第2原則は「未成年者の保護」と題されているが、「未成年者の権利を保護するために、この諸原則の目的の範囲および未成年者保護に関する国内法の範囲内で、特別なケアが与えられ、そのケアは家族構成員以外の個人的代理人の指名を含む」という一文が掲げられているに過ぎない。また、第11原則「治療の同意」では、インフォームド・コンセントについて述べられている。ここでは、自発的に治療を求めてきた患者に対してはインフォームド・コンセントに基づく治療が原則とされ、患者が治療について自己決定するのに必要な情報を与えることが求められている。しかし、患者がどのような状態にあった場合にインフォームド・コンセントを与える能力があると認められるかについては、具体的には触れられていない。但し、「インフォームドコンセントなしの治療が承認される場合であっても、治療の性質及び可能な代替方法を患者に知らせ、かつ、実施可能な範囲で患者を治療計画の進展に関与させる」ことは明記されている。また、臨床試験および実験的治療についてはインフォームド・コンセントが必須であり、但しインフォームド・コンセントが不可能な患者の場合は、独立した機関の審査によってのみ可能とされている。

3 マドリッド宣言

　1970年前後より、反体制者を精神病と診断し、精神科病院や保安施設に隔離するという旧ソ連をはじめ、精神医学の悪用問題が注目されるようになり、採択されたのが、1977年のハワイ宣言[4]である。1983年WPAで修正されたハワイ宣言Ⅱ[5]はウィーン宣言とも称される。ハワイ宣言には、

第7項の精神医学の悪用を含む10項目からなり、第9項において、「子どもや自らではインフォームド・コンセントができない患者の場合、彼らに近い関係にある者から同意を得なければならない」とあるが、それ以上の言及はなく、不十分と言わざるを得ない。そして、ハワイ宣言の改訂を行うべくWPA倫理委員会が各国の倫理綱領を調査し、1996年第10回WPAでマドリッド宣言[6)7)]が採択された。マドリッド宣言は、前文、7つの指針、そして特殊状況に関する指針から成り立っている。特殊状況に関する指針には、安楽死、拷問、死刑、性の生み分け、臓器移植が挙げられている。死刑については、「精神科医は、法的に認可された処刑や、死刑執行のための能力評価に関与すべきでない」ことが明記されている。臓器移植は、「精神科医の役割は、臓器提供に関わる諸問題を明確にし、全ての関係者が情報を得た上での適切な決定を確保するために、宗教的、文化的、社会的、そして家族的な要因に関わることである。精神科医は、患者の代理意志決定人として活動することなく、またそうした問題に関わっている患者の意志決定に影響するような精神療法的技法を用いるべきでもない。精神科医は、臓器移植の状況において、可能な限りの注意を払って患者を保護し、かつ彼らの自己決定が行えるように援助することである」とある。臓器移植にあたり、ドナーもレシピエントも十分な情報をその子どもの発達に応じて行い、自己決定を発達に応じて援助する必要がある。

4 ニュールンベルグ綱領

ナチスにより行われた非倫理的人体実験に荷担した研究者がニュールンベルグで裁かれ、非治療的人体実験を行うにあたり、厳守すべき原則として1947年にニュールンベルグ綱領[8)]が出された。ここでは、人体実験には研究対象となる被験者の自発的同意が不可欠であり、被験者は同意能力を有し、この同意は被験者の自由意志で選択できる条件下でなければならないとある。

5 ヘルシンキ宣言

1964年臨床場面を想定して作成されたのが、ヘルシンキ宣言である。序文には、「患者の健康を向上させ、守ることは、医師の責務である。医師の知識と良心は、この責務達成のために捧げられる」とある。ヘルシンキ宣言では、制限能力者が被験者となる場合について「制限能力者が被験者候補となる場合、医師は、法律上の権限を有する代理人からのインフォームドコンセントを求めなければならない」としていると同時に「制限能力者とみなされる被験者候補が、研究参加についての決定に賛意を表することができる場合には、医師は、法律上の権限を有する代理人からの同意のほか、さらに本人の賛意を求めなければならない。被験者候補の不同意は尊重されるべきである」としている。子どもは、ここに含まれることになる。子どもを含む制限能力者であっても、代理人のインフォームド・コンセントのみでは不十分で、制限能力者からの賛意を求め、かつ不同意は尊重されなければならない。

6 子どもの権利条約

1989年の国連総会は、子どもの権利に関する条約を採択したが、日本政府がこれを批准したのは、

1994年になってからであった[9]。この条約は、54条からなる。とりわけ重要と考えられるのは、第12条の意見表明権である。その第1項は、「自己の意見をもつ児童には、その児童に影響のある問題のすべてに関して自己の意見を自由に表明する権利を保障しなければならない」であり、第2項は、「児童は、特に、自己に影響を及ぼすあらゆる司法上及び行政上の手続きにおいて、国内法の手続きに合致する方法により、直接もしくは代理人または適当な者を通じて意見を述べる機会を与えられなければならない」としている。意見表明権とは、意見を形成する能力をもたない子どもであっても、可能な限りその意向が聴聞され、確認され、そして尊重される必要があるということである。

7 日本児童青年精神医学会の学会基本理念と学会倫理綱領

わが国において、児童青年精神医学領域における最大の学術団体が日本児童青年精神医学会である。日本児童青年精神医学会は、1960年に日本児童精神医学会として設立され、1982年に学会名を日本児童青年精神医学会に変更した。学会誌は、「児童青年精神学とその近接領域」である。2004年に学会基本理念[10]が制定され、2008年には学会倫理綱領[11]が制定された。学会基本理念は、9項目からなり、第1項では「会員は、全ての子どもを掛けがえのないパートナーとして、その尊厳と人権を尊重し、児童青年精神医学が保健・医療・福祉・教育・司法等の向上発展に寄与するよう、献身しなければならない」と謳われている。また第7項では、「会員は、子どもが成長発達の途上にあることを深く自覚し、全ての子どもが最大の利益を自己決定するための最善の環境を準備しなければならない。とりわけ世界中の子どもが自然環境、社会価値、科学技術等の地球規模における変動の時代に生きている多難さを常に念頭において、個体差・個性の差異・ジェンダーの選択・国籍・人種などいかなる差異によっても公正さが侵害されることなく、子どもたちが多様に共生できる諸条件を整備する責務を有する」とあり、常に社会、時代を見つめながら、発達途上にある子どもの自己決定を最大限に促す責務が謳われている。

学会倫理綱領は、前文、基本原則、会員の義務、国際協力、発達する存在への配慮、インフォームド・コンセント、守秘義務、職責上の人権侵害行為（パワーハラスメント）の禁止、研究上の留意事項、附記からなる。インフォームド・コンセントにおいては、「諸種の事情で契約関係にある子どものインフォームド・コンセントを得られない場合であっても、アセントを得る努力はするべきである。治療・援助過程において、子どもとその保護者はまさしくパートナーとして認められるべきである。治療・援助者と子どもおよび保護者との関係は、子どもおよび保護者が十分な情報を得た上で自由に自己決定ができるように、相互信頼と尊敬に基づかなければならない。また、会員は、子どもとその保護者が自身の個人的価値と考えに基づいて合理的な決定ができるように、必要な情報を提供していかなければならない」と謳われている。その子どもの同意能力によりインフォームド・コンセントが得られない場合でもアセントを得る努力は必要であり、子どもとその保護者は、パートナーであり、自己決定ができるようなプロセスの必要性について述べられている。

3 ── 子どもの同意能力

「子どもの同意能力は何歳からあるのか？」この命題に答えてくれるリサーチはほとんど見当たらない。ごくわずかの心理実験と日本児童青年精神医学会子どもの人権と法に関する委員会および倫理検討委員会において行われた面接調査ぐらいであろう。以下に2つの心理実験と面接調査の結果を紹介し、同意能力の基準について論じる。

1 心理実験

Belter RN ら[12]による「カウンセリングにおける子どもの権利の侵害の認知」では、3つの年齢層（9歳、15歳、21歳）で20人ずつの男子を対象にビデオテープのカウンセラーがテレビモニターを通してクライアントの役割を担う対象に語りかけてくるのを見る。ビデオでは、①治療を拒否する権利、②紹介の理由を知る権利、③カウンセラーに情報を与えない権利、④セッションを録音することを拒否する権利、⑤守秘義務、⑥記録にアクセスする権利、について説明する。その1週間後同じカウンセラーがそれぞれの権利を侵害するビデオを見せ、権利の侵害の認識をみるための質問をする。その結果は、権利の侵害の認識と侵害された権利を保護する能力が、15歳のグループと21歳では、有意差がなかったのに対し、9歳のグループとでは、有意差がみられた。

Scherer DG[13]による「未成年が、治療を選択する際に、自由意志を行使する能力」では、9〜10歳の40人の子ども、14〜15歳の40人の青年、21〜25歳の47人の成人を対象として、扁桃腺の切除、いぼの切除、腎臓の提供に関しての、それぞれのジレンマのあるストーリーを聞かせて、治療を選択させる。そして、親に被験者が選択したのと別の選択肢を勧めるような介入をさせ、改めてどちらを選択するのか尋ねる。その結果、9〜10歳のグループは、14〜15歳のグループと21〜25歳のグループに比して親の介入により自発的に選択した治療を変えた。

これらの心理実験が示唆することは、14、5歳であれば、成人と同程度の同意能力を有するということである。

2 面接調査

(1) 子どもの精神科病床への入院に関する同意能力の面接調査

この調査は、日本児童青年精神医学会の子どもの人権と法に関する委員会が子どもの同意能力に関して検討を行った際に太田ら[14]により行われた、精神科病床に任意入院中の子どもへの面接調査である。11〜15歳の14名の患者が対象で、その結果は、中学2年生以上の子どもの任意入院に対する理解・同意能力は一定程度認められたが、小学生では問題があるというものであった。

(2) 児童精神科領域における「説明と同意」の面接調査

この調査は、日本児童青年精神医学会の倫理検討委員会が精神科病床に入院している子どもの患者とその主治医への聞き取り調査である[15]。22人の患者とその主治医が対象で、その結果は、病名

告知における特徴として、病名よりも、症状・状態像の説明に力点が置かれていたこと、病名・症状などに比べると、治療による利益や副作用に関する説明が不十分なこと、予想治療期間や他の治療法についてはほとんど説明されていないこと、主治医が同意を得ていると考えていても、患者は同意を与えていないと考えているケースが認められること(特に認知療法)が認められた。そして、面接調査を行い、検討する過程で、インフォームド・コンセントがプロセスであり、プロセスであるインフォームド・コンセントを定式化してゆくことの困難さが明らかとなっていったことが報告されている。

3 同意能力の基準

Leikin SL[16]によると、病気の理解は、形式的一般論理的な思考を必要とするものであるから、12歳以上になって徐々に可能になる。同時に、他の治療法やリスクを推論する能力も、11歳頃から14歳頃にかけて発達する。そして、14〜15歳以上になって自己の内部が外部をコントロールできると考えられるようになるから、この年齢で初めて医療に対する自発的同意が可能になるという。

Larcher V[17]は、提案する同意能力の基準として、①提案された治療に関しての用語、性質、目的、必要性の理解、②治療を行わない場合の影響、またその際の利益、リスク、および他の選択肢の理解、③情報が自分たちに適用されていると判断し考えられること、④治療を選択するのに十分なほど情報を保持できること、⑤他者の圧力なしに選択できること、を挙げている。

高岡[18]は児童青年の入院同意能力について、15歳以上の青年の場合には、成人と同様の意志決定能力の査定が必要、11歳以上15歳未満の場合、および11歳未満の場合は、最大利益原則、親または保護者の意志決定能力の査定、親または保護者の許諾の存在、子どものアセントの存在という4点が認められるときにのみ自発的入院の対象となり、子どものアセントが存在しない場合には非自発的入院の対象となるが、いずれにおいても意見表明権が重視されるべき、との見解を示している。

4 子どもたちとの共同作業としての同意

心理実験、面接調査および同意能力に関する検討から、少なくとも15歳以上は、同意能力を有し、9歳以下では同意能力は不十分であることが推測される。同意能力とは、提供された情報を理解していること、治療を行う際、および行わない際の利益とリスクと、他の選択肢について理解していること、他者の圧力に影響されることなく自主的に判断できることである。意見表明権は重視されるべきであり、同意形成の過程には、常に子どもたちが関与すべきである。同意とは、子どもたちとの共同作業である[19]。

おわりに 子どもの人権に対する配慮は、発達的視点より子どもの主体性を重んじ、共同作業というプロセスを通して、発達促進的に人権についての自己認識を促すことである。発達促進的な子どもの人権に対する配慮は、必然的に質の高い医療に結びつくことは言うまでもない。

(木村一優)

● 文　献

1) 磯谷文明：児童虐待と親権制度改正について．アディクションと家族 28(1)：10-15, 2011.
2) 日本医師会：WMA 患者の権利に関するリスボン宣言．日本医師会誌 123：192-194, 2000.
3) 中山宏太郎：「精神病を有する者の保護及びメンタル・ヘルス・サービス改革のための諸原則」(国連人権委員会作業班草案) について．精神神経誌 93：266-283, 1991.
4) 青木薫久：世界精神医学会のハワイ宣言．精神神経誌 80：311-315, 1978.
5) 寺島正吾 (訳)：1983年ウィーン総会に提案予定のハワイ宣言最終案．精神神経誌 85：266-269, 1983.
6) 中根允文：第10回世界精神医学会議 (WPA マドリード大会) 報告とマドリード宣言．精神神経誌 98：846-851, 1996.
7) 鈴木二郎：WPA 臨時総会及び定期総会報告．精神神経誌 101：973-975, 1999.
8) 藤野昭宏：インフォームドコンセントの歴史；その成立史とバイオエシックスの誕生．小児医療とインフォームドコンセント，白幡　聡，藤野昭宏 (編)，pp12-29, 医薬ジャーナル社，大阪，2010.
9) 日本児童青年精神医学会・子どもの人権に関する委員会：「児童の権利条約」について．児童青年精神医学とその近接領域 31：360-373, 1990.
10) 日本児童青年精神医学会：学会基本理念 (会告)．児童青年精神医学とその近接領域 45(4)：2004.
11) 日本児童青年精神医学会：学会倫理綱領 (会告)．児童青年精神医学とその近接領域 50(1)：2009.
12) Belter RW, Grisso T：Children's recognition of rights violations in counseling. Professional Psychology；Research and practice 15：899-910, 1984.
13) Scherer DG：The capacities of minors to exercise voluntariness in medical treatment decisions. Law and human behavior 15：431-449, 1991.
14) 太田順一郎，森田容子：子どもの精神科病床への入院に関する同意能力；任意入院中の子どもへの面接調査から．児童青年精神医学とその近接領域 48：563-564, 2007.
15) 太田順一郎：児童精神科領域における「説明と同意」；入院患者と主治医への聞き取り調査から．児童青年精神医学とその近接領域 50：472-475, 2009.
16) Leikin SL：Minors' assent or dissent to medical treatment. Journal of Pediatrics 102：169-176, 1983.
17) Larcher V：Consent, competence, and confidentiality. ABC of Adolescence, Viner R (ed), pp5-8, Blackwell Publishing, London, 2005.
18) 高岡　健：精神保健福祉法と児童青年精神医学；とくに児童青年期の入院同意能力について．児童青年精神医学とその近接領域 41：472-475, 2000.
19) 木村一優：子どもたちとの共同作業としての同意．児童青年精神医学とその近接領域 48：565-566, 2007.

II. 各 論

1. 知的障害（精神遅滞）

1 ── 概念と定義、分類

1 用語について

　知的障害は、つい最近まで精神遅滞（Mental Retardation）と表現されていたが、近年の動向を反映してDSM-5では知的発達障害（Intellectual Developmental Disorder）という用語に変更される作業が進んでいる。また過去には精神薄弱（Mental Deficiency）といわれていたこともあったが、この呼称は欠陥を強調する印象が強いため、1960年代から医学や心理学の分野では、「精神遅滞（Mental Retardation）」という用語を用いるようになった。しかし、現在でも、司法の領域では精神薄弱という名称が依然残っている。さらに、1999年になり福祉の領域では、精神遅滞に変えて「知的障害」という用語を正式に用いるようになった。ここでいう知的障害とは知的発達遅滞のことを指している。発達期以降の中途知的障害や認知症の意味ではない。

　一方国際的には、国際精神遅滞協会が1995年より知的障害（Intellectual Disabilities）を使用するようになった。なお、イギリスでは教育分野を中心に、知的障害のことを、広く学ぶことに困難をもつ状態としてLearning Disabilityと表現している。DSM-Ⅳの学習障害（Learning Disorders）またはICD-10の学力の特異的発達障害（Specific Developmental Disorders of Scholastic Skills）とは異なるので注意が必要である。

　この章では、知的障害のことを、出典や文献との整合性から精神遅滞と記述している場合が多いことを、あらかじめお断りしておきたい。

2 概念と定義

　AAMR（米国精神遅滞協会）の定義によれば、精神遅滞とは、①一般的な知的機能が明らかに平均よりも低い、②同時に適応行動の障害を、以下の少なくとも2つの領域において伴っている（適応行動：意志伝達、自己管理、家庭生活、社会的/対人技能、地域資源の利用、自律性、学習能力、仕事、余暇、健康、安全）、③発達期に発現する、の3つの条件を満たす障害とされている。発達期とは18歳までとされている。

　DSM-Ⅳ、ICD-10による定義もほぼ同様であり、この3つの要件を満たすとされていた。

　すなわち精神遅滞とは原因や合併疾患がどうであれ、発達の遅滞が明らかにあり、一定条件以下の知能障害と適応行動の障害が現に存在しているという共通項をもっているが、各々にはその原因

II. 各　論

表 1. 精神遅滞の発達上の特徴

精神遅滞の程度	就学前(0〜5歳) 成熟と発達	就学年代(6〜20歳) 訓練と教育	成人(21歳以上) 社会的職業的な適応
最重度	著しい遅滞：感覚運動領域の機能の最小能力：看護的な世話が必要：常に援助と監督が要求される	なんらかの運動発達が認められる：自助のための最小限のもしくは限られた訓練に反応し得る	運動および発語がいくらか発達：極めて限定された自助であれば達成可能：看護的な世話が必要
重度	不十分な運動発達：最小限の発語：一般に自助のための訓練で成果はない：意思疎通技能はないに等しい	会話ができる、または意思疎通をするための学習が可能：基本的な衛生面の習慣を身につけることができる：習慣の系統的な訓練により効果を上げる：職業的訓練には馴染まない	完全な監督下で部分的な自己管理が可能：制御された環境で最小限有用な水準での自己保存の技能を発達させることができる
中度	会話ができ意思疎通するための学習が可能：乏しい社会的認識：順調な運動発達：自助のための訓練が有益：多少の監督があれば管理可能	訓練により社会的・職業的技能を身につけることが可能：学業科目で小学2年生の水準以上の進歩は困難：馴染みのある場所を1人で移動することを学習し得る	保護的条件下でまったく技術を要しない、あるいはある程度の技術を要する作業において自己管理を達成し得る：軽度の社会的あるいは経済的ストレス下では監督と指導を要する
軽度	社会的・意思疎通技能の発達が可能：感覚運動領域の遅滞は軽微：早期の年齢では正常と区別できないことが多い	10代後半までにほぼ小学6年生の水準まで学術的技能の学習が可能：社会習慣に従った行動が可能	最小限の自立に見合った社会的・職業的技能の習得が通常可能であるが、非日常的な社会的または経済的ストレス下では指導と援助が必要になるかも知れない

(文献13)による

疾患と関連する異質な症状も含んでいる状態像である。

知的機能の測定は、標準化された知能検査を個別に用いて検査する。知能検査としては、ビネー式、ウェクスラー式がよく用いられる。知能指数を測定し、平均値より2標準偏差下回る場合、すなわち知能指数(IQ)が、ほぼ70以下を平均より有意に低いとみなして精神遅滞水準としている。

DSM-5では、標準化された知能検定でIQ70以下に相当するとともに、適応行動が年齢や文化から期待される水準より明確に遅れていることが基準に含まれる。

3 分　類

知的障害(精神遅滞)は、原因別、基礎疾患別、重症度別などに分類される。

(1) 重症度による分類

DSM-IVでは、精神遅滞を、その重症度により、軽度(IQ 70〜50)、中等度(IQ 49〜35)、重度(IQ 34〜20)、さらに最重度(IQ 20未満)に分類している。重症度別に、成人期に達した時の発達上限の精神年齢をみると、軽度でほぼ12歳程度、中等度で9歳、重度で6歳、最重度で3歳半程度ということになる。ライフステージごとに、発達の特徴、教育ニーズ、ゴールとされる適応行動をまとめたものを表1に示す。DSM-5では、IQ値のみで重症度を分類しない方向である。

(2) 生理群、病理群の考え方

精神遅滞研究の先駆者ペンロースは、精神遅滞をその発生原因から生理群と病理群とに分類する

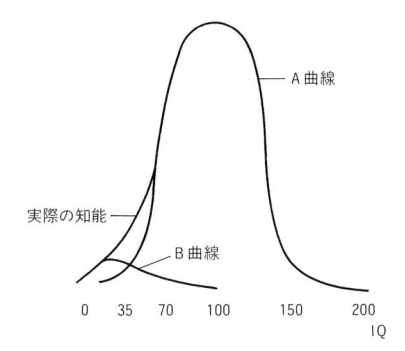

図 1. IQ による知能の分布
A曲線：100を中心とする δ＝15 の正規分布曲線
B曲線：35を中心とする δ＝16 の正規分布曲線
実際の知能の分布：A曲線とB曲線の和

表 2. 知的水準による精神遅滞の分類(DSM-Ⅳ)

	IQ	MR全体中の%
軽　度 mild	50〜70	85
中等度 moderate	35〜49	10
重　度 severe	20〜34	3〜4
最重度 profound	〜19	1〜2

境界 borderline：IQ 71〜84

二分法の概念を提唱した。

　無作為に抽出した一般人に知能テストを施行すると、その知能指数はほぼ正規分布を示す。理論的には精神遅滞域の数値である知能指数70以下の全体に占める割合は約2.2%といわれているが、IQ 70以下の分布を細かく分析してみると二相性の曲線で構成されている(図1)。

　知能指数が軽度遅滞域に分布している精神遅滞の中で知能を構成する因子の変異(多因子遺伝)によって生じる家族性精神遅滞などを生理群精神遅滞というのに対して、病理的原因により発生し知能指数が重度に傾く精神遅滞を病理群精神遅滞と呼び分けているが、臨床の場では両者を区別ができないケースも多い。

(3) 支援の程度別分類(AAMR)

　AAMR第9版(1992)では、精神遅滞を個人の特性としてではなく、個人と環境や社会的支援との関連で機能する制約の状態と捉える考え方に視点が転換された。従来の重症度分類は廃止され、個人のニーズに即した援助を行うという理念に基づいて、新たに支援の程度別分類が採用された。すなわち、知的水準と適応機能、心理的情緒的側面、発症原因と身体的機能、環境的文化的側面の4つの領域について評価したうえで、「支援の程度」を次のように4段階に分類している。
①必要に応じての支援(intermittent)
②一定期間の継続的支援(limited)
③一定条件のもとで継続的支援(extensive)
④いかなる条件のもとでも継続的支援(pervasive)

4 疫学と実態

(1) 疫　学

　報告されている精神遅滞の頻度は、調査方法や対象集団により異なり0.86〜5.6%とかなり幅がある。

II. 各論

表 3. 知的障害児・者数(平成 17 年)

		総数	在宅者	施設入所者
知的障害児・者	18 歳未満	12.5 万人	11.7 万人	0.8 万人
	18 歳以上	41.0 万人	29.0 万人	12.0 万人
	年齢不詳	1.2 万人	1.2 万人	0.0 万人
	合計	54.7 万人(4 人)	41.9 万人(3 人)	12.8 万人(1 人)

注 1：( )内数字は、総人口 1,000 人あたりの人数（平成 17 年国勢調査人口による）。
在宅者：厚生労働省「知的障害児(者)基礎調査」（平成 17 年）
施設入所者：厚生労働省「社会福祉施設等調査」（平成 17 年）

　近年先進諸国では、近親婚が減少したことや教育環境および社会経済的諸因子の変化により、軽度精神遅滞が減少しているという。IQ 分布の理論的数値や従来からの報告例の検討から、精神遅滞はおよそ人口の 2％程度とされてきた。幼少期での死亡例や軽度遅滞例など、実数把握が困難であるため厳密な発現頻度は不明であるが、近年の諸外国での疫学調査の結果によると、1％程度であると修正されている。
　精神遅滞全体の 85％は軽度精神遅滞であり、男女比は約 1.5：1 と男性がやや多い（**表 2**）。

(2) 実態把握

　平成 17 年度に厚生労働省が知的障害児(精神遅滞)者・数を調査している（**表 3**）。療育手帳所持または施設利用ということで把握されている数を示しているので、一般人口に占める割合は 0.44％となり、これは実態からみるとかなり低い。就労対策や地域生活支援体制の充実などの結果、福祉施設を利用する軽度の知的障害者数は減少している。その分施設を利用している知的障害者の重度化現象がみられている。

2 知的障害（精神遅滞）の原因

1 知的障害（精神遅滞）を起こす原因疾患の発症時期別分類（AAMR, 1992）

　AAMR は知的障害（精神遅滞）の原因に関して、四次元の危険因子と 3 つの作用時期による多因子的分類を提案している（**表 4**）。

2 DSM-IVによる原因別統計

　DSM-IVの原因別統計によると、精神遅滞全体では 30〜40％で病因を特定することができないという。原因がはっきりしているもののうち、以下の要因について発現頻度が示されている。
①遺伝要因(5％)：先天性代謝異常、他の単一遺伝子異常、染色体異常(脆弱X症候群、転座型ダウン症など)
②早期胚発達異常（約 30％）：染色体変化(21 トリソミーダウン症など)、毒物による出生前障害（母

表 4. 知的障害の危険因子

時期	生物医学的	社会的	行動的	教育的
出生前	1. 染色体障害 2. 単一遺伝子障害 3. 症候群 4. 代謝障害 5. 脳発育不全 6. 母親の疾患 7. 親の年齢	1. 貧困 2. 母親の栄養不良 3. ドメスティックバイオレンス 4. 出生前ケアへのアクセス欠如	1. 親の薬物使用 2. 親のアルコール使用 3. 親の喫煙 4. 親の未成熟	1. 支援されていない親の認知能力障害 2. 親になる準備の欠如
周産期	1. 未熟 2. 分娩外傷 3. 新生児障害	1. 出産ケアへのアクセス欠如	1. 親による世話の拒否 2. 親による子どもの放棄	1. 退院時介入サービスへの医療的紹介の欠如
出生後	1. 外傷性脳損傷 2. 栄養不良 3. 髄膜脳炎 4. 発作性障害 5. 変性疾患	1. 不適切な養育者 2. 適切な刺激の欠如 3. 家庭の貧困 4. 家族の慢性疾患 5. 施設収容	1. 子どもの虐待と無視 2. ドメスティックバイオレンス 3. 不適切な安全対策 4. 社会的剥奪 5. 困難な子どもの行動	1. 不適切な育児 2. 診断の遅れ 3. 不適切な早期介入サービス 4. 不適切な特殊教育サービス 5. 不適切な家族支援

(文献1)による)

親のアルコール摂取、感染など)

③妊娠中および周生期の問題(約10%):胎児の低栄養、未熟児、低酸素、ウイルスなどの感染、外傷

④幼児期、小児期の身体疾患(約5%):感染症、外傷、毒物摂取(例、鉛による)

⑤環境の影響、精神疾患(15〜20%):養育・社会的接触・言語・その他の刺激の剥奪、または重度の精神疾患(例えば自閉性障害)

3 病因による分類

　最近では分子遺伝学の進歩により、以前は原因不明とされていたもののうちに、精神遅滞をもたらす染色体異常症や遺伝性疾患など新たな原因疾患を発見するようになってきた。それに伴い精神遅滞の病因も、発生時期別に新たな整理がなされている(表5)。受精前の病因では、染色体異常(表6)、単一遺伝子疾患、多因子による発生異常、ミトコンドリア遺伝などに分類されるが、単一の原因では21トリソミーが25%を占めるという。

　軽度精神遅滞では半数で原因が不明である。さらに境界線上の知的機能をもつ人では3/4で原因が特定されない。多発奇形を伴う精神遅滞について原因が不明な例では、外因や多因子遺伝によるものを除けば、①単一遺伝子疾患、②隣接遺伝子症候群、③ゲノム刷り込み異常、など遺伝子や染色体の異常が原因とされている。

II. 各　論

表 5. 精神遅滞の成因

発生時期	異常		例
受精前	染色体　常染色体	トリソミー 欠失	Down 症候群 猫なき症候群
	性染色体		Turner 症候群 脆弱 X 症候群
	単一遺伝子	優性 劣性 X 連鎖性	結節性硬化症 フェニルケトン尿症 Lesch-Nyhan 症候群
	多因子	中枢神経系の発生異常	二分脊椎
	ミトコンドリア遺伝		ミトコンドリア脳筋症
子宮内要因	感染	ウイルス その他	サイトメガロウイルス感染 (CMV)/風疹/HIV トキソプラズマ症
	栄養	欠乏	神経管欠損
	中毒	アルコール 喫煙	
	代謝疾患	子癇 甲状腺疾患 糖尿病	
	身体的	外傷 X 線被曝	羊膜帯
出産時	発育異常	未熟産 子宮内発育不全	
	外傷	多胎 分娩遷延 器具分娩	出血
出生後	感染	細菌感染 ウイルス感染	髄膜炎 ヘルペス脳炎
	中毒	鉛中毒 一酸化炭素中毒 ワクチン接種	
	物理的原因	事故による外傷 その他の脳損傷 成長刺激の剥奪	

3　知的障害（精神遅滞）の診断と検査

　知的障害（精神遅滞）であるか否かの診断には、生育歴の検討、知能検査の実施、適応障害についての日常生活場面での情報収集の3つが最低要件である。医学的立場の診断では、基礎疾患についての検索、併存障害や合併症の有無についての検討、治療方法の検討、予後の判断、生涯を見通した保健管理計画、さらには家族への遺伝相談などが含まれる。

　さらに精神医学的視点からは、情緒・行動病理の評価が必要である。精神遅滞では環境要因に影

表 6. 染色体異常による主要症候群

	疾患名	染色体構成	主要症状	頻度 (1,000 の出生につき)
常染色体異常	21 トリソミー症候群 (Down 症候群)	21 トリソミー 時に G/D、G/G 転座モザイク	顔貌の特徴、第Ⅴ指内彎、耳介異常、皮膚紋理の異常、知能障害、筋緊張減退	1.0 (母親 40 歳以上 10)
	18 トリソミー症候群 (Edward 症候群)	18 トリソミー	半数は 2ヵ月以内に死亡、手指の屈曲拘縮、筋緊張亢進、心、腎、腸管奇形、小顎、後頭部突出、知能障害	0.25
	13 トリソミー症候群 (Patau 症候群)	13 トリソミー	半数は 1ヵ月以内に死亡、無または小眼球症、兎唇、多指症、その他全身に多数の奇形、脳梁欠損、知能障害	0.2
	5p-症候群 (猫なき症候群)	5 番の短腕欠失	猫様の啼泣、小頭、筋緊張の低下、小顎、眼裂開離、知能障害	0.2
	4p-症候群	4 番の短腕欠失	口蓋裂、短く幅広い人中、小顎、尿道下裂、骨年齢の遅れ、知能障害	
	18q-症候群	18 番の長腕欠失	顔面中央部の発達不良、種々の眼異常、対球の過形成、知能障害	
	18p-症候群	18 番の短腕欠失	小人症、小顎、眼球隔離、白内障、斜視、耳介の低位、兎唇口蓋裂、知能障害	
性染色体異常	Turner 症候群	XO、XO/XX	外陰部は女性、二次性徴の欠如、小人症、原発性無月経、動作性 IQ の選択的低下、外反肘、翼状頸	0.4
	Klinefelter 症候群 およびその亜型	XXY、XXXY、XXXXY	外陰部は男性、精細胞の硝子化、無精子症、X 染色体が多いほど著しい知能障害、女性化乳房、長身	1.3
	超女性症候群 (トリプル X 症候群など)	XXX、XXXX	正常な女性と区別できない場合が多い。月経異常、X 染色体が多いほど著しい知能障害	1.2
	XYY 症候群	XYY	外陰部は男性、長身、時に反社会的行動	

響された反応性の行動問題が多いのであるが、知的障害が重度になればなるほど脳障害による病理的要素の関与が大きくなり、精神医学的にも複雑で非定型な症状が出現しやすくなる。適切な評価と、治療的アプローチが重要である。

1 診　断

(1) 生育史・発達経過の検討

　発達経過をたどり発達の遅滞または停滞を確認する作業であるが、幼児期は発達の個人差が大きいので、身辺自立能力など全般的な適応機能の発達経過をみながら、反復して知能検査をしてみるなど、診断を慎重に行う。軽度遅滞では学童期以降にならないと判断できない例がある。青年期以降になって初めて精神遅滞を診断する場合もあるが、生育史や学校での成績などの情報を集め、18歳未満での発達停滞を確認することが必要である。

(2) 知能検査

知能検査としてよく用いられるのは、ビネー式知能検査(田中ビネー式など：精神年齢MAと知能指数IQの算出)およびウエクスラー式知能検査(WAIS、WISC-Ⅲ、WIPPSI：言語性IQ、動作性IQの分析と全IQの算出)である。精神年齢が2歳を下回り知能検査が適用できない場合は、発達検査(MCCベビーテスト、新版K式発達検査など)を代わりに用いることもある。遠城寺式、津守式など親からの聞き取り方式の発達検査は、スクリーニングなど補助的に用いる。

2 病因検索および身体的合併症の管理のための検査

①身体的所見
②神経・心理学的検査
③臨床検査

身長、体格、頭囲、頭の形状、皮膚紋理、特徴的奇形症候群、身体的合併症などの所見を検索し、精神遅滞の病因を検索推定する。必要に応じて、頭部X線、CT、MRI、脳波検査、血液生化学検査、尿検査、染色体検査などを行う。

治療の対象となる内部臓器の奇形や疾病、およびてんかんなど慢性脳疾患などは計画的な管理と適切な治療が必要である。機能面では、運動障害、知覚・感覚障害、言語障害、失行、失認、などの評価を行う。

4 ── 知的障害(精神遅滞)の身体的合併症、身体的併存障害 ──

1 てんかん

てんかんは、知的障害、脳性麻痺、行動異常とともに共通の脳障害を基盤として発生することが多く、organic brain syndromeを形成する症状の1つである。知的障害とてんかんの関連については、①知的障害に合併するてんかん、②てんかんに合併する知的障害、の2つの分析視点がある。

知的障害におけるてんかんの合併率は一般人口に比べるとはるかに高率である。その頻度は、15～60％と幅が大きいが、その重症度、年齢、病因により異なる。脳障害の程度が強くなると合併率も高くなる。軽度遅滞では6％、重度遅滞で30％、最重度遅滞50％(Rutter, et al, 1970)という報告や、軽度遅滞11％、中度遅滞24％、重度遅滞42％(大塚ら，1988)という報告がある。また、より脳障害が重篤な施設入所の重症心身障害の調査(林ら，1991)では、20歳以下で76.1％、21歳以上68.7％であった。

一方、てんかん患者における精神遅滞の合併率は、全てんかん児2,378人(てんかんの罹病率8.2/1,000)中に精神遅滞児は410例で17.2％を占めていたという報告がある(石田，大田原ら，1984)。てんかんの初発年齢が低く、てんかんの病因が外因性である場合に、精神遅滞の合併が高率である。発作型別に精神遅滞の合併率をみるとWest症候群、Lennox症候群で94.1％、87.5％と高く、純

粋小発作では8.7%と低い。

　知的障害に伴うてんかんと行動障害には強い関連がある。てんかんをもつ精神遅滞児の25%は何らかの精神科的問題をもっており、また学齢で施設に入所している難治性のてんかん児の70%に精神科的問題をみたという報告(Corbett, et al, 1983)があるなど、行動障害にてんかんが関与しているという報告が多い。

2 運動障害

　精神遅滞に伴う運動障害には、一過性のものと持続する性質のものがある。前者のものでは精神遅滞の早期徴候として、しばしば運動発達の遅滞を伴うことがある。floppy infantなど乳幼児期の筋緊張の異常や中枢性協調運動障害なども一時的で、発達に伴い消失する場合が多い。

　もう1つは重複障害としての運動障害の合併である。施設入所児者の調査では、精神遅滞児の3.3%に、また成人の2.0%に歩行障害などの運動障害の合併を認めている。

3 感覚障害

　精神遅滞では、視覚障害や聴覚障害をみるものが意外に多い。合併率は各々約10%程度といわれている。

　顔面への慢性的な自傷により網膜剥離や白内障が生じることがある。行動障害が後天的視覚障害を引き起こすことがある。

4 重症心身障害

　重症心身障害とは、わが国独自に発展した行政処遇上の概念である。重度の精神遅滞と重度の肢体不自由の合併した重複障害であり、重症の脳障害を背景としていて、医学的には多種の病態を含んでいる。

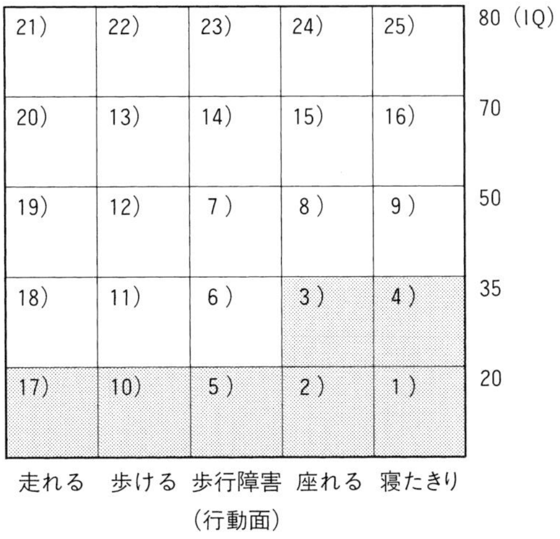

					IQ
21)	22)	23)	24)	25)	80
20)	13)	14)	15)	16)	70
19)	12)	7)	8)	9)	50
18)	11)	6)	3)	4)	35
17)	10)	5)	2)	1)	20
走れる	歩ける	歩行障害	座れる	寝たきり	

(行動面)

図 2. 大島による障害度分類

Ⅱ. 各 論

　大島による障害度分類(図2)で、区分1、2、3、4、に該当する群(寝たきりないし歩行不能の運動障害をもつもの)を、「狭義の重症心身障害」という。これに対して、区分5〜9に属する状態を「周辺児」という。

　また、重症児施設入所者のうち、区分5、10、17に該当する歩行可能な最重度精神遅滞を「動く重症児」と呼んでいる。動く重症児は、介助度が高くかつなんらかの行動問題を抱えており精神科的治療の対象になることが多い。施設の条件整備が遅れていた時代には重症児施設入所の対象とされていて、現在でもなお重症児施設入所者の約2割を占めている。しかし、動く重症児といっても区分5と区分17では、病態やニーズに大きな違いがある。特に区分17に該当する者は、施設で問題となっているいわゆる「強度行動障害」と同質の状態である場合が多い。

5 精神医学的問題

1 二重診断

　精神科領域では、DSM-Ⅲの登場以来多軸診断の考え方が定着してきた。DSM-Ⅳでは、ほとんどの精神障害は第一軸に、人格障害と精神遅滞は第二軸に、身体疾患は第三軸に、心理社会的問題は第四軸に、適応の状態は第五軸に各々評価され記載される。

　欧米では、1960年代より障害者の脱施設化が始まり、大規模施設や精神病院から地域生活への移行が行われた。その結果、施設の生活から生じていた不適応行動は改善されたものの、地域生活の中でも精神遅滞の人は行動障害や精神障害などの精神医学的問題をもつことが少なくないという事実が認識されるようになった。すなわち精神遅滞をもつ人の地域生活支援を進める必要性から、精神遅滞や生活能力の制限という側面をみるだけでなく、精神科的問題やメンタルヘルスの把握という視点が強調されるようになったのである。精神遅滞とは別に、精神医学的問題について把握する二重診断(Dual Diagnosis)の考え方である。

　精神医学的問題についての研究によると、精神遅滞児における精神科的問題の合併率は、一般人口においてよりも高く、1/3から2/3の範囲に及ぶと指摘されている。普通の人以上に、行動障害や精神障害などの精神科的問題をもつという認識が必要である(表7)。

表7. 精神遅滞の精神医学的問題
1. 心理・社会的問題
2. 併存する発達障害(広汎性発達障害、AD/HDなど)
3. 基礎疾患に関連する行動異常
4. 精神疾患の合併
5. 二次的に発展した行動障害

2 併存する発達障害

　情緒・行動問題を発生させる可能性の高い発達障害として、自閉症圏障害と注意欠陥/多動性障害(Attention Deficit/Hyperactivity Disorder；AD/HD)が挙げられる。精神遅滞にこれらの発達障害が併存すると、問題はより複雑となり、情緒発達や適応能力の獲得に困難をきたすことになる。精神遅滞の程度に不釣り合いな情緒行動問題や適応障害が存在している場合は、精神遅滞とは別に

併存する発達障害について検討する必要があろう。

(1) 自閉症および広汎性発達障害

対人関係の質的障害、コミュニケーションの障害、興味の限局または常同的反復的行動(こだわり障害)の三つ組み症状で特徴づけられ、3歳までにその症状の1つが明らかになる発達障害群である。近年の研究では、そのうちの約半数の知能水準は精神遅滞レベルにとどまるが、残り半数は知的障害を伴わないいわゆる高機能広汎性発達障害であるという。精神遅滞を伴う自閉症では、多くは言語発達の遅れを伴う。重度精神遅滞を伴う自閉症では、自閉症状以外にもてんかんの合併、知覚過敏、衝動性亢進などの脳機能障害を重複して合併する場合もあるため、情緒・行動の偏りが強い場合が多い。

(2) 注意欠陥/多動性障害(AD/HD)

7歳以前から明らかに、発達段階に見合わない不注意、活動性過多、衝動性の3つの基本症状からなる不適応行動が複数の場面で存在し、それが6ヵ月以上持続している状態をいう。かつては、AD/HD診断は精神遅滞には除外とされていたが、現行の診断規準では併存を認めている。児童期に最も顕著である多動性は加齢とともに軽減していくが、衝動性や集中困難は持続する傾向がある。思春期以降になってもなお精神遅滞の程度に不釣り合いな落ち着きのなさや適応障害、衝動性問題を抱えている事例では、AD/HDの併存の可能性を検討し、治療を試みる価値がある。

3 合併症としての精神疾患

(1) 統合失調症(精神分裂病)

精神遅滞で精神分裂病を合併する頻度についての研究報告では、1.3～6.2%とされている(表8)。研究対象、研究方法に違いがあるにもかかわらず、共通してほぼ3%程度と一致した数値が示されている。この数値は一般人口のそれを大きく上回っており、精神遅滞では精神分裂病の合併が多い。

臨床症状について精神遅滞群と非精神遅滞群を比較した研究では、精神遅滞に特異的な症状はなく、普通の人の場合と同様に、混乱状態、奇異な行動や運動、幻覚、妄想などの症状が認められる。妄想の内容は大袈裟、無邪気で、時として願望にあふれたものであり、幻覚では幻聴が多く、幻触(Hucker, et al, 1979)を指摘している報告もある。

古典的な病型のうち破瓜型、緊張型、妄想型のいずれもが見られる。破瓜型、緊張型では発症は10～20代であり若年層に多く、妄想型では40代以降で発症し年齢が高い層にみられる(Reid, 1972 ; Day, 1985)。一般に性差はみられないが、妄想型は女性に多い(Reid, 1989)という報告もある。

精神遅滞の分裂病は予後がよいとされ、とりわけ妄想型の発症年齢は一般人口におけるものよりも遅く、経過も良性で人格に与える影響はより少ない(Fenton, McGlashan, 1991)という。

II. 各　　論

表 8. 精神遅滞における精神分裂病の頻度

著　　者	調査対象	研究対象者数	研究方法	比率(%)
Reid (1972)	入院	500		3.2
Heaton-Ward (1977)	入院	1,251	追跡調査1年	3.4
Corbett (1979) *	地域	402	追跡調査3年	6.2
Wright (1982) **	入院	1,507		1.8
Day (1985)	入院	357	不明	3.1
Lund (1985) ***	地域	302	不明	1.3
Gostason (1985)	地域	131		3.0

*分裂病歴を含む
**パラノイア障害を除く
***IQ68〜85の範囲内で3.3%、IQ52〜67の範囲内で2.6%

(2) 感情障害

　子どもや精神遅滞では人格構造が未熟なため、うつ病は発現しないといわれていたが、小児うつ病に関する研究成果を踏まえて、精神遅滞においても、うつ病、躁うつ病、気分変動、神経症的うつ状態などの形をとる感情障害が発症することが、次第に認識されるようになった。

　Dosen(1990)の展望によれば、精神遅滞におけるうつ状態の頻度は、軽度遅滞では4%に対して、重度では1.5%(Gillberg, et al, 1986)など1.5〜16%と対象により幅があり、内因性で2%に対して、反応性または神経症性うつ状態で16%(Way, 1983)であるという。また、内因性うつ病または双極性感情障害についての報告では成人精神遅滞者で1.2〜3.2%(Reid, 1972；Heaton-Ward, 1977；Corbett, 1979；Lund, 1985；Hucker et al, 1979；Goatson, 1985)、精神遅滞児で1.5〜2%(Gillberg et al., 1986；Way, 1983；Dosen, 1990)といわれている。

● a．うつ状態

　ことばをもたない重度精神遅滞の抑うつ症状は、一般でのうつ症状と異なっていて非特異的であると指摘されている(**表9**)。

　精神遅滞では自分の内面についての主観的表現能力に限界がある。かつまたもともとの特異な行動や行動障害と重なり、うつ状態が見過ごされやすいため、診断に困難さが伴う。そのため精神遅滞用に、より行動面に重きをおいた診断基準の開発が試みられている。SovnerとLowey(1990)はDSM-Ⅲ-Rの症状を、精神遅滞では無表情(抑うつ気分のかわりに)、ごほうびへの無反応(興味や楽しみの欠如のかわりに)、攻撃性・自己攻撃および活動性の低下(精神運動性興奮と抑制のかわりに)、作業遂行能力の変化(集中力の減退のかわりに)、死のことが気にかかる(自殺念慮のかわりに)と修正している。

● b．双極性感情障害

　精神遅滞に双極性感情障害が発症することは知られているが、一般の双極性感情障害と比べて周期が短い傾向や、いわゆるrapid-cycling-psychosisの経過をとったり、重度遅滞児において躁とうつの混合状態やころころと急速に変化する状態を呈するなどの報告もある。中枢神経系の器質性疾患、内分泌障害、甲状腺機能異常、抗うつ剤の副作用などとの関連が示唆されている。

　Dosen(1990)は、精神遅滞の躁うつ病の診断には、次のような特徴的事項を留意すべきであるとしている。①抑うつまたは躁の気分障害の存在は必ずしも必要でない、②周期は一般のそれよりも

表 9. 精神遅滞の抑うつ症状(Dosen, 1993)[4] 共通のサイン

①不快感と悲しみ(観察されるかまたは言語で表現)
②生活リズムの変化(睡眠や食事の障害)
③活動性の変化
④不機嫌さ

重度・最重度遅滞児の症状
①自己への攻撃(autoagression)
②常同行動
③便秘

軽度、中等度遅滞児では
①希死願望
②自己評価の低下
③身体症状の訴え
④幻覚
⑤妄想など

短いこと、③表現されにくいが個人的問題や対人関係の問題が存在すること、④しばしば自己攻撃(autoagression)が示される、⑤不作法となりやすいこと、⑥行動面の退行が非常によく起こること、などである。

c. 神経症的抑うつ状態

通常、軽度または中度の精神遅滞児においては、不安、強迫、心気症などの神経症的抑うつ状態の症状がよくみられる。また特徴のある脆弱的資質や依存的性格傾向に伴って発症しやすく、特別な社会環境や特異な発達史をもつ場合に出現しやすい。精神遅滞における正確な頻度は不明であるが、このタイプのうつ病は、外来では15〜16％、また入院統計では33％を占めるという報告があり、かなり高率である。

Kay(1990)によると、中軽度遅滞児での症状は、①抑うつ気分：環境の変化に急速に反応して悪化する、②自殺念慮：稀に生命の危機に及ぶ場合があり、しばしば病気であることへ注意をむける機能をもっている、③自律神経症状：少ない、あっても食欲低下、④不安と他の神経症症状：緊張、恐怖感、過呼吸、発汗、蒼白、震え、健康への関心、身体的愁訴、⑤早朝覚醒は伴わない不眠と睡眠障害、⑥攻撃性、かんしゃく、不機嫌さなどの行動問題、などである。そのほかに強迫的行動や社会的な注意を引く行動もみられる。家族の死や病気、生活環境の変化などに伴い急に発症することが多いという。

重度、最重度遅滞では、環境の変化や個人にとって強烈な出来事により引き起こされることがある。症状は攻撃性、自傷、不安、パニック、ひきこもり、無欲状態などのような破局的反応となることが多い。

4 行動障害

精神遅滞では脳障害を背景にした行動異常をしばしば認める。持続する行動異常が強度であり、そのため本来の活動や発達に支障をきたし、ついには社会生活への参加が制限されるような、行動の逸脱を行動障害と呼ぶ。

II. 各 論

(1) 主な行動障害の類型
● a．異食 (pica)

毛髪、糸くず、紙、汚物、虫、金属、たばこなど身の回りにある非食物を食べる行動で、発達水準からみても不適当な行動をいう。重度遅滞児では長期に持続することがある。異食のあるケースでは、それによる中毒 (鉛中毒など) や感染症 (寄生虫、トキソプラスマ症)、胃腸障害 (閉塞、穿孔) に注意する必要がある。

● b．常同行動

常同行動とは、体ゆすりや頭ふり、物をふったり、くるくる回すのような、反復する、原始的で自己刺激的、非機能的な運動で、この行動に没頭することにより正常な活動が著しく障害される。重度遅滞によくみられる。興奮や自傷を伴う場合もある。

● c．自傷 (self-injurious behavior；SIB)

自傷とは、体の組織損傷を引き起こすような反復する常同行動で、皮膚をつねる、引っ掻く、嚙みつく、頭突き、顔を叩く、髪ぬき、目や肛門に指を突っ込むなどの行動が含まれる。軽症のものから、生命を脅かしかねないほど重症なものまで多彩である。

自傷の頻度は、精神遅滞では 8〜14％ (Farber, 1987；Oliver, Murphy, Corbett, 1987) に認められ、在宅者 2〜9％ に対して、施設入所ではより多く 15〜40％ (Buitelaar, 1993) とする報告がある。自傷の出現にはムラがあり、持続する時と消失する時期があるように出現頻度は個人をとってみても一定しない。中度遅滞よりも重度・最重度遅滞の人ではより頻度の高い自傷行動を呈する。年齢では 10 代から 30 代に出現しやすい傾向がある (Oliver, et al, 1987)。重度遅滞や自閉症に、また男性により多い傾向がある。自傷を伴う疾患としては、Lesch-Nyhan 症候群、Cornelia de Lange 症候群、フェニルケトン尿症、Tourette's 症候群などが知られている。

自傷の起こる契機や要因は多様で、注意の喚起や刺激の回避などの社会的意味を含んでいる場合もあれば、自己刺激による覚醒度の調節という機能が推測されることもあるなど、異なる意味をもつ重なり合う機能で維持されているようである。

自己刺激的行動や攻撃行動との関連 (Buitelaar, 1993) や、強迫的機制と脳障害との関連 (King, 1993) などを指摘する研究者もいる。また、強迫性について、薬物治療が必要な重度精神遅滞の自傷ではその半数近くの例で、なんらかの物理的抑制を自ら求めていること、さらに抑制的手段を自ら求める自傷群ではそうでない自傷群よりも強迫的要素をもつ率が有意に高い、という報告 (Powell, et al, 1996) もある。

自傷行動に対しては、少なくとも、①発達的機能障害、②ストレス、③不安と関連のある行動、④精神疾患との関連、などについて検討されるべきであるという (Dosen, 1993)。発達的機能障害とは、脳組織の成熟障害、生物学的・神経生化学的障害、発達水準の低さによる原始的な反応パターン、社会的情緒的発達の障害、学習した不適応行動などを指している。また精神疾患ではうつ病との関連が深いという。治療戦略としては、発達的観点を十分に考慮した多面的アプローチが必要であろう。

神経生化学的には、ドパミン系、オピオイド系、セロトニン系などの機能異常の存在が指摘され

ている。神経伝達系の改善を目的とする薬物治療が自傷を緩和する場合がある。

(2) 特定の症候群と特定の行動類型

行動障害の多くは環境的・心理社会的影響のもとで、後天的に加工されて発展したものであるが、中には基礎疾患の背景にある脳障害そのものが、直接行動異常に結びついている場合がある。例えば、レット障害特有の手もみ行動、Lesch-Nyhan症候群の口唇周囲の自傷、アンジェルマン症候群における操り人形様の歩き方と強迫的笑い、プラダーウィリー症候群の食欲亢進と衝動性亢進など数多くのものが知られている。

(3) 強度行動障害(challenging behavior)

精神遅滞の重い人が示す一定程度以上の激しい行動問題を「強度行動障害」と呼んでいる。福祉処遇上の療育概念として定着してきた用語であるが、「自傷、他傷、破壊行動、情緒爆発、飛び出し、多動、こだわり行動など、複数の激しい異常行動が頻発し、本人も混乱しており、周囲も通常のかかわりでは対応しきれず、双方にとって、極めて深刻な状態」と定義されている。欧米では、重度精神遅滞のこのような行動障害と軽度遅滞の反社会的挑戦的行動問題を含めてChallenging Behaviour という。

平成5年より知的障害施設において実施されている強度行動障害特別処遇事業は、福祉領域での強度行動障害への治療的プログラムである。強度行動障害判定基準表(**表10、表11**)に照らして20点以上を示す時、指定施設での3年を限度とした特別療育の対象とされる。この事業対象者の8割が、自閉症をもつ重度精神遅滞である。

(4) 行動障害の原因

精神遅滞にみられる行動障害の原因として、**表12**のようなものが挙げられるだろう。そして、通常はこれらの要因が複雑に絡み合い、周囲の対応がさらに不適切な行動を維持させたり、より強化して行動障害を増悪させるという図式をみることが多い。

6 知的障害(精神遅滞)への対応と精神科医療の関与

精神遅滞を含め発達障害児を抱えた家族に対して、精神科医療はさまざまな局面でかかわりをもっている。精神科医療の役割をまとめると、①発達障害の早期発見、②診断と告知、③将来予測と相談、④(リ)ハビリテーションへの導入、⑤療育機関、教育などと連携、⑥行動問題への対応と精神科合併症の治療、などが挙げられる。

1 母子保健

①障害の発生予防：母子手帳制度によるハイリスク母子への周産期管理システムなど。
②乳幼児健診などでの精神遅滞の早期発見、診断、告知。早期療育への導入。

Ⅱ. 各　論

表 10. 強度行動障害判定基準表

行動障害の内容	1点	3点	5点
1　ひどい自傷	週に1、2回	1日に1、2回	1日中
2　強い他傷	月に1、2回	週に1、2回	1日に何度も
3　激しいこだわり	週に1、2回	1日に1、2回	1日に何度も
4　激しいもの壊し	月に1、2回	週に1、2回	1日に何度も
5　睡眠の大きな乱れ	月に1、2回	週に1、2回	ほぼ毎日
6　食事関係の強い障害	週に1、2回	ほぼ毎日	ほぼ毎食
7　排泄関係の強い障害	月に1、2回	週に1、2回	ほぼ毎日
8　著しい多動	月に1、2回	週に1、2回	ほぼ毎日
9　著しい騒がしさ	ほぼ毎日	1日中	絶え間なく
10　パニックがひどく指導困難			あれば
11　粗暴で恐怖感を与え、指導困難			あれば

上記基準によってチェックした結果、家庭にあって通常の育て方をし、かなりの養育努力があっても、過去半年以上さまざまな強度な行動障害が継続している場合、10点以上を強度行動障害とし、強度行動障害特別処遇事業対象としては20点以上とする。

表 11. 強度行動障害の目安と内容例

行動障害の内容	行動障害の目安の例示
1．ひどい自傷	肉が見えたり、頭部が変形に至るような叩きをしたり、つめをはぐなど
2．強い他傷	噛みつき、蹴り、なぐり、髪ひき、頭突きなど、相手が怪我をしかねないような行動など
3．激しいこだわり	強く指示しても、どうしても服を脱ぐとか、どうしても外出を拒みとおす、何百メートルも離れた場面に戻り取りにいく、などの行為で止めても止めきれないもの
4．激しいもの壊し	ガラス、家具、ドア、茶腕、椅子、眼鏡などをこわし、その結果危害が本人にもまわりにも大きいもの、服を何としてでも破ってしまうなど
5．睡眠の大きな乱れ	昼夜が逆転してしまっている、ベッドについていられず人や物に危害を加えるなど
6．食事関係の強い障害	テーブルごとひっくり返す、食器ごと投げるとか、椅子に座っていれず、みんなと一緒に食事ができない。便や釘、石などを食べ身体に異常をきたしたことのある異食、特定のものしか食べず身体に異常をきたした偏食など
7．排泄関係の強い障害	便を手でこねたり、便を投げたり、便を壁面になすりつける。強迫的に排尿排便行動を繰り返すなど。
8．著しい多動	身体・生命の危険につながる飛び出しをする。目を離すと一時も座れず走り回る。ベランダの上など高く危険なところに上る。
9．著しい騒がしさ	たえられないような大声を出す。一度泣き始めると大泣きが何時間も続く。
10．パニックのもたらす結果が大変なため処遇困難な状態	一度パニックが出ると、体力的にもとてもおさめられずつきあっていかれない状態を呈する。
11．粗暴で相手に恐怖感を与えるため処遇困難な状態	日常生活のちょっとしたことを注意しても、爆発的な行動を呈し、かかわっている側が恐怖を感じさせられるような状況がある。

表 12. 行動障害の原因

①生物学的原因
　A．発達水準に関連のある行動異常
　B．特定の基礎疾患や脳障害症候群に特異的な行動類型
　C．行動異常を引き起こす精神病や身体疾患の合併
　D．服薬している薬の副作用
②コミュニケーション行動
③生育史から学習し，固定した異常行動
④不適切な環境により引き起こされる反応性行動
⑤過去の情緒的(挫折)体験(フラッシュバックなど)

③原因疾患が存在する場合の初期治療：先天性代謝疾患への早期治療などにより、精神遅滞の重症化を予防しうる場合がある。

④身体的合併疾患の治療：ダウン症での心臓手術などのように早期からの計画的で適切な身体管理により生命予後がよくなっている。

従来は周産期医療や乳幼児健診など母子保健の領域は、産婦人科、小児科医が中心で行ってきた。近年保健所での精神発達に関する二次健診や児童相談所での初期の発達相談などの場に児童精神科医が関与しているところが増えてきた。このことは、行動問題や精神医学的問題を合併しやすい精神遅滞児にとって、早期からの相談や適切な介入ができるという意味で大切なことである。

2 早期療育とリハビリテーション(治療・教育)

また、発達の促進、障害の克服という観点からは、早期発見と早期療育が重要である。医療機関でのリハビリテーションとしては、言語療法、作業療法、心理療法などであるが、地域の療育機関での指導や障害児保育なども早期療育の一環である。

3 精神医学的問題の治療的アプローチ

精神遅滞では、情緒・行動障害や精神疾患などの合併が高率に認められ、これらの精神医学的問題は治療的アプローチにより改善しうるという視点をもつことが大切である。

またその背景には、生物学的、心理的、社会的要因が相互に関連しあっているので、個々のケースについて問題を複合的視点から十分に分析し、医療だけでなく、環境設定、対人関係、教育など他の領域との協力のもとに発達的視点をもった治療をすすめていく必要がある。

薬物療法を行うときには、脳器質性障害の存在を配慮すること、標的疾患、標的症状を明らかにしておくこと、有効かつ最低限の用量を見極めること、環境的条件との関連で薬物治療を管理することなど特別の留意が必要である。

(中島洋子)

●参考文献

1) American Association on Mental Retardation：Mental retardation；Definition, classification, and systems of supports, 10 th ed. AAMR, Washington DC, 2002 [栗田　広，渡辺勧持(共訳)：知的障害；定義, 分類および支援体系.

II. 各　論

　　　　第 10 版，日本知的障害福祉連盟，東京，2004］.
2) 有馬正高：精神遅滞の成因と病態. 神経精神薬理 17(1)：5-23，1995.
3) Bouras N, et al：Mental Health in Mental Retardation；Recent Advances and Practices. Cambridge University Press, London, 1994.
4) Fletcher R, Dosen A：Mental Health Aspects of Mental Retardation；Progress in Assessment and Treatment. Lexington Books, New York, 1993.
5) Kaplan HI, Sadock BJ, Grebb JA：Kaplan and Sadock's Synopsis of Psychiatry；Behavioral sciences/Clinical Psychiatry, 7th ed. Williams & Wilkins, Baltimore, 1994［井上令一，四宮滋子(監訳)：カプラン臨床精神医学テキスト DSM-IV 診断基準の臨床への展開. pp706-722，医学書院 MYW，東京，1996］.
6) 白木和夫，前川喜平(編)：小児科学. 医学書院，東京，1997.
7) American Psychiatric Association：Quick Reference to the Diagnostic Criteria from DSM-IV. APA, Washington DC, 1994［高橋三郎，大野　裕，染矢俊幸(訳)：DSM-IV 精神疾患の分類と診断の手引. pp57-64，医学書院，東京，1995］.
8) Dosen A, Menolascino FJ：Depression in mentally retarded children and adults. Logon, Leiden, 1990.
9) 大田原俊輔：心身障害児とてんかん. 脳性麻痺第 2 集，pp73-92，東京協同医書，東京，1982.
10) 中島洋子：精神遅滞. 臨床精神医学講座 11 児童青年期精神障害，松下正明(総編)，pp29-59，中山書店，東京，1998.
11) 本田秀夫：DSM-5 ドラフトにおける乳幼児期・小児期・青年期の精神障害. 精神科治療学 25(8)：p1051-1058，2010.
12) 内閣府(編)：障害者白書(平成 23 年版). p12，2011.
13) Mental Retardation：Activities of the U. S. Department of Health, Education, and Welfare. US Government Printing Office, Washington, DC, 1989.

2. 学習障害（読字障害、書字障害、算数障害、特定不能の学習障害）

はじめに 学習習得に影響する脳機能は多彩である。全般的な知的発達の遅れや注意集中障害が学習習得を妨げることは一般によく知られるが、筋緊張・協調運動が坐位姿勢や上肢運動協調性に影響すること、また誤りを認め難い心的傾向などが学習に対する姿勢獲得を遅らせ、ひいては学習到達度に悪影響を及ぼす。以前から学習障害が何を指すかについてさまざまな意見があり、基礎研究や実際の対応に混乱をもたらしてきた。最近では特異的な認知障害に基づいた学習の基礎技能の障害という狭義の解釈が一般的になりつつあるが、まだ学習障害の概念は統一されておらず、診断カテゴリーにも議論の余地がある。本稿ではDSM-IV-TRの学習障害（学習能力障害）(learning disorders)およびICD-10の学力（学習能力）の特異的発達障害(specific developmental disorders of scholastic skills)に従い、読字障害、書字障害、算数障害を中心に解説する。

1999年に文部省は、学習障害およびこれに類似する学習上の困難を有する児童生徒の指導方法に関する調査研究協力者会議の報告の中で学習障害を以下のように定義した[1]。

「学習障害とは、基本的には、全般的な知的発達には遅れはないが、聞く、話す、読む、書く、計算するまたは推論する能力のうち特定のものの習得と使用に著しい困難を示すさまざまな状態をさすものである。」

この文部省の定義は「聞く」「話す」と表現される聴覚言語の障害を含む点でDSM-IV-TRやICD-10の診断基準と異なる。診断基準では聴覚言語の障害は、会話あるいは言語の特異的発達障害(ICD-10)、コミュニケーション障害(DSM-IV-TR)と別カテゴリーに分類される。したがって本稿では聴覚言語の障害に詳しく触れることを避ける。しかし学習には一般会話よりも高度な言語レベルが要求され、話し言葉には問題がないように見えても、抽象的あるいは未知の概念を扱う学習や文章の内容把握には言語能力の不足が生じることがある。特に長文の読解、文章題の意味理解、推論、作文などでは困難が生じやすい。語彙数の多寡だけでなく語や文の意味概念や文法の成熟など幅広い要素に注目し対応する。

また、文字の読み書きに関する障害は各言語の正字法により必要な認知要素が異なるので、海外の知見を日本語の読み書き障害に当てはめるのが妥当かどうか一概に言えない。ここでは、主にわが国の学習障害について述べ、できる限り日本の知見について述べる。

1 ── 読字障害

読字(reading)は、文字を視覚的に捉えてから文章内容を理解するまでの一連の認知活動で、読字障害はその一部の障害により生じる読解困難である。読解までの複雑な過程を1つのものとして

Ⅱ. 各　論

扱うと多くの異質な要素が混じり合い、理解が困難となる。視覚入力から音声化(decoding)までと音声化された文の意味理解の2つの過程に大きく分ける考え方が提唱されている。前者の障害は発達性ディスレクシア、後者の障害は特異的理解困難を呈する読字障害で、それぞれ異なる臨床像を呈する。

1 発達性ディスレクシア(発達性読み書き障害、developmental dyslexia)

(1) 症状と経過

　国際ディスレクシア協会の定義では「神経生物学的原因に起因する特異的学習障害である。正確かつ/または流暢な単語認識の困難さであり、綴りおよびデコーディング(文字記号の音声化)能力の弱さとして特徴づけられる」とされる[2]。読み誤りや読み返しの多さ、読みに時間がかかること、たどり読み、逐字読みなどが特徴である。日本語表記は3種類の文字を混合して使用するが、読み困難はそれぞれの文字で異なった経過をとる。

　平仮名は使用頻度が高く文字と音の対応性もよいので、読み困難の程度が比較的軽い。平仮名習得の当初は読めない文字が多く読みの流暢さに欠けるが、多くの場合小学校高学年には平仮名には困難を感じない程度に習熟する。片仮名は使用頻度が低く練習に費やす時間も少ないので、読み誤りや逐字読みが残ることが多い。仮名文字では特殊音節の読み困難が特徴的である。特殊音節が重なる拗促音(「ちょっと」など)や拗長音(「ぎゅうにゅう」など)では混乱が大きくなる傾向がみられる。

　漢字は文字数が多く文字形態が複雑なだけでなく、熟語や文中での使われ方によって1つの文字の読み方が何通りにも変化するので、読みの到達度は高学年になっても低いことが多い。形態、音韻と漢字のもつ意味がつながって漢字の読みが完成するので、漢字の習得には語彙力の影響が強い。漢字の読み困難の状態像は「読み方が思い浮かばない」「当該漢字の別の読み方に誤る(赤飯→あかはん)」「意味の類似した別の漢字の読み方をする(図工→こうさく)」などである。

　発達性ディスレクシアは一義的にはデコーディングの障害であるが、文字記号の音声化に時間とエネルギーを要するために、音声化後の文の意味理解も悪い。但しほかの者が音読すれば文章内容の理解は良好である。国語の教科書のように何度も繰り返し音読する機会がある文章では、子どもは内容を記憶し、まるで読んでいるかのように「音読」するので周囲が気づかないことが多い。読み技能の判断には必ず初めて読む文章の音読を用いる。

　発達性ディスレクシアは、読み技能が問題となるだけでなく書字困難も伴う。読み困難の症状、特に平仮名の読みが学年進行とともに改善するのに対して漢字書字困難が逆に目立ってくるため、高学年になってからの訴えは漢字書き取りの困難であることが多い。詳細な聴取で低学年のときの読み困難が浮かび上がることもあるが、まったく気づかれていないこともある。書字単独の障害より発達性ディスレクシアの方が頻度が高いので、書字の問題を認めた場合必ず読みの検査も行うようにする。

(2) 認知所見

　欧米の諸言語間で発達性ディスレクシアの発生頻度が異なることが以前から指摘されていた。最近では発達性ディスレクシアの発症には各言語特性が関与するが、基盤となる脳機能障害は共通しているとする考え方が強い。音韻と文字の間の規則性の高い言語（例えばイタリア語など）の方が発達性ディスレクシアの発生頻度が低いといわれる。10％近いといわれる英語圏に比べると日本では発達性ディスレクシアの頻度は低いと考えられており、日本語が比較的音韻-文字間の規則性が高いことが関与しているといわれる。日本語の中でも規則性が高い仮名文字と低い漢字の間の読み困難度の差も説明できるかも知れない。

　発達性ディスレクシアの原因認知には、視覚認知やその他の脳機能の関与も検討されているが、現時点では音韻認識や聴覚性短期記憶など聴覚言語認知の障害や rapid naming の障害の関与が広く支持されている。二重障害仮説では、音韻認識と rapid naming の２つを発達性ディスレクシアの機序として重要視する。双方の低下があると重症化するといわれる。日本語の発達性ディスレクシアでも音韻認識課題や rapid naming で成績の低下が確認され、長音や促音のモーラが認識できていないことは臨床症状としてもしばしば観察される。

　文字で表された言葉の変換（デコーディング）には、文字から音韻に直接変換する方法と、文字から言葉の意味を通して音韻に変換する方法の２種類あり、実際の読みでは双方を用いている。一般的には読みの習得初期には前者が主に働き、読みが上達してくると後者の役割が大きくなると考えられる。この２種類の認知過程（ルートあるいはモジュール）が発達性ディスレクシアのどの段階でどのように関係しているかはいまだ議論の余地があるが、読みに言葉の意味理解が関与していることは重要で、介入方法を組み立てる際のヒントとなる。

　一般的な言語障害による読みの障害とは異なるため、原則的にWISC-ⅣでVIQの低下は認めない。但し言語障害と合併するとより重症となりやすい。

2 特異的理解困難を呈する読字障害

　文字-音韻変換以降の過程に問題点をもつ読字障害は発達性ディスレクシアと異なる認知障害をもつと考えられ、介入方法も異なる。音読の速度や正確さに問題はないが読解に困難をもつので、内容が複雑な文章や未知の概念を含む文章では内容把握が困難になる。「本を読みたがらない」という訴えもあるが、自分の興味領域の文章であれば用語に親和性があり内容把握が容易なので読むのが苦にならないというものもいる。最近は特異的言語発達障害（specific language impairment）との関連も指摘されている。知的能力の高い広汎性発達障害では、語や文の意味概念の理解不良から同様の訴えをもつことがある。文章内容の読み取りが悪いという訴えは発達性ディスレクシアでも認めるため、デコーディングの成績低下がないことを確認しておく。

2 書字障害

　書字障害はDSM-Ⅳ-TRでは書字表出障害（disorder of written expression）にあたるが、書字

表 13. 書字障害の状態像

- 文字形態を想起できない
- 文字形態の誤り（実在しない文字を書く）
- 長音、促音などを省く、あるいは誤った位置に書く
- 拗音の誤り　①別の音への置き換え（「しゃ」→「しゅ」など）
　　　　　　　②実在しない文字の組み合わせ（「さゃ」など）
- 「〜を」「〜は」「〜へ」など助詞の特殊な表記の誤り
- 1つの単語の中に平仮名と片仮名が混じる
- 長音の表記方法が平仮名と片仮名で異なることの混乱
- 同じ読み方をする別の漢字への置き換え（田畑→田旗など）
- 形の似た別の漢字への置き換え（山脈→山派など）
- 送りがなの誤り（「一人」→「一人り」など）

表出障害の診断的特徴では「一般的に、文章作成能力における困難さは、文章中の文法的または句読法の誤り、段落の構成がまずいこと、多数の綴りの誤り、および極端に下手な書字などの組み合わせで明らかになる。この診断は、一般的に、綴りの誤りまたは下手な書字だけで、他の書字表出の障害がない場合には与えられない」とされ[3]、書字障害というより文章表現力や文法を含む広い範囲の文字を用いた表現技能障害を指すものと思われる。一方、ICD-10の特異的綴字障害はspelling disorderで、基本的に文字の順列の問題として捉えられている。アルファベット語圏と異なる正字法をもつわが国の書字の問題は、DSMやICDを参考にしつつも異なる捉え方が必要である。

日本語表記における書字障害の状態像を**表13**に列挙する。

一般に、平仮名に比べて片仮名と漢字で書字困難が著明である。書字障害には形態認知の障害を認めたとする報告が多い。しかし誤りの内容には、形態認知以外にも仮名文字の音韻的側面、助詞の把握など文法や語の意味概念など言語能力、また漢字の意味と読みの統合、運動の記憶など書字に関係する認知機能は広範囲にわたる可能性がある。1人の子どもの中に複数の要素が混在することが多く、書字の誤りに対して分析的に考え対処することが求められる。時に話題に上る鏡文字（左右が逆になる）は、文字習得を始めた頃の子どもに広く認められ、多くの場合自然に是正される。

「文字形態が崩れる」「文字のパーツの大きさの比率がおかしい」「文字や文がはみ出る、ゆがむ」などの書字と関連した訴えは、協調運動の問題、あるいは注意集中障害と関連づけて考えて対処する。

前述の発達性ディスレクシアには読字だけでなく書字の障害を伴う。したがって書字障害には、発達性ディスレクシアの部分症状としての書字障害と読字障害を伴わない書字障害が存在する。書字の訴えに対して、読字技能の確認を怠らないよう努める。両者の臨床症状や原因となる障害認知の質的な相違についてはまだ十分に議論されていない。

3　算数障害

算数では計算のほかに、図形、長さ、面積、体積、重さなどの量の問題、時間や速度、比例、集合概念など多くの課題を取り扱う。そのため本来ならば算数障害は計算障害のほかにさまざまな異質な障害を含むはずであるが、ICDやDSMの記述のほとんどは計算障害の症状に限られる。

1 計算障害

(1) 代表的な症状
計算障害の代表的な症状を挙げる。

●a．数(数字)のインプットとアウトプットの問題
5を「ご」「いつつ」と2通りの呼び方があることに混乱する。

口頭言語では「千」「百」「十」と桁を表す語が挟まれるのに対して、アラビア数字の表記では数字の空間的位置関係に桁の意味が含まれる違いの理解が困難。例えば「153」を「100503」と表記する。

●b．数概念、数の量的把握、数の操作の問題
具体物を目の前から取り去って数字だけの操作になると、頭の中で数の表象が不明瞭になり混乱する。

計算するときに指を使う様子が長い間みられる。

桁の概念や大きな数、概数、小数・分数など非自然数の習得に困難をきたす。

数を操作することの意味が把握できていない場合は、状況を式に置き換えることや複数の異なる演算が必要な際に混乱をきたす。

●c．計算手続きの問題
①比較的簡単な1桁同士の足し算や引き算は、記憶が大きく関与する領域である。掛け算の九九は聴覚記憶を利用した習得方略である。数的事実(number facts)と呼ばれるこれらの単純計算が十分自動化せず、この段階で計算につまずく場合がある。

②桁の繰り上がり、繰り下がりや、割り算のように掛け算と引き算を何度も繰り返すような、いくつもの段階を積み上げていく計算の手順が身につきにくい。

③視空間認知や注意の問題で筆算の数字が整然と並ばず計算ミスにつながる。

②は③の原因と考えることもできる。また、数的事実の自動化が十分でなく計算速度が遅いと、より複雑な計算の速度や正確性の低下につながる。

(2) 発達性ゲルストマン症候群
後天的な頭頂葉損傷で生ずるゲルストマン症候群の4つの症候、すなわち計算障害、手指失認、左右方向障害、書字障害に構成失行を加えた5症候、あるいはそのうちのいくつかを、器質的脳損傷のない子どもに認める場合を発達性ゲルストマン症候群と呼ぶ。5つの症候以外に読字障害も併存することが多く、実際には発達性ディスレクシアとの合併が多い。

2 計算障害以外の算数障害

表14のような症状がみられる。図形の認知や量の把握の障害は単独で認めることもあるが、計算障害と合併してくることも多い。

計算はできるが文章題の問題内容が読み取れ

表 14. 計算障害以外の算数障害の状態像

・アナログ時計の時刻が読めない
・図形の問題が苦手
・長さ、重さなど量の理解ができない
・時間の計算ができない
・速度、割合、比例などの概念が理解できない　など

ないという訴えをしばしばみかけるが、算数障害ではなく文の読解の問題と関連づけて対処する。

4 特定不能の学習障害

既出の確立されたカテゴリー以外の学習障害、すなわち知覚障害、知的障害がなく学習の機会が十分であるにもかかわらず生じる「読み」「書き」「算数」以外の学習困難である。実際に診断されることはほとんどなく、また仮にこの診断カテゴリーを使う場合は、状態像や原因となる認知障害を詳細に検討し明確にしたうえで適切な対応を構築すべきである。

また初めに述べたように学習習得にかかわる脳機能は数多い。不注意や協調運動障害などが学習困難の原因と考えられる場合は、安易にこの項に含めることなく、不注意や協調運動障害が本来帰属する診断をつけるのが望ましい。

5 学習障害の診断

学習障害の原因は、環境や情緒障害や感覚器の機能異常ではなく、全般的知的能力の低下によるものでもない。鑑別のために、十分な学習の機会と適切な学習課題が与えられているか確認、聴力と視力障害の否定、WISC Ⅳ、K-ABC などの知能検査の実施は必須である。但し、知能検査の下位検査成績の項目間較差は学習障害に特異的な所見ではなく、その結果から学習障害を診断すべきではない。

学習障害の診断には、個人の暦年齢や発達レベルに比べて読字や書字、計算などの技能が一定水準以下であることを確認する。最近ではわが国でも読み書きや計算技能検定のための検査が利用できるようになってきた[4)5)]。学年基準値との乖離を客観的に判断するとともに、介入による変化を考慮に入れつつ判断する。但し、検査成績が境界域で臨床上同質の認知障害が疑われる場合には学習障害と同様の対処が図られるべきである。

除外基準を満たし、学習技能の低下を確認できれば学習障害の診断が可能である。しかし援助につなげるためには、認知特性を明らかにしておく必要がある。WISC-ⅣやK-ABCなどの知能テストの下位検査の成績から、言語能力や形態認知、短期記憶などに関する情報が得られるが、それだけでは認知障害を推定するには不十分である。それぞれの訴えに関連する認知能力に特化した検査により問題点を明確にするように努める。標準的な検査の組み合わせはなく、語彙や言語能力の検査、形態認知の検査(記憶、構成能力など独立して測る検査を組み合わせる)、音韻認識課題、Rapid Automatized Naming Test、数の量的把握に関する検査などがある。

また一般的な認知能力とはいえないが、学習技能に関連する脳機能として協調運動や眼球運動の異常にも配慮することが必要である。眼球運動の巧緻性や書き写し技能の検査を組み込むことも有用である。

表 15. 学習の基礎的技能訓練の際の留意点

・本人のモチベーションの状態を考慮する。
・障害認知以外の脳機能を含む幅広い認知プロフィールを把握したうえで、対応を構築する。
・注意集中障害をもつものが多い。注意集中力のレベルを考慮する。
・椅子の高さや座面の工夫、必要に応じて鉛筆保持の補助具などの使用。
・困難な課題の繰り返し練習を避ける。
・家庭、学校へ訓練内容を伝える、日常でできる課題のアドバイスをする。

6 学習障害への対応

　視覚、聴覚に問題がある場合には、眼科、耳鼻科治療を優先させる。
　学習障害の対処は大きく分けて2つある。1つは個々の認知的特徴に基づいた個別の訓練であり、あとの1つは通常学級でできる配慮である。
　前者には苦手な認知の改善を図るものと、それ以外の認知を利用して基本的技能の習得を目指すものがある。いずれも認知特性や年齢を考慮しながら方策を組み立てるため、基本的に個人ごとに異なるプログラムになる。専門教員、臨床心理士、言語聴覚士、作業療法士、オプトメトリスト(視覚認知、眼球運動の訓練を受けもつ)などが、個別に、または少人数のグループで訓練にあたる。特別支援学級、通級学級、教育センターなどの教育施設や大学など研究機関、NPOなど民間機関、医療機関のリハビリテーションで対応する。その際の注意点は表15に挙げるものなどである。
　一方の通常学級では特異的な問題点に対して個別にアプローチすることは難しい。学習障害の概要を把握したうえで、集団教育の中で学習を支援することに努める。例えば、前もって読めない漢字には振り仮名を振っておく、他の人の音読を聞いて内容を把握してから読む練習をする、広めの罫線のノートを使うなど、個人の状況に応じて柔軟に対応する必要がある。課題によってはワープロや計算機を使ってもよい。要は、学級の中で居場所を確保すること、基本技能が不十分であっても学習内容の把握に支障をきたしにくいように工夫すること、本人の学習に対する意欲を失わせないようにすることである。

7 遺伝、画像

　脳機能画像研究も精力的に進められ、優位半球の後頭側頭部、側頭頭頂部、外側前頭下部を中心とした部位の機能に異常が指摘されている。また遺伝要因が強く働くことも広く知られる事実である。親子やきょうだいで発達性ディスレクシアであることは珍しくない。最近では発達性ディスレクシアに関与するとされる候補遺伝子に関する報告もある。

おわりに　学習困難は心身症や不登校の原因となり社会的予後を不良にする。わが国では学習障害は一般社会でも医療現場においても他の発達障害に比べ認知度が低い。学習障害は注意欠陥/多動性障害や広汎性発達障害に併存して認められることも多く、行動の問題が収まった後

II. 各　論

で、学習の問題が表面化し診断に至るケースを経験する。また学習障害を合併していなくても、広汎性発達障害の言語コミュニケーションの問題や協調運動障害が学習の妨げになることもある。学習障害や学習に影響する脳機能の問題に対して正しい認識をもつことは重要であろう。

（若宮英司）

●文　献

1) 文部省：学習障害児に対する指導について（報告）．学習障害及びこれに類似する学習上の困難を有する児童生徒の指導方法に関する調査研究協力者会議，1999．
2) Lyon GR：Defining Dyslexia, Comorbidity, Teacher's Knowledge of Language and Reading. Annals of Dyslexia 53：1-14, 2003.
3) American Psychiatric Association：Quick Reference to the Diagnostic Criteria from DSM-IV-TR, 2000［高橋三郎，大野　裕，染矢俊幸（訳）：DSM-IV-TR　精神疾患の分類と診断の手引．新訂版，医学書院，2002］．
4) 宇野　彰，春原則子，金子真人，ほか：小学生のための読み書きスクリーニング検査．インテルナ出版，東京，2006．
5) 稲垣真澄，ほか（編）：特異的発達障害；診断・治療のための実践ガイドライン．診断と治療社，東京，2010．

3. 運動機能の特異的発達障害、発達性協調運動障害

はじめに 運動機能の特異的発達障害(specific developmental disorder of motor function；SDDMF)(ICD-10)あるいは発達性協調運動障害(developmental coordination disorder；DCD)(DSM-Ⅳ-TR)とは、運動機能が他の発達領域に比べて特異的に障害されており、それが脳性麻痺など明らかな神経学的異常や全般的な発達の遅れによる二次的なものとはいえないものを指す。かつて「微細脳機能障害(Minimal Brain Dysfunction；MBD)」と呼ばれた一群のうち、その後に「不器用児(clumsy child)」、「発達性失行症(developmental apraxia)」などと呼ばれていた群がこれに相当する。運動機能の障害であるにもかかわらずこれが「心理的発達の障害」に含められているのは、注意欠陥/多動性障害(AD/HD)や学習障害と同じくMBDに由来することが根拠であると思われる。SDDMFとDCDはほぼ共通の概念であるので、以下では特に断る必要のない限り、DCDを用いる。

　日常生活の中でわれわれは、意識的/無意識的を問わず常に身体のどこかを動かし、あるいは動きを止めている。体幹、頭部、四肢、手指それぞれの筋群が協調して、目的のある運動を生起させる。知能などと同様、こうした協調運動も子どもの成長とともにより精緻なものへと発達していく。ところがDCDの子どもたちは、個々の筋の動きに麻痺などの神経学的異常がないにもかかわらず、協調運動がうまくいかない。協調運動には、歩く、走る、姿勢を変えるなどの粗大運動と、スプーンですくって食べる、ボタンをはめる、鉛筆で字を書くなどの微細運動がある。DCDでは、これらが全体的にうまく発達しない場合もあれば、一部のみ障害され、ほかは問題ない場合もある。いずれにせよ、協調運動がうまく行えないために日常生活や学業に著しく支障をきたす場合にDCDと診断される。

1 ── 診　断

　ICD-10では、SDDMFが「心理的発達の障害」の1項目として学習障害や広汎性発達障害などと同列に並べて記載されている。一方、DSM-Ⅳ-TRでは、「運動能力障害」(motor skills disorder)という大項目の中の唯一の下位分類としてDCDが置かれている。**表16**に示すように、ICD-10とDSM-Ⅳ-TRの定義はほぼ同じで、粗大あるいは微細な運動の協調が、その人の知能から期待される水準よりも遅れているか稚拙である場合に診断される。但し、2つの診断基準の間では除外規定が若干異なっている。すなわち、DSM-Ⅳ-TRでは広汎性発達障害がある場合にDCDの診断を除外するという規定があるが、ICD-10ではそのような規定はない。さらに知的障害(精神遅滞)について、DSM-Ⅳ-TRでは、知的障害が存在しても、その知的能力に比して協調運動能力が著しく低

II. 各　論

表 16. 運動機能の特異的発達障害(ICD-10)と発達性協調運動障害(DSM-Ⅳ-TR)

F82　運動機能の特異的発達障害(ICD-10)

A．標準化された微細または粗大な協調運動の検査における評点が、その小児の暦年齢を基にして期待される水準から、少なくとも2標準偏差以下である。
B．基準A項の障害のために、学業成績あるいは日常生活の活動に明らかな支障をきたしていること。
C．神経学的障害の所見はない。
D．主要な除外基準：標準化された検査を個別に施行して、IQ が 70 以下。

315.4　発達性協調運動障害(DSM-Ⅳ-TR)

A．運動の協調が必要な日常の活動における行為が、その人の生活年齢や測定された知能に応じて期待されるものより十分に下手である。これは運動発達の里程標の著明な遅れ(例：歩くこと、這うこと、座ること)、物を落とすこと、"不器用"、スポーツが下手、書字が下手、などで明らかになるかも知れない。
B．基準Aの障害が学業成績や日常の活動を著明に妨害している。
C．この生涯は一般身体疾患(例：脳性麻痺、片麻痺、筋ジストロフィー)によるものではなく、広汎性発達障害の基準を満たすものでもない。
D．精神遅滞が存在する場合、運動の困難は通常それに伴うものより過剰である。
　コード番号を付けるうえでの注意：一般身体疾患(例：神経疾患)または感覚器の欠陥が存在するならば、その疾患をⅢ軸にコードを付けて記録しておくこと。

い場合にはDCDと診断してもよいのに対して、ICD-10はIQ70以下ではSDDMFの診断を認めていない。

　DCDと診断するためには、一般身体疾患、特に脳性麻痺や筋ジストロフィーなどの神経疾患や筋疾患を除外する必要がある。逆にDCDと併存しやすいものとして、学習障害、AD/HD、表出性言語障害、構音障害、吃音、チックなどがある。

2 ── 臨床的意義

　協調運動がうまくできないという主訴だけで精神科の外来を訪れる子どもは、ほとんどいない。通常は、運動以外の主訴で精神科外来を受診したケースで、運動の評価を要すると判断されたときに、初めてDCDが検討されることになる。例えば、書字が苦手という主訴で受診した子どもでは、知的障害や学習障害(書字表出障害)のほかに、DCDのために字がうまく書けないという可能性も検討する必要がある。また、DCDと同じくMBDの系譜である学習障害やAD/HDの子どもでは、DCDを併存する例が少なくない。さらに、診断基準には含められていないものの、アスペルガー症候群の人たちの中には協調運動が苦手である人が多いことも知られている。ICD-10ではアスペルガー症候群でもSDDMFと診断してよいが、DSM-Ⅳ-TRではアスペルガー障害の場合はDCDと診断しないことになっている。このことの根拠は不明である。

　このように、多くの発達障害においてDCDが併存するが、実際の臨床場面でどの程度DCDを積極的に診断するかは医師によって差があるのが現状と思われる。DCDの子どもたちは、日常生活のあらゆる活動場面において他児に遅れをとり、あるいは上手に活動を遂行することができず、達成感を得にくく自信を失いやすい。したがって、DCDの子どもたちへの対応では極めて精神医学的な配慮が求められる。学習障害やアスペルガー症候群など他の発達障害とDCDが併存する場合はさらに一層の配慮が必要である。

3 ── 評　価

　発達に凸凹のある発達障害全般にいえることであるが、個々のケースについて得意なスキル、平均的なスキル、苦手なスキルを特定することが、治療/支援の第一歩である。とはいえ、DCDに照準を合わせた標準化された評価尺度は今のところ開発されていない。そこで、言語、構音、知覚機能、認知機能、神経学的評価などとの対比による協調運動の評価と、さまざまな協調運動間の乖離の有無に関する評価を行う。単に診察室や検査室で標準化された検査を行うだけではなく、その人の現在の生活、および将来の生活をイメージしながら、協調運動の異常が学業や日常生活にどの程度の支障を及ぼすのか、総合的に評価を進めていく必要がある。

　DCDを含む発達障害の評価で比較的よく用いられる心理検査としては、田中ビネーやウェクスラー式(WISC-Ⅳ、WAIS-Ⅲ)などの知能検査、ITPA、K-ABC、DN-CAS、ベンダー・ゲシュタルト検査、人物画検査などがある。これらの検査では、副次的ながら手指操作の評価も可能である。運動機能そのものは、実際に粗大運動(歩行、自転車乗り、ボール投げなど)や微細運動(ボタンはめ、紐結び、書字など)を子どもに行わせて評価する。DCDの子どもでは、神経学的徴候をしばしば認める。これは、片足立ちがうまくできない、顔を固定した状態で動く物の追視ができないなど、神経系の機能分化の発達の未熟さを示唆するものと考えられる。

4 ── 治療/支援

　治療/支援は、スキル獲得の促進、本人への心理・社会的支援、親への心理教育を3つの柱として、多領域チーム・アプローチによって進めていく。

1 スキル獲得の促進

　評価によって苦手な領域が特定されたら、そのスキル獲得についてどのような方針をとるのかを検討する。苦手な協調運動の練習を行う場合、できる限りスモール・ステップで、本人と親が焦らずに取り組めるよう配慮する。少しの努力で達成できる短期目標をこまめに設定し、目標達成時に達成感が得られることと次のステップへ進む意欲が保持できるよう配慮する。

　DCDの多くのケースでは、苦手な協調運動の困難さが成人期までを通じて一貫して持続する。したがって、集中的な訓練を過度に行うことは、却って本人の苦手意識を増大させ、生活全般に関する意欲と自信の低下の要因となってしまう可能性が高まる。苦手な領域に対しては、むしろ本人の得意なスキルやそれほど苦手としないスキルを活用して苦手さを補完するやり方を身につける、という支援方略の方が実用的である。幼児期のうちは、本人が苦手さをあまり感じることなく自発的に生活動作を繰り返すことができるように、他児とスピードを競わせる場面を極力少なくし、用いる道具を工夫する。例えば食事の場面では、スプーンのグリップが太くて滑りにくいものを用いる、平皿ではなく縁のついた皿を用いて掬いやすくする、などの工夫が可能である。教科学習の場

面では、筆圧が弱く細かい字が書けない子どもの場合には太くて濃い鉛筆と罫線の間隔の広いノートを用いるなどの工夫ができる。重要なことは、成人期までの支援のプロセスにおいて、いずれは自分でこのような工夫を行えるようにしていくことである。

2 本人への心理・社会的支援

　協調運動が苦手な子どもの多くは、生活の中で他児より動作が遅い、不器用などの理由で他児と対等な関係で遊べないなどの支障が生じる。そのような状況を放置していると、遊びを通して得る同世代の子ども同士の体験の共有の輪に入れず、徐々に孤立感、疎外感を増幅させてしまう。したがって、ことは運動だけに済まされない。さまざまな社会場面で自信がもてず、全般的な社会参加への意欲の低下を招いてしまう。このような状況に陥ることを回避するためには、本人のできていることを認め、誉めるという接し方を日頃から心がけておく。

　誉め方の留意点であるが、本人の得意な領域を積極的に誉めるということを日常的に行っておくことが重要である。苦手な領域でスモール・ステップを設定し、頑張って達成したときに誉めるというのも大事ではあるが、それだけでは不十分である。苦手な領域は猛特訓を積んでも得意にまでなることは極めて稀であるので、せっかく誉めてもらっても本人の本当の自信にはつながりにくい。それどころか、どれだけ頑張ってもなかなか結果が伴わないことに気づいて、却って不全感を高め、意欲を失ってしまうおそれすらある。むしろ、運動領域の中で比較的得意な領域、さらには運動以外の領域で得意な領域にきちんと着目し、そこを適切に誉めることによってこそ、真の意味での自己肯定感が育つ。そのことが基盤にあれば、苦手なことを訓練したときの達成感も自信につながる。

3 親への心理教育

　他の発達障害においても同様であるが、親への心理教育なくしてDCDの子どもたちへの支援はあり得ない。子どもの人格形成に最も大きな影響を及ぼすのは親である。その親が自分の子どものことをどのように感じているのかは、子どもの自尊感情の形成を大きく左右する。DCDのように発達に部分的に苦手なところがある子どもに対して、親は、集中的な訓練によって苦手なところを克服させて、バランスよく育てたいと考えるものである。しかし、そのような考えが過剰となり、焦りを生むことによって親の視野が狭くなり、子どもの苦手克服を生活の中の最優先事項にしてしまうと、子どもは自信をもてない。親が過剰な期待をかけたり負担の強過ぎる課題を設定したりすることを防ぐためには、親が子どもの特徴についてだけでなく、将来の見通しや目標の立て方についても知っておく必要がある。同時に、これらの知識を身に着けるプロセスで必ず生じる親の心理的葛藤に対するカウンセリングを行うことが極めて重要である。

4 多領域チーム・アプローチ

　発達障害の臨床全般に多領域チーム・アプローチは必要であるが、DCDの場合には特に重要となる。中でも、作業療法士(OT)の役割が大きい。DCDの子どもたちに対しては、感覚統合の知識と技術をもつOTがかかわることが多い。さまざまな日常生活動作の中で、得意あるいは平均的な

運動能力の部分を最大限に活用し、苦手な運動は道具の工夫などで補っていく。その中で、少しずつ苦手な運動の上達を図っていく。精神科を訪れるDCDのケースの大半は他の発達障害も有しているため、OT以外にも臨床心理士、言語聴覚士、ソーシャルワーカーなどの職種がかかわることになる。精神科医は、診断と評価の結果をもとに総合的な治療/支援プランを立て、かかわる職種と役割分担についての大まかな方針を立てる必要がある。但し、実際に治療/支援を直接行うのは医師以外のスタッフであるため、医師はチームリーダーでありながら治療/支援においては専ら脇役となる。このような「逆説的チーム・アプローチ」が発達障害の臨床の特徴である。

おわりに

DCDは、精神科医が専門とすることが少ないため、精神障害の診断分類の中に記載されているにもかかわらず臨床の場では見過ごされることや十分に対応されないことが多いかもしれない。しかし、協調運動は日常生活の中の活動すべてにかかわるものであり、協調運動が苦手な場合の本人の負担感は想像以上に大きい。また、親がこのことにどう向き合えばよいのか、スタンスが定まりにくいことが、本人の自信と意欲の低下の要因となり得る。児童精神科の臨床では、DCDについてより意識的に診療しておく必要がある。

（本田秀夫）

II. 各 論

4. コミュニケーション障害

はじめに　「言葉の遅れ」は乳幼児期の発達で最も一般的に心配される問題であり、子どもの発達のつまずきや偏りに気づく重要なサインでもある。言語や会話の異常はさまざまな発達障害で認められ、年少児では特に重要な徴候であることは事実であるが、その一方で、言語発達は非常に個人差が大きく、どこまでが正常であるかを見極めるのが非常に難しい問題でもある。年少児の精神科臨床で出会うことが多い徴候であるが、正確な理解と慎重な判断が求められる問題といえよう。

話し言葉はコミュニケーションの主要な要素であり、言葉の遅れはコミュニケーションの発達に重大な影響を及ぼす可能性がある。実際のコミュニケーションでは、言葉以外にも身振りや表情、その他のさまざまな非言語的な方法が含まれており、いずれの要素に異常があってもコミュニケーションが障害される可能性がある。コミュニケーションの障害は自閉症の基本症状の1つであるが、DSM-IV-TRではコミュニケーションに関連する発達障害のうち、言語機能と発話機能の障害がコミュニケーション障害として分類されている。また、言語的コミュニケーションには話し言葉だけでなく文字による情報伝達も含まれるが、これらは学習障害として分類されているので、コミュニケーション障害は話し言葉を用いたコミュニケーションの障害を意味している概念であるといえる。

DSM-IV-TRでは、表出性言語障害、受容-表出混合性言語障害、音韻障害、吃音症がコミュニケーション障害に含まれている。前2者は言語障害、後2者は発話障害に相当する。なお、ICD-10にはコミュニケーション障害という診断分類はなく、「会話および言語の特異的発達障害(F80)」に言語と発話の障害が含まれているが、吃音症については「心理的発達の障害」ではなく、「小児期および青年期に通常発症する他の行動および情緒の障害(F98)」に分類されている。

発達性言語障害は精神医学だけでなく、神経学、感覚生理学、発達心理学、音声学、言語学、リハビリテーションなどの多分野との関連があり、さまざまな障害概念が提唱されてきている。また、言語や発話の遅れや困難は教育とも密接な関連があり、学習障害の視点からも研究され、特別支援教育での対応が進められてきている。それぞれの領域における用語の概念や定義には相違がある場合もあるので、連携にあたっては専門家の間の相互理解も重要である。

1 表出性言語障害

1 概念と症状

　表出性言語障害(expressive language disorder)は、非言語的な知的能力は正常範囲であるものの、表出性言語の発達に障害があり、その結果、学業成績、職業的能力、あるいは対人的コミュニケーションが妨げられている状態をいう。但し、後述の受容-表出混合性言語障害と広汎性発達障害の診断基準を満たすものは、この診断には当てはまらない。知的障害、言語-運動または感覚器の障害や環境的不備が存在する場合でも、言語の困難がそれらの状態で通常みられるものよりも著しいものであれば、この診断に相当する。多くの場合は、明らかな原因がわからない先天的なものであるが(発達型)、脳炎や頭部外傷などの結果として生ずる後天的な表出性言語の障害(後天型)もこの診断に含まれる。

　症状は発症時の年齢や重症度によって異なるが、一般的な特徴としては、発語の遅れ、会話の量や語彙数が少ない、話す文が短く、不完全で、文法的な誤りがある、話す内容のまとまりが悪く、うまく表現できないなどが認められる。発達型では始語が遅く、その後の言語発達のペースも遅れるのが一般的であるが、後天型ではいったん獲得した表出言語機能が原因となる脳病変に引き続いて完全または不完全に崩壊するのが特徴である。ICD-10の表出性言語障害は発達型のみが含まれ、非言語性IQが70以下の場合はこの診断から除外されている。

2 疫　学

　言葉の遅れは非常に一般的なことであり、3歳未満の幼児のおよそ10～15％に始語の遅れや言語発達の遅れが認められるといわれている。しかし、早期の言語発達に遅れが認められた幼児の多くは最終的には正常範囲内の言語能力を獲得するので、すべてがなんらかのコミュニケーション障害と診断されるわけではないが、DSM-IV-TRによれば就学年齢までに有病率の推定値は3～7％の範囲になるとされている。発達型は性差があり、女児よりも男児に多い。ほとんどは発達型で、後天型は稀である。

3 診　断

　話し言葉の発達の遅れが主要な徴候であり、2歳までに意味のある単語の欠如、3歳までに単純な2語文が話せない場合には表出性言語の発達障害が疑われる。しかし、話し言葉の発達は個人差が非常に大きいので、初期の言葉の遅れだけではなく、その後の言語発達の経過も含めて判断する必要がある。

　DSM-IV-TRの診断基準では、表出性言語障害の診断のためには、表出性言語の発達は個別施行による標準化検査によって評価し、非言語的知的能力と受容的言語発達の両方に対してはっきりと低いことが示されなければならない。現在わが国で使用できる標準化検査として、WPPSI(対象年

齢3歳10ヵ月〜7歳1ヵ月)とWISC-Ⅳ(対象年齢5歳0ヵ月〜16歳11ヵ月)は、言語能力に関連するスコアを出すことができるので、表出性言語障害の診断で要求される評価が可能である。標準化された方法が利用できないか、適切ではない場合は、その人の言語能力について徹底した機能評価に基づいて診断を行わなければならない。

　鑑別診断としては、広汎性発達障害と受容-表出混合性言語障害が特に重要で、これらの診断基準を満たす場合は、表出性言語障害の診断は成立しない。このほかには、知的障害、聴覚障害、選択性緘黙などの鑑別が重要である。また、併存障害として、学習障害、発達性協調運動障害、注意欠陥/多動性障害(AD/HD)などについても考慮する必要がある。

　養育者との適切な会話のやりとりがなかったり、子ども虐待などの不適切な養育が表出性言語の発達障害の重要な要因となっていることもあるので、環境要因についても評価することが治療介入の判断のためにも必要である。また、2ヵ国語を話す環境での生育など、言語を獲得する際の言語文化的背景についても考慮しなければならない場合もある。

4 治　療

　発達型の場合は3歳頃から表出言語が急速に伸びることも多いので、早急に専門的な治療を始めるというより、経過を見ながら子どものコミュニケーションを促進するようなかかわり方の指導や環境調整が基本的な対応となる。早期からの介入がその後の言語機能、学習、情緒的問題を予防したり軽減する可能性を指摘する報告もあるが、その有効性を示すエビデンスは十分ではない。就学後も表出性言語の遅れが認められる場合は、より専門的な言語訓練や特別支援教育での指導を行いながら言語発達を促す必要がある。

　言語コミュニケーション指導には多くの方法論があるが、日常的な文脈を利用した相互交渉型言語指導が多い。治療者あるいは養育者との間で、子どもの注意や関心を利用して言語的なかかわり合いを増やし、模倣やモデリングによって言語の習得を促進することが行われる。

5 経過と予後

　発達型の予後は比較的良好で、言葉の遅れのあった子ども(late talker)の50〜80%は就学するまでに正常範囲内の水準の言語機能を獲得する。実際に、幼児期に表出性言語障害と診断された子どもたちの多くは学齢期にはその診断に該当しなくなるものの、その一方で学業不振や情緒・行動面での問題が顕在化してくることも指摘されている。これらの中には、学習障害、AD/HD、反抗挑戦性障害などの診断がつけられるものもあり、精神保健や特別支援教育での対応が必要になるものもある。

　後天型の予後は原因となった障害の重症度に影響されるが、全体としてはおよそ2/3の子どもたちは軽度の障害は残すもののほぼ正常な水準まで回復するとされている。

2 受容-表出混合性言語障害

1 概　念

　受容-表出混合性言語障害(mixed receptive-expressive language disorder)は、非言語的な知的能力は正常範囲であるものの、受容性と表出性の両方の言語発達の障害があり、その結果、学業成績、職業的能力、あるいは対人的コミュニケーションが妨げられている状態をいう。ICD-10には受容性言語障害の診断分類があるが、DSM-IV-TRは受容性言語のみの障害があり表出性言語には障害がない状態に対する診断分類は用意されていない。DSM-IV-TRは、小児期の表出性言語の発達は受容性の技能の獲得によっているので、純粋な受容性言語障害は事実上ないという立場をとっている。

　表出性言語の障害については表出性言語障害の場合と同様であるが、受容-表出混合性言語障害では、単語や文章などの理解が困難であったり、音の分別、急な音の変化の認識、音と記号の関連づけ、一連の音の記憶などの聴覚処理スキルに障害が認められたりすることが伴う。受容-表出混合性言語障害にも発達型と後天型とがある。後天的なものの例としてランドウ・クレフナー症候群(Landau-Kleffner syndrome)がある。

2 疫　学

　受容-表出混合性言語障害の有病率は表出性言語障害よりも低く、就学前で3％、学齢期では5％程度と推定されている。発達型では女児よりも男児に多い。後天型は比較的稀である。

3 診　断

　診断のプロセスは表出性言語障害と概ね共通しているが、受容-表出混合性言語障害の診断では言語理解が発達水準よりも低いことを明らかにしなければならない。DSM-IV-TRの診断基準では、受容性および表出性言語発達について、個別施行による標準化検査で得られた得点が、非言語性知的能力の得点よりも明らかに低いことが求められている。標準化された方法が利用できない場合は、言語能力に対する徹底的な機能評価によって診断が下されなければならない。言語の障害は言葉によるものだけではなく、身振りによるものも含まれる。

　言語理解の障害は聴覚障害と関連するので、受容性言語障害の評価では聴力機能の評価が特に重要となる。DSM-IV-TRでは聴覚機能の障害があっても、聴力障害の程度から想定される言語障害よりも著しい場合には診断の除外基準にはならない。

　鑑別診断は表出性言語障害と同様で、広汎性発達障害の診断基準を満たす場合には言語障害の診断は適用されない。併存障害についても表出性言語障害と共通しているが、受容-表出混合性言語障害の方が併存障害の頻度は高い。就学前には音韻障害の併存が多く、就学後には読字障害やAD/HDの併存が多い。

ランドウ・クレフナー症候群は正常な言語発達を示した後に、3〜6歳頃に明らかな原因がわからないまま受容性および表出性言語の障害が始まる。多くの場合はてんかん発作があるが、発作が認められないものもあるので、脳波検査などで適切に診断する必要がある。

4 治　療

受容-表出混合性言語障害では、表出性言語障害よりも専門的な言語訓練などの治療的介入が適応となることが多いが、基本的には親や治療者との相互交渉を促進する対応が基本となる。幼児期には音韻障害の併存も多いので、言語聴覚士などの専門家による言語訓練も考慮される。就学後は言語障害通級指導などの特別支援教育での指導もあるが、読字障害などの学習障害が併存する場合は、それらに対する教育的支援も必要となる。

5 経過と予後

発達型では最終的に正常範囲の言語能力にまで発達することもあるが、全般的には表出性言語障害よりも予後は不良である。年齢とともに言語機能は発達するが、そのペースは遅く、同年齢の子どもの水準になかなか到達できない。他者とのコミュニケーションに困難が大きいので、学校適応にも困難をきたしやすく、自尊感情が低下したり孤立したりするリスクもある。情緒・行動の問題が併存する場合にはさらに不適応のリスクが高くなるので、言語機能だけでなく適応機能や情緒面にも配慮して見守ることが重要となる。

3 ── 音韻障害

1 概　念

音韻障害(phonological disorder)は、年齢およびその地域の言葉として適切であると発達的に期待される音声を用いることができないために、学業的、職業的、または対人的コミュニケーションに支障をきたしている障害として定義されている。音声の産出、使用、表現、あるいは構成の誤りに関する問題が認められる。音声産出の誤りとしては、1つの音を他の音で置き換える(例えば、「サカナ」を「タカナ」と発音するような子音の置換など)、音の省略(例えば、「バナナ」を「アナナ」と発音するような子音の欠落)などがある。

基本的には子どもが母国語の音韻体系を習得していく過程での誤った音韻体系を学習したり、未熟な発達段階での音韻体系を反映した音の誤りを示す発達的な言語障害であるが、DSM-IV-TRでは知的障害や器質的な構音障害がある場合でも、発語の困難がその問題に通常伴うものより過剰であれば音韻障害と診断されうるようになっている。ICD-10の特異的会話構音障害(specific speech articulation disorder)は発達性の発語の困難に限定した診断分類で、器質性の構音障害は別に分類されている。

2 疫　学

少なくとも3%の就学前幼児には機能的あるいは発達的な音韻の障害が認められる。軽症例についての有病率は不明であるが、6～7歳の子どもでは中等度から重度の音韻障害の有病率は約2%で、17歳までに0.5%に減少するとされている。音韻障害は女児よりも男児に多い。

3 診　断

音韻の習得順序や時期には個人差が大きく、習得する過程では未熟さによる音韻の誤りが認められることは珍しくないので、幼児期早期には気づかれにくい。未熟な発音が5～6歳まで持続している場合には音韻障害が疑われる。診断に際しては知的機能、聴力、口腔器官（口蓋裂、舌小帯短縮症、小舌症）、神経疾患などについても確認する必要がある。

音韻障害の症状の評価には、標準化された知能検査や言語発達検査に加えて、構音検査などが行われる。

4 治　療

軽度のものは成長とともに改善することが多いので言語治療の導入は慎重に判断する必要があるが、4～5歳になっても発語の困難が持続しコミュニケーションに支障があるような場合には構音訓練が考慮される。構音訓練は言語聴覚士などの専門家によって行われるが、音韻習得の特性に応じた訓練計画に基づいて行われる。構音訓練の適応にならない場合でも、発音が不明瞭であることに起因する対人関係の困難や情緒的な問題に対して、心理的なケアを必要とすることもある。

5 経過と予後

音韻障害の経過は関係する原因と重症度によって異なるが、一般身体疾患によらない軽度から中等度の場合は、約3/4が6歳までに自然な正常化を示す。

4 吃音症

1 概　念

吃音症(stuttering)は音韻障害とともに発話障害の1つであり、言語的知能や非言語的知能の発達に遅れが認められる言語障害とは質的に異なるコミュニケーション障害である。基本的な特徴は、会話の正常な流暢さと時間的構成の障害であり、音の繰り返し、音の延長、間投詞、単語の中の休止、会話の休止、遠回しの言い方、過剰な身体的緊張とともに発せられる言葉、単音節の反復（例：「てーてーてーてがいたい」）などの症状が認められる。これらの流暢さの障害のために、学業的または職業的成績、または対人的コミュニケーションが妨害される。障害の程度は状況に応じて変わり、コミュニケーションのプレッシャーがかかった状況では重度になりやすく、音読や歌唱、動物に話

しかけるようなときには起こらなかったりする。

2 疫　学

吃音症の有病率は全人口の約1％である。2〜7歳の幼児期に発症することが最も多く、吃音症の人の98％は10歳以前に発症する。自然に治癒する傾向が強いため、青年期での有病率は0.8％に低下する。男女比はおよそ3：1である。

3 診　断

吃音症の診断は、話し方の臨床上の特徴から診断されるが、流暢さの障害の程度が年齢に不相応であることと、学業やコミュニケーションにおいて実質的な支障が生じるほどのものであることを確認しなければならない。特に年少児においては単語や句全体の反復を含む正常な非流暢性がしばしばみられるので、それらの症状がある場合には症状の持続性や重症度を考慮して診断する必要がある。聴覚障害、知的障害、他の言語障害がある場合には、それらの障害では説明できない程度の流暢さの障害がある場合にのみ吃音症と診断される。

4 治　療

吃音症は子どもの言語発達的要因に加えて、親子関係や言語環境などの環境的要因の影響も大きいので、両者へのアプローチが必要になる。前者に対しては子どもへの直接的介入としての言語指導、後者に対しては親カウンセリングや環境調整などの間接的介入がある。軽症例や年少児では直接的介入よりも間接的介入によって子どもが吃音を過度に意識せずに話すことを促す対応が中心となるが、学齢期以降で中等度以上の吃音が持続している場合には直接的介入も考慮される。

子どもに対する言語指導ではゆっくり力を抜いた話し方の指導とともに、遊戯療法などの心理療法が併用される。間接的介入としては、まず親への心理教育やカウンセリングによって親自身の不安を軽減し、子どもの吃音に過敏に反応したり、吃音を罰したりしないように指導し、子どもが話しやすいような環境づくりを促す。学齢期の子どもの場合は、学校も含めた環境調整が必要である。

薬物療法に関する研究報告もあるが、現在までに有効な薬物療法は確立されていない。吃音に伴う不安や緊張に対して抗不安薬が投与されることもあるが、その効果は証明されていない。

5 経過と予後

吃音症は突然始まるのではなく、数ヵ月の間に潜行性に発症し、最初の子音、1つの語句の中の最初の単語の繰り返しから始まり、増悪と寛解を繰り返しながら慢性に経過する。子ども自身が話すことの困難を自覚するようになると、話すことを求められる状況を回避したり、恐れや恥ずかしさを感じるようになる。

全般的な予後は良好で、吃音症状がみられた子どもの60〜80％に自然治癒がみられるが、成人期まで持ち越した吃音の治癒は困難なことが多い。

〈小野善郎〉

5. 広汎性発達障害
【1】自閉性障害　a. 乳幼児期

はじめに　自閉性障害(Autistic Disorder；AD，自閉症と略)は、相互的な対人交流の障害、コミュニケーションの障害、そして興味の偏りや限局的・反復的・常同的な活動パターン、の3領域の行動特徴を有する自閉症スペクトラム障害(広汎性発達障害の指す範囲とほぼ重なる)のうち最も中核的な障害である(現行のDSM-IV-TR)。最近の報告では5.2〜77.2人/1万人と増加傾向にあり、3〜5:1で男性に多い。多因子遺伝と考えられており、環境要因の発症への関与は社会的に注目されているが今のところ特定されていない。

自閉症スペクトラム障害の中で症状の程度や数からみて自閉症状が最も顕著な中核群で、多くは2歳までに、そして遅くとも3歳には診断可能である。短期的な予後だけでなく、長期的な適応や生活の質(Quality Of Life；QOL)の観点からも、早期に診断を受け、早期から支援を受けていることが重要であることがわかっている[1]。早期介入が広がり、これまでの「自閉症は治らない」という概念が少しずつ変わりつつある一方で、知能や言語の発達に明らかな遅れがないケースや、周辺の症状や気質の特徴によっては未診断のまま成長するケースも少なくない。適切な支援を受けていない自閉症児・者では自閉症状と環境のミスマッチが複雑に絡まり、さらに合併精神障害が加わることでいっそう生活適応を悪くする危険性がある。

発達障害者支援法では早期発見・療育を行政の責務とし乳幼児健診での早期発見の重要性を強調している。自閉症児・者にとって支援の始まりであるという点で乳幼児期は極めて重要である。医療・保健、福祉、教育と多領域サービスは、この乳幼児期に始まり、老年期までライフステージに応じたニーズに対応すべく継続されなくてはならない。たとえ、ライフステージの中では医療が無力に思える時期があったとしても、自閉症のような慢性的な障害では質のよい連携した支援によってQOLは向上するのだから。

本稿では、前期と後期に分けて診断の実際を述べ、最後に療育の実際を要約した。

1 ── 乳児期から前期幼児期(0〜2歳) ──

1 自閉症の早期発見

(1) 定型的な社会的発達

定型発達児は、生後間もなくから微笑み、音声など対人反応が芽生え、乳児期後半にはアイコンタクト、呼名反応、動作や音声の模倣など対人指向性がはっきりしてくる。9ヵ月頃から1歳までには大人が指差したものを視線で追ったり(指差し追従)、自分が興味をもったものや欲しいものを自

II. 各 論

発的に指差しで大人に伝えたりするようになり（興味の指差し、要求の指差し）、18ヵ月までには大人の視線の意味を理解し、視線の先にあるものを目で確かめることができる（視線追従）ようになる。これらの共同注意行動の出現は、他者の意図理解の土台ができたことを示す。こうして子どもはさまざまな非言語的対人的手がかりを理解したり使えるようになり、やがて言語というツールも加わり、他者との交流を介して世界を理解し始める。

(2) 自閉症児の親の気づき

自閉症児の親が子どもの発達が何か違うと気にし始めるのはこの時期が多い。知能/言語発達の遅れがある場合は1歳台の前半、発達の遅れがない場合はそれより遅れ、2歳前後のことが多い。実際には、気になる時期は親が気にする行動によって幅があり、0歳台から成人までケースバイケースである。親が気にかける行動の最多は言葉の遅れで、自閉症に特異的なものでは、こだわり、ひとり遊び、対人情緒的反応の乏しさ、非特異的なものでは、かんしゃく、落ち着きのなさ、睡眠の異常、摂食困難などである。

(3) 自閉症児の早期徴候

親が気づいてから専門家への相談に至るまでのタイムラグは長い。一方、十分な情報があれば2歳までに自閉症の早期診断は可能なので、かかりつけの小児科医や1歳6ヵ月健診などの場面では、自閉症の早期徴候を見落とさないためにいくつかの問診項目を追加することを勧める（表17）。アメリカ小児科学会では18ヵ月と24ヵ月で、通常の発達スクリーニングに自閉症スクリーニングを

表 17. 乳幼児期(0～2歳)の自閉症の行動特徴

1歳までに確認しておきたい社会的発達
・アイコンタクト ・他児（きょうだい以外）への関心 ・微笑み返し ・呼名反応 ・人見知り
1歳6ヵ月までに確認しておきたい社会的発達
・興味の指差し ・指差しを追って対象物を見るか（その後、顔を見て確認するか） ・視線を追って対象物を見るか（その後、顔を見て確認するか） ・興味のあるものを母親に見せに持ってくる ・言語理解の程度（身振りなしで言語指示が理解できるか） ・動作や言語の模倣（TVなど同一の真似だけ繰り返すのではなく、身近な人を真似て遊ぶか） ・遊びの内容（落とす、口に入れる、触るといった感覚だけで楽しむことが減り、おもちゃの因果関係を理解して目的に合った遊びをするか）
発達や年齢と関係なく自閉症を疑うべき行動（その行動があれば自閉症とは限らないが、診断を見落とさないために確認しておく）
・抱っこの要求が少ない（抱っこしてもしがみつこうとせず、抱かれたまま） ・1ヵ所をじっと見つめ、どこを見ているのかわからない（目前の母親の笑顔よりも天井や窓の外などを見ている） ・音に過敏に反応する（普通なら気にしないような物音に大泣きする、あるいは特定の音だけを嫌がる） ・睡眠の問題（すぐ目が覚める、夜泣きが激しい） ・極端な偏食

追加してルーチン検査とすることを推奨している。一般集団を対象とする自閉症スクリーニング尺度は近年多数開発されているが[2]、日本ではM-CHAT(the Modified Checklist for Autism in Toddlers)[3]を全23項目あるいは一部を健診時の問診に取り入れる自治体が少しずつ増えている[4] (コラム参照)。M-CHATの適用月齢は18～24ヵ月のため、集団健診では1歳6ヵ月健診で導入している自治体がほとんどであるが、1歳6ヵ月で導入すると陽性ケースには2歳までに1、2回のフォローアップでさらにケースを絞り込む必要がある[5,6]。24ヵ月時で用いると速やかに診断面接につなぐことができるメリットがある。

コラム 日本語版M-CHAT(http://www.ncnp.go.jp/nimh/jidou/research/mchat.pdf)

M-CHATは、共同注意行動、模倣、対人的関心などのノンバーバルな社会的行動に関する16項目に、自閉症特異的な行動(知覚反応、常同行動、言語理解)に関する5項目を加え、全23項目で構成される[3]。それ以外の2項目は、回答する親への配慮から加えられた。採点は、社会的行動はあるべきものがないことを問題とするため、いいえに○がつくと不通過となる。自閉症特異的な行動はないはずのものがあることを問題とするため、はいに○がつくと不通過となる。

M-CHATに含まれる社会的行動項目は後の社会的発達の基礎となる重要な要素で、定型発達では、遅くとも1歳半までに獲得されていることがわかっている[6]。1歳半から2歳の自閉症児には、これらの社会的行動が非常に少ないか、まったくみられない、という特徴がある。この年齢では、言葉を話す自閉症児もノンバーバルな社会的行動はほとんど示さない。そのため、M-CHATは信頼性と妥当性のある自閉症発見のツールでもあるが、同時に社会的発達が定型的なマイルストーンをたどっているかどうかをチェックするツールともいえる[6]。これらの項目を通過していない場合は、社会的行動の発達の遅れまたは偏りが疑われ、その後の発達の経過を丁寧に見守っていく必要がある。

M-CHATを用いた標準的なスクリーニング手続きは2段階である。第1段階では、親回答から基準を超えた陽性ケースを選ぶ。第2段階は、それから約1～2ヵ月後に電話面接でその中から自閉症疑いケースを同定する。このように、スクリーニングのプロセスは、1回限りではなく、複数回行うことが肝要である。2段階スクリーニングで陽性だったケースについては、個別面接を案内し、親から子どもの詳細な発達歴を聴き取り、また児の行動観察および発達検査を行うことにより、包括的な発達評価を行う。

スクリーニングの基準として、米国の原版では、全23項目中3項目以上不通過、または重要6項目[他児への関心(項目2)、興味の指差し(7)、興味ある物を見せに持ってくる(9)、模倣(13)、呼名反応(14)、指差し追従(15)]中2項目以上不通過、という2つが採用されている。日本での導入に際しては、対象児の年齢の違いを考慮して、第1段階スクリーニングの基準を全23項目中3項目以上の不通過または重要10項目中[原版の重要6項目に、要求の指差し(項目6)、耳の聞こえの心配(20)、言語理解(21)、社会的参照(23)を追加]1項目以上の不通過と閾値を低くし、第2段階スクリーニングの基準を全23項目中3項目以上の不通過または重要10項目中2項目以上の不通過としている。第1段階スクリーニングの自閉症スペクトラム障害についての感度は0.73、特異度0.84、陽性的中率0.12、第2段階も含めると感度0.48、特異度0.99、陽性的中率が0.46であった[5]。自閉症の最終的な診断は、スクリーニングの後、専門家が数回の診察や発達経過を見守ってからなされなくてはならない。

M-CHATはスクリーニングだけでなく、子どもがどのような発達状況にあり、何を必要としているかを理解する手がかりとしても活用できる。

2 自閉症の早期診断

　前述の早期徴候が見つかれば、そのまま経過観察するだけでなく、基礎疾患の有無、全般的な遅れの有無、養育環境について詳細に調べる。それらで説明できない場合にはできるだけ早い時期に児童精神科医や小児神経科医への受診を勧める。ただし専門医の受診までの待機が長い場合や、親が診断を受け入れる心の準備ができていない場合には、必ずしも診断確定後まで支援を待つ必要はなく、親の心情に配慮しながら実際に養育に困っている親子が必要とする支援を速やかに提供することが大事である[4]（平成20年の発達障害施策の推進に係る検討会報告書(http://www.mhlw.go.jp/shingi/2008/09/dl/s0903-7h.pdf)が勧める「診断前支援」）。ただし、自閉症の一部には、初期発達は正常で、後に言語やその他のスキルを失う折れ線型経過をたどる群がおり、この時期の健診や診察を通過してしまうケースもあるので注意する。

(1) 家族歴

　同胞に自閉症、アスペルガー障害などの自閉症スペクトラム障害、言語障害、コミュニケーション障害、注意欠陥/多動性障害(AD/HD)が高率にみられる。両親の既往歴を尋ねると児童期に子どもと類似した特徴をもっていたことがわかる場合も多い。これらの情報は子どもの診断情報としてだけでなく、家族支援の際にも有用である。

(2) 臨床検査

　自閉症に特異的な生物学的マーカーはまだない。行動マーカーとして、上記の共同注意行動などの社会的行動（表17）が有用であるが1歳6ヵ月以降2歳までの年齢に強く依存する。全般的な発達検査は情報量が多く、必須である。2歳を過ぎれば、信頼性と妥当性のある尺度を用いて自閉症の症状評価ができるようになる。臨床場面で使いやすいのは、子どもの行動観察や親からの聴取を総合して得点化する小児自閉症評定尺度(Childhood Autism Rating Scale；CARS)[7]である。人との関係、模倣、情緒反応、身体の使い方、物の扱い方、変化への適応、視覚による反応、聴覚による反応、味覚・嗅覚・触覚反応とその使い方、恐れや不安、言語性のコミュニケーション、非言語性のコミュニケーション、活動水準、知的機能の水準とバランス、そして全体的印象の15項目ごとに7段階で評価する。合計得点(0〜60)が30点以上の場合、自閉症と判断する。知的水準が低いと得点は高く、成長につれて、また高機能自閉症児では得点が低くなる傾向がある。

　てんかんを合併する場合には、脳波検査、頭部MRIを行う。

(3) 行動所見

　①DSM-IV-TRの「対人相互交流の質的な異常」項目が少なくとも2つ以上合致することを確認する。偏りの程度が発達水準に照らし合わせて顕著かどうかを判断する。この年齢帯で通常期待される非言語的な社会的発達は目覚ましいものがあるので、発達遅滞のない子どもでは同年齢の定型発達児の、発達遅滞のある子どもでは精神年齢を同じくする定型発達児の社会的行動を参照する。

ただし発達遅滞が重度であるため、人や物などすべての外界への関心が弱い場合にはこの時期での判断はまだ困難である。

②「コミュニケーションの質的な異常」項目が少なくとも1つ以上合致することを確認する。但し、この年齢帯では話し言葉の遅れや言語病理についてまだ判断できないため、変化に富んだ自発的なごっこ遊びや社会性をもったものまね遊びの有無や程度を発達水準に照らし合わせて判断する。一見したところ、ごっこ遊びに見えても、パターンが限定され、1人で繰り返す遊びであれば、通常のごっこ遊びには該当しない。

③「限定的で反復常同的な行動や関心のパターン」項目が少なくとも1つ以上合致することを確認する。特定の対象への異常なほどの関心が形成されるのは3歳以降であることが多く、この年齢帯では、特定の手順や日課を変えるとかんしゃくを起こすか、家族が一定の日課を強いられているか、子どもの興味がおもちゃの全体ではなく一部にのみ向かっていて広がらないか、常同運動があるか、などを確認する。日常の育児で親が困っている点を丁寧に聞くと、感覚過敏に関連した特定のこだわり(特定の衣類しか着れない、抱かれたままでないと眠れない、特定のものしか食べられないなど)を既に形成しているのが明らかになることがある。

3 鑑別診断

聴覚障害、知的障害、特異的言語障害はこの年齢帯で鑑別が重要となる病態である。聴覚障害は、身ぶりや表情などを介した非言語的コミュニケーションが良好な点で自閉症と区別できる。知的障害が自閉症に合併すると自閉症状はより顕著になるが、重度の知的障害の場合は、前述のようにこの年齢帯では自閉症の有無の判断は難しい。特異的言語障害は、非言語的コミュニケーションは問題ない、言語に特化した障害であるが、語用面に重篤な問題があるケースは自閉症スペクトラム障害との区別は難しい。またこの年齢帯では、自閉症とその他の自閉症スペクトラム障害[アスペルガー障害、特定不能の広汎性発達障害(Pervasive Developmental Disorder Not Otherwise Specified；PDDNOS)]の区別はできない。養育環境に問題があるケースは、環境改善により子どもの社会性の発達が改善する。この場合でも自閉症様行動の原因が環境の影響だけかどうかは経過観察しないと判断できない。その他の発達障害は後になって明らかになる。

2 後期幼児期(3～6歳)

1 自閉症の特徴

定型発達では、3歳を過ぎるとある程度会話が可能となり、保育所や幼稚園などに通い始めた子どもでは他児との遊びや集団生活のルール学習を通して社会性が大きく向上する。また家庭内では家族との言語を介したコミュニケーションの量と質は増え、情緒的な絆が深まっていく。このように言語や社会性の発達が著しくまた社会的な生活範囲が広がるこの年齢帯は、自閉症児の社会的行動の問題が他児との比較において明らかとなる時期といえる。たいていの自閉症児はその早期徴候

II. 各　論

によって3歳健診までに発見が可能であるが、おとなしい子ども、高機能自閉症児[通常IQが70（狭義は85）以上]で養育上の困難が少ない場合は未診断ケースが少なくない。健診や保育所では自閉症の徴候に気づかれていても、親の気づきが乏しいために診断や支援に結びつかないケースはこのような子どもの場合が多い。3歳以降の自閉症の発見はこのようなケースに加え、2歳までは社会性の問題がマスクされていた知的障害の合併ケース、不安症状を伴うケース、多動症状が強いケース、などがターゲットとなる。

　保育所や幼稚園などの集団生活の場は、自閉症児にとって刺激や予測できない変化が大きいため、家庭内では目立たなかった社会性、コミュニケーション、そしてこだわりの問題が顕著となり、生活上の支障が現れてくる。不安傾向の強い子どもは通所をいやがったり、身体化し、衝動性の高い子どもは他児とのトラブルを起こしやすい。この状態が持続すると問題が複雑化、慢性化するので、的確な子どもの理解に基づいた早期対応が求められる。既に自閉症診断を受けている場合には園と親が話し合い、専門家の助言を得ながら環境を調整し個別対応を検討する。未診断の場合には園での情報をもとに園が親と話し合って専門機関への相談や受診を勧める。自治体や園によっては保健や福祉、心理の専門家による巡回相談を行っているところもあり、自閉症児が集団参加した際の問題を把握し、早期に適切に対応するための助言が得られる貴重な機会となりつつある。

2 自閉症の診断

　家族歴や情報収集は2歳までと同様であるが、保育所や幼稚園に通っている場合は集団場面での情報も収集する。

(1) 臨床検査

　3歳以降では発達検査や知能検査から能力の山（その個人の能力のばらつきの範囲で最も高い領域）と谷（反対に最も低い領域）が明らかになり、診断や支援に有用な情報はより多くなる。自閉症状の評価には、前述のCARSのほか、専門家が養育者に面接して評価する日本自閉症協会版広汎性発達障害評定尺度（PDD-Autism Society Japan Rating Scales；PARS）[8]が使用できる。全57項目中34項目が幼児対象で、それらをピーク時（過去を振り返って最も顕著だった時点）と現症について3段階評価する。ピーク時の合計得点が9点を超えると広汎性発達障害（Pervasive Developmental Disorders；PDD）を疑う。

(2) 行動所見

　①「対人相互交流の質的な異常」：この年齢帯ではほとんどの子どもが集団参加しているので、ルーチンの家庭生活では見えてこない発達水準相応の友だち関係の評価が可能となる。

　②「コミュニケーションの質的な異常」：この年齢帯では言語表出または理解の遅れが明らかになる。エコラリアが目立ってくるのもこの年齢帯である。文法や語彙の発達のよい自閉症児の場合は、一方的に話す、会話が続かない、造語や独特の言い回しをする、といった自閉症特有の病理を確認する。集団場面での遊び方や行動観察からごっこ遊びや社会性をもった、ものまね遊びの有無や発

達水準に照らし合わせた程度を判断する。

　③「限定的で反復常同的な行動や関心のパターン」：この年齢帯では、多くの自閉症児で特定の対象への異常なほどの関心がみられる。こだわりの対象はさまざまで、ドアの開閉、照明スイッチのオンオフなどの繰り返し動作、数字や漢字、アルファベット、ロゴマークから、家庭用品の部品や商品パッケージの文字記載など、一般には子どもがあまり関心を示さないものまで、限定的に関心が強く向けられているかどうか、を確認する。生活面では日課にこだわるか、本来の遊び方ではない一定の遊び方(例えば、ミニカーを走らせて遊ぶのではなく、1列に並べて遊ぶことに夢中になる)にこだわるか、などを確認する。常同運動や常同的な自傷行為の有無も確認する。

3 鑑別診断

　この年齢帯では、2歳までには判断が難しかった軽度知的障害、AD/HD、発達性協調運動障害、特異的言語障害との鑑別や合併の判断がしやすくなる。しかしながら、実際にはこれらの異なる発達障害を合併するケースは多く、正確な把握は経過を追って評価を繰り返す必要がある。自閉症とその他の自閉症スペクトラム障害(アスペルガー障害、PDDNOS)の区別も可能となるが、これらの区別はその後の発達経過においても移行するケースがあることを留意し、下位診断よりも症状それ自体に注意を払うべきである。5歳前後では、一部の自閉症児では情緒や行動の障害を併発し、その対応も重要となってくるので、発達面だけでなく、包括的な情緒や行動の評価が重要である。

3 治療の実際

　自閉症の就学前幼児に対する治療は早期療育が主体である。療育は一定期間、専門機関で受けて終わるものではなく、広く(子どものすべての生活場面で統一して)長く(ライフステージを通して途切れなく)行うのが望ましい[9](図3)。言語を含むコミュニケーション能力の発達促進、生活全般のスキル獲得、問題行動の軽減、QOLの向上が目標となる。現在、日本では母子通園施設、療育センター、民間施設や、大学、クリニックなどで個別あるいは小集団でさまざまな療育法やそれらを取り入れた折衷法が実践されているが、「わが子に一番適した治療法は何か」という親の質問に答えられるだけのエビデンスはまだない。ここではよく用いられる代表的な療育プログラムを紹介する。

1 療育への導入

　早期診断後、知る権利をもつ親には子どもの発達や特性について納得できるような具体的な説明と対応の助言を行う。この段階では、関係者は伝えるべき情報の収集、整理、そして情報提供のあり方をケースごとに検討し、親の心情に十分配慮したうえで話し合いに臨まなくてはならない。親に説明しておくべきことは、社会的発達と全般的発達の水準、こだわり、不器用、感覚過敏、睡眠異常などの周辺症状の有無とその特徴、気質特徴などで、問題とともに長所にも言及する。子育てが原因ではないこと、今後の対応で子どもの発達が伸びる可能性があることなども強調する。親が療育を希望しない場合も、保育所や幼稚園と連携して子どもに適切な環境調整や視覚的な支援を提

II. 各　論

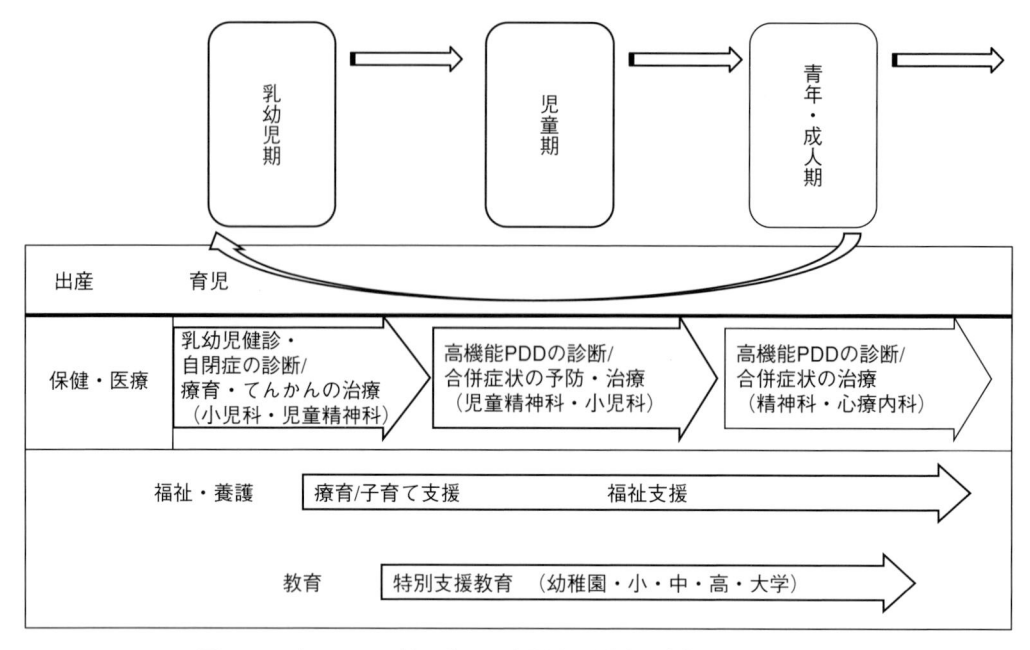

```
[乳幼児期] → [児童期] → [青年・成人期] →
```

出産・育児	
保健・医療	乳幼児健診・自閉症の診断/療育・てんかんの治療（小児科・児童精神科） → 高機能PDDの診断/合併症状の予防・治療（児童精神科・小児科） → 高機能PDDの診断/合併症状の治療（精神科・心療内科）
福祉・養護	療育/子育て支援 → 福祉支援
教育	特別支援教育（幼稚園・小・中・高・大学）

図 3. ライフステージに応じた自閉症に対する多領域の継続支援

供する。

2 療育プログラム

(1) 応用行動分析（Applied Behavior Analysis；ABA）

1960年代から米国を中心に実践されてきた行動療法理論に基づく治療である。プロトコールがあらかじめ決められている不連続施行訓練（Discrete-Trial Training；DTT）、自然な場面を利用するピボタル・レスポンス・トレーニング（Pivotal Response Training；PRT）などの技法がある。近年は、より自然で日常的な遊びや生活場面での自発性を重視した訓練を行う折衷型ABA療育プログラムが実施されている。米国では週25時間以上の実施が推奨されているが、日本ではマンパワーの制約などから週9時間程度の非集中的なABAアプローチが工夫されている[10]。

(2) Picture Exchange Communication System（PECS）

絵カードを使って意思表示する補助代替コミュニケーションの指導を行うABAプログラムの一種である[11]。

(3) 言語治療

コミュニケーションは本来、言語のみならず非言語も重要であり、自閉症では両者が障害されるため、自閉症児には発話訓練だけでなく、社会的な言語使用を目標とする[12]。

(4) TEACCH (Treatment and Education of Autistic and related Communication Handicapped Children)

生涯を通じて診断評価、治療、コンサルテーション、地域連携、就労支援、生活支援、家族支援などを提供する多領域サービスシステムである[13]。理論的には、行動療法、発達的視点、生態学的視点に立脚する。"ノーマル"に近づくことではなく、可能な範囲で最大限自立して地域生活を送ることに目標をおく。したがって、通常学級で統合教育を受けることには重きをおかない。TEACCHの主眼は、子どもが生活する環境を徹底した構造化により予測可能なものとすることで、不安を軽減し、問題行動の軽減と好ましい行動の獲得にある。

3 合併症状(多動、衝動性、不安、睡眠障害、強迫など)の治療

まず環境調整を試み、可能なら行動療法的アプローチをする。就学前幼児では通常、薬物治療は行わない。但し、ほかの手段で悪化する重症例では慎重に判断し、少量の薬物を使う(多動衝動性に methylphenidate 徐放薬、atmoxetine はいずれも6歳から保険適用)。

4 就学への準備

療育効果が一定程度みられ集団参加が望ましい段階になると、療育を継続しながら保育所や幼稚園への並行通園を行う。園での対応は事前に臨床情報をもとに十分話し合い、定期的にフォローが必要である。療育経過や園生活での工夫などは学校生活に有用な情報となる。就学後の一貫性ある支援のために、関係者は学校に提出する意見書などを用意する。

おわりに 自閉症は早期介入が肝要である。1歳6ヵ月健診では早期徴候を鋭敏に発見して、ハイリスク児をフォローして2歳までに早期診断を行う。このプロセスは親に対する育児支援となるように工夫することで、ニーズのある子どもの早期のサービス(療育など)にスムーズにつながる。一部の自閉症児はこの時点でサービスにつながらないことが予想されるが、3歳健診や、保育所や幼稚園などの集団参加の機会に社会的な問題が明らかとなるので、そのタイミングを活用して対応に結びつける。療育法はさまざまで、どれにも長所と短所があるが、子どものニーズに応じた療育を組み合わせて提供することが望ましい。

(神尾陽子)

●文献

1) Kamio Y, Inada N, Koyama T：A nationwide survey on quality of life and associated factors of adults with high-functioning autism spectrum disorders. Autism, first published on March 7. 2012 as doi：10. 1177/1362361312436848.
2) Barton ML, Dumont-Mathieu T, Fein D：Screening young children for autism spectrum disorders in primary practice. J Autism Dev Disord 42：1165-1174, 2012.
3) Robins DL, Fein D, Barton ML, et al：The Modified Checklist for Autism in Toddlers；An initial study investigating the early detection of autism and pervasive developmental disorders. J Autism Dev Disord 31：131-144, 2001.
4) 神尾陽子：いま発達障害をどうとらえるか. 地域保健 41(9)：24-31, 2010.
5) Kamio Y, Inada N：Early diagnosis of ASD in toddlers and school children；Community studies and national

II. 各　論

surveys in Japan. The Comprehensive Guide to Autism, Vinood B Patel, Victor R Preedy, Colin Martin(eds), Springer(*in press*).
6) 稲田尚子, 神尾陽子：自閉症スペクトラム障害の早期診断へのM-CHATの活用. 小児科臨床(特集：最近注目されている発達障害)61：2435-2439, 2008.
7) Shopler E, Reichler RJ, Renner BR：The Childhood Autism Rating Scale(CARS). Irvington, New York, 1986[佐々木正美(監訳)：CARS小児自閉症評定尺度. 岩崎学術出版, 東京, 1989].
8) PARS委員会(編著)：PARS評定シート；広汎性発達障害日本自閉症協会評定尺度. スペクトラム出版, 東京, 2008.
9) 小山智典, 稲田尚子, 神尾陽子：ライフステージを通じた支援の重要性；長期予後に関する全国調査をもとに. 精神科治療学(特集：発達障害者支援のこれから—自閉症とアスペルガー症候群を中心に)24：1197-1202, 2009.
10) 平岩幹男：幼児期の自閉症を抱えた児に対するABA療育とPARSによる評価. 小児科診療75：159-166, 2012.
11) 山根希代子, 今本　繁：PECSを中心とした早期療育について. 乳幼児医学・心理学研究(特集：自閉症スペクトラム障害の早期療育への前方向視的研究)20：95-101, 2011.
12) 西村辨作：自閉症児・者へのコミュニケーション支援を人という環境から考える. コミュニケーション障害学21：47-51, 2004.
13) 佐々木正美：自閉症療育；TEACCHモデルの世界的潮流. 脳と発達39：99-103, 2007.

5. 広汎性発達障害

【1】自閉性障害　b．学齢期・思春期

はじめに　自閉性障害(Autistic Disorder；AD)は発達性の障害であり、既に生下時から存在し、成長・発達とともに症状が次第に明らかに、また多彩になり、社会適応に支障が生じるようになる。ADの多くは先天奇形や粗大な運動発達の遅れを伴わないため、かつては早期の発見・診断が困難であって学齢期に至るまで何も特別な対応がなされないことが少なくなかった。しかし昨今、ADを含む発達障害の早期発見活動が広がり、早期介入の行政サービスが充実され、障害に関する知識の啓発が普及してきている。現在ではADの子どもたちの多くが乳幼児期のうちに発見・診断され、療育の専門機関における早期療育や保育所・幼稚園でのインクルージョン保育を受けている。また保護者は、専門家から障害をめぐる種々の情報を提供され、養育上の助言を与えられるようになり、時には保護者を家庭での療育者とするペアレント・トレーニングがなされている。そのような背景に基づいて以下、就学から思春期までのADの臨床について述べる。

　ADの周辺群として、特定不能の広汎性発達障害、アスペルガー障害などがある。広汎性発達障害は、特異的行動特性の濃淡、言語発達の良否、発達的退行の有無によってADとその周辺群のサブカテゴリーに分かれる。しかしADとその周辺群とでは、治療や教育の視点に共通点が多い。

　2013年に出版されるDSM-5は、DSM-IVにおけるAD、アスペルガー障害、および特定不能の広汎性発達障害などを一括して自閉症スペクトラム障害(以下、Autism Spectrum Disorder；ASD)とする方針を定めている。DSM-5におけるASDの中でADは、Kanner L以来唱えられてきた典型的な症候と経過を呈する中核群であり、逆にASDとはDSM-IVにおける広汎性発達障害に近い、ADの拡大概念である。

1 ── 自閉性障害の基本障害

　ADをある種の発達プロセスの障害と考えるならば、その発達の病理をいかに理解するかが重要となる。なぜならADの基本障害をどう捉えるかによって、ADに対する治療、教育、支援の方向性が決まってくるからである。

　ADの障害を生物学次元、すなわち脳の機能システムにまで踏み込んで説明し、そこから治療法を導き出そうとする試みの長い歴史はある。しかし薬物療法を含め、有効な根治療法は実現していない。幾多の実践によって裏づけられているADに対する最も重要な治療法は教育的アプローチであり、幼児期から積極的に教育的手法、すなわち療育を用いて子ども自身に介入を図ることがADの臨床の基本となる。とはいえ、いまだにADの本態についての議論に終止符が打たれておらず、ADの障害像をすべて説明する単一の理論も存在しない。その意味でADは謎だらけの疾患あるい

は障害のままである。

　ADを行動次元で理解するならば、社会性・コミュニケーションの行動発達の障害である。そのことをDSM-5草案は、「いかなる状況でも対人的コミュニケーションと対人交渉に持続的な欠陥があり、それは全般的な発達の遅れによるものではない」と説明する。ADにおける特定の事物や手順などへの固執の多くは、社会性・コミュニケーションの障害の二次的現象と理解される。

　ADにおける社会性・コミュニケーションの行動発達の障害を特異的に説明するための鍵となる心理学概念のうち広く支持されているものとして、次の3つが挙げられる。すなわち、共感性(empathy)、心の理論(theory of mind)、および遂行機能(executive function)である。これらの機能不全がADの多彩な症状の背景に常在し、ADの人々の社会的行動特性を際立たせるのである。

1 共感性

　共感性に似た言葉に、同感、同情、共鳴、共振、感情移入などがある。他者の感情状態の影響を受けて自分も同じ感情になり、さらにそこから他者に対して一定の感情判断(例えば「可哀想だ」とか)をもつに至るなどの現象を指す。共感性は特定の感情についてではなく、自らの能動的な感情操作を交えるのでもなく、他者の情動に自分が染まることであり、生得的に備わっていて乳児期から機能する。ADにおける共感性の乏しさは、単に相手に共振しないだけにとどまらず、例えばADの乳児が母親に依存して一体的に行動することにも決定的な影響を及ぼすほどに重篤であることが多い。

　共感性の障害は、Kannerが「情緒的接触の自閉的障害」と最初に記したADの精神病理を特徴づけるものである。ADにおける共感性の障害は、乳幼児期には、あやしても笑わない、1人に置かれても平気でいる、仲のよい友だちを求めないなどの行動にみることができる。ADの子どもたちにおいても感情は発達分化し、喜怒哀楽の感情が出現してくる。しかし、対人的にのみ生起する種類の感情(以下、仮に対人固有感情と呼ぶ)の発達は極めて遅くて微弱であるか、または欠落する。学齢期から思春期に達したADの子どもにおいても、同情、羞恥、自慢、軽蔑、感謝、敬意などの感情の働きは非常に弱い。

2 心の理論

　心の理論とは、対人認知の一様式であり、他者の観念、信念、信条を認知することであり、他者の表象を対象として認知すること、すなわちメタ表象(meta-representation)である。他者の表象はもともと直接的に捉えることができず、他者の言動や周囲の状況・文脈を手がかりにした推論過程を通じて認知が成立する。他者の心を読むこと、マインドリーディング(mindreading)ともいえる。但し他者とコミュニケーションをとるとき、定型発達の成人では心の理論がしばしば「直感」的に働いており、推論過程は必ずしも自覚されない。

　心の理論は発達する。他者の表象を推論するというレベルからさらに進むと、他者Aの表象(例えば、「今日は暖かい」)を他者Bが認知した内容(「Aは、"今日は暖かい"と思っている」)を、自己

Cが認知することも可能になる。この場合、自己Cのメタ表象には他者Aと他者Bとの表象の二重の入れ子構造がある。他者Bにおいては第一次(first order)メタ表象、自己Cにおいては第二次(second order)メタ表象として、メタ表象の次元が区別される。

　心の理論は一般に4歳頃から次第に機能してくる。それによって他者とのコミュニケーションは複雑化し、言葉で表現された内容と真意との関係を処理できるようになる。冗談や皮肉のコミュニケーションの世界にも一歩入り出す。就学して6〜7歳になると、第二次メタ表象が徐々に働くようになる。

　ADでは幼児期に心の理論が作動しないまま行動することが多く、成人するまで心の理論を獲得できない例も決して少なくない。ADでは知的な遅れのない、いわゆる高機能例が学齢期になって第一次メタ表象を獲得することはあるが、多くは第二次メタ表象を獲得しにくい。

　知的障害が重いADでは、メタ表象のみならず象徴機能(シンボル機能)全般の発達が乏しい。そのような例では、言語がないか、あっても極めて低い水準にとどまり、身振りなどの非言語的な象徴機能もほとんどみられない。

3 遂行機能

　遂行機能は、自らの行動の企画と調整に関する能力のことである。この概念は情緒や認知の面も含んで語られることがあるが、そのような使い方をすると先に述べた2つの基本障害の考え方と一部重なり合ったり、場合によると相容れなかったりして3つが整理しにくい。

　脳の情報処理系で考えれば、共感性と心の理論は主として入力系におけるそれぞれ情緒的側面と認知的側面の、また遂行機能は主として出力系の神経心理学的表現であると整理できるかも知れない。

2 学齢期から思春期の臨床

1 コミュニケーション障害への対応

(1) 基本方針

　コミュニケーション障害は、ADの子どもの対人行動を最も特徴づけるものである。ADのコミュニケーション障害は、他者からのメッセージを理解すること、他者に向けてメッセージを発すること、やりとりを維持していくことのどの側面にもみられる。このことは、言語的コミュニケーションであれ、身振り・指さし・視線・表情などの非言語的コミュニケーションであれ同様である。ADのコミュニケーション障害を定型発達に変化させるような根治的治療法は知られていない。それが容易でないのは、ADのコミュニケーション障害が先に述べた基本障害に根源をもつからである。したがって、ADでは特有のコミュニケーション障害が存続することを前提にしつつ、適応行動を拡大し、不適応行動を減弱させたり予防したりする方法が実践的な対応となる。

　コミュニケーション障害への治療的あるいは教育的対応は、通常の学校教育カリキュラムの中で

II. 各 論

教科や集団行動を学んだり、家庭において自助能力を身につけたり、さまざまな生活習慣を身につけていくといった学習プロセスに介在する対人関係の中でこそなされるべきである。そのような日常的な行動の文脈において AD の基本障害の理解に立った適切な指導がなされるかどうかが、AD の子どもの社会的予後を大きく左右する。AD のコミュニケーション障害は、語彙量、文法操作、意味理解などの潜在能力の低さにも由来するが、それと同時に獲得したコミュニケーション手段を実際の場面に適切に運用する能力 (pragmatics) の問題にも由来する。したがって、単に潜在能力を高める視点のみでは、AD のコミュニケーション障害を改善させるには不十分である。

(2)「構造化」の手法

メッセージの確実な伝達には、メッセージの内容と媒体とが相手の理解できる範囲にあるかどうかによることは言うまでもない。例えば、幼児に長文のメッセージを書面で伝えようとするのには無理がある。しかし AD の場合、たとえメッセージが理解できる内容と媒体であっても伝わらないことがある。それが AD のコミュニケーション障害の特徴でもある。したがって、メッセージの発信者とその受け手である AD の子どもとを確実に「繋ぐ」方法が必要となる。

AD の子どもの学校教育に構造化された教育を導入したのは米国の TEACCH プログラムであるが、今では構造化の手法は、学校教育においてのみならず AD の人とコミュニケーションを図るための標準的手法になりつつある。構造化とは、情報の受け手である AD の人へ向けて、環境内に存在する無数の知覚情報の中から送り手のメッセージが浮き彫りになって伝わるように環境を調整することである。構造化の対象は、空間 (教室内の机や棚や衝い立ての配置など)、時間 (タイムテーブルの提示など)、ワークシステム (作業の手順やルールなど) などである。構造化は一見、自由を制限するように思われるが、自由なコミュニケーションに障害のある AD の子どもにとって実はその正反対であり、物事の見通しをもたせ、他者とのコミュニケーションの促進と合意の形成を図るためには構造化が極めて有効な手法である。重い知的障害、コミュニケーション障害を伴う AD の子どもほど、教育場面や家庭の中で強い構造化を必要とする。

(3) コミュニケーションの可視化

構造化に関連して、メッセージを可視化することによって AD の子どもとのコミュニケーションが促進される。部屋のスイッチ類に関心が偏って、やたらに点滅を繰り返すような場合、「スイッチにはさわりません」などの注意は、口頭で伝えるよりもボードに書く、文字で表現したステッカーを貼るなどの可視化が効果的である。言葉に絵や写真を添えるとコミュニケーションは一層確実となる。あたかも耳から入る言葉は"揮発性"であるのに対して、目から入る言葉や絵は"不揮発性"を帯びたメッセージであるかのようである。目には見えない時間的スケジュールや手順、あるいは暗黙裡に存在するルールや約束事について、それらを目から入手できる情報に変換することによって AD の子どもと安定したコミュニケーションが取りやすくなる。

(4) 言葉によるメッセージ

　ADの子どもを言葉で指導するときに注意すべき点がある。まずは非難や叱責は最小限に抑え、称賛や評価をタイムリーに言葉やサインにして与えることである。一般に、叱られ続けながら育った子どもは自己否定に傾き、称賛や励ましが常に与えられた子どもは自信をもつようになる。とはいえ現実には、「いつもお前(君)はそんなことばかりするんだから」「そうではダメでしょ」などの非難・叱責が口をついて出ることもあろう。しかし、そこで子どもとのコミュニケーションを終わらせるのではなく、必ず次に「それはこうするといいよ」と解決の方向を具体的に示してやってコミュニケーションに区切りをつけるとよい。一般に子どもは自分を肯定してくれる大人に対して、そのような人の存在を肯定的に感じ取るものである。それはADの子どもについても同じである。

　もう1つの注意点としてADの子どもでは、いわゆる"情に訴える"指導はほとんど効果を望めないことである。「一緒にやると楽しいよ」と集団参加へ誘う、「～さんが可哀想でしょ」「相手の気持ちを考えなさい」とケンカを仲裁しながら反省を促す、などは子どもの指導でしばしば登場する場面かも知れない。しかし、これらのメッセージに込められた意図はADの子どもには伝わりにくい。ADの共感性の希薄さと心の理論の形成不全が、このような働きかけを成功させないのである。また課題に対して消極的で尻込みするADの子どもに、「失敗してもいいからやってごらん」と安堵感をもたせようとして動機づけを試みるのも、同じ理由で効果が薄い。ADの子どもは、指導者への社会的参照(social reference)を土台にして困難な課題や新規場面へ立ち向かう勇気をもつというプロセスを取りにくいからである。むしろ、「～のことも、～のこともあるよ」と先の見通しを知らせる方が、ADの子どもにとって行動に踏み出すかどうかを判断する有益な情報となる。

2 固執症状への対応

　コミュニケーション障害と共に固執症状は、ADの子どもの社会適応を妨げる大きな要因になる。ヒトには誰でも日常の所作の中に繰り返される行動パターンが数多くある。そのうち適応行動に組み込まれた行動パターンは、礼儀、慣習、規律、マナー、エチケットなどと呼ばれ、社会的に共有され、価値づけされている。それに反して固執は、繰り返される行動パターンのうち、社会的な共有も価値づけもなく、あくまでも個人の好みによる習性にとどまる。固執そのものに社会適応を妨げる本質があるのではなく、社会的な場の認知が欠けているために不適切にもその場で固執行動をとってしまい、それが「固執症状」「こだわり」と呼ばれるものである。

　ADにおける固執の種類は、自分や他者の行動の手順、物の状態や配置、言葉の使い方など、実にさまざまである。年齢や認知発達水準によっても違いがあり、1人のADの子どもにおいて幼少期と学齢期・思春期とでは、固執の内容を異にすることが少なくない。固執症状がすべて治療や介入の対象となるものではないが、強い固執症状によって対人関係、学習、労働、その他の日常生活が著しく妨げられる場合には軽視すべきではない。

Ⅱ. 各　論

(1) 固執・パニックの薬物療法

症例[注]　グループホームに入所して安定した生活を送っていたが、作業所から帰った後に極端な同一性保持、興奮、徘徊、他害、自傷、不眠が顕著になった19歳の男子例

　3歳児健康診査でスクリーニングを受けて療育機関へ紹介され、4歳のときに重度遅滞（IQ33）を伴うADと診断された。終始笑顔を見せるが、実際は人との情緒的交流が希薄。言葉は、単語や二語文を要求があるときに使うことがあるのみで、オウム返しが多い。おもちゃの機能的遊びができず、物を並べる強いこだわりがあり、干渉されると激しく抵抗。早期療育を受けた後、養護学校に就学。身辺処理は就学後にようやく自立。

　学童期は概ね落ち着いた日々を家庭・学校で送っていた。しかし思春期になると、これといったきっかけもなく、家で興奮状態になって母親を叩くなどの暴力、不眠がみられるようになり、身体的に大柄なためもあって家庭での指導が限界となることもあった。随時、知的障害児施設に一時入所させて生活指導がなされた。

　養護学校高等部を卒業後、自宅を離れてグループホームに入所。作業所に通所し、夕方に帰宅する日課となる。作業内容は、ダンボール組立て、ペットボトルの蓋の仕分け、畑作業など。最初は落ち着いていたが、次第に生活リズムが乱れ、情緒的に不安定となる。週末の帰省時に母親に暴力を振るうことがあったが、グループホームに戻ると収まっていた。しかし、やがてグループホームの職員に対しても攻撃を向けるようになった。朝は平穏だが、作業所から帰ってくるとだんだん不穏になり、ついには大声を張り上げてホーム内を徘徊し、ドア・壁を叩く、物を投げる、手で頭を叩く自傷に至る。それと同時に、物を並べる固執（椅子、食器棚、ペットボトル、ゴミ箱など）がいつまでも続き、夜明け近くまで眠らず興奮している。

　療育機関を再受診し、先の諸症状を標的にした薬物の処方を開始。リスペリドン1～2mgを就寝前に服用させたところ次第に症状が和らぎ、2ヵ月を経てほとんど消失した。

　本症例では、固執、パニックに比較的少量の抗精神病薬が効を奏したといえる。後でわかったが、作業所で新たな課題がちょっとでも加わると作業所内で物の配置などへのこだわり行動が出たり、作業現場から脱け出したりすることがあった。グループホームに帰宅すると、一連の激しい症状が出ていた。不適応行動への対応では、指導技術の専門性と職員数において作業所とグループホームとで明らかな差があったことが症状の出方に影響していたものと思われる。目標を定めた向精神薬の適切な処方と、医師と関係者との協力とが問題の解決に有効であった。

(2)「一番病」：社会的関係の中に生じる固執症状

　ADの固執症状は事物との関係だけで生じるとは限らない。加齢と発達により、社会的関係についての認識が芽生えた後で出現する固執の1つが「一番病」である。一番病とは、どのような状況においても勝つこと、一番になることに固執する行動傾向である。一番病では、順位のつく物事は何

注）：「症例」はいくつかの実例を合成してある。以下の「症例」も同様。

に限らず一番になることに集中し、その他の側面には目を向けることができず、それが叶わないとパニックを起こし、集団から外れやすくなる。高機能例や知的障害があまり重くない例にみられる。出現時期は学齢になってからが多いが、高機能例では幼児期から出現することが多い。

　一番病の現れ方は多彩である。順番待ちのときに、いつも先頭に立とうとする。一斉に部屋を移動するとき、真っ先に部屋から出ようとして他児を押しのける。勝負に勝つため、じゃんけんで後出しをする。ルール遊びで負けたとたんに大泣きしたり相手に攻撃をしかけたりする。勝てないゲームやルール遊びには、かたくなに参加を拒む。テストに答えを書き終えると誰よりも先に提出しようとする。このような行動は、ADの子どもといつも生活を共にする仲間たちとの間で生じやすい。そのためADの子どもにとっては仲間をつくったり仲間関係を維持したりする妨げとなる。他児と一緒に物事に取り組むことを避けたり拒んだりする傾向につながるおそれもある。一番病がADの学齢児にとって指導テーマの1つとなる理由はそこにある。

　一番病の子どもが他者に対する優越感や自尊心を喜びたいのかといえば、必ずしもそうではない。順番では一番になること、勝負には勝つこと以外に目標がもてないという、順位がつく状況下での社会的関係に対する視野の狭窄化に基づいた固執症状なのである。一番になれなかったときにどうすればよいのか、勝負に負けたときにどう振る舞えばよいのかをADの子どもが学ぶ機会は案外に少ない。勝った相手を称える言葉を送る（「すごいね」「やったね」など）、負け方を決めておく（「残念だった」「逆転するぞ」などとつぶやくなど）、仲間を応援したり、ゲームそのものを楽しんだりすることにも価値観をもたせる、といった視点を転換させたり、複数の視点をもてるようにする指導が一番病には有効である。

3 性的な問題

(1) 異性への関心

　学齢期から思春期にかけて異性への関心が起こり、異性に関する強い興味・願望と接近することへの緊張・不安とが交互する。定型発達の子どもであれば、そのような性的関心を行動に表現することが相手にも社会的にも許されるのはどこまでか、何が適切で何が不適切な性的行動なのかを、授業でよりも仲間やきょうだいや印刷物を通じて知るところが多い。しかしADの子どもには、そのようなことを学ぶ機会が少ない。またADでは共感性、対人固有感情の働きが非常に弱いため、性的魅力を感じた相手に対して積極的に接近しようとした場合、一方的な交渉になりがちである。

　ADの子どもにおける異性とのかかわりは、その子の対人関係一般のあり方が強く反映される。家族やきょうだいとのかかわり方は、ADの子どもにとって他の人々にかかわる際の唯一の体験的モデルになっていることが珍しくない。その体験的モデルをADの子どもは誤学習してしまうことがある。男子の場合、母親による頻回なスキンシップ、子どもの面前での着替え、夜の添い寝などは、"意図せざる"異性との関係の体験的誤学習につながることがある。母親は、ADの男子にとって最大の異性モデルであることに早くから気づくべきであろう。

　ADの子どもは異性との空間的距離のとり方にも失敗することがある。距離が妙に近過ぎて、相手に違和感や不快感を与えるかも知れない。手を横に上げたとき相手に触れないくらいの距離に自

II. 各 論

分がいるようにさせる、などは指導の一例である。女子では着衣の整え、座る際の脚の組み方などに無頓着になりやすいので、姿勢や居住まいのよいパターンを早くから身につけておくとよい。

自慰は場所と状況を限定した条件で認めるべきである。性的なことではないが、鼻クソをほじるなどの行動を、他者の視線が通る場所でしてしまい異性から非難されることがあるが、このような行動についても同様の指導が必要である。

(2) 性的逸脱行動の症例

症例 幼児期からフォローされたが、いったん中断した後、思春期になってクラスメートの女子に対する性的逸脱行動が繰り返されるようになった男子例

3歳を過ぎても言葉が遅いため、母親が心配して児童精神科を受診し、ADと診断。周囲に無関心でマイペースな行動が目立つ。家でも多動で食事中じっとしていない。4歳を過ぎると対人関係が少しとれて発話が多くなったが、5歳になると現実にそぐわないトンチンカンな内容を相手に向かって一方的に喋るようになる。幼稚園では友だちがまったくできない。知的には境界水準(IQ80、ビネー式)。

通常級に就学。しかし読み・書き・計算に遅れがあり、成績は不振。友だちができない。クラスの集団活動を拒み、教室では自分だけの世界に入っていた。2年生から特別支援級へ転じる。診察室では医師や看護師に関心を向けず、おもちゃの方へまっしぐら。5年生で通院中断。

中学2年生(特別支援級)のとき、同級の女子生徒のスカートに手を入れて尻を触る。下校後、その女子生徒を駐車場に連れていき車の陰で同じことをするという性的逸脱行動が出現。学校の監視強化と母親の登下校同伴によって、問題は一時消失。しかし数ヵ月後、同じ行動が再現。相手の女子が保護者に訴えて発覚。教室内では自分の好みの女子生徒に対して、いきなり頭や背中を叩き出すことが加わる。相手が悲鳴を上げるといったんは「ごめん」と謝るものの、また繰り返す。担任は本児をきつく叱責。「なぜ、そんなことをするのか」との問いに、「どうしてか、わからない」「左手に虫がいて勝手に動く」などと答え、悪びれた様子はない。診察室では、母親が医師に相談している間、同席の本児は欠伸をしながらぼんやり聞いている。父親は一度叱っただけで、後は「言ってもわからないから」と諦め、教師や医師に相談に来ることはない。

性的逸脱行動は、ADの重症例よりも本症例のように発達がやや良好な例に多い。本症例は性的逸脱行動に対する羞恥心や罪悪感がなく、それをすれば周囲に叱責されるにもかかわらず同じ行動を繰り返すことがあった。しかしその後、学年が進んで別の担任に交代すると、性的逸脱行動が学校の内外でまったくみられなくなった。本児はその担任の丁寧な指導を素直に受け入れており、この担任が否定するような行動はあまりとらない。そのことが性的逸脱行動の抑制にも好影響を及ぼしていた。本児は決して担任を怖がっているのではなく、ただ素直に従っているのである。このように規律を与える権威者である担任のもとで、他律的な段階ながらも道徳性の発達があることも見逃してはならない。

3 併存障害

　ADの学齢期から思春期にはさまざまな併存障害が生じうる。てんかん、気分障害(うつ病、双極性障害)、不安障害、統合失調症、チック障害、解離性障害、摂食障害、その他がある。

　ADの多くが知的障害を伴うことはよく知られているが、知的な遅れのないADでは学習障害(Learning Disorders；LD)の併存に注意したい。またADでは高率に注意欠陥/多動性障害(Attention Deficit/Hyperactivity Disorder；AD/HD)が併存する。AD/HDの併存は幼児期から認められることが少なくないが、LDは学齢期を待って診断が可能となる。ADには他の種類の発達障害がしばしば併存すると考えるべきである。

　幼児期からの併存障害に、てんかんがある。ADのてんかん好発年齢には2つのピークがあり、1つは乳幼児期、もう1つは思春期から成人早期である。発作型を二次性全般強直間代発作とする部分てんかんが多いが、ほかのどの発作型もあり得る。

　チック障害は学齢期に好発する。気分障害と不安障害は思春期以降に併存が高くなるが、ADのコミュニケーション障害に隠れて見落とされることがある。高機能例では解離性障害、摂食障害(特に女子)が生じうる。稀ではあるが、統合失調症の状態に至ることもある。そのような症例を示す。

症例　3歳児健診で発達の異常を指摘されて4歳のときに療育機関を受診したが、早期療育は受けずに終了。就学は通常級。2年生のときにいじめが原因で一時的に登校しぶりがあった。4年生のときに教室でいきなり嘔気、嘔吐、目のチカチカ感に襲われ、パニックとなって自分の頭を殴ったりテーブルを激しく叩いたりする自傷のエピソード。5年生から特別支援級に移ると、学校への目立った不適応はなくなった。が、いつも不安そうな様子を母親が心配して6年生のときに児童精神科を受診。ADと診断。知能検査でIQ72(ビネー式)。脳波検査は異常なし。

　初診時、やや硬い表情で笑顔が少なく、口数もあまりない。学校での様子を尋ねると、クラスの子に「ケンカをしかけられる」「勉強の邪魔される」と被害的な構えを短く口にする。中学(特別支援級)に進んだ後もクラスメートとの小さなやりとりにも悩み、「友だちとずれてばっかり」と自己嫌悪。「いやなことが浮かんでくる。いじめられたこと、先生に叱られたこと」と、数年前にいじめられた体験、叱られた体験を生々しく想起するフラッシュバックがときどきみられた。学校生活はなんとか続けられた。

　中学2年のある日、「目の前に何か怖いものが迫ってくる」「頭の中に何かが埋めこまれている」「頭の中で見えてくる」などの強烈な恐怖感、異常体感、域外幻覚が出現。家では家族も近くに寄せつけず、登校もせず、自室に閉じこもりがちとなり昼夜逆転の生活。外来でリスペリドン2～3mgを眠前に処方したところ不眠が改善し生活リズムが回復したが、異常体感はさらに続いた。「突然、暴力シーンが見えてくる。ハサミで刺されようとする」「頭が電気のようにビリビリする」。頭を叩くと軽くなるといって自傷を頻発。レボメプロマジン40mg、ジアゼパム5mgを追加。どうにか登校できるようになったが、学校ではポツンとみんなと離れていることが多い。しかし精神症状として、

汎不安を背景にした強迫思考ないし自生思考、異常体感が状態の前景に立つようになり、統合失調症の併発が考えられたため精神科病院に紹介し、入院となる。2ヵ月後に退院し、クエチアピン300mg、レボメプロマジン50mgを主剤にした処方で外来治療を維持。異常体感と幻覚は消失したが、不安・困惑になりやすく、たまにフラッシュバック症状が生じる。学校には週に何回か登校できるようになった。

　本症例はADの経過中、思春期になって統合失調症様の状態を呈した。小学校の時期から常に漠とした不安が続き、通常級に就学したための教科学習の難しさやクラスメートからのいじめなどの持続した強いストレス下にあった。学齢期から思春期のADには、過去の心傷体験のフラッシュバック症状が出現することがある。本症例でもそれが頻発しており、さらに異常体感、幻覚に至り、統合失調症の併発が疑われた。入院治療を経て体験症状が消失し在宅生活に戻れて登校できるようになったが、フラッシュバックは、強さと頻度は減ったものの、依然として続く。フラッシュバック症状の予期不安に関心が奪われてしまっている。面接時の感情的接触は、反応の遅鈍と感情的平板さなど、ADよりも統合失調症の印象がより強くなった。もともとADがある場合、症候のうえから統合失調症と確診することはしばしば難しい。本症例では統合失調症の遺伝負因は確認されなかった。

4 ── 学校との連携

　ADの治療には教育的アプローチが最良の方法である。それが長期間、計画的に実践される場が学校である。多くの疾病では、言うまでもなく治療の主役は常に医療である。ところがADなどの発達障害では、医療が治療の主役を常に務めるとは限らない。医療は脇役に徹しなければならないことが少なくない。ADの子どもについて医療側が学校と連携するには、このような認識が必要となる。

　医療側、教育側双方にとって、両者の連携がADの治療や教育に重要であるとは、誰もが認識するところである。しかし個々のADの学齢児について、どれほど具体的に医療と教育との連携作業が進んでいるであろうか。学校教育は、一般教育であれ特別支援教育であれ、その一部に医療を取り込むシステムになっているが、ADに対する医学・医療の進歩を絶えず教育システムに活用させられる体制は、まだ不十分であると言わざるを得ない。

　連携する双方が同等の立場にある場合と、そうでない場合とがある。ADの子どもの治療と教育についての連携では、常に後者となる点が肝要である。連携する双方が同等の立場にないときは、一方が主役で他方が脇役となる。それを連携し合うお互いが認識し合うことが第一歩である。てんかんや行動的症候（多動、集中困難、他害、自傷など）に対する薬物療法では、医療が主役、教育が脇役となる。そこでは医療が行う治療に対する教育からのフィードバックが必要となる。そのフィードバックは、教育から医療への支援でもある。教育からのフィードバックを受ける際、医療はあらかじめ治療の目標と内容を教育に十分伝達しておくべきである。

それに対して、ADの教育に対して医療が行える支援は、ADの障害に関する一般的な医学知識やAD学齢児の個別性に対応した診断・評価の内容、検査所見の提供であろう。また、子どもの指導やカウンセリングに関する技術上の助言もあり得よう。教育との連携において医療は、主役を演じるよりも脇役に徹する方が案外に難しいものである。医療が教育への支援をテーマにした連携をとるとき、その深さには3つのレベルがある。第一は、ADやそれに関連した医学知識の提供を行うレベルであり、方式には教師を対象にした講演会などがある。次のレベルはADの事例に関するコンサルテーションである。医療と教育とが担当を共有する事例に対して可能であり、片方がもう一方の側へ出向く形でコンサルテーションがなされる。外来診察に教師などが同伴する形もとりうる。第三のレベルは、地域において多数の事例の担当を共有する医療と教育との関係者が臨床カンファレンスなどの形で一堂に会し、詳細な議論を通じて相互に学習し合うレベルである。そのためには、地域において医療と教育との連携システムが形成されている必要がある。医療から教育への支援を目指す連携として、これら3つのレベルにはそれぞれ独自の意義がある。

おわりに　学齢期から思春期における治療や教育のあり方は、ADの人のその後の長い人生に大きな影響を与える。ADの学齢児の診療や指導に携わる者は、ADの基本障害とそれがADの人の社会的行動に及ぼす影響とを正しく理解することから出発しなければならない。この時期のADにはさまざまな併存障害が生じることがあり、したがって併存障害は学齢期・思春期の重要な臨床テーマでもある。また、医療と教育とは、しばしばADの学齢児を共通して担当するため、両者の連携のあり方が問われる。学齢期のAD治療は、学校が主役となるだけに、医療には教育に対する支援の姿勢が求められる。

（清水康夫）

●参考文献

1) Frith U：Autism Explaining the Enigma. 2nd ed, Blackwell, 2003［富田真紀，清水康夫，鈴木玲子（訳）：新訂 自閉症の謎を解き明かす．東京書籍，東京，2009］．
2) Hodgdon LA：Solving Behavior Problems in Autism；Improving Communication with Visual Strategies. Quirk Roberts Publishing, Troy, Michigan, 1999［門眞一郎，長倉いのり（訳）：自閉症スペクトラムと問題行動；視覚的支援による解決．星和書店，東京，2009］．
3) 本田秀夫：DSM-5 ドラフトにおける乳幼児期・小児期・青年期の精神障害．精神科治療学 25：1051-1058，2010.
4) Kohlberg L, Levine C, Hewer A：Moral Stages；A Current Formulation and a Response to Critics. Karger, Basel, 1983［片瀬一男，高橋征仁（訳）：道徳性の発達段階；コールバーグ理論をめぐる論争への回答．新曜社，東京，1992］．
5) 黒川新二：広汎性発達障害と注意欠如・多動性障害との併存について．児童青年精神医学とその近接領域 52：103-113，2011.
6) 内藤美加：自閉症スペクトラム障害の発達精神病理．発達障害の臨床的理解と支援 2, 幼児期の理解と支援，清水康夫，本田秀夫（編著），pp13-26，金子書房，東京，2012.
7) 佐々木正美：自閉症児のためのTEACCHハンドブック．学研ヒューマンケアブックス，東京，2008.
8) 清水康夫，中村　泉，日戸由刈：「一番になりたい！」；高機能自閉症において社会性の発達に伴って生じる新たな固執症状への早期対応．総合リハビリテーション 29：339-345，2001.
9) 清水康夫：ADHDを含めた発達障害にかんする医療と教育の連携のあり方；情緒障害通級指導教室との連携のシステム化に向けて．精神科治療学 25：947-954，2010.

5. 広汎性発達障害

【1】自閉性障害　c．成人期・老年期

はじめに　1952年、鷲見によって本邦における自閉性障害（自閉症）の第1例が報告されて以来既に60年が経過し、さまざまな角度から自閉性障害の臨床研究がなされている。その中で近年注目されているのは、アスペルガー症候群などのいわゆる高機能広汎性発達障害と非定型例も含めれば想像以上の有病率で存在すること、彼らの長期予後は個人差が大きく、ケースによっては種々の合併症を示すこと、かなり知能が高くとも就労が困難であることなどであろう。本稿では知的障害を伴う自閉性障害と高機能自閉性障害に分けて、長期予後追跡研究、精神医学的合併症、自立と就労の問題、老年期の問題などについて論述した。

1　長期予後追跡研究

　古典的な予後追跡研究としては、Rutter Mの研究がある。すなわち予後をgood、fair、poorの3群に分けたところ、94例の中goodが13名、fairが15名、poorが66名であったという。予後を左右する因子として、Rutterは知能指数や言語を挙げている。すなわち、社会的適応がpoorないしvery poorとなる群を予測するのは知能指数であり、前者ではIQ59以下、後者はIQ45以下であった。これに対してgoodおよびfair群の区別に役立つものは言語、疾患の重篤度、修学期間であったという。またLotter Vは言語、知能指数、Vineland社会指数、性、てんかん発作ならびに脳波所見、就学期間の8項目が統制群との間に有意差がみられ、発達道程と知能指数との組み合わせが早期から有用な予測因子になるとしている。

　近年は平均以上の知能指数をもつものと定義される高機能自閉性障害の予後も知られるようになった。Rumsey JMらの14名の調査には高機能の症例が9名含まれていたが、30歳以上の4名のうち定職についているのは2名で、ほかは無職と福祉作業所への通所であった。また、16名の症例を26歳まで追跡したSzatmari Pらの調査では、7名が大学を卒業し、6名が就職しているが、Ventor Tらの調査では18名中わずか1名だけが大学を卒業し、もう1名は大学に入学したが卒業せず、結婚したものはいなかった。Lord Cらの調査では18歳以上の22名のうち6名が完全就職、13名が保護雇用または在学中、残りの3名が在宅であり、その他8名も就職できたが、2名は失業したという。

　Rumseyらと若林[1]が指摘しているように、正常の知能が良好な社会的適応を保証するとは限らないのが自閉性障害に独特な点である。一見就労して予後良好にみえる自閉性障害者に関しても、その多くは家族や職場の積極的な援助によって辛うじて就職を続けているのが実情のようである。

　筆者の臨床経験でも、彼らはその高い知能のために大学や大学院までの高い学歴に達しても通常

の一般企業に就職すると同僚・上司やクラスメートなどの対人関係(対人スキル)で破綻をきたすことが多い。また、特有のこだわり(強迫)行動からパニックになったり、睡眠などの時間の管理、金銭管理、私物の管理、書類の管理などが達成できずに仕事のミスを繰り返したり、ゲーム、インターネット、ギャンブル、アルコール、ショッピングなどの依存症や嗜癖行動にのめり込み、結局職場に適応できずに退職することがある。その後再就職しても同じことを繰り返すため、ニートやひきこもり状態に陥ることも少なくない。

後述する精神科的な合併症の項でも述べるが、成人になって社会不適応を示して外来を受診した高機能自閉性障害者が示した合併症や精神科的問題を調べたところ、ほとんどうつ病、不安障害、依存症などを示していた。また彼らの15例(30％)はいわゆる社会的ひきこもりの状態にあった。

成人の自閉性障害者はたとえ知能が高くても就労できずに社会不適応を示したり、極端な場合社会的ひきこもりの状態になってしまうのは、下記の9点の要因があるためと思われる。

①自閉性障害では社会性(対人スキル)や言語コミュニケーション(会話)が彼らの全体的知的能力と比べて未熟・拙劣であり、企業(会社)の同僚・上司やクライエントとの人間関係、特に多人数場面で不安・緊張感が強く、自分をうまく表現できず、不適応に陥りやすい。また、自分の気持ちや考えを適切に表現できず、誤解を招きやすい。

②感情や情動のセルフコントロールが未熟であり、些細なことで気分が不安定になって反応を起こしやすい。

③幼児期・学童期からある種の認知機能障害・学習障害を有することが少なからずあり、学校での学業不振や職場での業績不振の一因になる。また認知(物事の見方、考え方)の独特の歪みやこだわりを示すことがある。

④成人して就労して親や保護者と別居してからも睡眠、食事、その他の日常の生活習慣を自己管理できず、ライフスタイルが乱れることがある。そのため通常の職場に毎日通うための規則正しい生活を維持できない。また往々にして成人してからも金銭・書類・身の周りの私物などを計画的に処理して管理することができない。この「計画性のなさ」、「管理能力の乏しさ」は発達障害児・者全般に共通する。その背景には自分の将来像を具体的に想像してイメージできないという Wing L の三つ組の症状の1つ、「想像性の欠如」に由来するのであろう。ただ高機能自閉性障害者の中にはこれらと逆に著しい強迫的こだわりを示して几帳面に管理するケースもある。

⑤自己像(セルフイメージ)が思春期以降に低下して、自分に対する見方が否定的になり、周囲の評価に対して非常に過敏になり、劣等感・被害感情を抱きやすい。

⑥自分の衝動性や欲望のコントロールができず、家族に攻撃的言動を示したり、ゲーム、パソコン、携帯などにのめり込む。成人してからはアルコール、薬物、ギャンブル、買い物(ネットショッピングを含む)、恋愛、セックス(ネットを含めて)にのめり込むことがある。

⑦青年期の重要な発達課題である長期の人生目標、職業選択などについて自己同一性(セルフアイデンティティ)をもって、それに向けて長期間地道に努力することが不得手である(自分の興味・関心のあることにはマニアックになってのめり込むが、興味・関心のないことには無気力で飽きっぽい)。

⑧自己認知(自分を客観的に認知すること)が未熟であり、そのための将来の自分についての現実検討力が弱く、空想的(ファンタジック)に達成不能の夢を抱く。

⑨さまざまなことに不安が強く、強迫的な完全主義・ねばならぬ思考もあるため、失敗・挫折への恐怖が強い。自分が傷つきやすい場面や、失敗しそうな状況に入ると逃避しやすい。また不得手なことを先延ばしにしてしまう傾向がある。

これらのさまざまなハンディキャップがあるために知能・学歴の高さにかかわらず就労が困難であり、社会不適応を示しやすいと考えられる。この問題については第3節でまた言及する。

2 精神医学的合併症と行動上の問題

知的障害を伴う(低機能)自閉性障害とそれを伴わない高機能自閉性障害に分けて精神医学的合併症について述べる。

1 知的障害を伴う自閉性障害の場合

高機能自閉性障害と比べて、脳の機能的・器質的障害が重度のため、てんかん、トゥレット症候群、自傷行為、攻撃的・破壊的行動(これらは強度行動障害と呼ばれることがある)、不規則な睡眠-覚醒リズム、極度の偏食・過食とそれによる肥満、異食などの食行動異常、カタトニア(極度の自発的行動の低下)などを示す。そのため施設入所、精神科病院への入院や向精神薬などによる薬物療法が必要な場合もある。これらの合併症については本書の別章に譲りたい。

2 高機能自閉性障害の場合

太田[2)3)]が述べるように、自閉性障害では知的能力が低いと強度行動障害のように行動上の問題が状態像として精神医学的に診断されることが多いが、認知能力が高くなるにつれて一般人口にみられるのと同様の精神症状が表現されるようになる。しかも自閉性障害にみられる合併症の頻度は一般人口でみられる比率より、相当高い頻度で出現する。

診断名として出現頻度が多い合併症に気分障害(うつ病)、不安障害(神経症)、特に強迫性障害、依存症・嗜癖行動などがある。前方視的な調査研究と後方視的な調査研究とは自ずから結果が異なろうが、筆者らが成人になって社会不適応を示して外来を受診した高機能自閉性障害者50名と注意欠陥/多動性障害(AD/HD)者80名を精神医学的診断と状態像から比較した研究があるので紹介したい。

表18のように、高機能自閉性障害の合併症として診断される精神医学的診断や状態像としてはAD/HDとほぼ同様に気分障害(うつ病)、不安障害、依存症・嗜癖行動、パーソナリティ障害のほか、状態像として夫婦間暴力、児童虐待、ひきこもりなどが認められた。最も多いのは気分障害(うつ病)であり、AD/HD、高機能自閉性障害の70〜80%以上に認められた。成人になって来院した発達障害者のほとんどは合併症を示しており、何も合併症がないものはAD/HDで11名(13.8%)、高機能自閉性障害者で2名(4%)のみであった。

表 18. 成人の発達障害者の合併症

	I. 成人 AD/HD	II. 成人高機能自閉性障害
①合併症なし	11 例(13.8%)	↓2 例(4%)
②うつ病	68 例(85.0%)	39 例(78%)
③不安障害(神経症) PTSD、強迫性障害、全般性不安障害、パニック障害、解離性障害、社会不安障害	30 例(37.5%)	18 例(36%)
④依存症・嗜癖行動(衝動制御障害) アルコール依存、薬物依存、過食症、ギャンブル依存、買物依存(浪費癖)、セックス依存	30 例(37.5%)	22 例(44%)
⑤パーソナリティ障害 自己愛性パーソナリティ障害、境界性パーソナリティ障害、反社会性パーソナリティ障害	32 例(40.0%)	18 例(36%)
⑥社会的ひきこもり	0	↑15 例(30%)
⑦児童虐待	25 例(28.8%)	↓6 例(12%)
⑧ドメスティック・バイオレンス	6 例(7.5%)	4 例(8%)

(↑：高い傾向、↓：低い傾向)

　合併症のないものの主訴は**表18**にはないが、家事・片づけができない、対人関係で孤立しているなど日常生活でさまざまな不適応感を感じているものであった。特記すべきこととして、AD/HDでは児童虐待が25名(28.8%)に認められたのに対して、高機能自閉性障害では少なかった。一方、社会的ひきこもりはAD/HD 80名ではまったくみられないのに対して高機能自閉性障害では15名(30%)に認められた。このように、成人AD/HD者と高機能自閉性障害者を比べて全体的な知的能力の差異は認められなかったが、高機能自閉性障害の方がより合併症が多く、特に社会的ひきこもりが多かった。**表18**には載っていないがDSM診断基準のGAF尺度(社会的機能の全体的評定尺度)でも高機能自閉性障害の方が低い値を示していた。

(1) 特に気分障害(うつ病)について

　自閉性障害に合併した気分障害について、杉山[4]の総説によれば、うつ状態・うつ病について文献的に報告された23症例では初発年齢は必ずしも青年期・成人期の問題ではなく、4〜32歳まで分布しており、23名のうち7名は児童期の発症であった。一般には気分障害の発症は10歳代から認められ始め、おおよそ30歳中頃まで上昇し、それ以降減少に向かうとされている。

　気分障害を合併しやすい理由としては、これまでの報告のように発達障害を抱えたために生じるさまざまな心理社会的要因のほか、近年は気分障害と発達障害との遺伝的、生物学的関連性も指摘されている。

(2) 特に不安障害、強迫性障害とPTSDについて

●a. 強迫性障害

　本邦ではこだわり行動と呼ばれることが多い儀式行為や同一性への固執はKanner Lの最初の記述から今日に至るまで自閉性障害の三つ組の基本症状の1つと考えられてきた。Wingは自閉性障害の三つ組の基本症状の1つとして、このこだわり行動が彼らの想像力の障害によるものと定義している。Gillberg C、小林[5]、中根ら[6)7)]は青年期、成人期に至った自閉性障害者も強迫観念・行為や儀式行為が増悪することを指摘しているが、Baron-Cohen Sは青年期の強迫と自閉性障害のこだわり行為を安易に同一視すべきではないことを指摘している。高機能自閉性障害では、彼ら独特の訴え方ではあるが自我異質性『自分ではコントロール（静止）したい、止めたいと思うができない』という不安・葛藤らしきものを認めることができれば強迫性障害の診断が可能になる。しかし、知的障害を伴う自閉性障害では、こだわり行動と強迫性症状の区別がつきにくくなる。

　筆者の経験では認知機能障害を伴う自閉性障害であっても、パロキセチンなどの選択的セロトニン再取込み阻害薬（SSRI）やリスペリドンなどの投与によって、こだわり行動やそれが通らないときのパニック・興奮が改善することがある。彼らは適切な言語化ができないまでも、こだわり行動の背景にはなんらかの不安・葛藤が存在するものと思われる。

●b. PTSD（心的外傷後ストレス障害）

　前述の筆者の知見では、AD/HDや高機能自閉性障害者の一部がなんらかのトラウマによってPTSDを発症していた。筆者の経験では2011年3月の東日本大震災とそれに伴う巨大津波、原発事故の後、特に高機能自閉性障害者は過覚醒、再体験（フラッシュバック）、回避などのPTSD症状を高頻度に示している。また、小さな余震やTVのニュースなどを契機としてパニック・興奮を繰り返している。これは中等度以上の知的障害を伴う自閉性障害では少なくむしろ高機能に多い。同様のことは白橋が宮城県沖地震の後に自閉性障害児童の言動を観察して、彼らがパニック・興奮で現される急性ストレス障害やPTSDになりやすいことを報告している。米国では1980年のDSM-ⅢでPTSDの診断基準が発表され、その後ベトナム帰還兵らのPTSDについて詳細な研究がなされている。その結果、ベトナム戦争後、PTSDを発症した帰還兵の30～40％に発達障害がみられたことを報告し、PTSDの専門医は発達障害に精通していなければならないという勧告がなされている。この意味で発達障害者は「災害弱者」であると言えるかも知れない。また杉山が自閉性障害のタイムスリップ現象と呼んでいる、何の契機もなく突然フラッシュバックのようなパニック・興奮状態になるのも、一種のPTSDの再体験のような状態であるかも知れない。

3 ── 自立と就労をめぐる問題

　これまで、杉山[4]、小林[7]、若林[1]、中根[8)-10]、太田ら[2)3]をはじめとする自閉性障害の研究者が彼らの自立と就労の問題について検討している。その結果、知的障害を伴う自閉性障害者と高機能自閉性障害者のいずれも一般的な企業就労は容易ではないことが繰り返し指摘されている。本節では彼らの自立と就労をめぐっての調査研究、就労とそれに影響を及ぼす諸要因、彼らの就労支援など

について述べる。

1 自立・就労と転職・離職率

若林ら[1]は1986年、20歳以上となった自閉性障害の青年101名を対象とした調査では就労者はわずか13名(12.9％)であったと報告している。しかし、小林ら(1990年)[5]による18歳以上の自閉性障害青年201名の調査では、41名(20.8％)は就労を果たしていた。また自閉症親の会による1988年の全国調査では全国の15歳以上の自閉性障害者2,711名中、164名が就労しており、就労率は6.0％であったが、2年後の1990年の調査では、3,016名中、207名が就労しており、就労率は6.9％に上昇した。

しかしながら、小林ら[7]の報告では8名が就労後に離職している。1988年の全国調査では、転職率20％、離職率6％、計26％という高い転・離職率が示され、1990年の調査でも転職率は20％であった。

なお彼らが実際に就職した企業の業種について杉山ら[4]は板金塗装業が最も多かったとしている。次いで自動車部品のライン製造、その他の製造業、電気工学などの精密機器製造、陶製、縫製業などが多かった。少数ながら銀行員や公務員になった者もいた。また若林ら[1]は、卸売店物品管理者、陶器工場、製パン工場、木工場、溶接工場などの作業員が多かったと報告している。

2 自立と就労に及ぼす諸要因

自立・就労に及ぼす要因として杉山ら[4]は、安定就労群の方が不安定就労群よりも知的にはむしろ低い傾向が認められたと述べている。仕事を直列的な作業と並列的な作業に分けると、まず直列的な作業は知的障害の中等以下の者がよく働いていたという。他方、高機能者であっても並列的な作業が著しく困難であり、仕事上の挫折の要因になっていたという。

次に対人関係のもち方と就労との関係について言及する。WingとAttwood Tは自閉性障害の青年期・成人期の対人関係の変化について相互的なやりとりの成り立ち方に着目し、「孤立群」、「受動群」、「積極・奇異群」、「適切な相互交流群」という4つの群に分類した。「孤立群」は社会的接触が最も欠けているグループ、「受動群」は他者に対して自発的な社会的接触をすることのないグループ、そして「積極・奇異群」は他者に対して自発的な接近をするが、その方法は奇妙で幼稚であり、一方的なやり方であるグループである。杉山ら[4]はこれらの3つの対人関係の類型との関連を調べたところ、「受動群」では安定就労と挫折例にほぼ二分されているのに対して、「積極・奇異群」では不安定な就労が多かったという。しかし、「受動群」の就労継続症例においても、3年期危機と命名される独特の危機が存在することがわかったという。

3 就労支援（キャリアガイダンス）

小林[7]は、自閉性障害者の就労とそれによる精神的安定を目指すための治療的戦略を編み出すために、現在就労中の3例の自閉性障害者の日常生活の特性と職場での行動特徴の検討から以下の結論を得たという。すなわち、働くことへの意欲は非常に強いが、彼らの強迫傾向が過剰適応を生み

151

やすく、そのために適応の破綻ををきたす危険性があること、器用でないため技術習得までにかなり時間がかかるが、一度身に付いた技能はかなり正確に発揮できること、コミュニケーションの障害を考慮した仕事の内容を工夫することや、自由時間をうまく使うようになることが、彼らの精神的安定のためには大切であることなどであったという。

4 向いている仕事と向いていない仕事

　筆者の個人的な臨床経験であるが、成人のアスペルガー症候群を含む高機能広汎性発達障害者は社会への適応レベルや職業、年収などの個人差が非常に大きく、人生の満足度に大きな違いがある。社会で大活躍して高収入を得ている人もいれば、社会に適応できず40代になっても定職に就かず合併症を示して社会的保護が必要な人もおり、その境遇にはまさに天と地ほどの差がある。この差はいったいどこからくるのであろうか。

　1つには彼らがもともと抱える発達障害の程度、合併症の有無や知能レベルによると思われるが、もう1つの重要な要因として、「その人に合った適職に就いているかどうか」という職業選択の問題を指摘しなければならない。そのためには遅くとも親や教師が中学・高校生までに発達障害に気づいてあげて適切な就労支援を行わなければならないであろう。

　社会不適応の極端な例であるひきこもりは内閣府の調査では約70万人と推計され、また子ども・若者白書(平成22年度版)によれば総務省統計局のデータからニートに近い概念である若年無業者は84万人となっている。ひきこもりと発達障害との関連性であるが、山梨県立精神保健福祉センターの近藤医師らは、2009年5月、精神保健福祉センターにひきこもり相談で訪れた152名中42名(27%)が発達障害と診断されたと報告している。また2007～2009年に厚生労働省研究班が行った調査によれば、16～37歳のひきこもり相談者の184名のうち、149名(80.9%)になんらかの精神疾患が認められたが、そのうち48名(32.2%)が発達障害と診断されたという。

　筆者はこれまで精神科外来でひきこもり状態にある患者を150名ほど診てきたが、厚生労働省研究班の調査のようにそのほとんどは、社会不安障害(対人恐怖)、強迫性障害、うつ病・うつ状態、摂食障害、統合失調症などのなんらかの精神疾患が該当した。さらに小児期からの病理を探ると、その80％以上は、AD/HD、境界知能、高機能自閉性障害などの発達障害が背景に存在していた。彼ら、特に高機能自閉性障害者が社会に適応できずひきこもりに陥った負因を探ると、前述の①～⑨に挙げた9項目が挙げられる。

　しかしその反面、筆者の臨床経験では、AD/HDや高機能自閉性障害の中には、特定の分野への異常なこだわりと興味限局傾向やひらめきを有効に活かせば、水を得た魚のように才能を開花させる可能性がある。この意味でAD/HDや高機能自閉性障害などの「発達アンバランス症候群」はまさに「磨かれていない原石」といえよう。そのため、彼らが職業を選択する前に、中学・高校の時点で親や教師などによる就労支援とキャリアガイダンスがなされることが極めて重要であろう。

　筆者の経験や国内外の研究者の報告では、次のような仕事・職業は一般に高機能自閉性障害などの発達障害者に向いていないといえよう。
①高度な対人協調性や熟練した対人スキルが要求される営業関係や接客関係

②優れた管理能力が要求される経理・事務処理・総務関係
③不注意や衝動性に由来するミスが大事故に直結するような交通・運輸関係(運転手、パイロット、航空管制官など)
④その他、複数の要求を同時にこなす必要がある仕事、不測の事態への臨機応変な対応が求められる仕事

　これに対して一般に発達障害者に向いているのは、対人協調性や対人スキルがそれほど要求されず、管理能力や臨機応変な対応もさほど必要とされない職業であろう。一言で言えば、彼らの興味・関心の向いた専門的技術職が適職といえよう。「百芸は一芸の詳しきに如かず」とはまさに至言であり、何でもできる器用貧乏は、1つの専門的な知識や技術をもつ人には及ばない。実際、多少偏屈な変わり者でもそうした専門能力が評価され、世の中で重用されている人は少なからず存在する。

　筆者の臨床経験では、高機能自閉性障害者は一般の会社組織の中では協調性やチームプレーを発揮しにくく、適応しにくい人たちである。上記の適職に就けた人はよいのだが、ほとんどの場合、彼らはあまり向いていない職業に就いている。その理由の1つは本人の自己認知(自分の能力を客観的にみる認知能力)が未熟なことであり、もう1つは親の否認・認識不足であろう。適職に就くためには遅くとも中学・高校までに親が発達障害に気づいてあげて、本人に向いている技能や資格を取らせるための適切な専門学校や短大・大学に入れなければならない。しかし多くの場合、これが十分になされていない。筆者は現在クリニックにて150名以上の大人の高機能自閉性障害者を診療しているが、彼らが失職・転職を繰り返す比率は非常に高い。一部は解雇やリストラの憂き目にあっているが、多くの場合、「自分には合わない」と思って短期間で辞めている。それに伴い、経済的困窮に陥ったり、ひきこもりに至ったり、うつ病や依存症を合併する確率が高い。

4 ── 老年期の自閉性障害

　老年期の自閉性障害のケース報告や論文は極めて少ない。筆者の経験でも、自閉性障害と「正確に」診断されて高齢者になった例はほとんどなく、最高齢はまだ50歳代後半である。

　太田[3]は成人期後期に入った自閉性障害者は生活に一定の枠組みを与えられれば落ち着いてくると述べている。このことは一般の成人と変わらないが、得てして生活の範囲や興味の範囲は狭くなってくる。生活の安定はこの時期の誰もが願うことであるが、意欲の低下、ひいては早期の老化が懸念される。有意な人生とは安定と挑戦であるが、彼らには個人生活を充実し、社会生活を広げることに挑戦する態度が欠けていることが成人期後期から老年期にかけて目立ってこよう。しかしながら、成人期の自閉性障害者において、早期の老化が一般人よりも早くかつ高頻度で出現することは報告されていない。

　太田の報告[3]でも筆者の経験でも、成人期後期以降になると、うつ病・うつ状態や依存症を合併してきて、自殺や身体疾患の合併が懸念される。彼らは食事や睡眠の問題、嗜好物の摂り過ぎなどのライフスタイルの乱れに加えて、そもそも自分の健康やその維持・管理に関心がないので生活習慣病に早くから罹患することが多い。

II. 各　論

おわりに　以上、成人期・老年期の自閉性障害について知的障害を伴うものと伴わないものに分けて説明したが、そのいずれの場合も長期予後は必ずしも楽観視できない。「はじめに」でも述べたように近年は高機能自閉性障害まで含めればかなりの高い有病率で存在すること、成人するとさまざまな合併症を示しやすいこと、知能が高くても就労が困難であることなどを考慮すれば、教育や医療の充実のみでは不十分であり、自閉性障害を対象とした社会福祉全般の発展が望まれる。

(星野仁彦)

● 文　献

1) 若林慎一郎, 杉山登志郎：成人になった自閉症児. 精神科治療学 1(2)：195-204, 1986.
2) 太田昌孝：高機能自閉症の長期経過. 臨床精神医学 29(5)：507-515, 2000.
3) 太田昌孝：広汎性発達障害；(1)自閉症；C. 成人期老年期. 現代児童青年精神医学, 山崎晃資, 牛島定信, 栗田 広, ほか(編), pp127-136, 永井書店, 大阪, 2002.
4) 杉山登志郎, 高橋脩, 石井学：自閉症の就労を巡る臨床研究. 児童青年精神医学とその近接領域 37(3)：241-253, 1996.
5) 小林隆児, 林田豊久：201例の自閉症児追跡調査からみた青年期・成人期自閉症の問題. 発達の心理学と医学 1(4)：523-537, 1990.
6) 星野仁彦：ひきこもりと発達障害. ひきこもり支援者読本, 内閣府子ども若者・子育て施策総合推進室(編), pp18-41, 2011.
7) 小林隆児：働く自閉症者の生活様式の特性. 精神科治療学 1(2)：205-213, 1986.
8) 中根　晃：自閉症の長期予後(1). 精神医学 30(5)：492-498, 1988.
9) 中根　晃：自閉症の長期予後(2). 精神医学 30(6)：606-615, 1988.
10) 中根　晃：自閉症は歳を重ねることによってどう変わるか. 精神科治療学 9(4)：435-443, 1994.

5. 広汎性発達障害

【2】レット障害、レット症候群

はじめに レット(Rett)障害はDSM-IV-TRによる呼称であり、コードは299.80である。ICD-10ではレット(Rett)症候群と呼称され、コードはF84.2である。いずれの分類においても、本症を発達障害、自閉症スペクトラムに属する一疾患としている。しかし両者において、記述された内容は表面的かつ横断的であり、本症の重要な側面である発達学的側面は考慮されていないし、年齢につれて神経症候が変化する縦断的な記述にも欠ける。

本症は、一般的な自閉症(≒広汎性発達障害)と多少は共通する点があるとはいえ、本質的に別個の疾患である。筆者は本症を自閉症スペクトラムにまとめてしまう分類はあまりに乱暴であり、本症の正しい理解の妨げになると考える。本症は発達学・神経生物学的な視点から見ると実に興味深く、ヒトの知的および運動発達についてさまざまな示唆を与えてくれる。上記の2疾患分類においても、将来はより実態に合った分類と記述がなされることを期待する。

呼称に関しては、本症は臨床的に確立された一疾患であり、本症の認知を広めたHagberg Bらの論文(後述)での呼称もレット症候群である。また原因遺伝子や病態について、現在精力的に研究が進められているが、まだ議論が多い状態である。以上から、レット障害より、従来から使用されていたレット症候群の方が適切であると筆者は考える。本稿では編集委員会よりの依頼に従い、レット障害(以下では本症とする)を使用することとする。

1 ─ 歴 史

本症は緩徐進行性慢性小児神経疾患である。

本症を独立した臨床単位として認識したのはオーストリアの小児神経科医師Andreas Rettである。彼はその慧眼と豊富な臨床経験とから、本症が特異な症候を呈する独立した一疾患であると認識し、1966年以降複数の報告をした。残念ながら初期の彼の論文はドイツ語で書かれ、また掲載誌も一般的なものでなかったため、世界的な認識を集めるには至らなかった。しかし熱心な小児神経科医師の間では彼の論文が読まれ、本症の認識は徐々に広がり、症例報告もなされた。もちろん本邦も例外ではなかった。

転機となったのは1983年スウェーデンの小児神経科医師Hagbergらによる本症35例の臨床研究論文である。以後爆発的といえるほど本症への関心が高まり、多くの臨床的、また病態生理の検討がなされた。同時に、患者数が多いこともあって、家族会の結成や、本症に対する社会的な関心の高まりも生じた。

本症は女児のみに発症し、稀ではあるが姉妹例・双生児姉妹例・異父姉妹例・伯母姪例の存在す

II. 各　論

ること、また本症罹患女性が本症児を出産した報告などから、本症の原因はなんらかの伴性遺伝(X染色体上の遺伝子の異常)であろうと推測されていた。

1999年、Amirらにより染色体Xq28上にあるメチルGpC結合蛋白2(MeCP2)をコードする遺伝子 *MECP2* の異常が本症の原因であると報告され、本症はDNAのメチル化の障害によって発症する(またはそれが発症に深く関与している)ことが解明された初の疾患として、関心がさらに高まった。

この報告後、他の知的障害(精神遅滞)などの例でも本遺伝子の異常が少なからず見つかるという予想外の発展があり、知的障害の医学的病因論的研究に新たな道が拓けた。この点でも、本症は発達生物学的に興味深く、かつ重要な疾患である。

2　臨床症状と経過

図4に本症の臨床経過の模式図を、図5-aおよび図5-bに、10歳代本症例の写真およびスケッチを示す。

1 性　別

本症は女児のみに発症する。Masuyama Tらの報告のように極めて稀に男児例もあるが(*MECP2* の異常あり)、一般的には女児のみと考えてよい。通常は男児例は致死性で、胎生期ないし生後すぐの時期に死亡するものと考えられる。

2 妊娠中および出生の前後

この時期に脳障害をきたすような異常は認めない。出生時の身長・体重・頭囲などは正常範囲内である。

3 正常な成長発達を示す時期

生後6〜18ヵ月の期間は正常な成長発達を示す。この点が本症の重要な点である。

また個々の例を検討する場合、この期間が6〜18ヵ月の幅の中で、6ヵ月なのか、12ヵ月なのか、あるいは18ヵ月なのかが、その後の臨床経過に重要である。

稀ではあるがこの期間が6ヵ月より短い例があり、「先天型」あるいは「早期発症重症型」などと呼ばれる。このタイプと典型例との関係は、まだ不明な点が多い(後述)。

4 成長発達の速度の低下と成長発達の停止を示す時期

前項の正常な成長発達を示す時期の後、徐々に知的および運動発達の速度が低下し、さらにその後知的および運動発達が停止する。児の年齢としては1歳少し前から2歳くらいまでの時期である。この期間には、筋緊張低下を呈することが多く、筋緊張低下と運動発達の遅れを主訴に受診する本症例もある。

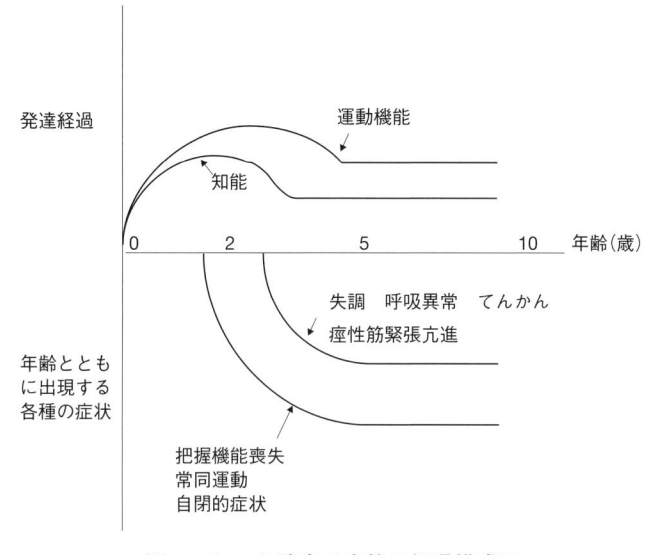

図 4. レット障害の症状の経過模式図

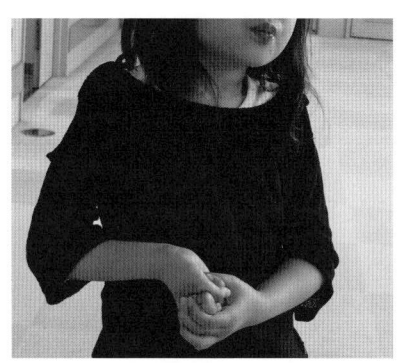

図 5-a. 10歳代前半の本症例
手もみ型の常同運動と、空気を吹き出すため口をとがらせた様子を示す。

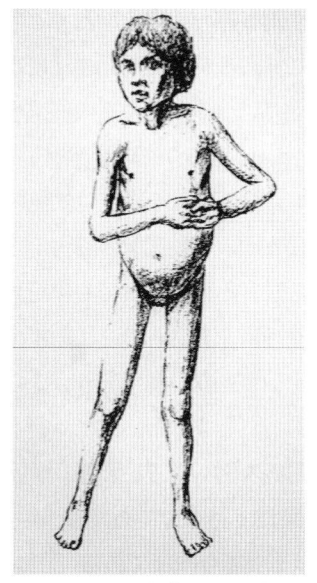

図 5-b. 10歳代後半の本症例スケッチ
手もみ型常同運動、空気嚥下のための鼓腹、細い手足を示す。

5 急速な知的および運動機能の退行を示す時期

　前項の成長発達の速度の低下と成長発達の停止を示す時期の後、知的および運動機能の退行が始まる。この期間は5歳くらいまでである。通常は知的機能の退行が運動機能の退行に先行し、かつより重症である。この時期の退行の速度は非常に速く、「あの頃は坂を転がり落ちるようであった」

と懐述するご両親もあり、家族にはつらい時期である。知的な面では単語の発語があったり表情が豊かであった児が、表情が乏しくなり、コミュニケーションがとれなくなる。このためDSMやICDでは本症を自閉症スペクトラムの中の一疾患と分類するのであるが、運動障害の進行や他の症状の出現も同時にあり、筆者はこの考え方には賛成できない。

同時期に、精神的に不安定で、いつもイライラして不機嫌になるという症状を呈し、ご両親を困らせる例もある。あるご両親は「レットという名前の嵐の中にいるようであった」と懐述されている。なおこのイライラ状態は、知能の退行がより進行すると消失する。

運動機能の退行は、知的機能の退行に少し遅れて進行する。歩行可能であった例では歩行困難になったり、また坐位保持ができた例では保持ができなくなる。筋緊張は当初は低下を示すが、徐々に痙性筋緊張亢進を示すようになる。

6 緩徐な退行を示す時期

前項の急速な知的および運動機能の退行を示す時期の後、退行の速度は低下し、退行は緩徐進行性の状態となる。児の年齢としては5歳以降である。退行は終生継続する。最終的には重度の知的障害＋痙性両麻痺の状態となる。この時期の退行速度は遅いので、短期間の観察では症状が進行しないように見えるが、長期間詳細に観察すれば、やはり症状は進行している。

知的な面では全例が重度の知的障害を呈するが、少数ながら単語の発語が可能な例 preserved speech variant もあり、表情で感情表出ができる例もある。また幼児期にみられる自閉的な症状は、進行とともに軽減し、年長では知的障害のみと見受けられるようになる。

年長・成人期の運動機能の障害がどの程度であるかは、個人差が大きい。重症例では寝たきりの状態であるし、年長になっても歩行可能な軽症例もある。この個人差は、先の正常な成長発達を示す期間の長短に左右される。この期間が6ヵ月までであるとすると、この時期に獲得している運動機能は頸定や寝返り程度であり、このレベルから退行すると寝たきりとなる。逆にこの期間が18ヵ月までであったとすると、既に歩行を獲得した状態からの退行であり、年長になっても障害歩行ながら歩行可能な例もある。筆者の経験では、本症例の2～3割が年長でも歩行可能である。もちろんこの期間が12ヵ月までであれば、年長での運動機能も中間となる。

摂食・嚥下機能も同様である。生後6ヵ月ではミルクの嚥下や離乳初期食のレベルであり、ここから機能が退行すると摂食・嚥下機能に大きな障害をきたす。逆に生後18ヵ月であれば、普通食摂取がほぼ可能となっており、その後機能退行をきたしても、長期間経口摂取が可能な例が多い。

なお本症の軽症型・非定型型と呼ばれる例があり、運動障害が比較的軽症の型である。年長になっても痙性筋緊張亢進と運動麻痺とか軽度であり、歩行障害が少ない。

7 特異な神経症候の出現

急速な知的および運動機能の退行を示す時期に、同時に以下のようなさまざまな症状を呈するようになる。

(1) 手の常同運動の出現と把握機能の喪失

本症の特徴的神経症候の1つである。おもちゃやお菓子などを保持する、口に運ぶといったことができなくなり、目の前にあるお菓子をじっと見つめてはいるものの、リーチをしなくなる。つまり上肢の有目的運動機能の消失である。

同時に水道の蛇口の下で手を洗うような両手の動作(手もみ型、通常は胸の前で行う、背中で行う例もある)、拍手するように両手を合わせ叩く動作、手を口に入れる動作(手−口型)、手で前胸壁を掻くような動作(手−胸型)、などの常同運動をするようになる。これらは覚醒中はほとんど休みなく継続する。上肢抑制や elbow splint の使用などで強制的に止めさせると不快な表情を示し、抑制を解除すると直ちにもとの動作を開始する。もちろん睡眠中には常同運動はない。図5-a、図5-b に手もみ型の例を示す。

知的障害や自閉症児・者では、自己刺激と考えられる常同運動がしばしば観察されるが、本症でみられる常同運動は、運動のリズムが一定している(メトロノームのようである)点が特徴である。他疾患の常同運動は、リズムが一定でないことが多い。手もみ型常同運動があるというだけで本症と誤診される場合もあるが、先の正常な成長発達を示す時期から急速な退行を示す時期への経過をきちんと確認し、また手もみと上肢の有目的運動の詳細を検討すれば、誤診は防ぐことができる。

この常同運動・上肢の有目的運動・把握機能の喪失の原因はまったく不明であるが、上肢が麻痺しているわけではなく(常同運動はできるのである)、また痒いところがあるとちゃんと掻くことができる(どうしてもの必要に迫られると、上肢の有目的運動はできるのである)ので、有目的運動機能は100%喪失というわけでもない。なんらかの自己刺激のための常同運動と考えるのが常識的なところであろうが、残念ながら詳細は不明である。

常同運動は成人期になると減少するが、なくなることはなく、生涯持続すると考えてよい。

(2) 体幹の失調やミオクローヌス

体幹の失調とは姿勢保持機能の障害である。坐位や立位をとらせるとバランスを維持できずに、体幹が前後左右に震えることが観察される。乳幼児では検者が児を抱っこして大腿の上に座らせる、あるいは児を抱っこして検者が自分の身体を少し揺らし、児の姿勢保持反応(立直り反射)の出現具合を観察する方法がよい。失調のある児では立直り反射の出現が不良である。

ミオクローヌスは一瞬の筋収縮である。本症児を診察中に、かなり広範囲に(時には全身に)ミオクローヌスが出現することが観察される。ミオクローヌスが出現する神経疾患、ミオクローヌスを主訴とする受診例は多いと考えるが、本症は鑑別診断の1つに挙げられる。

(3) 呼吸異常と歯ぎしり

呼吸異常には、無呼吸、過呼吸、唾飛ばし、空気嚥下、舌ペチャペチャ運動などがある。

無呼吸は短時間の呼吸停止である。通常はなんら対応をせずともすぐに回復する。しかし本症では稀に夜間突然死の報告があるので、無呼吸がその原因である可能性は否定できない。無呼吸単独で出現する場合と、次項の過呼吸に続いて出現する場合との両方がある。

Ⅱ. 各　論

　過呼吸はハーハーと音を立てて、大きく、かつ深い呼吸を連続して行う呼吸である。通常は短時間で自然に停止する。精神的に緊張すると、過呼吸は増強される。呼気時に唾飛ばしが伴うことが多く、唾飛ばし単独では出現しないと筆者は考えている。過呼吸時の血液ガス分析では、酸素分圧と炭酸ガス分圧には大きな変化はなく、さして有効な換気がされていないことがわかる。したがって、過呼吸後の無呼吸は、炭酸ガス分圧の低下による呼吸ドライブの抑制がその原因とは考えられない。図5-aの例の口元を見ると、唾飛ばしのため口をとがらせている様子がみられる。
　また過呼吸/無呼吸時の脳波では、てんかん性発作波の出現はみられず、これら呼吸障害がてんかん発作である可能性はない。
　空気嚥下も本症でしばしば出現し、鼓腹を呈するため目立つ症状である（図5-b）。通常の呼吸の合間に、ゴクンと空気を嚥下する様子が観察される。おくびは少ないが、下からの排ガスはよく観察される。重症の鼓腹では麻痺性イレウスをきたす場合もあり、筆者は経鼻胃管を留置して胃内のガスを引いた経験がある。舌を口腔内でペチャペチャと音を立てて動かす常同運動も、空気嚥下と一緒によく観察される。
　睡眠中は空気嚥下はないので、夜間は鼓腹は消失する。
　歯ぎしりも本症で頻度の高い症状である。覚醒時には長時間歯ぎしりを行う例があり、歯の咬合面の摩耗や咬合性外傷（強い歯ぎしりのため、歯と歯槽骨との結合が緩んでしまい、歯が動揺する）が多い。ご家族が希望する場合は、歯科に依頼してマウスピースを作製してもらい、咬合面の摩耗を予防する。

(4) 脳波異常とてんかん発作

　本症では早ければ1～2歳の頃から脳波異常が認められる。基礎波の徐波化と、局在性ないし全般性のてんかん波の出現とが所見である。このためレット障害が広く知られるようになる前には、本症児は「原因不明のてんかん/てんかん性脳症」と診断されることが少なくなかった。当時としてはしかたのないことであろう。てんかん波の出現部位は頭頂部が多いという研究があるが、広範囲に出現することも多い。てんかん波の出現は、その後のてんかん発作の発症を予測できるので、本症の幼児期には経時的な脳波検査が望ましい。
　脳波異常があってもすぐにてんかん発作を発症することはなく、実際にてんかん発作を発症するのは、筆者の経験では3～5歳が多く、本症児の7割程度が小児期に発症すると考える。成人後に発症することは通常はない。発作型は全般発作が多いが、部分発作からの二次性全般化であろうと筆者は考える。通常のてんかん治療薬で発作抑制が可能な例が多く、難治性のてんかんをきたす例は少ない。通常のてんかん治療薬に葉酸を併用すると奏効するという研究もあったが、肯定的な追試はない。

(5) 脊柱側彎および後彎

　本症では大部分の例で出現する。側彎後彎の程度はさまざまであるが、運動機能障害が重症であるほど脊柱側彎後彎も重度になる場合が多い。脊柱側彎後彎の出現は、早いと幼児期であり、身長

の伸びる思春期に進行し、その後は停止する例が多い。しかし中には年長になっても進行する例があり、長期の経過観察を要する。もちろん経過観察には肉眼的診察だけでなく、熟練した技師による X 線撮影が必須である。脊柱の X 線撮影は、撮影時の姿勢や撮影条件によって所見が左右されるので、条件を一定にする技術が必要である。脊柱の変形のため消化管の通過障害をきたすような場合は、消化管造影の併用や、CT・MRI による脊柱と消化管との位置関係の検討が必要になる場合もある。

　側彎の向きは、前から見て S 字型の例が多い(図6)。すなわち胸椎で右に凸、腰椎で左に凸であり、同時に強い椎体のねじれを伴う。後彎を伴う例も多い。

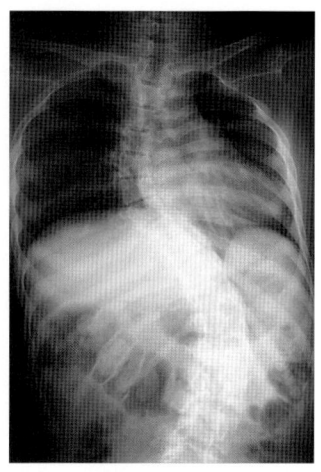

図 6. 10 歳代の例の脊柱 X 線撮影
S 字型の側彎を示す。空気嚥下による腸管のガス像も目立つ。

　図7-a(正面)、図7-b(側面)は撮影時 44 歳の本症例である。本症例は筆者初診の 44 歳まで本症の診断がなされていなかった例である。歴史的に考えて、しかたのないことである。脊柱は S 字型側彎を呈し、後彎も強い。図8-a(正面)、図8-b(側面)は同一例の 56 歳(図7 から 12 年後)である。本例では側彎も後彎も明らかに 12 年間で進行している。Cobb 角は、胸椎 45°→80°、腰椎 40°→50° の進行である。本症の本質を、見事なまでにこれら 4 枚のフィルムは示している。成人後の本症では脊柱の変形はさして進行しないと筆者は考えていたが、進行する例も少なからずあるのかと、反省している。

　なお脊柱の X 線撮影は、撮影条件によって大きな影響を受ける。脊柱のフィルムを見るときは、鎖骨・頸椎・腸骨なども同時に見て、撮影条件の確認が必要である。

　側彎＋後彎が高度の例では、呼吸機能の低下(胸郭の変形による拘束性換気障害、気管が胸骨と椎体とに挟まれる圧迫変形により、上部気道閉塞性換気障害)や消化管運動機能の低下(変形した脊柱による十二指腸や小腸の通過障害)をきたしうるので、全身状態の観察を要する。

(6) 成長障害

　本症では乳児期後半より頭囲の成長速度が低下し、年長になると小頭症を呈する。また身長・体重の増加も標準より少なく、成人後も小柄である例が多い。特に全身のプロポーションで見て下肢が細く、足のサイズも小さい場合が多い(図5-b)。

(7) その他の症状

　日内リズムの障害が出る場合があり、昼寝の時間が長く、夜間覚醒があることも本症の特徴である。

　稀であるが自分の頭を叩く、手指や手首を咬むなどの自傷行為が出現する例もある。

Ⅱ．各　論

図 7-a. 44歳の例の脊柱X線撮影正面像
S字型の脊柱側彎を示す。

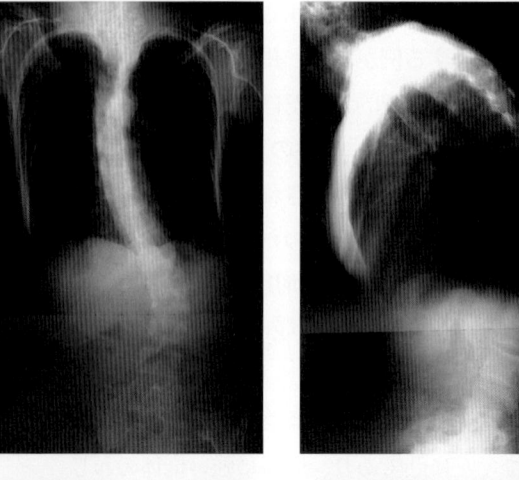

図 7-b. 図 7-a と同時に撮影した側面像
脊柱後彎が著明である。

図 8-a. 図7の例の12年後の撮影
脊柱側彎の進行が明らかである。

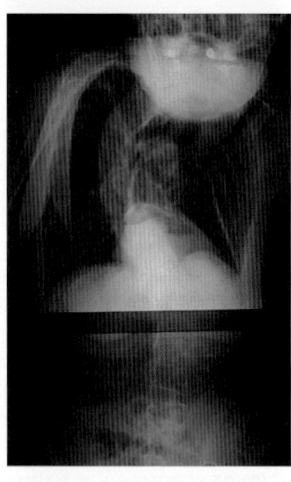

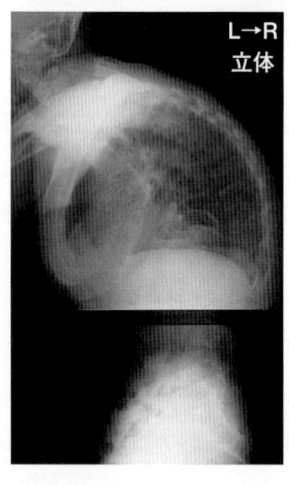

図 8-b. 図 8-a と同時に撮影した側面像
脊柱後彎の進行も明らかである。

3 　診断の実際

　本症の診断は基本的に臨床診断であり、前項に記載した臨床症状と経過、そして除外診断による。幼児期早期から退行をきたす代謝性疾患・変性疾患などが除外診断の対象となる。1〜2歳の時期では症状が揃わないため、本症の疑いという暫定診断とする場合もある。

　年長・成人での初診で、乳幼児期の経過が不明の場合、判断に苦慮することがある。このような場合、乳幼児期の写真やビデオがあると、診断の補助として有用である。

　MECP2 による遺伝子診断は、典型例で8割程度、非典型的な軽症例で6割程度の陽性である。国内の複数の機関で研究目的で *MECP2* の分析を行っており、臨床診断が困難な場合、遺伝カウンセリングが必要な場合、ご両親から研究目的で協力が得られる場合などでは分析を依頼するべきである。ルーチンに遺伝子の分析を行うことは、倫理上の問題もあり、お勧めできない。本症における遺伝子異常は大部分の場合 *de novo* であり、両親やきょうだいの遺伝子検査を行うことは意味がない。

4 ── 蛋白質 MeCP2 および遺伝子 MECP2 の機能と本症の病態、他の遺伝子の関与

　MeCP2 にはメチル結合ドメイン(MBD)および転写抑制ドメイン(TRD)の領域がある。MeCP2 は DNA 結合蛋白質の1つであり、methylated CpG dinucleotides に結合し、遺伝子の転写を抑制する。つまりこの蛋白質の機能は、役目を終了した他の遺伝子の働きを抑制することであり、MECP2 は silencing gene の1つである。MECP2 に異常があり、正常な MeCP2 が合成されないと、他の遺伝子が時期的に、あるいは量的に過剰に機能するため、脳を中心に正常な成長発達ができず、本症が発症すると推測される。さらに MECP2 の中で、MBD に異常(点変異)が見つかる例が多く、異常の種類と臨床症状との相関が研究されている。

　本症では、臨床的には小頭、神経病理学的には神経細胞数は減少しないが個々の神経細胞のサイズが小さく、また白質の低形成をきたすという所見があり、これは silencing の障害と相関するといえよう。神経生理学的には、ノルアドレナリン・ドパミン・セロトニン系の神経細胞の障害や、メラトニン、神経成長因子の障害などが推測される。

　しかし 2007 年 Yasui DH らの報告では、silencing の障害が本症発症に直結するとは言い難い結果を示しており、現時点で MeCP2 および MECP2 の異常と本症発症のメカニズムとの正確な関連は、まだ明らかではない。

　また MECP2 に異常を認めない先天型、あるいは早期発症重症型と呼ばれる本症例で、14q12 にある FOXG1 遺伝子の変異や、X連鎖サイクリン依存キナーゼ like5 Cyclin-dependent kinase-like 5、CDKL5 遺伝子の異常を報告した例もあり、複数の遺伝子が本症発症に関与している可能性もある。あるいは、本症の先天型および早期発症重症型と呼ばれるものは、本症と類似してはいるものの実は別個の疾患であるという可能性も十分にある。この点は症候群という概念と現在の研究水準の限界であり、今後の研究の発展に期待するところである。

　実験動物では、遺伝子 MECP2 や CDKL5 の発現を制御した遺伝子改変マウスの作製も進められている。前者のモデルマウスでは、中枢性の無呼吸などが認められている。

5 ── 疫学・患者数

　本症は先に記載したように女児にのみ発症する。人種差はないと考える。

　筆者が以前検討した結果では、出生女児に対する本症の発生率(年代別有病率も結果的にほぼ同じであるが)は、典型例で 0.5〜0.7/万、非典型例なども合わせると 1/万に近い。本邦の年間出生数が 105 万で半分が女児であるから、新規の本症児は毎年 40〜50 人と考える。また別の最近の調査では、20 歳以下の若年例は全国で 1,000 名前後と報告している。筆者とまったく同じ結果である。

　本症は生命予後が良好であるので、全年代の本症例を合計すると、全国で 3,000〜4,000 名という数であろうと推測する。年長例では未診断の例もあるであろう。本症は小児慢性疾患の1つに指

定されており、医療費助成の対象となっている。

6 ── 臨床検査

　本症は基本的に臨床診断する疾患であり、臨床検査はあくまで補助的、あるいは他疾患の除外という意味づけである。

　一般的な血液や髄液の検査では異常はない。本症研究の初期に強調された高アンモニア血症は、現在では否定されている。

　脳波では小児期には睡眠時の基礎波の高圧徐波化、睡眠紡錘波の減少、局在性または全般性てんかん波の出現をみる。成人後は基礎波の低電圧化とてんかん波の減少をみる。これらの変化は、脳障害の進行を示すものであろう。

　頭部CTやMRIでは、小児期には軽度の全体的な脳萎縮、成人後ではこの所見が進行する。いずれも非特異的な変化で、本症に特徴的という所見は残念ながらない。

　末梢神経伝導速度は正常、筋生検の所見も非特異的な変化のみである。心電図でQT時間の延長の報告があり、症状はなくとも適宜には心電図検査をした方がよいであろう。

7 ── 治療・リハビリテーション

　残念ながら本症に本質的治療法はない。本症の自然経過を理解したうえで、年齢に応じた対応を行い、二次障害の軽減化を図る。具体的には以下のようである。

　①てんかん：抗けいれん薬の内服。てんかん発作は幼児期には多いが、年長化とともに軽減することが多い。

　②理学療法：関節可動域訓練、呼吸補助、車いすや短下肢装具の作製、立位や歩行が可能な例では運動機能の維持。脊柱側彎にはコルセットの作製、高度の尖足や脊柱側彎には手術を検討する。

　③作業療法：摂食嚥下リハビリテーション、手の有目的使用の訓練。手の常同運動抑制のためのelbow splintなどの抑制器具は残念ながら無効、むしろ逆効果である。

　④言語・音楽・心理療法：コミュニケーション機能や情緒面の安定のためのリハビリテーションや創作活動など。

〈鈴木文晴〉

● 参考 web site

・レット障害家族会である日本レット症候群協会（JRSA）および国際レット症候群基金（International Rett Syndrome Foundation；IRSF，アメリカ合州国，旧国際レット症候群協会）は活発な活動を行っており，HPにてその活動を見ることができる。

5. 広汎性発達障害

【3】小児期崩壊性障害

はじめに 小児期崩壊性障害(childhood disintegrative disorder；CDD)は、ウィーンの治療教育学者であるHeller T[1]が、1908年に幼年痴呆(dementia infantilis)の名称で報告した、生後3〜4年までに重篤な精神発達退行を呈した6例から由来する概念である。この障害は、その後、Heller氏病あるいはHeller症候群などとも呼ばれ、ドイツ語圏を中心に症例報告が重ねられ、ICD-9[2]では、崩壊精神病(disintegrative psychosis)と命名され、さらにICD-10[3]とDSM-Ⅳ[4]で、小児期崩壊性障害の名称で同様な診断基準が与えられ、早幼児期に有意味語の消失を主徴とする精神発達退行を呈する広汎性発達障害(pervasive developmental disorders；PDD)の1型とされた。本稿では、このCDDについて、その概要を述べる。

1 概念

CDDの特徴は、正常な精神発達をした幼児において、2〜9歳くらいまでの間に有意味語消失を中心とする退行が生じ、自閉的で精神発達水準の低下した状態となるが、その後、ある程度の発達的変化が生じ、生命的予後は悪くないことである。発症年齢は、多くは3歳以前であり、4歳を超える例は少ない。退行前の発達は、特に問題がなく、1歳6ヵ月児健診は問題なく通過し、3歳児健診でも異常を指摘されない例が少なくない。

CDDに関する疫学研究は少ないが、それらを総合して、0.0019%という有病率が報告されている[5]。男女比は、自閉性障害(以下、自閉症)と同様(3〜4：1)で男児優位である。

2 病態と成因

CDDの発達退行は、通常6ヵ月以内には静止し、その後、有意味語のない時期が一定期間続くが、その後は徐々に発達的変化が生じ、再度退行することはなく、進行性に障害が重くなる変性疾患とは異なる。CDDに特異的な医学的問題は知られていないが、てんかん併発は自閉症よりも高頻度(30〜40%)である[6]。一部には遺伝変性疾患が含まれる可能性があり、疑わしい例は精査と経過観察を要する。

CDDの病因は不明だが、脆弱性を有する個体に多くの因子が作用して発症すると考えることが妥当であろう。退行に先行して、同胞出生、転居、入園、入院などの心理社会的ストレスまたはライフイベントが少なからず認められるが、その病因的意義は不明である[6]。

3 — 診　断

1 診断基準

　診断に最も重要なことは、有意味語消失を中心とする精神発達退行が存在したことを、母親などから聴取することであり、それに基づいて表19に要約を示すDSM-IVの診断基準などによって診断を行う。
　CDDでは、有意味語消失と並行して、対人関係の障害（母親など人とかかわらなくなる、視線が合わなくなる、ひとり遊びを好み孤立的になるなど）、執着的傾向や常同行動などが出現し、多動となることも多い。それらは自閉症の症状と同様である。一部の例では、退行の初期に不安状態が目立つことがある。また生活習慣、特に排泄習慣の退行を生じる例もあるが、これは必ずしも多くはない。また運動発達退行もあり得るが、極めて稀である。退行は、通常、6ヵ月以内に静止し、発達水準の低下した状態となり、その後は、徐々に発達的変化が生じることが多い。
　有意味語消失過程でそれを主訴として、親が子どもを受診させることは、極めて稀であり、ほとんどの例では自閉的状態が確立し、それに由来する発達・行動上の問題が受診のきっかけとなる。したがって、専門家がCDDに関する知識をもち、かつ有意味語消失を中心とする発達退行の存在を聴取できないと、CDD児を眼前にしながら診断できないことになる。

2 鑑別診断

(1) 有意味語消失を呈する自閉症と特定不能の広汎性発達障害

　自閉症の20～40％程度にみられる有意味語消失の既往を有するものが、わが国でいわれる"折れ線型自閉症"である。CDDとの差は、ほとんどの例で有意味語消失発症が2歳以前（1歳6ヵ月が中央値）であることと、退行前に既に反応性が乏しいなど発達に異常のあることである。これらのことは、CDDと有意味語消失を呈するDSM-IVの特定不能の広汎性発達障害（PDDNOS）あるいはICD-10の非定型自閉症との鑑別にも当てはまる。

表 19．DSM-IVの小児期崩壊性障害の診断基準（要約）
　A．年齢相応のコミュニケーション、社会的関係、遊び、適応行動で示される少なくとも生後2年間の正常発達。
　B．以下の2領域以上で（10歳までに）獲得した技能の喪失：
　　　(1) 表出性または受容性言語
　　　(2) 社会的技能または適応行動
　　　(3) 排便または排尿の統制
　　　(4) 遊び
　　　(5) 運動技能
　C．以下の2領域以上での機能の異常：
　　　(1) 社会的相互関係の質的障害
　　　(2) コミュニケーションの質的障害
　　　(3) 運動の常同や衒奇症を含む、制限された、反復的で、常同的な行動、興味および活動
　D．他の障害によらない。

(2) レット障害

レット障害(Rett's disorder)は、女児のみに生じる最重症のPDDであり、女児のCDD例では鑑別が必要となる。レット障害は、乳児期から手の目的ある使用の喪失と、四肢や体幹の失調などが出現し、多くの例で退行は1歳6ヵ月前に生じることなどで鑑別される。

(3) てんかんに伴う獲得性失語

てんかんに伴う獲得性失語(Landau-Kleffner症候群)は、正常な言語発達をしていた子どもが有意味語を失い、有意味語消失の前にてんかん発作が生じるか、その前後にてんかん性脳波異常を呈するものである。その早期発症例は後期発症例より予後不良とされるが、PDD的特徴は原則として存在せず、CDDより知能障害や行動障害がはるかに軽いことなどで鑑別される。

3 検 査

発達評価と医学的検査が必要である。発達評価は療育開始に際しておよび経過の評価に必要である。精神年齢が3歳以上なら田中ビネー知能検査を、3歳未満では新版K式発達検査を用いる。それらが施行できなければ乳幼児精神発達質問紙などを施行する。

医学的検査としては、てんかん合併が自閉症よりも高頻度であり、定期的脳波検査が必要である。神経学的検索と脳画像検査も念のため行うことがよい。

4 治 療

1 状態の説明

稀な障害であり、診断を確定した場合は、親にCDDについてよく説明することが治療の第一歩である。その際、既に退行が終了したのであれば再度の退行はないこと、自閉的状態と多くは重い知的障害を伴うが、時間とともに、また療育的かかわりとともに、その子どもなりの発達的変化が徐々に出現することを理解してもらうことは大切である。また、てんかんの合併は、自閉症よりも高頻度で定期的脳波検査が必要であり、てんかん発作が生じたら抗てんかん薬治療を開始することなどを説明する。

発達評価および脳画像検査を含む医学的検査の施行も、その意義を説明して行う。

2 発達退行への対処

発達退行中の子どもが治療のために連れてこられることはほとんどない。また、この段階ではCDDの確定診断はできない。しかし、CDDおよびその中心的症状である有意味語消失への関心が高まれば、そのような子どもに臨床家が出会う機会は増える可能性がある。

筆者の経験からいえば、まず有意味語消失現象を把握し、その説明を親に行い、母子のかかわりを密接にすることを励ますことが重要である。実際にこのような試みを行った子どもでは、精神発

達の水準低下は阻止できなかったが、自閉的傾向はある程度軽減した。しかしこのような例では、結果として自閉的状態は重くならなかったので、CDDとは診断できず、その意味ではCDDの治療とはいえないが、完全な症候の発現を防いだ可能性はある。この段階では、母親をサポートするために通院間隔を短くして対応する必要がある。またこの時期の薬物の意義は不明であり、使用は勧められない。

かかわりが十分もてなかったために子どもの発達が退行したと感じて自責的となる母親がいるが、退行自体はかかわりの有無にかかわらず生じた可能性があることを話す必要がある。

3 自閉的状態確立後

ほとんどすべてのCDD児は、既に退行が終了し自閉的状態が明確となった段階で専門機関を受診する。退行が終了して自閉的状態が確立した段階でのCDDに対する特異的治療法はない。PDD一般と同様に、薬物療法は行動障害への対症療法的意義はあるが、CDD治療の主体は心理社会的治療である。

この段階のCDD児には、通常のPDD幼児に対する療育を開始する。この場合も、まず母子のかかわりを豊かにすることを励ますとともに、障害児デイケアへ導入し、発達経過をみて保育園や幼稚園などの健常児集団への移行を勧める。多くのCDD児では明確な知的障害を伴うので、就学相談を経て、小学校以後の学校教育の場では特別支援教育的対応を受けることとなる。年長児となれば、社会適応能力や作業能力の強化の比重がより高くなることは、他のPDD児での療育と同じである。

CDDには自閉症と同様に、執着的・強迫的傾向を基盤とした自傷や攻撃的行動が生じうる。それらが自閉症に比べてより頻度が高いか否かは不明であるが、対応の原則は、PDDの行動障害一般と同様である。すなわち、①原因を推定し可能ならそれを除去する、②他のより望ましい行動に誘う、③運動をさせる、④軽度なものは過剰反応せず無視する、⑤行動療法的対応(特に、よい変化を強化)、⑥薬物の使用(下記)、であるが、①～⑤をまず試みて、それらで十分でなければ薬物療法を加えることになる。

さらに、CDDには他のPDDと同様に、てんかん、登校拒否、チック症状などいくつかの精神科的併発症が生じる。その際は、それぞれに適切な治療的対応が必要となる。

4 薬物療法

PDD一般と同様に、現在のところCDDの病態に有効な薬物はない。しかし有意味語消失を呈するPDDは、合併する知的障害も比較的重く、年長児となって行動障害が深刻となることが、一般のPDDより高い可能性は否定できず、その際には上述のように心理社会的対応と組み合わせた薬物療法が必要なことがある。

執着的・強迫的行動、攻撃的行動や自傷行動には、抗精神病薬(pimozide, risperidoneなど)を主として用いる。また執着的・強迫的行動には、選択的セロトニン再取込み阻害薬(SSRI)であるfluvoxamineなども用いられる。気分変動や衝動性の統制には、気分安定薬(carbamazepine, lithium など)を用いることができる。これらの薬物療法は、上述した心理社会的対応と連携して用いられなければならない。てんかんには、抗てんかん薬を使用する。

5 予後

　CDDの生命予後は不良ではないが、発達的予後は概して自閉症より不良とされ、多くの例では重度の知的障害を合併するとされている。しかしCDDに合併する知的障害は、重度ばかりではなく軽度・中度もあり、筆者の印象では、CDDの予後不良性は、やや強調され過ぎているように思われる。

おわりに　DSM-IVとICD-10において、有意味語消失を主徴とする退行を呈するCDDが、PDDの単位障害とされた。DSM-5[7]では、レット障害を除くDSM-IVのPDDの4単位障害(自閉性障害、CDD、アスペルガー障害、PDDNOS)は、単一障害の自閉症スペクトラム障害(autism spectrum disorder；ASD)にまとめられるが、ASDでの退行の病因・病態研究などにおいて、退行性ASDの典型であるCDD概念の意義は失われないであろう。

(栗田　広)

● 文　献

1) Heller T：Über Dementia infantilis；Verblödungsprozess im Kindesalter. Zeitschrift für die Erforschung und Behandlung des Jugendlichen Schwachsinns 2：17-28, 1908.
2) World Health Organization：International classifcation of diseases, 1975 revision, vol. 1, World Health Organization, Geneva, 1977.
3) World Health Organization：The ICD-10 classification of mental and behavioural disorders；Diagnostic criteria for research. World Health Organization, Geneva, 1993.
4) American Psychiatric Association：Diagnostic and statistical manual of mental disorders. 4th ed, American Psychiatric Association, Washington DC, 1994.
5) Fombonne E：Epidemiological studies of pervasive developmental disorders. Handbook of autism and pervasive developmental disorders, 3rd ed, Volkmar FR, Paul R, Klin A, et al(eds), pp42-69, Wiley & Sons, Hoboken, New Jersey, 2005.
6) Kurita H：Childhood disintegrative disorder. Textbook of autism spectrum disorders, Hollander E, Kolevzon A, Coyle JT(eds), pp 99-105, American Psychiatric Publishing Inc., Washington DC, 2011.
7) American Psychiatric Association：DSM-5 development；Proposed revisions；Autism Spectrum Disorder, revised 26 January 2011(Cited 20 May 2012). Available from [http://www.dsm5.org].

Ⅱ. 各 論

5 広汎性発達障害
【4】Asperger 症候群

1 消えゆく Asperger 症候群

　1944 年に Hans Asperger によって一群の児童の報告がなされた[1]。1943 年、Kanner L による自閉症の最初の記載[2]の翌年である。戦後になって Kanner が報告した自閉症が高名になるにつれ、Asperger が報告した児童と自閉症との異同についてさまざまな議論が行われ、Asperger 症候群は自閉症に吸収される形で、精神医学において一度は忘れられた名前になった。Asperger の業績を蘇らせたのは Wing L(1981)である[3]。Wing による Asperger 症候群の論文は大きな反響を呼んだ。約 10 年を経て 1992 年の ICD-10、1994 年の DSM-Ⅳにおいて、Asperger 症候群(障害)は国際的診断基準に正式な疾患として登場した。
　そして 2013 年前後に出版される DSM-5 および ICD-11 では Asperger 症候群の呼称は消えることが既に決定されている。Wing の報告から数えて、わずかに 30 年余の寿命である。Asperger 症候群は歴史的な名前になってゆくのであろうか。
　ところが、この 30 年の経緯をみると、Asperger 症候群は精神医学全体を揺るがす大きなインパクトを与えたことに気づく。また、かつて Asperger が提起した問題は色褪せるどころか、その重要性が徐々に際立つようになってきている。この間の経緯をみると、自閉症概念そのものが Asperger の主張に沿って置き換えられ、新たな自閉症スペクトラム障害という概念になったというほかはない。この小論で、その論点のすべてを扱うことは困難であるが、今後、正式には消えてゆく診断名である。他の項目とは異なる要素をもつと考え、歴史的な経緯を踏まえて全体像の紹介を試みる。

2 Asperger 症候群の成立まで

　1896 年、Kraepelin E による早発性痴呆の記載は、近代精神医学の幕開けであった[4]。ここで既に早発性痴呆の 3.5％が 10 歳前に生じると述べられた。早発性痴呆という名称そのものが、統合失調症の 1 割弱に知的障害(精神遅滞)がみられることに注目し、奇異な行動や常同症を示す重度の知的障害を早発性痴呆の早期例と考えて命名されたものである。今日からみれば、知的障害が重いほど、自閉症の併存は高率となるので、この奇異な行動や常同症とは自閉症の併存症例と読み替えることができる。そうしてみると、統合失調症はその最初から、自閉症スペクトラムの問題が気づかれずに絡んでいたことになる。20 世紀に入ると、統合失調症の児童版を想定した報告が相次ぐ。

170

1906年、de Sanctis Sは最早発性痴呆の報告を行い[5]、1908年には現在の小児期崩壊性障害の最初の記載であるHeller病の報告がなされた[6]。1911年には、Bleuler Eによる分裂病概念の確立がなされたが[7]、ここで再び、分裂病の5％は児童期までに症状が現れると述べられた。1933年にはPotter HWによる児童分裂病の報告がなされた[8]。このように、20世紀以後、当時の精神医学会が分裂病の解明のため、小児期の分裂病を探し求めていたとは、若林(1983)が指摘したことである[9]。この中で1943年にKannerの「情緒的接触の自閉的障害」の報告がなされ、翌年、Aspergerによる「自閉性精神病質」の論文が現れる。この2人のパイオニアによる2つの報告の共通点、相違点に関してはこれまでにも多くの言及がなされており、ここで取りあげることは避けたい[10]。強調したいのは、Kannerは少なくとも一時期、統合失調症の児童版を自閉症にみていた。それに対しAspergerは、このような児童期の分裂病という文脈から独立したものであった。Aspergerはこの一群の児童に、性格の偏りの類型として知られるschizoidの児童版をみていたのである。Aspergerは早期の段階で、自分が診察を行ってきたこの一群の児童の中に統合失調症への移行例がないことを指摘している。

　Kannerがアメリカに移住する前にAspergerの論文を読んでいたのではないかという指摘が最近になってなされるようになった[11]。さらにAspergerの子どものschizoidへの注目は、多くの障害児や精神病者を死に至らしめたナチスドイツの優生政策の最中に、これらの子どもたちを守るためになされたという指摘を石川(2011)が行っている[12]。KannerがAspergerの業績を剽窃したのか否か筆者にはわからない。だが、Kannerの自閉症の最初の論文はその臨床的な記述の素晴らしさにおいて、今日なお色褪せない見事な報告である。またAspergerの視点は、今日振り返ったときに、大変な慧眼であると感嘆を禁じ得ない。

　自閉症は世界でもわが国でも大きな注目を集め、一貫して質、量共に膨大な研究が行われてきた。しかしその基本的な病因仮説は何度も大きく変遷した。当初、自閉症は重症の情緒障害(つまり統合失調症)と考えられていた。しかし、Rutter Mらによる15年フォローアップ研究を嚆矢として自閉症が発達障害であることが明らかになった[13]。Rutterを中心とするロンドン大学のグループは、1970年代になると画期的な研究を系統的に次々と公表した。Kolvin Iら(1971)は児童分裂病と自閉症の徹底的な比較研究を行い、この両者が異なるグループであることを示した[14]。ここで病因として注目されたのが先天性の認知障害、なかんずく言語障害である。自閉症の中核は社会性の障害ではなく、先天性の認知発達の障害に基づく言語コミュニケーションの障害であり、その結果二次的に社会性の障害が生じるという病因仮説は、当時、自閉症におけるコペルニクス的転換とまで呼ばれた。この言語認知障害仮説はしかし、10年余を経て、ほかならぬRutter自身の研究によって修正を余儀なくされる。1975～1977年、ロンドン大学のグループは自閉症と発達性言語障害との比較研究を報告し、両者が明らかに異なるグループであること、発達性言語障害において自閉症のような社会性の障害が生じないことを示した[15]-[17]。自閉症の社会性の障害は、言語障害とは独立であり、自閉症の中心は社会性の障害であることが1980年代には再び明らかになった。ここで小さな論文が研究者の注目を集めた。Bemporad JR(1979)によるJerryの症例報告である[18]。Jerryは4歳にてKannerによって自閉症と診断された正常知能の成人である。この長からぬ症例報告の中

II. 各　論

で、回想はわずかに1頁半ほどの長さのものである。しかしそのインパクトは大きかった。ここに初めて、自閉症の特異な体験世界が示されたのである。

　WingによるAsperger症候群の論文が登場したのはこの時点である。彼女は自閉症の疫学的調査を行う過程で、自閉症の診断基準を部分的に満たす児童が、厳密な自閉症の数倍いることを見い出した。特にその中でも言語障害の非常に軽微なグループが、自閉症類似の1つの症候群を形成すること、またこのグループの特徴がかつてAspergerが記述したグループと一致することに気づいた。先述したように1981年、Wingの「Asperger症候群；臨床的記述」と題された論文は大きな反響を呼んだ。自閉症研究の進展の中で、自閉症の周辺に位置する「親戚」の存在がはっきりしてきたからである。自閉症の上位概念として広汎性発達障害が設けられ、さまざまな臨床研究が積み重ねられた結果、1990年代にはRett症候群、崩壊性障害などいくつかの広汎性発達障害が分類され、その中にAsperger症候群も広汎性発達障害の下位群として正式に登場した。自閉症類縁の社会性の障害を中核とする発達障害が広い裾野をもつグループであることがこうしてはっきりしてきた。1985年、Baron-Cohen Sらによる、心の理論の最初の論文が登場する[19]。この年は、重要な論文が相次ぎ、1つはRitvo ERによる遺伝に関する臨床的研究であり[20]、もう1つはBohman Mらによる、健常者との比較によって自閉症の成人に扁桃体などの辺縁系や小脳の異常所見が剖検によって認められるという最初の報告がなされた[21]。1986年にはこれも画期的なGrandin Tらによる自伝『我、自閉症に生まれて』が出版された[22]。振り返ればここが大きなターニング・ポイントであった。自閉症研究は、広汎性発達障害なかんずく高機能群の臨床と研究へと大きく展開したのである。

3 ── Asperger症候群のもたらしたもの

　国際的診断基準によれば、Asperger症候群は、自閉症のtriadである、社会性の障害と、コミュニケーションの障害と、想像力の障害およびそれに基づく行動の障害のうち、コミュニケーションの障害の部分が軽微なグループである。言語発達の遅れは少なく知的には正常であるものが多い。しかし自閉症と同質の社会性の障害を生まれつきもち、また興味の著しい偏りやファンタジーへの没頭があり、時には儀式行為をもつものもある。また非常に不器用な者が多いことも特徴の1つとされる。しかし、このコミュニケーション障害がないということに関しては、2歳台で2語文が可能といった比較的ハードルが低い設定になっている。何よりも発達障害は加齢によって、また療育によって大きく変化する。われわれは幼児期から追跡を行ってきた児童に関して、自閉症とAsperger症候群との間に差があるのか否かについてさまざまな検討を行ってきたが、結論として両者に決定的な差は認められなかった。広汎性発達障害か否か、知的な遅れがあるか否かに関しては大きな差があるが、知的な遅れのない広汎性発達障害においては、少なくとも幼児期からフォローアップを行ってきた児童青年は下位群における明確な違いは認められない。このため、われわれは、下位群にこだわるよりも、知的な遅れのない広汎性発達障害として一括して扱う方が臨床的に有用と考えてきた[10]。Kannerにより知的な遅れのない自閉症は高機能自閉症と呼ばれてきたので、この呼称を援用し、知的な遅れのない広汎性発達障害を高機能広汎性発達障害と呼んだ。その中には、

高機能自閉症、Asperger症候群、高機能の非定型自閉症（DSM-IVで、特定不能のその他の広汎性発達障害PDDNOS）の三者が含まれる。

　ここで注意を喚起したいのは、Asperger症候群の登場によって、診断に際して、明文化されたものではないもっと大きな変化が生じたことである。1980年代までは、自閉症の診断をするときに、「部分的に」あるいは「いくらか」診断基準を満たすといった場合の問題は拾わず、典型的な症状があるものだけを拾って診断をしていた。自閉症が非常に稀な病態と考えられていたためである。しかし1990年代になると、成人になった自閉症者自身の回想や自伝が相次いで報告され[23)24)]、彼女らの特異な体験世界が明らかになり、普通の人の中に彼女らが紛れ込んでいるという紛れもない事実から、自閉症や広汎性発達障害の診断をより広げざるを得なくなった。臨床という視点からは当然である。子どもは発達する存在なので、特に知的に遅れのない子どもたちの場合、活発な代償が働き、典型的な症状というものは軽減する、あるいは外に現れなくなる。場合によってはそっくりそのまま他者を取り込んで、普通の人のふりをすることすらある。つまり顕在化された特徴を部分的にだけ示す者が多くなる。しかし彼らは認知の偏りを有し、さまざまなハンディキャップをやはり抱えており、逆説的ではあるがよりよい適応のためにはハンディキャップの存在を知っている必要がある。つまりこのグループにおいても、積極的に診断を行うことが求められる。活発な代償によって適応障害をきたさず成長し、成人に至ってなんらかの理由によって適応障害を生じ、初めて見い出されたグループにおいて、自閉症という診断の者は当然ながら極めて稀である。この点においてAsperger症候群の存在は、広汎性発達障害の地平を拡げるうえで画期的な意味をもったといえる。

　ここで問題になるのは、KannerとAspergerの当初の論文から継続する問題である。つまりこのグループが、DSM診断において精神科疾患（Ⅰ軸診断）に該当するのか、パーソナリティ障害（Ⅱ軸診断）に該当するのかという問題である。

　近年、大多数の発達障害において、多因子モデルが適応できることが指摘されるようになった。大多数の発達障害は、1つの遺伝子が決定的な意味をもつ単一遺伝子による障害ではなく、いくつもの遺伝子がかかわっている。前者は非常に稀な病気で少ないのに対して、後者は非常に一般的で数が多い。この多因子モデルによる場合、1つの遺伝的素因が原因結果という形を取るのではなく、それらの積み重ねによって疾病のレベルを超えるという成立の仕方をする。そしてこの多因子の中には、日常的な多型変異も関係している。多因子モデルによる病気の代表は、糖尿病や高血圧症などいわゆる生活習慣病を含む。このモデルが、非常に頻度が多い発達障害に適応できることは、以前から知られていた。例えば知的障害は、5つの独立した遺伝子を想定し、それぞれが±15のIQを担うとして計算を行うと、家族の知的分布の実測値に最もよく適合するのである[25)]。

　またepignetics、つまり遺伝子情報の読み取りのスイッチの変化が、一部の発達障害において関与していることも明らかになった[26)]。代表はRett症候群であるが詳述は避ける。発達障害においても、環境因がその発症に関与する場合があることが示されたのである。このepigeneticな変化を含む多因子モデルを想定すると、多くの謎が解ける[27)-29)]。広汎性発達障害についていえば、その同胞や親など近親族によく似た認知的傾向をもつ、しかし診断基準を満たすまでに至らない個人が多数認められることは1980年代から既に指摘されており、広範な自閉症発現型（broad autism phenotype；BAP)と呼ばれてきた[28)30)31)]。BAP とは多因子遺伝のいくつかを有しているが、疾患の閾値を超えないグループであり、広汎性発達障害の特徴とされる諸症状を軽微な形で示すものが多い。この多因子モデルによる疾病閾値に到達しないグループについて、最近われわれは発達凸凹と呼んでいる[32)]。その理由は、このような認知的特徴が決してマイナスとは限らず、むしろ一般的にはプラスに働いていることが多いからである[33)34)]。しかしこの凸凹レベルであっても、例えば知覚過敏性を有している、他者との協働作業に大きな苦手さがある、さらにある年齢に達したときにうつ病が非常に生じやすいなど、独特の問題を抱え適応障害が生じる可能性がある。適応障害をきたさないためには、凸凹レベルであっても自らの認知特性に関する認識と、高リスク因子になりうる問題の知識が不可欠であり、積極的な診断がしばしば必要になる。

　つまりここでいう凸凹レベルとは、遺伝子レベルのものから療育の成果までを含む軽症例で、Ⅱ軸に相当する性格の偏りからⅠ軸診断にまで広がるスペクトラムであり、正にこれは Asperger H が主張した一群に他ならない。

　自閉症スペクトラムの一部をⅡ軸として捉えるということは、併存して生じた精神疾患について、大きな見直しを要求するものとなる。なぜなら力動的な解釈や共感的、情緒的働きかけを基盤とする精神療法は当然ながら無効のことが多く、治療アプローチの選択がその有無によって大きく変わってくるからである[32)]。

　Asperger 症候群は、従来の発達障害の概念を覆しただけではなく、さらには従来の精神疾患の枠組み自体を壊しかねない広がりを有することになった。臨床的な経過を述べ、次いで併存症について検討を行う。

4 ── Asperger 症候群の臨床的経過

　ここに述べるのは、Asperger 症候群というより、高機能広汎性発達障害全体の経過である。臨床的に下位群を明確に区分できないことは先に述べた。

　幼児期の行動は、自閉症と大きな変わりはない。視線の合い難さや、分離不安の欠如を示す子どもが多い。自閉症に比較すると、Asperger 症候群の児童は、弱い愛着のレベル(母親が行こうとすると後追いするが、自分は平気で母親から不安なく離れてしまう)であれば比較的早く 3 歳以前に成立している者が多い。しかし本来の強い愛着レベルに到達するのは高機能群においても著しく遅れ、小学校年代後半にやっと成立する場合がむしろ一般的である。

　幼児教育の開始と同時に、集団行動が著しく不得手なことが目立つようになる。保育士の指示に従わず、集団で動くことができず、自己の興味にのみ没頭する。著しく興味を示す対象は、数字、文字、標識、自動車の種類、電車の種類、時刻表、バス路線図、世界の天気予報、世界地図、国旗など、いわゆるカタログ的な知識が多い。言葉の遅れがなくとも、会話での双方向のやりとりは著しく不得手である者が多い。また、過敏性を抱える者も多く、特定の音刺激(ハイピッチの音、擦過音、突発的な破裂音など)や接触を嫌うことがある。ここで注意が必要なのは、過敏性の中に生きている者にとっては、それが当たりまえであるので、知覚過敏性の存在は、周囲から指摘をされない

限り気づかないということである。不適応の一端に知覚過敏性が潜んでいないか、その目で確認をして初めて気づくことは稀ではない。このグループは児童虐待の高リスク群である。その理由としては知的に高くハンディキャップの存在に気づかれ難いこと、愛着の形成が遅れ、患児の示す非社会的行動に対して躾の悪い子という誤解を招きやすいことが挙げられる。保育園では、集団行動の枠が比較的緩やかなため、大きなトラブルになることは少ない。しかし小学校に入学すると集団行動がとれないことが大きな支障となる。教師の指示に従わず、興味のある授業にのみ参加し、それ以外は参加しないという場合もある。また、言葉は達者で難しい語彙を用いるが、表面的な使用が多く、また比喩や冗談の理解が著しく困難である。文脈から理解することが困難で、人の気持ちを読むことや、人の気持ちに合わせて行動することができない。この集団行動の障害もあって、高機能広汎性発達障害の児童は激しいいじめの標的となることが多い。小学校低学年では、いじめを受けていて無関心な者が少なくないが、小学校高学年になると、むしろ過度な反応を示すようになる。また学童期に至ると、ファンタジーへの没頭を抱えるようになる。没頭している興味の対象であったり、好きなアニメのキャラクターであったり、ビデオの一場面であったりするが、1人で何役も演じ、ぶつぶつとひとり言を繰り返すこともある。このファンタジーへの没頭は通常、小学校高学年から中学生年齢まで続き、幻覚・妄想があるかのように誤診される場合もある。

　小学校高学年になると、社会的なルールに従えないというトラブルは激減する。しかし同時に周囲を気にするようになり、それまでの無関心な態度から一転して、被害念慮といえるほど、ささいな働きかけに対して、いじめられたと大騒ぎをする例が少なくない。大多数では、しばらく時間をおいてトラブルが激減するが、一部の症例は著しく被害的な状況が続き、ささいなことでパニックを頻発させるなど、むしろ不適応状態がエスカレートしてしまう。この理由は、この時期に「心の理論」の獲得があるからである。心の理論とは、他の人の信念とか考えとかを把握する認知能力である。Happe FG(1995)の研究により、高機能広汎性発達障害では言語発達年齢が9〜10歳において、この単純な心の理論課題を通過することが示された[35]。つまり健常児に比べて4〜5年遅れる。この時点で、高機能広汎性発達障害の児童は他者の考えが読めるようになってくる。しかし健常児とは脳の異なる部分を用い、おそらく異なる戦略を用いて「心の理論」課題を遂行していることが確かめられている。推論を重ねながら苦労して読んでいるのである。ここでいじめ体験が重要な要素となる。心の理論通過に前後して激しいいじめを受けてきた児童は、対人関係のあり方を被害的に読み誤ることを繰り返すようになる。さらに追想的に迫害状況のフラッシュバックが生じ、むしろ現実的にはいじめが軽減した後に、著しい対人的不適応を引きずる。いじめからの保護がそれまでに可能であれば、多くの子どもたちは社会的役割を守り、演じることが次第に可能となり、孤立はしていても、大きなトラブルはなく学校生活を過ごすようになる。しかし不適応が続くグループでは、さまざまな精神医学的併発症を生じる症例も少なくない。

　さらに青年期にさしかかったときに、同一性障害を呈することもよく認められる。心の理論の通過後、彼らは、自己がどこか周りとは違うと気づくようになる。しかし他者の目をもたないために、どこか問題なのかわからない。性同一性障害へと発展することも稀ではなく、男の子が女になりたい、逆に女の子が男になりたいと言う。この問題の解決のためには、彼ら自身への診断告知を

175

行わなくてはならない。彼らに納得できる言葉で、彼らが抱える問題の中心が何であるのかを告げ、診断を告げ、問題への対応法を具体的に提示する。筆者の経験では、きちんと障害告知を行った場合には、その後の適応状況は一段とよくなる子どもたちが多い。

青年期、成人期における大きな課題は就労である。現在のわが国において、自閉症スペクトラム（以下、I軸に相当する病態を自閉症スペクトラム障害、一方、II軸に相当する凸凹レベルの病態は自閉症スペクトラムと記す）の青年における就労困難が大きな問題になっている。たとえ高学歴であっても、このグループの青年は、練習をしていないことはできない。したがって、就労という課題に直面する以前に、その練習を行っておくことが重要である。

成人期の長期転帰は、この就労の問題に直結する。最新の報告によれば、成人期以後の転帰はAsperger症候群が正式に認められて以来、改善がみられていない[36]。処遇において、まだ不十分な部分があることと、後述をする併存症の問題が決して軽くないということを意味する。

5 ── Asperger症候群の併存症

これまで精神医学は、発達障害を念頭においてつくられてこなかった。Asperger症候群および自閉症スペクトラムにおいて特にII軸診断まで含めると、多くの発達障害基盤の精神疾患が存在し、さらにこの群がこれまで広義の誤診を受けていたことが明らかになった。**図9**は、筆者が継続的なフォローアップを行ってきた高機能広汎性発達障害603名に認められた併存症である。最も多い併存症は気分障害であるが、この他にも多くの併存症が認められる。これまでAsperger症候群の併存症として報告されてきた問題は、気分障害、不安障害、摂食障害、解離性障害、強迫性障害、さらに選択緘黙、不登校、そして境界性パーソナリティ障害や自己愛的パーソナリティ障害など多岐にわたる（杉山，2008）[37]。統合失調症、および統合失調症型パーソナリティ障害に関しては併存なのか（つまり移行例が存在するのか）、誤診なのか決着がついているとは言い難い。併存症の問題は、認知症など加齢による精神疾患を除く、ほぼすべての精神疾患に拡がるのである。

この問題には、先に触れたI軸の発達障害と、スペクトラムを形成するII軸のパーソナリティ障害の両者が含まれており、それを混在しているところに混乱の1つの要因がある。両者を明確に区分することは不可能ではあるが、パーソナリティ障害と、Asperger症候群の異同を巡る論議から検討を行う。具体的にはschizoidとAsperger症候群とは同じものか否かという問題である。Asperger Hはこの点に注目をして一群の子どもたちを取りあげた。最近、加藤（2011）はKretschmer EのschizoidとAspergerやWolf Lの子どものschizoidが重なり合うことを指摘し、Asperger症候群はII軸にするべきであると述べる[38]。しかしAspergerは重症の症例に焦点を当てており、1944年の論文に登場する4症例は、DSM-IVによって診断を下すとすべて自閉症になることはかねてから指摘されていた。つまり必ずしもすべてがII軸に収まるわけではない。Kretschmerが幼少時から性格の傾向が生じることを述べていたのは事実としても、前方向視的に彼が児童期症例から成人期までを追跡したわけではないだろう。つまりこの点が、AspergerとKretschmerの違いである。この点を強調するのは、この違いこそ、従来の精神医学の方法の欠落

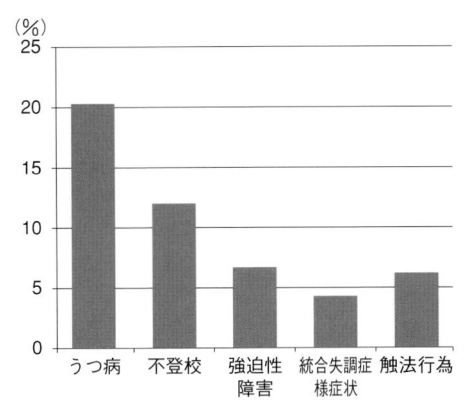

図9. 知的な遅れのない自閉症スペクトラム障害の併存症（N＝603）

に他ならないからである。成人に至って生じている徴候を中心に、症状論が形づくられている点である。

例えば、重症の摂食障害、巻き込み型の強迫性障害、重症の選択緘黙症など、従来schizoid型と呼ばれてきた一群の精神疾患は、今日見直してみれば、そのほとんどが凸凹レベル（Ⅱ軸）を含んだ自閉症スペクトラムの上に併存症として生じた精神疾患である。これは先に触れたように、治療という側面で、決定的な差になる。

中心となるいくつかの併存症について取りあげる。

1 Asperger症候群と非行

わが国において、Asperger症候群の名前が知られるようになったのは、2000年に豊川市で生じた高校生による衝動的な隣人殺人事件であったのは不幸な巡り合わせであった。しかしその後も、Asperger症候群あるいは、高機能広汎性発達障害という診断を事件後に下された青年による重大犯罪が続いたのでこの点に言及しておきたい。われわれは継続して、触法を行った自閉症スペクトラム障害の青年の調査を行ってきた。非行や触法行為を行った高機能児36名と、年齢、IQ、性別、下位診断を一致させた高機能児139名の比較を行ってみた。調査を行う前は、いじめが大きな要因ではないかと考えていた。ところがいじめは差がなかった。結論としては、診断の遅れと、そして子ども虐待の既往が最大の問題として浮上した。ロジスティック回帰分析を行ってみると、身体的虐待があると6.3倍、ネグレクトでは3.7倍も非行が多くなることが明らかになった。Asperger症候群の社会的適応に、学校におけるいじめの問題が軽微ではないことは、臨床に従事していれば周知のことである。しかしもう1つ深刻な反社会的行動に関しては、児童虐待の関係が示されたのである。

われわれは、ある児童自立支援施設の全入所児の調査を実施した。これは従来の対応で効果が不十分と考えられる事例が多くあり、入所児への規制の強化と児童・スタッフとの軋轢が事件化するまでに至っていたからである。結論だけ述べれば、子ども虐待による修飾の可能性を否定できない

ものの、実に入所児の79%までが広汎性発達障害の診断が可能な青年であった。いつ頃からこのような状況が生じていたのか明らかではない。だがこの状況で、従来の共感的・情緒的な結びつきを中心とした入所児への指導が円滑に進まないというのは当然である。この施設が特殊であるとは考えられない。複数の近隣する他の児童自立支援施設においても、われわれが行ったほど徹底的な調査ではないが、調査をしてみるとやはり入所児の過半数以上に広汎性発達障害が認められているからである。指導という側面では、全国的に従来のやり方での困難さをもつ事例が多くなったと聞く。われわれは、新たな治療プログラムをスタッフと共につくった。わが国の行政は、従来の枠組みを一部修正せざるを得ない状況に既にあると考えるべきであろう。

2 気分障害

気分障害は最も多い併存症である。また自閉症スペクトラム障害の周囲の凸凹レベルの家族にも、非常に気分障害が多い[39]。つまり気分障害そのものとⅡ軸レベルを含めた自閉症スペクトラムにおいて、セロトニン系ニューロンの脆弱性をはじめとする共通の多因子遺伝素因があると考えざるを得ない。Tellenbach H(1983)の名著『メランコリー』[40]に掲げられたメランコリー親和型性格とされる症例は、今日読み返してみると、下田の執着性格とはまったく異なっており、Asperger症候群と考えても違和感はない。どうやら、われわれはメランコリー親和型性格を誤解していたのではないか。

さらに問題は双極性障害である。双極性障害は少なくなく、特に双極Ⅱ型が多く認められるからである。筆者は、自閉症スペクトラム障害において双極性障害に展開する例に、重度の知的障害と、子ども虐待の既往が比較的多くみられることから、双極性障害への発展には環境的因子が働いている可能性があり、特にトラウマの関与という可能性を指摘した[32]。しかし複雑性トラウマの症例が統合失調症や双極性障害に誤診されることはしばしばあり、これらの疾病の異同を巡る検討は、今後の発達精神病理学の視点からの研究を待つ状態である。

3 統合失調症

統合失調症と自閉症スペクトラムとの関連については、多くの言及があり[41]、その一部が重なり合うと結論をしている。だが、筆者の経験では、自閉症スペクトラム障害のレベルの児童青年において、タイムスリップ現象によるフラッシュバックが幻聴として現れているといった、明らかに統合失調症ではない一群を除外し、統合失調症の診断基準を満たし、臨床的な急激な退行を示した青年においても、長年フォローアップをしていくと、ある時点から、急激な軽快を全員が示し、その後、抗精神病薬の服薬を不要とするところまで回復を示し、統合失調症と診断を下すことはできなかった[32]。Brankenburg(1971)による名著『自明性の喪失』に登場する症例アンネ・ラウは、読み返してみるとAsperger症候群の特徴を備えた生育歴をもっている[42]。従来の統合失調症診断の中に、自閉症スペクトラム障害の基盤をもつ症例が含まれていることもどうやら確かなことである。表20に臨床的な鑑別点を示す。

ここで有用なのは多因子モデルという考え方である。既に、いくつかのスニップ(single nucleo-

表 20. 統合失調症と広汎性発達障害の症状の鑑別点

	統合失調症	高機能広汎性発達障害
幻覚	大多数は幻聴、周囲の変容感を伴う	大多数はフラッシュバック、幻視様訴えを伴う
幻覚の時間的経過	長時間継続する	一瞬であることが多い
幻覚の内容	内言語の外在化	実際に過去にあったことのフラッシュバック
抗精神病薬への反応	早期であれば良好	抗精神病薬に対して難治性（SSRI が有効だが、下記の気分変動併存の場合は禁忌）
双極性障害の併存	一般的には稀	よく見ると気分の上下をしばしば併存する
解離の併存	一般的には稀	よく見るとしばしばスイッチングが認められる
子ども虐待の既往	一般的には稀	しばしば認められる
幼児期から学童期の対人関係	大人しい目立たない子であったものが多い	しばしば集団困難、興味の限局、孤立、迫害体験などが認められる
コミュニケーションのあり方	会話が筆記よりも困難が少ない	しばしば筆記の方が会話よりもスムーズ
こだわり・強迫	初期には一般的には稀	生涯を通じてさまざまなこだわりや思い込みを抱える
発達障害診断の親族の存在	稀	非常に多い

tide polymorphism；SNP）レベルでの異常が統合失調症と自閉症スペクトラムでは一致するようである。つまり、凸凹（II 軸）レベルの段階において schizoid と呼ばれてきた II 軸の性格傾向をつくる因子は、統合失調症および自閉症スペクトラム障害において共通の基盤となる部分があり、そこにさらに I 軸を形成する遺伝的素因の付加、および周囲環境からのエピジェネティックな変化が加わることによって、いくつかの異なった I 軸の精神科疾患に展開すると考えれば矛盾はない。早期から治療的に追跡をしてきた症例の経験を踏まえれば、統合失調症は臨床的には、ある時点から可逆的とは言い難い臨床的な変化が生じ、それは自閉症スペクトラム障害における比較的固定的な障害ではなく、わずか数日の服薬中断によって典型的な進行性の病態のスイッチが入ることもあるような流動的な臨界状態を形成する点が大きく異なる。

この小論では取りあげる余裕がないが、これ以外にも多くの併存症が認められる。今後、精神科臨床において、表 20 に認められる精神疾患の基盤に、凸凹レベルを含めた発達障害の既往が潜んでいないか、確認を行う必要があるものと考えられる。

6 Asperger 症候群は消えるのではない

近年に行われた悉皆調査では一貫して、現在の診断基準を用いたときに、最も罹病率が高いのは PDDNOS になる。つまり非定型群が最も頻度が高くなってしまう。これは診断基準がおかしいことに他ならず、DSM-5 および ICD-11 において広汎性発達障害から自閉症スペクトラム障害に移行する理由は、自閉症スペクトラム障害という連続体として、この一群の発達障害を規定すること

II. 各　論

が必要になったからである。自閉症スペクトラム障害において、その診断基準からはWingのtriadのうち、コミュニケーション障害が社会性の障害に吸収される形で消える。つまり自閉症スペクトラム障害は従来のAsperger症候群とほぼ同一の診断基準である。自閉症概念そのものが、Asperger症候群に乗っ取られたというのは、このことを指している。

Aspergerが戦争のさなか、同僚のユダヤ人医師が次々と亡命しあるいは自殺し、障害児や精神疾患の患者が殺されていく状況において、地道な臨床から叩き上げた一群の性格的偏りを有する児童の報告は、半世紀以上を経て、その背景となる生物学的因子が徐々に明確になり、その臨床的慧眼の正しさがむしろ証明されるに至った。Asperger症候群の名前が消えたとしても、児童の精神科臨床に携わる者がHans Aspergerの名を忘れることはこれからも決してないであろう。

（杉山登志郎）

● 文　献

1) Asperger H：Autistisch Psychopathen im Kindersalter. Arch Psychiat Nervenkr 177：76-137, 1944.
2) Kanner L：Autistic disturbances of affective contact. Nervous Child 2：217-250, 1943.
3) Wing L：Asperger's syndrome；A clinical account. Psychol Med 11：115-129, 1981.
4) Kraepelin E：Kompendium der Psychiatrie. A. Abel：Leibzig, 5 Aufl, 1896.
5) De Sanctis S：Onsome variation of dementia praecox. Clinical Studies in Childhood Psychosies, Szurek SA, Berlune IN(eds), Brunner and Mazel, New York, 1906.
6) Heller T：Über Dementia Infantilis. Ztschr Erforsh Behandl Jungendl Schwachsinns 2：17-28, 1908.
7) Bleuler E：Dementia praecox order Gruppe der Schizophrenien. Handbuch der Psychiatrie, hrsg. G. Aschaffenburg, Spezieller Teil 4 Abteilung, 1 Hafte, Franz Deuticke；Leipzig and Wien, 1911[飯田　眞, 保崎秀夫, 安永　浩（訳）：早発性痴呆または精神分裂病. 医学書院, 東京, 1974].
8) Potter HW：Schizophrenia in children. Am J Psychiatry 12：121-134, 1933.
9) 若林慎一郎：自閉症の発達. 岩崎学術出版社, 東京, 1983.
10) 杉山登志郎：Asperger症候群および高機能広汎性発達障害をもつ子どもへの援助. 発達 22：46-67, 2001.
11) 石川　元：アスペルガー症候群；歴史と現場から究める. 至文堂, 東京, 2007.
12) 石川　元：Aspergerが没後の論文(1982)で強調した子どもの自閉症；Asperger型とカナー型の差異. 現代のエスプリ 527：96-123, 2011.
13) Rutter M, Rockyer L：A five to fifteen year follow-up study of infantile psychosis, I. description of sample. BJ Psychiatry 113：1169-1182, 1967.
14) Kolvin I, et al：Studies in the childhood psychosis. I -IV. Br J Psychiatry 118：381-417, 1971.
15) Bartak L, Rutter M, Cox A：A comparative study of infantile autism and specific developmental receptive language disorder. I. The children. Br J Psychiatry 126：127-145, 1975.
16) Cox A, Rutter M, Newman S, Bartak L：A comparative study of infantile autism and specific developmental receptive language disorder. II. Parental characteristics. Br J Psychiatry 126：146-159, 1975.
17) Bartak L, Rutter M, Cox A：A comparative study of infantile autism and specific developmental receptive language disorders. III. Discriminant function analysis. J Autism Child Schizophr 7(4)：383-396, 1977.
18) Bemporad JR：Adult recollections of a formerly autistic child. J Autism Child Schizophr 9：179-197, 1979.
19) Baron-Cohen S, Leslie AM, Frith U：Does the autistic child have a "theory of mind"? Cognition 21(1)：37-46, 1985.
20) Ritvo ER, Spence MA, Freeman BJ, et al：Evidence for autosomal recessive inheritance in 46 families with multiple incidences of autism. Am J Psychiatry 142(2)：187-192, 1985.
21) Bohman M, Kemper TL：Histoanatomic observations of the brain in early infantile autism. Neurology 35(6)：866-874, 1985.
22) Grandin T, Scariano M：Emergence；labelled autistic. Arena Press, Novato, 1986[カニングハム久子（訳）：我、自閉症に生まれて. 学習研究社, 東京, 1993].

23) Williams D：Nobody nowhere. Transworld Publishers Ltd., London, 1992［河野万理子(訳)：自閉症だった私へ. 新潮社，東京，1993］.
24) 森口奈緒美：変光星. 飛鳥新社，東京，1996.
25) Tanguay PE, Russell AT：Mental retardation. Lewis M(ed), Child and adolescent pyshiatry；a comprehensive textbook, pp508-516, Williams & Wilkins, Baltimore, 1991.
26) Schanen NS：Epigenetics of autism spectrum disorders. Human Molecular Genetics 15：R138-R150, 2006.
27) Virkud Y, Todd RD, Abbacchi AM, et al：Familial aggregation of quantitative autistic traits in multiplex versus simplex autism. Am J Med Genet part B 150B：328-334, 2008.
28) Sung Y, Dawson G, Munson J, et al：Genetic Investigation of Quantitative Traits Related to Autism；Use of Multivariate Polygenic Models with Ascertainment Adjustment. Am J Hum Gene 76(1)：89-81, 2005.
29) Marcus G：The birth of the mind. Basic Books, Cambridge, 2004［大隈典子(訳)：心を生みだす遺伝子. 岩波書店，東京，2005］.
30) Losh M, Piven J：Social-cognition and the broad autism phenotype；identifying genetically meaningful phenotypes. J Child Psychol Psychiatry 48(1)：105-112, 2007.
31) Micali N, Chakrabarti S, Fombonne E：The broad autism phenotype；findings from an epidemiological survey. Autism 8(1)21-37, 2004.
32) 杉山登志郎：発達障害のいま. 講談社，東京，2011.
33) James I：Asperger's Syndrome And High Achievement；Some Very Remarkable People, Jessica Kingsley Pub, London, 2006［草薙ゆり(訳)：Aspergerの偉人たち. スペクトラム出版，東京，2007］.
34) Fitzgerald M：The Genesis Of Artistic Creativity；Asperger's Syndrome And The Arts. Jessica Kingsley Pub, London, 2005［石坂好樹(訳)：Asperger症候群の天才たち；自閉症と創造性. 星和書店，東京，2008］.
35) Happe FG：The role of age and verbal ability in the theory of mind task performance of subjects with autism. Child Development 66：843-855, 1995.
36) Cederlund M, Hagberg B, Billstedt E, et al：Asperger syndrome and autism；a comparative longitudinal follow-up study more than 5 years after original diagnosis. J Autism Dev Disord 38：72-85, 2008.
37) 杉山登志郎：Asperger症候群の周辺. 児童青年精神医学とその近接領域 49(3)：243-259, 2008.
38) 加藤 敏：クレッチマーの先見；自閉性精神病質と子どものシゾイド，Asperger症候群との繋がり. 現代のエスプリ 527：79-95, 2011.
39) Ghaziuddin M, Ghaziuddin N, Greden J：Depression in persons with autism；implications for research and clinical care. J Autism Dev Disord 32(4)：299-306, 2002.
40) Tellenbach H：Melancholie. Springer, Berlin 4th, 1983［木村 敏(訳)：メランコリー. みすず書房，東京，1985］.
41) 山下 洋：広汎性発達障害と統合失調症スペクトラム障害の診断学的重なり. 児童青年精神医学とその近接領域 52(2)：128-142, 2011.
42) Blankenburg W：Dir Verlust der natürlichen Selbstverstandlichkeit. Enke, Stittgart, 1971［木村 敏，岡本 進，島弘嗣(訳)：自明性の喪失. みすず書房，東京，1978］.

5. 広汎性発達障害
【5】特定不能の広汎性発達障害

はじめに

1. 広汎性発達障害に含まれる診断名

広汎性発達障害(pervasive developmental disorders；PDD)という診断カテゴリーについて、ICD-10 と DSM-IV-TR の間には、前者のみ"精神遅滞および常同運動に関連した多動性障害"を含むという点で相違がある。しかし、それを除けば2つの診断システムにおいて PDD が指す内容はほぼ同じといえる。すなわち両診断システムとも(著明な運動機能の障害を伴うレット障害と小児期崩壊性障害を別にすると)、自閉性障害(自閉症)、アスペルガー障害(アスペルガー症候群)、およびこれらと同じ基本症状をもちながら、その診断基準と完全には合致しないようなタイプの障害像が含まれている。そのような障害像に対して、ICD-10 では"非定型自閉症"、"他の広汎性発達障害"、"広汎性発達障害(特定不能のもの)"の3つの診断枠が用意されているのに対し、DSM-IV-TR では「特定不能の広汎性発達障害(PDD not otherwise specified；PDDNOS)」の1つの診断枠がすべてをカバーする形になっている。本章のテーマはこの PDDNOS を指している。なお、DSM-5 では上記3つの診断枠がなくなり、重症度の差として位置づけられる。

2. PDDNOS の不均質性

前項で述べたように、PDDNOS は独立した診断基準をもたず、自閉性障害とアスペルガー障害に対して背理法的に規定された診断枠である。そのため、PDDNOS にはさらにいくつかのサブタイプに分けることが可能となるような、多彩な臨床像が含まれることになる。また、PDDNOS の診断基準には知的発達(知能)に関する規定がないことより、重度の知的障害(精神遅滞)から高機能のケースまで幅広い臨床像をとり得る。

3. PDDNOS に含まれるサブタイプ

DSM-IV-TR では、対人相互的反応の障害をはじめとする PDD の主な特徴を有しつつ特定の PDD の診断基準は満たさない場合に PDDNOS と診断すると規定されている。そこで、まず特定の PDD について確認すると、自閉性障害とアスペルガー障害には、共通する2つの診断領域(非言語性の対人相互的反応、強迫的な限局化や反復)があり、これらはアスペルガー障害の主な診断基準でもある。それに加え、自閉性障害のみに認められる2つの診断的特徴(コミュニケーションと象徴機能の発達の遅れ、3歳までに出現するいくつかの問題)があり、これらがあるとアスペルガー障害とは診断されない。

以上を踏まえると、自閉性障害にもアスペルガー障害にもうまく該当しない障害である PDDNOS には理論上、例えば次のような臨床像が含まれることになる。

A. 3歳を過ぎてから自閉性障害の横断的特徴を完全または不完全に満たしたケース

B．3歳までに自閉性障害の特徴がほぼ現れているがすべての診断基準は満たさないケース
C．経過中に自閉性障害の診断基準を満たさなくなったが、依然として自閉性障害に固有の領域に所見が認められる（横断的にもアスペルガー障害の臨床像と異なる）
D．自閉性障害に固有の領域には所見がなく、かつアスペルガー障害の診断基準も完全には満たさないケース
E．脳炎や代謝性疾患などに続発して自閉性障害、アスペルガー障害、あるいはそれらに類似した状態像を示すようになったケース

これらのうち、AとBはICD-10の「非定型自閉症」に相当しており、Cは"残遺型"の自閉性障害とも呼ぶべき病像である。Eは続発性（二次性あるいは獲得性）のPDDである。A〜E以外の例として、病歴上は自閉性障害に固有の特徴（ごっこ遊びのなさなど）を一部示しながらも、現在の状態像はアスペルガー障害の基準にも達しないような場合（いわば不全型の自閉性障害と不全型のアスペルガー障害の混合像）がある。

診断基準を不完全にしか満たさないと判断するのは、該当する項目数が不足している場合と、所見のみられる項目数は十分だが、所見の程度が臨床域（すなわち日常生活に著しい障害をもたらす程度）に達していない場合などがあり得る。このことを考慮すると、上述のサブグループによる違いにとどまらずPDDNOSに含まれる臨床像は非常に多様なものとなることがわかる。

4．本稿で取りあげる問題

前項で例に挙げたPDDNOSのサブグループのうち、A、B、Cは、いわば障害の程度がアスペルガー障害よりも顕著で自閉性障害の特徴を有するケースであるのに対し、Dのサブグループはアスペルガー障害よりもさらに所見が少ないケースを指している。自閉性障害とアスペルガー障害は本書の他章で詳しく述べられており、A、B、Cのサブグループについてはそれらを参考にされたい。

一方、障害が"軽度"にみえるDのサブグループについては、診断の見過し、それと関連した不適応、自己洞察をもちやすいゆえのストレス、合併しやすい二次障害の種類など、臨床的問題の生じ方が自閉性障害やアスペルガー障害とは異なる部分があり、臨床医にとって特別な注意が必要となる。このサブグループは、一見軽微にみえる対人相互的反応の障害が日常生活に対していかに深刻な影響を与えるかを示す点で、PDDがもつ中核的問題を最も純粋に表しているということができる。DSM-5ではDSM-Ⅳ-TRの下位診断がなくなり、自閉症スペクトラム障害という単一診断名のもとに幅広い重症度の臨床像が含まれることになるが、障害の見過ごしを防ぐうえでも、Dのサブグループの臨床像を心得ておくことは非常に重要である。この理由により、本章ではPDDの中で障害が最も軽度にみえるDのサブグループを中心に解説する。

1 疫 学

疫学研究の解釈は、診断基準の変更や用いられた方法による影響を考慮する必要があるが、PDDNOSは1万人に15〜36人の有病率であるとの結果が報告されている。有病率が0.7〜2％とされるPDD全体においてPDDNOSが占める割合は高いとされ、自閉性障害の2倍程度との報告

もある[1]。性差については、自閉性障害やアスペルガー障害と同様、男性に多いものの、男性の女性に対する割合は下がる。これに対しては、診断の違いよりも知的水準や性による表現型の違いの影響の方が大きいと考えられているようである。なお、これまでの研究は、PDDNOS内のサブグループごとの有病率は報告していない。

2 診断と臨床所見（検査含む）

専門家によるPDDNOSの診断一致率はチャンスレベル程度という報告がある[2]。診断に際してはまず、自閉性障害、アスペルガー障害の症状を熟知している必要がある。Dのサブグループの診断のためには、コミュニケーションと象徴機能に発達遅延がなく、自閉性障害/アスペルガー障害共通の診断基準について、"対人的相互反応"の項目を1つ以上満たすことが要求される。強迫的傾向に関しては、実際は軽度のものであることが多い。

近年、PDDへの注目が高まるにつれ、成人期になって初めて診断を希望して受診することも少なくなくなったが、DSM-Ⅳ-TRでは、PDDは児童期に診断されることを想定して診断基準が作成されている。児童期には診断基準を満たす状態を認めやすいが、高機能の成人、あるいは女性は対人応答を適応的に学習しており、一見するとその特徴がわからないことがしばしばある。そのため特に成人PDDNOSの診断では、客観的で信頼できるソースから現在の状態や詳細な生育歴を得ることが重要となる。

診断補助ツールであるChildhood Autism Rating Scale（CARS）を用いた評価では、幼児期のPDDNOSは比較的高得点を示すものの、自閉症のカットオフスコアは満たさないことも多く、日本語版ではPDDと非PDDとの間にもカットオフポイントが設定されている[3]。青年期以降を対象とした自閉症傾向の自記式質問紙であるAutism Spectrum Questionnaire（AQ）についても、成人期のPDDNOSはカットオフポイントより得点が低いことが稀ではない。

共同注意や心の理論課題といった行動、認知的特徴について、PDDNOSと他のPDDの類似性を示す研究が多いが、違いもみられる。アセスメントとしてしばしば用いられるウェクスラーの知能検査では、自閉症は、言語性IQより動作性IQが高い、アスペルガー障害は動作性IQより言語性IQが高いといった報告がなされているが、PDDNOSでは、個々人による違いが大きい。例えば、下位検査のうち「絵画配列」が低く、「数唱」と「積木」がよいという"自閉症パターン"から、下位検査にばらつきのない安定したプロフィールを含め、あらゆるパターンが認められる。自閉性障害やアスペルガー障害とは実行機能に差があるという報告も存在する[4]。また、筆者らは、自意識の形成の点でアスペルガー障害とPDDNOSに差異があると予測し、定型発達のエピソード記憶においてみられる自己準拠効果（自分に関連づけて記憶された情報は残りやすいという効果）を調べる記憶課題を、両PDD群と定型発達群に対して施行した。結果、アスペルガー障害群では自己準拠効果が認められなかったのに対し、PDDNOS群は定型発達群と同様に自己準拠効果を示した（投稿中）。この結果は、PDDNOS群が一定レベルの自意識を有することから生じたものであると解釈され、彼らが示す自己洞察力とも関連すると考えられる。

3 ── 症例

　ここで、診断に至るまでの経過が典型的と思われる症例を紹介する。

　13歳、女性。周産期に異常なし。言語発達や運動発達に遅延はなく、健診で異常を指摘されたことはなかった。母親は後追いや人見知りに違和感を感じていなかったが、2歳年下の弟と比べると指差しや表情表出の少ない子だった。幼稚園の最初の1年は通園時の母子分離が困難だった。運動会や発表会など行事の前には通園を渋り、当日はなんとか参加できた。友だちとは誘われれば遊んだが、1人で遊んでいることも多かった。粘土を嫌い、幼稚園では手にしていたが、家では触ろうとしなかった。ごっこ遊びはみられたが、自分の思ったとおりのストーリーにならないと、止めてしまうこともあった。手先は器用だが、球技が苦手でケンケンやスキップもうまくできなかった。自分の興味があるものを母に見せにくること(共同注意に基づいた行動)はあまりなかった。小学校には問題なく通い始めたが、行事の前には母に何度も予定を尋ねていた。友だちとは一緒に遊ぶものの、自分から誘うことはなかった。小学5年時、クラスメートからいじめられたことをきっかけに登校を渋るようになり、小学6年では欠席が出席を上回った。中学入学後しばらくはスムーズに登校できたものの、6月から再び学校を休みがちとなった。継続して面談していたスクールカウンセラーより発達障害の可能性を指摘され、児童精神科を受診してPDDNOSと診断された。

　この症例のように、不安の抱きやすさや感覚過敏、不器用さなど診断基準には該当しないPDDの特徴的所見は示すものの、幼少期には対人相互性の問題ははっきりとせず(共同注意のように鋭敏な早期マーカーを除く)、思春期に対人関係が複雑になって初めて対人相互性の困難が目立ってくるケースがPDDNOSには多くみられる。また、他のPDDと比して周囲の者がはっきりと同定できるパニックも少ないようである。

　思春期以降はある程度の自己洞察が可能であるため、"何となく自分は浮いている"と感じとるケースは少なくない。但し、その原因がわからず、「周囲がいじわるをしている」などと被害的に解釈してしまうことがある。いじめやからかいの対象になった場合に、その自覚があるためにストレス負荷は却って高まりやすい。

　以上のような不適応の結果、こだわりをはじめとするPDDの症状が増悪したり、二次障害として精神症状が出現することがある。例えば、強迫症状、うつ状態、被害念慮、さらに幻覚・妄想などの精神病症状を呈するケースがある。精神病症状の多くは一過性であるため、症状が改善した後にPDDの特徴が前景に現れて診断されるという場合もある。このように、PDDNOSでは二次障害を契機に受診し、診断に至るケースが多い。

Ⅱ. 各　論

4　主な鑑別疾患

1　注意欠陥/多動性障害（AD/HD）

　衝動的な行動により対人関係の悪化や社会的問題行動が生じている場合、それがAD/HDの衝動性に由来するのか、あるいはPDDの文脈理解の障害による行動なのか、判断の難しいことがある。これまで（DSM-Ⅳ-TRでは）AD/HDとPDDの診断併記は認められていなかったが、実際には両者の併存は多く、DSM-5で併存診断が可能となる予定である。PDDとAD/HDでは、注意の問題や対人関係の障害を評価尺度により得点化すると差がないとする報告[5]や、PDDのみの場合と比較してAD/HD傾向のあるPDD児は"自分自身の世界にいる"ように見えにくいといわれることからもわかるように、PDD、特にPDDNOSとAD/HDとの鑑別は時に困難であり、社会のルールや対人関係における状況の理解の程度や、不注意、衝動的に見える行動の背景を丹念に捉える必要がある。メチルフェニデートやアトモキセチンのようなAD/HD治療薬の効果を手がかりとする治療的アプローチが鑑別の一助となることもある。

2　強迫性障害（OCD）

　PDDの強迫的傾向とOCDの強迫症状は、診断基準において一部共通する項目を有するなど、親和性をもつため鑑別を要することがある。実際にOCDを併存しているケースも稀ではなく、高機能PDDを対象とした筆者らの研究[6]では約1割に併存がみられた。併存例の中にはPDDの強迫的行動がOCDの強迫症状へと移行したケースもあった。
　強迫的行動がOCDの強迫症状かどうかを鑑別するには、十分な言語表現が可能なケースの場合、自我違和性に注目することが有用である。しかし、児童の場合に自我違和性は必須要件ではないため注意を要する。一方、PDDの有無については、社会生活や対人関係に注目することがポイントとなる。

3　パーソナリティ障害

　青年から成人期にかけてのPDDNOSの一部には、パーソナリティ障害と誤診されるケースがみられる。言語能力は発達している一方、感情面の乏しさや疎通のとりにくさ、行動言動の非流暢性の目立つ者、不安が高く対人接触を回避する者では、統合失調質パーソナリティ障害や回避性パーソナリティ障害に似た行動をとり得る。独特の言語表現や行動様式が奇妙な考え方や行動と解釈されると、統合失調型パーソナリティ障害と診断されることもある。これらのパーソナリティ障害は、対人相互性や発達歴の検討により、比較的容易に鑑別可能である。
　臨床場面でしばしば問題となるのは、境界性パーソナリティ障害との鑑別である[7]。PDDNOSで攻撃的行動やドクターショッピングなど関係者を混乱に巻き込む行動、自傷行為を繰り返す場合には、境界性パーソナリティ障害と誤診されやすい。これは、対人関係上の問題が目立たずある程度

相手の意図が読める場合に特に多いようである。PDDNOS をもつ者の場合、そういった行動は他者に対する操作的な意図があって行われるのではなく、むしろ、特定の興味や信念から真理を追求した行動(関係者が予想どおりの反応をするかという実験的行動や、約束が寸分違わず実行されなかったことへのクレームなど)であったり、自己の情動をコントロールするための固定化した行動であったりすることが多い。患者が操作的な意図をもっているのか、もしくは患者が操作性をもたないのに自身が巻き込まれたように感じているのかを見極める臨床感覚を専門家が養うことが重要であろう。

5 臨床的問題

PDDNOS では症状が目立ちにくいゆえの障害の見逃しがさまざまな臨床的問題を生みやすい。例えば、PDD による強迫的傾向や感覚過敏を引き起こすものへの回避行動が"わがまま"と誤解され、自己評価や自尊感情の低下につながることがある。不適応やストレスにより二次障害としての精神症状が出現して初めて医療機関を受診することも少なくないが、不安障害、うつ病、パーソナリティ障害などとの誤診や、合併した精神疾患のみが診断され、PDD が見逃されてしまいがちである。その結果、二次障害のみにターゲットをあてた治療が選択され、PDD を視野に入れた環境への介入が行われないと、根本的な改善が得られず再発を繰り返すことになる。

また、それまで環境にうまく適応していたにもかかわらず、恋愛、就職、結婚、出産・育児といった、本人の対処能力を超えた複雑ないし密度の高い対人関係(高次対人状況)に直面して対応困難となり、突然、それまでみられなかったような社会的問題行動(窃盗、傷害、性的逸脱行為、放火など)を呈して司法事例化することもある[8]。これらの社会的問題行動についても、本人がもつ社会性の障害に関係者が気づき、対人面を中心に環境調整することが解決にとって最も重要である。

PDD に由来する問題に加え、双極性障害(特に躁病相)などの併存障害による症状が重なって激しい臨床的問題を呈することも稀ではない。どちらか一方の問題しか気づかれない場合には治療が難渋する可能性がある[9]。併存障害のある場合、併存障害に対する治療(薬物療法、行動療法など)を行ったうえで、残された臨床的問題と PDD との関係を分析し、介入方法を検討する必要がある。なお、二次障害ではない併存障害については「自閉性障害」、「アスペルガー症候群」の章を参照されたい。

6 予後

PDD のサブタイプ間の比較については、社会的機能に関する PDDNOS の予後は自閉性障害よりよいようだが、アスペルガー障害ほどではないとする報告がほとんどである。しかし、これらの結果は認知/言語能力の影響が大きいとされており、さらにこれらの研究は本章の冒頭で述べたような PDDNOS のサブグループを考慮して行われたものではない。寛解例も含めた検討が今後必要である。

おわりに　一見障害が軽度にみえる PDDNOS においても、PDD の障害特性により日々の生活に不適応をきたしやすく、むしろ「軽微」であることによる診断の見逃しがその不適応を助長している場合が少なくない。PDD 全体に占める PDDNOS の割合は大きく、その臨床経過は生育環境や経験内容に大きく左右されると考えられている。そのため、できるだけ早期に診断し、診断的情報に加え、全般的な発達水準、能力のバランスや強み、さらに家族・環境・地域性など本人を取り巻く状況をアセスメントし、その移り変わりに応じて支援・介入方法を調整していくことが医療に期待される。

（義村さや香、十一元三）

●文　献

1) Chakrabarti S, Fombonne E：Pervasive developmental disorders in preschool children. Journal of the American Medical Association 285：3093-3099, 2001.
2) Mahoney WJ, et al：Reliability and accuracy of differentiating pervasive developmental disorder subtypes. Journal of the American Academy of Child and Adolescent Psychiatry 37：278-285, 1998.
3) Tachimori H, Osada H, Kurita H：Childhood Autism Rating Scale-Tokyo Version for screening pervasive developmental disorders. Psychiatry and Clinical Neurosciences 57：113-118, 2003.
4) Verte S, et al：Executive functioning in children with an autism spectrum disorder；Can we differentiate within the spectrum? Journal of Autism and Developmental Disorder 36：351-372, 2006.
5) Hattori J, et al：Are pervasive developmental disorders and attention-deficit/hyperactivity disorder distinct disorders? Brain & Development 28：371-374, 2006.
6) 義村さや香，岡田　俊，十一元三：広汎性発達障害における強迫性障害の合併とその特徴．第52回日本児童青年精神医学会総会，徳島，2011.
7) 十一元三：広汎性発達障害とパーソナリティ障害；発達障害の概念と基本病理からみた臨床像の違い．現代のエスプリ，527：21-31, 2011.
8) 十一元三：司法領域における広汎性発達障害の問題．家庭裁判月報58：1-42, 2006.
9) 義村さや香，十一元三：双極性障害．専門医のための精神科臨床リュミエール23 成人期の広汎性発達障害，第1版，青木省三，村上伸治（編），pp113-123，中山書店，東京，2011.

6. 注意欠陥/多動性障害(AD/HD)

a. 臨床症状、診断、概念、成人AD/HD、病態

はじめに 注意欠陥/多動性障害(Attention-Deficit/Hyperactivity Disorder；AD/HD)は児童期・青年期の精神障害の中で、今日最も社会的注目を浴びているものの1つである。治療的対応の必要性を感じて医療機関を訪れる患者、家族の数が多いだけでなく、学校などの教育現場で患者と他児とのトラブルが生じたり、患者自身による授業の妨げが生じて、その対応のための相談の必要性も高くなっている。しかし、AD/HDが不注意、多動性、衝動性といった行動的特性のみで定義されるため、専門機関でのより詳細な特性把握でさえ、各専門家の主観的見方が入ってきてしまって、統一された結論が出され得ないという事態が生じうる。今日のAD/HD診断の頻繁さの原因として、診断する側のAD/HDへの理解の増加、診断基準の周知率の増加という喜ぶべき時代の変化よりも、AD/HD概念の未熟さ、あるいは診断基準・診断法の未熟さによる過剰診断というあまり喜べない要因が関係しているととるべきなのであろう。いろいろな意味でAD/HD概念はまだ発展途上にある未熟な概念であることをわれわれは銘記しておかなければならないのかも知れない。

1 ── 臨床症状と診断

　AD/HDにみられる中核的3症状、すなわち、①不注意、②多動、③衝動的行動・情動変化、が3つとも存在していることが確認できるときにAD/HDの診断が可能であるとするのがICD-10(1988)による診断基準である。しかも、付帯事項としてこれらの3症状が複数の場所で、複数の異なった人による観察によって確認されること(症状の広汎性)、3症状の発症が7歳以前であること(慢性的症状)が記載されている。

　ここで、今日ICD-10と並んで最もよく用いられる最新の診断基準の1つであるDSM-Ⅳ-TR(2000)について触れておく。これによる診断基準はAD/HDの中核的3症状を不注意と多動・衝動性症状の2群に分け、この2群のうちのどちらか1つが存在することが確認されたらAD/HDの診断をしてよいことになっている。ここから容易にわかることは、DSM-Ⅳ-TRによる基準では3症状のうちの1つでも存在することが確かめられたらAD/HDの診断をしてよいのだから、DSM-Ⅳ-TRの診断基準によるAD/HD診断はより容易になり、診断数は増えることになる。

　現下の日本では、DuPaul GJ[1]らが開発した評価尺度ADHD RS-Ⅳ(1998)を山﨑晃資ら(2001)[2]が日本語版につくり直したもの(ADHD RS-Ⅳ-J)を用いて、家庭で親が評価し、学校で担任教師が評価し、診察の場で主治医が評価したものを後でまとめて、三者ともある基準点を上回った場合にAD/HDと診断するという方法が推奨されている。しかし、この評価尺度による各人による判断に

Ⅱ. 各　論

はどうしても主観性が入ることになりやすいので、三者の評価が一致しないことがあり得る。筆者らの経験によると、意外にも親による評価の方がより厳しくなり（ADHD RS-Ⅳ-J による評価ではより高得点になり）、教師による評価の方がより甘くなる傾向が明らかになっている。そこで、この評価尺度による評価と並行して、より客観的な注意機能の評価、行動量の評価、衝動性の評価を行える方法もいくつか既に開発されているので、これらによって3症状の確認を行う作業をすることが推奨される。注意機能の評価法として CPT、行動量の評価法として評価する場所と時間帯とを特定したうえで被観察児者に装着する装置（アクトメーター）を用いる方法、衝動性を評価する方法としてのストゥループテストなどが使用されることが多い。

2　概念とその歴史的変遷

　今日の AD/HD 概念につながるきっかけとなった学問的検討は 1900 年頃から始まったというのが多くの人の指摘である。1902 年に英国で Still が、それまで子どもの精神・心理・神経症状のほとんどが不適切な心理社会的要因が子どもの心に作用して出現するとみなされていた状況の中で、初めてといえるほど革新的に子どもの脳・身体的損傷が落ち着きのなさ、衝動性、学習の困難性を生むことがあると報告したのである。そして、Goldstein（1927）は成人における脳損傷が言語機能や認知機能、行動にはっきりとした異常を引き起こしうることを示すと同時に、子どもの脳損傷を専門的に扱う研究者たちに発達途上の脳神経における機能的、構造的傷害が神経心理機能、知的機能、学習機能に障害を引き起こしうることを考慮すべきことを示したのである。以前から知られていた脳のマクロ的損傷が脳性麻痺などの重症の神経学的機能の障害を引き起こすことをモデルにして、その後、問題にされるようになった上記の神経心理機能、知的機能、学習機能の障害は脳性麻痺などの症状に比して軽微なものであることから、原因的に存在する脳の損傷程度も極く軽微なものに違いないとの発想がもたれるようになって、Gesell & Amatruda（1949）が微細脳損傷症候群（minimal brain damage syndrome；MBDS）という概念を提唱することにつながったのである。しかし、ここでの原因としての脳の軽微な損傷の存在については直接確認したうえで診断されたわけではなく、観察された軽微な神経心理学的症状の存在をもって逆に脳のミクロ的損傷を想定することになってしまい、結果としてあまりにも多くの MBD 診断がなされ過ぎることにつながった。そのため、1962 年にオックスフォードで開かれた専門家会議で minimal brain dysfunction syndrome の略である MBDS を用いることが提案され、それが承認されることになったのである（微細脳機能不全症候群）。

　1965 年頃から多動性障害（hyperkinetic syndrome of childhood）という言葉がヨーロッパでも北米でも使われるようになったが、当初はこの言葉の内容として「多動性」、「衝動的行為」をあくまでも中心に考えていたようだ。この流れを変えるほどの影響を及ぼす研究を行っていたのがカナダの Douglas VL[3]である。1972 年にそれまでの研究室での多くの研究結果から多動性障害児が示す障害の中心は「注意をある時間維持することの困難さ」と「衝動性制御の困難性」であると会長講演の中で結論している。この影響を受けて以後のアメリカの疾病分類（DSM）では注意欠陥多動性障害

（ADHD）と名称が変更されている。ヨーロッパではその後も多動性障害(hyperkinetic syndrome、hyperkinetic disorders)がそのまま使われているが、それは不注意症状の存在を決して認めていないわけではなく、むしろ、北米よりも先行してその重要性は認識されていたといえる。最新のWHOによる疾病分類「ICD-10」(1992)では多動性障害(hyperkinetic disorders)という言葉が用いられている。

3 成因、病態、類型

1 成　因

　脳の発達初期からの構造的、機能的傷害がおそらくAD/HDの主要原因になっていると考えられているが、今なおその詳細は完全には明らかになっていない。さらに、不適切な心理社会的環境要因がAD/HDの発症にやはり関係しているとはいわれているが、それについても具体的でしかもAD/HDの発症に普遍的な要因はまだ明らかにされていない。筆者はSameroff AJ(1975)[4]の提唱した「発達の交互作用モデル」の意味での脳傷害要因が子どもの心理社会的環境を不適切にし、それがさらに脳傷害要因を増強させるという負の連鎖を生むという意味での不適切な心理環境要因のAD/HD発症への関与があると解釈することが可能であると考えている。

　近年の遺伝子研究の進歩に伴って、遺伝様式の解明と並んでどの遺伝子による発症かということもかなり明らかにされている。一卵性双生児での一致率が76％と非常に高かったとの報告に基づいて、AD/HDの遺伝性が確実に存在するという結論に至っているが、どの遺伝子が発症に最もかかわっているかについての検討では、多遺伝子性ということしか解明されていない。関与する遺伝子の可能性としてはドパミン受容体の1つである「D4受容体遺伝子」などの関与が想定されている。

2 神経心理学的病態(表21)

　AD/HDが当初から脳の微細な損傷が原因となって発症することが想定されていたので、AD/HDの病態を巡る研究はこの障害によってどのような神経心理学的機能の不全が生じ、それがどのような脳神経系回路と関係があるのかの解明を目的としていたといえる。

　以下に1990年頃から今日に至るまでに確認されてきたAD/HD児者における神経心理学的機能の障害とそれに関連しているとされている脳神経系回路について列挙することにする。但し、問題はこれまでに取りあげられてきている神経心理学的諸機能の障害の多くがAD/HDに特異的なものでなく、報告者も自ら述べているように発達障害の中のほかの障害にも普遍的に存在するものであるということである。このことは言うまでもなく、AD/HDが独立した疾患単位であることの基盤を危うくしているといえるのである。

　神経心理学的病態研究の今後の課題として、**表21**に挙げたような多くの神経心理機能の不全が挙げられてはきているが、それがいつ発達という軸の上で出現するのか、またその機能不全と関連

II. 各　論

表 21. AD/HD の神経心理学的病態に関する諸見解

神経心理機能の不全	報告者	関係する脳神経回路
行動抑制機能の欠如	Barkley ら	前頭前野からのトップダウン神経回路
外界刺激を受け取ってから最終的に行動アウトプットを構成するまでの過程での記号化、探索、行動化という認知機能の不全	Sergeant[5] ら	感覚器官から前頭前野に至るボトムアップ神経回路
適切な行動アウトプットを産出するために必要な心理的状態、睡眠-覚醒リズム過程の中で適切な状態に個体を置いておく機能、行動アウトプットを産出するために適切な準備状態にしておくなどの主に心理機能を適切な準備状態においておく機能の不全、昼間の覚醒維持機能不全	Sergeant, Sonuga-Barke ら[6]	前頭前野から大脳新皮質-間脳・辺縁系-脳幹網様賦活系回路
実行機能不全（ワーキングメモリ機能不全、計画性機能の不全、フィードバック機能不全など）	Baddeley[7], Sergeant ら	前頭前野からのトップダウン神経回路
時間をかけてでもより大きな報酬を得るために我慢をすることが困難	Sergeant, Nigg ら	中脳皮質系ドパミン神経系
時間感覚機能の不全、時間経過速度認知機能の不全	Rubia[8] ら Sonuga-Barke	大脳皮質-小脳系回路
注意機能の各下位機能 (reflexive, alerting, orienting, executive attention) 不全	Posner ら[9]	前頭前野から脳幹網様賦活系に至るまでの広汎な神経回路

する脳神経回路の発達経路はどうなっているのかがほとんど検討されていないために、発達的に後になってやっと出現するはずの神経心理機能の不全がまだ存在しないはずの脳神経回路の不全によるとされてしまうなどの誤謬が存在する。このような間違いを避けるためには注意機能研究の歴史の中で行われたように、まず、健常の神経心理機能の発達段階プロセスを明らかにし、それぞれの段階に関連する脳神経回路を発達軸に沿って対応づけていく検討が必要である。

3 神経化学的病態

　1937 年に Bradley C が中枢刺激薬である benzedrine（デキストロアンフェタミンとレボアンフェタミン合剤）を今日の AD/HD 概念に近似すると思われる児童に使用して著明な症状改善がみられたとの詳細な報告をして以来、多くの臨床家、研究者がこの薬物と類似の構造をもつメチルフェニデートでも同様の有効性を確認している。このメチルフェニデートは以前からドパミン神経系において神経伝達物質であるドパミン放出作用および再取込み阻害作用によって神経終末でのドパミン濃度を高めることが明らかにされていた。このことから逆に、メチルフェニデートにより AD/HD 症状が改善されるのは、AD/HD でドパミンの作用低下があるからではないかとの病態が仮説としてもたれた。その後のほとんどの研究がこの仮説の正しさを証明している。そして、1980 年代後半頃には AD/HD の薬物治療のための第一選択薬に指定されるほどになった。

　他方、ドパミンと同じカテコラミンに属するノルアドレナリンの選択的再取込み阻害薬であるアトモキセチンも、2002 年にアメリカでは AD/HD の児童から成人までの急性期ならびにその後の慢性期での治療に有効性を認めている。すなわち、AD/HD にはアドレナリン作用低下という病態

の存在があることを示していると考えれらる。日本でも2009年4月以降、治療薬として承認されている。

4 類型

アメリカで7〜12歳の男女の平均的類型を調べたCantwell DP(1975)の調査結果では**表22**のような数値が出されている。

男女別に調べた報告では、女子では過活動・衝動性症状が占める率は低く、したがって、ほとんどは不注意優勢型を示すという結果が出されている。また、年齢別に検討すると、低年齢ほど過活動・衝動性優勢型が多く、年長になるほど不注意優勢型が増えるという結果である。

表 22. AD/HDの類型とその比率

不注意優勢型	40%
過活動/衝動性優勢型	6%
混合型	54%

4 ── AD/HDに随伴する障害

AD/HDに学習障害が合併することが多いことは以前から知られていたが、近年の研究から両者が共通の脳病理を有するからというよりも、前者に含まれる広汎な神経心理機能の不全が学習障害を引き起こすという実態が明らかにされている。その代表的な神経心理機能の1つはワーキングメモリ機能である。

AD/HDと広汎性発達障害(特に幼児期から小学校低学年までの年齢層における)が合併することも臨床家は認めている。しかも、合併率はかなり高く、筆者の経験では上記の年齢相の広汎性発達障害児の60〜70%がAD/HDという診断名を有していると言っても過言ではない。

AD/HD児がクラスメートとトラブルを起こす場合、AD/HDの3主要症状が直接引き金となってクラスメートと衝突するということも原因の1つではあるが、それだけではトラブルの原因が説明できないこともある。例えば、小学校でも高学年になると、AD/HD児が自己評価を適切にもてず、そのために他者を自分に対する攻撃者と勝手に決めてしまって正常な対人関係がもてないということもある。このことから不登校を呈するようになることもある。いわばこれは、AD/HD児の心理的反応に起因する症状だといえる。

ほかにも、反抗挑戦性障害、行為障害、感情障害、不安障害などは多動性障害によく合併することが知られている。

近年、日本の子ども全体に他者に対する破壊的、暴力的、他者巻き込み型行動パターン発生の増加がみられるという指摘がある。この現象のことを外面化問題行動(externalizing behavior problem)とAchenbach TM[10]は表現しているが、この特徴はAD/HD児者の示す行動特徴とほとんど一致するものである。このように子どもの文化ともいえる「外面化問題行動」傾向を多くの日本の子どもが有しているので、多動、衝動性、不注意という3主要症状を確実に有していて「AD/HD」と診断されるべき子どもとの区別が余計に困難となっている。

5 ── 長期経過と成人 AD/HD

以前には、幼児期、学童期の AD/HD は遅くとも青年期頃までに自然に消えていくものだと楽観視されていた。しかし、近年、AD/HD の長期フォローアップ、予後研究によって成人期になっても存続していくものであることが明らかにされつつある。

Cantwell(1977)は AD/HD の長期予後として3種類の可能性があると報告している(表23)。

合併する障害として、アルコール症、薬物嗜癖、反社会的パーソナリティ障害などがみられるという。

Wender(1971)も特に女性の場合に学童期の過活動があまり目立たず[むしろ、場所の移動はないが、椅子にじっと座っていることができないタイプ(fidgety type)のために]、AD/HD の診断を受けなかったケースが、成人になってこの診断を受けることがあることを報告している。この場合、多くは不安障害、感情障害などを合併するために精神科を受診し、AD/HD の診断を受けることになるのである。

日本でも AD/HD→破壊性行動障害(行為障害など)→精神病への変遷を短期間に示す事例が生じかけている。

表 23. AD/HD の長期経過

1. 青年期にはもう既に多動性障害の症状は消えていて、生活上なんら支障を与えていない：30％
2. 青年期にまで生活上の妨げになるような症状が持続している：40％
3. 2番目と同じように症状が青年期まで持続しているのみならず、新たにより重篤な精神障害が合併してくる：30％

6 ── 疫 学

つい最近までは学齢児、青年期前・中期の人たちにおける AD/HD と診断される率は3～5％といわれていたが、今日では、5～9％という数値が世界中の多くの場所で報告されている。このことは必ずしも、発生率が以前よりも高くなっていることを意味するのではなく、発見率が高くなっているためであろうという意見が多い。男女比については、受診児では男子：女子＝9：1、疫学的調査結果によると4：1という数値が一般的に示されている。

(白瀧貞昭)

● 文　献

1) DuPaul GJ, Power TJ, Anastopoulos AD：ADHD Rating Scale-IV；Checklists, Norms, and Clinical Interpretation. Guilford Press, New York, 1998.
2) 山﨑晃資：ADHD RS-IV日本語版. 注意欠陥/多動性障害―AD/HD―の診断・治療ガイドライン, 上林靖子, 齊藤万比古, 北　道子(編), pp48-54, じほう, 東京, 2003.
3) Douglas VL：Stop, look and listen；The problem of sustained attention and impulse control in hyperactive and normal children. Can J Behav Sci 4：259-282, 1972.
4) Sameroff AJ, Chandler MJ：Reproductive risk and the continuum of caretaking casualty. Review of Child Development Research(Vol. 4), Horowitz FD, Hetherington M, Scarr-Salopatek S(eds), pp187-244, University of

Chicago Press, Chicago, 1975.
5) Sergeant JA：Modeling ADHD；A critical appraisal of the cognitive-energetic model. Biol Psychiatry 57：1248-1255, 2005.
6) Sonuga-Barke E：Causal models of ADHD；from common simple deficits to multiple developmental pathways. Biol Psychiatry 57：1231-1238, 2005.
7) Baddeley A：The episodic buffer；a new component of working memory? Trends in Cognitive Sciences 4：417-423, 2000.
8) Rubia K, Halari R, Christakou A, et al：Impulsiveness as a timing disturbance；neurocognitive abnormalities in attention-deficit hyperactivity disorder during temporal processes and normalization with methylphenidate. Phil Trans R Soc B 364：1919-1931, 2009.
9) Posner M I, Rothbart MK：Toward a physical basis of attention and self regulation. Phys Life Rev 6：103-120, 2009.
10) Achenbach TM, Becker A, et al：Multicultural assessment of child and adolescent psychopathology with ASEBA and SDQ instruments；research findings, applications, and future directions. J Child Psychol Psychiatry 49：251-275, 2008.

Ⅱ. 各　論

6 注意欠陥/多動性障害(AD/HD)

b. 検査

はじめに　本邦における注意欠陥/多動性障害(AD/HD)の診断・治療に関する各種ガイドラインでは、適切な治療計画を立てることを目的として、AD/HD の基本症状の出現の仕方、併存障害の有無、知的能力、学習能力、運動能力、言語能力、友人関係の評価、教育環境や家庭の養育能力の評価を踏まえて診断・評価を実施することを推奨している。

　AD/HD は確定診断に利用できる生物学的マーカーが特定されていないため、確定診断までには、複数場面における症状の確認や、類似の状態を示す疾患との鑑別のために、親の面接、親や教師によるチェックリストでの評価、患者への問診や行動観察など、多面的な評価を必要とする。初診から2、3回目の診察までの間に、親子との面接、チェックリスト、行動評価尺度などを用いてAD/HD や他の診断の可能性、併存障害の有無を検討するほか、知能検査による知能、学習能力の評価、脳波やCT、MRI などの医学的検査による鑑別診断を併せて実施し、これらの所見が揃った段階で、包括的に診断を行う。後述するように、どの検査も AD/HD のみに特徴的な結果が認められるものではないため、画像検査や神経心理学的検査は脳の器質的な疾患の確認を行うことが主目的である。心理検査は本人の発達や認知の特性を捉えたうえで評価し対応法を知るうえの参考となる。本稿では臨床的に一般的に行われる検査と研究目的で行われている検査の両者について述べる。

1 画像検査

1 CT・MRI 検査

　人体の断面図を示すことのできる画像診断に X 線を用いた X 線 CT と磁気を利用した MRI がある。CT 検査とは X 線を身体の周りにぐるっと当てて得られた情報をコンピュータで計算し、格子の目のような2次元画像をつくる方法である。もう1つの検査である MRI は、磁気を利用して、主に体内の水素原子の量と、水素原子の存在の仕方を検査する方法である。CT の方が広範囲を短時間で検査できるメリットがあるが、X 線の被曝がある点がデメリットである。一方、MRI 検査は X 線の被曝はないものの、検査に時間がかかることおよび被検者に圧迫感や閉塞感が伴い音が大きいことなどがデメリットである。脳の器質的な疾患が疑われる場合には CT や MRI が有効で、AD/HD 患者については脳の器質的な病変がないことを確認するために CT や MRI が行われている。臨床研究的に AD/HD の画像研究が国内外で行われており、各種の報告で前頭葉、脳梁、線条体などのいくつかの脳部位で断面積(容積)の減少が報告されているが、残念ながら AD/HD だけに特徴的で診断にも用いることができる所見は見つかっていない。

2 fMRI(functional MRI；機能的 MRI)：研究目的

　脳波検査における事象関連電位と同様、特定の事象に対して発生する MR 信号を測定し描画する方法が fMRI である。被検者に特定の課題を遂行してもらい、このときの脳を輪切りにした画像を動画として撮影する。画像の中で、課題を遂行しているときと同じタイミングで変化している部分があれば、その変化はその課題遂行に関係していると判断できる。現行の fMRI では血流の増加により、酸化ヘモグロビンと還元ヘモグロビンの割合が相対的に変化することによる効果を測定する方法が主流である。つまり脳の特定部位の神経活動が変化することにより生じた局所の血流の変化を測定していると考えられ、AD/HD での臨床研究が進められている。

3 PET、SPECT：研究目的

　脳は血流により運ばれたブドウ糖や酸素を大量に消費している。また、脳には神経細胞の間で情報を交換するための神経伝達物質や神経受容体といわれるものがある。脳の血流やエネルギー代謝は、神経細胞の活動が盛んな部位で高く、活動が衰えた部位では低くなる。PET 検査では、ブドウ糖や酸素の代謝をみることによって、脳の局所の機能や、神経受容体の状態などもみることができる。静脈注射などによりポジトロン(陽電子)を放出する薬物を投与し、この薬物が脳のどの部位に集まったかを断層撮影することで脳の活動を知ることができる。SPECT(スペクト：単一光子放射断層撮影)は、放射性同位元素(RI)を目印として体内の病気の場所や臓器の状態を調べる核医学検査で、集めた信号をもとに断層画像として表現する。患者に投与された RI から放出される単一エネルギー(γ 線)の光子を多方向から捉え、RI の体内分布を画像として再構成し、組織の代謝・生理的機能を断層像として映し出す方法である。残念ながらこれらの検査薬物の成長期の脳への安全性は確立されていないため、児童思春期の患者に対しては PET や SPECT が用いられることは本邦ではない。成人となった AD/HD に対するドパミントランスポーターの密度の測定(特定部位で増加)などの報告がみられる。

2 神経心理学的検査など

1 脳波検査

　脳波とは、大脳皮質の表面近くに位置する多数の神経細胞に生じたシナプス電位・後電位などの総和の電位変動を頭皮上から誘導し増幅したものである。覚醒・睡眠の別、脳の機能障害(てんかん、意識障害など)の有無およびその程度や広がりなどを知ることができる。脳波の周波数は δ 波($0.5～3\,Hz$)、θ 波($4～7\,Hz$)、α 波($8～13\,Hz$)、β 波($14～30\,Hz$)に分類され、δ、θ 波が徐波、β 波が速波である。健常成人(18 歳以上)の覚醒、閉眼、安静時脳波は α 波と β 波からなり、基礎波としての α 波に β 波が混入する。開眼、計算などの精神作業で α 波が消え、β 波に置き変わる。低年齢ほど徐波が多くみられる。AD/HD の症例では基礎波の年齢による成熟が遅れることがある。睡眠

の深さ(浅い〜深い、レム期)に応じ特徴的な脳波が存在する。AD/HDを有する症例では脳波の各種の異常がみられることがあるので1回は脳波検査を行うべきである。衝動性や強迫症状などの症状があり、脳波異常を有する症例では精神症状のコントロールのため抗痙攣薬が有効なことがある。

2 誘発電位、事象関連電位、注意集中力検査：研究目的、臨床的にも検査可能

　身体の細胞は絶えず電気活動をしており、それはいろいろな刺激によって変化する。眼、耳、皮膚などの感覚受容器や神経に対して、光、音、電気などの外的刺激を与えることによって発生する活動電位を誘発電位といい、その変化を調べるのが誘発電位検査である。刺激の種類と刺激を受容し反応する部位によって多くの種類の検査がある。この検査を行うことにより刺激受容体(眼・耳など)の障害、感覚性伝導路の障害とその部位、大脳の感覚野の障害、脳幹部の障害などがわかる。頭部に電極を付け光や音などの刺激を加え、この間に発生する脳波の電位の反応波形を複数回加算することにより誘発電位が得られる。

　事象関連電位は標的刺激とそうでない刺激(非標的刺激)という2種類の刺激を被検者に与え、標的刺激に対しての脳波の電位の反応波形を複数回加算することにより得られるものである。例えば各種のキャラクターの絵を画面上に表示し特定のキャラクターのときだけ出現回数を数えるなどの課題がこれにあたる。

　持続的注意集中力検査(continuous performance test)は視覚や聴覚などの刺激に対してボタンを押すというような検査でランダムな時間間隔で標的刺激だけが連続して出現する単純反応時間課題、標的刺激と非標的刺激の中から標的刺激の場合だけ反応するようなX課題などからなる。刺激出現から反応までの反応時間とそのばらつき、お手つきや見逃しなどの誤答率が測定される。

　これらの検査は、各種脳機能障害のほか、自閉症、AD/HDなどで盛んに研究報告がなされている。AD/HDでは持続的注意集中力検査で反応時間のばらつきが大きくなることがわかっており、事象関連電位の低値の報告もある。メチルフェニデートの投与前後にこれらの検査を行うことにより治療反応性の予測を行うことが可能との報告もある。

3 心理検査(臨床的に使用される代表的なもの)

1 ウェクスラー式知能検査(WISC-Ⅳ)

　ウェクスラー式知能検査(Wechsler Inteligence Scale for Children-Fourth Edition；WISC-Ⅳ)は5〜16歳11ヵ月までを対象とした知能検査である。WISC-Ⅲからの改訂で3つの下位検査が削除され、新しい下位検査が5つ取り入れられ、言語性IQと動作性IQの算出もなくなり全検査IQと4つの指標得点(言語理解、知覚推理、ワーキングメモリ、処理速度)を算出するようになった。全15の下位検査(基本検査：10、補助検査：5)で構成されており、10の基本検査を実施することで、5つの合成得点(全検査IQ、4つの指標得点)が算出される。それらの合成得点から、子どもの知的発達の様相をより多面的に把握できる。さらに7つのプロセス得点も算出でき、子どもの検

査結果についてより詳しい情報が得られる。この第4版のマニュアルには、さまざまな障害にみられる検査結果の表も掲載されており、AD/HD症例を集積した結果も記載されている。符号、知識、算数、処理速度などをはじめ複数の項目がAD/HD症例でコントロール群に比して有意に低値を示していることがわかっている。各症例のプロフィールに応じて適切な評価を下し、本人の得意不得意を把握して日常生活や学習上のサポートの参考とすることが大切である。

2 言語学習能力診断検査(ITPA)

　言語学習能力診断検査(Ilinois Test of Psycholinguistic Abilities；ITPA)は10歳未満を対象として、学習上の問題の背景にある視覚と聴覚の認知上の乖離を反映すると考えられている。表象水準として受容、連合、表出、自動水準として構成、配列記憶からなっている。表象水準は「意味を伝える言語シンボルを取り扱い、より複雑な媒介過程を使用する行動」とされる。自動水準は「高度に組織化される統合されたパターンを、より無意識のうちに使用するコミュニケーション行動」とされる。表象水準においては刺激は受容、連合、表出の順で経過し、自動水準では刺激は別途に構成、配列記憶の過程を通じて反応に至る。各々の項目は、聴覚と視覚に分かれており、この2つのアンバランスをみることができる。AD/HD症例の一部ではさまざまなアンバランスがみられる。

3 心理・教育アセスメントバッテリー(K-ABC)

　心理・教育アセスメントバッテリー(Kaufman Assessment Battery for Children；K-ABC)は12歳までを対象とした認知心理学および神経心理学理論に基づく心理・教育アセスメントである。情報の処理過程を反映している検査とされ、学習上の困難さと関係すると考えられている。継時処理尺度3項目(手の動作、数唱、語の配列)、同時処理尺度6項目(魔法の窓、顔探し、絵の統合、模様の構成、視覚類推、位置探し)、習得度尺度5項目(表現語彙、算数、なぞなぞ、言葉の読み、文の理解)からなっている。継時処理、同時処理、習得度の判定結果から、これらの有意差を調べ、各人の特徴的な認知処理の特性を調べる。

おわりに　臨床症状の評価、病歴の聴取、学校や子ども集団の中での本人の様子の把握が診断には重要である。画像検査や神経心理学的検査はどの検査もAD/HDのみに特徴的な結果が認められるものではないため、検査結果のみからAD/HDの診断を行うことはできない。各種検査からは脳の器質的な疾患の有無を確認し、症例によっては脳の機能や特定部分の容積が一般に比し未成熟あるいは小さいことが確認できる。心理検査では本人の発達や認知の特性を評価、把握するうえで有用で、得られた所見をもとに適切なアドバイスを行っていく。

(山田佐登留)

● 参考文献
1) AD/HDの診断・治療指針に関する研究会, 斎藤万比古, 渡部京太(編)：注意欠陥/多動性障害―AD/HD―の診断・治療ガイドライン. じほう, 東京, 2006.
2) David Wechsler(著), 日本版WISC-IV刊行委員会訳(編)：日本版WISC-IV知能検査理論・解釈マニュアル. 日本文化科学社, 東京, 2010.

II. 各論

6. 注意欠陥/多動性障害(AD/HD)

c. 治療

はじめに　注意欠陥/多動性障害(AD/HD)に対する治療は、環境調整、行動療法、ペアレントトレーニング、ソーシャルスキルトレーニングなどによる心理社会的治療と薬物療法の2つである。AD/HDの患者が生活しやすくなるように本人や周囲が本人の状況や症状を理解し対応法を身につけることが心理社会的治療の目標である。用いられる治療法の組み合わせはさまざまであるが、ほぼ全例に心理社会的治療が行われる。薬物療法は、注意集中力の改善、多動性・衝動性のコントロールを目的として、症状の中等度以上の患者について心理社会的治療と組み合わせて行う。薬物療法にはAD/HDに認可されている徐放型メチルフェニデート製剤またはアトモキセチンを用いた治療に加え他の向精神薬を用いた治療がある。

1 心理社会的治療

1 家庭、家族による環境調整

　AD/HD児の親は本人にいくら注意しても適切な行動ができず、結果として強く叱ってしまったり、幼稚園・保育園や学校の担任からも「親のしつけが悪い」とか「言うことをきかない反抗的なお子さんですね」などのマイナスの評価を受けてきている。このような疲弊した親に対してAD/HDの適切な理解と対応法をまず伝えていくことが重要となる。AD/HDの症状を理解し対応法をアドバイスしていく。対応法として伝えることの代表的なことは以下のとおりである。家庭の中では気が散らないような環境設定が重要である。指示はわかりやすく、短く行うとよい。複数の指示は1つずつに分けた方が有効である。場合によっては言葉で指示を与えるときに目で見てわかるように絵や文字で伝えることも必要である。子どもの良いところを見つけて褒め自信がつくようにする。マイナス(例：○○ちゃんはこんなこともできないんだ)の言葉かけは避けるようアドバイスする。決して親の育て方がAD/HDの原因ではないが、育て方により、よりよい状態になることも不適切養育によりさらなる行動上の問題が増す場合もある。各種医療、教育機関やAD/HDの親の会の情報提供も行う。

2 教育機関による環境調整

　医療機関、教育機関、家庭が連携をとっていくことも重要である。幼稚園・保育園・学校などとの連携は医療機関と家庭と三者で行っていくのが理想であるが、患者によっては家族の診察場面での情報交換を通じて行う。AD/HDの一部については、家で1対1で家族が対応する場面では大きな問題はないのに学校の集団授業では落ち着いていられない例もある。学校などでの本人の状況を

知り対応法をアドバイスしていく。このとき既に教育機関側が本人に対してマイナスイメージをもっている場合もあり注意を要する。学校にお願いする特別な配慮の例として、座席を集中しやすい席にしてあげる、授業中の重要場面では本人にここは大事だよと声をかける、本人が板書を写し終わるまで黒板の文字を消さないようにする。場合によっては板書と同じ内容をあらかじめ大きく書いて本人の机に置いてもらえる場合もある。座席を立ったり騒いでもまず着席するようあるいは静かにするよう指示して、できたら褒めてあげることも必要である。むやみに叱責したり罰を与えるような指導はよくない。悪いことをしたときは本人が何が悪いかわかっているか確認したうえで短くわかりやすく注意するとよい。注意や叱責はその場で短くわかりやすく行うことが重要であるが、AD/HDの子どもが不穏状態となっている場合にはまず落ち着くことが重要なので本人の落ち着ける場面設定も必要である。

3 ペアレントトレーニング

家族に対するAD/HDの症状理解と対応法を身につけるためにペアレントトレーニングが行われる。主に米国でスタートしたやり方が日本でも実施されている。10回前後のセッションが設定されている場合が多い。AD/HDの適切な行動は褒めて伸ばし、不適切な行動は無視して軽減する、強化子（ごほうび）などを用いる行動療法的なアプローチなども含めたAD/HDの親を治療者として本人の症状を軽減し、社会や学校への適応をよくしていこうという治療法である。

4 ソーシャルスキルトレーニング

ソーシャルスキルトレーニングは、AD/HD児に生活上のルールやマナーを身につけてもらう方法である。友だちとの遊びの場面や家族との場面、学校での場面などいくつかの場面、シチュエーションを想定し、不適切な行動の見本、適切な行動の見本を治療者が提示したうえでよい行動を行ってもらう。ソーシャルスキルトレーニングで身に付けたスキルが実際の場面でできるようになっていくことを目指す。

5 本人へのアドバイス

本人のもっているタイプとして多動、集中困難、衝動性があることを本人へも伝えていき、不穏となった場合の対処法などもアドバイスしていく。行動する前に考えよう、行動する前に言葉で相談しようなどのアドバイスを行う場合もあるが、衝動的な行動を起こす場合にこのアドバイスを思い浮かべない場合も多いので、もしうまくいった場合には診察場面で褒めてあげるとよい。併存する障害がある場合には各疾患に対する精神療法も併行して行っていく。

2 薬物療法

AD/HDの治療薬として認可されている薬物は徐放型のメチルフェニデート製剤（コンサータ®）と選択的ノルアドレナリン再取込み阻害薬アトモキセチン（ストラテラ®）である。AD/HDの注意

II. 各　論

　集中力の低下の一部は前頭葉でのドパミン神経系の活動が不十分であることが関係することが画像診断や動物実験などから指摘されており、中枢刺激薬であるメチルフェニデートが前頭葉のドパミンの再取込みを阻害して前頭葉におけるドパミン神経系の活動を増強することにより注意集中力が増すことが作用機序として考えられている。徐放型のメチルフェニデート製剤は服用後持続的に血液中にメチルフェニデートが溶け出す構造で設計された薬物で、朝服用すると12時間程度効果が持続する。食欲不振や不眠などの副作用が出現することがあるため投与初期は慎重な観察が必要である。徐放型のメチルフェニデート製剤は6歳未満および18歳以上は投与不可とされていたが、現在成人に対する臨床治験が進行中であり、17歳までに服薬経験のある患者については18歳以上でも慎重に投与可能となっている。重症のうつ病、チックのある方などは禁忌となっている。

　メチルフェニデートとは異なる作用機序である、選択的ノルアドレナリン再取込み阻害作用をもつ薬物アトモキセチンも、AD/HDの治療薬として認可された。前頭葉ではドパミンの再取込み部位はノルアドレナリン再取込み部位より少ないため、選択的ノルアドレナリン再取込み阻害薬を投与すると結果的に前頭葉のドパミンが上昇することが知られており、メチルフェニデート同様注意集中力の改善がみられる。アトモキセチンは副作用のチェックをしながら少量から段階的に増量していく薬物であり、効果判定に投与から3週間程度かかる。アトモキセチンは成人のAD/HDに対し適応が認められた。成人への継続投与が認められている。比較的よくみられる副作用として気持ちの悪さや嘔気、食欲の低下、頭痛、眠気などが挙げられる。国内外のガイドラインでは薬物療法を試みる場合には徐放型メチルフェニデートおよびアトモキセチンどちらかから開始、無効あるいは副作用がある場合にはもう一方の薬物を試みるとなっているが、本稿執筆時点では小中学生年齢では効果の有無が短期間で明らかとなる徐放型メチルフェニデートをまず用いる臨床医が多いようである。

　AD/HDで衝動性の強い症例や多動の著しい症例についてはリスペリドン、アリピプラゾール、ハロペリドール、レボメプロマジンなどの抗精神病薬を併用することもある。メチルフェニデート無効例や思春期以降の症例については抗精神病薬が主たる薬物となる場合もある。AD/HD症例のうちてんかんを合併する症例や脳波上てんかん性の突発波や棘波などを有する症例については抗痙攣薬を用いる。特に衝動性や多動の強い症例については、抗けいれん作用に加え情動調節作用を有するカルバマゼピンやバルプロ酸ナトリウムを処方する。二次的に抑うつ症状を呈する場合や強迫症状を合併する場合には稀に選択的セロトニン再取込み阻害薬(SSRI)を投与することがあるが、各種の症状を増強してしまう場合もあるので十分な観察が必要である。

おわりに　AD/HDの治療法を心理社会的治療と薬物療法の2つについて述べたが、心理社会的治療については家族への症状理解のサポートと対応法のアドバイスまで含めると全例に実施していく。薬物療法については症状の中等症以上の症例について心理社会的治療と併行して行っていく。各種治療によりAD/HDの子どもたちがよりよい家庭・学校・社会生活が送れるようになるとよいと考える。

（山田佐登留）

●参考文献

1) AD/HDの診断・治療指針に関する研究会, 斎藤万比古, 渡部京太(編)：注意欠陥/多動性障害—AD/HD—の診断・治療ガイドライン. じほう, 東京, 2006.

7. 素行障害（CD）、反抗挑戦性障害（ODD）

はじめに　操作的診断基準が一般的となる以前に反社会的行動を論じる際には、医学論文でもdelinquency（非行）やpolice contact・arrest（補導・逮捕）といった司法領域の概念が用いられていた。非行、補導、逮捕は、通常の発達過程をたどる子どもでは認められないものであるが、その基準は、国や地域、状況や文化によって異なってくる。したがって、同じ行動であっても適合したりしなかったりする曖昧さを有していた。

　こうした状況に変化をもたらしたのが、1980年DSM-Ⅲに登場した反抗挑戦性障害（DSM-Ⅲでは反抗性障害と呼ばれた。oppositional defiant disorder；ODD）と素行障害（以前の行為障害、conduct disorder；CD）という概念である。これらの概念の導入によって、反抗的心性や反社会的行動を語る際の基準が明確になり、客観的かつ科学的議論が可能となったのである。

症例1　S：青年期のCDへと発展したAD/HD、ODD[注1]

【家族歴】　義父（42歳、会社員、怒ると怖い）、母（35歳、パート、すぐ怒る）、異父弟妹との5人家族。精神障害、物質依存の負因はない。義父、母は補導歴あり。

【生活歴】　切迫流産、切迫早産で入院。満期産。経腟分娩。始語1歳10ヵ月。運動発達に異常なし。幼少時より活発で、興味関心は次々と移り変わった。思いどおりにならないと、あたりかまわずひっくり返って泣くので、両親は頭ごなしに怒ることが多かった。3歳で入園した保育園では、カッとなりやすく、友だちとたびたびトラブルを起こしていた。

【現病歴】　小学校では、授業中たびたび席を離れては注意された。集中時間は短く、ゲーム以外で1つのことを続けられるのは10分ほどであった。連絡ノートを書かない、宿題をやらない、忘れ物が多い、自分の部屋は散らかしっぱなし。約束や決まりは守れなかった。こうしたSを父母や担任は何度も叱りつけたが、謝ってもすぐに同じことの繰り返しであった。

　学年が上がるにつれてSは大人に対して反抗的になっていった。家でも母親に注意されると「うっせえクソババア」と罵るため、親子喧嘩が絶えなかった。明らかに自分に非があることでも謝らず、他人のせいにするため、父親はSを殴ってしつけていた。

　このため、近在の小児科医を受診。そこで注意欠陥/多動性障害（attention deficit hyperactivity disorder；AD/HD）と診断され、メチルフェニデートの投与が開始された。服薬後は落ち着きがみられ、集中時間も長くなった。新しい担任になったこともあり、4年生からは反抗的な言動も影を潜め、小学校を卒業した。

[注1] 症例記載に関しては、保護者から同意を得たうえで、個人情報は配慮し細部を変更した。

Ⅱ. 各 論

けれども中学に入学すると、「自分は普通だから」と服薬と通院を拒否し出した。すると、注意力が低下し再び反抗的態度を示すようになった。不良グループに入り、授業を抜け出してタバコを吸い、夜遅くまで街を徘徊した。注意されても「やってない」と平然としらを切った。些細なことでカッとなり、友だちだけでなく教師にも、殴る蹴るの暴行を加えた。その他、夜間、学校に侵入、器物破損、頻回の万引き、自転車・バイク盗、無免許運転などで何回も補導された。父母が注意しても、逆に興奮状態となって暴力を振るうし、何度警察で説教されても、こうした行動は収まらなかった。

親と学校は危機感を募らせ、児童相談所から紹介されて筆者の外来を受診した。

1 ── ODD/CD の診断

S君に特徴的なことは、発達障害をベースに小学校入学前後から易怒的・反抗的となっていることである。こうした状態はDSM-Ⅳ-TRに基づけばODDと診断される。

表24にDSMにおけるODDの診断基準を示した。そこに挙げられているのは、著しく「拒絶的、反抗的、挑戦的な」行動であり、CDのような他者の基本的人権を蹂躙する行動は含まれない[注2]。

ODD診断の一番の問題点は、基準を満たしているか否かの判断が難しいことである。各項目は、同年代の子どもに「通常認められるよりも頻繁に起こる場合にのみ満たされたとみなす」が、その客観性を担保することは難しい。これに対しては、

①親から詳細な生育歴を聴取する
②教師から学校での様子について情報を得る
③2つ以上の異なる場面で観察を行う
④各種の心理検査(特にPF-study, HTP)から反抗の度合いを評価する
⑤評価尺度(Oppositional Defiant Behavior Inventory, Child Behavior Check List など)を参考にする

といった方法が推奨される。

S君はAD/HDと診断され、治療・支援を受けたことによって、小学校高学年は問題なく過ごしていた。けれども中学に入り治療が中断したことでAD/HD症状が再び増悪し、反社会的行動が始まった。これは「他人の基本的人権や社会的規範の侵害が反復し持続する行動の障害」であり、DSM-Ⅳ-TRによればCDと診断される(**表25**)。その診断基準は"人や動物に対する攻撃性""所有物の破壊""人をだますことや窃盗""重大な規則違反"の4つに分けられ、その下位項目として15の行動が挙げられている。これらの行動が1年間に3つ以上認められるとCDと診断される規定になっている。言い換えると、複数の反社会的行動を長期に呈する状態がCDであり、非行を医学的に定義したものともいえる。

ODDとは異なり、こうした行動は通常の発達では認められないものであり、判別は容易である。

[注2] WHOによるICD-10(International Classification of Mental and Behavioral Disorders 10th ed)では、反抗挑戦性障害という名称こそ用いるものの、それはCDの軽症型と位置づけているのに対し、DSMでは、極端な反抗そのものを"障害"として定めているのが特徴である。

表 24. DSM-Ⅳ-TR による反抗挑戦性障害の診断基準

A. 少なくとも6ヵ月持続する拒絶的、反抗的、挑戦的な行動様式で、以下のうち4つまたはそれ以上が存在する
　(1) しばしばかんしゃくを起こす
　(2) しばしば大人と口論をする
　(3) しばしば大人の要求、または規則に従うことを積極的に反抗、または拒否する
　(4) しばしば故意に他人をいらだたせる
　(5) しばしば自分の失敗、不作法な振る舞いを他人のせいにする
　(6) しばしば神経過敏、または他人からイライラさせられやすい
　(7) しばしば怒り、腹を立てる
　(8) しばしば意地悪で執念深い
　注：その問題行動がその対象年齢および発達水準の人に通常認められるよりも頻繁に起こる場合にのみ、基準が満たされたとみなすこと
B. その行為の障害は、社会的、学業的、または職業的機能において、臨床的に著しい障害を引き起こしている
C. その行為の障害は精神病性または気分障害の経過中にのみ起こるのではない
D. 行為障害の基準を満たさず、また患者が18歳以上の場合であれば、反社会的パーソナリティ障害の基準も満たさない

表 25. DSM-Ⅳ-TR による素行障害の診断基準

A. 他者の基本的人権または年齢相応の主要な社会的規範を侵害することが反復し持続する行動様式で、以下の基準のうち少なくとも3項目が過去12ヵ月の間に存在する
　[人や動物に対する攻撃性]
　　(1) しばしば他人をいじめ、脅迫し、威嚇する
　　(2) しばしば取っ組み合いの喧嘩をはじめる
　　(3) 他人に重大な身体的危害を加えるような武器を使用したことがある
　　(4) 人に対して身体的に残酷だったことがある
　　(5) 動物に対して身体的に残酷だったことがある
　　(6) 被害者と面と向かって行う盗みをしたことがある
　　(7) 性行為を強いたことがある
　[所有物の破壊]
　　(8) 故意に放火したことがある
　　(9) 故意に他人の所有物を破壊したことがある
　[嘘・窃盗]
　　(10) 他人の住居、建造物または車に侵入したことがある
　　(11) ものや好意を得たり義務を逃れるためにしばしば嘘をつく
　　(12) 被害者と面と向かうことのない盗みをしたことがある
　[重大な規則違反]
　　(13) 13歳未満で始まり親の禁止にもかかわらずしばしば夜遅く外出する
　　(14) 少なくとも2回以上の無断外泊・家出
　　(15) 13歳未満で始まり、しばしば学校を怠ける
B. その行為の障害は、社会的、学業的、または職業的機能において、臨床的に著しい障害を引き起こしている。
C. 患者が18歳以上の場合であれば、反社会的パーソナリティ障害の基準を満たさない。

但し事実が隠ぺいされていることも多いので、やはり、親、教師、児童相談所など複数の情報源から情報を集めるべきであろう。

なお、DSMでは10歳を境に、CDを小児期型と青年期発症型に分類している。これまでの欧米のcommunity sampleを対象とした疫学研究の結果では、ODDは1〜16%、就学前の後半から小学校早期に診断される[1]。CDは男児6〜16%、女児2〜9%で年齢とともに増加すると報告されている[2,3]。

2 ── ODD/CDの発現過程

表26は、CDのリスクファクターとしてコンセンサスが得られているものである[2,4]。これらの

II. 各 論

リスクファクターは、遺伝に代表される生物学的要因と養育を主とする心理社会的要因に分けることができる。

生物学的要因の多くは、AD/HD を含む行動・発達障害の特徴とみなすこともできる。AD/HD と CD の密接な関係は、多くの研究者が指摘しているところである。複数の疫学研究によれば、AD/HD の 30〜45％が ODD を併存[5)6)]、16 歳で CD を呈する割合は 32％であった[7)]。逆に ODD と診断された子どもの 14％[8)]、CD と診断された子どもの 35％[9)] に AD/HD が併存するといわれている。さらに近年の考え方からすると広汎性発達障害 (pervasive developmental disorder；PDD) の併存も看過できない。筆者が国内で行った調査では、対象となった 18 歳以下の CD 児のうち、46％が AD/HD を、21％が PDD を併存していた[10)注3)]。

表 26. 素行障害のリスクファクター

1. 生物学的因子
   ・男性
   ・胎内でのアルコール/毒物への曝露
   ・多動/衝動性、不注意
   ・認知機能 (遂行機能、社会的情報処理など) の障害
   ・低い自己コントロール (感情、行動、理性など)
   ・幼児期の気難しさや攻撃性
2. 心理社会的因子
   ・不適切な養育/虐待 (厳し過ぎる、罰が多い、乏しい監督、拒絶/かかわりの欠如、一貫しない規則など)
   ・両親間の葛藤、不和、夫婦間暴力
   ・崩壊家庭 (別居、離婚、養育者の頻回の交代)
   ・父親のアルコール/薬物乱用、母親の精神障害
   ・劣悪な経済状況/大家族
   ・通常の友人からの拒絶/反社会的な仲間関係

知的障害や学習障害の併存も繰り返し指摘されてきた。Zagar R らは、約 2,000 人の非行少年を調査し、IQ70 以下の子どもは 15％、70〜79 の子どもは 26％に認められると報告した[11)]。

以上のように、行動・発達障害は ODD・CD のリスクファクターとして重要であるが、それらを呈さない子どもの方が多数であるから、行動・発達障害が ODD・CD の直接の原因とは考えにくい。それでは彼らはどのような経過で CD に至るのであろうか？

1 就学前：行動・発達障害と不適切な養育の悪循環 (図10)

子どもの反抗的行動の発現要因に関する心理学的研究は、暴力を含む過度に制限や要求の多い養育、不十分な親のしつけや監督、これらを巡る親子間の葛藤などを反抗の促進要因として重視してきた。

さらに、行動・発達障害的特性をもつ子どもは、結果を考えずに行動する、何度も同じような間違いを繰り返す、こだわりが強いなどの言動ゆえに、叱責や罰を受けやすい。悪気がないのに自分を否定される彼らは、親に対する怒りを抱く一方、自己評価が下がって抑うつ的となる[注4)]。言語能力が低く、感情や理性のコントロールが難しい行動・発達障害の子どもは、こうした気持ちを行動で表現することが多くなる。例えば、反抗的態度、やる気がない、弟や妹をいじめるなどである。

これに対して親は、厳し過ぎたり、拒絶的になるなどの不適切な養育に傾きやすくなる。過去の失敗に学ばない彼らに叱責は有効でないことが多いが、不全感を強めた親はさらに不適切な養育を重ねることとなりやすい。これが強まれば虐待と判断されるレベルともなろう。逆に虐待的養育が

注3) 海外で CD の併存症として PDD が取りあげられない理由としては日米での発達障害に対する視点の違いが一因として考えられる。
注4) この程度が強ければ、気分障害や不安障害といった情緒障害の発症につながるだろう。

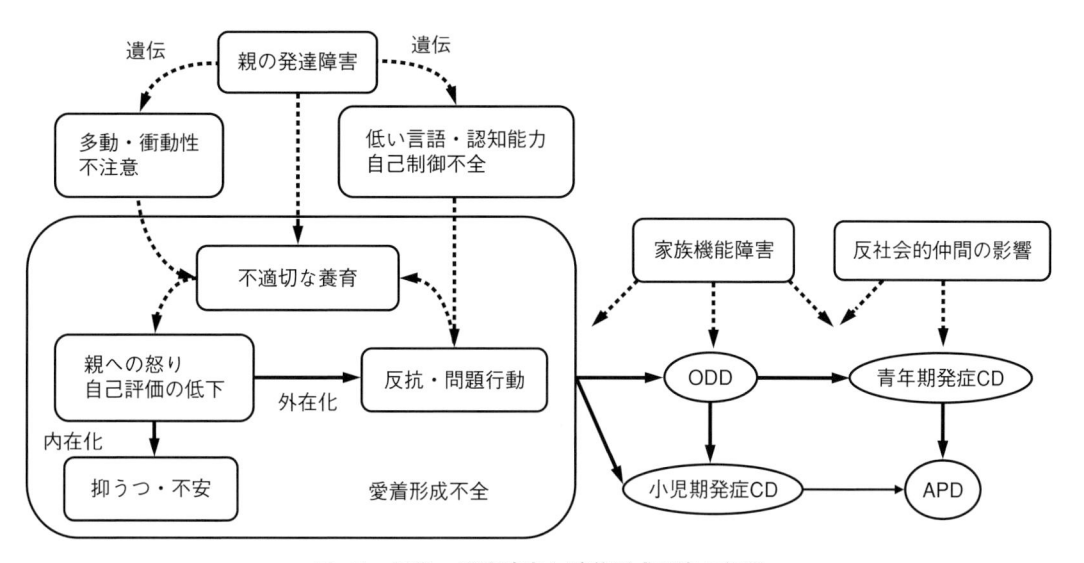

図 10　行動・発達障害と愛着形成阻害の経過
ODD：反抗挑戦性障害、CD：素行障害、APD：反社会性パーソナリティ障害。
実線は移行、点線は影響を示す。

遺伝子に基づく形質を発現させるトリガーとなり、子どもの脳神経回路の機能に異常をもたらす可能性も示唆されている。親自身に発達障害的特性(子どもの気持ちを適切に捉えられない、こだわりが強い、被害的に受けとめるなど)があったり、不適切な養育を受けて育っていれば、なおさらこの傾向が強まる。

こうして特性と不適切な養育が相互に強め合うという悪循環が繰り返されると、親子の愛着は適切に形成されることなく幼児期を過ごすこととなる。子どもの怒りが強く、"恨み"となって性格に根づくほどになれば、ODDと診断されるレベルに至ると考えられる。

2 就学後にCDに至る経過

(1) 小児期発症のCDへの発展

愛着形成が不十分な子どもは小学校就学時期にCDを呈することがある。DSMによれば「小児期発症例は通常男性にみられ、身体的攻撃性を伴い、仲間関係が破綻している。より早期にODDと診断されるかも知れない。成人後も問題が持続しやすく、後に反社会性パーソナリティ障害に発展するリスクが高い」とされ、CDの重症型ともいえる。筆者の経験からいうと、日本における小児期発症のCDは、直接暴力に訴えるということは少なく、症例のように嘘や盗みといった形で現れるものが多い印象がある。ちなみに"怒られるのが怖い"という恐怖が強いと、子どもは嘘をつくようになる。嘘をつくことで得をすることを学習すると、嘘をつくことが癖になる。その延長線上に盗みがある。「嘘つきは泥棒の始まり」ということわざどおりである。

症例2　H：AD/HDとPDDを併存した小児期発症のCD
【主訴】　お金の持ち出し、万引き、集中力不良、集団でのトラブル。

【家族歴】　母方祖母、母、2歳上の兄との4人家族。普段養育している祖母は何かと口を出し過干渉な人。母親はeye contactが悪く、話のまとまりが乏しい。終始眉をひそめ言葉は少なめ。別れた父親は普段は大人しいのだが、怒ると激昂したとのこと。

【生育歴・病歴】　妊娠分娩に特記なし。合視不良。笑わない子だった。人見知りは強く後追いなし。夜泣きはひどかった。

　1歳で両親が離婚。その後、保育園に入園した。園では落ち着きがなく集団で行動できなかった。思いどおりにならないと手が出たり石を投げた。友だちに相手にしてもらえないとイライラして友だちの邪魔をした。このため園からは毎日のように連絡があった。始語2歳。2語文3歳。会話が可能になってからも、「何を言っているのかわからない」と保母さんに言われた。しばしばものを失くした。自分のつくったものを見せたり、できないときに助けを求めることはなかった。母親は指示が通らない息子を厳しく怒って育てた。保母からは「自分だけを見てもらいたがっている。親の愛情不足」と言われた。

　年長のとき、園で飼っているウサギを持って帰ったことがあった。厳しく叱られたが気にしているふうではなく、泣いたり反省したりしなかったという。

　小学校2年生頃から見え透いた嘘が始まった。友だちともトラブルが多くなり、些細なことから暴力を振るうようになった。小遣いを渡してもすぐに使ってしまい、家のお金を持ち出すことが始まった。7月に入り、カードなどの万引きが発覚したため子どものこころ診療部を受診した。

(2) 青年期発症のCDへの発展

　子どもがODDを呈する背景にはさまざまな家族機能の障害が存在することが多い。こうした場合、それらは親子関係を悪化させる方向に働くと同時に、子どもを家庭外の交流へと促す。ODD児やCD児はこうした経過全般において、通常の友人・教師に受け入れてもらえず孤立しやすいが、このとき、彼らを受け入れてくれるのは同じような特性・境遇をもつ子どもたちである。このため彼らは青年期に入る頃から反社会的な集団に属することが多くなる。一方、家族機能の障害とはしばしば、同一化すべき適切な大人像が得られないことでもある。実行機能や言語・認知機能が低く、被影響性の高い彼らは、反社会的な先輩に同一化し、CD(青年期発症型)を呈すると考えられる。疫学的にはODDの25〜46%が後年CDを呈するといわれている[12)13)]。

　一部には愛着を巡る親子の葛藤がそれほど強くなかったり、強固な抑圧によって、思春期まで怒りや攻撃性が顕在化しない子どももいる。こうした子どもはどちらかというと「おとなしい」で小学生時代を過ごすことが多いと思われる。また、女児のCDの大半はODDの診断を満たさず、直接CDを呈するという[14)]。

3 ── 治療と支援

　上記のODD/CDの成立過程を考えれば、治療は子どもの年齢や病態と、親のニーズや治療を受け入れる柔軟さに合わせて複合的に行うことが有用である。

1 ODDと小児期発症のCDに対する治療ストラテジー

　ODDや小児期発症のCDであれば、親が適切な対応を学ぶペアレントトレーニング(PT)によって相応の変化が期待できる。子ども自身に対するソーシャルスキルトレーニング(SST)も有効である。

　近年、攻撃性の治療において薬物療法の有効性を示す報告がなされているが、薬物療法は、PT、SST、学校や家庭での適切な対応などに取って代わるものではなく、あくまで補助的に用いるべきであると筆者は考えている。

(1) ペアレントトレーニング(あるいは親ガイダンス)

　PTは、オペラント条件づけの原理―望ましい行動には正の強化子(誉める、ご褒美を与えるなど)を用いて強化し、望ましくない行動には、後続刺激を遮断する(注目しない)か、負の強化子(罰則)を与えて消去する―を利用し、親が、子どもに対する適切な接し方を学ぶものである。以下の項目をロールプレイなどを用いて、数人のグループで学ぶ。PTが行えない場合、PTに準じて親ガイダンスを行う。

①改善を期待する行動やルールは、スモールステップで目標を定める。
②定めた目標は目立つところに貼る(視覚化)。
③反省を求めるよりも適切な行動を明確に指示する。
④適切な行動をとった場合には完璧でなくとも誉める。
⑤よくない行動や反抗的態度をとった場合には注意を与え、一定時間、注目を止める。望ましい行動を始めたら誉める。
⑥注意を反復しても改善がない場合や自分や他人を傷つける場合には警告を与えたうえで、罰を与える。
⑦スケジュール表やトークンエコノミーを有効に活用する。

(2) ソーシャルスキルトレーニング

　SSTは、問題行動を引き起こす状況において、対処するスキルを練習することで、子どもの不適切な行動を減らすものである。PTと同じくオペラント条件づけを用いて必要なソーシャルスキルを学習していく。子どもが自らの考えや気持ちをコントロールし、新たな解決法を見つけていくことで他者と適切にかかわれるようになることを目標としている。

　発達障害をもつ子どもは、発達障害に対するSST(感情の表現、困ったときの助けの求め方など集団での適応を高めるためのスキル)を先に学ぶことが理想的である。そのうえで怒りをコントロールするスキルを学ぶ。

(3) 薬物療法

　CDに対する報告では、非定型抗精神病薬と炭酸リチウムの有効性を示す報告が多い。

Ⅱ. 各　論

　非定型抗精神病薬については、リスペリドンが最もよく研究されていて、多くの文献で破壊性行動障害に対する有効性が示されている[15]。経験上、少量(0.1〜1mg)1日1回投与で効果を示す例が多い。数は少ないが、オランザピン、クエチアピンについても有効性を示唆する報告がある。これらも副作用に注意して少量を用いる。
　激しい攻撃性を示す子どもの一部には脳波異常を示すものがいるが、経験上、こうした症例は痙攣を起こしていなくても抗てんかん薬の投与を考慮すべきである。時に統合失調症と同量程度の抗精神病薬を必要とする例もある。

(4) 学校との連携

　学級担任を中心に、養護教諭、発達障害コーディネーター、スクールカウンセラーらと連携を図る。行動・発達障害を含めて、その子どもに関する共通認識をもってもらい対応を協議する。子どもに対する対応はPTと同様の説明を行う。嘘や盗みに関しては明確な証拠がなければ深く追求せず、正直な行動を誉めて強化してもらう。係や委員会活動において子どもに役割を与え、達成感を感じさせる、勉強以外の得意分野(運動、芸術など)で子どもの能力を引き出すなどの配慮もお願いする。

2 青年期発症のCDに対する治療ストラテジー

　上記の治療・支援法は、青年期発症例でも同様に有効でありうるが、この時期の治療は、親と子どもの動機づけが明確でないと難しい。親だけが途方に暮れていることも多い。

(1) PT、SST、薬物療法

　親にはPTで適切な対応を学んでもらうにしても、子どもは親の変化に疑心暗鬼となることが多い。このため、親は焦らず、諦めず、地道な努力を続けることが求められるし、治療者はそれを支え続ける必要がある。
　青年期のCDに対するSSTは、矯正施設など、かなり強固な枠組みのある状況でないと施行し難い。彼らは大人の意思に従って行動を改善しようという動機が乏しいからである。薬物も有効でありうるが、自己評価の低い彼らは、薬を飲むことイコール"異常"と解釈し、薬を飲みたがらない。このため、丁寧な説明をしたうえで、本人の同意が得られれば投薬を考慮する。

(2) 学校との連携

　親との関係はこじれていることも多いので、親とは違う大人が子どもを支え、親に協力する必要がある。現在の日本では、学校スタッフがこの役割を担わざるを得ない。
　学校スタッフが、発達障害を正しく理解し、適切な対応を学んでおくことは前提条件であり、そのうえで学校側に以下のような配慮を依頼する。
・子どもの居場所(相談室、保健室など)を確保する
・子どもが信頼でき、話ができる大人が対応する

- 成績に対する要求水準を下げ、学力に見合った目標を設定する
- 結果よりも努力に対して賞賛を与える
- 部活動、特に運動部への参加を勧める(気分転換と反社会的でない仲間との交流を増やすため)

　彼らが示す反社会的な行動は適度に律しなければならない。そのうえで、表面的には受け入れ難い行動にとらわれず、その行動の基底にある「ありのままの自分を認めてほしい」という欲求を受け止める必要がある。

(3) 支援会議

　親や学校スタッフだけでCDの子どもを支援することはたやすいことではない。このとき役に立つのは支援会議である。支援会議とは、発達障害児者支援センター、児童相談所、警察、市町村関係者など、その子どもにかかわる人間が集まり、複数の視点から対応を協議するものである。行き詰まった状況を打開するために誰がどんな役割を担うかを検討し、確認する。例えば、家で暴れる子どもに関しては、いつ警察を呼ぶのかに関するコンセンサスを得ておく必要がある。

　児童相談所の一時保護や少年鑑別所への入所は、子どもに枠をつけるという意味で有効に働くことがある。明らかに医学的治療の有効性が予想される場合には、通院や服薬を約束してもらうこともある。筆者の経験では、少年院に入ることで劇的に行動が変化し、以後の治療がスムーズになった子どももいる。これらの連携を円滑に運ぶためには日頃の関係づくりが重要である。

4 予後と予防

　Storm-Mathisen Aは、75例のCDを20年追跡しその1/2は、社会的に適応しているものの、1/3は反社会性パーソナリティ障害と診断され、1/4が薬物を乱用し、1/4が不安障害を呈していたと報告している[16]。また、Zoccolillo Mらの総説によれば、精神障害の併存は、不安障害が7〜31%、うつ病が15〜31%とされる[17]。アルコールをはじめとする物質依存の併存も多い。このように、CDの予後は決して楽観できるものではない。

　一方、治療効果に関しては、思春期における重症のCDに単独で有効な治療法はないといわれており、できるだけ早い段階からの介入・治療が推奨されている。これについてLoeber Rは、可塑性のあるODD段階での治療の重要性を主張した[18]。また、齊藤は、AD/HDの一部が、学童期にはODDの診断基準を満たし、その一部が思春期に入る前後からCDを呈し、その一部は社会的に予後不良な経過をたどる可能性を指摘し、破壊的行動障害(DBD)の変遷を"DBDマーチ"と概念化することが臨床上有用であるという知見を示した[19](図11)。すなわち、ODDはDBDマーチを停止させる臨界点であると考えられ、AD/HD児の中でODDを適切に診断し治療することによって、CDを予防ないし軽症化する可能性が存在する。

II. 各論

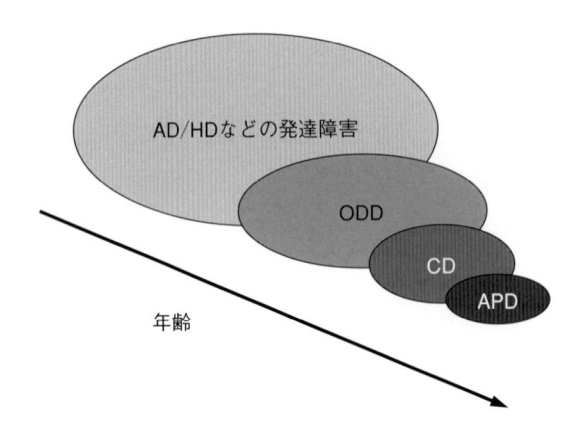

図 11　DBD（破壊的行動障害）マーチ
attention deficit hyperactivity disorder；AD/HD 注意欠陥/多動性障害、oppositional defiant disorder；ODD 反抗挑戦性障害、conduct disorder；CD 素行障害、antisocial personality disorder；APD 反社会性パーソナリティ障害

おわりに　近年、破壊的行動障害の予防効果の報告がなされ始めている。「予防こそ最善の治療」という原則はODD/CDにも当てはまる。そのためには遅くとも小学校低学年までに発達障害を正しく診断し、周囲の人間が正しい理解と対応をとることが大切であると筆者は考えている。それによって、発達障害児は低い自己評価を抱かずに済み、親や周囲の人間は不必要に彼らを追い込むことがなくなり、ODD/CDへの展開を予防することが期待される。

（原田　謙）

●文　献

1) Steiner H, Remsing L：Work Group on Quality Issues. Practice parameter for the assessment and treatment of children and adolescents with oppositional defiant disorder. J Am Acad Child Adolesc Psychiatry 46：126-141, 2007.
2) Murray J, Farrington DP：Risk factors for conduct disorder and delinquency：key findings from longitudinal studies. Can J Psychiatry 55：633-642, 2010.
3) Lahey BB, Schwab-Stone M, Goodman SH, et al：Age and gender differences in oppositional behavior and conduct problems；a cross-sectional household study of middle childhood and adolescence. J Abnorm Psychol, 109：488-503, 2000.
4) American Academy of Child & Adolescent Psychiatry：Practice parameters for the assessment and treatment of children and adolescents with conduct disorder. J Am Acard Child Adolesc Psychiatry 36(suppl 10)：122S-139S, 1997
5) Faraone SV, Biederman J, Keenan K, et al：Separation of DSM-III attention deficit disorder and conduct disorder；evidence from a family-genetic study of American child psychiatric patients. Psychol Med 21：109-121, 1991.
6) Spitzer RL, Davies M, Barkley RA：The DSM-III-R field trial of disruptive behavior disorders. J Am Acad Child Adolesc Psychiatry 29：690-697, 1990.
7) Mannuzza S, Klein RG, Bonagura N,：Hyperactive boys almost grown up．V. Replication of psychiatric status. Arch Gen Psychiatry 48：77-83, 1991.
8) Angold A, Costello EJ：Toward establishing an empirical basis for the diagnosis of oppositional defiant disorder. J Am Acad Child Adolesc Psychiatry 35：1205-1212, 1996.
9) Offord DR, Boyle MH, Szatmari P, et al：Ontario Child Health Study. II. Six-month prevalence of disorder and rates of service utilization. Arch Gen Psychiatry 44：832-836, 1987.
10) Harada Y, Hayashida A, Hikita S, et al：Impact of behavioral/developmental disorders comorbid with conduct disorder. Psychiatry Chin Neuroschi 63：762-768, 2009.
11) Zagar R, Arbit J, Hughes JR, et al：Developmental and disruptive behavior disorders among delinquents. J Am Acad Child Adolesc Psychiatry 28：437-440, 1989.
12) Lehey BB, Schiwab-Stone M Goodman SH, et al：Age and gender differences in oppositional behavior and

conduct problems ; a cross-sectional household study of middle childhood and adolescence. J Abnorm Psychol 109：488-503, 2000.
13) Loeber R, Green SM, Keenan K, et al：Which boys will fare worse? Early predictors of the onset of conduct disorder in a six-year longitudinal study. J Am Acad Child Adolesc Psychiatry 34：499-509, 1995.
14) Keenan K, Loeber R, Greeen S：Conduct disorder in Girls ; A Review of the literature. Clin Child Fam Psychol Rev 2：3-19, 1999.
15) Reyes M, Buitelar J, Toren P, et al：A randomized, double-blind, placebo-controlled study of risperidone maintenanve treatment in children and adolescents with disruptive behavior disorders. Am J Psychiatry 163：402-410, 2006.
16) Storm-Mathisen A, Vaglum P：Conduct disorder patients 20 years later ; A personal follow up study. Acta Psychiatr Scand 89：416-420, 1994.
17) Zoccolillo M：Co-ocurrence of conduct disorder and its adult outcomes with depression and anxiety disorders ; A review. J Am Acad Child Adolesc Psychiatry 31：547-556, 1992.
18) Loeber R, Lahey BB, Thomas C：Diagnostic conundrum of oppositional defiant disorder and conduct disorder. J Abnor Psychol 100：379-390, 1991.
19) 齋藤万比古，原田　謙：反抗挑戦性障害．精神科治療学 14：153-159, 1999.

II. 各論

8. 反社会的行動
【1】非行

1 — 非行の定義

一般に「非行」といえば、道義に外れた行い、不正の行為、特に法律や社会規範に反した青少年の行為を指す。それに対して、司法領域で定義される非行とは、
①14歳以上20歳未満の少年(男子、女子)による犯罪行為
②14歳未満の少年による触法行為(注：刑罰法令に触れるが刑事責任年齢に達しないため刑事責任を問われない行為)
③20歳未満の少年のぐ犯
をいう。「非行少年」という場合は上記の三類型に対応して、それぞれ「犯罪少年」、「触法少年」、「ぐ犯少年」に分類される。なお、3)でいう"ぐ犯"とは、①保護者の正当な監督に服しない性癖があること、②正当の理由なく家庭に寄りつかないこと、③犯罪性のある人もしくは不道徳な人と交際し、またはいかがわしい場所に出入りすること、④自己または他人の特性を害する行為をする性癖があること、のうちいずれかの事由があって、その性格または環境に照らして将来罪を犯しまたは刑罰法令に触れる行為をするおそれがあると認められる行状を指す。非行の定義については、以下ではここで述べた少年法上の規定を用いることにする。

2 — わが国の非行の現状と動向

1 非行をめぐる混乱について

前項では非行の定義を確認した。それが重要である理由の1つとして、近年のメディア報道が社会に与えた誤解を挙げることができる。例えば、過去に「心の闇」、「17歳(の非行)」といったキーワードが流布した時代があった。この傾向は、平成9年に神戸市内で発生した「神戸児童連続殺傷事件」以後顕著であり、その後、例えば、「愛知県主婦殺害事件」や「西鉄バスハイジャック事件」(いずれも平成12年)などが大きく報道され、あたかも、少年による重大非行が頻発しているかのような論調が見い出された。しかし、事実は異なっており、現状は以下に述べるとおりである。

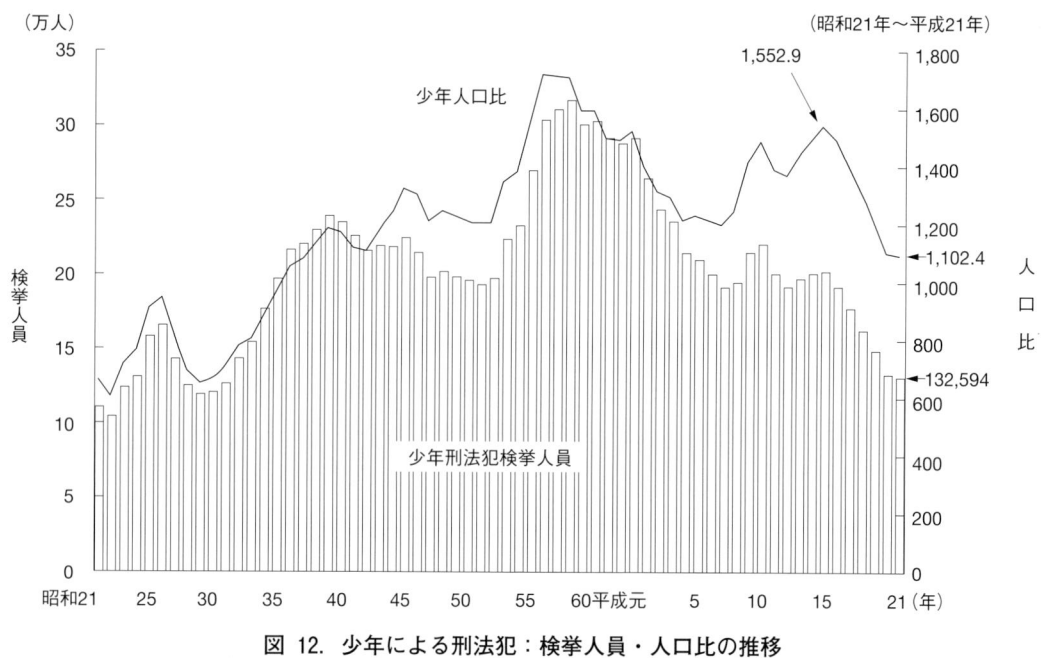

図 12. 少年による刑法犯：検挙人員・人口比の推移
(法務総合研究所：平成22年版犯罪白書．p138，佐伯印刷，大分，2010による)

2 わが国の戦後における少年非行の動向

(1) 発生件数と人口比(図12)[1]

　少年非行の推移には、昭和26年をピークとする第一の波、昭和39年をピークとする第二の波、そして第二次世界大戦後最多の少年刑法犯検挙人員31万7,438人を計上した昭和58年をピークとする第三の波がみられる。そして、昭和59年以降は平成7年まで減少傾向にあり、その後、増減を繰り返しながら平成16年からは毎年減少し続け、平成21年は13万2,594人にまで減少している。

　人口比についても、平成16年から21年まで毎年低下している。なお、平成元年以降最も少年人口比(10歳以上の少年の刑法犯・一般刑法犯検挙(補導)人員の人口比)が高かったのは平成15年で、10歳以上20歳未満の少年人口10万人あたり1,552.9人であったのが、平成21年には1,102.4人にまで減少しているのである。すなわち、少子化のために非行発生件数が減ったのではなく、非行自体が縮減する傾向にあるということがいえる。

(2) 殺人事件

　殺人事件は、戦後、昭和40年前半までは年間200～400人台で増減を繰り返していたが、昭和40年代後半から減少傾向を示し、昭和50年代以降概ね100人未満で推移した。平成10年から13年までは100人を超えたものの、平成14年以降は再び100人未満となり、マスコミによって「長崎県佐世保市女児殺害事件」をはじめとして少年非行が盛んに報じられた平成16年で62人、平成21

年の統計では52人となっている。このように、少年による殺人事件は減少傾向にあることが事実である。

(3) その他の事件

昭和40年代から増加傾向にあった薬物非行(シンナー乱用、覚醒剤取締法違反など)は昭和57年をピークとして近年減少傾向にある。

いわゆる暴走族の構成員数、グループ数も減少の一途を辿っている。昭和58年頃に全盛期を迎えた校内暴力事件も、ピーク時2,125件だった事件数が平成21年には1,124件と半減している。

家庭内暴力事件は、昭和58年のピーク時1,397件に対し、一時減少したものの、平成12年に急増して以降は毎年1,000件を超え、平成21年には1,181件であった。被害者は母親が最も多く、684件(57.9%)である。

(4) 再非行

近時、少年の刑法犯検挙人員が概ね14万人前後で推移しているのに対して、非行歴のある少年の非行、いわゆる再非行に至る少年の比率は平成9年以降毎年上昇している。再非行少年率(少年の一般刑法犯検挙人員に占める再非行少年の人員の比率をいう)を子細に見ると、非行の種別では、強盗が63.9%、強姦が61.7%となっており、おしなべて凶悪犯罪および暴力犯罪において再非行少年率が高い。

以上より、全般的には減少傾向がうかがわれるものの、現在の少年非行の抑止には再非行の防止が重要であること、すなわち、初発非行後の手当(措置、処遇選択、処遇内容)の適否が、再非行の発生率ひいては非行の発生件数の増減を左右するように思われる。

3 非行少年の処遇

ここでは非行を犯した少年に対する手当にはどのようなものがあるかについて概説する。非行少年に対する処遇の手続き**図13**のとおりである[1]。

1 事件発生から処遇の決定まで

事件が発生して、警察、検察庁などから事件が家庭裁判所に送られると、家庭裁判所では非行事実を認定したうえで非行の内容や個々の少年の抱える問題性に応じた適切な処分を選択するために家庭裁判所調査官による調査が行われ、最終的に裁判官により処分(**表27**)が言い渡される。

2 処遇の実情

(1) 調査段階

まず、家庭裁判所の調査の段階では、家庭裁判所調査官が少年・保護者との面接や家庭訪問を行

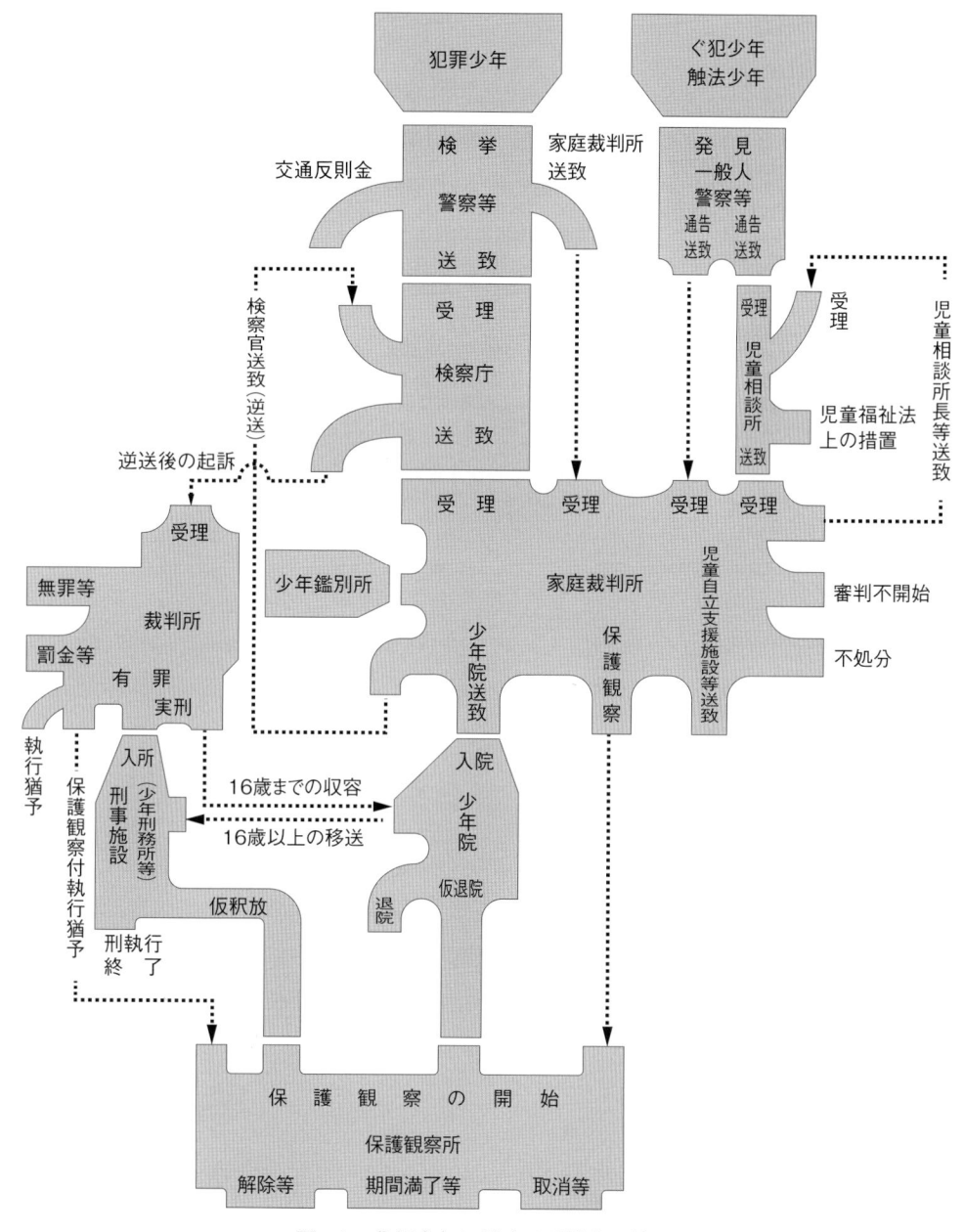

図 13. 非行少年に対する手続きの流れ
(法務総合研究所：平成 22 年版犯罪白書．p147, 佐伯印刷，大分，2010 による)

い、非行の経緯、少年の生活状況、家庭状況に関する事実を収集する。これらの事実を行動科学の知見に基づき、評価、分析することによって非行の動機やメカニズム、少年の人格・行動傾向、家庭の保護能力などを把握する。これらを踏まえて少年の再非行や更生の可能性などを見極めて処遇に関する意見が出される。

「保護的措置」(教育的措置)と呼ばれる少年・保護者に対する働きかけは、主としてこの調査の過程で行われるもので、少年に対しては自己理解や内省を深めさせ、保護者に対しては少年の保護に

表 27. 処分の種類

【保護観察決定】
　施設に入所させることなく社会の中で生活させながら保護観察官や保護司が指導監督を行い少年の更生を図る。
【少年院送致決定】
　再非行を犯すおそれが高く、社会内での更生が困難な場合に少年を少年院に収容して矯正教育を受けさせる。
【児童自立支援施設送致決定】
　比較的低年齢の少年について開放的な福祉施設での生活指導を受けさせる。
【知事又は児童相談所長送致決定】
　18 歳未満の少年について、児童福祉機関の指導が相当と認められた場合にされる。
【検察官送致決定】
　犯罪少年についてその事件の内容、心身の成熟度、性格、非行歴などから、刑事処分が相当と認められたときにされる。
【不処分・審判不開始決定】
　少年が非行を行ったと認められなかった場合のほか、調査・審判におけるさまざまな教育的働きかけによって再非行のおそれがないと認められた場合に、不処分(少年を処分しない)決定がされる。また、「審判不開始」といって、軽微な事件であっても調査などにおける教育的な働きかけによって再非行のおそれがないと認められた場合に、調査のみを行って審判を開かないで事件を終わらせることもある。
【備考】
　事案によっては、「観護措置」といって、少年を少年鑑別所に収容することがある。少年鑑別所では、少年の処分を適切に決めるために医学・心理学などの専門知識に基づいた検査が行われる。

(「少年審判について」(最高裁判所，平成 23 年 9 月)による)

対する責任を自覚させ、少年の更生に向けて努力を促す。これらの保護的措置(教育的措置)は、面接による助言指導のほか、社会奉仕活動、薬物講習、万引き防止講習、犯罪被害者による講義、関係機関との調整など多岐にわたっている。

(2) 保護観察

　保護観察では、保護観察官と保護司により、保護観察処分を受けた少年と少年院仮退院者に対して、覚醒剤事犯、暴力団関係、暴走族、性犯罪など、問題群別の効率的な処遇が図られており(これを「類型別処遇」という)、そのほかにも、凶悪重大な事件を起こした少年に対する処遇、暴力防止プログラムの導入や奉仕作業などの社会参加型活動、保護者に対する指導・助言や就労支援などが実施され、成果を挙げている。

(3) 矯正施設

　次に、矯正施設である少年院には、少年の年齢・犯罪的傾向の程度および心身の状況などに応じて以下の 4 種類があり、家庭裁判所で少年院送致決定を受けた少年はこのいずれかに収容される。
①初等少年院(概ね 12 歳以上 16 歳未満。心身に著しい故障がない、(以下②、③も同じ)
②中等少年院(概ね 16 歳以上 20 歳未満)
③特別少年院(概ね 16 歳以上 23 歳未満の犯罪性の進んだ者。但し、16 歳未満でも受刑者は収容することができる)
④医療少年院(心身に著しい故障のある概ね 12 歳以上 26 歳未満の者)
　少年院での処遇は、「短期処遇」と「長期処遇」に分けられ、さらに、短期処遇は「一般短期処遇」と「特修短期処遇」に分類される。「特修短期処遇」は、早期改善の可能性が大きく、短期間の継続的、集中的な指導訓練によりその矯正と社会復帰を期待でき、かつ、非行の傾向がより進んでおらず、開

放処遇に適するものを対象とする。

少年院における処遇の中核となるのは矯正教育である。在院者には、「生活指導」、「職業補導」、「教科教育」、「保健・体育」、「特別活動」の5領域に渡って指導が行われている。その他、保護者に対する指導、助言や民間の協力、援助を受け、少年の更生・社会復帰が図られている。

(4) 少年矯正が抱える課題

平成21年4月に発覚した「広島少年院不適正事案」(少年院生に対して虐待的な処遇が行われた事件)を契機として発足した有識者会議の提言の中で、「最近の少年の特性等により的確に対応すべき処遇体制及び関係機関との連携の問題」(同提言第4、1、(2)。傍点は筆者)として重要な事柄が指摘されており、少年院、少年鑑別所に入所(院)している少年の特性について分析がなされている。

まず注目すべきは、発達上の問題を抱える少年や被虐待体験があるとされる少年の増加が明記されていることである。また、他者とのかかわりをもつことに困難があり、不適応感を内面に蓄積させがちな少年が目立つようになっているとの指摘もある。さらに、家庭環境面では、父母間の葛藤や経済的な苦境を背景に、子どもを守り育てるといった家族としての機能が低下しているために保護関係の調整に一層の配慮を必要とする事例が増えてきているとの認識が示されている。

このように、矯正現場では、資質的な側面や監護環境における負因に基づく処遇困難な少年の増加とそれへの対処が指導に当たる職員の共通した問題意識となっており、矯正教育の実を挙げるための組織の改編が喫緊の課題となっている。

同時に、非行にかかわる側の意識改革も重要であり、心理社会的側面にとどまらず、少年の生来有する素質や神経学的病態などの生物学的要因に十分配慮することが不可欠となってきた。そのため、以下で述べる非行少年の精神医学的理解の重要性が一層高まっている。

4 非行少年の精神医学的理解

1 家庭裁判所調査官研修所による調査結果

先述の「最近の傾向」と呼ばれる特性というものは、筆者の私見では時代を問わず深刻な結果を伴う非行を行った少年に先鋭的にみられる。例えば、冒頭に述べた「凶悪な少年事件が多発した」とマスコミ報道がなされた当時、それらの事件の主体である非行少年の特徴はいかなるものであったか。平成13年に刊行された「重大少年事件の実証的研究」(家庭裁判所調査官研修所監修)をもとに振り返ることにする。

この研究は、平成9年から平成11年までに起きた少年による殺人事件15事例を検討したもので、家庭裁判所調査官のほか裁判官や各分野の学識経験者、少年事件関係機関の実務家らにより共同で行われた。ここでは、単独で重大事件を惹起した少年を、「幼少期から問題行動を頻発していたタイプ」、「表面上は問題を感じさせることのなかったタイプ」、「思春期になって大きな挫折を体験したタイプ」に分類し、それぞれのタイプについて、人格的特性、家族関係、交友関係、発達的特徴、

非行の発生メカニズムの違いなどを詳細に分析している。

その結果、これらの少年に共通する特徴として、①非行発生直前の危機的状況、②現実的問題解決能力の乏しさ、③情緒面での未発達、未分化な感情、④低い自己評価、⑤凶器の収集やホラービデオ、ゲームへの傾倒、などを挙げ、いじめや虐待などの被害体験をもつことが稀ではないことが見い出された。また、これらの少年には認知の歪みが大きいこと、普段、「よい子」、「真面目な子」とみられているため、事件とのギャップが大きく、周囲を困惑させる例が散見されること、脳の器質的な障害との関連性などについての指摘があり、まさに、「最近の傾向」を先取りした感がある。

重大非行少年というと、極めて特殊な一握りの事例であると思われがちであるが、先の有識者会議で指摘された最近の非行事例の特徴と重なるところが多いことがうかがわれる。このように、生物学(医学)的、心理社会的要因が相互に影響を及ぼし合って非行の発生に結びつくという考え方は非行行動を理解するうえで非常に重要であることがわかる。以下、代表的な精神医学的要因と少年非行との関連について概観してみたい。

2 少年非行と精神医学的問題

(1) 知的障害(精神遅滞)

● a．知能の分布

平成22年矯正統計年報(法務省)によると、同年の少年院新収容者3,619人中「知的障害」の診断を受けた少年は112人おり(3.09%)、知能検査の分布は、IQ=59以下が59人、60〜69が137人、70〜79が451人、80〜89が781人、90〜99が1,069人、100〜109が745人、100〜119が215人、120以上が94人であった(図14)。

次に、同年の少年鑑別所新収容者13,086人中、知的障害の診断を受けた少年は296人で(2.26%)、知能指数の分布は、IQ=59以下が190人、60〜69が523人、70〜79が1,601人、80〜89が2,788人、90〜99が3,708人、100〜109が2,407人、110〜119が799人、120以上が294人である(図15)。

以上より、非行少年のうち明らかな知的障害(軽度、中等度、重度)のある割合は非常に限られており、正常〜境界知能が多いことがわかる。

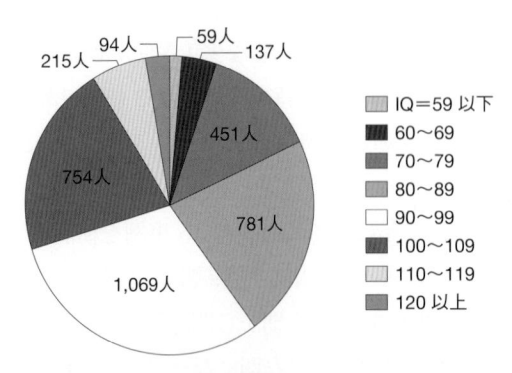

図 14．少年院新収容者の知能指数の分布（平成 22 年）

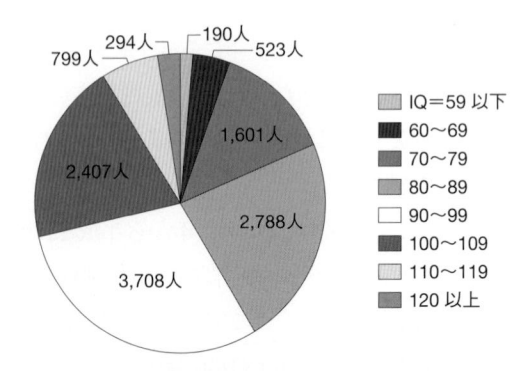

図 15．少年鑑別所新収容者の知能指数の分布（平成 22 年）

b．非行の類型

　これに焦点を当てた家庭裁判所のデータはないが、知的障害との関係からは次の3つの類型に分けることができる。

　第一は、知的障害や学習障害がないにもかかわらず学業不振に陥って非行化する事例、第二は表面的にはコミュニケーション能力が比較的良好なことなどから知的なハンディが目立たず、能力以上の過大な期待をされて対処できず非行化する事例である。第三は、知的障害があり福祉的なケアを受けていたが、思春期の課題(性的関心の高まりなど)に直面して非行化した事例である。

　知的障害を有する少年による非行事例では、周囲の無理解や不適切な対応、少年の変化の見落としなどが背景にあることが多い。もっとも、非行少年に最も多くみられるのは知的障害のない第一の類型であり、生活指導や学習支援、交友関係の調整を行い、自尊心の回復や不良交遊関係の改善を図ることで再非行の抑止につながる。第二の類型では福祉的配慮のもとに少年の特性に応じたケアを行い、専門のスタッフを配置するなどの環境調整型アプローチが効果を上げることが知られている。第三の類型では、性非行防止の特別なプログラムを導入する試みが功を奏しているようである。

(2) 注意欠陥/多動性障害(AD/HD)

　文部科学省(平成15年)によれば、全国の小中学校の通常学級に在籍する生徒のうち、41,579人について調査した結果、不注意・多動・衝動性の高さが問題となる生徒が2.5%だったのに対し、国立男子児童自立支援施設ではAD/HDの診断基準を満たす児童は約25%と報告されている[2]。

　AD/HDを有するとされる非行少年への矯正機関における取り組みは、ジャーナリストにより一般に広く紹介された[3]が、そこでは発達障害を念頭においたプログラムの有用性が示唆されている。実際、AD/HDを有する児童で悪環境の影響により二次的障害が発現することはよく知られている。

　AD/HDはその衝動性や多動という診断的特性により、攻撃性との関連が検討されてきた[4]。暴力を伴う司法事例を分析した海外の研究によれば、AD/HDをもつケースでは計画的暴力よりも衝動的・反応性の暴力が有意に多いという結果が報告されている[5]。このように、AD/HDが非行の直接の原因ではなく、二次障害的に非行が出現していることが示唆される。

(3) 広汎性発達障害(PDD)

a．非行類型

　近年、PDDは少年司法の領域で注目を集めるようになった[6]。PDDが関与する少年事件については、十一[7)-10)]が多数例ケース研究に基づいて以下の5つに分類した。

①対人的相互性の困難(社会性の乏しさ)という「一次障害」(障害特性そのもの)によって引き起こされる非行
②パニックなどの随伴症状の影響による偶発的非行
③発達途上で獲得された「二次災害」(いわゆる二次障害の一種)

II. 各論

④精神科合併症(被害念慮、精神病症状、気分症状など)により生じた非行
⑤高機能PDDが「高次対人状況」による混乱に陥って生じた非行

　最後の「高次対人状況」における非行の動因として、「疑問の検証・解明行動」、「独自の論理的帰結に基づく行動化」、「葛藤の短絡的解決」、「問題の白紙回帰(リセット)」、「刺激的情報に誘発された行動」などのパターンが挙げられている。厚生労働省の班研究の一環として行われた重大事案の分析(十一ら)でも、事件発生の背景として⑤の高次対人状況による混乱があり、被害念慮(④)を有しているケースが数多く認められた。

　次に、非行内容に着目した分類として、性非行の形をとりやすい「性的関心型」、ストーカーなどに発展しやすい「対人接近型」、放火や人体実験的な非行となる「理科実験型」、興味への没頭が高じて法に触れる「マニア的フェティシズム的逸脱行動」などが挙げられている。先述の5分類と合わせて、非行がどのように形成されたかを理解するうえで有用である。

b．非行との関連性

　これまでの国内外の研究を概観すると、PDD者に非行が多いという根拠はなく、PDDで違法行為があった場合でもそれは障害特性によるものではなく、併存障害や随伴する特性のために生じた可能性があると結論づけられ、事件に発展したPDDでは、他の非行と同様、養育機能に乏しい家庭、被虐待体験、あるいは、非行促進的な集団への帰属が認められることが多いという報告もある[11]。

　しかしながら、PDDを有する少年による非行事例にはある種の特徴が見い出される。筆者が平成18年4月から1年間、ある家庭裁判所の科学班(注：動機が不可解な非行や手口が特異な非行、強制わいせつなどの性非行など、特に科学的な調査が必要とされる事件を多く扱う部署)において担当した101人の少年について裁判所技官(児童精神科専門医)による診断を実施したところ、その18.1％に当たる19人がPDDに該当した。同じ時期に全国3ヵ所の家庭裁判所の一般部に係属した337件の非行事例のうち、DSM-IVによるPDDの診断基準を満たした事例が9件(2.67％)であったのと比較すると、明らかに高率である。

c．家庭裁判所調査官による非行の分析

　筆者の担当したPDDを有する少年による非行事例の特徴は、熊上[12]がアスペルガー障害をもつ非行少年の特徴として指摘した以下の項目とほぼ同様である。

①高機能の者が多く、知的言語発達は良好である。医療機関にかかっておらず、表面的には順調に進学し、普通学級に在籍していることが多い。
②思春期以降仲間集団や異性への関心が高まるが、その対人相互性の障害から接近行動や同調行動を誤り、非行行動として表出される場合がある。
③他人に害を与えようとする動機(注：いわゆる「悪気(わるぎ)」)をもった非行は少なく、非行の形式面において障害特性が現れやすい。
④対人相互性の障害から過去の対人関係の失敗にこだわり被害関係念慮を強めて非行行動に至る。
⑤不適切な養育によって家庭内暴力に至る事例がある。

d．事例

　筆者が担当したアスペルガー障害を有する少年による非行事例を紹介する(少年のプライバシー

に配慮し事例が特定できないよう趣旨に影響しない範囲で修正を加えた）。

　複数の女性に対してわいせつ行為を強要した疑いで有名私立高校１年に在籍する男子少年が逮捕された。少年に非行歴・補導歴はない。幼児期からミニカーの収集や各種図鑑を見ることを好み、「昆虫博士」と呼ばれた。家庭は地元では知られた名家で、知的な雰囲気がある。中学卒業まで問題行動はなく、他愛ないギャグを好む優等生として学校では人気があったといい、交友関係上の問題も指摘されていない。少年は、高校入学と同時に地元を離れ都市部の受験校に進学した。ここは、兼業農家が多かった少年の出身地と違い、猥雑な冗談が飛び交い生徒同士の辛辣な応酬があった。少年は、複雑な人間関係に困惑しつつも好奇心から積極的にかかわっていく中でいじめの対象にされ、いつのまにかちょっとしたきっかけから"性的異常者"というレッテルを貼られるようになった。少年は、自分がからかいや嘲りの対象となっているという事情を十分飲み込めないままに中学時代のように冗談を言っても受けないことに焦りを感じ、インターネットを通じて収集した性的な情報を学校で披瀝しては、さらにいじめはエスカレートしていった。当時、家庭内では父母の不和があり、祖父母が相次いで亡くなった。少年は、子どもの頃から、その日の出来事を何時間でも祖父母に話して聞かせる習慣をもっていたが、話を聞いてもらう対象を失い、次第にストレスを募らせていった。授業の内容も難しくなって成績も低迷した。このような時期に、少年は、性欲を満たすことでフラストレーションを解消する方法をいくつも着想し、実地で試行することを思い立って、実行に移した。

　以上が今回の一連の非行である。少年は、審判において、「罪のない婦女子に一生拭い切れない傷を負わせた自分は鬼畜にも劣る存在です。どんな罰も受ける覚悟です」と真剣な表情で述べる一方で、なぜ性交に及ばなかったかと付添人弁護士に質問され、「それは、生涯を共にする大事な人のために取っておくのです」と顔を赤らめて答えた。要約すると、中学までは優等生として過ごしてきたアスペルガー障害の少年が、都市部の高校での人間関係（高次対人状況）の中で混乱し、不安定な家庭状況や受け止めてくれる人物の喪失も重なった結果、非行歴のない受験校の生徒にふさわしくない性非行へと一気に飛躍してしまったケースといえる。

　この事例はいくつか重要な示唆を示している。第一に、それまで非行歴のない"まじめな"少年が"いきなり"深刻な非行を呈するなど、非行に至る経緯に不自然な点がある場合にPDDを検討することの重要性である。第二に、少年がPDDを有するかどうかで性非行の背景が大きく異なる可能性である。本件では"女性への敵意"や"支配欲求"などのいわゆる「レイプ神話」に代表されるような心理的な要素は希薄であり、より即物的で実験的な色彩が前面に出ていることが特徴的である。また、この少年には日常的に性的欲求が亢進しているという所見はなく、むしろ淡泊な印象すら感じられる。そのため、更生にあたり性的要因を重要視し過ぎないことが肝要である。第三に、本件の少年は、内省や共感性を求め過ぎて混乱する一方、対人的に落ち着いた環境にあれば、真面目で問題のない生活を送ることができると予想される点である。

　以上のように、動機の解明のみならず、適正な処遇の検討においても、少年の境遇とともに少年のもつ障害特性を見落とさないことが極めて重要であることが理解されよう。

●e．今後の課題

　PDDについては、近年、社会的認知が急速に広まったことと並行し、治療が先行する非行事例も稀ではなくなった。しかし、医療の枠組みから逸脱する暴力などの非行が発現する場合もあり、少年院における矯正教育を経て行動が改善された報告もある[11]。統制された環境下での少年院教育の治療効果には学ぶところが多い。

　また、改正少年法により検察官送致され刑事裁判を受けるケースが現れている。その際、社会性の障害をもつPDDの少年の刑事責任能力をどのように判断するかが問題になる[13]。責任能力に関する司法判断は、少年の理解や更生に向けた処遇決定に大きくかかわる問題であるため、司法および精神医学の関係者による今後の慎重な検討が望まれる。

おわりに

　精神医学的問題と非行については、本論で紹介した以外にも双極性障害と女子非行、ひきこもりと一部の重大非行(通り魔殺人、放火、ストーカー行為など)との関連性などさまざまな研究が進められている。非行に携わる実務家としては児童青年精神医学領域の最新の知見を取り入れ、処遇に反映させるとともに、非行少年の健全育成、再犯防止のために同領域の専門家と絶えず情報を交換しながら連携を深めていく必要があると思われる。

(梅下節瑠)

●参考文献

1) 法務総合研究所(編)：平成22年版犯罪白書；重大事犯者の実態と処遇．佐伯印刷，大分，2010．
2) 富田　拓：少年非行とAD/HD；児童自立支援施設での経験から．日本児童青年精神医学とその近接領域 52(4)：401-405, 2011.
3) 品川裕香：心からのごめんなさいへ；一人ひとりの個性に合わせた教育を導入した少年院の挑戦．中央法規出版，東京，2005.
4) 十一元三, ほか：アスペルガー障害の司法事例；性非行の形式と動因の分析．精神神経学雑誌 104：561-584, 2002.
5) 十一元三：アスペルガー障害の社会行動上の問題．精神科治療学 19：1109-1114, 2004.
6) 十一元三：発達障害と反社会的行動；児童青年期に陥りやすい混乱としての非行；発達障害とその周辺の問題．中山書店，東京，2008.
7) 十一元三：広汎性発達障害と精神鑑定．こころのりんしょうà・la・carte 28：489-494, 2009.
8) 十一元三：ADHDの最近の話題；発達障害の観点から．Current Insights in Neurological Science 17(3)：2009.
9) 十一元三：司法領域における広汎性発達障害の問題．家庭裁判月報 58：1-42, 2006.
10) 十一元三：広汎性発達障害が関与する事件の責任能力鑑定；少年事件・刑事事件を通じてみられる問題点．精神医学 53(10)：965-971, 2011.
11) 渡部京太：広汎性発達障害と素行障害．児童青年精神医学とその近接領域 52(2)：114-127, 2011.
12) 熊上　崇：アスペルガー障害と少年事件．こころのりんしょうà・la・carte 25：229-235, 2006.
13) 布施木誠：非行臨床と精神医学；元少年鑑別所技官(医師)の視座から．家庭裁判所月報 63(10)：1-51, 2011.
14) Retz W, Rösler M：The relation of ADHD and violent aggression；What can we learn from epidemiological and genetic studies? Int J Law Psychiatry 32(4)：235-243, 2009.

8 反社会的行動

【2】少年事件における情状

1 概　念

　情状とは、公訴事実(起訴状に記された犯罪事実)の存在を前提として、刑事訴追を行うかどうかの判断や、刑の量定(基準とされる刑の範囲で現実に言いわたす刑を決定すること)にあたって参酌される事情をいう。また、訴因以外の情状を対象とし、裁判所が刑の量定(すなわち被告人に対する処遇方法)を決定するために必要な知識の提供を目的とする精神鑑定は、情状鑑定と呼ばれる。ここでいう訴因以外の情状とは、被告人の素質、経歴、家庭その他の環境、犯行前後の心理状態などを指す[1]。

　情状鑑定は、成人の刑事裁判においてばかりではなく、少年事件の家庭裁判所における審判や、重大事件ゆえに検察官送致がなされて裁判員裁判の対象となった少年の事例でも実施される。むしろ、発達歴や生育環境が事件に及ぼした影響を吟味するという意味では、少年事件における情状鑑定は、成人の場合以上に重要な意義を有している。そればかりではなく、更生へ向けた処遇に関しても、情状鑑定は有用な指針を示すことになる[2]。

2 情状の見立て

　情状を見立てるための方法は、児童青年精神科臨床における家族歴・発達歴・生育史などを聴取する方法と共通している。すなわち、少年の祖父母にまで遡って世代間の歴史を聴取するとともに、少年自身の起居振る舞いを観察しながら、生い立ちから現在までを丹念にたどる方法である。それゆえに、情状鑑定の実施に最もふさわしい立場を占める者は、児童精神科医にほかならない。以下に、少年事件における情状を構成する各要素について記すが、これらはそれぞれが単独で事件と関連しているわけではなく、互いに影響を及ぼし合いつつ非行への閾値を下げていることに留意が必要である。

1 素　質

(1) 気質・性格・人格

　気質が、生来の生物学的基盤に根ざした特質を表す用語であるのに対し、性格は、気質の上に立脚した「感情的・意志的諸反応の総体」(Kretschmer E[3])を表す言葉である。そして、人格とは、気質や性格の影響を受けつつ、ある人間が対自的・対他的・対事物的環境に対するかかわりを形成す

Ⅱ. 各　論

るときの、「傾向性」(Kretschmer)を記述する用語である。

　もっとも、少年の場合は、経験した人生期間の短さゆえに、固定した人格を形成するまでには至っていない。したがって、パーソナリティ障害という診断を下すには慎重でなければならない。言い換えるなら、人格の可塑性を常に念頭におく必要がある。

(2) 発達障害

　非行少年の一部に発達障害を有している場合があることが人口に膾炙するようになって以来、あたかも反社会性行動の直接的原因が障害であるかのような誤解が、時にみられる。しかし、発達障害自体が少年事件を引き起こすことはなく、障害を有する少年への不適切なかかわりが積み重なって、初めて事件へとつながるのである。このことを強調したうえで、以下に代表的な障害について述べる。

　まず、知的障害(精神遅滞)は元来、発達障害の代表ともいうべき障害である。ところが、最近は対人交流やコミュニケーションに注目が集まるあまりに、知的障害が軽視されるきらいがないわけではない。特に知能指数が軽度の遅れに分類されるときには、しばしば知的障害の存在が見逃されがちである。しかし、知能指数が軽度を示唆する数値であるからといって、生きるうえでの困難が軽度というわけではない。

　知的障害は、知的能力と適応能力にとどまらず、参加・健康・情況を加えた5次元から定義される[4]。参加とは、知的障害を有する少年や成人が学習・仕事・余暇を楽しみうる、場の整備を意味する。また、情況とは、知的障害を有する人々が生活を営むために、コミュニティや政府などが適切な施策を講じているか否かを意味する。場の整備や適切な施策が講じられていなければ、それは知的障害を有する人たちを生き辛くさせ、ひいては反社会性行動への閾値を下げる結果へとつながりやすい。このように、知的障害の定義の中には、ほかならぬ情状が含まれているのである。

　次に、自閉症スペクトラム障害に関して述べるなら、かつてはこの障害の見落としが問題であったが、昨今は過剰診断の傾向が否定できない。言うまでもなく、養育者からの詳細な発達歴の聴取は不可欠であり、非行直前の精神行動的特徴だけからそのように診断するようなことがあってはならない。また、障害の存在のみで事件を説明するという錯誤に陥ることのないよう、留意が必要である。

　例えば、自閉症スペクトラム障害を有する少年の場合、想像力が狭く深いという特徴故に、時に理科実験型と呼ばれるような行動を呈することがある。薬物についての科学的関心が、人間を対象にした毒物の投与へと発展するような場合である。しかし、実際にそのような行動へと至るには、実験対象となる人物との間の関係性が希薄化しているなどの、別の要因が加わっている必要がある。その要因こそが情状にほかならない[5]。換言するなら、自閉症スペクトラム障害に由来する科学的関心を指摘するのみでは情状の解明につながらず、たかだか犯行に付随する奇妙な見かけを説明することができるに過ぎない。つまり、非行の形式面についての説明が可能になるだけである。したがって、単に少年が自閉症スペクトラム障害を有していると診断して満足するのではなく、次項以降に述べる諸要因を併せて考慮することが重要である。

さらに、注意欠陥/多動性障害(AD/HD)を発達障害に含めるべきか否かについては、必ずしも意見の一致をみていないのが現状である。そもそも、この障害概念が誕生するまでの歴史をたどってみると、それぞれの時代の価値観に相容れない子どもの行動を「道徳性の制御不能症候群」などと名づけていた事実があることがわかる。今日のAD/HDの概念といえども、同様の診断機制が混入する危険性を否定できない。その点に留意するなら、AD/HDから素行障害を経て反社会性パーソナリティ障害へ至るといった考え方は、上述した診断機制がもつ陥穽を免れていないという意味で、安易に採用されるべきではない。

　AD/HDを有する少年は、幼少時より、落ち着きのなさ故に過剰な叱責を受けていることが少なくない。そのため、自己価値(自尊感情)を低下させている場合がしばしばである。自己価値の低下は、もはやこれ以上自分に対する評価が落ちることはないという心理をもたらし、反社会性行動を抑止しようとする気持ちを起こしにくくする。こうした過程を経て初めて、AD/HDを有する子どもは反社会性行動へと至るのであり、その過程が情状を形づくるのである。

　以上からわかるように、情状としての素質の見立てには、人格の可塑性を念頭におきつつ、自己価値の低下をもたらすすべての要因を剔抉する姿勢が重要になる。

2 経　歴

　情状における経歴とは、生育歴および生活史に相当するものをいう。子どもの経歴は、家族内および学校内での対人関係に、その大部分が規定されている。したがって、後述する狭義および広義の虐待といじめによる被害が、生育歴における重要な情状を形成する。また、その結果として、さまざまな行動化や精神症状が、生活史上に出現することになる。

　行動化とは、不快で苦痛な記憶を言語によって処理できず、代わりに行動によって表現することをいう。不快で苦痛な記憶の代表は、被虐待体験といじめられ体験である。行動化には、自殺未遂や自傷行動のように自分自身を傷つけるもののほかに、暴力をはじめとする反社会性行動の形で外在化されるものがある。したがって、これらの行動がみられるとき、境界性パーソナリティ障害といった医学概念を安易にあてはめるのではなく、幼少期に受けた体験を少年自身から具体的に聴取するとともに、関係者からの情報をも同時に精査する必要がある。

　生活史に不登校や、いわゆるひきこもりがみられる場合も少なくない。少年にとって不登校やひきこもりは、その時点での有害な環境からの撤収を意味するものであるから、本来は反社会性行動を引き起こしにくくするはずである。それにもかかわらず反社会性行動が出現しているのであれば、それらの行動へと至る前の段階で周囲から不登校やひきこもりを非難する圧力が加えられ、少年を追いつめている可能性が高い。したがって、不登校やひきこもりに対し、親や教師がどのように考え、どのようにかかわってきたかを確認することが重要である。

　その他に、少年の価値観や人生観に変容をもたらすようなかかわりがあったかどうかを、聴取しておくことも大切である。例えば、身近な人から「ホームレスは生きている価値がない」と言われ続けてきたため、ホームレスの人たちを躊躇なく襲撃した事例がある。

　付記するなら、幻覚・妄想・解離といった精神症状が少年の生活史において認められる場合、そ

れらを単になんらかの精神疾患の症状としてのみ片づけてはならない。それらの症状の中には、体験と密接な関連をもつ反応性精神病の症状や、発達障害を有する少年が過去に経験した苦痛体験に関連して生じるタイムスリップ現象（フラッシュバック）、同様に環境からの圧力によって発達障害を有する少年にいわゆる二次症状が生じている場合など、了解可能なものが多いからである。したがって、情状の把握のためには、精神症状を生活史上の出来事と関連させて考察する姿勢が、不可欠であるといい得る。

3 家庭内環境と家庭外環境

(1) 児童虐待

狭義の児童虐待とは、身体的虐待・心理的虐待・性的虐待・ネグレクトを指すが、それらのうち最も見落とされやすいのは心理的虐待である。少年が両親間のドメスティック・バイオレンス（DV）を目撃することも、心理的虐待に含まれる。

虐待を受けて育った少年は、著しく自己価値を下げている。加えて、「自分をわかってくれる大人なんているわけがない」という心理状態の一方で、「わかってくれる大人がいるかも知れない」という気持ちを抱きながら、周囲の大人に対する試し行動としての非行を繰り返している場合が多い。この点に関しては、広義の虐待（マルトリートメント）においても同様である。このような繰り返しの延長上に重大な少年事件が惹起されている可能性を見過ごし、生来の暴力的性向と誤認することがあってはならない。

なお、若くして婚姻もしくは同棲した年長少年の場合、自らがDVや児童虐待の加害者になることもある。よく知られているようにDVや児童虐待には世代間連鎖が認められる場合があるから、情状の把握にあたっては三世代にわたる家族史の聴取を忘れてはならない。

(2) いじめ

学校におけるいじめもまた、自己価値を低下させる代表的要因の1つである。しかし、いじめによる被害を、少年本人が自発的に語ることは比較的少ない。また、いじめた生徒をいじめられた少年に性急に引き合わせて謝罪させるなど、教師による不適切な対応が行われた結果、表面上は解決したようにみえても、実際はいじめが隠れて反復されていることもしばしばである。そのため、周囲からの情報のみに頼ると、重要な情状であるいじめの見落としへと陥りやすい。

いじめられた少年は、相手への反撃の代わりに、直接的には無関係な不特定の他者や家族への暴力を含む、攻撃的行動をとることがある。さらに、自殺の裏返しとしての他害行為を示すこともあり得る。したがって、少年の攻撃性の背景にいじめられ体験が介在している可能性を、常に念頭におくべきである。

(3) 集団力動

少年事件の多くは、集団による非行の形で現れる。少年集団は、同一の行動により仲間意識を確認するギャンググループの水準から、同一の考え方に基づくチャムグループを経て、異なった考え

方を認めるピアグループへと発達していく。しかし、年齢を重ねていても、ギャンググループの水準にとどまる少年集団もある。例えば、マルトリートメントの下に生育した少年同士がつくる集団である。

ギャンググループに所属する少年の場合、一人ひとりの思考や感情を超えた力動が働くことによって、予期せぬほどの重大な結果がもたらされることがある。このような事例では、グループを構成する個々の少年相互が「強さ」を誇示し合っているといった力動をみない限り、正確な情状の把握にはつながらない。

4 非行前後の心理状態

非行へ至る動機は、情状の重要部分を占める。まず、正常心理の範囲で了解しうる動機は、それ自体で情状を構成する。他方、了解不能の動機はなんらかの精神疾患の存在を疑わせるが、先述のとおり、自閉症スペクトラム障害を有していると奇妙な非行様式をとる場合があることにも、留意が必要である。さらに、常識的には小さな動機であるにもかかわらず、重大な非行が引き起こされている場合がある。そのような場合には、Kretschmer[6]の短絡反応(体験刺激が全人格を通過せず、断片的人格のみを通過し、反応行為となって出現すること)が生じている可能性を考慮せねばならない。短絡反応が生じるに至った要因を検討することは、情状の解明そのものでもある。

ところで、脳器質的原因をもたないにもかかわらず、非行の最中の記憶が欠損している場合がある。もし、恐れ・怒り・喜び・驚きなどの激しい感情の動きが突発的に起きたことにより、爆発的行動が生じて健忘を残しているなら、情動行為である可能性が高い。情動行為を引き起こすような感情の動きは、それに先駆する心理的葛藤と関連しているため、情状を理解するための有力な手がかりとなり得る。

最後に、自閉症スペクトラム障害を有する少年は、他者の思考ないし心情を推測することや、自己の心情を言語的に表現することが、一般に困難である。そのため、非行後にも被害者や被害者家族の気持ちを踏みにじるかのように映る言動を呈することがあり、反省が足りないといった非難が浴びせられやすい。その場合、情状としての障害特性の解明は、いわれなき非難を遮断する役割を果たすことになる。

3 情状から処遇へ

情状の解明は、再犯(再非行)可能性の解明に寄与する。もちろん、少年であろうと成人であろうと、長期的将来にわたる再犯予測は不可能であるが、短期的予測は成り立つ。すなわち、情状を構成する諸要因が偶発的なものに過ぎなければ、再犯の可能性は低い。一方、諸要因が偶発的とはいえず、かつ、それらの多くに変化がもたらされないならば、再犯の可能性は高くなる。

再犯の可能性が低ければ不処分となろうし、不明の場合は試験観察によって経過を確認することになろう。逆に、可能性が高ければ、司法福祉・教育・医療などのうち、主にどの分野を提供することによって情状構成要因の変化を期待し得るかが、考察されねばならない。具体的には、保護観

II. 各 論

察・児童自立支援施設・少年院・医療少年院・精神科病院などのうち、どの社会資源が更生のために有効に機能するか検討される必要がある。そのとき、情状の解明が不足しているなら、正確な判断は不可能になる。情状の把握が、刑の量定に科学性を付与して、適切な処遇方法を決定するために必須といわれる由縁である[7]。

おわりに　「非行少年の処遇者には、彼/彼女らの非行や問題行動だけに目を奪われず、それぞれ固有の歴史を有する存在として、発達の観点から少年をとらえ、その上で、彼/彼女ら一人一人にとって必要な『保護』とは何なのかを丁寧に検討することが求められる[8]」という指摘がある。情状を解明することは、少年の表面的言動にとどまらない背景までをも考慮し、適切な処遇を提案するための方法でもある。その意味では、児童青年精神医学が本来的に有する方法論そのものであるといえよう。

（高岡　健）

●文　献

1) 高岡　健：精神鑑定とは何か．明石書店，東京，2010.
2) 高岡　健（編著）：少年事件；心は裁判でどう扱われるか．明石書店，東京，2010.
3) Kretschmer E：新敏感関係妄想．切替辰哉（訳），星和書店，東京，1979.
4) American Association on Mental Retardation：知的障害；定義，分類および支援体系．栗田　広，渡辺勧持（訳），日本知的障害福祉連盟，東京，2004.
5) 高岡　健：発達障害は少年事件を引き起こさない．明石書店，東京，2009.
6) Kretschmer E：医学的心理学II．西丸四方，高橋義夫（訳），みすず書房，東京，1955.
7) 兼頭吉市：刑の量定と鑑定；情状鑑定の法理．刑事鑑定の理論と実務，上野正吉，ほか（編），pp114-128，成文堂，東京，1977.
8) 羽間京子：少年非行．批評社，東京，2009.

9. 哺育障害

1. 摂食の問題

　アメリカ精神医学会の精神疾患の診断・統計マニュアル(DSM-IV)[1]では、摂食の問題は2つに分けられて記述されている。1つは、「通常、幼児期、小児期、または青年期に初めて診断される障害」という大診断分類の一群の中の「幼児期または小児期早期の哺育、摂食障害」であり、これには、異食症、反芻性障害、幼児期または小児期早期の哺育障害が含まれる。もう1つは神経性無食欲症と神経性大食症のようないわゆる摂食障害である。神経性無食欲症や神経性大食症も児童青年期に始まることは少なくない。
　「幼児期または小児期早期の哺育、摂食障害」は、持続的な哺育および摂食の障害によって特徴づけられる。これに異食症、反芻性障害、幼児期または小児期早期の哺育障害が含まれる。

2. 異食症

　異食症(表28)は、非栄養物質の摂取が少なくとも1ヵ月の期間持続することが基本的特徴である。食物を嫌うことはない。この行動は、発達的にみて不適当で、文化的に認められる習慣でもないときに異食症と診断される。1歳半から2歳の幼児は、何でも口に入れるが、これは異食症とはいえない。その幼児の発達段階からみて不適当な場合のみに異食症と診断されるべきである。異食症は、精神遅滞、広汎性発達障害の随伴症状であることは多い。他の精神疾患の経過中にのみ非栄養物質の摂取が認められる場合、特別な臨床的関与に値するほど重症であるときに異食症という診断がされるべきである。

表 28. 異食症の診断基準

A. 非栄養物質を食べることが少なくとも1ヵ月の期間持続する。
B. 非栄養物質を食べることが、その者の発達水準からみて不適当である。
C. その摂食行動は文化的に容認される習慣ではない。
D. その摂食行動が他の精神疾患(例えば、精神遅滞、広汎性発達障害、統合失調症)の経過中にのみ認められる場合、特別な臨床的関与に値するほど重症である。

3. 反芻性障害

　反芻性障害(表29)の基本的特徴は幼児または小児が、正常に機能していた期間の後、少なくとも

II. 各論

表 29. 反芻性障害の診断基準

A. 正常に機能していた期間の後、少なくとも1ヵ月間にわたり、食物の吐き戻しおよび噛み直しを繰り返す。
B. この行動は随伴する消化器系または他の一般身体疾患(例えば、食道逆流)によるものでない。
C. この行動は神経性無食欲症、神経性大食症の経過中にのみ起こるものではない。症状が精神遅滞または広汎性発達障害の経過中にのみ認められる場合、その症状は、特別な臨床的関与に値するほど重症である。

1ヵ月間にわたり、食物の吐き戻しおよび噛み直しを繰り返すことである。部分的に消化された食物が口腔内に上がってくる。そののち食物は口から排出されるか、大抵は噛んで再び飲み込まれる。この行動が、随伴する消化器系または他の一般身体疾患(例えば、食道逆流)によるものでなく、また、神経性無食欲症、神経性大食症の経過中にのみ起こるものではないときに、反芻性障害と診断される。発達遅滞を背景に反芻性障害は発症することがある。症状が精神遅滞または広汎性発達障害の経過中にのみ認められる場合、その症状は、特別な臨床的関与に値するほど重症であるときに反芻性障害と診断される。

4 ── 幼児期または小児期早期の哺育障害

　幼児期または小児期早期の哺育障害(表30)は、哺育の障害で、少なくとも1ヵ月にわたって十分に食べられないことが持続し、体重の増加がまったくないか、または著しい体重減少を伴うことで現れる。この哺育障害は随伴する消化器系または他の一般身体疾患(例:食道逆流)によるものでなく、他の精神疾患(例:反芻性障害)、または食物が手に入らないということではうまく説明されない。発症は6歳未満でなければならない。

　幼児期および小児期早期の哺育障害の基本的特徴は十分に食べられないことが持続することである。これは、文献上は、infantile anorexia、nonorganic failure to thrive(NOFTT)、feeding refusal、およびfeeding aversion などといわれている[2]。

　いわゆる摂食障害である、神経性無食欲症や神経性大食症は、DSM-IVでは、摂食障害として別に分類、記述されている。

　これまでは、主に青年期に問題となる神経性無食欲症や神経性大食症に多大な関心が払われてきており、幼児期または小児期早期の哺育、摂食障害については関心が払われてきたとは言い難い。

　しかし、母親にとっては、乳児期より子どものミルクの飲みはよいか、十分に食べているかということは、大きな関心事である。乳児期より母子関係にとっては大きな問題といってよい。なんらかの哺育の問題をもつ子どもは稀ではない[3]。

　また、小児科では、成長不全 failure to thrive は臨床において大きな関心の払われるところであ

表 30. 幼児期または小児期早期の哺育障害の診断基準

A. 哺育の障害で、少なくとも1ヵ月にわたって十分に食べられないことが持続し、体重の増加がまったくないか、または著しい体重減少を伴うことで明らかになる。
B. この障害は随伴する消化器系または他の一般身体疾患(例:食道逆流)によるものでない。
C. この障害は、他の精神疾患(例:反芻性障害)、または食物が手に入らないということではうまく説明されない。
D. 発症は6歳未満である。

る。器質的疾患の検索が行われ多彩な小児科疾患の一症状であることも多いが、一方で、器質的な異常が認められないにもかかわらず成長不全のみられる症例に出会うことも少なくない。これらの症例の中に少なからず幼児期または小児期早期の哺育障害の症例が見い出されるであろう。また、器質的な異常のある症例においても、家族の問題がみられることもある[4]。これは、家族の問題が成長不全の要因の1つであったのか、成長不全の子どもがいることで家族の問題がみられたのかは明確でないことも多い。

5 — 摂食の問題と発達障害

さて、異食症、反芻性障害、幼児期または小児期早期の哺育障害は、DSM-IV[1]の記述においても、広汎性発達障害、精神遅滞など発達障害との関連をいわれている。

哺育障害の幼児は、発達遅滞のあることもある。発達遅滞の幼児にとっては、哺育の問題は、重大なことである。脳性麻痺のある子どもは、嚥下困難をもつことが多い。

Sullivan PB ら(2000)[5]は、神経学的障害をもつ子どもたちの哺育と栄養の問題を研究し、哺育の問題は一般的であるとした。障害をもつ子どもの母親は、より多くの時間を子どもに食べさせることに費やしている。それにもかかわらず、障害のある子どもたちは、低栄養状態であることが多い。運動機能障害の重症度と哺育の問題との間には、相関関係が有意であった。哺育の問題のある子どもの母親は、子どもの体重についての心配がよりあった。また、哺育はストレスが多く楽しいことと思えないという養育者もいることを指摘した。子どもに食べさせる時間が長くかかることと、養育者のストレスとは相関がみられた。

哺育の問題は、発達障害と関連があるが、子どもの身体的要因や精神的要因、また家族のストレスや育児スキルといったことが複合して起こると考えられる。

6 — 哺育障害と親子の関係

発達の遅滞のみられない子どもたちにも、哺育障害はみられる。多くは子どもの発達過程の一時的なことである。その中に哺育の問題を引きずってしまう子どもたちがいる。これらの子どもたちはさまざまな原因によっている。環境の問題、養育者の育児能力の問題、子どもの気質の問題、および心理学的要因であったりする。子どもの気質と社会的環境が相互に影響し合って、親と子どもの葛藤の準備状態となってしまう。哺育は、社会的な環境の中で行われるものである。周囲の社会的状況が子どもの気質にそぐわないものであると、哺育の問題が起こってくる。親が子どもの気質、発達レベル、そしてどのように哺育されると喜ぶかを理解すると、親子関係は好転し、相互に満足した食事の時間を過ごすことができるようになる。同じ環境でも問題なく哺育される子どもたちはいるし、うまく食べることができなくなる子どももいる。子どもは食事について、発達するにつれて自分の好みを言うようになるが、問題のない親は適切に対応できるものである。このような子どもの変化に対応することのできない親もいるだろう。子どもがきちんとした食事をしないと不安に

なったり、ゆっくり食事することができなかったりする。

哺育障害の子どもは、母親との接触をしようとしないし、母親も子どもに接触しようとしない。子どもは、母親から離れていることが多く、母子関係自体に困難があるだろう。摂食だけでなく、行動や睡眠の問題ももつ子どもが多いといわれる[6]。

親子の相互関係の問題がその幼児の哺育の問題に関係したり、悪化させているものもある。幼児虐待または無視が関連することもある。

ひどく病的な養育と関連し、ほとんどの状況において著しく障害され十分に発達していない対人関係を特徴とするものを反応性愛着障害という[1]。反応性愛着障害は、幼児期または小児期早期の哺育障害、異食症、または反芻性障害と関連することがある。

また、反応性愛着障害は発達遅滞とも関連する。発達遅滞は、また、幼児期および小児期早期の哺育障害と関連があることは前述した。

Chatoor Iらは[7]、摂食障害の幼児を報告し、彼らの自立と依存の間の葛藤があるとした。彼らの母子関係は分離と自立の葛藤であるとしている。その母親と子どもの相互作用は[8]、青年期のanorexia nervosaの症例の母親の行動パターンと同じであるといっている。このような母親は、柔軟性がなく、子どもの様子をみて世話をするということをしない。そして、このような母親は、感情的な表情も、悲しそうで苦しそうで、時には怒っているようでもある。このような感情は、母子相互に、鏡のように映し合っている。

7 哺育障害により起こってくる問題

一方で、発達障害もみられず、明らかな家族の問題もみられないにもかかわらず、哺育の障害のみられる乳児の症例もみられる[2]。これらの家族に起こっているのは、子どもが摂食が少ないことにより引き起こされた両親の不安であると解釈される。明らかな原因がなくともNOFTTは起こり、そのこと自身が家族に大きなストレスをかけると考えられる。

これらの乳児は、しかし、心理学的問題を乳児か母親のいずれかにもっていると考えられることもある[7]。

8 哺育障害の臨床

児童精神科の臨床においては、児童期の哺育障害、摂食障害として多く相談されることは、小児科臨床とは違って、発達障害、特に自閉性障害の子どもたちの極端な偏食や少食である。児童期の哺育障害、摂食障害は、多くは自閉性障害などの基盤をもつが、それだけでは臨床的に問題とはならない。子どもの障害だけではなく、家族の問題や母子関係の問題がみられることが多い。しかしながら、このような子どもたちの家族関係や母子関係の問題もまた子どもたちとの愛着関係をもちにくい発達障害と関連がある。このように、児童期の哺育障害・摂食障害は、心理社会的要因と器質的な要因と両者に関連があるといえる。哺育障害が、子ども自身にのみ原因があるということは

少ないと考えられる。家族の問題も考えさせられることがしばしばである[3]。

これらの幼児期の哺育・摂食障害が、青年期の神経性無食欲症や神経性大食症などの摂食障害のリスクファクターとなるかどうかについても研究は進められてきている[9]。

Bruch H[10] は、anorexia nervosa は、内的感覚の障害が関連すると考えている。Anorexia nervosa の子どもは、自分がいつ空腹で、お腹がすいているかということを他の感覚と区別できないといっている。さらに、子どもの要求や自己を表現する徴候に対して適切な反応をしない親についていっている。子どもからの働きかけに対して適切な反応をすることは、子どもが内的感覚に気づいたり、自己価値を築いていくために必要である。これらの Bruch のいっている状態は、infantile anorexia nervosa や成長不全の子どもたちについてもあてはまる[8]。

また、anorexia nervosa の母親は、子どもに十分な食物を与えられないリスクがある。母親の不安から子どもは食物を制限される。子どもによっては、家庭で食物制限され、家の外では多量に食べることがある[11]。Anorexia nervosa の母親は、子どもとの関係がうまくいかない。食物の問題だけではなく、母親が子どもへの反応をあまりしないので、母子関係が希薄になる。母親は、育児を楽しいと思えなくなり、たくさん食べることが不安、そして身長・体重が増えないことが不安である。子どもの情緒的な発達の問題にも注目すべきである。

幼児期および小児期早期の哺育や摂食の問題は、その背景に、養育者との愛着関係が示唆されている。刺激の欠如、無視、ストレスの強い生活環境や親子関係が、素因として考えられる。愛着関係を築きにくい発達障害の児にみられることも多い。哺育や摂食の問題とこれらの背景因子との関連は、今後の課題であろう。

(猪子香代)

● 文　献

1) American Psychiatric Association : Diagnostic and statistical manual of mental disorders. 4th ed, American Psychiatric Association, Washington DC, 1994.
2) Lichtman SN, Maynor A, Roads JM : Failure to imbibe in otherwise normal infant. Jounal of Pediatric Gastroenterology and Nutrition 30 : 467-471, 2000.
3) Manikam R, Perman JA : Pediatric feeding disorder. J Clin Gastroenterol 30(1) : 34-46, 2000.
4) Boddy JM, Skuse DH : The process of parenting in failure to thrive. J Child Psychol Psychiatry 35(3) : 401-424, 1994.
5) Sullivan PB, Lambert B, Rose M, et al : Prevalence and severity of feeding and nutritional problems in children with neurological impairment ; Oxford Feeding Study. Developmental Medicine & Child Neurology 42 : 674-680, 2000.
6) Feldman R, Keren M, Gross-Rozval O, et al : Mother-Child touch patterns in infant feeding disorders ; relation to maternal, child, and environmental factors. J Am Acad Child Adolesc Psychiatry 43(9) : 1089-1097, 2004.
7) Chatoor I, Egan J : Nonorganic failure to thrive and dwarfish due to food refusal ; A separation disorder. J Am Acad Child Psychiatry 22 : 294-301, 1983.
8) Chatoor I, Egan J, Gatson P, et al : Mother-infant interaction in anorexia nervosa. J Am Acad Child Psychiatry 27 : 535-540, 1987.
9) Marchi M, Cohen P : Early childhood eating behaviors and adolescent eating disorder. J Am Acad Child Adolesc Psychiatry 29 : 112-117, 1990.
10) Bruch H : Eating disorders ; Obesity and Anorexia Nervosa and the Person Within. Basic Books, New York, 1973.
11) Scourfield J : Anorexia by proxy ; are the children of anorexic mothers an at-risk group? Int J Eat Disord 18(4) : 371-374, 1995.

II. 各論

10. 反応性愛着障害

はじめに 反応性愛着障害(Reactive Attachment Disorder of Infancy or Early Childhood)は、幼児期または小児期早期に心理的あるいは身体的な虐待をはじめとする不適切な養育を受けた子どもたちが起こしてくるさまざまな対人関係上の問題が主養育者との歪んだ愛着関係の中から生じてくる可能性があるとの見解から生じた概念である。この疾患概念の妥当性、症状の評価の問題、治療的な介入に関してはさまざまな議論があり、一定の見解を得るに至っていない。しかしながら、児童虐待が増加している今日の社会状況から考えて、特に乳幼児および児童精神医学領域では、今後ますます注目される疾患概念の1つになるであろうと考えられる。

1 ── 概 念

　DSM-IV[1]における反応性愛着障害は、実際にネグレクト(無視)や虐待などの病的な養育の証拠があること、および主養育者との歪んだ関係から生じるであろうと推測される子どもの側のさまざまな対人関係上の問題行動を広く包含した概念であり、単に子どもの養育者への愛着形成にのみ着目して下される診断名ではない。
　疾患名にも含まれている愛着(attachment)とは、子どもが主養育者に対して向ける特別な感情の絆を指す[2]。正常な子どもの精神発達を主養育者への愛着という観点からみてみると、一般に生後3ヵ月までは、主養育者に対して子どもが明らかな愛着を示すことはない。生後半年になると、見知らぬ人と主養育者に対する子どもの反応が明らかに変わってくるが、主養育者に対して特別な愛着をもつのは生後8ヵ月以降であるといわれている。3歳頃までに子どもは主養育者を安全基地として利用し、さまざまな試みを繰り返す中で子どもの自己は確立され、他の人とよい対人関係を築いていく基礎ができあがっていく。正常な愛着は、特に子どもの右脳半球の大脳辺縁系の発達と養育者が提供する、共感的、支持的で適切な養育環境との相互作用によって生じてくる[3]。一方、ネグレクト、虐待などにより適切な養育環境を奪われた子どもや施設養育を受けた子どもの中には、他人とのかかわりを避ける、遊びに興味を示さない、過度な恐れを抱く、攻撃的である、あるいは見知らぬ人に対して過度になれなれしいなどの精神医学的なさまざまな問題が出現すると従来報告されている。DSM-IVにおける概念は、「愛着」障害と命名されているが、実際上は「愛着」そのものをみているというより、病的な養育が正常な愛着形成を阻害することを前提として、その結果生じる子どもの社会性、あるいは対人関係上の問題を取りあげているのである[4]。
　本疾患の有病率、自然経過などに関する大規模な疫学的な研究は現在のところなされていない。有病率に関しては、DSM-IV[1]には、本疾患は非常に珍しいもののように思われると記載されてい

る。また、経過は子どもと養育者の個々の要因、関連する心理社会的欠陥、および干渉の性質によってそれぞれ異なるが、適切な支持的環境が与えられれば、かなりの改善、寛解が起こることもある、と記載されている。

2 ── 成　因

DSM-IV[1]の診断基準にもあるように、病的な養育が発症の大きな要因である可能性が高いと考えられているが、現在までに成因である可能性があるとされている問題を、養育者側の問題と子ども側の問題に分けて以下に述べる。

1 養育者側の要因

病的な養育が発症の要因となり得るか否かについてはさまざまな研究がある。

中等度および重度の愛着障害においては、剥奪（deprivation）の期間と愛着障害の発生率が比例する、との研究がある[5]。また、愛着障害における問題行動は施設養育など非常に剥奪された環境に付随するという研究もいくつかある[5,6]。

その一方で、病的な養育により発生するのは言語や運動の遅れ、生活習慣獲得の遅れであって、愛着障害で定義されているような対人関係の障害は起こらない、とする研究もある[7]。また、Boris NW らは DSM-IV で反応性愛着障害と診断された 3 歳未満の 48 名のカルテを 4 名の臨床医が詳細に検討したところ、病的な養育がなされたことが明らかであるかどうかは、反応性愛着障害の診断にはなんら影響を与えなかったとも述べている[8]。

以上より、病的な養育を受けた子どもが本障害を発症する可能性が示唆されるが、病的な養育を受けたすべての子どもが本障害を生じるわけではなく、病的な養育のみが必ずしも本疾患を生じさせるわけではないと結論づけられる。

養育者のリスクファクターとしては、パートナーの暴力、薬物などの依存症の問題、10 代で親となること、抑うつや貧困などが不安定な愛着形成の要因になり得るとの指摘がある[9,10]。

2 子ども側の要因

病的な養育を受けたときの子どもの年齢が愛着の質や問題行動の質に関係しているとの研究がある[11]。乳児期に病的な養育を受けた子どもたちの方が幼児期に病的な養育を受けた子どもたちより、発達が遅れているとの報告がある[12]。これは、DSM-IV[1]における反応性愛着障害の子どもを直接扱った研究ではないが、病的な養育を受けた子どもの年齢が低い方が後に問題を生じやすいことを示唆しているといえるであろう。

子どもの側の生物学的な要因に関しては、未熟児であること、難しい気質であること、慢性疾患や身体奇形をもっていること、精神発達遅滞などの発達上の問題をもっていることなどが愛着を不安定にさせ、後の問題を生じさせやすい要因として報告されている[1]。

3 病態および診断

　通常、生後数年の間に特徴的な諸症状が始まる、とされている。それ以降に発症する場合は、通常典型的な反応性愛着障害の諸症状を呈さない、といわれている。これは愛着形成が主として、生後数年に著しく発達する右脳の機能により司られていることとの関係が示唆される[13]。

　DSM-Ⅳ（表31）における反応性愛着障害の基本的特徴は、5歳以前に始まり、ほとんどの状況において著しく障害され十分に発達していない対人関係を示し、それがひどく病的な養育と関係があるものである（基準A）。症状の表出には2つの型がある。抑制型（基準A1）の場合、子どもは過度に抑制され、過度に警戒的な反応、相互に矛盾した両価的な反応様式を示す。脱抑制型（基準A2）の場合、散漫な愛着の様式がみられる。子どもは無分別な社交性と適切な愛着対象を選ぶ能力の欠如を示す。抑制型の方が稀であると考えられている[14]。

　この障害は精神遅滞のような発達の遅れのみではうまく説明されず、広汎性発達障害の診断基準も満たさない（基準B）。子どもの情緒的身体的欲求を無視する、主養育者が頻繁に変わるなど愛着形成を妨げると考えられる病的な養育が存在すること（基準C）、およびそれが障害された対人関係の原因であると考えられる（基準D）。

　本疾患には、虐待との関係から心的外傷後ストレス障害（PTSD）、が合併しやすいといわれている[14]。発達の遅滞、幼児期または小児期早期の哺育障害、異食症、反芻性障害も関連することがある。また、対人関係の障害という観点から、広汎性発達障害の中の自閉性障害（自閉症）などとしばしば混同されやすいことも銘記する必要がある。広汎性発達障害では、選択的な愛着が発達しない

表 31. 幼児期または小児早期の反応性愛着障害の診断基準（DSM-Ⅳによる）

A. 5歳未満に始まり、ほとんどの状況において著しく障害され十分に発達していない対人関係で、以下の(1)または(2)によって示される：
 1. 対人的相互作用のほとんどで、発達的に適切な形で開始したり反応したりできないことが持続しており、それは過度に抑制された、非常に警戒した、または非常に両価的で矛盾した反応という形で明らかになる（例えば、子どもは世話人に対して接近、回避および気楽にさせることへの抵抗の混合で反応する、または固く緊張した警戒を示すかも知れない）。
 2. 拡散した愛着で、それは適切に選択的な愛着を示す能力の著しい欠如（例えば、あまりよく知らない人に対しての過度のなれなれしさ、または愛着の対象人物選びにおける選択力の欠如）を伴う無分別な社交性という形で明らかになる。

B. 基準Aの障害は発達の遅れ（精神遅滞のような）のみではうまく説明されず、広汎性発達障害の診断基準も満たさない。

C. 以下の少なくとも1つによって示される病的な養育：
 1. 安楽、刺激および愛着に対する子どもの基本的な情緒的欲求の持続的無視。
 2. 子どもの基本的な身体的欲求の無視。
 3. 第1次世話人が繰り返し変わることによる、安定した愛着形成の阻害（例えば、養父母が頻繁に変わること）。

D. 基準Cに挙げた養育が基準Aに挙げた行動障害の原因であるとみなされる（例えば、基準Aに挙げた障害が基準Cに挙げた病的な養育に続いて始まった）。
 ＊病型を特定すること
 　抑　制　型：基準A1が臨床像で優勢な場合
 　脱抑制型：基準A2が臨床像で優勢な場合

（文献1）による）

か、または非常に偏っているが、それは通常、病的な養育の結果として現れるものではない。また、愛着をはじめとする対人関係の問題に加えて、広汎性発達障害では言語の障害、特有のこだわりなども特異的な症状として認められる。

反応性愛着障害の診断に関してBorisらはDSM-IVの診断基準は信頼性にやや問題があるとしているが[8]、今後はこれらの研究を受けて、より正確に診断できるように診断基準が改定されていくであろうと考えられる。

4 治療

Richters MMらは4例の症例研究から、反応性愛着障害は精神科的な介入に反応しやすく症状の改善が得られやすいと述べているが[7]、反応性愛着障害に関する確立された治療法や科学的なデータに基づく実証的な治療に関する研究はない。前述したように、病因に関しては意見の分かれるところであるが、DSM-IV[1]の中にも触れられているように、病的な養育が反応性愛着障害発症の要因であるとの立場に立つならば、病的な養育を受けた子どもに関する治療的介入を参考にすることが可能であろうと考えられる[14]。すなわち、子どもへの支持を強化し、信頼を構築し、行動を制御する方法を教える治療プログラムである。その中に養育者を組み入れることが大切であると考えられている。病的な養育をしていた養育者を再教育する場合は養育者としての資質が問題になってくることもあると考えられる。乳児期に重篤な愛着不全を示した養子でも、支持的で共感的な新しい養育者の下では、その養育者を信頼し問題行動を呈することなくうまく適応することができた、との報告がある[11]。また、わずか15名の反応性愛着障害の子どもの治療に関する報告であるが、週1回、45分、主として養育者の再教育という側面の大きいセッションを3ヵ月もつことで、治療前、子どもが呈していたほぼすべての症状になんらかの改善が認められたとの報告もある[15]。

その後の子ども自身に対するアプローチとしては、子どもによい対人関係スキルを教えること、リラクゼーションや認知の再構成を通じて不安に対処する方法を教えること、虐待に起因する不安や恐怖を克服するために、虐待に対する知的情緒的理解を深めるための教育を実施することなどが含まれる。これらは虐待を受けた子どもに対する介入の典型的な例であるが、反応性愛着障害の子どもに対しても前述した理由から、一定の効果を上げるであろうと考えられる[14]。

5 予後

DSM-IV[1]によれば、適切な環境が与えられれば、かなりの改善、寛解が起こることもある、とされている。しかしながら、早期の剥奪(deprivation)の既往をもち、ルーマニアから英国へ養子となるために渡った165名の児童を対象とした研究では、養子になり適切な環境が与えられても、評価時の4歳と再評価時の6歳の2年間で愛着障害に関連すると考えられる諸症状は変化しなかったとの報告もある[16]。いずれにせよ、現在のところ反応性愛着障害を扱った大規模な長期にわたる疫学的な研究に基づく予後のデータは出ていない。

II. 各　論

まとめ　反応性愛着障害は、DSM-Ⅲから扱われるようになった比較的新しい疾患概念であり、本稿では最近の研究の成果も含めて述べた。成因、自然経過、治療、予後などに関する今後の研究により、近い将来、本疾患に関する理解が深まり、より適切なアプローチが取られるようになるであろう。

（村瀬聡美、本城秀次）

●文　献

1) American Psychiatric Association：Diagnostic and statistical manual of mental disorders. 4th ed, Washington DC, 1994.
2) Zeanah CH, Mammen OK, Lieberman AF：Disorders of attachment；Handbook of infant mental health. pp332-349, Guilford, New York, 1993.
3) Schore AN：Effects of a secure attachment relationship on right brain development, affect regulation, and infant mental health. Infant Mental Health Journal 22：7-66, 2001.
4) Richters MM, Volkmar FR：Reactive attachment disorders of infancy or early childhood. Child and adolescent psychiatry；A comprehensive textbook, 2nd ed, pp498-502, Williams, Baltimore, 1996.
5) O'Connor T, Bredenkamp D, Rutter M, et al：Attachment disturbances and disorders in children exposed to early severe deprivation. Infant Mental Health Journal 20：10-29, 1999.
6) Hodges J, Tizard B：Social and family relationships of ex-institutional adolescents. Journal of Child Psychology and Psychiatry 30：77-97, 1989.
7) Richters MM, Volkmar FR：Reactive attachment disorder of infancy or early childhood. J Am Acad Child Adolesc Psychiatry 33：328-332, 1994.
8) Boris NW, Zeaner CH, Larrieu JA, et al：Attachment disorders in infancy and early childhood；A preliminary investigation of diagnostic criteria. Am J Psychiatry 155：295-297, 1998.
9) Carlson EA：A prospective, longitudinal study of attachment disorganization/disorientation. Child Development 69：1107-1128, 1998.
10) Main M, Hesse E：Parents' unresolved traumatic experiences are related to infant disorganized attachment status；Is frightened and/or frightening parental behavior the linking mechanism? Attachment in the preschool years；Theory, research, and intervention. pp161-182, University of Chicago Press, Chicago, 1990.
11) Albus K, Dozier M：Indiscriminate friendliness and terror of strangers in infancy；Contributions from the study of infants in foster care. Infant Mental Health Journal 20：30-41, 1999.
12) Erickson MF, Egeland B, Pianta R：The effects of maltreatment on the development of young children. Child maltreatment；Theory and research on the causes and consequences of child abuse and neglect, pp647-684, Cambridge University Press, New York, 1989.
13) Zeanah CH：Disturbances of attachment in young children adopted from institutions. J Dev Behav Pediatr 21：230-236, 2000.
14) Hanson RF：Reactive attachment disorder；What we know about the disorder and implications for treatment. Child Maltreatment 5：137-145, 2000.
15) Mukaddes NM, Bilge S, Alyanak B, et al：Clinical characteristics and treatment responses in cases diagnosed as reactive attachment disorder. Child Pshychiatry and Human Development 30：273-287, 2000.
16) O'Connor T, Rutter M：Attachment disorder behavior following early severe deprivation；Extension and longitudinal follow-up. J Am Acad Child Adolesc Psychiatry 39：703-712, 2000.

11. チック障害、トゥレット障害

はじめに チック障害は現在は1つのスペクトラムで考えられるようになっており、トゥレット障害(Tourette's disorder：DSM-IV-TR の診断名であり、通常は Gilles de la Tourette 症候群、または Tourette 症候群といわれることが多い。以下は欧米でよく使われる略語の TS を使用する)での研究が、チック障害全般に敷衍して理解されている。一過性チック障害から TS まではかなりの幅があり、その連続性について十分に明らかになっているとは言えないが、本稿では、TS に関する知見を中心にしながらチック障害全般について述べる。

1 ── 概　念

1 チックの定義とチック症状の概要

　チックとは、突発的で急速であり、かつリズムなく繰り返されるパターン化した運動あるいは発声を指す[1)2)]。チックは不随意運動とされてきたが、部分的には随意的抑制が可能であることから、半随意と考えられるようになった[3)]。

　チック症状には、運動チックと音声チックがあり、それぞれが単純チックと複雑チックに分けられる[1)2)](表32)。単純運動チックはよくみられるもので、その中でも瞬きなどの眼のチックが最も多い。複雑運動チックは身体のいろいろな部分が一緒に動くチックで全身に及ぶものもある。単純音声チックでは、咳払いが最も多い。複雑音声チックでは、状況に合わない単語や句の繰り返しが一般的である。TS では、特異的な複雑音声チックとして、汚言症(コプロラリア：社会に受け入れられない、しばしば卑猥な単語を言ってしまうこと)、反響言語(エコラリア：他の人の言った言葉などの繰り返し)、反復言語(パリラリア：患者自身の音声や単語の繰り返し)が認められることがあ

表 32. チック症状の概要

	単純チック	複雑チック
運動チック	<単純運動チック> 瞬き、眼を回す、白眼を向くなどの眼の動き、口を歪める、鼻を曲げる、顔しかめ、首を振る、首をグイッと引く、肩すくめ	<複雑運動チック> 顔の表情を変える、身繕いをする、飛び跳ねる、人や物に触る、地団太を踏む、物の匂いをかぐ
音声チック	<単純音声チック> コンコン咳をする、咳払い、鼻を鳴らす、鼻をクンクンさせる、動物の鳴き声やほえ声のような奇声	<複雑音声チック> 状況に合わない単語や句の繰り返し、汚言症(コプロラリア)、反響言語(エコラリア)、反復言語(パリラリア)

る。複雑チックは、単純チックより動きがやや遅く、一見すると目的性があるようにみえることもある。また、チックと関連する部位にチックが起こる直前に違和感を感じたりチックが起きた直後に解放感を感じること(urge または sensory tics)が TS で重視されるが、チック障害全般であり得る。

2 チック症状の変動性

　チックは心因性ではないが、心理的な影響で変動することが多い[2)4)]。緊張が増加していくときや強い緊張が解けたときに症状が増加し、精神的に安定しているときに症状が減少する傾向がある。学校ではチックが目立たないのに家庭ではチックが多いとの訴えはしばしばあるが、家庭に問題があるからではなくてむしろ学校のように緊張しないでいられるためである。緊張や不安だけでなく、楽しいことで気持ちが高ぶったときにもチックは増加する傾向があり、テレビを観たりテレビゲームをしたりしているときにチックが目立つことはよくある。同じように楽しいことでもプラモデルを作るというように集中して作業をしているときにはチックは減少する傾向がある。また、チックは睡眠中にはほとんどみられない。

　心理的な理由もなく自然にチック症状が次々に変化したり、あるいは軽快や増悪を繰り返すことは、TS でよくみられるが、チック障害全般であり得る。

3 チックの頻度と経過

　子どもの 10〜20% がチックを示すとされる。大多数が一過性チック障害であると思われるが、軽症まで含めると TS の頻度も 1% 近くとされており必ずしも稀ではない[4)]。チック障害は男性に多く、特に TS でその傾向が強い。

　チックは 6〜7 歳において最も多く認められ、思春期の後半になるとその頻度が減少してくる[4)5)]。チックは経過中に、消長を繰り返したり、部位、種類、頻度が変動したりすることが多い。部位でいうと、頭側から尾側へ広がる傾向がある。種類でいうと、単純運動チックが最も早く出現し、複雑運動チックや単純音声チックがそれに次ぐことが多い。TS では、10 歳過ぎになるとコプロラリアなどの特異的な複雑チックが出現してくることがある。また、10 歳頃から、チックが始まる前、あるいは終わるときに、その部位に違和感(urge)を述べられるようになる。

4 併発する症状、障害

　チック障害に併発して治療の対象となることがある主な症状、障害について以下に述べる。多くの報告は TS を対象としたものであるが、チック障害全般に当てはまると思われる。当初はチック障害として受診しても経過の中でチック症状が消失してしまい、むしろこれらの併発症についての治療が必要となることがある。

(1) 強迫性障害(OCD)[4)6)]
　強迫症状や OCD とチック障害とには密接な関連がある。TS では約 30% が OCD を併発する。

一方、小児のOCDの60％にチックを認め、15％にTSが併発していたとの報告もある。

TSに強迫症状を伴う場合は、10歳頃より出現してくることが多い。

TSにOCDを併発すると、チックの重症度や併発症の数からみるとより重症になると思われる。Yale-Brown Obsessive-Compulsive Scale(Y-BOCS)で記録された強迫症状を因子分析して複数のディメンジョンに分けたところ、チック障害を伴うOCDでは、OCD単独の場合と比べて、汚染に関する強迫観念および掃除と洗浄に関する強迫行為の得点が有意に低かったという。また、TSを併発するOCDでは、強迫行為は強迫観念に伴って起こるとは限らず、不安を打ち消すためというよりも"まさにぴったり"せずにはいられないという感覚に引き続いて起こる傾向がある。TSにおける強迫症状は衝動性の統制の悪さで特徴づけられていると思われる。

(2) 注意欠陥/多動性障害(AD/HD)

TSの併発症の中でも、AD/HDはOCDと並んでその頻度が高く、50％以上に及ぶという報告もある[7]。一方、AD/HDでは一般よりもチックの頻度が高くそのほとんどが慢性チックであり、TSの頻度は10％以上であるという。

TSにAD/HDを伴うと、チック症状そのものが重症になるとはいえないが、衝動性や攻撃性がかなり増加し、社会適応も障害される。

TSを併発するAD/HDでは、そうでない場合に比べてOCDの頻度が高くなるが、AD/HD症状を含めた他の臨床特徴は大差ない。

(3) その他

TSには衝動性や攻撃性を伴いやすく、自傷、器物破損、他害を起こしやすいことが報告されている[8]。自傷などは、チック症状によるもの、やってはいけないと思うとやってしまうチック様強迫症状、怒りや苛立ちの現れなどさまざまな場合がある。突如として"きれて"しまって止められずに鎮静化してから後悔するという怒り発作(rage attack)が適応の妨げとなることもある[9][10]。健常者より抑うつや不安が高かったり不登校に陥りやすいことも報告されており[8]、分離不安を含めたOCD以外の不安性障害の併発も多いとの指摘がある[11]。

AD/HDの併発とも関連して、学習障害を伴うこともある。学習障害の診断基準を満たしてはいなくとも、言語系が優れていて視知覚系が劣っているという能力の不均衡はしばしば認められる。

2 ── 成　因

チック障害は心因性の疾患とされてきたが、TSを中心にした研究が進み、生物学的な基礎のある疾患と考えられるようになっている[12][13]。チックになりやすい素質の遺伝の関与が強く示唆されている。

以下ではTSに関する研究を中心に述べる。遺伝的要因と環境要因との絡み合いが関与しているという基本的な考え方はチック障害全般にも適用できよう。

II. 各　論

1 遺伝的要因

(1) 臨床遺伝学的研究

　双生児研究や家族研究からTSには家族集積性があり遺伝的要因が関与していることが示唆されてきた[3)14)]。洗練された家族研究によって、TS、慢性運動チック、OCDの頻度が対照よりも有意に高いことが示されて、1つの遺伝的要因が、TS、慢性運動チック、OCDという表現型をとり、男性ではチック障害、女性ではOCDという表現をとりやすく、常染色体優性遺伝をするという仮説が立てられた[15)]。しかし、多施設での追試が行われるうちにこの仮説に否定的な結果が得られたり、この仮説に基づいて分子遺伝学的研究が行われても遺伝子が発見できなかったりした。

　小児期にチックを呈した人の子どもでは対照の2倍以上の割合でチックが認められたとの報告もあり[16)]、遺伝の形態はともかくとしてTSをはじめとするチック障害で遺伝的要因が関与しているのは確かであろう。

(2) 分子遺伝学的研究

　先に述べた仮説に基づいてゲノムの体系的なスキャンを行っても連鎖は認められず、単一遺伝子疾患ではないことが明らかになった。

　そこで、遺伝モデルを必要としない罹患同胞対法（affected sib-pair analysis：同胞対が同じ疾患に罹患しているとき、あるDNAマーカーを共有する率が高ければこのマーカーと連鎖していると推察する）が試みられた。アメリカトゥレット協会の後援で国際遺伝コンソーシアムが組織されて検討が重ねられており、TSまたは慢性運動性チック障害を有する場合を罹患とすると染色体2pに強い連鎖を認めたが[17)]、決定的ではない。

　細胞遺伝学的所見を手がかりにした遺伝子解析も試みられている。Slit and Trk-like 1（*SLITRK1*）遺伝子の近接で新たな逆位を認めたTS患者の発見から、*SLITRK1*遺伝子の変異の関与が想定されたが、重要な役割を果たすとは言い難いとの報告もある。とはいえ、このような手法での検討は今後も進められると思われる。

2 環境要因

　TSが単一遺伝子疾患よりは複雑であると考えられるようになるとともに、環境要因の関与を示唆する所見が蓄積されてきて、環境要因も絡んだ多因子遺伝という可能性を考慮する必要が生じてきた。

　環境要因としては、胎生期や周生期の障害の関与が検討されてきた。一卵性双生児での不一致の検討から、出生時体重が低い方がより重症であると示唆されてきた。チックの重症度と妊娠中の母親のストレス、妊娠3ヵ月までの重度の嘔気、嘔吐が関係するという報告もある。

　環境要因としては、溶連菌感染症後の自己免疫疾患（pediatric autoimmune neuropsychiatric disorders associated with streptococcal infections；PANDAS）も検討されてきた[18)]。溶連菌感染後に生じる小舞踏病とTSとで症状や推定される病態に近似した点があるところから想定された

が、TSの大多数を説明することは難しい。

　TSに限らずチック障害全般で家庭や学校におけるストレスは誘因として作用すると考えられる。些細な誘因でチック障害が引き起こされたり著しく増悪したりする場合もある。心理的ストレスはその子によってそれぞれ違う強さで作用することになる。

3 病態

　精神薬理学的には、TSにhaloperidolをはじめとするドパミン2(D_2)リセプター拮抗作用の強い薬物が有効であることなどから、ドパミン系の関与が想定されている[4)12)]。ドパミン系のリセプターの異常やトランスポーターの異常やドパミンの相性の放出に加えて、腹側線条体のドパミン終末の密度の増加の報告もあり、ドパミン系の関与は確かだろうが、その機制について結論は得られていない。ドパミンのほかに、TSとOCDが関連することからOCDで重要な役割をすると考えられるセロトニンが、さらに、クロニジンのように$α_2$ノルアドレナリンリセプターに作用する薬物が有効であることなどからノルアドレナリンが、TSの病態にかかわっていると考えられている。これらの神経伝達物質のバランスが発達に伴って変化することがチック症状の経過に関連しているかも知れない。

　以上に加えて脳画像研究や神経心理学的研究などから、TSには特定の皮質―線条体―視床―皮質回路(cortico-striato-thalamo-cortical circuit；CSTC回路)が関与すると想定されている[4)12)13)]。CSTC回路の中で、前頭前皮質に興奮性の効果をもたらす直接経路と前頭前皮質の興奮を減じる間接経路とのアンバランスが生じているという。

4 診断

1 診断と分類

　症状を観察して本人や家族から経過などを詳しく聞くことでほぼ診断可能である。

　18歳未満で発症したチック障害は、チックの種類と持続期間から、一過性チック障害、慢性運動性または音声チック障害およびTSにほぼ分けられる(表33)。一過性チック障害とは、チックの持続が4週間以上で1年間未満のものである。慢性運動性または音声チック障害とは、運動または音声チックの一方のみが1年以上続くものである。TSは多様性の運動チックおよび音声チックが合併して1年以上続くものである。コプロラリアやエコラリアがTSに特徴的とされるが、全例に認められるわけではなく、TSの診断に必須でもない。

2 鑑別診断

　舞踏運動、バリスム、アテトーゼ、ジストニー、ミオクローヌスなどの他の不随意運動との鑑別を要することが時にある[19)]。チックでは、瞬きをはじめとする顔面の素早い運動、随意的な抑制、睡

II. 各　論

表 33. DSM-Ⅳ-TR によるチック障害(Tic Disorders)の診断基準

307.23 トゥレット障害(Tourett's Disorder)
　A．多彩な運動性チック、および 1 つまたはそれ以上の音声チックが、同時に存在するとは限らないが、疾患のある時期に存在したことがある(チックとは、突発的、急速、反復性、非律動性、常同的な運動あるいは発声である)。
　B．チックは 1 日中頻回に起こり(通常、何回かにまとまって)、それがほとんど毎日、または 1 年以上の期間中間欠的にみられ、この期間中、3ヵ月以上連続してチックが認められない期間はなかった。
　C．発症は 18 歳未満である。
　D．この障害は物質(例：精神刺激剤)の直接的な生理学的作用、または一般身体疾患(例：ハンチントン病またはウイルス脳炎後)によるものではない。

307.22 慢性運動性または音声チック障害(Chronic Motor or Vocal Tic Disorder)
　A．1 種類または多彩な運動性チック、または音声チック(すなわち、突発的、急速、反復性、非律動性、常同的な運動あるいは発声)が疾患のある時期に存在したことがあるが、両者が共にみられることはない。
　B．チックは 1 日中頻回に起こり(通常、何回かにまとまって)、それがほとんど毎日、または 1 年以上の期間中間欠的にみられ、この期間中、3ヵ月以上連続してチックが認められない期間はなかった。
　C．発症は 18 歳未満である。
　D．この障害は物質(例：精神刺激剤)の直接的な生理学的作用や一般身体疾患(例：ハンチントン病またはウイルス脳炎後)によるものではない。
　E．トゥレット障害の基準を満たしたことがない。

307.21 一過性チック障害(Transient Tic Disorder)
　A．1 種類または多彩な運動性および/または音声チック(すなわち、突発的、急速、反復性、非律動性、常同的な運動あるいは発声)。
　B．チックは 1 日中頻回に起こり、それがほとんど毎日、少なくとも 4 週間続くが、連続して 12ヵ月以上にわたることはない。
　C．発症は 18 歳未満である。
　D．この障害は物質(例：精神刺激剤)の直接的な生理学的作用や一般身体疾患(例：ハンチントン病またはウイルス脳炎後)によるものではない。
　E．トゥレット障害または慢性運動性または音声チック障害の基準を満たしたことがない。
　⇒該当すれば特定せよ：単一エピソードまたは反復性

307.20 特定不能のチック障害(Tic Disorder Not Otherwise Specified)
　このカテゴリーは、特定のチック障害の基準を満たさないチックにより特徴づけられる疾患のためのものである。例として、その持続が 4 週間より短いチック、または 18 歳以後に発症するチックが挙げられる。

眠中の軽減・消失、心理的要因での変動などが特徴的で、これらの点を含めた運動自体の特徴から鑑別できる。

　ミオークロヌス以外のてんかん発作との鑑別を要することも時にある。運動自体の特徴に加えて、意識の現存の有無や脳波検査所見を検討する。

　知的障害(精神遅滞)や自閉症圏障害などにしばしばみられる随意的な常同運動との鑑別を要することもある。やはり運動自体の特徴が役に立ち、特に顔面のピクピクッという素早い運動の有無が決め手となる。

　強迫行為は、ばかばかしくてやりたくないのにやってしまうという認識があるので区別されるが、実際には鑑別が難しいこともある。

　爪かみや髪いじりなどの"くせ"(習癖異常)は、運動が比較的ゆっくりで長く持続すること、随意的に中断が可能であることから区別される。

3 検　査

　鑑別診断のために、神経学的所見を取ったり、血液検査や脳波検査、CT や MRI を行うことがある。特に薬物療法を行う場合にはあらかじめ血液検査や脳波検査を行っておくことが望ましい。

　学習障害の併発の有無を含めて治療の参考になる情報を得るために、標準的な知能検査を含めた心理検査をすることがある。

5 治　療

1 治療の基本

　チック障害の治療の基本となるのは、心理教育や家族ガイダンスおよび環境調整である。少なくとも一過性チック障害であれば、家族ガイダンスを行って家族の理解を促して不安を軽減しながら、症状の経過を見ることから始める。また、関連する部分を丁寧に診察し、本人に対しては"心配ないよ"と言うような暗示だけでもよいことがある。慢性化している場合にも基本的には大差はないが、長期的な経過を念頭において、症状（チック症状、時には併発症状）をもちながらも本人が発達し適応していくことができるように本人および家族や教師などの周囲の人々の理解と受容と促し、適切な対応のための情報を提供する。

　重症度によっては、より積極的な治療が必要になることがある。重症度の評価にあたっては、①チック症状自体の重症度、②チックによる悪影響の重症度、③併発症状の重症度、の軸で考えるとわかりやすい。①では、運動チックが全身に及んだり、大きな叫び声の音声チックやコプロラリアなどの複雑音声チックがあったりする場合、さらには、チック症状のために字が書けなかったり食事ができなかったり、身体が痛くなったり、自傷や他害や破壊行動を引き起こすなど直接的に生活に影響する場合は重症である。②では、チックを気にして登校や外出をしぶる、周囲からチックについてからかわれたりいじめられたりして悩むというように、自己評価や社会適応が低下している場合は重症である。

2 心理教育や家族ガイダンスおよび環境調整

　まず本人および家族が何を問題にしているかをよく聞くことから始める。本人はチックにまったく気づいていないことがしばしばだが、病気とは思わないもののなんとなく邪魔な感じがあり、それを取ってもらいたいと思っていることもある。家族は育て方が悪かったのではないかと自らを責めたり、さまざまな精神的行動的問題に発展するのではと不安を抱いていることも稀でない。

　家族の悩みを受け止めつつ、チックの原因は家族の育て方ではないことを明確にする。チックは、本人のもつ生物学的要因が関与している医学的な問題であり、本人の性格が悪かったり努力が不足したりするためではないことも確認する。チックを止めさせようと叱るのは不適切であるが、まったく触れないようにして家族が緊張するのも不自然であり、本人の特徴の1つとして受容していく

ことを勧める。チック障害の経過や変動性の特徴について伝えて、やがてはよくなるので些細な変化で一喜一憂しないように促す。チック症状のみにとらわれずに長所も含めた本人全体を考えて対応することの大切さも確認する。

本人にはチック症状を過度に意識しないように配慮しながら、それが異常なことではなく、経過とともに軽快・消失するはずであることを伝えて安心するように導く。

緊張や不安はチック症状の一次的な原因ではないがそれを増強する要因なので、それが改善するような環境調整も大切である。

3 薬物療法

先述したような観点から重症と判断される場合には、薬物療法の適応が検討される。

チック症状がそれほど強くないが家族や本人の不安が強い場合には、ベンゾジアゼピン系薬物の使用を試みてもよい。しかし、ベンゾジアゼピン系薬物は依存性の問題を軽視できないので、長期にわたる漫然とした使用は避け、短期間の使用が望ましい。

チック症状が強い場合には、抗ドパミン作用の強い抗精神病薬の使用が考えられる。TSに有効とのエビデンスが十分ある抗精神病薬としては、haloperidol、pimozide、risperidoneなどがある。この中でも、haloperidolはTSに対して最も古くから使用されてきた薬物であり、その有効性に関する報告は多い。しかし、錐体外路症状、意欲や認知への悪影響などの副作用も最も目立ち、副作用に注意しつつ少量から漸増することが望ましい。Pimozideは、haloperidolよりも有効性は同様かやや低く、副作用はやや少ないとの報告が多い。Risperidoneは、ドパミン、セロトニンの双方に作用して錐体外路症状を起こしにくい"非定型"抗精神病薬であり、しばしば使用される。また、ドパミン調整薬のaripiprazoleはエビデンスがまだ不十分なものの副作用が比較的軽微であり、使用が増加している。

α_2ノルアドレナリンリセプター作動性薬であるclonidineは、抗精神病薬よりも有効性が低く、効果の出現にまで6～8週間かかることがあるとの報告もあるが、抗精神病薬よりも副作用が軽度であること、併発するAD/HDに対して効果があることから、米英でかなり使用されている。

チック障害の治療では、チック症状のみでなくさまざまな併発症への考慮が大切であり、時には併発する症状、障害の治療が優先することもある。併発するAD/HDの症状が強い場合には、中枢刺激薬が禁忌とされているので、選択的なノルアドレナリン再取込み阻害薬であるatomoxetineが第一選択になると思われる。また、併発する強迫症状が強い場合には選択的セロトニン再取込み阻害薬の使用を検討する必要が生じるかも知れない。単独ではチックが増加する場合もあり抗精神病薬と併用した方がよいかも知れない。

4 その他

チックに適切に対応できるように促す行動療法または認知行動療法への関心が高まっている。チックをしたくなったときに拮抗する運動を行ってチックを軽減させようとするハビットリバーサル(habit reversal)という方法を中心に構成されており、その有効性が無作為統制試験で確認され

ている[20]）。ハビットリバーサルは、チックに気づくことによって対応しやすくなることを目指しているが、チックが気になって却って悪化しないようになどに配慮して適応を選択することが望ましい。

併発症の問題が大きければ、それに対しても薬物療法のみならず認知行動療法などが行われる。特に慢性チック障害では、本人や家族が孤立感をもたずに前向きに対応していくためには、患者・家族グループが重要である。わが国でもNPO法人日本トゥレット協会が活動している。

6 予後

多くのチック障害は一過性チック障害であり、1年以内にチックは消失する。TSをはじめとする慢性のチック障害でも10歳から15～16歳くらいまでが最も重症であり、それ以降は軽快の方向に向かうことが多く、完全に消失することもある。但し、少数では成人まで重症なチック症状が続いたり、成人後に再発したりする。

どのような条件があれば一過性チック障害が慢性化するか、成人後まで重症であり続けるTSとなるかはよくわかっていない。

7 最近の知見

既にできるだけ最近の知見を盛り込んだが、TSの複雑さを考慮した研究が進み、多面的な検討が蓄積されていることを改めて強調しておきたい。例えば、urge に関する優れた臨床観察の裏づけが脳機能画像によって得られてきている。チックを記録しながらfMRIを計測したところ、チック出現前に体性感覚にかかわる頭頂弁蓋の活動性が高まっており、不快なまたは情緒的な内的感覚によってチックが引き起こされた可能性があるという。また、チックの調整制御を目指してCSTC回路が活性化されていることを示唆するfMRI研究もある。このような脳基盤を想定しながら自己制御を目指す治療が認知行動療法といえよう。そして、極めて難治な成人患者においては自己制御の脳基盤により直接的に迫る脳深部刺激療法（deep brain stimulation；DBS）が慎重に検討されるようになってきた。

おわりに チック障害に関する従来の理解は大きく転換して、遺伝的要因と環境要因との絡み合い、また、生物学的要因と心理社会的要因の関与ということが考えられるようになっている。さらに、神経と精神の発達に伴ったチック障害の経過にも関心がもたれている。脳と心と発達を明らかにするうえで、TSをはじめとするチック障害は1つの鍵となる疾患カテゴリーといえよう。

（金生由紀子）

II. 各論

●文献

1) Leckman JF, Cohen DJ：Tourette's syndrome；Tics, obsessions, compulsions. Developmental psychopathology and clinical care, John Wiley & Sons, New York, 1999.
2) 太田昌孝：チック・Tourette 症候群. 臨床精神医学講座 11；児童青年期精神障害, 松下正明, ほか(編), pp155-163, 中山書店, 東京, 1998.
3) 金生由紀子：トゥレット障害；「不随意」と「随意」の間. 精神の脳科学, 加藤忠史(編), pp35-69, 東京大学出版会, 東京, 2008.
4) 金生由紀子：トゥレット障害. 日本小児科学会雑誌 114(11)：1673-1680, 2010.
5) 太田昌孝, 金生由紀子：経過からみた Tourette 症候群の臨床特徴. 精神医学 39：1252-1264, 1997.
6) 金生由紀子：チック障害との関連による OCD の検討. 精神神経学雑誌 111(7)：810-815, 2009.
7) 金生由紀子：AD/HD とトゥレット症候群. 精神科治療学 17：139-147, 2002.
8) Robertson MM：Tourette syndrome, associated conditions and the complexities of treatment. Brain 123：425-462, 2000.
9) Budman C, Bruun RD, Park KS, et al：Explosive outbursts in children with Tourette's disorder. J Am Acad Child Adolesc Psychiatry 39：1270-1276, 2000.
10) Kano Y, Ohta M, Nagai Y, et al：Rage attacks and aggressive symptoms in Japanese adolescents with Tourette syndrome. CNS Spectr 13：325-332, 2008.
11) Coffey BJ, Biederman J, Smoller JW, et al：Findings suggest that non-OCD anxiety disorders in general and separation anxiety disorder in particular may be significantly associated with tic severity in referred TD patients. J Am Acad Child Adolesc Psychiatry 39：562-568, 2000.
12) Swain JE, Scahill L, Lombroso PJ, et al：Tourette syndrome and tic disorders；a decade of progress. J Am Acad Child Adolesc Psychiatry 46(8)：947-968, 2007.
13) 金生由紀子：Gilles de la Tourette 症候群をめぐる最近の話題. Annual Review 神経 2011, 鈴木則宏, 祖父江元, 荒木信夫, ほか(編), pp268-277, 中外医学社, 東京, 2011.
14) 金生由紀子：トゥレット症候群の遺伝研究. 脳と精神の医学 16(3)：151-160, 2005.
15) Pauls DL, Raymond CL, Stevenson JM, et al：A family study of Gilles de la Tourette syndrome. Am J Hum Genet 48：154-163, 1991.
16) 阿部和彦：子どもの心と問題行動. 日本評論社, 東京, 1997.
17) Tourette Syndrome Association International Consortium for Genetics：Genome scan for Tourette disorder in affected-sibling-pair and multigenerational families. Am J Hum Genet 80(2)：265-272, 2007.
18) Swedo SE, Leonard HL, Garvey M, et al：Pediatric autoimmune neuropsychiatric disorders associated with streptococcal infections；clinical description of the first 50 cases. Am J Psychiatry 155：264-271, 1998.
19) 金生由紀子, 米田衆介：チックと顔面不随意運動. 精神神経疾患の状態像と鑑別診断. 臨床精神医学(増刊号)：176-182, 1997.
20) Piacentini J, Woods DW, Scahill L, et al：Behavior therapy for children with Tourette disorder；a randomized controlled trial. JAMA 303：1929-1937, 2010.

12. 排泄障害

はじめに 排泄障害には、遺尿症、遺糞症があり、遺尿症は、夜間遺尿症(夜尿症)と昼間遺尿症に分けられる。排泄障害は児童期に多くみられ、その背景にはしばしば親子間、家族内の問題がある。

1 ── 遺尿症

1 排尿のメカニズム

排尿は、尿が膀胱に溜まると、その神経刺激が脊髄を上り脳に到達し、橋の排尿中枢から末梢への刺激が脊髄を下り骨盤神経(副交感神経)を介して排尿筋を収縮させ、また陰部神経(体性神経)の働きを抑制して外尿道括約筋を弛緩させ膀胱頸部の緊張を緩め排尿が始まる仕組みになっている。大脳が成熟し排尿抑制中枢による神経支配が可能になると、排尿の抑制ができるようになる[1]。

1歳を過ぎる頃には膀胱に尿が溜まった感覚や排尿時の感覚を経験して、排尿前後に特定のサインを見せるようになる。子どもが尿意を感じ、トイレに連れて行けば1人で排尿するようになるのは2～3歳であり、多くの子どもは4歳までに自立する。

2 夜間遺尿症(夜尿症)・昼間遺尿症の概念

身体に異常のない5歳以上の子どもが1週間に2晩以上おもらしがあり、その期間が3ヵ月以上続く場合を、夜間遺尿症あるいは夜尿症(nocturnal enuresis)という。一方、昼間目覚めているときにおもらしをする場合を昼間遺尿症(urinary incontinence)と呼ぶ。また、生来持続している夜尿症を一次性夜尿症(primary nocturnal enuresis)、6ヵ月以上夜尿がなかったのに夜尿が再び始まる場合を二次性夜尿(secondary nocturnal enuresis)と呼ぶ。DSM-IV-TRの診断基準は、**表34**のようである。

夜尿症において尿を漏らすのは、夜間の前半の睡眠中であることが多いが、夜尿の回数はさまざまであり、著しい場合は一夜に5～6回漏らしているものもある。季節は、冬期に圧倒的に多い。夜尿は男児に多く、女児の場合4歳から6歳にかけて急激に少なくなり、男児の場合は8歳以後急激に少なくなる。夜尿症の方が昼間遺尿症よりも頻度は多く、尿路感染や精神障害との関連も少ない(**図16**)[2]。

3 夜尿症の原因(表35)

　夜尿は、腎臓から排泄される尿量を調節する抗利尿ホルモンであるバゾプレシンの分泌量、バゾプレシンに対する夜間の腎臓の感受性の低下、尿を溜めることのできる機能的膀胱容量の減少を反映した排泄メカニズムの協調不全、膀胱がいっぱいになった感覚に対する浅睡眠からの覚醒の弱さによっている[3]。

　知的障害、自閉症などの発達障害があると、大脳の排尿抑制中枢の発達が未熟なために、また排尿の意思を言葉で伝えることができず、排尿習慣の確立は遅れる。また、排尿の意思をサインで示しても、周囲の大人がそれに気づかない場合はオムツにしてしまうことになる。

　夜尿症は家族内に多いことが知られており、夜尿症の子どもの70%が排尿自立に時間のかかった親や同胞をもっていることから、排尿機能の成熟には遺伝的因子が関係している。現在、夜尿症といくつかの遺伝子座の関係が研究されている。また、排尿自立への考え方や排泄トレーニングの方法も関係がある。さらに家族内の葛藤があり、同胞の誕生、過干渉的・支配的な養育態度、逆に

表34. 307.6 遺尿症(一般身体疾患によらない)(DSM-Ⅳ-TR)

Enuresis(Not Due to a General Medical Condition)
A. ベッドまたは衣服の中への反復性の排尿(不随意的であろうと意図的であろうと)。
B. この行動は、臨床的に著しいものであり、週に2回の頻度で、少なくとも連続して3ヵ月間起こり、または臨床的に著しい苦痛、または社会的、学業的(職業的)、または他の重要な領域における機能の障害が存在することによって明らかとなる。
C. 生活年齢は少なくとも5歳(または、それと同等の発達水準)である。
D. この行動は物質(例:利尿薬)、または一般身体疾患(例:糖尿病、二分脊椎、けいれん疾患)の直接的な生理学的作用のみによるものではない。

・病型を特定せよ
　夜間のみ：排尿は夜間睡眠中のみ
　昼間のみ：排尿は覚醒時間中
　夜間および昼間：上記の2病型の混合

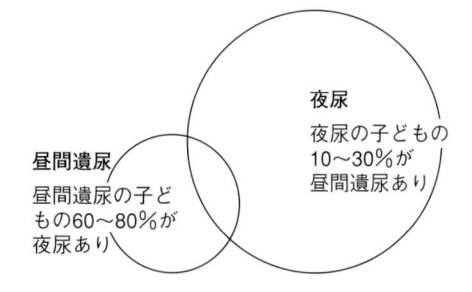

図16. 夜尿と昼間遺尿の関係

夜尿
夜尿の子どもの10〜30%が昼間遺尿あり

昼間遺尿
昼間遺尿の子どもの60〜80%が夜尿あり

(Goodman R, Scott S：遺尿症. 必携児童精神医学, 氏家　武, 原田　謙, 吉田敬子(監訳), p120, 岩崎学術出版社, 東京, 2010 による)

表35. 遺尿の原因

原因	
知的障害、広汎性発達障害など発達の問題	排尿の意思を伝えられない
排泄機能の個人差	バゾプレシンに対する腎臓の感受性の低下、機能的膀胱容量の減少、浅睡眠からの覚醒の弱さなど
家族歴	70%に家族歴あり
3〜4歳のストレスの高いライフイベント	家庭内の葛藤、家族の離散、母親からの1ヵ月以上の分離体験、引っ越し、弟や妹の出生、頻回の入院、事故、性的虐待
社会的に恵まれていない	低い社会経済的階層、狭い家での過密状態
トイレットトレーニングの問題	排泄訓練を行っていない、厳しい叱責など訓練方法が適切でない

放任により排泄トレーニングがなされていないなどの養育環境や強い心理的外傷体験などの心理社会的要因も関連がある。夜尿症は、遺伝を含めた生物学的要因に心理社会的要因が関係し、状態が固定化したものと考えられる[3]。

4 夜尿症の治療

(1) 治療原則(表36)

夜尿症の定義にあるとおり5歳以降を治療の対象と考える。まずは、生活指導を中心に行い、子どもの排泄機能の発達を見守る。夜尿をしたことを叱責したり、罰を与えたりすることは、排泄機能の発達を促すためには逆効果であり、夜尿をしなかったことを誉めることで発達を促す。

夜尿日数の減少だけでなく、夜尿記録を継続して記録し、夜尿日数、夜尿量、一晩の夜尿頻度、夜間尿量、尿意自覚の有無、(昼間)尿失禁回数、(昼間)尿失禁量、排尿量(最大、平均)などを確認し、これらの状況が改善しているか客観的に評価しながら治療を行う[4]。

(2) 生活習慣の改善

夕方からの水分摂取は制限する(100 ml)。寝具は昼間干して、冬は就寝前に湯たんぽなどで温め、入浴させて身体を温め、就寝前にトイレに行き排尿を済ませる。

(3) 行動療法的治療

・夜尿アラーム療法：排尿があるとアラームが鳴って子どもを起こす。ベッドの上に敷くタイプと下着や身体に直接装着するタイプがある。アラームが鳴ると子どもは起きてトイレに行き、パジャマを着替え、必要であればシーツも替える。但し、一晩に何度も起こされる場合は子ども、家族の負担が大きい。この方法の有効率は約60～80%であり、治療中止後の再発率は1/3である。睡眠中の膀胱容量を増加させることで効果があると推測されている[3)4)]。

・カレンダーなどに夜尿をしなかった日にシールをつけて、そのシールの数によってご褒美をあげ

表 36. 排泄習慣の自立を促すための親へのアドバイス

・夜尿症は、「起こさず、焦らず、叱らず」が3原則。
・可能ならば3歳になったらオムツを外す。汚れたオムツはまめに替えて、清潔なときが気持ちよいという感覚を育てる。
・親がトイレを使っている様子を見せる。
・子どものおしっこ、うんちをしたいサイン、訴えを見逃さない、聞き逃さない。トイレでできたら、すぐに、おおげさに誉める。
・排尿訓練のためには、定期的にトイレに連れて行く。「シー、シー」と声をかけて排尿を促す。
・男の子でも、はじめは便器でできるようになってから立ってできるようにする。
・排便訓練の場合は、食後にトイレに連れて行く。出なくても3分間便座に座らせる。やさしく声かけをしながら、「ウーン、ウーン」と言っていきむ練習をさせる。
・トイレが寒い場合は、排泄訓練は暖かくなってから行う。
・トイレをキャラクターの絵で飾るなど居心地がよい場所にする。多くのおもちゃを置き過ぎると遊んでしまい排泄に集中できないので注意。
・トイレが大きいときは子ども用の便座を大人用の便座の中に入れ、高いときは台を置くなど身体が安定するように工夫する。
・オムツにしてしまっても、罰は与えない。

る方法は、夜尿症を自分で克服しようとする意識を芽生えさせ、かつ自信をつけさせるのに有用である。

(4) 薬物療法

帆足は、夜尿症を、一晩の尿量、我慢尿量(機能的膀胱容量)の計測から、低浸透圧多量遺尿症(尿浸透圧 800 mOsm/l 以下、夜間尿量と機能的最大膀胱容量 6〜9 歳は 200 ml 以上、10 歳以上は 250 ml 以上)、排泄機能未熟症(尿浸透圧 800 mOsm/l 以上、夜間尿量と機能的最大膀胱容量 6〜9 歳は 200 ml 以下、10 歳以上は 250 ml 以下)、混合型に分類し治療方法を考えていくこと、薬物の連続服用はせず、2 週間内服、1 週間休薬といった治療スケジュールにより副作用と薬物依存を防止することが望ましいとしている[5]。

● a．低浸透圧多量遺尿型

・三環系抗うつ薬：clomipramine(アナフラニール®)、imipramine(トフラニール®)、amitriptyline(トリプタノール®)のいずれかを就寝前に 10 mg から開始し、効果不十分な場合は体重が 25 kg 未満の場合は 20 mg、25 kg 以上の場合は 25〜30 mg に増量する。有効率は 50％前後であるが、投与中止後の再発も多い。25 mg 以上では、食欲不振、悪心、嘔吐などの消化器症状、眠気、不眠、興奮などが出現する。重篤な肝障害、てんかん発作、心毒性の報告もある。投与前に、てんかん、心疾患などの既往歴を確認する。

・抗利尿ホルモン剤点鼻療法：就寝前に酢酸デスモプレシン(DDAVP)点鼻薬(デスモプレシン・スプレー 10®)を鼻腔に 1 噴霧(10 μg)する。効果が不十分な場合あるいは起床時尿浸透圧、比重の上昇が不十分な場合は左右の鼻腔に各 1 噴霧ずつ、計 20 μg 投与する。腎集合管に作用して水の再吸収を促進する。副作用として浮腫、頭痛、けいれん、低ナトリウム血症などの水中毒の症状が起こる可能性がある。定期的な血清ナトリウム、血漿浸透圧を調べる。夕食時を含めた就寝 2〜3 時間前からの水分摂取の制限が重要である。水中毒が起こる可能性をより少なくするために、酢酸デスモプレシン口腔内崩壊錠(ミニリンメルト® OD 錠 120 μg、240 μg)が開発され、平成 24 年 5 月より使用可能となった。点鼻の困難な小児、発達障害児に使用しやすい。デスモプレシンとアラーム療法を組み合わせて使用するとアラーム療法単独より有効性が高い。

● b．排尿機能未熟型

・抗コリン薬：oxybutynin hydrochloride(ポラキス®)を 2 mg 錠あるいは 3 mg 錠を 1 錠、夕食後ないし就寝前に服用する。propiverine hydrochloride(バップフォー®)を 10 mg 錠 1 錠を夕食後ないし就寝前に服用する。抗コリン作用および膀胱平滑筋への直接作用によって排尿運動抑制作用を発揮し、初発尿意量、最大膀胱容量の増加ならびに膀胱の無抑制収縮を減少させる。過活動性膀胱に有効性が期待されている。緑内障、心疾患、重篤な便秘、重症筋無力症などの既往歴を確認する。投与中は、副作用としての口渇、便秘、下痢、胃部不快感、嘔吐、紅潮、頻脈、頭痛、めまい、視力のぼやけ、倦怠感、発疹などの有無に注意する[4]。

5 夜尿症の予後(表37)

夜尿の予後は、男児、低社会層、一次性よりも二次性遺尿、間欠的よりも持続的な場合予後は悪い。

症例 小学校6年生の女児

毎日夜尿があるため、母親は風呂場に寝かせていた。なかなか治らない足趾の凍傷に気づいた学校教師の勧めで病院受診、入院する。虐待にて施設保護となる。

表 37. 1週間に1回以上夜尿のある割合

年齢	有病率	男：女比
5	13%	1:1
7	5%	1.4:1
9	2.5%	1.6:1
14	0.8%	1.8:1

(Goodman R, Scott S：遺尿症．必携児童精神医学，氏家 武，原田 謙，吉田敬子(監訳)，p121, 岩崎学術出版社，東京，2010による)

6 昼間遺尿症

(1) 昼間遺尿症の原因・頻度

昼間遺尿は、5歳児の約2%で認め、年齢とともに減少する。女児に多く、7歳女児の3.1%と男児の2.1%が毎日、日中に尿を漏らすと報告されている。学童期に至ってもみられる場合は、積極的な生活指導と治療が必要である。また、表38のような病気が疑われる場合は、医療機関を受診し検査を受ける必要がある。検査は、まず尿検査(一般尿検査、早朝尿検査)、超音波検査、脊椎X線検査などを受け、詳しい検査が必要な場合は泌尿器科を受診する。

表 38. 身体の病気のために排尿習慣の確立が遅れる原因と対応

原因	症状	検査	治療
二分脊椎などの脊髄の病気、ダウン症などの頸椎脱臼による神経因性膀胱	腰部の皮膚異常、慢性の便秘、遺糞、排尿習慣の確立が遅れ、稀には二次性遺尿	脊椎X線検査、脊椎CT・MRI検査で脊椎、脊髄の変形の有無を調べる	抗コリン薬で排尿を抑制する、定時導尿などで排尿する、頸椎脱臼は手術
先天性の腎・膀胱奇形(腎異形成・低形成など、膀胱形成不全、尿管異所開存)	排尿習慣の確立が遅れる、尿管異所開存は女児で昼夜ともにドライタイムのない尿漏れ	超音波検査、腎盂造影検査で腎臓、膀胱の形態を調べる	原因により治療する
尿崩症(中枢性、腎性)	排尿習慣の確立が遅れる、または、二次性遺尿症	早朝尿で尿浸透圧を調べる、頭部CT・MRI検査で脳の異常の有無を調べる	原因の治療、抗利尿ホルモン薬の点鼻
糖尿病	二次性遺尿症、尿量が多い	尿検査で尿糖の有無、血液検査で血糖値を調べる	原因、症状により異なる、食事指導、運動、内服薬、インスリン注射
尿路感染症	排尿回数の増加、尿意切迫感、二次性遺尿症	尿検査で尿中白血球数、細菌尿の有無を調べる	抗生物質の服用
てんかん発作	てんかん初発時、発作コントロール不良時にてんかんに伴う尿失禁がみられる	脳波検査	抗けいれん薬の内服
睡眠時無呼吸症候群	睡眠中の無呼吸、扁桃アデノイド肥大、高度肥満	耳鼻科的検査	扁桃・アデノイドの除去、肥満の改善

(2) 遺尿症の治療

● a．生活習慣の指導

・排尿中断訓練：排泄の都度、中断してまた排尿する訓練を行う。
・排尿抑制訓練：昼間遺尿を防止するために排尿を促され過ぎている場合は、帰宅後排尿を抑制して 250〜300 ml 貯留できるように指導する。

● b．薬物療法

抗コリン薬である oxybutynin hydrochloride（ポラキス®）を 5〜7 歳は 2 mg 1 錠、8 歳以上は 2 mg 2 錠、propiverine hydrochloride（バップフォー®）を 6 歳以上は 10 mg 1 錠を朝食後に服用する。夜尿を伴う場合は、朝食後と就寝前に 2 度内服する。三環系抗うつ薬を朝内服するのも効果がある。

2 ── 遺糞症（便失禁）

1 排便のメカニズム、遺糞症のメカニズム

直腸の神経支配は膀胱の神経支配によく似ている。直腸に便が溜まると直腸粘膜の圧受容器からの刺激が脊髄を通り大脳皮質に伝わる。脳からの指令が脊髄を通り肛門の括約筋を弛緩させ腹筋に反応を起こし、いきみが誘発され排便が起こる。便性が軟らか過ぎると、直腸の圧受容器が作動しないままに不随意的に便を漏らし、便秘がちだと固い便塊が直腸に停滞し圧受容器の感度が低下し、便意の把握が困難となり遺糞となる（図 17）[5]。

排便が思うようにできるようになると、便意を感じてもいきむことがなければ排便は起こらないので我慢することができる。排便習慣の確立には、子どもたちが世話をしてくれる人を喜ばせて誉められようと思い、不愉快にさせることを避けようとし、達成に誇りをもてることが重要である。また排便過程を身につけるためには、親や世話をする人たちが、子どもの生理的なサインに気づい

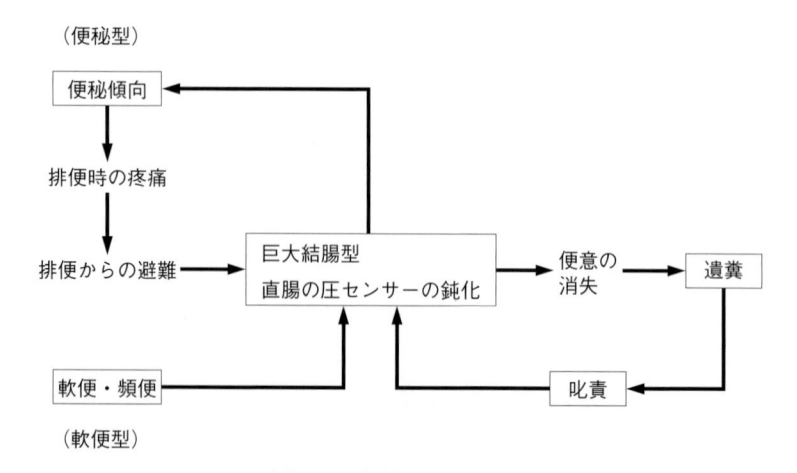

図 17．遺糞症のメカニズム
（帆足英一：排泄障害．小児科診療 65：682-685, 2002 による）

て、それを見通した行動(便器やトイレの使用を促したり、励ましたり、上手に使えたときは誉めて、別の場所での排泄をたしなめる)をすることである[3]。

このようにして排便は、家族が子どものサインを見落とさずにトイレに誘導するとトイレで排便できるのは2〜3歳、子どもが便意を感じて1人でトイレに行き排便できるようになるのは4歳、紙を使ってお尻が拭けるようになるのは4歳半頃である。排便は、1日に3回から3日に1回、稀ではあるが週に1回でも正常である。

2 遺糞症の原因、頻度

身体に器質的疾患がある場合は、大便失禁(faecal incontinence)と呼ばれる。器質的疾患を除外することが重要である。二分脊椎、鎖肛、ヒルシュスプルング病などの肛門または直腸の解剖学的異常の病気がある。また、甲状腺機能低下症でも遺糞が生じる。

4歳以降に月1回以上、下着に不随意的に便を漏らす状態を遺糞症(encopresis)という。月1回以上の遺糞は4歳児でおよそ5%、7歳では1〜2%、11歳では1%以下になる。16歳までには遺糞の有病率は0になる。遺糞は男児が女児よりも3倍多い。幼児期から引き続いているものを一次性遺糞症、いったん完全に排便自立した後に再び遺糞がみられた場合を二次性遺糞症という。DSM-IV診断基準は、表39のようである。

3 遺糞症の心理的原因

遺糞症の心理的原因は表40にまとめた。

4 遺糞症の治療

(1) 家族へのアドバイスの原則(表36)

排泄訓練は必要であるが、うまく行わないと却って確立を遅くしてしまうことになる。遺糞症では、異臭、不潔さ、後始末の大変さなどから必要以上の叱責がなされ、トイレは怖い恥をかく場所になってしまい、子どもに劣等感、不安、緊張を生み出す。排泄訓練をするときには、親はゆったりとした気持ちで、できたら誉めながら継続して訓練していく。

表39. 遺糞症(Encopresis)(DSM-IV-TR)

A. 不随意的であろうと、意図的であろうと、不適切な場所(例：衣服または床)に大便を反復して出すこと。
B. そのようなことが少なくとも3ヵ月の間に、少なくとも月1回ある。
C. 生活年齢は少なくとも4歳(またはそれと同等の発達水準)である。
D. この行動は、便秘を起こすメカニズムによるものを除き、物資(例：緩下剤)または身体疾患の直接的な生理学的作用のみによるものではない。

・以下のようにコード番号をつけよ
　787.6 便秘と溢流性失禁を伴うもの：身体診察または病歴から便秘の証拠がある。
　307.7 便秘と溢流性失禁を伴わないもの：身体診察または病歴から便秘の証拠がない。

表 40. 遺糞症の心理的理由

タイプ	内容
便秘を伴う遺糞症(溢流性の失禁を伴う便秘) 85〜95%	便秘により大きな便が詰まると排泄し難くなり、排便に伴う痛みを恐れさらに便が出にくくなり、便は軟便で便塊の隙間から持続的に漏れ出て少量の便が付着する。
トイレットトレーニングの失敗	無秩序、無神経、無頓着なトイレットトレーニングを反映する。
トイレ恐怖	トイレに住んでいるおばけを怖がる。学校でトイレを使うことや教師に授業中にトイレに行く許可を求めることをいやがる。いじめを受けている子どもは学校のトイレでいじめっこと遭遇することをいやがる。
ストレス性の排便障害	著しいストレスの後に排便障害が発症する。
挑発性の遺糞	便性は正常の形と硬さ。便は目につきやすい場所で排泄されている。自分の周りの人を苛立たせるために便漏らしをする。家族は重度の機能不全に陥っていて、子どもの基本的な社会的、情緒的ニーズに合っていない。
児童期性虐待の指標	肛門に対する性虐待のために、肛門に傷を負ったり痛みがある。

(2) 生活指導

早寝・早起き、朝食を抜かさずしっかりと食べる規則正しい生活。わかめ、ヒジキ、コンブなどの海草類、野菜などの食物繊維、果物やヨーグルトなど腸内で発酵し蠕動運動を亢進させるものを食べる。戸外で十分に運動させ括約筋の発達を促す。朝食後にトイレに座らせて排便を促すことは胃結腸反射を利用して効果的である。このような生活指導を、子育て世代の親に繰り返し説明することが大切である。

(3) 便秘の薬物療法

・浣腸：直腸を空にして、直腸壁の伸展刺激に対して便意を知覚し、直腸の収縮力を高める。そのために便塊の除去を行う。浣腸は50％グリセリン液60〜120 mlを使う。
・緩下剤の使用による便秘のコントロール：ビコスルファートナトリウム（ラキソベロン液®）を、就寝前に1回、年齢6ヵ月以下2滴、年齢7〜12ヵ月3滴、年齢1〜3歳6滴、年齢4〜6歳7滴、年齢7〜15歳10滴服用するが、症状により増減する。ラクツロース（モニラック®）を、1日0.5〜2 ml/kgを3回に分けて服用する。

(4) 心理療法

排便習慣の確立には、排便の状況を毎日記録して受診日に持参させ、動機づけに役立たせる。トイレでの排便に成功したらオーバーに誉めることで自信をつけていく。
発症の背景となっていた、親子間、家族間の問題に対してもカウンセリングを行い解決を図る。

5 遺糞症の予後

青年期に入る前に自然となくなるが、長期間の追跡調査では、遺糞症の症例の約30〜40％が数年

にわたり症状を持ち続けると報告している。その子どもたちの特徴として、学習障害、過活動、児童期の過度の不機嫌、反抗、無謀さなどの特性、治療に従わないことが挙げられている[3]。

3 広汎性発達障害児の排泄

1 排泄するときに隠れる

排泄のときに隠れる子どもは多い。排尿よりも排便のときに隠れる子どもが多い。広汎性発達障害の子どもの中には、便だけはオムツにしかしないとか、別の部屋へ行く、カーテンの陰に隠れてするなど、やり方や場へのこだわりがみられる子どもが多い。

2 トイレで排泄できない

子どもがトイレで排泄できない理由には多くのことがある。トイレが汚い、臭いために自宅のトイレ以外では排泄ができない子どもも多い。現在、多くの家庭では、トイレは洋式の水洗式になっており、和式のトイレや水洗式以外のトイレでは、排泄できない子どもが多くなっている。大震災のときに、仮設トイレでは排便ができないために、子どもに便秘が多くなることもよく経験されることである。また、トイレで排泄することに結びつくいやな経験をしたときには、広汎性発達障害の子どもの場合、こだわりとなってトイレで排泄することをいやがるようになる。また、幼稚園、保育園に入園し、他の子どもがトイレで排泄しているのを見てトイレでできるようになる子どもも多い。

〔下泉秀夫〕

● 文　献

1) 下泉秀夫：自律神経障害の診かた．ベットサイドの小児神経・発達の診かた，桃井真里子，宮尾益知，水口　雅(編)，pp247-256，南山堂，東京，2011．
2) Goodman R, Scott S：遺尿症．必携児童精神医学，氏家　武，原田　謙，吉田敬子(監訳)，pp120-125，岩崎学術出版社，東京，2010．
3) Clayden G, Taylor E, Loader P, et al：児童期の尿と便のおもらし．児童青年精神医学，Rutter M, Taylor E(eds)，長尾圭三，宮本信也(監訳)，pp921-940，明石書店，東京，2007．
4) 日本夜尿症学会：夜尿症診療のガイドライン．日本夜尿症学会ガイドライン作成委員会(編)(http://www.jsen.jp/guideline/guideline.pdf)．
5) 帆足英一：排泄障害．小児科診療 65：682-685，2002．
6) 小崎　武：遺糞症．小児科臨床 54：1335-1338，2001．

Ⅱ. 各　論

13. 摂食障害

1 概　念

　摂食障害は神経性無食欲症と神経性大食症に大別され、共に痩せ願望や肥満恐怖を中核的な精神病理として認めることで診断される。これら狭義の摂食障害以外に、体型に対する病的なこだわりはないが過食を繰り返すむちゃ食い障害や、痩せ願望を否定するが意図的な食事制限により痩せを維持している患者も広義の摂食障害に含まれる。

　1689年にMorton Oは消耗性疾患の1つとして身体的原因では説明できない神経性痩せ症を記載したが、これが神経性無食欲症の最初の報告である。その後1873年にLasegue C[1]、1874年にGull WW[2]が本症を報告した。彼らの報告には、15～20歳にかけての女性に典型的な病像がみられること、患者は認めたがらないがなんらかの失意の感情に苦しんでいること、そして不食、痩せ、無月経、徐脈などの身体状態が記載され、今日われわれの知る神経性無食欲症の多くの特徴が示されている。また、そうした状態が「ヒステリー性無食欲」(Lasegue)や「病的な心理状態」(Gull)に関係したものであるとの理解も示されている。しかしその一方で、精神障害に病因を求めることには慎重であった。特に「身体像の障害」(Bruck H, 1965)[3]、「体重恐怖」(Crisp AH, 1967)[4]、「肥満に対する病的な恐れ」(Russell GFM, 1970)[5]といった現代の臨床家に馴染みの神経性無食欲症に特有の精神病理にまったく注目していなかったことは驚きである。神経性無食欲症の精神病理が理解されるようになるのは、1960年代のBruckの研究が最初である。

　大食症については16世紀から19世紀の間に36例の多食症hyperphagiaの報告があり、その中には今日の神経性大食症に近い症状の記載もあるが、食べ物を摂れない状態が長期間続いた後の生理的な反応としての多食がほとんどで、身体因性の状態と理解されていた。過食が神経症的な人にみられる機能障害の食欲異常として認められるようになるのは19世紀に入ってからである[6]。例えば、Gullは神経性無食欲症の最初の報告の中で過食のエピソードを記載した。ただ今日の大食症に近いケースの報告となると1930年代が最初で[7]、その後1960年代に入って、神経性無食欲症の症状として過食と自己誘発性嘔吐が一般的に認められるようになった。さらに1970年代に大食症の罹患率の増大がみられて、1979年Russell[8]により、独立した診断概念として神経性大食症に関する診断基準(後述)の提唱がなされた。今日、大食症の本質的な問題とされている「肥満に対する病的な恐れ」[8]や自己誘発性嘔吐のような代償的行為は古典的ケースには認められず、唯一今世紀になって登場していることが注目される。

2 成因

多くの研究が摂食障害の病因を究明せんとしてなされているが、摂食障害の発症と経過を十分に説明することのできる特定の病因は現在同定されていない。多くの精神疾患がそうであるように、摂食障害についても多要因的な成因を考える立場が一般的である。遺伝、体質、生理学的特異性、心理機制、人格発達、家族環境、社会的ストレスなどが、多次元的に、相互に影響し合って病因を構成していると考えるべきであろう。そして、より大きな病因的背景として、若い女性のダイエット志向を刺激し続ける、現代社会に特有の社会文化的要因(痩せ礼賛の社会的風潮、女性の役割の多様化、達成・競争の価値観など)の関与がある。今日の摂食障害の広範化はこうした社会文化的要因と切り離しては考えられないものである。

ここでは、摂食障害の成因を考えるうえで留意すべきこと[9]を述べておきたい。まず、摂食障害患者は行為者と被害者という二面性をもつという点である。多くの摂食障害患者は、自分の意志で痩せようと考え、それを実行している意識的な行為者である。食べ物を避け、痩せを追求する行為は、彼女たちの性発達や体型についての考え方を反映しており、ある意味で意識的な個人的選択である。一方、始まりにおいては意識的な行為であったとしても、患者はその後自分のコントロールが及ばない状態に陥り、終日食べ物や体型について考える強迫的なとらわれに身を置き、痩せ続けることになるか、あるいはある時期から堰を切ったように過食が始まるかといった転帰をたどる。この状態は自分の意志の力が及ばない、身体内部からの動因に動かされた行動化であり、この場合に患者は病的な精神身体過程の被害者にみえる。この行為者と被害者という二面性をもつ点が摂食障害に特異的な性格であり、摂食障害の成因を語るときには、この2つの行動様式間の移行に関与している要因を考える必要がある。

もう1つは摂食障害の危険因子や促進因子を考えるとき、摂食障害の発展がいくつかの段階からなっていることを踏まえる必要があるという視点である。摂食障害のほとんどは、神経性大食症の一部を除いて発症の前にダイエットが先行している。摂食障害は行き過ぎたダイエットの結果であり、その意味でダイエットは最大の誘発因子である。まず①ダイエットを開始させる促進因子や危険因子はどのように考えたらいいのか、という段階があり、次に②ダイエットを試みる女性のすべてが摂食障害を発症させるわけではなくどうして一部の女性だけが発症に至るのか、その群の脆弱性に関与する因子は何なのかという段階があり、そして③発症後の転帰の違い、例えば、痩せを維持して慢性化する群、過食に移行する群、一時的な危機として比較的短期に回復する群の違いに影響を及ぼす因子の検討、という段階がある。これら3つの段階のすべてに先述の多要因が関与していると思われる。

3 病態

摂食障害の病態、特に精神力動に関する代表的な考え方[10]を紹介する。

II. 各　論

　Bruch[3)11)]の理論モデルが最も有名である。彼女は神経性無食欲症の主要な病理として、内部洞察の障害、歪んだ身体イメージ、自己不全感の３つを挙げた。特に、内部洞察の障害、すなわち身体内部から発する刺激(空腹感や満腹感)や情緒を正確に知覚し、解釈することの障害を中核的な精神病理と考え、共生期後半から分離・個体化期の始まりにかけての母親的養育者との交流の障害に起因すると説明した。Bruch によれば、空腹や満腹感を含めた身体内部の刺激を正確に認知できるようになる能力は、乳児期早期の母子関係における適切な相互交流で獲得される。例えば、乳児がお腹を空かして泣くときに母親が適切に授乳するならば、次第に乳児は空腹感をそれ以外の不快感と識別できるようになるが、母親の応答が不適切なら空腹感は育たない。また、子どもの生理的、情緒的欲求に対する母親の適切な、一貫性のあるフィードバックは、子どもの身体的同一性と自己感覚を発達させる基礎をもたらし、自律性の獲得においても重要である。したがって、内部洞察の障害は身体像の障害や自己不全感にも関係する神経性無食欲症の中核的な問題である。Bruch の理論モデルでもう１つ重要な点は、痩せの追求が自己不全感の克服に役立つという認識である。患者の痩せるための徹底した努力は、自信がなく、外的な力に対して無力であるという自己感覚を否定するのに役立ち、ある種充実感を与える体験となる。強い意志で節食し、痩せを維持することで不全感を打ち消すことができると考えられる。

　Palazzoli M[12)] も Bruch と同様に神経性無食欲症の障害された自己概念と自己制御感の問題を中核的病理と捉え、分離・個体化期における母子関係の障害に注目した。乳児は保護的な母親との共生的関係から、立ち、歩くことができるようになって母親から離れたり戻ったりすることを楽しみ、次第に分離する技術を身につける。この分離・個体化期に、子どもは母親とは別個の存在としての同一性の感覚や自己および身体像を確立していくことになるが、後に神経性無食欲症になる子どもは母親対象からの分離感を達成しておらず、自立した自己像を確立していない。Palazzoli によれば患者の無意識的な対象関係の世界は次のようである。母親は侵入的で子どもをコントロールし、子どもが自分とは別個の存在であるとはみなさない。子どもが従順であれば褒め、保護するが、自分から離れようとすると愛情を撤去する人物である。そのため子どもは無力で無能に感じさせられている。思春期になって、少女は身体が母親のような体型になっていくという変化を体験する中で、具象化された母親対象としての食べ物を拒むことにより、侵入的な母親から分離しようと必死に格闘する。これが神経性無食欲症の姿であると Palazzoli は述べる。

　Crisp[4)13)]は、肥満恐怖を神経性無食欲症の中核的な精神病理と考え、思春期における成熟の恐怖とそれに対する防衛としての痩せの追求の力動を強調する。いわゆる思春期危機としての摂食障害という考え方を提供した。少女は二次性徴の出現を迎え、大人になる課題に直面する。胸の膨らみに気づき、臀部や大腿部に脂肪がつくという身体の変化は、少女が自分自身でコントロールできないものである。また、この時期少女は親からの分離や自立という課題にも直面するが、こうした身体的・心理的な変化を負担に思い、あるいは恐れるために、少女は歓迎し難い変化を回避しようと痩せる努力を始める。神経性無食欲症患者は食事を制限し体型を操作することで思春期の成熟過程を防衛的にコントロールする。少女は厳しい食事制限を課し、飢餓状態をつくり上げる結果、身体は思春期以前の子どもの状態に退行する。一方、母親は痩せ衰えた娘に対して看護的な援助を余儀

なくされるが、それにより少女は母親との依存関係にとどまることができる。このように体型のコントロールは適応的・防衛的な意味をもつのである。

　Bruck、Palazzoli、Crisp の理論モデルはいずれも神経性無食欲症を対象とした理解であり、過食症状の由来や神経性大食症の精神病理に関する踏み込んだ論究がない。これに対して、Johnson C ら[14]は同じく発達論的観点から大食症の症状形成の由来を論じた。実証的家族研究をもとに摂食障害患者の母子関係を論じ、典型的な神経性無食欲症の母親は子どもに対して干渉的、侵入的であるのに対して、大食症の母親は放任的、拒絶的で、子どもとの情緒的接触に乏しいことを指摘する。神経性無食欲症の発症は分離・個体化期における母親の過剰な養育関与と関係するが、大食症には同時期における母親的関与の欠如があるという。つまり、分離・個体化期の再接近期において、幼児は母親から離れて自律的な自由を謳歌する一方で、不安になると再び母親にしがみつき、癒してもらうといった往来を繰り返すが、母親が幼児の再接近に苛立って拒絶する状況が慢性的に起きているなら、子どもは自分自身で自分を慰めることのできる母親代理物を探し求めようとするだろう。後に大食症になる子どもはこのような養育環境で育つ。そのため思春期を迎えて親からの分離や自立の課題に直面し、愛情剥奪を体験するとき、食べ物を移行対象(Winnicott)[15]のように使い、過食により自らを慰めるようになる。無食欲症と同じく大食症の多くも痩せ願望からダイエットを試みるが、それが続かず過食に至るのは、食事制限を続けることが愛情剥奪体験を意味するために、時間の経過とともに耐えられなくなるからである。

4 ── 診　断

　今日最も使われている DSM-IV[16]の診断基準[注]を表41に示す。摂食障害の診断は症状や行動異常が他覚的に評価しやすく容易であると考える臨床家も多いが、診断をめぐる議論は摂食障害の臨床において重要である。1980年の DSM-III から DSM-IV に至る診断学的発展を概説する。

　今日の摂食障害の診断に最も貢献しているのは Russell の研究である。Russell[5]は1970年に神経性無食欲症の診断基準として、①体重減少を意図した行動、②中核的な精神病理としての肥満に対する病的恐怖、③月経停止を引き起こす内分泌異常、の3つを提唱し、さらに1979年に神経性大食症の診断基準として、①避けることのできない強い過食衝動のための過食、②嘔吐や下剤乱用による肥満の回避、③肥満に対する病的恐怖、の3つを提唱した[8]。この Russell の診断基準はその後の ICD や DSM の診断理念をリードしている。

　DSM-IV の C 項目は、DSM-III では「身体イメージ障害」とされていたが、視覚的な身体イメージ障害は必ずしも多くの無食欲症患者に認められないことから、DSM-III-R では「身体のサイズや体型に対する過剰な心配」と改訂され、その後さらに C 項目の内容に修正された。要点は体型への過度のこだわりは一般の女性にもみられるものであり、無食欲症患者を識別するには、「体型や体重に関するこだわりが自己評価に影響を及ぼしていること」と「体重減少を否認していること」の2点の

注）DSM-IV-TR(2000年)の改訂では、摂食障害診断基準の見直しは行われず DSM-IV 診断基準からの変更はない。

II. 各　論

表 41. 摂食障害に関する診断基準(DSM-IV, 1994)

神経性無食欲症 Anorexia Nervosa の診断基準
A. 年齢と身長に対する正常体重の最低限、またはそれ以上を維持することの拒否(例：期待される体重の85%以下の体重が続くような体重減少；または成長期間中に期待される体重増加がなく、期待される体重の85%以下になる)。 B. 体重が不足している場合でも、体重が増えること、または肥満することに対する強い恐怖。 C. 自分の身体の重さまたは体型を感じる感じ方の障害；自己評価に対する体重や体型の過剰な影響、または現在の低体重の重大さの否認。 D. 初潮後の女性の場合は、無月経。つまり、月経周期が連続して少なくとも3回欠如する(エストロゲンなどのホルモン投与後のみ月経が起きている場合、その女性は無月経とみなされる)。 ＜病型＞ 　制限型：現在の神経性無食欲症のエピソード期間中、患者は規則的にむちゃ食い、または排出行動(つまり、自己誘発性嘔吐、または下剤、利尿剤または浣腸の誤った使用)を行ったことがない。 　むちゃ食い/排出型：現在の神経性無食欲症のエピソード期間中、患者は規則的にむちゃ食い、または排出行動(つまり、自己誘発性嘔吐、または下剤、利尿剤または浣腸の誤った使用)を行ったことがある。

神経性大食症 Bulimia Nervosa の診断基準
A. むちゃ食いのエピソードの繰り返し。むちゃ食いのエピソードは以下の2つによって特徴づけられる。 　(1) 他とはっきり区別される時間の間に(例：1日の何時でも2時間以内の間)、ほとんどの人が同じような時間に同じような環境で食べる量よりも明らかに多い食物を食べること。 　(2) そのエピソードの間は、食べることを制御できないという感覚(例：食べるのを止めることができない、または何を、またはどれほど多く食べているかを制御できないという感じ)。 B. 体重の増加を防ぐために不適切な代償行為を繰り返す、例えば、自己誘発性嘔吐；下剤、利尿剤または浣腸、またはその他の薬剤の誤った使用；絶食；または過剰な運動。 C. むちゃ食いおよび不適切な代償行動はともに、平均して、少なくとも3ヵ月間にわたって週2回起こっている。 D. 自己評価は、体型および体重の影響を過剰に受けている。 E. 障害は、神経性無食欲症のエピソード期間中にのみ起こるものではない。 ＜病型＞ 　排出型：現在の神経性大食症のエピソードの期間中、患者は定期的に自己誘発性嘔吐をする、または下剤、利尿剤または浣腸の誤った使用をする。 　非排出型 Nonpurging Type：現在の神経性大食症のエピソードの期間中、患者は絶食、または過剰な運動などの他の不適切な代償行動を行ったことがあるが、定期的に自己誘発性嘔吐、または下剤、利尿剤または浣腸の誤った使用はしたことがない。

(文献16)による)

精神病理を明確にしたことである。また、DSM-IVになって制限型とむちゃ食い/排出型の病型を分類した点も診断学的発展である。自傷行為、薬物依存、盗み、情緒不安定など衝動性や不安耐性をめぐる障害、パーソナリティ障害の合併率、家族環境の面において、制限型の無食欲症と過食症状をもつ無食欲症との違いが多くの研究[17)-20)]で実証されている。

　神経性大食症はこの20年間患者数の著しい増加がみられ、診断をめぐる議論は活発で今もまだ改訂の過程にあるともいえる。DSM-IIIでは、大食症の呼称で過食症状だけが注目され、無食欲症との共通性は強調されず、そのため無食欲症の除外項目が診断基準に含まれた。しかし、Russellの提唱(1979年)[8)]以降、多くの研究で大食症患者の中核的な精神病理が無食欲症と同じく、痩せ願望の強さや体型への病的こだわりにあることが示されて、むしろ無食欲症との共通性が注目されるようになった。DSM-III-Rではこの点を明確にして診断名も大食症から神経性大食症と改訂され、加えて無食欲症の除外項目も削除された。しかしDSM-IVでは、同じく過食症状とパージング行為を併せ持つ患者であっても、極度の低体重にあるかどうかの生理的状態の違いは重要であるとして、神経性無食欲症-むちゃ食い/排出型を神経性大食症と区別して分類することとなり、無食欲症の除外項目が再び診断基準に加えられた。また、神経性大食症の診断基準は無食欲症に比べて不明確で恣意的と言わざるを得ない点もある。例えば、むちゃ食いの定義や頻度に関して研究者間で一致し

た見解をみていないし、排出型と非排出型との亜型分類についても、後者が体型へのこだわりや食に対する不安が軽症であるとの研究もみられるが、無食欲症の亜型分類ほどのコンセンサスは得られていない[21]。

診断におけるもう1つの問題提起は、むちゃ食い障害の登場である。繰り返す過食行為に悩みながらも、体型へのこだわりが強いものではなく、したがって代償的な体重減少行為を意図しない患者群の欧米での増加が、神経性大食症と区別した診断分類の必要を生み出した。DSM-IV以降むちゃ食い障害を対象とした研究が多くなされており、今後は独立した診断カテゴリーとして分類されるものと思われる。わが国ではまだこのタイプの患者は多くなく、また、肥満女性人口の違いなどから欧米と同様の展開をたどるとは思いにくい一面もある[20]が、摂食障害の診断をめぐるトピックスとして今後注目される領域である。

5 治療

神経性無食欲症と神経性大食症は共に体型への病的なこだわりを中核的な精神病理とするために、両疾患の治療アプローチに共通する視点は当然必要となるが、ここでは両疾患に対するアプローチを区別して、それぞれに特異的な治療の進め方を述べる。

1 神経性無食欲症に対する治療

(1) 外来治療：教育的アプローチ

健康で適切な体重はどのようにあるべきかを患者に説明し、どの程度の体重の回復が必要かを伝える。家庭での食事状況を詳しく聞き、1,200 kcalの食事とはどの程度の分量なのか、1,600 kcalはどの程度か、あるいは1,800 kcalの食事を摂ってもなかなか体重は増えないことを説明し、患者が安心して食べられることに配慮した指導を行う。もちろん、体重を回復させるという治療過程は患者にとって当然葛藤的である。患者にみられる食事への抵抗感に胃排出の遅延が関係していることや、体重の回復過程で浮腫による一時的な体重増加がみられるかも知れないことなど、患者の身体感覚に配慮したかかわりが大切である。そして、その後の体型の変化についての体験を患者と一緒に理解していくように心がける。また患者の多くは自身の身体状態に無知である。血液検査の異常値(肝機能障害、低蛋白・低K血症など)、多毛や抜け髪、骨量の低下や脳萎縮など、現在の身体状態と今後に予想される合併症について医学的に説明することも、彼女たちの健康なこころの部分に働きかけることになって有効である。

(2) 入院治療：体重の回復(行動修正アプローチと力動的アプローチとの統合)[22]

外来での教育的なアプローチが奏効しないケースや急激な体重低下を認めるケースでは、体重の回復を明確な治療目標とする構造化された入院治療を勧めるべきである。体重の回復を安全に、かつ効果的に達成できることが神経性無食欲症の入院治療の最大の利点である。生命的危機が危ぶまれる場合など、ケースによっては経管栄養法や非経口的栄養法の導入も検討せざるを得ないが、治

II. 各　論

表 42. 食事と体重の正常化のための治療設定

1. 目標体重の設定(標準体重の 90% or 生理が回復する体重)
2. 食事カロリーの段階的設定(1,200〜1,400 kcal から 2,200〜2,600 kcal)
3. 食事後の行動についての監督：パージング(自己誘発的嘔吐)の防止
　　　レベル1：食事後1時間デイ・ルームに留まる
　　　レベル2：食事後30分間デイ・ルームに留まる
　　　レベル3：食事後の監督(−)
4. トイレ使用についての監督：パージング(自己誘発的嘔吐、下剤乱用)の防止
　　　レベル1：看護師の監督下でのトイレ使用
　　　レベル2：トイレを使用するときナースコール
　　　レベル3：自由なトイレ使用

(文献23)による)

療の導入期より経口での食事摂取の形態をとる方法を治療を進めるうえでの基本としたい。スタッフの態度や介入を患者がどのように体験しているかを理解しながら、一貫した態度で体重の回復を期待し、適切な食事行為を励ましていくアプローチが必要である。

●**食事と体重の正常化のための治療設定(表42)**[23]

　患者の低体重へのこだわりは頑固である。不確かな自己同一性と不全感に悩む彼女たちにとっては、低体重を維持することが、自己同一性を確かめられる唯一の試みだったからである。スタッフが目標体重についての明確な期待を示し、体重の回復を励ましていくときに心に留めておかねばならないのは、体重を回復させる過程が患者には思春期危機の再現になるという理解である。先述したように、神経性無食欲症の中心的な精神病理は思春期危機を肥満恐怖として体験することであり、患者は痩せにこだわることで葛藤回避している(Crisp)。治療過程で体験する葛藤や不安に共感し、患者が危機を克服できるように援助することが大切である。また、神経性無食欲症患者の痩せへのこだわりは自分の身体を自分自身でコントロールすることで自立した自己感覚を獲得しようとする試みである(Bruck)。それまで自己評価の基準をいつも他者に委ねてきた彼女たちは、自分自身で設定した体重にまで痩せることを目標とし、それを達成することでようやく自己価値を感じられる人たちである。したがって食事の設定に抵抗し続ける患者がいた場合、そうした患者の抵抗が自己の防衛であることについての共感が、体重の回復を期待する治療者の側になければならない。実際的には、摂取する食事カロリーを段階的に設定し、理想的には1週間に1 kg 前後の体重増加が望ましいと治療の進展のペースを患者に説明する。そして患者が体重の回復をゆっくりと進められるように配慮し、体型の変化についての体験を患者とともに理解していくように心がける。

2 神経性大食症に対する治療

(1) 外来治療：健康な食事習慣の回復と認知行動療法的アプローチ

　大食症の治療においても体重の問題は重要なテーマである。過食衝動は、個人によって異なる set-point 体重[24](一定の脂肪貯蔵組織の基礎レベルによって規定される体重)や健康体重[8](ダイエットを始める前の健康な頃の体重)以下に体重を落とし、維持しようとすることに対する対抗調節反応である[25]。治療ではダイエット傾向を弱めることを最重要課題として位置づける。患者は、過食を引き起こさないためには一定の適切な体重を受け入れる必要があることを学ばねばならな

い。また、食事制限が代償的な過食を引き起こす機制について説明し、規則的な食事習慣の育成が過食の克服に不可欠な原則であることを教育する。具体的には、1日3回の食事と4時間以上の空腹をつくらないように間食を計画することを指導し、食事記録をつけて患者自身に食事状況を含めた生活態度や行動をモニタリングさせ、患者がダイエットと過食との関係や体重の問題を理解するのを助ける[26]。また、過食を引き起こしている問題や状況について理解を深めるとともに、過食衝動におそわれたとき、積極的に食物のある場所を離れる行為や活動、過食を回避するための行動を自ら考えさせ、その実行を促す。そして患者が過食を克服するために必要な行動規範を取り入れることに対して示す抵抗や不安を、対人関係や家族環境の中で理解し指導する。

(2) 入院治療：健康な食事習慣の育成とパージング防止[22]

　過食の克服を目指す外来での認知行動療法アプローチは、患者の強い治療への動機づけと主体的な治療努力が前提となる治療であり、こうした方法の適用が困難な患者も多い。例えば、食事の記録をとれない患者や、情緒的混乱があまりに激しいために規則的な食事を始めること自体できない患者、あるいは外来での治療で成果が上がらず過食とパージングの防止のためにより構造化された治療設定が必要と考えられる場合には、入院治療を勧めるべきである。

　過食の防止に加えて、不安回避の手段である嘔吐を禁止する設定の中で食事をし、不安を克服する能力を育成する治療、つまり適切な食事の習慣化を目標とするアプローチが必要である。嘔吐には不安解消の働きがある。食べればいつも吐いていた食べ物を食べさせ、かつ嘔吐できないことを患者に知らせておくと、食事は患者を不安にさせるが、嘔吐を許さず食事を繰り返し体験させることで、次第に食事中の不安は減じて、ついには適度な食事がとれるようになることが示されている[27]。ところで、こうした行動修正的アプローチを進めるとき、患者の治療体験についての共感的な理解が治療者の側に必要である。大食症患者にとって過食を引き起こさない体重を受け入れ、また、その体重を維持するための食事をとることは葛藤的である。それは痩せへのこだわりを諦めることを意味し、治療の中で肥満恐怖に直面させられる体験ともなるからである。またパージングを防止するための制限設定は、不安回避の手段を奪うために必死で抵抗する患者もいる。症状の防衛的な意味に対する共感が必要である。

●パージング防止のための治療設定（表42）[23]

　筆者の治療プログラム[23]では、自己誘発的嘔吐や、下剤の乱用などのパージング行為を防止するために、食事後の行動やトイレ使用について責任レベルを設定している。患者が肥満恐怖や痩せ願望からパージングの衝動に駆られるとき、自己制御は不可能である。制限設定をし、パージング行為を外的にコントロールして状態を安定化させることが大切である。また、この種の治療設定には、スタッフが患者の行動に注目し、健康状態に関心をもっていることを示すという意味がある。一般に大食症患者が示す過食や嘔吐は愛情剥奪体験に関連して生じている行為（Johnsonら）[14]であり、彼らはさまざまに行動化を起こして、母親的対象の一貫した共感的な対応を求めている。患者の行動化を制限するとき、それにかかわるスタッフの能動的な態度は患者には手応えのあるかかわりとして体験され、その繰り返しが患者の中に、混乱した行動をコントロールし自己に関心を向けてく

れる自己対象機能(Kohut H)[28]を内在化させる。

　食事後にデイルームにとどまることを患者に課すのは、患者が嘔吐したい欲求に駆られるのはそのほとんどが食事中あるいは食後30分までだからである。食べ物がお腹の中にあるときに、「下剤を飲まないと太る」「吐かないと肉がついてしまう」などの不合理な観念にとらわれたり、認知の歪みから不安・恐怖体験を発展させて短絡的な行動化を起こしやすい。食後誰かと話している限りは吐かないで済ませられるし、強迫的なとらわれから一時的に逃れられる。また、スタッフと食事直後に面接をもち、食後にとらわれている考えや気持ちについて話し合うことは、認知療法的アプローチという点でも有益である。

6 ── 予　後

　摂食障害の予後・治療転帰に関する研究は、神経性無食欲症では1950年代から、神経性大食症では1980年代後半からみられ、これまでに多くの追跡調査の報告がある。死亡率、体重・生理の回復、摂食行動異常、合併症、再発率、治療成果、予後予測因子などを調査対象として検討されているが、報告によって結果のばらつきは大きい。これは調査期間の長さ、追跡患者数、追跡調査起点(発症時か、治療開始時か)、追跡調査方法、診断基準などの違いによる。これまで欧米で報告された膨大な数の追跡調査研究を展望[29)-31)]すれば、神経性無食欲症の場合、死亡率は5〜22％で、死亡原因としては無食欲症による合併症が一番多く約半数を占め、次いで自殺例20〜30％である。神経性無食欲症がどの程度回復するのかについては、体重や生理の問題だけではなく、体型のこだわりなど摂食障害特有の病理、社会・性的機能回復、ほかの精神疾患の合併や移行の評価によって異なるが、体重・生理の回復は50〜70％でみられ、その多くは発症後4〜5年の経過で回復し、10年の経過では80〜90％の回復率とされる。また、過食の出現は10〜64％とばらつきがある。本邦ではまだ大規模な調査は行われていないが、筆者の調査[32)](神経性無食欲症41例、追跡期間4〜7年)では、制限型では死亡例はなく、約80％で体重・生理の回復とともに社会的機能面を含めた回復がみられたが、一方、むちゃ食い/排出型では、体重の回復は33％で、摂食障害の合併症による死亡が2例17％であり、また過食やパージング行為の残存率も42％に認めるなど、両型による違いは顕著であった。これらは欧米の諸報告で示されている予後予測因子の結果からもうなずけるものであり、嘔吐、過食、下剤・利尿剤の乱用、衝動性などが予後不良因子として挙げられている。一方、若年発症、発症から治療開始までの期間が短いこと、良好な親子関係などが予後良好因子として挙げられる。

　神経性大食症については、追跡期間6ヵ月以上の追跡調査88研究をレビューしたKeelの報告[30)]によれば、死亡率は無食欲症に比べて低く0.3％で、大食症からの回復は5〜10年の経過で50％が完全回復しているが、20％がまだ大食症の診断を満たし、30％で回復と再発を繰り返す転帰とされる。また、予後予測因子は、高い衝動性、低い自己評価、パーソナリティ障害の合併が不良因子として挙げられている。摂食行動異常についていえば、嘔吐の回数、体重変動の重症度が予後に関係しているとされる。

〔舘　哲朗〕

●文　献

1) Lasegue C：De l'anorexie hysterique. Archives Generale de Medicine 21：385-403, 1873.
2) Gull WW：Anorexia nervosa (apepsia hysterica, anorexia hysterica). Transactions of the Clinical Society of London 7：22-28, 1874.
3) Bruck H：Anorexia nervosa and its differential diagnosis. Journal of Nervous and Mental Disease 141：556-566, 1965.
4) Crisp AH：Anorexia nervosa. Hospital Medicine 1：713-718, 1967.
5) Russell GFM：Anorexia nervosa；its identiry as an illness and its treatment. Modern Trends in Psychological Medicine, Price JH (ed), pp131-164, Butterworths, London, 1970.
6) Parry-Jones B, Parry-Jones WLI：Bulimia；An archival review of its history in psychosomatic medicine. Int J Eating Disorders 10：129-143, 1991.
7) Habermas T：The psychiatric history of anorexia nervosa and bulimia nervosa；Weight concerns and bulimic symptoms in early case reports. Int J Eating Disorders 8：259-273, 1989.
8) Russell GFM：Bulimia nervosa；an ominous variant of anorexia nervosa. Psychol Med 9：429-448, 1979.
9) 舘　哲朗：摂食障害の生物学的背景をどのように考えるか；臨床的立場から．脳の科学 20：19-27, 1998.
10) 舘　哲朗：摂食障害の精神力動モデル．こころの臨床アラカルト 17 巻増刊号：342-344, 1998.
11) Bruck H：Eating Disorder；Obesity, Anorexia Nervosa and the Person Within. Basic Books, New York, 1973.
12) Selvini-Palazzoli M：Self-Starvation；From Individual to Family Therapy in the Treatment of Anorexia Nervosa. Jason Aronson, New York, 1978.
13) Crisp AH：Anorexia Nervosa；Let Me Be. Academic Press, London, 1980 [高木隆郎, 石坂好樹 (訳)：思春期痩せ症の世界．紀伊国屋書店, 東京, 1985].
14) Johnson C, Connors ME：The Etiology and Treatment of Bulimia Nervosa；A Biopsychosocial Perspective. Basic Books, New York, 1987.
15) Winnicott DW：The Maturational Processes and the Facilitating Environment. Hogarth Press, London, 1965 [牛島定信 (訳)：情緒発達の精神分析理論．岩崎学術出版, 東京, 1977].
16) American Psychiatric Association：Diagnostic and statistical manual of mental disorders. 4th ed, Washington DC, 1994.
17) Casper R, Eckert E, Halmi KA, et al：Bulimia；its incidence 13 and clinical importance in patients with anorexia nervosa. Arch Gen Psychiat 37：1030-1035, 1980.
18) Garfinkel PE, Moldofsky H, Garner DM：The heterogeneity of anorexia nervosa；bulimia as a distinct subgroup. Arch Gen Psychiat 37：1036-1040, 1980.
19) Strober M, Salkin B, Burroughs J, et al：Validity bulimia-restrictor distinctions in anorexia nervosa；parental personality characteristics and familial psychiatric morbidity. J Nerv Mental Dis 170：345-351, 1982.
20) 舘　哲朗：摂食障害患者の家族環境；摂食障害の発症と経過に関係する家族環境因子についての検討．精神神経学雑誌 101：427-445, 1999.
21) Halmi KA：Current concepts and definitions. Handbook of Eating Disorders；Theory, Treatment and Research, Szmukler G, Dare C, Treasure J (eds), pp29-42, John Wiley & Sons, Chichester, 1995.
22) 舘　哲朗：摂食障害の入院治療．臨床精神医学講座 [S4 巻], 松下正明 (総編), pp221-232, 中山書店, 東京, 2000.
23) 舘　哲朗：摂食障害患者に適切な入院治療環境についての考察．精神療法 18：343-352, 1992.
24) Nisbett RE：Eating behavior and obesity in men and animals. Advances in Psychosomatic Medicine 7：173-193, 1972.
25) Herman CP, Mack D：Restrained and unrestrained eating. Journal of Personality 43：647-660, 1975.
26) 舘　哲朗：過食症に対する統合的セルフ・モニタリング治療の試み；過食に関係したスキーマの成り立ちと治療技法．思青医誌 8：102-111, 1998.
27) Leitenberg H, Gross J, Rosen JC：Analysis of an anxiety model and the process of change during exposure plus response prevention treatment of bulimia nervosa. Behavior Therapy 15：3-20, 1984.
28) Kohut H：The Restoration of the Self. Int Univ Press, New York, 1977 [本城秀次, 笠原　嘉 (監訳)：自己の修復．みすず書房, 東京, 1995].
29) 加茂登志子, 笠原敏彦：摂食障害の長期的転帰と comorbidity．精神医学 40：234-246, 1998.
30) Keel PK, Mitchell JE：Outcome in bulimia nervosa. Am J Psychiatry 154：313-321, 1997.
31) Steinhausen HC, Rauss-Mason C, Seidel R：Follow-up Studies of anorexia nervosa；A review of four decade of outcome research. Psychol Med 21：447-451, 1991.
32) 舘　哲朗, 小林要二, 福地由美：神経性無食欲症患者 41 名の追跡調査研究；Morgan-Rusell Outcome Assessment Schedule を用いた評価と分析．児童青年精神医学とその近接領域 49：173-183, 2008.

II. 各 論

14. 睡眠障害

はじめに　小児期では睡眠機構が発達過程にあり、その未熟さもしくは不完全であることに起因していることが多い。一般に臨床の場面においては、病態生理により分類された「睡眠障害国際分類(The International Classification of Sleep Disorders；ICSD)」が一般的に用いられている(**表43**)[1]。これ以外にアメリカ精神医学会が作成した精神障害の診断・統計マニュアル「DSM」の睡眠障害の項目、WHOの診断基準「ICD-10」の睡眠障害の項目などがある[2)-4)]。本稿でははじめに小児期睡眠の正常発達について概説し、2005年に改訂されたICSDに基づいて分類し、それぞれの年齢帯に生じやすい代表的な睡眠障害について説明する(**図18**)。

表 43. 小児期における主な睡眠障害

	睡眠障害国際分類	同義語・旧称
1. 不眠症	特発性不眠症 不適切な睡眠衛生 小児期の行動性不眠症 薬物または物質による不眠症	しつけ不足睡眠障害 食物アレルギー性不眠
2. 睡眠関連呼吸障害群	乳幼児期の原発性睡眠時無呼吸 小児の閉塞性睡眠時無呼吸 先天性中枢性低換気症候群	乳幼児特発性無呼吸・不全型SIDS 閉塞性睡眠時無呼吸症候群
3. 中枢性過眠症群	ナルコレプシー 行動誘発性睡眠不足症候群	夜間睡眠不足・睡眠制限
4. 概日リズム睡眠障害群	睡眠相後退型 自由継続型	睡眠相後退型症候群 非24時間-睡眠覚醒症候群
5. 睡眠時随伴症群	錯乱性覚醒 睡眠時遊行症 睡眠時驚愕症 悪夢障害 睡眠時遺尿症	寝ぼけ・睡眠酩酊 夢遊病 夜驚症・夜間恐怖 悪夢 夜間遺尿・おねしょ
6. 睡眠関連運動障害	睡眠関連歯ぎしり 睡眠関連律動性運動障害	夜間歯ぎしり 律動性運動障害
7. 孤発性の諸症状 　正常範囲の異形症状	寝言 乳幼児期の良性睡眠時ミオクローヌス	新生児ミオクローヌス

(文献1)より抜粋、改変)

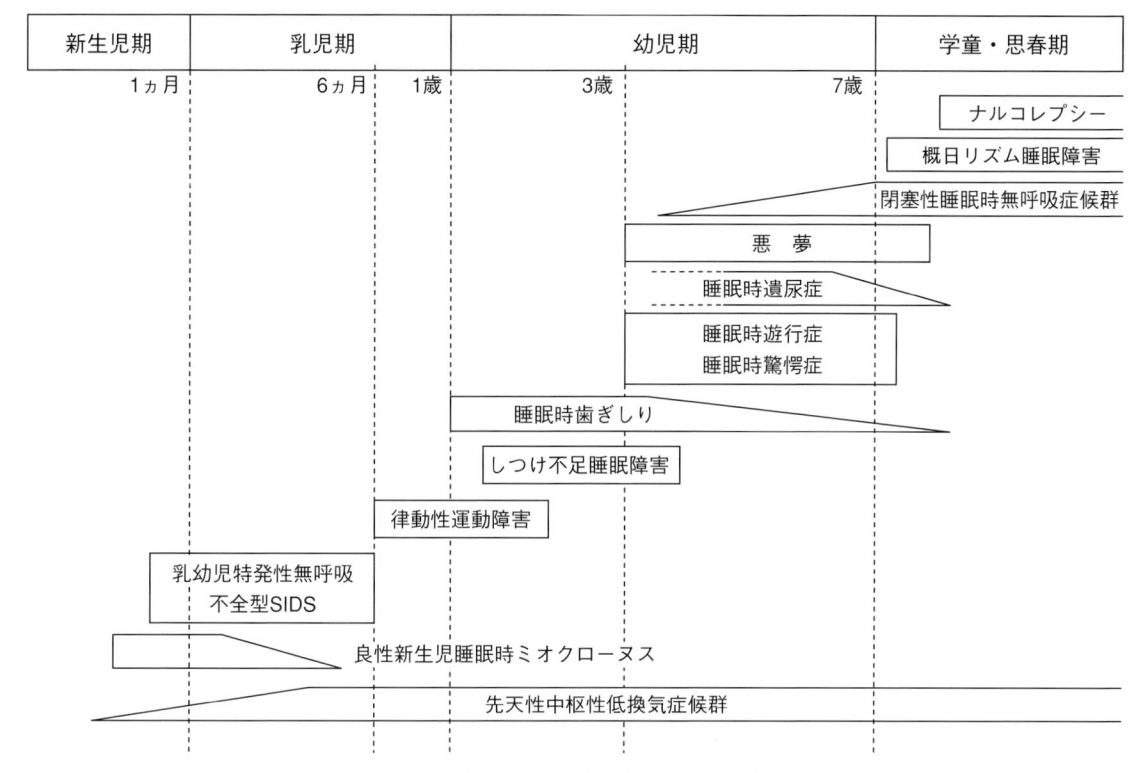

新生児期	乳児期		幼児期		学童・思春期
1ヵ月	6ヵ月	1歳	3歳	7歳	

図 18. 小児期における睡眠障害の好発罹患年齢

- ナルコレプシー
- 概日リズム睡眠障害
- 閉塞性睡眠時無呼吸症候群
- 悪夢
- 睡眠時遺尿症
- 睡眠時遊行症
- 睡眠時驚愕症
- 睡眠時歯ぎしり
- しつけ不足睡眠障害
- 律動性運動障害
- 乳幼児特発性無呼吸 不全型SIDS
- 良性新生児睡眠時ミオクローヌス
- 先天性中枢性低換気症候群

1 睡眠の正常発達[5]

1 睡眠段階の発達

　胎生期後半から乳児期にかけては、中枢神経系の発達が最も著しい時期であり、睡眠はまだ完成された状態ではない。成人のような脳波変化は完成されていないため、レム(REM)睡眠とノンレム(non-REM)睡眠に分けて考えることはできない。そこで胎児や乳児の睡眠については「不定睡眠」「動睡眠」「静睡眠」の3段階に分類されている。不定睡眠は動睡眠・静睡眠のどちらとも区別できない状態で、最初に現れる睡眠である。やがて不定睡眠の大半はまず動睡眠に分かれ、続いて残りの不定睡眠が静睡眠になる。動睡眠時には体動や眼球運動がみられ、呼吸が不規則になる。静睡眠時は体動や眼球運動はなく、呼吸や心拍数も安定しているといった特徴がある。
　在胎36週頃には不定睡眠が減り、40週には動睡眠/静睡眠が交互に繰り返し、睡眠周期が完成する。動睡眠はレム睡眠に、静睡眠はノンレム睡眠に分化していく。2歳頃になると睡眠単位(覚醒→ノンレム睡眠→レム睡眠)も確立され、5〜10歳にかけて成人の睡眠単位と同じ90分になる。

Ⅱ. 各　論

2 睡眠覚醒リズムの発達

　在胎25週前後の早期産児では睡眠・覚醒の区別が明確にできるような周期性はみられない。しかし、29週頃になるとその区別が可能となる。前項にて述べた動睡眠・静睡眠が出現するようになる。32週目頃になるとそれらの間に周期を認めるようになる。二相性の安定した周期が確立されるのは36週以降で40週でほぼ完全な周期が完成する。子宮内の胎児を超音波検査にて観察すると、早期産児と同様の変化が認められることから、このような睡眠周期の発達は子宮内外で同じであると考えられる。

　1日の周期に合った概日リズム(circadian rhythm)は生後に認められるようになる。生後1ヵ月間は短時間の覚醒と睡眠の繰り返しのウルトラディアンリズムを認める。1ヵ月を過ぎた頃より睡眠・覚醒それぞれの時間帯が分離し始める。しかし、この頃はまだ24時間周期に適合せず自由継続(free run)を呈する。2ヵ月以降になると睡眠は夜間に、覚醒は昼間に集中するようになり、4ヵ月頃に昼夜の区別された睡眠–覚醒リズムが形成される。

　これ以後、昼間の睡眠は急速に減少し13ヵ月頃になると午後に1回程度の「お昼寝」になる。幼児期後期になると生理的な昼間の睡眠は消失する。

2 ── 新生児・乳児期

1 先天性中枢性低換気症候群(congenital central hypoventilation syndrome)[6]

　新生児期・乳児期前半に睡眠中の不規則な呼吸や自発呼吸の欠如にて気づかれる疾患。発症は稀で、その発症原因として呼吸の自動制御機構の障害によると考えられているが不明な点が多い。最近、大多数の症例が*PHOX"B*遺伝子の変異に随伴することが報告されている[7]。低換気は覚醒中よりも睡眠中の方が重度である。一般に高炭酸ガス血症あるいは低酸素血症を示す。治療は睡眠中のみあるいは昼夜全時間の呼吸管理によって軽減させることができる。6〜12ヵ月の間に改善する場合もあるが、症例によっては補助呼吸管理からの離脱不可能となる場合も少なくない。無治療・重症例では肺高血圧・肺性心を併発して死に至ることもある。

2 良性新生児睡眠時ミオクローヌス(benign sleep myoclonus of infancy)[8]

　神経学的に異常のない新生児の静睡眠時に生じる四肢および軀幹における非同期性の筋攣縮(jerking)を特徴とする。約半数例は腕や下肢など遠位筋群において認められる。通常、筋攣縮は約1秒周期で4〜5回連続し、持続時間は40〜300 msecと非常に短い。抑制しても攣縮は止まらず、むしろ触刺激によって増強されることがある。覚醒すると止まり、脳波上けいれん波は認めない。生後1〜2週間以内にみられ、予後は良好で生後6ヵ月頃までに自然消失する経過をたどる。除外すべき疾患として点頭てんかん発作である。点頭てんかんは生後1ヵ月後に認めることが多い。鑑別点として覚醒中にも発作が起こることや、脳波検査にてヒプサリスミア(hypsarhythmia)が認め

られることなどである。

3 原発性睡眠時無呼吸(primary sleep apnea of infancy)[9]

　脳幹部の未発達に関連した問題か、中枢性呼吸調節の抑制によって引き起こされる無呼吸である。20秒以上の中枢性の呼吸停止で、その多くは生後数日で発症する。早産との関連が指摘されているが、合併症を伴わない場合の長期予後は良好である。

　乳児突然死症候群(sudden infant death syndrome；SIDS)と混同されがちであるが、ICSDでは明確に分離されている。SIDSは1歳以下の乳児で生じる既往歴や発達歴からは予期できない死亡であり、適切な死後調査にても説明のできないものと定義されている。したがって原発性睡眠時無呼吸がSIDSの危険因子とはされていない。

4 律動性運動障害(rhythmic movement disorder)[10]

　前睡眠期の直前に出現し浅睡眠期まで持続するリズミカルな常同運動がほとんど毎夜のように出現し15分ほど続く。通常、6ヵ月頃から2歳児にみられる。2～3歳以降はほぼ消失する。精神発達遅滞・自閉症児では年長になっても持続してみられることがある。

　常同運動にはさまざまなタイプがあり、中でも頭部を枕や布団に繰り返し打ちつける①頭打ち型(head-banging type)が最も多い。そのほかに仰臥位で頭を左右に振る②頭左右回転型(head-rolling type)や、四つん這いで軀幹を前後に揺らす③軀幹前後振り型(body-rocking type)、仰臥位で身体を左右に回転させる④軀幹左右回転型(body-rolling type)、などがある。

　脳波検査上は特に異常なく治療の必要性はないが、その特異的な症状故に両親が困惑することが多い。稀に二次的に打ちつけによる外傷がある。

3 ── 幼児期 ──

1 睡眠開始随伴障害(sleep-onset association disorder)

　睡眠の開始に一定の物や環境(哺乳瓶、おしゃぶり、抱きかかえなど)がないと入眠できない状態で3～4歳頃までの幼児で起こる。大抵の場合、親のかかわりを必要としている。夜間覚醒した場合でも睡眠の開始に必要な条件を満たせば再入眠は早い。通常3歳を過ぎると出現率は低下する。

2 睡眠時遊行症・夢遊病(sleepwalking)/睡眠時驚愕症・夜驚症(sleep terrors)[11]

　通常、1回目または2回目の徐波睡眠からの覚醒後に始まる。病態生理学的には睡眠障害に伴う徐波睡眠の不安定とされているが不明である。エピソードの際に完全に覚醒させることは困難で、覚醒させた場合には健忘を伴うことがある。睡眠時遊行症の場合、睡眠中に突然起き上がり無目的に徘徊したり、台所で放尿したりするなど不適切な行動を認める。睡眠時驚愕症は、突然の恐怖の叫び声に始まり、強い不安・激しい体動・発汗・呼吸頻拍・筋緊張亢進などの自律神経症状を伴う。

273

歩行可能年齢以後の小児ではいつでも起こり得るが、8～12歳に最も多く認められる。一般的に積極的な治療を行わなくても大部分の症例が思春期までに軽快ないし治癒する。予後は良好である。

3 睡眠時遺尿症(sleep enuresis)[12]

5歳以後において覚醒時に正常な排尿のコントロールができるにもかかわらず、週に2回以上、睡眠中に生じる不随意排尿現象をいう。過去6ヵ月間に遺尿があったかどうかによって、原発性と続発性に分類されている。前者は発達に伴う技能により幅が生じる。一方で後者の場合、糖尿病や腎性尿崩症、尿路感染などの器質因や家庭環境など心理社会的ストレスなどが関与していることが多い。遺尿の大部分は思春期までに自然消失する。夜間の水分摂取と塩分摂取を控えさせ、夜間尿量を減らすこと、十分な睡眠をとらせることなどの生活指導のみで多くの児は対応が可能である。

4 悪夢(nightmares)

レム睡眠期に起こる恐ろしい夢によって覚醒する現象。通常数週間から数ヵ月、時に数年の経過で消失もしくは減少する。一般的に治療を必要としない。しかし一部に成人期に至るまで悪夢を繰り返す群で精神疾患を発症しやすく、分裂病型パーソナリティ障害などの診断を受けるものがある。

5 睡眠時歯ぎしり(sleep bruxism)

睡眠中に歯をすり合わせたり、食いしばったりする常同運動であり、正常な乳幼児の50%以上でみられる。ストレスなどの精神的因子と歯の接触刺激や不正咬合といった局所的因子が原因として考えられる。重症例では歯の磨耗・損傷・顎関節の障害などを引き起こすことがあり、口腔内処置が必要となる。

6 しつけ不足睡眠障害(limit-sitting sleep disorder)

親による就寝時間のしつけが不十分なために、適正な時刻になっても時間を稼ぐなどして就床を拒否するものである。親と子どもの相互作用的な因子のほかに、親の長い勤務時間・アルコール中毒・夫婦間の争いなどから十分にしつけができないなど親自身の因子も強いと考えられる。睡眠ポリグラフ検査では睡眠の質・量ともに異常は認めない。

4 学童期・思春期

1 概日リズム睡眠障害(circadian rhythm sleep disorder)

本来ヒトは24時間より長いと考えられている内因性概日リズム周期に、毎朝光などの同調因子によって位相を前進させ、24時間という外界リズムに同調させている。しかし、この位相前進機能に異常があり外界リズムに適合できない睡眠障害である。原因として光に対する感受性が健常者群に比べて患者群の方が高いとの報告もある[13]。また、時計遺伝子($hPer3$)の多型など遺伝的要因の

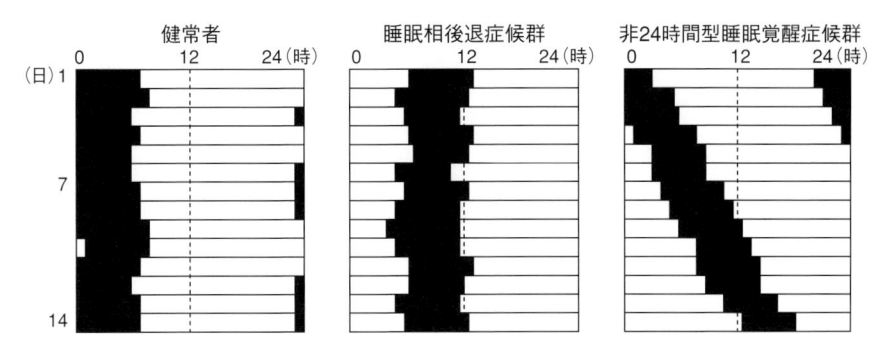

図 19. 睡眠覚醒スケジュール障害における睡眠覚醒リズム

関与もある[14]。

代表的なものとして、睡眠相後退型（delayed sleep type；DSPS）や自由継続型（free-running type, non-24）がある。前者は睡眠相が望ましい時刻から遅れて固定した状態が慢性的に続く睡眠障害である。一方、後者は24時間周期のリズムの環境下で生活しているにもかかわらず入眠覚醒のリズムが徐々に遅れてゆくことによって生じる睡眠障害である。ある時期は昼夜逆転の生活を示し、またあるときは外界に同調した生活を示す（図19）。

いずれも睡眠の長さや構造は健常者とはあまり変わらないとされている。登校などの社会的スケジュールに同調するため、慢性的な睡眠時間の短縮を招き過度の眠気・頭重感・食思不振・易疲労感・集中困難などを呈する。しかし「約束の時間に遅れる」という表現型を示すため周囲から「病気」としての理解が得られにくく、社会的な不適応によって二次的に抑うつ気分・自信喪失・不登校に至ることもある。また、一般の臨床家の間でもいまだ知名度が低いため、医療機関側においてもその対応に相違が生じている[15]。

現在、さまざまな治療法が提唱されており高照度光療法・時間療法などの非薬物的治療のほかに、ビタミンB_{12}製剤・メラトニン（melatonin）などの投与の有効性が報告されている。2010年に本邦においてメラトニン受容体作動薬としてラメルテオン（ロゼレム®）が上市された。本障害に適応はないが、その改善効果が期待される。ベンゾジアゼピン（BZ）系の睡眠薬については対処療法的に用いられることはあるが、生体リズムに対する作用は少なく一般的には適応はない。

2 閉塞性睡眠時無呼吸（obstructive sleep apnea, pediatric）[16]

睡眠中に無呼吸（7時間の夜間睡眠中に10秒以上の換気停止が30回以上）・努力性呼吸による中途覚醒・無呼吸に随伴した動脈血酸素飽和度の低下などが起こり、そのため夜間の睡眠の減少あるいは昼間の眠気が生じるものをいう。反復する無呼吸はノンレム睡眠期にも認める。睡眠時無呼吸には上気道部の閉塞による閉塞型以外に呼吸中枢の機能抑制による中枢型や両者の混合型も分類されている。

小児では肥満、小顎症、扁桃腺肥大などの器質的な要因があるところに入眠による筋緊張低下が加わるため、上気道が閉塞し一時呼吸が停止する。治療は扁桃腺摘出術などの形成術のほかに持続

性陽圧呼吸法がある。横臥位で眠るだけでも無呼吸数は軽減する。

3 ナルコレプシー(narcolepsy)[17]

　日中に眠気を感じる睡眠障害の中で代表的な疾患に挙げられる。睡眠発作・情動脱力発作・入眠時幻覚・睡眠麻痺などレム睡眠に関連した症状を主とし、時に自動行動や夜間の睡眠分断なども認められる。その特徴的な病態に反して知名度は低く精神病状態と誤認されることが多い。日中の繰り返す居眠りの発症は10歳台に集中し、13〜18歳にピークを示す。

　臨床症状としては、

　①睡眠発作：通常なら眠ってしまわないような状況（試験中・食事中・運転中・性交中など）で発作的に睡魔が生じる状態。発作的な眠りは概ね30分ほど持続し、多い場合は2〜3時間間隔で出現する。睡眠発作後の覚醒時に爽快感を伴うことが多い。

　②情動脱力発作：喜怒などの強い情動変化によって誘発される筋緊張の消失。脱力発作は通常短く、数秒から数分程度で発作終了後は速やかに回復する。発作中の記憶障害は認めない。発作中のポリグラフ上ではレム睡眠が検出されている。

　③入眠時幻覚：睡眠導入時に生じる知覚体験で、視聴覚的・運動感覚的な現象を体験する。

　④睡眠麻痺：覚醒から睡眠への移行期に認められる一過性の筋緊張の低下で、しばしば入眠時幻覚に伴って出現する。

　睡眠ポリグラフィ検査において入眠開始後20分以内にレム睡眠を認める（入眠時レム睡眠・sleep onset REM）ことが多い。またHLA型においてナルコレプシー患者のほとんどでHLA-DR2およびDQw1が陽性を示すことが報告されている[18]。

　薬物療法は昼間の眠気に対する治療とレム睡眠関連の症状に対する治療との2本立てとなる。眠気に対する治療薬として中枢刺激剤であるメチルフェニデート(methylphenidate)やペモリン(pemolin)などが用いられる。$α_1$受容体の作動薬であるモダフィニール(modafinil)の有効性が認められている[19]。欧米ではアンフェタミン(amphetamine)が比較的よく用いられている。また、内服するうえで、いずれの薬剤も覚醒作用を目的としているために覚醒期後半の内服によって入眠困難が出現する可能性がある。したがって覚醒期前半の内服が望ましい。一方、情動脱力発作や睡眠麻痺・入眠時幻覚などのレム睡眠関連の症状に対しては、三環系抗うつ薬に属するクロミプラミン(clomipramine)やイミプラミン(imipramine)などを昼間に投与する。また、経過中に認められる夜間の不眠に対しては短時間〜中間型作用のBZ系睡眠薬が用いられる。ナルコレプシーの睡眠障害は中途覚醒が多いため、やむを得ず長時間作用型BZ系睡眠薬やフェノチアジン系の抗精神病薬を用いることもある。しかし、翌日への持ち越し効果を避けるために必要最低限にとどめるべきである。

　非薬物療法として、まず夜間の十分な睡眠時間の確保と規則正しい生活を維持させ、正午前後に短時間の午睡をとらせることによって午後の時間帯の眠気を軽減できる。また、本疾患が一般に知られていないが故に周囲の不理解によって自信喪失や抑うつ気分を伴っていることが多いため、本疾患が睡眠障害であるということを本人および家人に十分に理解させることが必要である。

おわりに

　昨今、睡眠障害を含め児童青年期の精神障害に対する取り組みに多くの情熱が注がれるようになった福音は大きい。加えて、小児科領域において精神科医療を受けることも身近になりつつある。一方で、十分な検証がなされていないエビデンスも多くあり、ともすればわずかな成功例があたかも一般的な治療法であるかのような取り扱いがなされている。また、過剰診断による不適切な薬物使用も散見される。海外でも乳幼児への抗精神病薬投与による影響や若年者での抗うつ薬による行動異常が問題視されている。今後、本邦においても同様の問題が生じる恐れがあり、それを防ぐべく十分な論証と治療法の研究が求められている。

（青木治亮）

●文　献

1) American Sleep Disorders Association：International Classification of Sleep Disorders. 2nd ed, Diagnosis and Cording Manual, American Academy of Sleep, Westchester Illinoi, 2005.
2) American Psychiatric Association：Diagnostic and Statistical Manual of Mental Disorder. 4th ed Text Revision, American Psychiatric Association, Washington DC and London, 2000.
3) American Psychiatric Association：Quick Reference to the Diagnostic Criteria from DSM-IV-TR. American Psychiatric Association, Washington DC, 2005.
4) World Health Organization：International Classification of Diseases. 10th ed, World Health Organization, Geneva, 1992.
5) Anders FT, Sadeh A, Appareddy V：Normal sleep in neonates and children. Principles and practice of sleep medicine in the child, pp7-18, WB Saunders, Philadelphia, 1995.
6) Fleming PJ, Cade D, Bryan MH, et al：Congenital central hypoventilation and sleep state. Pediatrics 66：425-428, 1980.
7) Amiel J, Laudier B, Attie-Bitach T, et al：Polyalanine expansion and frame shift mutation of the Paired-like homeobox gene *PHOX2B* in central hypoventilation syndrome. Nat genet 33：459-461, 2003.
8) Resnick RJ, Moshe SL, Perotta L, et al：Benign neonatal sleep myoclonus；Relationship to sleep state. Arch Neurol 43：266-268, 1986.
9) National Institute of Health：Consensus development conference on infantile apnea and home monitoring. Pediatrics 79：292-299, 1987.
10) Dlackenburg G：Rhythmic movement in infancy and early childhood. Acta Pediatr Scand (Suppl) 224：74-83, 1971.
11) Broughton RJ：Sleep disorder；Disorders of arousal？ Science 159：1070-1078, 1968.
12) Ditman KS, Blinn KA：Sleep levels in enuresis. Am J Psychiatry 152：913-920, 1995.
13) Aoki H, Ozeki Y, Yamada N：Hypersensitivity of melatonin suppression in response to light in patients with delayed sleep phase syndrome. Chronoboil Int 18：263-271, 2001.
14) Archer S, Robilliard D, Skene D, et al：A length polymorphism in the circadian clock gene *Per3* is linked to delayed sleep phase syndrome and diurnal preference. Sleep 26：413-415, 2003.
15) Weitzman ED, Czeisler CA, Coleman RM, et al：Delayed sleep phase syndrome；A chronobiological disorder with sleep-onset insomnia. Arch Gen Psychiatry 38：737-746, 1981.
16) Brouillette RT, Fernbach SK, Hunt CE：Obstructive sleep apnea in infants and children. J Pediatr 100：31-40, 1982.
17) Guilleminault C：Narcolepsy syndrome. Principal and practice of sleep medicine, Kryger MH, Roth T, Dement WC (eds), pp549-561, WB Stunders, Philadelphia, 1994.
18) Matsuki M：DQ (rather than DR) marks susceptibility to narcolepsy. Lancet 339：1052, 1997.
19) US Modafinil in Narcolepsy Multicenter Study Group：Randomized trial of Modafinil for the treatment of pathological somnolence in narcolepsy. Annals of Neurology 43：88-97, 1998.

15. 選択性緘黙

はじめに 選択性緘黙(selective mutism)とは、学校などの特定の社会状況では話すことができないが、家庭などの他の状況では話すことができるという、疾患ないし状態像である。歴史的には、1877年にKussmaul Aがaphasia voluntariaという呼称を用い、1934年にTramer Mがelective mutismと名づけたのが始まりであるという[1]。今日では、ICD-10においてelective mutismという名称が使用されているが、DSM-IVではselective mutismという用語が採用されるようになった。このような用語の変遷の背景には、緘黙という行動に伴う意志的側面を強調する代わりに、生物学的基盤をもった不安の問題に対して焦点を当てようとする近年の傾向が存在する。つまり、voluntariaやelectiveという言葉には、自己主張や反抗行動といったニュアンスまでもが含まれているが、それに対し、selectiveという言葉は、不安を惹起するような状況を選択的に回避するという意味で用いられているのである。

選択性緘黙は、比較的稀な疾患とされており、その有病率は10,000人に対して18人という報告がある[2]。性差に関しては、女児にわずかに多いといわれ、男女比は1：1.6という報告がある[3]。

1 ── 成因と病態

選択性緘黙の成因論に関しては、不安障害との共通性を強調するもの[4]と、発達障害の存在を重視するもの[5]の2つがある。

不安障害との共通性を強調する研究は、まず、生来の特徴として、恥ずかしがりや(shy)、引っ込み思案(inhibition)という気質傾向を指摘している[3]。このような気質に環境因が加わって不安が形成され、選択性緘黙を惹起するというのである。また、選択性緘黙の子どもの家族には、寡黙な人が多いという[6]。さらに、選択性緘黙の患者には高率に不安障害のcomorbidityが見い出されることも指摘されている。例えば、Dummit III ESら[7]は、DSM-III-Rを用いた研究において、選択性緘黙を有する50例の子どものすべてが、小児期または青年期の回避性障害、あるいは社会恐怖のいずれかに合致し、しかも、約半数に分離不安障害、過剰不安障害、単一恐怖といった診断が付加されたと報告している。ちなみに、DSM-III-Rにおける小児期または青年期の回避性障害というカテゴリーは、DSM-IVにおいては社会恐怖へ統合されている。したがって、Dummit IIIらの研究は、選択性緘黙を社会恐怖の枠内に位置づけるものであるといえよう。但し、この研究においても、11％に会話・言語・学習の困難を認めているから、選択性緘黙は発達障害とまったく無関係とされているわけではない。

発達障害の存在を重視する研究には、言語と会話の障害(DSM-III-R)もしくはコミュニケーショ

ン障害(DSM-IV)の存在に注目する。Kristensen H[8]は、言語と会話の障害を伴った2症例を報告し、選択性緘黙の子どもの場合は診察や検査に協力が得られにくいため、発達の遅れが過小評価されやすいと指摘している。また、54例の選択性緘黙の子どもを対象とする別の研究[5]においては、全例の68.5%になんらかの発達の遅れを認めたと報告している。とりわけ、受容-表出混合性言語障害は17.3%に、表出性言語障害は11.5%に、音韻障害は42.6%に認められたという。但し、これらの研究においても、発達の遅れが直接、選択性緘黙を引き起こしているとは考えられておらず、言語と会話の障害があれば、より不安を惹起しやすいという点が強調されている。その他、発達障害という視点からは、アスペルガー障害との関連性[9]や、脆弱X症候群[10]との合併についての報告もみられる。

このようにみてくるなら、選択性緘黙の成因は単一とはいえず、その病態は多元的に説明されるべきであることがわかる。すなわち、元来の気質傾向や、言語と会話の障害は準備因子であり、これに環境因子が加わって発症するものが選択性緘黙である。なお、ここでいう環境因子とは、入園・入学といった、多少とも社会性が要求される場面への参入を強いられる状況を指す。ちなみに、発症に心的外傷が関与するかどうかについては、否定的な意見が多い[3]。

2 診断および臨床像

選択性緘黙の発症は、小学校入学以前であることが多く、平均49.5ヵ月という報告がある[3]。

診断に際しては、まず、家族からの情報収集が重要になる。特に、家族が知らないうちに、既に他の場所で緘黙が出現していること、家族成員に対しては多かれ少なかれ会話ができることの2点を確認することは重要である。逆に、突然の発症や家族内でもほとんど会話ができない場合には、種々の失語症や自閉性障害など、他の疾患が疑われる[1]。同時に、家族からは言語発達の遅れの有無を聴取しておく必要がある。言語以外の発達歴、家族歴、既往歴、対人関係、興味のあり方、学業成績などの聴取も、通常の児童青年精神医学の方法に準拠して行う。

患者本人は、面接場面で会話ができない場合がほとんどである。但し、「はい」「いいえ」などの短い応答や、描画などの非言語的コミュニケーションは可能であることが多い。したがって、簡単な質問や、ゲームなどの非言語的交流、WISC-IIIの動作性検査を通じて、認知-理解能力の水準を確認しておくことが重要になる。さらに、ビデオ録画された家庭での会話を調べることにより、構音を含めた本来の言語能力を確認することができる。なお、鑑別診断のためには、神経学的検査や聴覚検査が必要である。

DSM-IVでは、①特定の社会状況では一貫して話すことができないこと、②それが学業上の意志伝達を妨害していること、③その持続期間が1ヵ月以上であること、④話し言葉を知らないわけではないこと、⑤他の疾患によるものではないこと、という5点が、診断のために必要とされている。ここで注意が必要なのは、時には音韻障害、表出性言語障害、受容-表出混合性言語障害といったコミュニケーション障害や、構音の異常をきたすような疾患を伴う場合があること、また、不安障害、とりわけ社会恐怖や、あるいは知的障害(精神遅滞)が合併しうるという事実である。これらの疾患

が存在しても、選択性緘黙という診断は成立する。

社会恐怖以外の不安障害で、選択性緘黙に合併するものは、分離不安障害、特定の恐怖症、全般性不安障害、強迫性障害である[5]。また、発達障害では、上述したもの以外に、発達性協調運動障害、アスペルガー障害が合併することがある。遺尿症、遺糞症などの合併も少なくない。そのほかに、うつ病、反抗挑戦性障害、睡眠障害、摂食障害、チック障害などが合併することもある[3]。さらに、脆弱X症候群との合併も報告されていることは、既に述べたとおりである。選択性緘黙という診断を下す場合には、これらの疾患の合併の有無を検証しておくことが治療のためにも不可欠である。

なお、大井ら[11]は、選択性緘黙を、コミュニケートしようとする意欲の程度によって3つのタイプに分類している。そのうち、社会化欲求型では、家庭外と家庭内での対人態度に非常な差が認められ、家族成員間のコミュニケーションは表層的であるという。また、社会化意欲薄弱型は家庭内でも無口で意欲に乏しく、家族成員間のコミュニケーションは希薄であるという。そして、社会化拒否型では家庭内でも選択的に沈黙し、家族内にトラブルが絶えないという特徴が指摘されている。社会化意欲薄弱型と社会化拒否型には、自閉症スペクトラム障害の事例が含まれていると考えられる。

3 治療

選択性緘黙の治療は、不安に焦点を当てて行われるべきであるという考え方が多い[7]。不安に焦点を当てた治療として、従来より用いられてきたものは、行動療法、精神力動的療法、家族療法、薬物療法である[1]。これらのうち、行動療法には、shaping（治療者の口の動きを真似させる）やself-modeling（患者が映ったビデオ録画を用いて発声練習をする）といった方法が含まれ、精神力動的療法には、絵画療法や遊戯療法などが含まれる。また、家族療法に関しては、家族成員に明らかな問題がある場合には古典的洞察法が必要であるという。なお、薬物療法において今日、特に注目されているものは、選択的セロトニン再取込み阻害薬（SSRI）である[12]。

一方、発達障害の存在に注目する立場からは、不安の軽減とともに、言語・構音の発達を促進させるような機能訓練が治療に必須とされる[5]。

Dow SPら[1]は、従来の治療法を統合した、学校に基盤を置く多元的個別治療計画を提案している。この方法は、第一に不安の軽減を目標とし、そのために、話すことを強制しないという方針を出発点とする。そのうえで、非言語的ゲームなどを通じて友人との関係を形成し、必要ならリラクゼーションや家族精神療法、薬物療法などを併用する。第二の目標は、非言語的コミュニケーションの増加であり、身振りやカードなどの手段から開始して、学級を小グループに分け、支持的仲間を見い出しやすいように工夫する。第三の目標は、社会的交流の増加であり、学校内外での遊び友だちを見つけること、言語を用いない社会的スキルを獲得することなどが含まれる。第四の目標は、言語的コミュニケーションの増加であり、行動療法や言語療法を用いる。上述した方法を採用するに際しては、医師と家族に加え教師・言語療法士の参加が不可欠であり、これらにより構成されるチームの内部で、子どもの特徴に関する理解が共有されるとともに、できるだけ低い目標から開始

し、ゆっくりと小刻みに目標を高めていくという配慮が重要であると考えられる。

4 ――予 後――

　Steinhausen HC ら[3]は、選択性緘黙の子ども100例のうち、54％に症状の持続がみられ、他方、経過とともに改善したものは35％に過ぎなかったと報告している。大井ら[13]の24例の研究においても、2〜7年の追跡期間では、75％が適応不良のままであったとされている。とりわけ、社会化への意欲に乏しい症例では、庇護された形であれば仕事に従事できるという意味では良好であるが、対人関係や自己同一性の確立という意味では大きな問題を残すといわれている。

　したがって、選択性緘黙の予後を楽観視することはできない。しかし、予後の指標を、会話能力に限ることなく、子どもの興味・関心の拡大や、話し言葉が比較的要求されない形での就労といった社会参加へと多様化していくならば、いたずらに悲観的になる必要はないと考えられる。

（高岡　健、丹羽伸也）

●文　献

1) Dow SP, Sonies BC, Scheib D, et al：Practical guidelines for the assessment and treatment of selective mutism. J Am Acad Child Adolesc Psychiatry 34：847-856, 1995.
2) Kopp S, Gillberg C：Selective mutism；a population-based study；a research note. J Child Psychol Psychiat 38：257-267, 1997.
3) Steinhausen HC, Juzi C：Elective mutism；an analysis of 100 cases. J Am Acad Child Adolesc Psychiatry 35：606-614, 1996.
4) Anstendig KD：Is selective mutism an anxiety disorder? Rethinking its DSM-IV classification. J Anxiety Disorders 13：417-434, 1999.
5) Kristensen H：Selective mutism and comorbidity with developmental disorder/delay, anxiety disorder, elimination disorder. J Am Acad Child Adolesc Psychiatry 39：249-256, 2000.
6) Steinhausen HC, Adamek R：The family history of children with elective mutism；a research report. European Child & Adolescent Psychiatry 6：107-111, 1997.
7) Dummit III ES, Klein RG, Tancer NK, et al：Systematic assessment of 50 children with selective mutism. J Am Acad Child Adolesc Psychiatry 36：653-660, 1997.
8) Kristensen H：Elective mutism-associated with developmental disorder/delay；Two case studies. European Child & Adolescent Psychiatry 6：234-239, 1997.
9) Gillberg C：Asperger syndrome and high-functioning autism. Br J Psychiatry 172：200-209, 1998.
10) Hagerman RJ, Hills J, Scharfenaker S, et al：Fragile X syndrome and selective mutism. Am J Med Genetics 83：313-317, 1999.
11) 大井正己, 藤田　隆, 田中　通, ほか：青年期の選択緘黙についての臨床的および精神病理学的研究. 精神経誌 84：114-133, 1982.
12) Dummit III ES, Klein RG, Tancer NK, et al：Fluoxetine treatment of children with selective mutism；an open trial. J Am Acad Child Adolesc Psychiatry 35：615-621, 1996.
13) 大井正己, 鈴木国夫, 玉木英雄, ほか：児童期の選択緘黙についての一考察. 精神経誌 81：365-389, 1979.

II. 各論

16. 統合失調症

はじめに 統合失調症の発症年齢は15歳以前には稀であり、15歳を過ぎると次第に増加し18歳以後から20歳台にかけて急増する曲線を描くといわれている。しかし青年期以後に比べて児童期で発症する頻度は稀ではあっても、統合失調症は一般の精神科医だけではなく、児童精神科医にとっても極めて重要な疾患の1つであることは言うまでもない。何故なら、統合失調症の多くが成人や子どもを問わず重篤で長期の経過をとるという理由だけではなく、統合失調症児の心理を理解することや彼らに対する精神療法を考えることは、取りも直さずこころの発達やその成り立ち、さらには精神療法の本質を考えることに通じるからである。

さて、児童期・青年期に発症する統合失調症は欧米圏では early-onset schizophrenia, childhood-onset schizophrenia, adolescent-onset schizophrenia などと表現されている。発症年齢については統一された定義はないものの一般的に、early-onset schizophrenia は18歳あるいは20歳以下、childhood-onset schizophrenia は12歳あるいは15歳以下とされ、特に12歳以下の発症を very early-onset schizophrenia として区別して用いることもある。本稿では主に15歳以下の小・中学生発症の統合失調症を中心に論を進めることとする。

1 ── 小児の統合失調症の概念とその変遷

小児の統合失調症の研究の歴史を概観すると、既に1900年代初頭から議論の対象になっていた。すなわち当初は Kraepelin E(1899)の早発性痴呆の概念がどこまで若年に遡ることができるのかということに主な関心が向けられていた。Kraepelin は早発性痴呆の約3.5%は10歳以前に発症すると報告し、さらに De Sactics(1906)の最早発性痴呆(dementia praecocissima)や Heller T(1908)の幼年痴呆(dementia infantilis)など幼児期に発症して痴呆に至る病像についていくつかの報告がなされた。しかし Heller の報告した4症例は後に他の研究者による剖検によって脳にリポイド変性の存在が確認されたため、いったんは脳の器質的疾患であるとして決着をみた。しかしその後 Heller 氏病などとして引き継がれ、現在では DSM-IV-TR[1]では小児期崩壊性障害(childhood disintegrative disorder)として広汎性発達障害の中に位置づけられている。その後 Bleuler E(1911)が統合失調症の基本症状として自閉および連合の解体・弛緩を挙げ、小児の統合失調症研究にも大きな影響を与えた。その後、Potter H(1933)[2]や Bradley C ら(1941)[3]によって小児の統合失調症の診断基準の作成が試みられた。すなわち Potter は小児が未成熟な発達段階にあることから、診断基準からは幻覚や妄想を除外するべきであるとし、同様に Bradley らは診断には孤立、奇異な行動、退行を第一に重視するべきであるとした。小児の統合失調症の診断に際して子どもの

発達を重視した彼らの考えは、今日にも大いに役立つ重要な視点であると考えられる。

その後、1943年にKanner L[4]が早期幼児自閉症(early infantile autism)を報告してからは、自閉症は統合失調症の最早期発症型であるか否かという両者の異同の問題が中心となって研究が展開したが、いずれの研究も自閉症と統合失調症とが混同して用いられていた。そして両者の概念の混乱はその後も続き、1960年代には自閉症も小児の統合失調症もchildhood schizophreniaという同一の名称で表現されていた。その後、1960年代の後半になってRutter Mらを中心とした英国学派によって新たな展開がみられた。すなわち、Rutterら[5](1967)は自閉症の予後調査を通して、自閉症の基本的障害は言語および認知の障害であり、統合失調症とは明確に区別するべきであると主張した。そしてKolvin Iら[6](1971)は幼児期および児童期における精神病の発症年齢が二相性に分布していることを報告し、さらに臨床像、認知能力、家族および社会的背景、脳の器質的要因などから両者が異なったものであると報告した。このような流れの中で、自閉症は言語および認知の障害が基本であり、一方、小児の統合失調症はある程度発達した後に、幻覚・妄想などの病的症状が出現してくるものであるという考えが一般的となった。

以上の統合失調症と自閉症研究の流れを取り入れ、両者を明確に位置づけたのはDSM-Ⅲ[7](1980)である。DSM-Ⅲでは、自閉症は広汎性発達障害(Pervasive Developmental Disorders；PDD)として分類され、統合失調症とは明確に区別された。そして小児で発症した統合失調症に関しては、成人と同一の診断基準を使用することになり、発症年齢の下限は設けられなかった。その後現在までにDSM-Ⅲ-R(1988)、DSM-Ⅳ(1994)、DSM-Ⅳ-TR(2000)と改訂されたが、統合失調症の診断基準が厳しくなった点を除いて、小児の統合失調症に関して概念の大きな変更はなされずに今日に至っている。

上記のように小児の統合失調症の概念や診断が統一された結果、1990年代から成人と同様に小児でも生物学的な研究が活発に行われるようになった。特に核磁気共鳴画像(MRI)による脳の形態学的な研究によって、早期発症の統合失調症では成人発症のそれに比べて脳の形態学的な異常の度合いが大きく、さらに発症後も成人早期までその形態学的な変化が進行する所見が得られており、そのため特にprogressive neurodevelopmental disorderと称されるようになった(Rapoport JLら[8])。

2 ─ 小児の統合失調症の診断と臨床像

1 診 断

異論は少なからずあるものの、上述したように小児の統合失調症の診断はDSM-Ⅲから現在のDSM-Ⅳ-TRに至るまで一貫して成人と同一の診断基準を用いている。DSM-Ⅳ-TRによる統合失調症の診断基準に基づくと、緊張病症候群と呼ばれてきた状態がほとんどみられなくなっている現在では、幻覚あるいは妄想の存在が診断に不可欠の要素ともいえる基準になっており、DSMの診断体系が成人を対象としたときでさえ統合失調症の診断にとって厳格であるといわれている所以

である。

　小児の統合失調症ではたとえ幻覚や妄想が認められても、成人に比べて対象や内容が不明確であることが多いため診断はより一層困難であると言わざるを得ない。これは当然、小児が精神発達途上にあるということと、それと関連して体験の乏しさや言語化能力の未熟な点が影響しているものと考えられる。Breulerの単純型の統合失調症(simple schizophrenia, 1911)や従来、潜伏型の統合失調症(latent schizophrenia)といわれてきたものはDSM-IV-TRでは統合失調質パーソナリティ障害(schizoid personality disorder)、あるいは統合失調型パーソナリティ障害(schizotypal personality disorder)に分類されているが、子どもでも明らかな幻覚や妄想の欠如のためにこれらのカテゴリーに診断される症例が多いことも臨床上銘記すべき点である。またMcClellan JM[9](2000)も述べているように、子どもの気分障害(mood disorder)の双極I型障害(bipolar I disorder)では発症時に幻覚・妄想を呈することが多く、その場合には統合失調症との鑑別が困難である。したがって診断は経過を追いながら再評価していくべきである。

　アスペルガー障害をはじめとした高機能広汎性発達障害との鑑別も重要である。彼らは社会性の障害があるために共感性に乏しく、場にそぐわない奇抜で奇妙な言動がみられるために、統合失調症や統合失調型あるいは統合失調質パーソナリティ障害と一見、極めて類似した臨床像をとることが多い。両者の鑑別には詳細な生育歴の聴取が必要であり、その中で、例えば広汎性発達障害では特徴的な症候(こだわりの強さ、愛着の弱さ、言語発達の遅れ、意志伝達の障害、など)を確認する。また、症状の背景に、統合失調症では外界や対人関係への"怖れ"が、広汎性発達障害では彼らなりの独特の論理が存在することが多いことも精神病理学的に重要な鑑別点である。また広汎性発達障害では自我障害の作為体験、思考吹入、思考伝播、などの症状がほとんど認められないことも重要である。

2 臨床像

　小児の統合失調症の臨床的特徴を要約すれば、①幻視のみられるものがある、②幻聴内容が不鮮明なものや一過性のものが多い、③妄想構築は稀である、④感情易変性を示すものが多い、⑤強迫行為を示すものが多い、など成人発症例とは異なった特徴をもつ[10]。成人に準じた診断基準で統合失調症を診断するとき、発症年齢の下限は7〜8歳であり、しかも10歳以下は極めて稀であると考えられる。

　併存障害(comobidity)ではRoss RGら[11]によれば、注意欠陥/多動性障害(84%)、反抗挑戦性障害(43%)、うつ病(30%)、分離不安障害(25%)の順で多かったと報告している。またSporn AHら[12]は小児の統合失調症の25%が過去に広汎性発達障害と診断されていたと報告し、内訳は19例中、自閉性障害1例、アスペルガー障害2例、特定不能の広汎性発達障害16例であった、としている。

　予後については、Werry JSら[13]は12ヵ月以上の入院治療を受けたニュージーランド(平均発症年齢13.9歳)と米国(同15.6歳)の症例を平均4年間追跡して、両群共に服薬を中止できた症例はほとんどなく、適応水準も下がっていたと報告している。一方、同じ時期にAsarnow JRら[14]は小

児発症を対象に2～7年の追跡の結果、54％が改善を得て、46％がほとんど改善しないか増悪しているいると報告している。最近ではRemschmidt Hら[15]が1920年から1961年までの入院患者の連続サンプルを対象に、平均発症年齢12.7歳、平均追跡期間42年という長期間に及ぶ予後調査を行い、統合失調症群はその他の群に比べて予後は悪く、死亡率も統合失調症群では39.5％であり、その他の群(18.4％)と比較して高かった、と報告している。また、予後予測因子についてはMaudsley病院のVyas NSら[16]が15歳前後発症の統合失調症を平均4年間追跡した結果、予後には発症前の児童期の機能が関係すると報告している。いずれにしても成人発症と同様、小児では病前の適応が経過を大きく左右する因子であり、さらに予後自体は予断を許さないものであるといえる。

3 ── 小児の統合失調症の発達過程

　成人の統合失調症者における病前の発達過程を調査した研究は数多く行われている。いわゆるpreschizophrenic childrenの研究である。それには、統合失調症を発症した患者の生育歴を後方視的(retrospective)に調査して情報を得たものと、特定の地域、時期に出生した集団を前方視的(prospective)に追跡したコホート研究とがある。後者には両親や片親が統合失調症の場合に、その子ども(high risk infant or child)を長年にわたって追跡する調査も含まれる。いずれの調査においても、統合失調症群では正常対照群に比べて、言語や身体発達の遅れ、小・中学校での成績不良、対人関係の問題、などが有意に多いことが報告されている。

　小児の統合失調症を対象にした同様の研究は現時点では、米国のNIMH(National Institute of Mental Health)のRapoportのグループの報告があるのみである。すなわちNicolson Rら[17]は12歳以下で発症した統合失調症児を対象にした研究で、正常対照群と比較して幼児期の言語発達に遅れが認められることを報告した。

　一方、上述したように言語、認知や身体などの発達に焦点づけしたものではないが、筆者ら[18]は15歳以下発症の28例(男12例、女16例)の統合失調症児を対象に両親から後方視的に顕在化までの生育歴を詳細に聴取した。その結果、顕在化までの経過によって以下の5群に分類することができた。すなわち、仮性適応群、不安障害群、シゾイド群、発達障害群、分類不能群、の5群である。以下、それぞれの群の特徴について述べる。

1 仮性適応群

　おとなしく第1反抗期は認められず、一言でいえば手がかからず育てやすい子どもで、周囲からみると心身共に一見問題なく発達を経過した群(21％)である。胎・周生期には特に問題は認められない。ほとんどの症例が乳幼児期や児童期を通して、「よい子」、「優しい子」、「いつもニコニコしている子」などの評価を受けている。対人関係で対立せず表面的に相手に合わせることで適応してきたと考えられる症例が多い。小学校入学時に環境の変化によって一時的に強迫的になる症例や、乳幼児期や児童期を通じて他児よりも些細なことで動揺しやすい子どもがいるが、ほとんどの症例では本人も周囲も問題を意識せず、"引っ掛かりなく"育ち思春期前後で混乱した結果、顕在化してく

る一群である。小学校入学後、環境に恵まれればかなり活発に行動できるため親や周囲の者は「あんなによい子で元気な子がなぜ？」と感じることもある。ほぼ全例で幻聴となんらかの妄想を訴えている。

2 不安障害群

かなり早期から、強迫的、神経質、過敏な傾向が目立ち、あるいは心身症的な症状が出現していた群(36%)である。胎・周生期に特に問題は認められない。幼児期から強迫症状(50%)、過敏、非強調性や落ち着きのなさ、などの不安・緊張症状や行動面の偏り(40%)、心身症的症状(10%)などが出現し、他の群の症例に比べて極めて手のかかる育てにくい子どもであることが特徴である。強迫症状などは3、4歳で目立ってくることが多い。対人関係や母子関係は極めて表面的かあるいは形成が困難なことが多く、それは顕在化まで続いていく。強迫的あるいは心身症的な防衛の破綻の結果、顕在化することになる。厳密に診断基準を適用すると統合失調症とは診断できないものの、4、5歳、あるいは5、6歳の時点で顕在化していると考えてもおかしくない症例が含まれる。さらに生育歴全体を通して他の群の症例に比べてエネルギーが高いことが特徴で、その結果神経症的な問題を表出してきたといえる。

臨床症状でも80%で幻聴を、全例でなんらかの妄想を訴えている。また顕在化後もエネルギーが高いために容易に攻撃的になることや行動化を起こしやすいことも特徴であるといえる。

3 シゾイド群

おとなしく手がかからないだけでなく、孤立的・自閉的ともいえる発達を経過した群(11%)である。胎・周生期には特に問題は認められない。乳幼児期は本人が祖父母に依存・共生的であったり、あるいは他のきょうだいに手がかかったりしたことなどによる理由で、母子関係は極めて希薄なまま過ごしている。エネルギーが乏しいために仮性適応群のように相手に合わせることもせず、あるいは不安障害群のように神経症的、心身症的な表出もせず、対人関係を拒否したり孤立したりすることで経過した群である。児童期は乳幼児期と同様、消極的で孤立的であり、友だちに誘われれば遊ぶことができるが、情緒不安定になりやすく、いじめられや登校渋滞の問題が出現することが多い。その後、徐々に不適応が増悪し顕在化するが、その契機として転校や身近な人・動物の死など、環境の変化が認められることが多い。

臨床症状では明確で持続的な幻覚や妄想をもつ症例はなく、統合失調症の診断が困難なことが特徴である。そのためいずれの症例も診断に際して、感情の平板化、葛藤が乏しい奇異な強迫行為、支離滅裂な恐慌状態、衒奇的症状の出現、などによって統合失調症の診断がなされている。顕在化せずにそのまま経過すれば統合失調質パーソナリティ障害の診断がつく可能性が高い群である。

4 発達障害群

乳幼児期の生育歴から発達障害が疑われる群(18%)である。精神遅滞群と広汎性発達障害群(PDD群)に分けられる。精神遅滞群では未熟児や仮死分娩などの異常が多く(67%)、始歩・始語の

遅れをはじめとする発達の遅れ(100％)や、動作緩慢(67％)などの問題が認められる。しかしその後の経過で遅れはそれほど目立たず、そのため普通学級でなんとか適応していた群である。

PDD群では発達の歪みとして総称できる問題が幼児期に認められ、特定不能の広汎性発達障害と診断される。対人関係障害(疎通性の不良、乏しい感情表出、孤立的傾向)、睡眠障害や、アルファベット・漢字・時計の読みなどを2～3歳で学習するなどの発達の不均衡が認められる群である。

精神遅滞群、PDD群のほとんどの症例で、食思不振、腹部膨満感、頻尿などのさまざまな心身症的な症状に引き続き顕在化していく。臨床症状では精神遅滞群、PDD群を通して、幻覚・妄想を訴えるものもいる一方、約半数は明確で持続的な幻覚・妄想の訴えは認められない。また脳波を施行した半数でなんらかの脳波上の問題が認められた。

5 分類不能群

上記のいずれにも該当しない群(14％)である。

筆者らの症例では不安障害群、シゾイド群、発達障害群、を合計した2/3(64％)の症例が乳幼児期からなんらかの症状を呈していたことを示している。これらの症状は統合失調症に特異的なものとはいえないが、後述するように統合失調症の展開(progression of schizophrenia)の過程で出現する前駆症状である。

4 ── 統合失調症の展開(progression of schizophrenia)

近年の生物学的な知見を踏まえて統合失調症の展開について概説したい。なお本稿では、脳の生物学的な異常を含めた統合失調症的過程の始まりを発症(onset)とし、DSM-IV-TRの統合失調症の診断基準を満たす症状の出現を顕在化(manifestation)として、発症と顕在化を区別して用いることとする。

1 神経発達障害仮説(neuro-developmental hypothesis)[19]

1980年代後半にMurray RMら[20]は、統合失調症の病因仮説として神経発達障害仮説(neuro-developmental hypothesis)を唱えた。これは、統合失調症の起源は胎生期を含めた脳の発達早期の異常にあるというものである。その後、この理論を証明するようにさまざまな生物学的な知見が報告され今日に至っている。例えば、胎生期では母体の低栄養や妊娠第2期における母体のインフルエンザ感染、都市出生、などが発症のリスクを有意に高めるといわれている。また出産時の産科合併症(obstetric complications)、特に脳の虚血に直結する合併症が発症のリスクを高めることが確認されている。

一方、統合失調症には遺伝的な関与が強いことは確かであるものの、過去、世界中の多くの研究機関が盛んに行ってきた遺伝子研究でもせいぜい候補遺伝子の報告にとどまっており、特定の原因遺伝子の発見には至っていない。結局、現在では統合失調症の発症には20～30個の複数の遺伝子が複雑に関与しているとされている。

```
┌─────────────────────────────────────────┐
│   神経発達障害仮説(neuro-developmental hypothesis)│
│ ・遺伝子(20〜30個と複数)                    │
│ ・胎内環境(母体の低栄養、インフルエンザ感染)   │
│ ・産科合併症(obstetric complications、特に脳の虚血)│
└─────────────────────────────────────────┘
                    ↓
            ┌───────────────┐
            │ 脆弱性(vulnerability) │
            └───────────────┘
```

超早期徴候(非特異的)
乳幼児の激しい便秘
愛着障害(attachment disorder)
マイルストーンの遅れ、第1反抗期の欠如　など

・なんらかのトリガー
・虐待(abuse)
・母性剥奪(maternal deprivation)

発症(onset)=統合失調症的過程の始まり

前駆症状(prodromal symptoms)(非特異的)
強迫症状、チック、不安、抑うつ、攻撃性、身体の疼痛、不登校、拒食症　など

前駆期(prodromal phase)
統合失調質パーソナリティ障害
統合失調型パーソナリティ障害

脳内ネットワークの完成
(皮質辺縁系のミエリン化、シナプスの刈り込み　など)

環境因、ストレス

顕在化(manifestation)=DSM-IV-TRを満たす症状の出現(幻覚・妄想など)

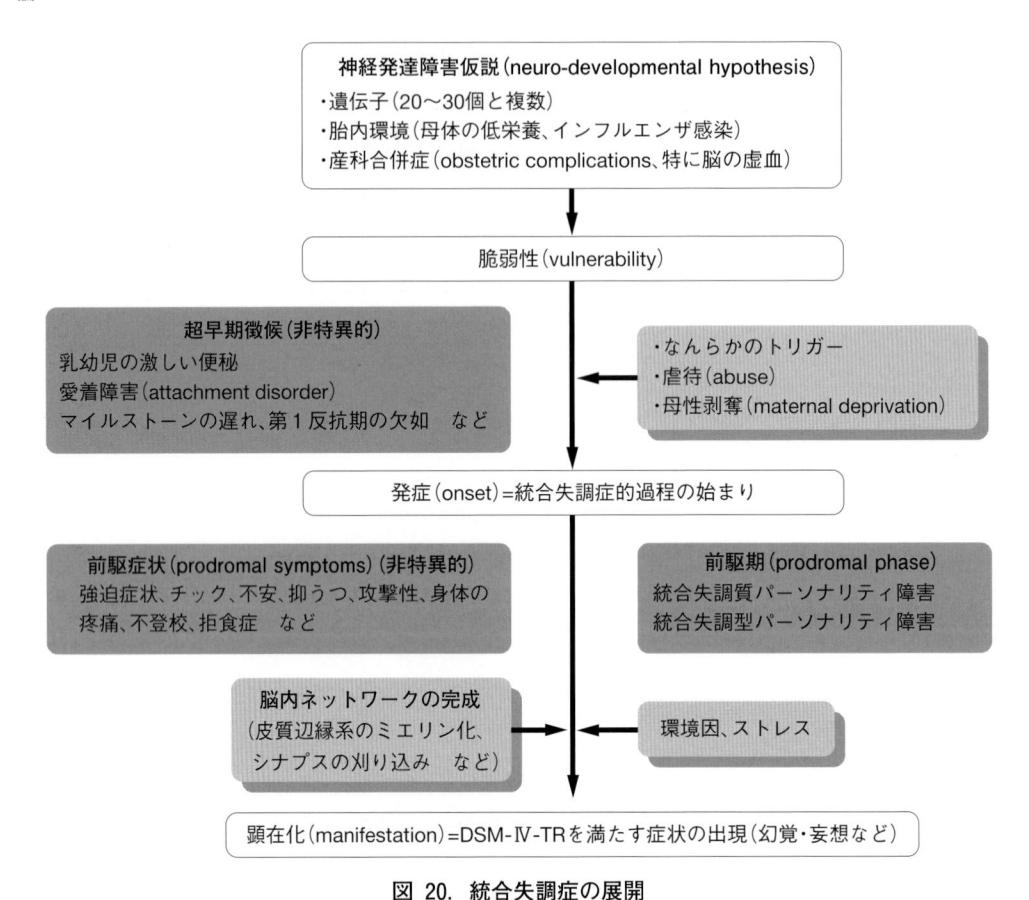

図20. 統合失調症の展開
(松本英夫：小児の統合失調症. 水野雅文(責任編集)、専門医のための精神科臨床リュミエール5；統合失調症の早期診断と早期介入、pp167-177, 中山書店、東京、2009による)

2 統合失調症の展開(progression of schizophrenia)

(1) 脆弱性(vulnerability)の形成から発症(onset)までの過程

　神経発達障害仮説をもとに統合失調症の展開について概説する(図20)[21]。遺伝的素因をもとに上述したような胎生期から乳児期前後までの早期の危険因子(risk factor)が加わることによって、統合失調症の発症の生物学的な脆弱性が形成されると考えられる。そして次の段階として生物学的な脆弱性をもつ子どもに、さらに環境や固体内部におけるなんらかのtriggerが加わることによって発症に至ると考えられる。本稿での発症とは前述したように、脳の生物学的な異常を含めた"統合失調症的過程の始まり"を意味する。また乳幼児期や児童期における虐待(abuse)や母性剥奪(maternal deprivation)のような極めて不良な養育環境への曝露は当然、統合失調症の発症リスクを高める要因になるが、これらが脆弱性の形成にかかわるのか、発症のtriggerにかかわるのかはわからない。脆弱性の形成と発症の双方、あるいは場合によっては顕在化にまで関与するのかも知れない。

(2) 発症(onset)から前駆期を経て顕在化(manifestation)に至る過程

　統合失調症的過程の始まりである発症は主に乳幼児期から児童期にかけて起こると考えられるが、ここからいわゆる前駆期(prodromal phase)が始まることになる。ところで、発症の時期も前駆期の長さも症例によってさまざまである。そのため発症と顕在化が重なっていて前駆期がほとんど確認できない症例もあれば、かなり早い時期に発症し顕在化までに長期にわたる前駆期をもつ症例もある。

　さて、ここで改めて神経発達障害仮説に立つと、発達早期に生じた脳の異常が青年期以後まで統合失調症として顕在化せずに潜伏していることに疑問が生じる。その理由についてはいくつかの可能性が指摘されているが、それらにほぼ共通する視点は、脳の成熟の結果、ある神経網(皮質―辺縁回路など)が使われることによって、発達早期に生じたなんらかの異常が病変として顕現してくるというものである。すなわち脳内ネットワークの完成と共に統合失調症に特異的な症状が出現してくるというわけである。この脳内ネットワークの完成には近年、その重要性が指摘されている10歳前に始まる皮質辺縁系のミエリン化(myelination)やシナプスの刈り込み(synaptic pruning)が大きく関与していると考えられる。小児の統合失調症はまさしく脳の成熟過程で障害が顕在化するものであるが、なぜ成熟後ではなく成熟の途上で顕在化してくるのかという点は不明であり今後の重要な課題である。

　統合失調症の展開に話を戻すと、発症を経て前駆期にある子どもが辺縁系のミエリン化やシナプスの刈り込みなどの結果、脳内ネットワークの完成を迎え、そこにストレスなどの外的な環境因や性ホルモンの変動などの内的な要因の影響を受けることによって最終的に統合失調症の顕在化へ至ると考えられる。繰り返しになるが、統合失調症の顕在化とはDSM-IV-TRの統合失調症の診断基準を満たす症状の出現を意味する。

(3) 統合失調症の超早期徴候と前駆症状

　発症型が亜急性や潜伏性の統合失調症では顕在化までに前駆症状を呈することはよく知られている。上述したように、統合失調症の展開を、生物学的な脆弱性の形成→発症→顕在化、という進行で考えると、脆弱性の形成から発症に至る過程でなんらかの臨床的な徴候(超早期徴候)を捉えることができる可能性が示唆される。もちろん前駆症状と同様、統合失調症に特異的な徴候であるとはいえない。この超早期徴候としては、Jones Pら[22]が指摘した運動発達の里指標(mile stone)、特に始歩の遅れ、あるいはNicolson Rら[17]の幼児期での言葉の遅れが相当するものと考えられる。また、あくまでも筆者の個人的な経験によるが、消化器系の器質的異常などの背景が認められない児での乳幼児期における頑固で激しい便秘や、第1反抗期の欠如、なども超早期徴候に含まれる可能性がある。また、養育困難や虐待の結果として乳幼児に生じる反応性愛着障害(reactive attachment disorder)の一部も超早期徴候の一部を形成している可能性は否定できない。

　さて、前駆症状としてSchaeffer JLら[23]は暴力・攻撃性や学校での問題などに関係する症状が、小児の統合失調症が顕在化する数年前に前駆すると報告している。その他には既によく知られているように、強迫症状、チック、不安、抑うつ、攻撃性、身体の疼痛、不登校、拒食症など多彩な症

Ⅱ. 各　論

状を挙げることができる。さらに注意集中困難や落ち着きのなさなどのように注意欠陥/多動性障害を思わせる症状が幼児期から児童期早期にかけて出現することも決して珍しいことではない。また、易刺激性の亢進、集中困難や意欲低下のために学校の成績が低下することなども頻繁に認められる前駆症状である。

　さらに、ここでは小児における統合失調質パーソナリティ障害（schizoid personality disorder）と統合失調型パーソナリティ障害（schizotypal personality disorder）が統合失調症の展開の中で前駆期に相当する状態像であることを改めて強調したい。年齢的には、中学生の年齢であれば不登校などの背景に見い出されることは稀なことではない。両者の臨床的な特徴などについては別の機会に論じることとして、本稿では両者が小児にも認められることと、統合失調症の前駆期に相当する場合があることを強調したい。

(4) 統合失調症の早期診断

　現在、総合失調症などの精神病性障害に対して初回精神病エピソードの前後を挟んだ時期を早期精神病という枠組みで捉え、これに適切な早期介入を行うことで予後を改善しようという試みが国際的な広がりをみせている[24]。そのために前駆期に相当する発症リスクの高い状態として、特に閾値下の微弱な陽性症状（attenuated positive symptoms）を中心にアットリスク精神状態（at-risk mental state；ARMS）[25)26)]が注目されている。

　前述したように、小児の統合失調症の発達経過では約2/3の症例が乳幼児期からなんらかの非特異的症状を呈していること、統合失調症の展開の中で発症と顕在化の視点から超早期徴候と前駆症状という捉え方ができること、などの点を述べたが、これらの所見は小児の統合失調症研究からARMSに対する早期介入へのなんらかの提言ができる可能性があることを示唆している。

　さて、統合失調症の早期診断の精度を高めるための最も有効な手段は言うまでもなく生物学的なマーカーの発見であるが、それがいまだ不可能な現在、客観的な症状や行動を的確に診断することが求められている。しかしそのためには、子どもが現在、呈している症状や行動だけではなく、その子どもの過去から現在まで脈々と続いてきた歴史の中にも同様の症状や行動を同時に探るべきである。そしてそれはまさしく"生育歴の中に統合失調症の起源を求める"ということにほかならない。生き生きとした生育歴の聴取の必要性を本稿で改めて強調する所以である。

　統合失調症の早期診断のために生育歴を丁寧に詳細に辿るという姿勢は、取りも直さず現在では死語となってしまった"病態水準"の再評価につながることである。何度も述べてきたように超早期徴候も前駆症状も統合失調症の非特異的症状である。言葉の遅れ、強迫症状、不安、抑うつ、拒食、多動、など多くはDSM-Ⅳ-TRに照らせばなんらかの診断につながる症状である。しかし、仮にその時点から前方視的に追跡することができれば、後に不安障害やパーソナリティ障害、気分障害、統合失調症などまったく異なった病態に発展していく症状群である。あるいは、経過がよければ健康な大人に成長する者も少なからず存在するはずである。すなわち表面の姿形は同じでも異なる病態の展開の中で呈している症状・行動であるということができる。そして同じ姿形の症状・行動の背景にある、まさしく"病態水準"の診断がわれわれに求められているのである。

5 ── 治療

　児童・青年期の統合失調症の治療には患児や家族を取り巻く多面的なアプローチが必要である。当然、薬物療法が基本になるが、並行して心理教育、支持的な精神療法、社会・教育的支援プログラム、などを組み合わせて行うことが重要である。その際、低学年になるほど、教育的な配慮が必要になり、一方、年齢にかかわらず病期(急性期、慢性期など)によって治療の構造は異なってくる。

1 薬物療法

　成人の統合失調症に対する薬物療法のアルゴリズムを参考にして行われることが一般的である。すなわち、第一選択薬として第二世代抗精神病薬が基本である。次に、治療抵抗性の統合失調症に対しては、2種類の第二世代抗精神病薬の併用や、気分安定薬、特に carbamazepine や lithium の併用が勧められている。実際の臨床では、成人のアルゴリズムをそのまま児童・青年期の統合失調症に適用できるとは限らないことを念頭におきながら、それでも可能な限り参考にするべきである。

　第二世代抗精神病薬を対象にした海外での数少ない有効性に関する臨床試験では、主に risperidone と olanzapine の有効性が確認されている。本邦でも両者は使用経験が長い薬剤であるために、児童・青年期の患者に対しても使用しやすいと考えられる。

　副作用に関しては、第二世代抗精神病薬は第一世代抗精神病薬と比較して錐体外路症状の出現が少ないものの、高プロラクチン血症や体重増加が問題となる[27]。個々の薬理作用を考えると、高プロラクチン血症については olanzapine、quetiapine や aripiprazole が使用しやすいと考えられる。一方、体重増加に関しては、添付文書では糖尿病とその既往歴のある患者には olanzapine と quetiapine は禁忌であり、aripiprazole は警告となっている。

2 心理社会的治療

　Clark AF ら[28]は児童・青年期の統合失調症の治療には患児や家族を取り巻く多面的なアプローチ(a multi-modal approach)が必要であるとし、米国児童青年精神医学会(American Academy of Child and Adolescent Psychiatry)[29]は薬物療法と並行して心理教育的、精神療法的、そして社会・教育的支援プログラムを組み入れるべきであると表明しているが、小児の統合失調症に焦点づけた上記のような観点からの具体的な報告は皆無といってよい。

(1) 心理療法(精神療法)

　まず子どもの発症によって引き起こされる家族、特に母親の混乱や罪責感をどのように扱うかという問題が挙げられる。これに関しては、成人での家族に対する心理教育的なアプローチが参考になるが、統合失調症という疾患の知識、病因論、治療などに関する一般的な知見を伝えることが重要である。この点、親の罪責感をいたずらにあおることは厳に慎まなければならない。しかし一方、統合失調症の病因が多因子であるが故に、その発症に明らかに環境因が色濃く関与していると考え

ざるを得ない症例も少なからず存在する。その際には親の罪責感もさることながら、両親間の感情のすれ違いが大きいことや、あるいは治療の過程で親自身の生育歴の整理が必要になることもある。患児本人に対する心理療法は心理教育的あるいは認知行動療法的なアプローチが中心になるが、患児の生育歴を踏まえたより踏み込んだ力動的なアプローチの是非やその方法については今後の大きな課題であると考えられる。

(2) 社会的資源の活用

子どもの場合には特に社会的な資源を利用していかに対人関係を維持・拡大させながら社会参加を試みていくのか、という問題は重要な課題である。精神発達途上にあるだけに、教育の問題を含めより段階的で有機的な結びつきをもった組織が必要になる。具体的には、急性期を扱う病棟、急性期・回復期および残遺期を過ごし、時には附属の（院内学級に相当する）学校に通う病棟、退院後家庭生活を送っている子どもたちのためのデイケア、などが用意され有機的に機能する必要がある。

〔松本英夫〕

●文　献

1) American Psychiatric Association：DSM-IV-TR Diagnostic and statistical manual of mental disorders (4th ed). American Psychiatric Association, Washington DC, 2000.
2) Potter H：Schizophrenia in children. Am J of Psychiatry 12：1253-1268, 1933.
3) Bradley C, Bowen M：Behavior characteristic of schizophrenic children. Psychiatric Quarterly 15：298-315, 1941.
4) Kanner L：Autistic disturbances of affective contact. Nervous Child 2：217-250, 1943.
5) Rutter M, et al：A five to fifteen year follow-up study of infantile psychosis. Br J Psychiatry 113：1169-1199, 1967.
6) Kolvin I, et al：Studies in childhood psychosis. Br J Psychiatry 118：381-419, 1971.
7) American Psychiatric Association：DSM-III Diagnostic and statistical manual of mental disorders (3rd ed). American Psychiatric Association, Washington DC, 1980.
8) Rapoport JL, Gogtay N：Childhood onset schizophrenia；support for a progressive neurodevelopmental disorder. Int J Dev Neurosci 29：251-258, 2010.
9) McClellan JM：Early-onset schizophrenia. Comprehensive Textbook of Psychiatry, Sadock BJ, Sadock VA (eds), Volume II, 7th ed, pp2782-2789, LW & W, Philadelphia, 2000.
10) 松本英夫：児童期に発症した精神分裂病に関する臨床的研究．精神経誌 90：414-435, 1988.
11) Ross RG, et al：High rates of comorbidity are found in childhood-onset schizophrenia. Schizophr Res 88：60-95, 2006.
12) Sporn AL, et al：Pervasive developmental disorder and childhood-onset schizophrenia；Comorbid disorder or a phenotypic variant of a very early onset illness? Biol Psychiatry 55：989-994, 2004.
13) Werry JS, et al：Clinical features and outcome of child and adolescent schizophrenia. Schizophr Bull 20：619-630, 1994.
14) Asarnow JR, et al：Childhood-onset schizophrenia；A followup study. Schizophr Bull 20：599-617, 1994.
15) Remschmidt H, et al：Forty-two-years later；The outcome of childhood-onset schizophrenia. J Neural Transm 114：505-512, 2007.
16) Vyas NS, et al：Papers written concerning to prognosis of childhood onset schizophrenia. Eur Child Adolesc Psychiatry 16：465-470, 2007.
17) Nicolson R, et al：Premorbid speech and language impairments in childhood-onset schizophrenia；Association with risk factors. Am J Psychiatry 157：794-800, 2000.
18) 松本英夫，ほか：児童期の精神分裂病に関する発達的研究（第3報）．厚生省「精神・神経疾患研究委託費」『精神分裂病の病態解析に関する臨床的研究』総括研究報告書，pp143-147, 1995.

19) 武井教使:精神分裂病の神経発達障害理論をめぐる最新動向. 脳と精神の科学 8:383-394, 1997.
20) Murray RM, et al:Towards an aetiological classification of schizophrenia. Lancet 1(8436):1023-1026, 1985.
21) 松本英夫:小児の統合失調症. 水野雅文(責任編集), 専門医のための精神科臨床リュミエール5;統合失調症の早期診断と早期介入, pp167-177, 中山書店, 東京, 2009.
22) Jones P, et al:Child development risk factors for adult schizophrenia in the British 1946 birth cohort. Lancet 344(8934):1398-402, 1994.
23) Schaeffer JL, Ross RG:Childhood-onset schizophrenia;Premorbid and prodromal diagnostic and treatment histories. J Am Acad Child Adolesc Psychiatry 41:538-545, 2002.
24) 松本和紀:早期精神病の早期介入に向けた新たなアプローチ;アットリスク精神状態/前駆期を中心に. 精神医学 49:342-353, 2007.
25) McGorry PD, et al:The"close-in"or ultra high-risk model;A safe and effective strategy for research and clinical intervention in prepsychotic mental disorder. Schizophr Bull 29:771-790, 2003.
26) Yung AR, et al:Mapping the onset of psychosis;The comprehensive assessment of at-risk mental states. Aust N Z J Psychiatry 39:964-971, 2005.
27) Mattai AK, et al:Treatment of early-onset schizophrenia. Curr Opin Psychiatry 23:304-310, 2010.
28) Clark AF, Lewis SW:Treatment of schizophrenia in childhood and adolescence. J Child Psychol Psychiatry 39:1071-1081, 1998.
29) American Academy of Child and Adolescent Psychiatry:Practice parameter for the assessment and treatment of children and adolescents with schizophrenia. J Am Child Adolesc Psychiatry 40(7 Suppl):4S-23S, 2001.

II. 各論

17. うつ病性障害

はじめに 1980年代初頭まで、子どものうつ病はほとんど脚光を浴びることなく、極めて稀な疾患であると考えられてきた。しかし、DSM-Ⅲ[1]に代表される操作的診断基準が用いられるようになると、大人と同じ抑うつ症状をもつ子どもの存在が注目されるようになり、子どものうつ病がこれまで認識されているよりもはるかに多く存在することが明らかになってきた。そして、最近20年の間に子どものうつ病に関する疫学的、症候学的、遺伝学的、生物学的、心理学的研究が一気に発展していったのである[2]。

わが国でも、子どもにもうつ病が存在することが認識され、大人とはやや異なる子ども特有の臨床像をもち、治療においても子ども独特の対応が必要であることが明らかになってきた。そして、そのような子どもたちをきちんと診断し、適切な治療と予防を行うことが重要であるというコンセンサスがようやくできつつあると思われる。また、近年では子どもの双極性障害の問題も話題になっている。

本稿では、児童・青年期のうつ病性障害について、その診断、疫学、症候学、併存障害、転帰、治療などについて総合的に述べてみたい。また、最後に、新規抗うつ薬(SSRI, SNRI)と自殺関連事象について若干の考察を行いたい。

1 ── 児童・青年期のうつ病性障害の臨床的特徴

1 診 断

DSM-Ⅳ-TR[3]の大うつ病性障害の診断基準は、主症状として、①抑うつ気分と、②興味・喜びの喪失、を副症状として、③食欲障害、体重障害、④睡眠障害、⑤精神運動性焦燥または制止、⑥易疲労性・気力減退、⑦無価値感、罪責感、⑧思考力・集中力の減退、⑨自殺念慮、自殺企図、を挙げ、これらの症状のうち5つ以上(少なくとも1つは主症状)が2週間以上存在し、病前の機能からの変化を起こしている状態と定義されている。これが児童・青年期に適応される場合、①の抑うつ気分は、イライラした気分であってもよく、③の体重減少は、期待される体重増加がみられないことでもよいとされている。

2 疫 学

Costello EJ ら[4]は最近の構造化面接を用いた研究のメタ解析を行い、大うつ病性障害の有病率は児童期では2.8%、青年期では5.6%と報告している。Hasin DS ら[5]の最新の疫学調査では、図21

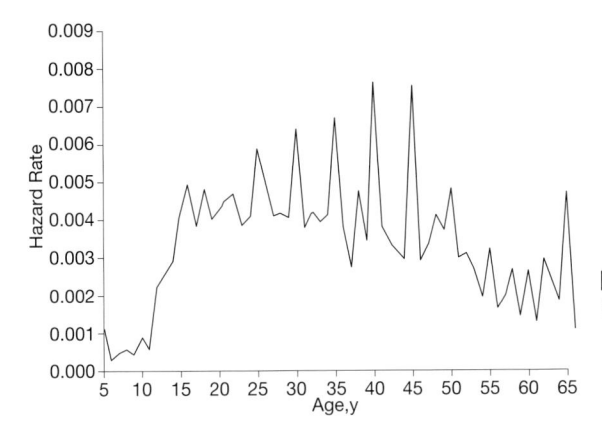

図 21. うつ病の発症年齢
(Hasin DS, Goodwin RD, Stinson FS, et al : Epidemiology of major depressive disorder ; Results from the National Epidemiologic Survey on alcoholism and related conditions. Archives of General Psychiatry 62 : 1097-1106, 2005 による)

に示すように、大うつ病性障害の有病率は12歳から急激に増加しており、15歳における有病率は成人のそれとほぼ同じという結果となっている。

3 児童期うつ病と青年期うつ病の違い

うつ病性障害においては、児童期と青年期では重大な相違点が指摘されている[6]。児童期のうつ病は青年期と比較すると、他の精神障害(注意欠陥/多動性障害；AD/HD、障害など)を併存することが多く、有病率は極めて低く、男子優位(あるいは性差なし)であり、家族機能の障害(虐待など)とより強く関連し、成人のうつ病へ移行する可能性が少ないという。一方、青年期発症のうつ病は、他の精神障害を併存することが少なく、有病率は成人のそれに近く、女性優位であり、家族機能の障害との関連が少なく、児童期発症のうつ病よりも遺伝的な要因が強く、成人のうつ病へ移行する可能性が高いと報告されている。それ故、児童期うつ病は青年期以降のうつ病とは異なる疾患単位である可能性が指摘されている。

4 大うつ病性障害と併存障害 comorbidity

児童・青年期の大うつ病性障害には、さまざまな comorbidity が認められる。DSM-IV-TR では、児童期うつ病性障害には破壊的行動障害、AD/HD、不安障害が合併しやすく、青年期では破壊的行動障害、AD/HD、不安障害、物質関連障害、摂食障害が合併しやすいとしている。

Ford T ら[7]は、英国の一般の児童・青年における精神障害と comorbidity の有病率について調査・検討を行った。10,438人の一般児童・青年(5～15歳)を対象とし、評価尺度としては、子ども、両親、教師からの情報を統合して評価する構造化面接法の The Development and Well-Being Assessment(DAWBA)を用いた。その結果、一般児童・青年全体の9.5%がなんらかの精神障害を有していた。うつ病性障害を有する子どもは全体の0.92%であり、その内訳は大うつ病性障害0.68%、特定不能のうつ病性障害0.24%であった。性差はなく、年齢とともに有病率は高くなっていた。他の合併精神障害との相互関係は図22に示すようになっていた。うつ病性障害は単独で出現するもの34.7%、不安障害(分離不安障害、社会恐怖、単一恐怖、外傷後ストレス障害、強迫性障害、全般性不安障害、パニック障害、広場恐怖など)と合併するもの27.4%、破壊性行動障害(AD/

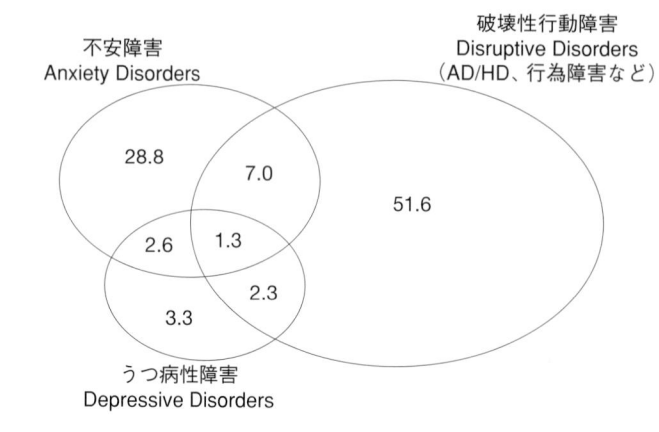

図 22. 子どもの精神障害と comorbidity の相互関係
(Ford T, Goodman R, Meltzer H : The British Child and Adolescent Mental Health Survey 1999 ; The prevalence of DSM-Ⅳ disorders. J Am Acad Child Adolesc Psychiatry 42 : 1203-1211, 2003 による)

HD、行為障害、反抗挑戦性障害など）と合併するもの 24.2％、3 つが合併するもの 13.7％であった。

5 経過と予後

　比較的短期の経過に関する研究では、Kovacs M ら[8)9)]は、8～14 歳の大うつ病性障害 65 例の経過を観察し、発症から 15～18 ヵ月で寛解することが多く、発症後 1 年 6 ヵ月後には 92％が回復するが、2 年で 40％、5 年で 70％の再発が認められたと報告した。Emslie GJ ら[10)]は 8～17 歳の大うつ病性障害 70 例の経過を観察したところ、98％が 1 年以内に回復したが、回復後 1 年以内に 47.2％が、2 年以内に 69.4％が再発したと報告した。

　Fombonne E ら[11)12)]は、17 歳以下の大うつ病性障害 149 例（うつ病単独群 96 例、行為障害合併群 53 例）を対象として 20 年後の予後調査を行った。成人におけるうつ病の再発率は高く、大うつ病の再発は 62.4％、うつ病（大うつ病、小うつ病、気分変調症）の再発は 75.2％であった。うつ病単独群と行為障害合併群に差はなかった。しかし、行為障害合併群において、薬物依存、アルコール依存、反社会的パーソナリティ障害の合併が多かった。全体における自殺率は 2.45％（6 例）であり、全対象の 44.3％は生涯に 1 度は自殺を企図していた。行為障害合併群では、自殺行動、犯罪などのより広範な社会機能障害が認められた。これらの結果は、子どものうつ病と大人のうつ病の強い連続性を示唆するものであるとしている。

　以上をまとめると、児童・青年期の大うつ病性障害は 1～2 年で軽快する症例が多いが、その後再発する可能性が高い。また、大人になってもうつ病を再発しやすく、なんらかの精神科的治療を必要とする場合が多いと考えられる。

2 ── 子ども・思春期のうつ病の治療

1 心理社会的介入

(1) 初期のマネジメント

　うつ病の発症に関与するさまざまな要因を個人、家族そして社会の分脈から評価し、環境要因と

して明らかなストレッサーがあれば、その除去・軽減を図っていく。初期段階での介入は、うつ病に特異的というわけではなく、一般的な環境調整、心理教育および支持的精神療法である。また例えば、物質関連障害(有機溶剤など)が併存している場合は、まず物質関連障害の問題への取り組みを優先すべきであり、同時にうつ病とこの問題がどのように影響し合っているかをきちんと評価、認識する必要がある。児童・青年期のうつ病の1/3はこのような非特異的な初期の介入によって改善していく。

(2) 軽症・中等症のうつ病のマネジメント

初期段階での介入後も軽症・中等症うつ病が持続している場合、心理社会的介入としては、認知行動療法(Cognitive Behavioral Therapy；CBT)、対人関係療法(Interpersonal psychotherapy；IPT)あるいは家族への介入が行われる。

● a．認知行動療法(CBT)

人間の気分や行動が認知(物事の考え方や受け取り方)によって影響を受けるという理解に基づいて、その認知のあり方を修正し、問題に対処することによって、気分の状態を改善させることを目的とした精神療法である。子ども・思春期の場合は子どもと治療者が共同して思考や行動の記録をつけたり、課題を考えて実施していく。記録表も日記形式にしたり、子どもが主体的に治療に参加するようにモチベーションを高めていく。

● b．対人関係療法(IPT)

うつ病のきっかけ、遷延、悪化に、さまざまな対人関係上の問題が関連していることから、こうした問題に着目して治療していく精神療法である。IPTではうつ病に関連する問題として「悲哀」「対人関係上の役割をめぐる不和」「役割の変化」「対人関係の欠如」の4つの領域を挙げている。子どもでも、このような視点を取り入れる意味は十分にある。

● c．家族への介入(親カウンセリング)

家族への介入としては、①心理教育、②親のうつ病の改善、③家族のコミュニケーションの改善、が挙げられる。子ども・思春期の家族への介入の第一は心理教育である。家族に対して子どものうつ病に関する十分な説明を行い、親に共同治療者としての役割を担ってもらう。次に、親のうつ病が原因で家族機能の障害をきたしていることも少なくないため、親のうつ病の改善は重要である。親にうつ病があると、子どものケアの低下、親のパーソナリティの問題、夫婦不和、子どもに向けた怒りなどの問題が伴いやすい。このような具体的な問題に応じて、その問題解決の過程と、問題の根底にある家族関係のパターンの双方に焦点を当てて介入していくことにより、家族のコミュニケーションも改善していく。

2 薬物療法

(1) 児童・青年期のうつ病性障害に対する薬物療法

成人のうつ病治療は薬物療法が基本である。うつ病と診断した子どもの治療においても薬物療法を使用せざるを得ない場合が少なくない。子どものうつ病に対していくつかの選択的セロトニン再

取込み阻害薬(SSRI)の有効性が報告されている。抗うつ薬の効果は1～2週間で現れる。ところが副作用は投与直後に出現することが多い。治療期間は、現在のうつ状態が治って本来の状態まで回復するのに平均約3～6ヵ月かかる。寛解状態になっても、抗うつ薬の量は減らさないでその後約3～6ヵ月は服薬を続けるべきと考えられている。その後、2～3ヵ月かけて徐々に抗うつ薬を減量していき、それでも状態が安定していれば服薬を中止し、治療を終結することができる。この治療をきちんと行うかどうかが予後を決める重要なポイントであると考えられる。

(2) SSRIと自殺関連事象

2003年の英国における18歳未満の大うつ病性障害患者へのparoxetineの投与禁忌の勧告以来、SSRIを含む抗うつ薬による自殺関連事象増加の問題が議論になっている。FDAは2004年3月22日のTalk Paperで、抗うつ薬による中枢刺激様症状をactivation syndromeとして、不安、焦燥感、パニック発作、不眠、易刺激性、敵意、衝動性、アカシジア、軽躁状態、躁状態の10症状を挙げている[13]。「SSRIによる自殺関連事象」(activation syndrome)の本態は何なのだろうか。考えられる病態を列挙してみたい。そして、実際にそのような状態が出現した場合の対応の方法についても検討してみたい[14]。

● a．アカシジア様症状

Activation syndromeの具体的な症状のうち、不安、焦燥、不眠、易刺激性、アカシジアなどは、抗うつ薬によって生じるアカシジア症状に近似している。Activation syndromeがアカシジアであるとすると、それはSSRIに特有の症状ではなく、三環系抗うつ薬やセロトニン・ノルアドレナリン再取込み阻害薬(SNRI)においても生じうるものである。また、児童・青年期患者に特有の症状でもなく、成人症例にも出現しうる症状と考えることが可能である。

アカシジアが出現した場合は、抗うつ薬の副作用と考えることができるため、軽度の場合は抗不安薬の併用で対応し、中等度あるいは重度の場合は当該抗うつ薬を中止し、他の抗うつ薬への変更を考えるべきである。

● b．躁状態あるいは混合状態

Activation syndromeの症状のうち、易刺激性、敵意、衝動性、軽躁状態、躁状態などは、SSRIによって(軽)躁状態あるいは混合状態が引き起こされたと考えることができる。児童・青年期の(軽)躁状態あるいは混合状態は自殺行動や自殺念慮につながる可能性がある。特に双極Ⅱ型障害の場合は、パーソナリティの問題と誤診されることが少なくないので注意が必要である。

(軽)躁状態あるいは混合状態に移行したと判断される場合は、抗うつ薬を減量・中止し、必要十分量の気分安定薬を投与することになる。気分安定薬のみではコントロールが不十分な場合は、非定型抗精神病薬の併用も考慮されるべきである。

● c．うつ症状の悪化あるいは併存障害の顕在化

子どものうつ病では大人と比較するとイライラ感、易怒性、焦燥感が出現しやすいことが特徴である。DSM-Ⅳでも、「児童・青年期の大うつ病性障害の診断において、抑うつ気分の代わりにイライラ感であってもよい」という注釈がついている。したがって、activation syndromeが、子どもの

うつ病本来の症状であるイライラ感や焦燥感がなんらかのきっかけによって悪化した可能性が考えられる。

また、子どものうつ病には行為障害やAD/HDが併存しやすい。その場合は、イライラ感や易怒性が行為障害やAD/HDの症状と考えることも可能である。この場合は、生育歴の再聴取を行って、十分な鑑別診断あるいはcomorbidityの確認を行う必要があると考えられる。

うつ病の悪化と考えられる場合は、当該抗うつ薬を他の抗うつ薬へ変更することを考慮すべきである。行為障害やAD/HDなどの併存障害の顕在化の場合は、全体の状態へのうつ病の関与を十分に検討したうえで、抗うつ薬を使用する必要性を再検討するべきと考えられる。

3 児童・青年期うつ病の治療ガイドライン

Park RJ ら[15]は図23のような児童・青年期うつ病の治療ガイドラインを作成した。まず、大うつ病性障害の診断とその重症度を評価したうえで、軽症・中等症の場合は4週間の初期治療(心理教育と支持療法)を行い、なお引き続き症状がみられれば8週間の精神療法(個人精神療法、親カウンセリングなど)を行う。さらにそれでも十分な回復が得られない場合にSSRIによる薬物療法が行われる。一方、重症例の場合は初期から薬物療法を開始し、自殺などのリスクマネジメントと精神療

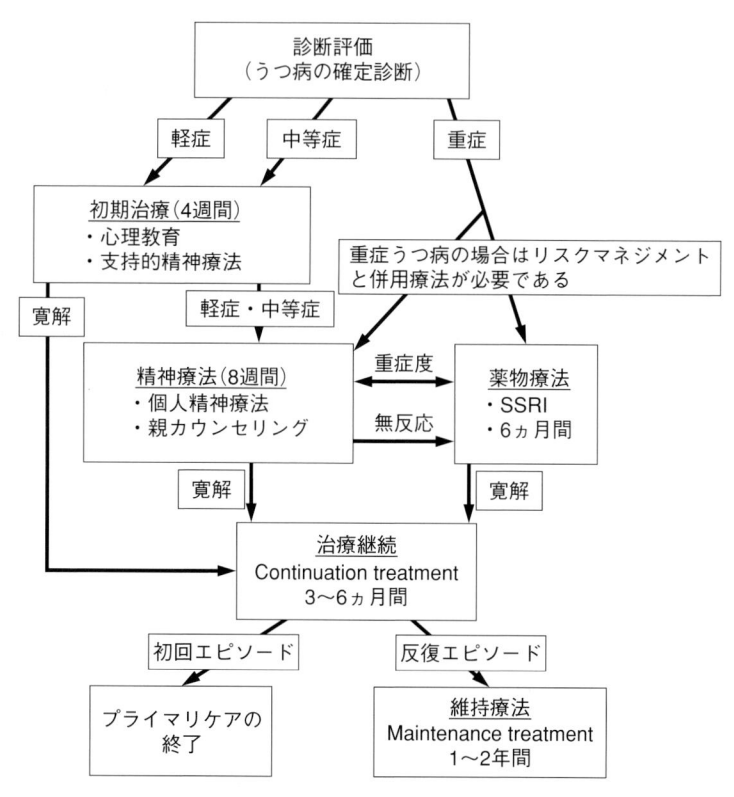

図 23 児童・青年期のうつ病治療ガイドライン
(Park RJ, Goodyer IM：Clinical guidelines for depressive disorders in childhood and adolescence. European Child & Adolescent Psychiatry 9：147-161, 2000 による)

II. 各 論

法を併用することが必要であるとしている.

(傅田健三)

● 文 献

1) American Psychiatric Association : Diagnostic and Statistical Manual of Mental Disorders, 3rd ed (DSM-III). American Psychiatric Association, Washington DC, 1980.
2) 傅田健三 : 児童・青年期の気分障害の臨床的特徴と最新の動向. 児童青年精神医学とその近接領域 49 : 89-100, 2008.
3) American Psychiatric Association : Diagnostic and Statistical Manual of Mental Disorders, 4th ed (DSM-IV). American Psychiatric Association, Washington DC, 1994.
4) Costello EJ, Erkanli A, Angold A : Is there an epidemic of child and adolescent depression? Journal of Child Psychology and Psychiatry 47 : 1263-1271, 2006.
5) Hasin DS, Goodwin RD, Stinson FS, et al : Epidemiology of major depressive disorder ; Results from the National Epidemiologic Survey on alcoholism and related conditions. Archives of General Psychiatry 62 : 1097-1106, 2005.
6) Harrington R : Affective disorders. Child and Adolescent Psychiatry, 4th ed, Chapter 29, Rutter M, Taylor E (eds), pp463-485, Blackwell Science, Oxford, 2002.
7) Ford T, Goodman R, Meltzer H : The British Child and Adolescent Mental Health Survey 1999 ; The prevalence of DSM-IV disorders. J Am Acad Child Adolesc Psychiatry 42 : 1203-1211, 2003.
8) Kovacs M, Feinberg TL, Crouse-Novak MA, et al : Depressive disorders in childhood ; I . A longitudinal prospective study of characteristics and recovery. Archives of General Psychiatry 41 : 229-237, 1984.
9) Kovacs M, Feinberg TL, Crouse-Novak MA, et al : Depressive disorders in childhood ; II. A longitudinal study of the risk for a subsequent major depression. Archives of General Psychiatry 41 : 643-649, 1984.
10) Emslie GJ, Rush AJ, Weinberg WA, et al : Recurrence of major depressive disorder in hospitalized children and adolescents. Journal of American Academy of Child and Adolescent Psychiatry 36 : 785-792, 1997.
11) Fombonne E, Wostear G, Cooper V, et al : The Maudsley long-term follow-up of child and adolescent depression ; 1. Psychiatric outcomes in adulthood. British Journal of Psychiatry 179 : 210-217, 2001.
12) Fombonne E, Wostear G, Cooper V, et al : The Maudsley long-term follow-up of child and adolescent depression ; 2. Suicidality, criminality and social dysfunction in adulthood. British Journal of Psychiatry 179 : 218-223, 2001.
13) 傅田健三 : SSRI の児童・青年期患者への投与と安全性. SSRI のすべて, 小山 司 (編), 先端医学社, 東京, 2007.
14) 清水祐輔, 賀古勇輝, 北川信樹, ほか : 児童・青年期の大うつ病性障害における抗うつ薬(主に SSRI, SNRI)による情動変化および自殺関連事象の臨床的研究. 児童青年精神医学とその近接領域 48 : 503-519, 2007.
15) Park RJ, Goodyer IM : Clinical guidelines for depressive disorders in childhood and adolescence. European Child & Adolescent Psychiatry 9 : 147-161, 2000.

18. 双極性障害（I型・II型に分けて）

はじめに　双極性障害とうつ病性障害(以下、うつ病)は別の病気のように見えるが、そう考えてしまうと間違えやすい。

　もともと人々も名前を知っている「躁うつ病」があった。100年ほど昔、Kraepelin E(クレペリン)という歴史上の人が躁うつ病を1つの病気としてまとめた(図24)。

　その後、躁うつ病は「双極型(bipolar)」と「単極型(unipolar)」に分けられた。「極」はpolarityの訳語であり、正反対の2つの事態があることを示す。例えば北極と南極は1つの例である。双極型の躁うつ病は躁状態とうつ状態という正反対の2つの事態があることを指す。単極型はうつ状態または躁状態のどちらかが存在することを意味する。

　ここで躁状態だけが現れる場合よりも、うつ状態だけが現れる場合の方がはるかに多いことが重要である。ここに1つの非対称性がある。この後にも触れられるように、躁うつ病には基本的に重要な非対称性がいくつかある。

　単極型の躁うつ病の多くはうつ病となった。躁うつ病からうつ病が分離されたといえる。一方、躁状態だけが現れると、躁病という独立した病気になるのではなく、後述の双極性障害に含まれる。これは2つ目の非対称性である。

　単極型の躁うつ病からうつ病が抽出され、単極の語が消えた。双極型の躁うつ病は、躁状態のみを呈する例も取り入れて、双極性障害の言葉で言い換えられた。単極の語が残っていれば理解しやすかっただろう。双極性障害と単極性障害はわかりやすい。しかし双極性障害とうつ病と命名され、語感からもかなり異なる2つの別の病気があるように見える。うつ病の語は世間の人々の馴染みになり、双極性障害の語を世間の多くの人々は知らない。うつ病だけがあると考えるのは正確でない。

　ここで双極性障害とうつ病をまとめて気分障害と呼ぶ「精神疾患の分類と診断の手引き」(DSM-IV-TR)による]。

　気分障害は、時の流れの中で、うつ状態、そして/あるいは躁状態が現れては消える病気である。このことをcyclicity、訳して循環性と呼ぶ。循環とは一回りしてもとの場所に戻り、それを繰り返すという意味である。血液は心臓から出て、身体の中を巡って、心臓に戻り、再び身体の中へ出ていくが、これを血液循環と呼ぶ。気分障害も、普通の状態からうつ状態あるいは躁状態になり、そのうちに普通の状態に戻り、またいつかうつ状態あるいは躁状態になる。とても重要なことだが、循環性は時間の経過と関連する。

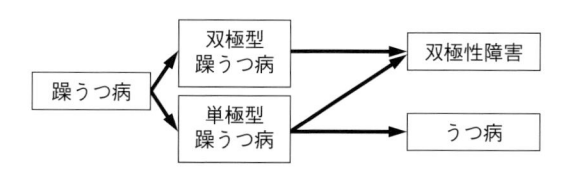

図 24. 躁うつ病から双極性障害とうつ病へ

II. 各 論

極性(polarity)と循環性(cyclicity)は気分障害の重要な基本概念である。

ところで、うつ病を考えてみよう。ある時点でうつ病と診断された。これは過去に躁状態がなかったことを意味する。しかし将来はどうなるのだろう。もし躁状態が出現すれば、診断はうつ病から双極性障害に変更される。今はうつ病だが、将来はわからない。

双極性障害を考えてみよう。ある患者がそう診断されたのならば、それは現在を含めた過去に、簡単にいえば、躁状態とうつ状態の両方があったことを意味する。将来、躁状態あるいはうつ状態が現れても診断は変更されない。双極性障害のままである。

うつ病の診断は暫定的であり、双極性障害の診断は確定的である。ここに3つ目の非対称性がある。

厄介なことに、抗うつ薬はうつ病に有効といわれているが、双極性障害のうつ状態には無効である。ここはとても重要である。なぜなら、現時点でうつ病の患者が将来もうつ病か、あるいは双極性障害に変わるか、それはわからないので、前者でおそらく有効、後者で無効な抗うつ薬を処方すべきかどうか判断できない。これは4つ目の非対称性である。

実際の臨床では決断しなければならないので、目の前の患者のうつ状態をうつ病と診断して抗うつ薬を処方することがあり得るが、もし双極性障害のうつ状態だったならば無効な薬を処方していることになる。このことは常に留意しておく必要がある。

将来の躁状態を予想させる目印は、ある程度、わかっているが、本書の範囲を超える。ただ後述の青年期発症のうつ状態は目印の1つである。

以上に述べたことを常に念頭におきながら、本論に入る。

1 ── 気分障害の3つの主要症状

気分障害は心の働きのうち主に感情、思考、意欲の3つの領域に不具合をきたす病気である。

1 感情の不具合

感情は情動と気分に分けられる。情動は大きな、そして短い、感情の揺れ動きを指す。例えば怒りは情動である。怒ると周囲の人々は動揺するが、1週間も2週間もずっと怒り続けることはない。気分は小さな、そして長い、感情の動きを指す。例えば不機嫌は気分である。数週にわたり不機嫌が続くことはあり得る。しかし情動と気分の境目ははっきりと線引きできない。球技大会で念願の優勝を果たし、皆と抱き合って喜び、歓声をあげたが、同じ程度の喜びは何日も続かず、数週間後には勝ってよかったなとしみじみと思う。情動が気分に移り代わったのだが、いつから代わったのかを示すことはできない。情動と気分は移行し合う。

DSM-IV-TRの気分障害の「気分」は感情を指している。情動を除いているのではない。病気のもう1つの分類である、世界保健機関のつくったICD-10は「気分(感情)障害」の語を使用する。DSM-IV-TRの双極性障害はICD-10では双極性感情障害と命名される。

うつ状態において感情は下を向くといえる。はっきりとした理由もなく悲しく、淋しく、やるせ

なく、重苦しい気分が続く。これを抑うつ気分と呼ぶ。躁状態では感情が上を向く。はっきりとした理由がないのにもかかわらず、うきうきして、すっきりとして、身体の中から力が湧き出るような気分が続く。これを爽快気分、高揚気分と呼ぶ。

しかし、気分が下を向いても上を向いても、程度が大きくなると怒りにつながるのは興味深い。DSM-IV-TR はうつ状態でも躁状態でもイライラした気分を診断基準の1つの項目として挙げているが、イライラから見て怒りはすぐ近くにある。気分が情動に移行する。

2 思考の不具合

ここで思考を頭の中の考えとする。そして考えの数と種類に注目する。

うつ状態では考えの数が少ない、あるいは多くても種類が少ない。考えの数が少ないと考えが進まない。これを思考抑制と呼ぶ。一方、同じことを堂々巡りのように考え続けることもある。考えの内容は悲観的なので、自分の行く末や家族の将来を案じてばかりいる。考えの数は多いが、種類は少ない。

躁状態では考えの数が多く、種類も多い。内容も楽観的である。いろいろなアイディアが次々と浮かぶ。あまり浮かび過ぎると、そのアイディアを聞いている周囲の人には、あれこれしゃべるけれど、話題が多過ぎて一貫性がないと映る。これを観念奔逸と呼ぶ。

ここでも考えの数や種類の多い少ないは程度の問題であり、境目の線を引きにくい。特にうつ状態において考えの数が多くて、種類が少ないときに、種類が増えると、躁状態に近づいてくる。悲観的な内容のいろいろな考えが頭の中を渦巻き、患者をひどく苦しめる。

3 意欲の不具合

意欲を意志と欲動に分ける。前者は何かをしようという見通しをもった精神的な心構え、後者は何かをしてみたいという、突き動かされるような本能的な心の状態といえる。

うつ状態では意欲が下を向く。活動性、つまり日常生活上の身体の動きが少なくなり、例えば性欲が低下する。躁状態では意欲が上を向き、活動性が亢進し、絶えず動き回り、性欲は高まる。

臨床上は、意欲が高い低いということのほかに、身体が動くか動かないかという側面を考える必要がある。意欲はさほど下がっていないのに、身体が動かない、したがって活動性が乏しい。これはよく認められる症状であり、身体が動かないのは身体が重いからである。身体感覚が意欲の近いところにあるといえる。

4 主要症状の組み合わせ

感情の上下、思考の多少、意欲の上下、3つの心の働きがそれぞれ2つの反対方向に分かれる。ここに極性(polarity)がよく現れている。うつ状態は感情が下がり、思考が少なく、意欲が下がる。躁状態は感情が上がり、思考が多く、意欲が上がる。しかし、それだけではない。

2 病相という言葉

うつ状態を DSM-IV-TR では「大うつ病エピソード」と呼び、躁状態を「躁病エピソード」とする。ここで前者をうつ病相、後者を躁病相とする。エピソードの語は「挿話」と訳されるが、「相」の語の方がわかりやすい。

水を考えてみる。ここはある書物の前書きからの引用だが（クラウス・コンラート，山口直彦，安 克 昌，中井久夫（訳）：分裂病のはじまり．岩崎学術出版社，vi頁，1994）、わかりやすさのために文章を追加した。

> 水は液体だが、ある時に氷である固体となり、別の時に水蒸気である気体となる。これは水のそれぞれ液体相、固体相、気体相である。相とはある時点での水分子の姿と言える。これらの相は移り替わるのだが、それは時間の流れの中である。これがたいへん重要である。うつ病相という言葉は、病気がうつ病の症状の姿をとって現れている、そしてそれはある時点から始まり今まで続いている、さらに将来のいつかの時点で消える可能性があるという意味を含んでいる。氷をうつ病相、水蒸気を躁病相、水を普通の状態とすると、氷が溶けて水になり、水蒸気は窓ガラスに触れて水玉になる、時の流れの中で。

3 軽躁病相の存在

DSM-IV-TR には軽躁病相が定義されている。躁状態が躁病相と軽躁病相に程度別に分けられている。感情と思考と意欲の上方向の不具合の程度のふれが大きい場合と小さい場合があるという意味になる。そして軽うつ病相という言葉がないことが注意点である。うつ状態は、軽くても重くても、うつ病相となる。ここに5つ目の非対称性がある。

なぜなのか。注目すべきことだが、前述の Kraepelin は教科書の中で軽躁病相を別項で記載し、Hecker（ヘッカー）という歴史上の人が、19世紀の末に軽躁病相の症候学的な重要性を記載した。昔から軽躁病相が重視されていた。

軽躁病相を躁病相から分ける重要性を日々の臨床を踏まえて1つだけ記す。

うつ病相の症状は軽くても患者にとってつらい。程度は小さいとはいえ、感情と意欲は下に向き、思考は少なくなる。なんとなく元気が出ない。周囲の人々も気づく。病院受診に結びつきやすい。一方、躁病相の症状は重いと、患者本人は気づかないものの、派手な言動のために周囲の人々が閉口させられる。重篤な場合は一刻も早く病院に連れて行かなければと誰でも感ずるほどになる。しかし軽い場合はどうだろうか。ここで元気があるのはよくて、元気のないのは悪いという価値判断が世間にあることを念頭におく。軽い躁状態のとき、本人はもちろん快調と思っているが、周囲の人々も困らされていないので、元気があって好ましいと思い、病院受診に結びつきにくい。したがって過去の軽躁病相は見逃されやすい。

軽躁病相が定義されていると、それを見逃さないための配慮がなされるだろうから、双極性障害をうつ病と誤診する可能性が減る。

以上のように、気分障害にはうつ病相、軽躁病相、躁病相という3つの病相がある。しかし、もう1つ重要な病相がある。

4 ── 各病相の定義

DSM-IV-TRの診断基準に従って各病相の定義の概略を記す。

1 うつ病相

①症状の数は5つ以上、②症状の持続期間は2週間以上、③本人がひどく苦しんでいる、あるいは/そして日常生活がうまく送られていない、この3つが必要である。

重要な点は少なくとも1回は診断基準を満たす病相がなければならないが、それ以外のうつ状態が必ずしも診断基準を満たす必要はないことである。気分障害は時間軸上の病気であるので、症状の数、症状の認められる期間、症状の程度はその都度さまざまに変化する。病気は自然現象であり、診断基準は人工物である。病気が診断基準に合わせて現れては不自然である。すると①、②、③すべてには当てはまらないが、部分的に当てはまる事態は起こり得る。これを診断基準に達していない閾値下病相と呼んでおこう。いろいろな場合が考えられる。①、②は当てはまるが、③の基準は満たさないなど、組み合わせは6通りあるので、6種類の閾値下病相がある。

2 軽躁病相

①症状の数は4つ、場合によっては5つ以上、②症状の持続期間は4日間以上、③本人がひどく苦しんでいるのでもなく、日常生活がうまく送られていないのでもないが、もともとの本人には認められない、明らかな生活上の変化がある、この3つが必要である。

うつ病相で触れた重要点はここでもあてはまる。加えて大切なことは症状持続が4日間以上という基準である。前述のように軽躁病相は本人も家族も問題と思わず、さらにたった4日間でも基準は満たされるので、例えば過去10年間から4日間の軽躁病相を探し出す困難な作業が必要となる。ざっと尋ねただけでは容易に見逃される。しかし薬物療法に直結するため、詳細に病歴を確認し、存在した軽躁病相を見逃さない問診が必須である。

3 躁病相

①症状の数は4つ、場合によっては5つ以上、②症状の持続期間は1週間以上、③日常生活に著しい支障がある、あるいは入院が必要なほどである、この3つが必要である。

上述の重要点はここでも該当する。意外なことは、1週間以上という短い期間であっても入院が必要なほど病状が重いとすると、たとえ10年前とはいえ、本人、少なくとも家族や友人は覚えていると考えがちだろうが、躁病相は思い出されにくいとする研究がある。躁病相であってさえ、見逃さないための問診が必要となる。

5 —— 重要な混合性病相

　前述の感情の上下、思考の多少、意欲の上下から、≪上、多、上≫は躁病相、≪下、少、下≫がうつ病相と考えられるが、例えば感情が下、思考が多、意欲が下という状態があるだろうか。感情、思考、意欲が2極に分かれるので、それぞれを組み合わせると8つの病態ができるが、Kraepelin はそのような患者を教科書に記した(図25)。これは機械的ではなく発見的な考え方であり、臨床の実地に即している。

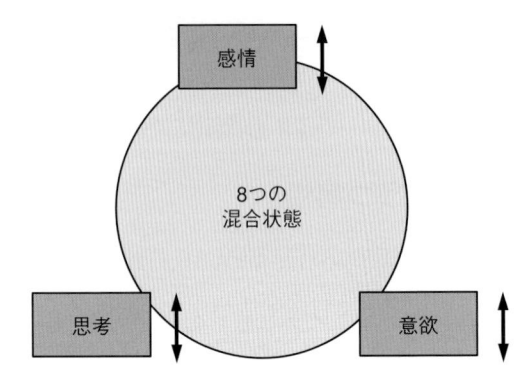

図 25．混合性病相の1つの考え方

　先ほどの感情が下、思考が多、意欲が下は、気分が沈んでおり、意欲も湧かず動きが少なく、しかし一方、頭の中の考えの数も種類も多い状態となるが、抑うつ症状を訴えて受診する青年期の患者の中によくみられる。尋ねてみると、頭の中で考えがぐるぐる回って止められない、後から後から考えが出てきてギューギュー詰めになっている、といった答えが返ってくる。これは DSM-IV-TR の(軽)躁病相の診断基準の1つとして記載されている「いくつもの考えが競い合っているという主観的な体験(subjective experience that thoughts are racing)」に該当する。感情と意欲はうつ病症状だが、思考は(軽)躁病症状となる。

　このようにうつ病と(軽)躁病とが混在している場合を、ひとまず「混合性病相」とする。日本語の学術論文では混合状態と記されることが多いが、他の病相との整合性を保つために混合性病相としておく。

　DSM-IV-TR の混合性エピソードがこれに該当する。ただ DSM-IV-TR はうつ病相と躁病相の症状が1週間ほとんど毎日存在することを要求する。うつ病相は2週間以上が必要なので、1週間では足らず、したがって期間についての閾値下のうつ病相と躁病相が存在する。そして前半4日間はうつ病相、後半3日間が躁病相という意味ではなく、1日の中にうつ病相と躁病相とがあり、それが7日間続くという意味と思われるので、患者の姿はどうなるのだろう。抑うつ気分と高揚気分がめまぐるしく交替し、多弁にしゃべっていたかと思うと黙りこみ、映画を見て笑っていたかと思うと何をしてもつまらないと言い、死にたいと言いながらしばらく経つと大学で勉強して留学すると口にし、うつむいて動かなかったのに急に落ち着きなく歩き回り外出しようとし、ボーッとしていたかと思うときょろきょろ視線がさまよう。感情と思考と意欲がそれぞれ一極から他極へ揺れ動き、統一性を欠くように見えるだろう。

　Kraeplein の8つの病態を混合性病相とするのか、DSM-IV-TR の基準を混合性病相とするのか、筆者は両方とも臨床的に念頭におく必要があると考えるので、ここで両者を混合性病相とする。ただ DSM-IV-TR はうつ病相と軽躁病相の併存を定義していない点に注意すべきである。臨床上はこちらの併存がしばしば経験される。

6 ── 双極性障害のⅠ型とⅡ型

1 双極性障害の分類(図26)

　1つを双極Ⅰ型障害とまとめるが、その内実は複雑である。現在を含めた過去に、①躁病相だけがあった場合、②躁病相あるいは混合性病相があり、現在は軽躁病相の場合、③うつ病相と躁病相あるいは混合性病相とがあった場合、④躁病相あるいは混合性病相が過去にあり、現在は期間についての閾値下の躁病相、軽躁病相、混合性病相、あるいはうつ病相である場合、の4つを含めている。③だけが双極Ⅰ型障害と思われがちであるが、そうではない。文章にすると見えにくいが、すべて躁病相が認められることで共通する。

| 双極Ⅰ型障害 |
| 双極Ⅱ型障害 |
| 気分循環性障害 |
| 特定不能の双極性障害 |

図 26. 双極性障害の分類

　1つを双極Ⅱ型障害とする。うつ病相と軽躁病相が認められるが、軽躁病相が見逃されるとうつ病と誤診される。
　DSM-Ⅳ-TR はうつ病相と軽躁病相の同時存在を定義していない。しかし、うつ病相にいくつかの軽躁症状が重畳する状態は臨床上よく経験される。うつ病相にあるが、頭の中では多種多様の考えが渦巻き、口数多く苦しげな訴えを続け、楽しくないのに不要な買い物を繰り返す。軽躁病相には該当しないが、3つの軽躁症状が認められる。DSM-Ⅳ-TR による診断はうつ病だが、それでよいのだろうか。専門家の議論の渦中にある課題である。
　1つを気分循環性障害とする。これは軽躁病相と閾値下うつ病相が頻回に繰り返される場合である。
　最後を特定不能の双極性障害とする。これはその他残りを指し、例えば期間に関する閾値下躁病相と閾値下うつ病相が繰り返される場合、軽躁病相が繰り返される場合などを含める。その他残りであっても、初めの3つに該当しない病態は臨床的によく遭遇するので、この診断名は重要である。

2 Ⅰ型とⅡ型の症候学的な違い

　双極Ⅰ型障害とⅡ型障害は同じ双極性障害でありながら、定義上はかなり異なるといってよい。したがって症状の内実も異なると予想される。双極Ⅱ型障害から見た場合に違いが明瞭であり、Ⅰ型に比べてⅡ型では、女性が多く、うつ病相の期間が長く、不安症状をしばしば認め、アルコール依存が多く、月経前の不機嫌があり、そして自殺企図がなされる(但し自殺企図についてはⅠ型と変わらないという研究もある)。

3 薬物療法

　薬物による治療は双極Ⅰ型障害でもⅡ型障害でも変わりはない。本書の別項にて触れられるだろうが、気分安定薬と非定型抗精神病薬を中心とする。

Ⅱ. 各　論

7 児童青年期における双極性障害の重要点

1 発症年齢

　中学生や高校生や20歳代の若者がうつ状態を主訴に受診することはたいへん多い。
　彼らはうつ病のうつ病相なのか、双極性障害のうつ病相なのか。
　双極性障害の発症年齢はうつ病よりも早い。ある気分障害専門の診療所をうつ病相のために受診した患者の最初のうつ病相の発症年齢は、双極Ⅱ型障害において平均22.8歳、標準偏差10.6歳、うつ病では平均31.9歳、標準偏差14.0歳であり、双極Ⅱ型障害が有意に早い(Akiskalら, Journal of Clinical Psychiatry, 2005)。また、双極Ⅰ型障害とⅡ型障害の患者の最初のうつ病相の発症年齢に有意差はなかった(Benazzi, Journal of Affective Disorders, 1999)。
　すると中学生から20歳代前半までのうつ病相を呈して受診した若者の多くはうつ病ではなく双極性障害である。ここは極めて重要である。若者のうつ病ではなく、若者の双極性障害を論ずることが理に適う。

2 いくつかの注目すべき症状

　ここでは一部を挙げる。

(1) 鉛様麻痺

　DSM-Ⅳ-TRは気分障害の診断に補助診断をつける場合がある。例えば出産後4週間以内に気分障害を発症したならば「産後の発症」とつける。その中に「非定型の特徴を伴うもの」という補助診断があり、その診断基準の1項目に「鉛様の麻痺(すなわち、手や足の重い、鉛のような感覚)」という表現がある。
　中学生や高校生が気分障害を発症すると、うつ病相の期間は学校に行けなくなる場合が多い。この不登校のもとには起床困難がある。起床困難は目が覚めないこと、目が覚めても眠くて起きられないこと、眠くないが起きたくないこと、そして起きようと思っているが起きられないことの4つに少なくとも分けられる。最後の起きられない場合が多く、また重要である(目が覚めないこともよく経験される)。「意欲の不具合」の項に記したが、起きられないのは身体が重いからである。身体が動かないと麻痺したかのように感じられる。麻痺するのは胴体ではなく四肢であろう。鉛は重いことを示しており、したがってまとめると鉛様麻痺となる。非定型の特徴はうつ病よりも双極性障害に近縁とする研究がある。

(2) パニック発作などの不安症状

　パニック障害の主症状であるパニック発作、強迫性障害の主症状である強迫症状は本書の別項で触れられるので記さないが、双極性障害がパニック発作や強迫症状を併存することはよくみられる。

また小学生や中学生時代に不安症状を認め、いくらかの不適応を示していた患者が、途中から双極性障害を発症することも時に経験する。

(3) 概日リズム睡眠障害

概日リズム睡眠障害も別項で触れられるであろう。双極性障害の若者の睡眠が不規則になり、「昼夜逆転」どころか睡眠の時間帯が日毎に変わるほどの不規則さを示すことが多い。睡眠覚醒リズム表に毎日の睡眠帯を記入してもらうと、その不規則さが目で見てわかる。

(4) 片頭痛

近年、片頭痛と双極性障害の関連性が注目を集めているが、これは臨床での経験と一致する。気分障害は身体の痛みを伴うことがよくある。特に片頭痛は重要な疼痛である。

おわりに うつ病だけを考えると十分でない。双極性障害を含めた気分障害全体から考えることが重要である。躁うつ病と命名された病気からうつ病が分離したこと、青年期のうつ病相の多くは双極性障害から説明すべきことに留意する必要がある。馴染みのある言葉はうつ病だが、馴染みのない双極性障害の方が重要であることを理解して頂きたい。

(棟居俊夫)

II. 各 論

19. パニック障害

1 概念と変遷

　パニック障害が疾患として独立したのはDSM-Ⅲ(米国精神医学会, 1980)である。しかし18世紀に広場恐怖が記載され、19世紀の南北戦争時にダコスタが記載した過敏性心臓症候群にパニック障害と共通した心身症状が認められる。19世紀末にフロイトが不安発作などの症状をもつ不安神経症を提唱したが、その後もパニック発作は神経症の主症状の1つとしての歴史が続いた。DSM-Ⅱ(1968)では不安神経症の診断名が登場し、DSM-Ⅲ(1980)では、パニック障害と全般性不安障害に分化し、DSM-Ⅳ(1994)では、症候としてのパニック発作と、疾患としてのパニック障害に分かれ、広場恐怖(外出への恐怖、1人での在宅の恐怖、市場恐怖、乗り物恐怖など)は主診断から外された。

　ICD-10(世界保健機関, 1992)では、神経症性障害は、恐怖症性不安障害と他の不安障害から構成され、広場恐怖症は前者に、パニック障害は後者に位置づけられている。例を挙げると、パニック障害の発作の反復の結果、広場恐怖が形成されたと考えるDSM-Ⅳは、パニック障害を診断の上位に位置づける。他方のICD-10では、特定の不安喚起状況(phobic situation)で出現するパニックは、誘因があるためにパニック障害と診断せず、パニック障害を伴う広場恐怖と診断するため、広場恐怖が上位になる。

　パニックを誘発する外因刺激によるパニック発作の出現、パニック障害の家族性発現の集積、薬物治療の不安発作抑制の違いなどから、パニック障害は生物学的視点が隆盛になりつつある。

2 疫学と成因

　子どものパニック障害の疫学研究は少ないが、子どもでは稀な障害であることは間違いない。生涯有病率は約1〜3％で女性に多い。10歳以下は稀であり、青年期後期から増え始め、好発平均年齢は30歳台である。約2/3が広場恐怖を合併している(DSM-Ⅳ)という報告もあるが、異なる報告もある。成人例からの遡及研究では、子ども時代に分離不安障害や過剰な恐怖状態の既往が認められ、また青年期後期にパニック発作の初発が認められたという報告もある。

　家族発現様式が高く、双生児研究では発症に遺伝的関与が示唆されている。父親と比べて母親のパニック症状の頻度が高い、あるいは母親の精神障害の合併が高いという報告もある。子どもの臨床研究はいまだ議論の余地があるので慎重でありたい。

3 病態

　小学校高学年から中学生では、診断基準を満たすパニック障害・パニック発作は少ない。しかし、その閾値下の過換気(過呼吸)症候群、あるいは限定されたパニック発作の群発などはある。パニック発作は、極度の恐怖感に似た不安感を伴い、身体性や自律神経系性不安のエピソードとして生じる。突然に発症し、10〜20分間しか続かない発作である。発作の反復後に予期不安が生じたとしても、非発作時には心配、緊張、不安を伴わない。

　子どもの不安発作あるいは不安は、自律神経性の刺激(自律神経性過活動)はあっても、身体にとどまらず、直ちに外側へと転換する。そのため不快感は、情緒のパニック様の出現(恐怖、かんしゃく、号泣)や、行動化(暴力、易刺激性、多動、緊張)で客観視される。不登校に伴うパニック様発作では、通学や行事など緊張の増す状況依存性のパニック発作・身体愁訴の症状が多い。

　表44に記すDSM-Ⅳのパニック発作の項目は多様であり、症状に階層性はない。4項目以上を診断に必須とするが、これは恣意的な数である。

　ICD-10のパニック障害の定義は、特別な状況や対象に一致せず、誘因なく自然に起こる経過を強調し、パニック発作では、「口渇」を加えた14項目である。

表 44. パニック発作の項目（DSM-Ⅳより）

①動悸、心悸亢進、または心拍数の増加、②発汗、③身震い、または震え、④息切れ感または息苦しさ、⑤窒息感、⑥胸痛、または胸部の不快感、⑦嘔気、または腹部の不快感、⑧めまい感、ふらつく感じ、頭が軽くなる感じ、または気が遠くなる感じ、⑨現実感消失または離人症状、⑩コントロールを失うことに対する、または気が狂うことに対する恐怖、⑪死ぬことに対する恐怖、⑫異常感覚(感覚麻痺またはうずき感)、⑬冷感または熱感

4 診断

1 診断

　パニック障害の診断の中核は、突発的なパニック発作の反復である。DSM-Ⅳ-TRでは発作の間の発作への憂慮・予期不安を必須とする。また発作の成因で分類し、発作と心理的誘因との関係を導入している。下位分類として①予期しない(きっかけのない)発作がパニック障害中核群である、ほかに②状況依存性(きっかけのある)の発作、③状況準備性(きっかけは考えうるが、ストレス負荷の直後ではないなど、関係が明瞭ではない)の発作のカテゴリーに分けられる。但し、これらは経過によって変遷し移行するので、最近の発作様式が臨床では重要となる。

2 鑑別診断

　パニック発作は、身体疾患(例：甲状腺機能亢進症など)、物質使用(例：薬物乱用、投薬など)で生じる場合もある。青年期では、覚醒剤中毒や消退症候群の際にも認められ、薬物使用の病歴聴取は重要である。

3 併存症の診断

　発作と合併症状との関係の経過が重要となる。他の精神障害が併存するときは慎重でありたい。不安障害や気分障害の合併の報告が多い。しかし病名の重要性によった階層診断を捨てたために、パニック障害があるときは、共に併記するようになった。ほかの神経症圏では、分離不安にみえても、不安状況下でのしがみつき(clinging)が子どもでは多いので障害の診断は慎重にしたい。広場恐怖は、その場から逃げられず、助けを求められない恐怖からの回避であり、閉所恐怖、遠出恐怖と同意である。

　病歴聴取で、子どもは不快な状況を思い出し、恐怖にかられて泣き出す場合もある。この精神現症では、フラッシュバック、侵入思考、とらわれ(preoccupation)、強迫思考などとの鑑別が必須である。パニック発作として離人感や、気が狂ってしまうような恐怖様発作を訴える場合があるが、特異過ぎる症状には精神病圏の前駆期を鑑別したい。

5 治 療

1 精神療法

(1) 治療の基本
　精神療法の支持、対人関係の支援、あるいはものごとの受け取り方や考え方の調整(認知療法)、疾病教育など、親子を支えることが治療の基本である。

(2) 児童精神科へのアクセス
　子どものパニック発作は救急車の使用など、周囲を狼狽させる。内科的検査をしても異常が認められないと、「気持ちの問題で大騒ぎをする」子どもとみなされてその後は軽視される場合もある。身体因と比べて「心理的」蔑視の風潮がいまだある。

　小児内科から児童精神科に併診する場合に、「精神科医療」への親子の抵抗感への配慮は重要である。「心理的」であっても、改めて身体の診察をしたい。身体疾患を性急に否定し、心身を二分して「心理的ストレス因」を病理として強調するような短絡化は、治療抵抗を招きやすい。

(3) 優先する病態理解
　病態の特徴を学ぶ疾患理解、心理教育が重要である。パニック発作の典型例は、心理的誘因は特に認められず、あるときに突然に発症する。病態の理解から、身体感覚の誤作動が生じた結果であること、発作は生命的に重篤ではないこと、呼吸法の工夫などを繰り返し教育していく。当事者の親子と情報を共有するために、症状を具体的に、経時的に把握する姿勢が望まれる。モニタリングやレコーディングが病態理解には説得力をもつ。

　パニック発作は10分前後が最悪のピークであり、30分程度で軽快することが多い。これは家族、特に親、また学校では養護教諭にも共通理解を求めたい。

成人では再発を繰り返しやすい慢性の疾患という特徴があるが、子どもではパニック様発作はあってもパニック障害自体が稀であり、慢性化経過は少ないことを強調する。過剰な予期不安を防ぐために、親たちの病態理解が必須である。

(4) 発作時の対処を想定

発作の時期によって医療ニーズは異なる。①パニック発作への対処、②予期不安の軽減、③回避行動の支援、に分けて考える。

発作には回避と休養が重要である。過換気症状に対して紙袋法は一般化されている。ほかにも、息苦しさへの集中を避ける意味で、子どもに満水の平皿を持たせ、リズムに合わせて、ゆっくりと飲ませることをよく行う。また筋肉を弛緩させるリラクゼーション技法、息をゆっくりさせる呼吸訓練法などの体得がある。

悪循環の状況では些細な負荷や刺激と短絡し、反復しやすくなる。その意味で初回の状況を把握し、刺激の制限を必要とする。安堵感は「最良の薬」であり、再発は不安を生じさせる。子どもへの要求水準の調整が重要であり、もし刺激を要するときには、再発時に保護できる状況をつくりたい。成人では曝露療法があるが、子どもでは慎重でありたい。乗り物でのパニック発作などに対して、回避できる理解ある保護者の同伴は欠かせないなど行動療法は重要である。

(5) 過剰な心理要因の強調の禁止

心理的負荷や葛藤を詮索する焦りは禁物である。むしろ非特異的な疲労、体調要因の不調を把握する。そのために回避と休養を心がける。

身体要因が否定されたときに怠けとみなされたり、過剰に心因を探す傾向も生じる。発達障害、親子関係、学校での問題などがステレオタイプに心因とされやすい。不安時には、支援側の不安感を排除したいために、明瞭な「物語化」が起きやすい。発症時と回復時の要因は異なることもある。経過から学ぶ姿勢が重要である。発症させない要因探しも重要である。

(6) 非症状の生活体験

視点の変換が望まれる。発作よりも、非発作時の生活圏を把握することに努める。子どもの体調(睡眠、食欲など)、生活圏全体に認められる心理的負担(学業成績、部活、受験などの進路問題、新学期などの年齢相応の非特異的課題)、持続する気分の問題(易刺激性など)、対人関係のきしみなど、子どもの非特異的な理解も欠かせない。

2 薬物療法

子どもの薬物療法の研究は少ない。プラセボ(偽薬)で軽快した報告もあり、患者・治療者の信頼関係が大きく作用する症例もある。子どもでは偽薬効果も含め、被暗示度が高い。子どもにおいては、薬物療法は対処療法として考えたい。

抗パニック薬として、選択的セロトニン再取込み阻害薬(SSRI)、塩酸パロキセチン(パキシル®

10 mg 1 錠)、フルボキサミン(デプロメール®、ルボックス®)(25 mg 1 錠)が使われる。予期不安や広場恐怖にも有効性が認められる。情緒が不安定なときは慎重に配慮したい。

　高力価の抗不安薬であるベンゾジアゼピン系薬物は急性期に使われやすい。アルプラゾラム(コンスタン®、ソラナックス®)(0.4 mg 1 錠)、ロラゼパム(ワイパックス®)(0.5 mg 1 錠)、クロナゼパム(ランドセン®、リボトリール®)(0.5 mg 1 錠)が用いられる。予期不安や頓服での処方に優れるが長期化は避ける。

　三環系抗うつ薬のイミプラミン(トフラニール®)(10 mg 1 錠)、クロミプラミン(アナフラニール®)(10 mg 1 錠)なども使われる。

6 ── 経　過

　重症度は経過で変わる場合がある。臨床のレベルに達しない発作の段階、症状が揃ったパニック発作、心気的不安、予期不安を伴う段階、特定の状況を恐怖症的に回避する段階、広場恐怖を併発する段階などさまざまである。

　子どもの臨床では、パニック発作は精神障害の非特異的な入場券でもある。①発作のみでほかは適応している過程、②エピソード様の発作が群発し、発作対応のみが主になる過程、③不安感・焦燥感や疲労感などほかの症状が併存する過程、④発作の予期不安よりも、根底にある対社会への緊張感のために回避が顕わになる過程、がある。

7 ── 最近の知見

　DSM-5 ドラフトでは、診断基準に発作の重症度の付記、また発作の項目数が検討されている。子どもと成人とを共通の基準で診断できるのかという問題がある。子どもに固有のかんしゃく発作や情緒の不安定さと、発作との関連を含め、前向き研究が必要とされる。

　最近は、生物学的要因の研究が隆盛である。生物学的刺激物質を用いた研究があり、二酸化炭素、乳酸ナトリウム、重炭酸塩などが検討されている。作用機序は不明であるが、末梢と中枢神経系の調節障害という病態生理学的な仮説もある。

　パニックと関連する神経伝達物質は、ノルエピネフリン系、セロトニン系、γアミノ酪酸系である。中でもセロトニン系は有力である。神経伝達物質の研究から、脳幹、大脳辺縁系、前頭皮質などに、症状との関連が注目されている。薬理的な生物学的研究では、青斑核などのノルアドレナリン系の障害、中隔-海馬系のセロトニン系の仮説などがある。

　脳画像研究では、磁気共鳴画像(MRI)から、側頭葉、特に海馬の病理が示唆されている。ポジトロン放出断層撮影法(PET)などの機能画像から、脳の血流障害の指摘がある。脳の血管収縮と関連しており、そのためにめまいのような中枢神経系の症状が生じるとも考えられる。また単一光子放射型コンピュータ断層撮影(SPECT)を行い、パニック誘発物質の評価を試みた研究もなされている。

〈竹内直樹〉

20. 恐怖症

はじめに 　不安と恐怖は人間の生存本能に基づく情動反応である。乳児が見知らぬ人に対して示す不安や恐怖はその原初段階のもので、その際乳児は母親に救いや安心を求めて愛着行動を取る。「甘え」の現象である。ここで重要なことは、不安や恐怖を行動で示し、母親に安心を求めることができるためには、愛着によって得られる安心とその心地よさを体験的に知っていなければならないことである。もしもなんらかの理由によって、好ましい愛着形成が損なわれた場合、子どもは愛着を求めて母親に接近することを逡巡し、あからさまな不安や恐怖を示すことが困難になる。そのような状態が持続し増強していくと、さまざまな病理的行動でもって反応するようになる。しかし、母親との間で愛着が形成されると恐怖を示すことができるようになる。例えば、それまで高いところに平気で登っていたのに、急に怖がるようになるといった具合である。そのような変化をみると、恐怖反応は「甘え」と表裏一体の現象であることがわかる。幼少期になんらかの事情により、母親に甘えたくても甘えられない経験をしたならば、おどおどして自己主張できない子どもになりやすい。しかし、「甘え」を断念することはできず、いつも親の顔色をうかがう行動を取るようになる。土居[1]のいう「変態的な依頼関係」である。このような母子関係においては、母親は子どもの意思や意図が掴みづらいために、つい過剰な指示的関与を取りやすくなる。その結果、子どもは自発的な行動を取ることがますます困難となり、母親の焦燥感と苛立ちは強まっていく。このようにして母子間に負の循環が生まれ、後々子どもに多様な病態が生じやすい基盤となる。もしも不安や恐怖を生むような状況に置かれていても、甘える対象を見い出せないとき、子どもはどのような行動を取るのであろうか。恐怖症の病態は、そのような反応の一種として理解することができる。

1 恐怖症の成り立ち

　人間にとって不安や恐怖をもたらす体験は数限りないが、ある意味、乳児においては常にそのような体験の連続だといってもよい。新奇な状況ばかりに身を置くことになるからである。そのような状況の中でどうにか生きていけるのも、愛着を通した母親をはじめとする家族の保護があるからである。人見知りするようになると、乳児は新奇な場面に置かれた際に、自分がどのように行動したらよいか、その拠りどころを母親に求める。母親参照である。それによって自分の置かれた状況の意味を理解するようになる。その結果、強い不安をもたらしていた把握し難い漠とした状況が次第に輪郭をもったものとして浮かび上がってくる。名状し難い不安が輪郭をもった対象へと変容し、それが恐怖の対象へと変わる。精神病的不安と神経症的不安の1つの分岐点である。したがって、自らの不安が何に由来するものなのか、母親を通して理解することが困難な状況に置かれたならば、

Ⅱ. 各　論

そのような名状し難い不安を軽減するために、なんらかの恐怖の対象を見い出すことになる。置き換えといわれる心の働き（防衛機制）である。恐怖症の成り立ちをこのように考えていくと、恐怖症の治療は、恐怖の対象に対する認知の修正や、恐怖の度合いを軽減するための方策（薬物療法など）のみでは根本的な治療にはならないことがわかる。子どもが甘えたくても甘えられなかったのはなぜか、幼少期の複雑な親子関係の事情を理解するとともに、それが現在の親子関係にどのように反映しているかを考えていくことが求められる。

2 Freud S の理解

恐怖症の精神力動的理解を考えるうえで必ず引用されるのがFreud S[2]の報告した「ある5歳男児の恐怖症分析」で、俗に「ハンス症例」と呼ばれている。ここで述べられている恐怖症理解は、その後精神分析の立場如何にかかわらず、精神療法に少なからず影響を与えてきた。

1 ハンス症例の概略

4歳9ヵ月のハンス少年が馬に咬まれるのではないかという恐怖を示したために、その父親がFreudの治療を受けたことに始まる症例報告である。この父親はFreudの忠実な弟子で、以前からFreudの精神分析に傾倒していたことから、父親はFreudにハンスの詳細な経過を報告し、その都度Freudから助言や指導を受けるという形で治療が行われている。

発症以前からの詳細な経過報告によれば、3歳過ぎた頃より、ハンスは性に関する好奇心が高まり、その中でもとりわけおちんちん（ペニス）への興味が高じて両親に次々に質問したり、身近な子どもたちのおちんちんを見たり、尋ねたりするようになった。このような性的関心の高まりとともに、本症の発症に関連した要因として父親の言によると「母親があまりにもかわいがり過ぎたことにより、ハンスの性的衝動が興奮した」という。Freudの助言を忠実に実行した父親の報告を通して、ハンスが最も恐れたのは、妹の出生によって母親の愛が受けられなくなるという不安と、父母の間で生じた去勢（エディプス）不安によることが明らかになった。父親はハンスの性に関する話を丁寧に聞いてやった。それは時に尋問調になるほどまでの熱心さを示すこともあったが、Freudの助言と父親による根気強い話相手によって、この時期抱いていたハンスの不安は和らぎ、5ヵ月の短期間で馬恐怖は治癒したという。この治療を通して、Freudはこの恐怖症を、父親に対する嫉妬と敵意を含んだエディプス状況に対する葛藤対象が父親から馬に置き換えられたものであると理解した。

2 Freudの理解に対する疑問

この報告は父親による詳細な記述が素材の中心で、Freudはその助言と解説を述べている形を取っているが、奇妙なことにハンスの母親がどのような人であったか、具体的な描写がまったくなされていない。Freudもそれに対して「母親はある運命的役割を演じており、その立場は複雑困難なのである」と含みのある表現をしているのみである。実は母親はFreudの患者でもあったことか

ら、当然家族背景に複雑な事情があることが推測されるが、この点について Freud は敢えて触れていないのである。

しかし、報告の中でハンスがいかに母親を求めていたかを推測させる記述は少なくない。例えば、発症前の朝、泣きながら上がってきて、なぜ泣いているのという問に対してハンスは母親に「寝ているとママがいなくなって、それでぼくは甘えるママがないと思ったの」と答えている。夢の中でママがいなくなったので、不安が起こり、幾度となく母親から離れようとせず甘えようとしていたというのである。ハンスの不安の内容は、「母親を失うこと、その結果母親に甘えることができなくなるというものであり、したがって、母親への愛着が非常に高じていたに違いない。これが症例の基本現象である」と Freud 自身明記しているにもかかわらず、この母子関係について以後なんら治療的に扱われないままに終わっている。ハンスにはごく早期における母親との愛着体験、甘えがうまくいっていなかった結果として、既に 3 歳までにいろいろな事柄が起こっていたのではないかとの思いがどうしても浮かび上がる[3]。

次いで検討しなければならないのは、なぜこれほどまでにハンスの知的好奇心が高まったのかという問題である。愛着関係、つまりは「甘え」という情動的なつながりにおいては、情動の世界に身を委ねることの心地良さが体験されるが、もしも「甘え」が享受できない場合、逆にこのことが不快なものとして回避され、そのような漠とした不安から逃れるためにはよりはっきりとした形になるものにすがりたくなり、それが時に「とらわれ」となる。ハンスのペニスへの好奇心にはそのような一面もあるのではないか。それこそ屈折した「甘え」体験によってもたらされたものなのではないかとも思われるのである。

3　森田理論による恐怖症理解

Freud とは大きく異なるのが、わが国独自の治療論を展開してきた森田理論による恐怖症理解である。森田[4]はその鍵概念であるヒポコンドリー性基調、森田神経質、精神交互作用をもとに、恐怖症の成り立ちを以下のように説明している。

「ヒポコンドリー性基調の強い神経質者においては、常に刺戟性過敏であれば、種々の外的刺戟によって驚愕や恐怖などの身体的変化に類似したものが意識下に起こり、それに続いて不安恐怖が起こる。それはまるで心悸亢進が起こった時に不安恐怖を伴うようなものである。したがって、神経質者は不定の恐怖、すなわちある一定の対象なくして唯なんとなく自己の生存を脅かすものあるが如く不安を感じ、その後次第にこれを外界の認識と統合し、全く常人の恐怖に値せざるものまでもこれに恐怖的色彩を付して知覚判断し、もって初めて具体的恐怖を構成し、一定の恐怖症を呈するに至る」という。

4　森田神経質に対する土居の批判

この森田の考え方に対して、「甘え」理論の提唱者である土居[1]の批判がある。

317

II. 各論

　森田は恐怖症を発症する患者に素質としてのヒポコンドリー性基調を想定しているが、ヒポコンドリー性基調の特徴である身体へのとらわれを、森田は人間の本性である生存欲の現れだとしてのみ説明しているのに対して、土居はヒポコンドリー性基調にみられる疾病恐怖自体を症状として捉えなければならないとし、大切なことはこのような疾病恐怖がどのような不安によって引き起こされているのかを理解する必要があるという。このような神経質者の疾病への「とらわれ」そのものの成り立ちを考えようというわけである。土居は自験例である神経質者の精神療法を通して彼らの心理的背景として「甘えたくても甘えられない」という言葉で表現しうるような精神状態の1つのゲシュタルトは神経質患者特有なものであるとみなし、疾病恐怖、あるいは他の一定の恐怖症を生む患者の心理的背景、つまりは神経質患者に「甘え」の病理としてのアンビヴァレンスを見て取ったのである。

5 —— 「甘え」のアンビヴァレンスと恐怖症

　森田は神経質者に一般的にみられる刺激性過敏(知覚過敏)が精神交互作用(負の循環)により恐怖症をもたらすと述べるにとどまっているが、それは「甘え」の病理との関係で以下のように考えることができる。

　神経質者は「甘え」のアンビヴァレンスが強いため「甘え」の体験を享受していない。その結果、養育者との間で信頼感や安心感が十分に育まれない。すると、程度の差こそあれ、周囲他者(主に養育者をはじめとした大切な人)に対していつも自分が受け入れてもらえるか、つまりは甘えられるか否かに気を遣い、相手の顔色をうかがう心的状態になる。土居[1]のいう「変態的な依頼関係」である。そして安心感のない状態にあっては、常に周囲他者の動向に神経を研ぎ澄ましているため、周囲の刺激に対して過敏に反応する。その結果、刺激過敏性がさらなる不安感を助長するため、刺激過敏はより一層高じていくという負の循環が生まれる。このことを森田は精神交互作用として取りあげているが、これは「甘え」のアンビヴァレンスとそれに基づく安心感のなさを基本に考えていくことによって、より一元的に理解できる。

6 —— 母子面接による精神療法の実際

1 自験例：A男、13歳11ヵ月、中学2年

　主訴：外泊するのが怖い(外泊恐怖)。
　家族背景：会社員の父親と専業主婦の母親と一人っ子のA男、そして父方祖父母の5人家族。今時珍しい家父長制が色濃く残存している代々続いている商家である。祖父は細かなことにも口うるさいが、祖母は何も言わず大人しい。そんな祖父に対して父親はいつも距離をとって接している。
　生育歴および現病歴：乳児期からいつもおっぱいを求め泣くことが多かったので、泣くとすぐに祖父が「どうしたんだ」とうるさく言うため、母親はA男を泣き止ませようと、すぐにおっぱいを吸

わせていた。いつまでたっても乳離れが難しかった。3歳、虫歯のために受診した歯科医から、おっぱいのせいだと言われたために母親はひどく動揺し、むずかるＡ男に断乳を行った。さらに集団に早く慣らせようと体操教室にも通わせることにした。そこでは少し集団の中に入れると、すぐに母親のところに戻ってくるなど、なかなか馴染めなかった。幼稚園や小学校に通うようになっても、開始当初はその場に馴染めず、時折休むこともあった。

　今回の発症の直接的な契機となったのは、小学3年の夏行われた体操教室の合宿での出来事だった。合宿の開始前から少し熱があったらしいが、Ａ男は何も言わず参加した。しかし、最初の夜、具合が悪くなって、夜中に両親の迎えで帰宅を余儀なくされるということがあった。また同年夏、母親はいつものように実家に帰るつもりで、Ａ男を誘うとなぜか「いやだ」と言って断った。祖父母と父親と一緒に留守番をすることになったが、母親が実家に着くなり、Ａ男は母親を求めて泣き出した。祖父と父親はＡ男の対応をめぐって口論となった。知らせを受けて母親は翌日すぐに帰ったが、そのとき、Ａ男は食事も摂らず、憔悴していたという。夏休み明け、短期間不登校気味であったが、その後は休むことなく学校には通っていた。しかし、学校での行事で宿泊しなければならないときには激しく抵抗して拒否した。家族旅行でも宿泊は困難であった。

　Ａ男は目立った反抗も見せず、自己主張も少なく、いつまでも母親にべたべたくっついていることが多い状態が続いていた。中学に入っても外泊のできない状態が続き、修学旅行も近づき、どうしたらよいかとの相談での今回の受診であった。

　初診時、Ａ男は口数が少なく幼な顔で、母親への依存が目についた。しかし、筆者が最も気になったのは、乳児期に乳離れが困難であったのはなぜか、明らかに母親から離れることに強い不安を示していたＡ男に、強引と思われるような分離を行おうとしたのはなぜか、ということであった。母子同席での面接を開始した。面接の頻度は家庭の事情で、不定期であった。毎週、時には数週間に1回であった。

　最初の数回で浮き彫りになったのは、母親のＡ男に対する理解にＡ男自身の気持ちと大きなずれがあることであった。例えば、発症の直接的な契機となった合宿で、迎えに来た母親はＡ男に向かって「よく頑張ったね」と褒めたという。合宿の少し前から体調が悪かったにもかかわらず、無理して出かけたＡ男は非常に心細かったに違いないが、それが母親には理解できていないようであった。その他、母親にＡ男のことについて尋ねても、わかりづらいと首を捻るのだった。その際、筆者がとても気になったのは、Ａ男自身に直接尋ねると何も言えないが、母親に尋ねると、事あるごとに2人の間に割って入り話したがることであった。こうしたＡ男の行動に、筆者は「天の邪鬼」ともいえる屈折した「甘え」を見て取った[5]。筆者はそこに見え隠れするＡ男の「甘え」を感じ取っていたのである。7ヵ月経過した頃、筆者はＡ男がいつも面接で一歩引いた態度を取っていることを取りあげ、「あなたはいつもどこか一歩自分を引いているように感じるね」と指摘した。するとＡ男は「そうだと思う」と素直に反応した。この面接が契機となって、Ａ男は自分の気持ち、意見を言うようになった。こうしてＡ男は次第に自己主張をはっきりとするようになり、それまでの幼い印象から脱皮していった。その一方で母親は、子どもをこのようにしてしまったことに対する自責感、罪悪感が強まっていった。ただ、そこには子どもが自分から少しずつ離れるようになったことによっ

て誘発された見捨てられ不安が感じ取られた。10ヵ月後、修学旅行が近づいたためにA男の不安が強まった。その前日、A男は「とにかくいやだ！」という感情が沸き起こったという。彼の中に沸き起こった思いが「こわい！」ではなく「いやだ！」であったところに、筆者は幼児が母親の前で駄々をこねている姿を想像しながら肯定的に受け止めた。母親に対する反抗が歪んだ形で表現されたものではないかと思われたからである。結局、当日集合場所まで行くことはできたが、旅行には行けなかった。その後、A男は面接で母親への批判を口にするようになった。母親の不安は強まり、ついに母親は不安発作に襲われ、治療を自ら求めるまでになった。これが契機となって、その後の治療は母親面接を中心に展開した。その過程で明らかになってきたのは、A男の乳幼児期の子育て期間、母親は実母に「跡取り息子で一人っ子だから甘やかしたらいかん」と口うるさく言われ、相談しても「あんたがしっかりせんからだ」と叱咤されるだけで、誰にも本音を打ち明けられず、ただ周囲の期待に応えようと懸命に頑張ってきたという孤立した母親の姿であった。母親自身、実母との間で強い葛藤を抱き、本来の「甘え」を享受できていなかったことがうかがわれた。その後、A男は高校に入学し、間もなく学校行事に参加して外泊することもできるようになった。

　なお、事例の匿名性を考慮して細部は改変した。

2 自験例からみた恐怖症の成り立ち

　本来ならば、恐怖心は愛着行動によって緩和するが、愛着関係成立になんらかの問題を抱えている場合、つまりは「甘え」が十分に享受されなかった場合、恐怖心が生じるような状況にあってもそれは抑え込まれてしまう。したがって「甘え」の問題の所在を解明することが治療の要として重要になる。

　自験例に即して解説するならば、「甘え」の問題は＜母－子＞関係および＜子－治療者＞関係の中に屈折した形で表に現れている。子どもは治療者と向き合って自分を語ることはできないが、母親が治療者と話している中に割って入るという形で自分を出す。それは「天の邪鬼」といってもよいような関係の病理である。そのことを認識したうえで、治療者は子どもの内面を丁寧に探っていく必要があるが、そこでとりわけ重要なことは、子どもが治療者に示す対人的態度の特徴を、さり気なく子どもに取りあげて一緒に考えていくことである。この事例において治療者は「あなたはいつもどこか一歩引いているようだね」と指摘したことがそれに当たるが、このことが契機となって以後子どもは「これまであまり自分に向き合ったことがなかった」と振り返るほどまでになり、次第に「つかえていたものが取れた感じ」になったのである。こうして子どもは母親との間で心理的距離を取ることができるようになったが、するとそれに代わって母親が強い不安発作に襲われるようになっている。以後の母親面接を通して、子どもが母親に「甘えたくても甘えられなかった」背景には、母親自身が実母との間で「甘え」の葛藤をもち、育児に没頭することが困難であったこと、そのため子どもはおっぱいを求めるもののいつまでも満足感を得られず、執拗におっぱいにしがみついていたこと、そのことが母親の焦燥感を刺激し、強引な断乳に至ったことなどが明らかになったのである。「甘え」の病理は世代を超えた関係の病理として認識することの重要性が示唆される事例である。

おわりに　以上、恐怖症に関する精神力動的理解を、Freud、森田、土居らの見解をもとに解説するとともに、自験例を通して恐怖症の成り立ちについて筆者の考えを述べた。

　今日、子どもに典型的な恐怖症を診ることは減ってきたように思う。それに比して、成人での多様な恐怖症は増加の一途を辿っている。パニック障害、社会恐怖、対人恐怖などである。このような変化は、明確な輪郭をもった特定の対象というよりは、不特定多数の対人場面が恐怖の対象となっていることを示している。病態水準はより深刻さを増しているのではないか。明確な輪郭をもつ対象や事象に恐怖を抱くような置き換えという防衛機制が働くためには、愛着対象の存在がある程度明確に存在していることが必要である。今や身近な家族との間でさえ人間関係の希薄化が進行しているのかも知れない。

（小林隆児）

● 文　献

1) 土居健郎：神経質の精神病理；特に「とらわれ」の精神力学について．精神神経学雑誌 60：733-744，1958（土居健郎：日常語の精神医学．pp9-39，医学書院，東京，1994 所収）．
2) Freud S：ある五歳男児の恐怖症分析．フロイト著作集 5, pp173-275, 人文書院, 東京, 1969.
3) 小倉　清：『ある五歳男児の恐怖症分析』；「ハンス症例」．現代フロイト読本 1, 西園昌久（監），北山　修（編集代表），pp176-189, みすず書房, 東京, 2008.
4) 森田正馬：新版　神経質の本態と療法．白揚社，東京，2004.
5) 小林隆児：「甘え」（土居）と"vitality affects"（Stern）；「甘え」理論はなぜ批判や誤解を生みやすいか．精神分析研究 56(2)：134-144，2012.

21. 社交不安障害(SAD)
――対人恐怖症との関連も含め

はじめに　ここ10数年、アメリカを中心としたsocial anxiety disorder(SAD, 社交不安障害)に関する研究報告が盛んになされるようになった。その病態の近似性から、新たに対人恐怖症をSADの視点から見直すという流れがわが国に起きている。また、選択的セロトニン再取込み阻害薬(SSRI)の導入に伴って生じた薬物療法による新たな展開もみられ、さまざまな精神療法と薬物療法との組み合わせによる治療効果についての報告が増えている。

　SADの研究の影響とは別に、近年、臨床家の多くが抱いている対人恐怖症の症候レベルでの軽症化の問題がある[1]。特に、ひきこもりなどに軽度の対人恐怖症状が伴うことが多く、他者との深い交流を避けている若者が増えているようである。これらをどのように捉えるかが思春期臨床においては重大な問題である。

　また、SADも対人恐怖症も発症年齢は、早くて10歳前後、遅くとも20代前半までが圧倒的に多いことも知られている。また、大半の対人恐怖症においては、30代に届く頃には、軽症化ないし、悩んでいないことが多く、予後は悪くない。この点は多くの調査によっても確認されている。言い換えれば、極めて思春期・青年期の病ということになる。なぜ、この年齢に多いのかという問題については筆者なりの考察をしているので本稿では触れない。文献2)を参照頂きたい。

1 ── SADの研究の流れ

1 Social phobia から SAD へ、そして、サブタイプの問題

　対人恐怖症類似の病態については、ヨーロッパにおいて、社会恐怖(social phobia)、社交神経症(social neurosis)などの疾患名のもとに限定された領域で議論されていた。しかし、DSM-III-Rで、社交恐怖(social phobia)として、一定の場面でのなんらかのperformanceの失敗を恐れるタイプが取りあげられて以来、急速に研究・報告が増加した。そして、徐々に、social interaction全般を恐れ避けるタイプが注目されるようになり、全般性の社交恐怖(generalized type of social phobia)とされた。その後、DSM-IVにおいて括弧つきでSADという用語が使われるようになった。Social phobiaよりもSADの方が確かに病理の本質を表していると思うので、本稿でもSADとして論ずる。しかし、研究者によってどちらの用語を使うかはまちまちである。ICD-10はsocial phobiaを用いている。全体にSADがより頻繁に使用されるようになっているのが現状である。

　まず、さまざまな研究によって、SADには非全般型と全般型とが存在することが明らかにされてきた。そして、全般型は回避性パーソナリティ障害(avoidant personality disorder)と極めて近

似した状態であり、その関連もテーマとなっている。非全般型SAD(discreteタイプとも呼ばれる)は、わが国の場面恐怖症や会食恐怖症などとして論じられてきた病態であり、全般型SADは平均的対人恐怖症に近似した病態である。しかし、対人恐怖症とは、その悩み方にニュアンスの違いがあり、いまだ決着のついていない部分がある。この点については後に述べる。

SADのサブタイプについては、「悩む状況・場面が限定している・いない」というカテゴリーと、悩みのテーマのカテゴリーがあり、後者には「悩むテーマがperformance(食べる、電話する、話すなど)の失敗を恐れる」というテーマと、「他者との交流・interactionそのものを恐れる」というテーマとが存在することが確認されている。

2 SADの広がりに関する最近の調査報告について

わが国においては、対人恐怖症の有病率などの大規模な調査研究がなされてこなかったが、欧米では盛んに行われているので、その代表的な報告を以下に示す。各研究で使用されたinventoryやclinical interviewの内容については各論文[2]にあたってもらいたい。

DSM-Ⅳでは疫学調査における生涯有病率を3〜13%としている。外来診療においては不安障害の10〜20%を占めるとしているが、場所によるばらつきがあることも指摘している。Stein MBらは地域調査を行い、有病率は2〜16%の範囲にあると報告している。Magee WJらはagoraphobia、simple phobia、social phobiaについての生涯有病率(and 30-days)を調査した結果を報告している。その結果、それぞれ6.7%(and 2.3%)、11.3%(and 5.5%)、13.3%(and 5.5%)となり、social phobiaが最も多いという結果を報告している。また、Van-Ameringen MAらは、social phobiaがうつ病、アルコール乱用に次ぐ第3番目に一般的な疾患であると述べるとともに、地域調査においては4〜5%が全般性のsocial phobiaに相当する症状を有しているとも述べている。彼らは、SADとsocial phobiaとを、その不安の強度と併発している障害とで区別して使用している。また、フランスの研究の中に、一般の患者において、5%がsocial phobiaに当てはまったという報告もある。少なくとも、これらの報告から、諸外国においても、social phobia・SADがかなり広がりをもって見い出されることは確実のようである[1]。ただ、SADの悩みは健康な対人緊張や戸惑いとの境があいまいであるため、正確な数字は得られないと思っているし、定義によっても異なるものと考えている。しかし、かなり多くの人がSAD的な悩みを抱いていることは確かであろう。

3 パーソナリティ障害との関連

SADも対人恐怖症も性格的な要因が深く関連している。従来からの言い方であれば、性格神経症の一種といえる。このため、パーソナリティ障害、特に回避性パーソナリティ障害との関連が研究されていて、上述したスタインらの家族研究でも両者の近似性が示唆されている。パーソナリティ障害の存在がsocial phobiaの経過・改善とに関係を有するか否かというMassion AOらによる調査では、回避性パーソナリティ障害の存在は改善傾向を41%低下させるという結果となっている。

一方で、弱力型の自己愛性パーソナリティ障害との関連が、今後、必ず必要となると考えている。少なくとも自己愛の傾向が背景に存在することを知っておくことが精神療法的アプローチでは必要

Ⅱ. 各 論

だからである。しかし、この指摘は欧米にはまったくみられない。この点も、わが国の対人恐怖症の理解との相違を表しているように思われる。

4 その他の報告

わが国においては貝谷ら[3]の報告が新しい。彼らによれば、彼らのクリニックを受診したSADの患者においては、全般性が4割に対して非全般性が6割存在し、全般性のタイプは、より発症年齢が低いと報告している。また、回避性パーソナリティ障害に当てはまる割合が、非全般性が22％に比し、67％に上るとしている。韓国においてもかなりのSADが存在し、しかも、視線恐怖症に相当するタイプも多いらしいという印象が学会などでも論じられているが、いまだ明確な傾向を述べうる調査はなされていない。

筆者自身も、中国とわが国のほぼ同じ程度のランクにある大学生に対して、社交不安傾向を計るL-SAS[4]で、それぞれ300名前後で調査した結果、有意にわが国の学生が高い結果を得ており、少なくとも社交不安傾向には、文化差がありそうであることを確認している。

2 SADの治療に関する報告[5]

1 薬物療法に関する報告

薬物療法においては、これまでは抗不安薬を中心とした治療であったが、それは非常に不十分なものであった。しかし、SSRIが導入されて大きく状況は変化してきている。

薬物療法においてはMAO inhibitor、fluvoxamine、sertraline、phenelzineなどが治療効果を期待され、二重盲検法などで検討されている。スタインらはfluvoxamineがsocial phobiaの3側面の症状、すなわち恐怖(fear)、回避(voidance)、身体症状(physiological symptom)のすべてについて効果を示したと報告している。わが国においても原井らがfluvoxamineに関して臨床的な研究報告をしている。それによれば、fluvoxamineはSADに極めて効果があり、しかも、200mg以上の投与量によって、より確実な効果が得られたという報告をしている。また、先述した貝谷らはparoxetineを主剤とした治療において、恐怖、回避性、身体症状、社交不安障害において有意な効果が得られたと報告している[3]。

2 最近の統合的な治療的アプローチを中心に

BlomhoffSらは、全般性のsocial phobiaに対して、sertralineと曝露療法による治療について、プラセボとのそれぞれの組み合わせで治療効果を検討している。その結果によれば、sertralineと曝露療法とが併用された治療が最も効果があったとしている。筆者も対人恐怖症に対しては、かなり以前から、精神療法的には個人精神療法にグループワークを併用したアプローチが最も効果があることを報告しているが、グループワークという状況は、それ自体、SADや対人恐怖的な患者には曝露療法的な効果もあり、今後の方向性を指し示していると考えている。

また、Lipsitz JDらは対人関係療法の効果を報告しているし、認知行動療法からの報告も多数に及ぶ。ケースによっては力動的精神療法も有効である。この点については文献 6)を参照のこと。

3 ── SAD と対人恐怖症との異同について

1 症候学的な異同

症候学的な異同については、笠原[7]が既に詳細な検討を行っているが、それらとは視点を変えた筆者なりの見解を述べる。

まず、SAD においては、診断の基準が「対人場面での performance の失敗への恐れ」と、「初めての他者や公的場面での他者との interaction に対する恐れ」と「回避傾向」を中心になされるために、これまで、対人恐怖症として取りあげられてきた症状の中で、特定の場面に対する苦しみを表現している場面恐怖症とされてきた病態にほぼ相当することになる。「大衆・聴衆恐怖」「長上恐怖」「異性恐怖」「演説恐怖」「電話恐怖」「会食恐怖」「朗読恐怖」「書痙」などは SAD の非全般型に含まれる。

しかし、対人恐怖症においてしばしば訴えられる、「対人場面での身体の不調や変化をコントロールできない」というテーマは SAD において言及されていない。少なくとも、「赤面恐怖」「表情恐怖」「吃音恐怖」「震え恐怖」「発汗恐怖」「硬直恐怖」「嘔吐恐怖」「卒倒恐怖」「頻尿恐怖」「脇見恐怖」などは、明確には取りあげられていない。自分の身体が人前で思うようにならなくなる不安というのは、performance の遂行の失敗よりも、一段、コントロールの不能感が深いともいえようし、心気傾向が伴っていると考えられる。

そして、ICD-10 にも「ある文化内では、直接、目と目が合うことが、特にストレスになる」と記載されているように、視線をテーマにした症状についても SAD では言及されていない。ICD-10 の記載には「他の人々から注視される恐れを中核とし、社交状況を回避する」とあり、視線のテーマが含まれているし、SAD 傾向を計る L-SAS の質問紙においても「人々の注目を浴びる」「あまりよく知らない人と目を合わせる」のを恐れるという項目があり、視線にはまったく触れていないわけではないが、明確なテーマとして視線そのものを恐れる病態は記されていない。わが国の「視線恐怖症」は対人恐怖症の中心的な症状であったし、比率からしても、他の症状を訴えていても、尋ねると視線のテーマを伴っているケースが多かったように感じている。この点は SAD と大きく異なる。

また、DSM-Ⅳで初めて「taijinkyofusyo」という日本語がそのまま記載され、文化的な差が言及されつつ、「他者を不快にするのではないかという持続的で過剰な恐れ」が特徴とされている。これはわが国の対人恐怖症に伴う加害恐怖傾向を指摘したものであるが、これをもって対人恐怖症の本質とするのは不十分である。

2 SAD と対人恐怖症の重症化について

表 45 は対人恐怖症を筆者なりに分類したものである。この表には対人恐怖症的症状を示すものをすべて網羅している。そこには、思春期の一過性のものや、心因反応によるもの、対人恐怖症状

II. 各論

表 45. 対人恐怖症を呈する病態の分類

①思春期に一過性に見い出されるもの	心理社会的発達に伴う公的自己意識の増大。自己評価の自己による調整の拙劣性に伴って。
②反応性のもの　　　　a：外傷体験の後発症するもの　　　　b：状況の変化で発症するもの	羞恥体験、信頼している人から攻撃される体験。PTA などに出るようになって。
③神経症性のもの　　　　a：simple type　　　　　　(discrete な social phobia とほぼ同じ)　　　　　　(generalized type の social phobia)　　　　　　↑　　　　ここまでが SAD に含まれる	audience fear stage flight、会食恐怖など。関係念慮などはほとんどない。performance の失敗や、ある場面のみを恐れる。日常の対人交流全般に緊張感・戸惑い感がみられる。避ける傾向もある。
b：平均的対人恐怖症　　　　　　より強迫傾向が強い　　　　↓　強迫性の破たんによる妄想化・コントロール不能感で重症化へ　　　　↓　連続的ともいえる。	恐怖強迫的、関係念慮が強い (視線恐怖が中心的症状)。中間的対人状況で生じやすいとされてきたが、その傾向が崩れてきている。身体に症状が出やすい (赤面恐怖、嘔吐恐怖、表情恐怖など)。
④重症対人恐怖症 (古典的な境界例)　　妄想様固定観念型	「自分は嫌われている」「自分は醜い」「自分は皆からいじめられるような人間だ」との思い込み・身体醜形障害など。
思春期妄想症	広汎な関係念慮・関係妄想
自我漏洩症状	自己臭症、自己視線恐怖症
汎神経症状態	
不安定状態	パーソナリティ障害との合併
⑤対人恐怖症状を伴いやすい他の病態　　　　a：非精神病圏のもの (発症のメカニズムに関連性がある)	不登校・ひきこもり、摂食障害、ヒステリー、自己愛パーソナリティ障害、境界パーソナリティ障害、回避性パーソナリティ障害、依存性パーソナリティ障害、敏感関係妄想
b：精神病に伴うもの　　　　　　統合失調症に伴うもの　　　　　　うつ状態に伴うもの	大きくは崩れにくい。準適応レベルが多い。自己評価の低下と、他者配慮性が伴うため。
c：広汎性発達障害に伴うもの	さまざまな機能の低さから生ずる戸惑い。
d：PTSD に伴うもの	本当に他者を恐れる「人・恐怖」の状態。

※②〜④は「広義の対人恐怖症」に含まれる。

◎破線は境界があいまいであることを示している。

を伴いやすい他の病態も示してある。そして、表の③④が疾患としての対人恐怖症として診断しうる病態である。この中で、performance の失敗を恐れるタイプは当然 SAD に含まれるが、interaction を恐れるタイプにおいては、「つきあい方がわからない」「漠然とした緊張・恐怖」までが全般型の SAD に含まれることになる。

しかし、「他者に受け入れてもらえない不安」「他者の評価が気になる不安」のタイプは含まれなくなる。あるいは、その特徴への重みづけが SAD では軽過ぎる。もちろん、回避性パーソナリティ障害として取りあげることは可能ではあるが……(臨床家の取りあげ方の相違かも知れないが)。

326

そして、筆者の考えでは、対人恐怖症においては、この「他者に受け入れてもらえないのでは」「他者に気に入ってもらえないのでは」という強迫的猜疑心が悩みの中心テーマにあり、この不安・猜疑心が一層深まっていくと、表のような重症化のプロセスをたどり、最終的には、強迫心性の破綻としての妄想傾向を帯びた症状を呈するようになるのではないかと考えている。この強迫心性の部分にこそ、対人恐怖症状の重症化のスペクトラムがあるように思っている。SADには強迫心性の議論がなく、そのため重症化の議論はみられない。また、先ほど述べたように、対人恐怖症にはSADよりも、人前で自分の身体がコントロールできない（赤面・表情恐怖など）という苦しみが取りあげられる傾向が強い。これは「この身体反応さえなければ」という強迫心性による打ち消しの機制が破綻する苦しみを意味している。SADには身体反応への言及も少ない。この点においても対人恐怖症とSADの強迫心性の有無の相違がみられる。

　そして、この強迫心性の重症化には3つの方向性がある。それは、①対人恐怖症的な身体醜形障害（すべての身体醜形障害が対人恐怖的であるわけではない）に代表されるような身体への妄想様の認知の方向性、②関係妄想傾向が高まる方向性、③自我漏洩症状のような、自己コントロールの一層の破綻としての主体性・能動性の障害の方向性、である。そして、これらの病態は、当然、DSMなどでは、主に妄想性障害に含まれることになりSADには含まれない。これらも強迫心性の破綻による妄想傾向とも考えられる。

　しかし、症状的には重症化していても、治癒したり、症状が軽減するという傾向は必ずしも平均的な神経症レベルと異ならないので、病態としての重症化とは異なるようである。

4 ── 最近の軽症化の動向──対人恐怖症のSAD化

　最近の対人恐怖症においては、中村ら[8]が「赤面、表情、自己視線などの身体的属性に固着する構えが乏しく」「漠然とした対人圧迫感が訴えの中心になっている」と指摘しているように、症候学的には、discreteな症状よりも漠然たる対人緊張を訴えるケースが増えているように感じられる。一方で急増している「ひきこもり」や不登校のケースに対人恐怖症様の対人緊張を訴えるものが多い。これらは調査によって確認されていないが、まず間違いないであろう。その理由については、既に筆者なりに論じているので文献1)を参照して頂きたい。

　言い換えれば「これさえなければ受け入れてもらえる」などの強迫性が薄れ、なんとなく対人関係に敏感あるいは対人関係が苦手という回避傾向が強くなっていると考えられる。強迫性の強いケースや重症対人恐怖症・思春期妄想症などに含まれる病態が減少しているのも強迫心性の低下のためと考えている。そのため、対人恐怖症と診断するよりもSADと診断した方が当てはまるケースが増えている。

　筆者は、これを「対人恐怖症のSAD化」と考えている。つまり、かつてのように、なんとしても社会に参入しなくてはならないという価値観・社会的な要請がある場合には、元来、SAD的な傾向をもっていても、自らの弱点や他者に受け入れられそうもない自分の弱さを否認し頑張る過程で対人恐怖症化していたものが、そのような価値観の崩壊、社会的な要請の喪失に伴って、シンプルな

Ⅱ. 各　論

SAD症状が前面に現れるようになってきたのではないかと考えている。また、困ると容易に緊張場面を避けるため、症状が結晶化せず、漠然たる対人不安のレベルにとどまるのではないかとも考えている。このように考えるとわが国のひきこもりの若者に、軽症のSAD的な症状が伴うことも理解できよう。

おわりに　症候的に軽症化した対人恐怖症もSADも精神療法を通じての治療効果が上がりにくいという指摘もある。筆者も、力動的精神療法では効果が得られないケースが増えているという印象を抱いている。それは、彼らが、何かを強迫的に悩んでいるというよりも、対人関係形成能力の低下やコミュニケーション能力の低下、言い換えれば、さまざまな社会機能の低下のために苦しんでいる場合が多いからだと考えている。すなわち、古典的な「葛藤モデル」から「群れ体験の欠損モデル」へ、あるいは「悩む物語の問題」から「社交機能低下」の問題へ移行しつつあると考えている。このため、個人治療とともにグループワークを併用したり、筆者の行っている「不登校・ひきこもり」への治療に準じた総合的な働きかけが必要にならざるを得ないと考えている。すなわち、それは、その個人の生き方全体を再教育するような方向性ともいえよう[1,2]。このような傾向は現代のわが国の思春期ケース全体にいえることではなかろうか。重大な問題である。

（鍋田恭孝）

●文　献

1) 鍋田恭孝：「ひきこもり」と不全型神経症．精神医学 45(3)：247-253, 2003.
2) 鍋田恭孝（編著）：思春期臨床の考え方・進め方．金剛出版，東京，2007.
3) 貝谷久宣，横山知加，岩佐玲子，ほか：わが国における社会不安性障害の特徴と治療の実際．臨床精神病理 6(10)：1309-1320, 2003.
4) 朝倉　聡，井上誠士郎，佐々木史，ほか：Liebowitz Social Anxiety Scale（LSAS）日本版の信頼性および妥当性の検討．精神医学 44(10)：1077-1084, 2002.
5) 鍋田恭孝：対人恐怖症・social phobia の歴史的展開と今日的問題．臨床精神薬理 6(10)：1267-1275, 2003（最近の欧米からの文献は、この論文に掲載してある）．
6) 鍋田恭孝：対人恐怖・醜形恐怖；人を恐れ・自らを嫌悪する心理と病理．金剛出版，東京，1997（対人恐怖症に関する重要な文献は本書で論じられている）．
7) 笠原俊彦：対人恐怖と社会恐怖(ICD-10)の診断について．精神神経誌 97(5)：357-366, 1995.
8) 中村　敬，塩路理恵子：対人恐怖症とひきこもり．診療精神医学 26：1169-1176, 1997.

22. 全般性不安障害

1 概念

　精神疾患の診断・統計マニュアル(DSM-IV-TR)では、「全般性不安障害(generalized anxiety disorder；GAD)の概念に小児の過剰不安障害を含む」とされている。GADの不安は、決まった状況に限定されず、過剰な不安と心配が長期間続き、日常生活にも支障をきたすことがある。関連する障害として、気分障害(大うつ病性障害)、ほかの不安障害(パニック障害、社会恐怖など)、物質関連障害(薬物依存、乱用など)などとの併存があり、身体症状(下痢、嘔気、頭痛など)を呈することが多い。しかし、自律神経の過覚醒症状とされる動悸、めまいなどは他の不安障害よりも軽微であることが多いとされる。

　児童・思春期の場合、不安の対象がある程度明らかであり、恐怖症との鑑別が問題となるが、学校生活における行動や能力に関する不安が認められることがある。このことは、完全主義的であり、自分の行動に自信がもてない場合と関連することが多いとされる。この場合には強迫性障害との鑑別が必要となる。また、重大な事件や天変地異に対する無力感からの不安が生じることもある。そして、受診者の半数以上が児童・思春期に発症するといわれる。生物学的には、家族研究や双生児研究から遺伝的な要素の関与が示唆されている。生涯有病率は5～6%であり、性差は2/3が女性であるが、6ヵ月以上症状が持続して認められる。

2 成因

　生物学的な背景(遺伝子や海馬との関連)と性格傾向要因、環境要因、ストレスなどとの関係が考えられる。しかし、慢性的で過剰な不安や緊張感がいかなる原因で発症するのかについても詳細は不明確である。特に激烈な不安感を生じる体験がある場合や、不安の具体的な内容である健康面、生活面、金銭面などの問題がある場合に発病するというように契機が明確に認められるものではない。一般的にはストレスが多い現代社会との関連で成因を整理する概念や、リラックスすることの困難性といった性格因子を分析する概念が多い。

3 病態・診断

　GADでは、病的でない不安と鑑別する必要があるが、慢性的であり制御困難、仕事や学業などの

II. 各　論

表 46. 全般性不安障害の診断基準

300.02 全般性不安障害(小児の過剰不安障害を含む)
A．(仕事や学業などの)多数の出来事または活動についての過剰な不安と心配(予期憂慮)が、少なくとも6ヵ月間、起こる日の方が起こらない日より多い。
B．その人は、その心配を制御することが難しいと感じている。
C．不安と心配は、以下の6つの症状のうち3つ(またはそれ以上)を伴っている。(過去6ヵ月間、少なくとも数個の症状が、ある日の方がない日より多い)
　注：子どもの場合は、1項目だけが必要
　(1) 落ち着きのなさ、または緊張感または過敏
　(2) 疲労しやすいこと
　(3) 集中困難、または心が空白となること
　(4) いらだたしさ
　(5) 筋肉の緊張
　(6) 睡眠障害(入眠または睡眠維持の困難、または落ち着かず熟睡感のない睡眠)
D．不安と心配の対象がⅠ軸障害の特徴に限られていない。(例えば、パニック障害、社会恐怖、強迫性障害、分離不安障害、神経性無食欲症、身体化障害、心気症などに関するものではなく、不安と心配は外傷後ストレス障害の期間中にのみ起こるものではない)
E．不安、心配、または身体症状が、臨床上著しい苦痛、または社会的、職業的、または他の重要な領域における機能の障害を引き起こしている。
F．障害は、物質(例：乱用薬物、投薬)または一般身体疾患(例：甲状腺機能亢進症)の直接的な生理学的作用によるものではなく、気分障害、精神病性障害、または広汎性発達障害の期間中にのみ起こるものでもない。

　多数の出来事に関する不安、または活動についての過剰な不安と心配(予期憂慮)が認められ、常に(半分以上の日々)不安に満ちている。

　児童・思春期の場合は、病態の十分な理解ができず困惑していることが多く、病態の説明や治療方針などについて本人や家族に十分に説明することが必要である。

　GADの診断基準(DSM-Ⅳ-TR)[1]を表46に示す。

4 ── 治　療

　GADの治療には、原則的には薬物療法と精神療法的アプローチとなる。紙数の関係で簡略化するが、ベンゾジアゼピン系誘導体を中心とした抗不安薬が中心となりその効果は有効である。しかし、抗不安薬の漫然とした長期投与は抗不安薬に対する精神的依存や身体的依存、離脱症候群などを招き、却って不安を増強するという報告もある。また、抗不安薬で改善が認められない場合は、抗うつ薬を用いるが三環系抗うつ薬やSSRIなどの有効性が報告されている。一方、不眠が認められる場合には睡眠導入剤を用いる。認知行動療法や支持的精神療法なども併用する場合もある。不安をまったくなくすることが目標ではなく、不安の軽減と不安を抱える力、コントロールする力を育てることが目標である。

〈松田文雄〉

●文　献

1) 高橋三郎，大野　裕，染矢俊幸(訳)：DSM-Ⅳ-TR 精神疾患の分類と診断の手引き；新訂版．医学書院，東京，2003．

23. 強迫性障害

1 概念

　強迫症状は本人が症状を「隠したがる」ことがしばしば指摘されており、"silent disease"であると述べられることも多い。そのため強迫性障害(Obsessive-Compulsive Disorder；OCD)であると気づかれず、治療介入されないままの患者も少なくない。International OCD foundation の記述によれば、OCD が発症してから正しい治療にめぐり合うまで 14〜17 年かかるとまでされている。一方で OCD の治療を専門とする医療者が増加しないため、まだまだ精神科医療の中では開拓段階の領域といえる。

　OCD は米国精神医学会が定めた精神障害の診断・統計マニュアル(現行は DSM-Ⅳ-TR[1])の診断分類においては、「不安障害」の群に属しており、不安障害の1つと長年理解されてきた。しかし最近では、強迫性障害は不安障害とは区別されるべきであるとの意見も多く、DSM-5 における位置づけとしては、不安障害のカテゴリーから独立する方向にあるとの意見も耳にしている。これはすなわち、強迫性障害の病的に「不安であること」よりも、病的に「とらわれること」や「反復すること」に重点が置かれてきていることを意味しているといえよう。

　強迫症状とは、不合理な内容の考えが意に反して頭の中に浮かんでくることである強迫観念と、ある行動に駆り立てられて、それを行わないと気が済まないことである強迫行為とに分けられる。強迫行為に関しては一般的な行動よりも行動量が増えている場合(例えばドアの鍵が閉まっているか何度も確認をする)と、一般的な行動よりも行動量が減っている場合(例えば汚いと思った場所を触らないようにする)とがある。DSM-Ⅳ-TR では OCD は**表47**のように定義されている。

　診断基準の「A」項目が基本的な症状となる。但し障害とはいえないレベルの強迫症状があり得るため、「C」項目にあるように「それが悩ましく、長時間続き、社会活動を害していること」をもって障害と特定する。また「B」項目にあるように強迫症状への自我違和感の乏しいことも子どもの OCD の特徴となっている。臨床場面で見ていると、幼少の頃から症状への自我違和感をはっきりともっている子どもと、まったく自我違和的でない子どもとの両者が存在することは間違いなさそうである。

　しかしこの「B」項目が、臨床家たちが子どもの OCD を診断するうえで混乱を生じさせる要因となっていることは否めない。通常診断をするうえで、OCD を OCD たらしめている最も特徴的なものは、「止めたいのに止められない」との患者からの自己申告である。よって成人の精神科臨床においては、この「止めたいのに」という自我違和感をもって OCD を嗅ぎ分けているといっても過言

II. 各 論

表 47. 強迫性障害の定義（DSM-Ⅳ-TR）

A. 強迫観念または強迫行為の存在
  ・強迫観念：反復的、持続的な思考、衝動または心像であり、一時期にせよ侵入的で不適切なものと体験されており、強い不安や苦痛を引き起こすことがある。その思考、衝動または心像は単なる現実生活の過剰な不安ではない。本人は、思考、衝動または心像を抑制したり、何か他の思考や行為によって中和しようと試みている。本人は、その思考、衝動または心像が外部から強制されたものではなく、自分自身の心の産物と認識している。
  ・強迫行為：反復行動（例：手を洗う）または心の中の行為（例：数を数える）であり、本人は強迫観念に反応して、それを行うよう駆り立てられていると感じている。その行動は、苦痛を予防したり、緩和したりすることを目的としている。しかし、この行動はそれによって中和したり予防したりしようとしていることとは現実的関連をもっていないし、また明らかに過剰である。
B. 障害の経過のある時点で、強迫観念または強迫行為が、過剰もしくは不合理であると認識したことがある（子どもにおいては当てはまらなくてもよい）。
C. 強迫観念または強迫行為は、強い苦痛を生じ、時間を浪費させ（1日1時間以上）、また本人の正常な毎日の学業機能、社会的活動、他者との関係性を著明に障害している。
D. パーソナリティ障害と精神遅滞を除いた他の精神障害が存在している場合、強迫観念または強迫行為の内容はその障害に限定したものではない。
E. 薬物の作用や身体疾患によるものではない。

ではない。その自我違和感が子どもの場合、必須ではないということになっているので、例えば広汎性発達障害の子どものこだわり（固執性）や統合失調症の子どもの自生思考、チック障害の子どもの複雑性チックなどとの区別が難しい場合に少なからず出会う。

2 ── 頻度および発症年齢

　子どもにおいてはおおよそ200人に1人の割合でOCDを認めている。The Epidemiologic Catchment Area（ECA）Study[2]によれば、OCDの発症年齢の平均は20～25歳であるが、研究対象の半数は初めて症状を呈した時期が児童期もしくは思春期であるとされており、成人のOCD患者の多くは児童思春期から強迫症状を有していることとなる。児童期発症OCDと成人期発症OCDの有病率は、それぞれ1.0～2.3%、1.9～3.3%と似た値となっており、成人になって発症してくる群がいることを考えると、一定割合以上の児童期発症OCDは、成人になるまでに障害としては寛解していることとなる。

　児童期発症OCDに限ると、発症年齢は10歳前後と報告しているものが多い。但し児童期発症OCDと成人期発症OCDとの区分はそれほど明確ではなく、思春期前の子どもにおいて大人の特徴を有していることも多分にあるため、このサブタイプ分けはいまだ十分な検証がなされているとは言い切れない部分もあるが、OCDの1つのサブタイプとして理解しておく意義は高いと考える。児童期発症OCDと成人期発症OCDの境界線は、強迫症状の出現が思春期の前であるか、後であるかで区別されている。OCD患者の男女比は、思春期を境に男性優位から女性優位へと移行していく。思春期までの男女比は2～3：1の比率であり[3]、思春期とそれ以後ではその比率は逆転し、男女比は1：1.35である[4]。男児の方が女児に比べ多い特徴としては、チック障害の併存が高い、疾患への遺伝子の関与する割合が高いといったことが挙げられる。

3 ── 成因

　OCDの発症モデルはいくつか存在するが、実際には発症直前のストレスや、個人のもつ人格傾向、育ってきた環境などが以下の図27のように複合的に組み合わさって、成り立っていると理解するのが現時点では適切であろう。以下、代表的な発症モデルを示す。

1 力動論的仮説

　強迫性障害に関する古典的精神分析論は、Sigmund Freudが創始し、Abraham Kが発展させ、Anna Freudにより総括された。自我が性器期まで発達した後エディプス葛藤に直面すると、それに耐えられず肛門期への固着と退行をすると強迫症状化するという概念である。

　肛門期とは、身体的欲求の充足を完全に親に依存する受け身的なあり方から、自律的な個体になるべく能動的になっていく時期のことで、実年齢は1〜3歳頃にあたる。この時期の子どもは、大便を排泄したり溜め込んだりを自分の意のままに行うことで、身体的快感(性的快感)と、両親に対する自己の力の感覚とを得るのであるが、通常はこれに対して、トイレット・トレーニングという統制が両親によって課せられる。このトイレット・トレーニングの過程で、子どもは初めて、両親に対する憎悪と拒否の感情(肛門サディズムと呼ばれる)を抱き、両親に対して「愛と憎しみ」「受動性と能動性」「万能感と無力感」「支配したい欲求と支配されたい欲求」などといった両価的な感情を体験することになる。

　正常な発達ラインでは、子どもは排泄に関する万能感(望むままに大便を溜めたり排泄したりすること)を放棄し、両親への両価的な感情の折り合いをつけていくが、トイレット・トレーニングが子どもの発達に比してあまりに厳しい形で始められたりすると、肛門期の葛藤が解消されないで残ってしまうことがある。その場合、子どもは万能感を捨て切れず、両価的な感情を処理し切れなくなる。これが肛門期の固着と呼ばれる。

　肛門期に厳しいしつけを受けた子どもには、禁欲的でサディスティックな超自我が形成され、身体的・肉体的な満足や愛情に対して強い禁止が起こるようになり、その子どもが性器期に達するときには、その厳しい超自我ゆえに、性愛的な事項を受け入れることが難しく、肛門期の心理的状態に逆戻り(退行)する。受け入れ難い事項に付随すべき感情は分離されて、より受け入れやすい(が妥当性はない)事項に付着する。その付着先が強迫観念である。強迫観念を拭っても、拭っても不安が解消されないのは、不安の源がそもそも"間違った"事項に付着しているからである。

2 行動療法論的仮説

　強迫症状を引き起こした心理的理由や

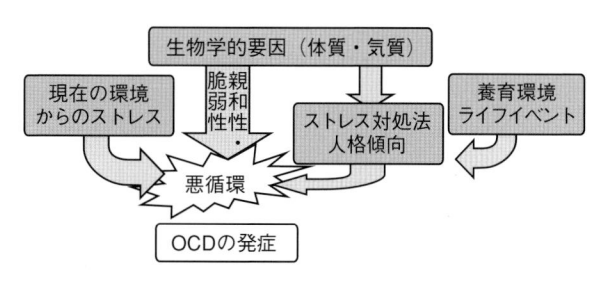

図 27. OCD発症の複合的要因モデル

II. 各論

背景に関しては必ずしも重要視されておらず、むしろ強迫観念から強迫行為が引き起こされ、強迫行為によって一時期的な不安の軽減は得られるものの、すぐに不安の増強を迎え再び強迫行為を行ってしまうという悪循環システムにより症状が強化されていくことが障害の本質であると理解されている(図28)。強迫症状の出現の仕方は、かなり急速に出現してくることもあれば、徐々に進行してくることもある。現時点での世界的な趨勢は力動論的な仮説よりも行動療法論的仮説の方が中心であるといっていいだ

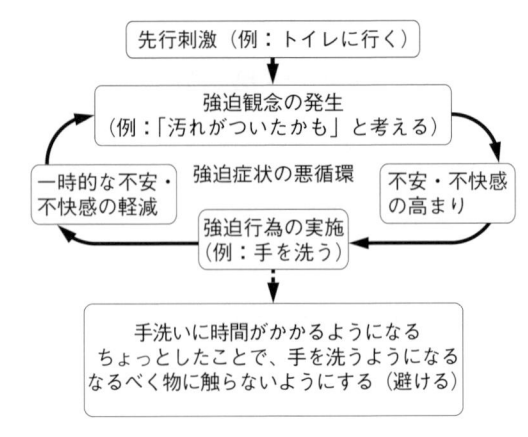

図 28. OCD の悪循環システムの一例

ろう。世界的に OCD の治療のスタンダードは認知行動療法(Cognitive Behavioral Therapy；CBT)であるが、その治療の根幹はこの悪循環を逆回転させていくことで治療効果を狙っている。ただし悪循環システムの観点からすると、強迫観念と強迫行為とが共に存在していることが一般的ではあるが、OCD と診断された、成人の1/3以上、児童の約40％が、強迫行為が強迫観念によって突き動かされていることを否定しているとの報告[5]もある。

3 生物学的仮説

近年の機能的脳画像研究からみると、OCD に関しては前頭眼窩面、前帯状回、尾状核、視床の機能異常が繰り返し指摘されている[6]。これは安静時所見、脳賦活検査、健常者や他の精神疾患など対照者比較など、多彩な手法によって多角的に検証され[6]、OCD に特異的な所見として信頼性も高いといえる。これらの領域は OCD においては、概ね hyperactive であり、治療後にこれらの領域の過活動の収束がみられる。そのため、強迫症状と cortico-striato-thalamic circuits の活動は関係があると考えられている。この回路は行動の抑制、認知柔軟性の調節に関与している。

OCD を症状の出現した時期により児童期発症 OCD と成人期発症 OCD とにサブタイプ分けした場合、病態生理的な区分がされうるとの報告もあり、児童期発症 OCD の遺伝子の関与率は45〜65％とされている[7]。

生化学的な立場では、選択的セロトニン再取込み阻害薬(Selective Serotonin Reuptake Inhibitor；SSRI)が OCD の治療に有効であるとのことから始まり、セロトニン(5-HT)仮説が提唱された。その後登場した新しい SSRI も抗 OCD 作用をもっていたことから、仮説はより指示されることとなった。しかし一方で、OCD 患者の40％近くは SSRI に反応しないことも指摘され、セロトニン-ドパミン仮説も提唱されるに至っている。

4 臨床的特徴

症状として最もよく認める強迫観念は「汚染への不安」「自分自身もしくは他人への危害を及ぼす

ことへの不安」「対称性や完全さへの欲動」である。強迫行為では「過剰な洗浄」と「清掃」を先頭として、「確認」「数かぞえ」「繰り返し」の順となっている[5]。多くの子どもは経過の中で洗浄と確認を認めており、その後時とともに変化していき、最終的に思春期の終わりにはほとんどすべての症状を経験してしまうこととなる。強迫観念だけ、もしくは強迫行為だけという子どもは極めて稀である。但し先に述べたようにOCDは「隠したがること」が多い障害であるため、治療関係性もできあがらないままに質問すると、「大丈夫」「別に何もない」としばしば否定することも多い。

　また概念の項目でも示したとおり、強迫症状と他の症状との鑑別に苦慮する場合は少なからず存在する。鑑別診断を考えていくうえで難しい点として、OCDがさまざまな併存障害を有しうるという点がある。DSMの診断基準で「強迫観念または強迫行為の内容はその障害に限定したものではない」とあるため、しばしばOCDは他障害と併せて複数並列の診断となる。例えばOCDとチックの関係などを例にとると、OCDとチックは以下のように併存率が高い。しかし一方で、強迫行為ともとれるような複雑性チック症状の評価に苦慮することも少なくない。そのような関係の中で、併存障害を評価しつつ、鑑別を行っていかなければならないということになる。

　子どもにおける併存障害で多いものは、注意欠如/多動性障害(AD/HD)、大うつ病、チック、特異的発達障害(specific developmental disabilities)、トゥレット症候群、反抗挑戦性障害、過剰不安障害である[8)9)]。併存障害の観点からみても思春期を境に変化しており、児童期発症OCDにおける割合の高い併存障害は、AD/HDやチック障害が挙げられ、成人期発症OCDにおいては不安障害や気分障害が挙げられる。

(1) 強迫スペクトラム

　1990年代以降OCDに類似した臨床症状を呈し、併存障害との関連性や神経生物学的背景、家族性などを共有する障害群として、Hollander Eら[10)-12)]は関連する疾患を強迫スペクトラム障害(Obsessive-Compulsive Spectrum Disorders；OCSD)とし、OCDの強迫症状に類似した反復思考・行動は身体表現性障害(身体醜形障害、心気症)や、解離性障害(離人症性障害)、摂食障害(神経性無食欲症、神経性大食症)、衝動制御障害(抜毛症、病的賭博、病的買い物、性的衝動強迫)、神経疾患(トゥレット症候群、シデナム舞踏病、てんかん、自閉症)などさまざまな異種の疾患において観察されることを示した[13)](図29)。DSM-5のカテゴリーがどのようになるかは不明であるが、このOCSDがそれに向けての概念化の中心となっていることは間違いなさそうである。

(2) PANDAS

　米国を中心にPANDAS(Pediatric Autoimmune Neuropsychiatric Disorders Associated with Streptococcal infections)というSwedo Oらの研究グループが1989年に報告し、新しく規定した概念が存在する。小児期においてA群β溶連菌感染後、急性に強迫症状やチックが出現することがあり、その様子がシデナム舞踏病に類似していることから、基底核に溶連菌抗体が自己免疫反応を起こすことが関与しているのではないかと推測されているものである。海外では治療として免疫治療(prednisolone、血漿交換療法、免疫グロブリン静脈内投与)や抗菌薬による予防などが

II. 各 論

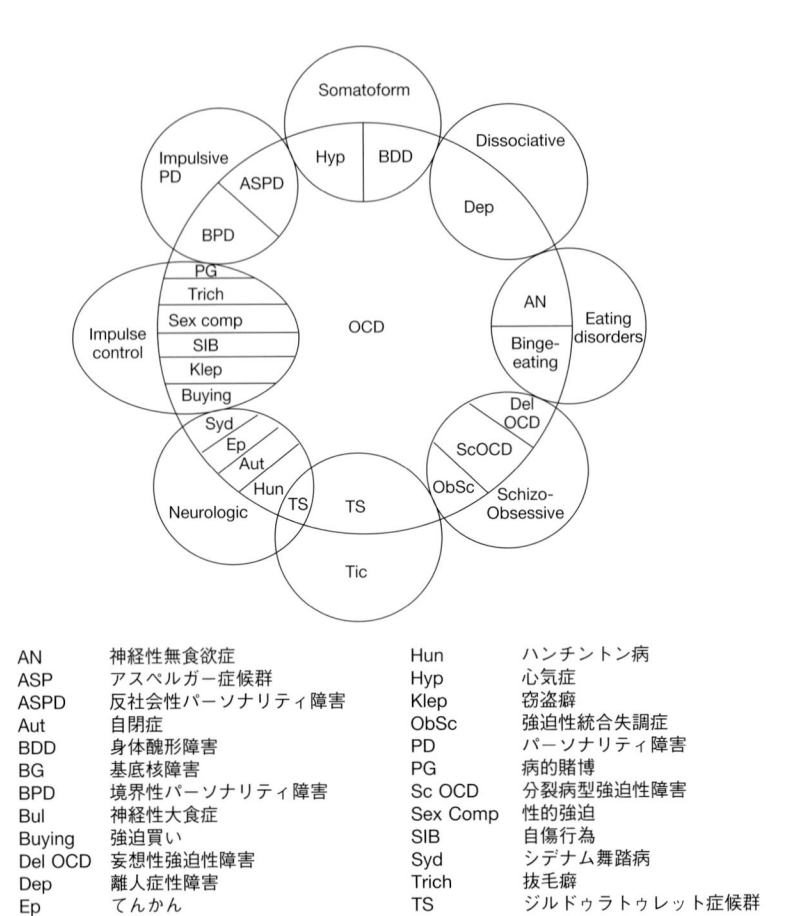

AN	神経性無食欲症
ASP	アスペルガー症候群
ASPD	反社会性パーソナリティ障害
Aut	自閉症
BDD	身体醜形障害
BG	基底核障害
BPD	境界性パーソナリティ障害
Bul	神経性大食症
Buying	強迫買い
Del OCD	妄想性強迫性障害
Dep	離人症性障害
Ep	てんかん
Hun	ハンチントン病
Hyp	心気症
Klep	窃盗癖
ObSc	強迫性統合失調症
PD	パーソナリティ障害
PG	病的賭博
Sc OCD	分裂病型強迫性障害
Sex Comp	性的強迫
SIB	自傷行為
Syd	シデナム舞踏病
Trich	抜毛癖
TS	ジル ドゥ ラ トゥレット症候群

Impulsive PD 衝動型パーソナリティ障害、Somatoform 身体表現性障害、Dissociative 解離性障害、Binge Eating むちゃ食い、Schizo-Obsessive 強迫性分裂病圏

図 29. 強迫スペクトラム関連障害

取り組まれ、治療効果をあげた報告が散見される。いまだ十分なコンセンサスを得られていない疾病病理ではあるが、今後強迫性障害の1つのサブタイプとして規定されていく可能性はある。

5 治 療

強迫性障害に陥った子どもに対する治療としては当然であるが、まずは患者・治療者間の信頼関係の確立、本人と保護者に対する疾病に関する教育の2つが何よりも優先されることとなる。多くの場合子どもは不合理と思っていないまでも「何か変なことが自分の中で起こっている」とは感じており、その部分を「治療者に共有してもらえている」と本人が治療初期に感じることは後の治療の大きな助けとなる。

子どものOCDに対して、SSRIであるsertralineの薬物治療単独、CBT、SSRIとCBTのコンビネーション治療、それぞれの効果を比較するランダム化比較試験が2004年に行われた[13]。その試験ではOCDと診断された7～17歳の112名の被験者が12週間調査され、3つの治療いずれも

がプラセボに比べて明らかに効果があることが示された。コンビネーション治療を受けた群は54％が臨床的寛解となり、CBT単独、SSRI薬物治療単独の場合はそれぞれ40％、21％の臨床的寛解であった(プラセボでは3％)。この結果から児童期のOCDの治療においては、まずCBT単独もしくはコンビネーション治療が行われるべきだと述べられている。またそのランダム化比較試験では薬物療法単独の治療に比べCBTの方がより効果的であるともしている。

現在わが国で処方可能なSSRIはfluvoxiamine、paroxetine、sertralineの3種である。但し、適応症としてOCDを挙げているのは前二者であり、sertralineは適応外処方でしか使用できない。それにSSRI登場までは唯一の抗OCD薬とされていた(わが国では適応症の承認を受けていない)、三環系抗うつ薬に属するclomipramineを加えた4剤が抗OCD薬といえる。

CBTの中でも特に曝露反応妨害法(Exposure/Response Prevention；E/RP)が有効であるとされており、その最大の目標は、強迫観念や強迫行為のきっかけとなるものを同定し、診療以外の場所でも1人で曝露と反応妨害を計画できるようになることといえる。海外の報告では、毎日行うCBTも週1回で行うCBTも、共に効果的であるとし[14]、それによれば週1回のCBTに比べ毎日行うCBTの方がやや即効性はあるが、3ヵ月後の効果はほぼ同様であるとしている。E/RPを含めたCBTの最大の特徴は治療初期に行動療法論的な仮説をもとにした心理教育を徹底して行うことにある。特に子どものOCDのCBTにおいては、絵や表などを用いた心理教育ツールも用いて、"子どもが理解できる"コンテンツをしっかりと提供することが重視されている。そのうえで曝露や反応妨害に挑戦していく子どもに伴走し、時に勇気づけ、家族も支えていくことが治療の中心となっている。

しかし実際には強迫症状を「何か変なこと」とは思っていながらも、治療への動機づけが乏しい子どもも少なくない。よって治療動機づけが高い子どもに対してはCBTを開始していくこととなるが、その導入が困難な子どもに対しては、支持的精神療法、集団精神療法、家族療法といったさまざまな介入も必要となってくる。年少の子どもの場合であれば遊戯療法を用いることもある。

そのような介入を外来で実施していく中で、自身の強迫体系に他者を巻き込む行為が止まらず暴力的となってしまっている場合や、あまりに治療への動機づけが乏しく外来治療の限界を感じた場合などは入院治療を導入することとなる。特に重症例などでは行動制限も含めたインテンシブな治療構造を設定しなければならないことを少なからず認め、そういった環境の中で初めてCBTや薬物療法が可能となるケースもいることは事実である。

6 ── 予 後

予後に関しては、16個の研究のメタアナリシスがなされている(追跡期間1～15.6年)[15]。それによれば児童期にOCDと診断されたものの統合平均持続率は、完全にOCDの診断を満たすものが41％で、一部基準を満たすものを含めると60％となっている。平均を越えて障害が持続することの予測因子としては、OCDの発症年齢の低さ、入院治療の必要性があること、罹患期間の長さ、精神科併存障害があること、初期治療への反応性の乏しさ、などが挙げられている。逆に、性別、初診

II. 各 論

時年齢、フォローアップの期間、論文発行の年代などは予後予測因子にはならないとされている。
　また子どものOCDの研究において、洞察性の乏しい子どもは、洞察の良好な子どもに比べて予後が不良であるとの意見や、成人での研究になるが、当初OCDであったが、その後統合失調症や他の障害へ移行していった患者において、洞察性の乏しさが特徴的であったとの意見もあり、前述した自我違和性の有無も予後を考えるうえでは重要と思われる。

（小平雅基）

● 文　献

1) American Psychiatric Association：DSM-IV-TR 精神疾患の分類と診断の手引き．医学書院，東京，2003.
2) Karno M, Golding J：Obsessive-compulsive disorder. Psychiatric disorders in America；the Epidemiologic Catchment Area Study, The Free Press, New York, 1990.
3) Leonard HL, Lenane MC, Swedo SE, et al：Tics and Tourette's disorder；a 2- to 7-year follow-up of 54 obsessive-compulsive children. Am J Psychiatry 149(9)：1244-1251, 1992.
4) Castle DJ, Deale A, Marks IM：Gender differences in obsessive compulsive disorder. Aust N Z J Psychiatry 29(1)：114-117, 1995.
5) Swedo SE, Rapoport JL, Leonard H, et al：Obsessive-compulsive disorder in children and adolescents；clinical phenomenology of 70 consecutive cases. Arch Gen Psychiatry 46(4)：335-341, 1989.
6) 中尾智博：強迫性障害の生物学；機能的脳画像所見と治療の関連．精神科 5：88-94, 2004.
7) Grootheest DS, Cath DC, Beekman AT, et al：Twin studies on obsessive-compulsive disorder：a review. Twin research and human genetics 8(5)：450-458, 2005.
8) Fireman B, Koran LM, Leventhal JL, et al：The prevalence of clinically recognized obsessive-compulsive disorder in a large health maintenance organization. Am J Psychiatry 158(11)：1904-1910, 2001.
9) Geller DA：Obsessive-compulsive and spectrum disorders in children and adolescents. Psychiatr Clin North Am 29(2)：353-370, 2006.
10) Hollander E, Stein DJ, Decaria CM, et al：Disorders related to OCD；neurobiology. Clin Neuropharmacol 15(suppl 1)：259A-260A, 1992.
11) Hollander E：Obsessive-compulsive spectrum disorders；an overview. Psychiatr Ann 23：355-358, 1993.
12) Hollander E, Wong CM：Introduction obsessive-compulsive spectrum disorders. J Clin Psychiatry 56(suppl 4)：3-6, 1995.
13) Pediatric OCD Treatment Study(POTS) Team：Cognitive-behavior therapy, sertraline, and their combination for children and adolescents with obsessive-compulsive disorder；the Pediatric OCD Treatment Study(POTS) randomized controlled trial. JAMA 292(16)：1969-1976, 2004.
14) Storch EA, Geffken GR, Merlo LJ, et al：Family-based cognitive-behavioral therapy for pediatric obsessive-compulsive disorder；comparison of intensive and weekly approaches. J Am Acad Child Adolesc Psychiatry 46(4)：469-478, 2007.
15) Stewart SE, Geller DA, Jenike M, et al：Long-term outcome of pediatric obsessive-compulsive disorder；a meta-analysis and qualitative review of the literature. Acta psychiatrica Scandinavica 110(1)：4-13, 2004.

24. ストレス性障害

【1】急性ストレス障害(ASD)

はじめに　近年、子ども期になんらかの心的外傷の原因となるような出来事(以後、心的外傷体験)を体験することは、それほど稀ではないことが判明している。米国国立子どもトラウマティック・ストレス・ネットワーク(National Child Traumatic Stress Network；NCTSN)によると、2005年に少なくとも1回の心的外傷を体験した児童青年は15～45%であったとしている。また、米国地方都市の縦断研究では、16歳までに1回でも心的外傷を体験した子どもは68%に上る。もちろん、すべての心的外傷体験が病理的になるわけではなく、自然に回復する例も多数ある。しかし、心的外傷を体験した後に、なんらかの症状を示す子どもは、その後の人生においてさらに心的外傷に曝露されるリスクが高まり、曝露回数が増えるに従って、心的外傷後ストレス障害(post-traumatic stress disorder；PTSD)のみならず不安障害や気分障害などさまざまなタイプの精神疾患のリスクが高くなるといわれている。それだけに、心的外傷体験による悪影響を最小限にとどめることは非常に重要なことである[1]。

急性ストレス障害(acute stress disorder；ASD)は、心的外傷を体験した人のその後のPTSD発症を早期に予測するために定義されたものであり、1994年に初めてDSM-IV[2]に登場した疾患概念である。

1 ── 診　断

米国精神医学会のDSM-IVでは、表48に示すように診断基準を定めている[2]。すなわち、実際に危うく死にそうな出来事を体験、または目撃し(A項目)、その後に、解離性症状が3つ以上(B)・外傷的な出来事の再体験(C)・回避(D)・強い不安や覚醒の亢進(E)が認められることと定義されている。大部分はPTSD(次項を参照)の基準とほぼ同様であるが、大きく異なる点は2つある。

1つは、先に述べた概念の成り立ちからして当然のことであるが、発症時期が異なることである。ASDは、心的外傷体験後4週間以内に生じるとされており、最低2日以上最大4週間持続すると定義されている。本来の対処能力では対処できないほどのショッキングな出来事を体験した場合、大部分の人がさまざまな心理的反応を示すことは当然のことである。したがって、心的外傷体験後にどのような心理的反応が表出されようとも、ひとまず「異常な出来事に対する自然な反応」として対応するのが妥当であると考えられている。しかし、ASDの基準を満たすほどの症状が持続し、社会生活機能の障害をきたす場合は病理的であると捉えられ、ケアの対象となる。また、ASDが4週間を超えて持続する場合には、PTSDの診断が適用されることになる。

ASDがPTSDと異なるもう1つの点は、B項目で解離性症状が少なくとも3つ以上必要とされ

II. 各 論

表 48. 急性ストレス障害(acute stress disorder；ASD)診断基準

A. その人は、以下の2つがともに認められる外傷性の出来事に曝露されたことがある。
  1. 実際にまたは危うく死ぬまたは重傷を負うような出来事を、1度または数度、あるいは自分または他人の身体の保全に迫る危険を、その人が体験し、目撃し、または直面した。
  2. その人の反応は強い恐怖、無力感または戦慄に関するものである。
B. 苦痛な出来事を体験している間、またはその後に、以下の解離性症状の3つ(またはそれ以上)がある。
  1. 麻痺した、孤立した、または感情反応がないという主観的感覚
  2. 自分の周囲に対する注意の減弱(例："ボーッとしている")
  3. 現実感消失
  4. 離人症
  5. 解離性健忘(すなわち、外傷の重要な側面の想起不能)
C. 外傷的な出来事は、少なくとも以下の1つの形で再体験され続けている：反復する心像、思考、夢、錯覚、フラッシュバックのエピソード、またはもとの体験を再体験する感覚；または、外傷的な出来事を想起させるものに曝露されたときの苦痛
D. 外傷を想起させる刺激(例：思考、感情、会話、活動、場所、人物)の著しい回避
E. 強い不安症状または覚醒の亢進(例：睡眠障害、苛立たしさ、集中困難、過度の警戒心、過剰な驚愕反応、運動性不安)
F. その障害は、臨床上著しい苦痛、または社会的、職業的、または他の重要な領域における機能の障害を引き起こしている。または、外傷的な体験を家族に話すことで必要な助けを得たり、人的資源を動員するなど、必要な課題を遂行する能力を障害している。
G. その障害は、最低2日間、最大4週間持続し、外傷的出来事の4週間以内に起こっている。
H. 障害は、物質(例：乱用薬物、投薬)または一般身体疾患の直接的な生理学的作用によるものではなく、短期精神病性障害ではうまく説明されず、既に存在していたⅠ軸またはⅡ軸の障害の単なる悪化でもない。

(文献2)による)

ている点である。解離性症状は、対処できないほどの心的外傷を体験し非常に強い不安や恐怖が生じたときに、精神的破綻を防ぐ一種の自己防衛として作用すると考えられているが、一方では、脳が圧倒的な体験による膨大な情報を処理できず破綻した結果生じるという考えもある。DSM-Ⅳでは、心的外傷を体験中に、またはその後に認められる解離性症状の基準として、感情の麻痺・注意の減弱・現実感消失・離人症・解離性健忘の5つを挙げている。

2 ── PTSDの予測因子としてのASD

　最近のいくつかの調査では、暴力や交通事故などで身体外傷を体験した児童青年の19〜28％がASDと診断されたと報告されている[1,3,4]。また、成人や子どもを対象にしたASDに関する22の研究のメタアナリシスでは、心的外傷を体験した人の約半数が閾値下の病態を含むASDと診断されたとしている[5]。

　冒頭で述べたように、ASDは心的外傷を体験後、1ヵ月以内にPTSD発症を予測するためにできた概念である。しかし、予測因子としてのASDは、特異度は高いが感度はそれほど高くないことが判明している[3,5,6]。すなわち、ASDと診断され後にPTSDと診断された人は多かったが、PTSDを発症した人で当初ASDと診断されていない人も多くいることが明らかになっている。心的外傷体験後、最初の1ヵ月を無症状で過ごす人が、約3割いることも報告されている[7]。

　最近では、ASD以外のPTSD予測因子として、性・知能・先行する心的外傷・精神疾患の病歴・

心的外傷の重篤度・生命の脅威の程度・心的外傷体験中の解離(peritraumatic dissociation)・社会的支援の不足・心的外傷体験後のストレスなどが挙げられている[6]。子どもの場合は、心的外傷体験中あるいは直後のパニック症状が、PTSD の予測因子として有力であるという報告もある[4)7]。また、完全に診断基準を満たす ASD よりも、解離性症状を含まない ASD 症状の方が、感度・特異度においてバランスよく PTSD を予測したという報告もある[3]。どちらにしろ、現在の ASD の診断基準をそのまま子どもに適用することの問題や、年少の子どもが解離性症状をどのように理解し報告できるのかという点について論議されている。

3 治療

心的外傷を体験した子どもに関して、これまでさまざまなタイプの急性期介入(事後約6週間以内に提供される介入)が実践されてきた。しかし、現段階では、さまざまな危機介入法の効果についての実証研究は進んでいるとは言い難い状況である。厳密なプロトコルや介入ガイドラインを有する研究は少なく、急性期介入の最適な長さやタイミングに関しても決定的なデータはない。特に、自然災害後の危機介入などでは、混沌とした状況の中で十分計画された研究を実践するのは至難の業である。一方、危機介入時に必要とされる基本原則は、これまでの国際的な幅広い実践の中で明らかになっている。

ここでは、国際トラウマティック・ストレス学会のガイドライン[8]で紹介されている危機介入の基本原則と、現在実践されている介入法として紹介されているもののうちいくつかを紹介する。

1 急性期介入の基本原則[8]

(1) 安全感を増強する

心的外傷体験は、子どもの安全感やコントロール感を打ち砕き、無力感を増強させてしまう。初期の段階で、さまざまな子どもの心理的反応を軽減し、さらなる心的外傷への曝露を減らすことが重要である。そのためには、保護者の対処能力を支え、子どもができるだけ早く日常の生活に戻れるよう支援することが必要である。

(2) 落ち着かせる

心的外傷体験によって不安や恐怖の感情が惹起されると、睡眠障害や注意集中困難として表出されることがある。一般に広く取り入れられている呼吸法や筋弛緩法などの不安コントロール技術や問題解決技法などは、不安で混乱している子どもを落ち着かせるために有効である。子どもたちが普段している活動を取り戻すことも、落ち着いているという感覚を実感するために役立つ。

(3) 自己効力感や地域の効力感を高める

災害などでさまざまなものを喪失するという体験は、自己効力感や回復に向かおうとする地域力への信頼を低下させることが判明している。それだけに、実生活に即した支援や建設的な活動の推

進が必要不可欠である。

(4) つながりを強める

物質的な支援や身体面の援助、心理的支援など、さまざまな社会的支援が心的外傷からの回復に有効であることが報告されている。多くの介入は、グループや家族などのつながりを増強したり、支援が不足している人を特定して支援を提供することを意図している。

(5) 希望の兆しを探す

心的外傷体験を乗り越えるためには、ある程度楽観的であることや、将来に対して肯定的な期待をもてることが重要であるといわれている。そのために、子どもとその家族の生活再建に向けてサービスを提供し、地域力を高めることなどにより率先して問題を解決することが不可欠である。

2 急性期介入の実際

国際トラウマティック・ストレス学会のガイドラインで紹介されている介入法のうち、現在わが国における災害支援現場などにおいても、比較的一般的に実践されている介入法は以下のものである。このほかに、早期の認知行動療法(cognitive-behavioral approaches)が有効であったという報告もある。なお、以前わが国でも一部で実践されていたデブリーフィング(debriefing)は、PTSDや不安障害の予防効果がないということが判明している[8]。

(1) 組織によるアプローチ(systemic approaches)

心理教育、学校・メディア・家族へのコンサルテーション、ホットライン、地域に密着したプログラムなどが含まれる。これらは、わが国においても、大規模災害後の急性期介入の蓄積の成果としてほぼ確立されつつある。包括的な研究では、このような組織的アプローチにおいて、①プログラムの反応性、②スタッフの可視性、③民族の違いへの配慮、④プログラムの全体的な質、が重要であるとされている。

(2) サイコロジカル・ファーストエイド(psychological first aid ; PFA)

米国国立PTSDセンターと米国国立子どものトラウマティックストレス・ネットワークによって開発された支援マニュアルが、最近わが国にも紹介され、災害現場などでの支援に活用されている。PFAは、多くの介入戦略を含んでおり、支持的で非侵襲的な介入法である。心的外傷を体験した子どもとその家族の特別なニードに合わせて柔軟に対応するよう推奨されており、現場ですぐに配布できる多くの資料を含んでいる。兵庫県こころのケアセンターのホームページ(http://www.j-hits.org/index.html)で、日本語版が公開されている。

(3) 認知行動療法

PTSD治療の第一選択として推奨されているTF-CBT(trauma-focused cognitive behavioral therapy)[9]が、自然災害や大規模人為災害後のPTSD予防や急性期治療においても実践され、効果を挙げている。TF-CBTは、成人を対象とした長時間曝露療法(prolonged exposure therapy；PE)を子ども用に改良したものであるが、PEに比べて、心的外傷に関する教育的要素に重点がおかれていること、曝露的要素がより漸進的に進むように工夫されていること、保護者の治療参加が重要とされていることが特徴である。

表 49. TF-CBTの構成要素「PRACTICE」

・Psychoeducation and parenting skill
・Relaxation
・Affective expression and regulation
・Cognitive coping
・Trauma narrative development & processing
・*In vivo* gradual exposure
・Conjoint parent child sessions
・Enhancing safety and future development

(文献9)による)

TF-CBTの構成要素は、「PRACTICE」の頭文字で表される(**表49**)。プログラムの中核的な要素は、安全な環境において、段階的に心的外傷の記憶と向き合い、それを再構成することによって、非機能的な認知を修正することである。

TF-CBTプログラムはweb上でも公開されており(http://tfcbt.musc.edu/index.php 2005)、米国やその他の国々の7万人を超える専門家が登録履修している。

症例 10歳女子：自然災害を体験後、情動不安定となったケース

A子は両親と2歳年下の弟との4人家族。就学前に気管支喘息の発作を起こしやすかったという以外に、発達面で特に心配されたことはなかった。小学校入学後は元気に通学をし、弟の面倒もよく見る子であったため、両親にとっては手のかからない子どもだった。

A子が小5になった年に、大きな地震が地域を襲った。当日A子は風邪のため学校を休み、1人自宅で寝ていたところを被災した。隣接する地域では、全壊した家も多くあり、数名の人が亡くなるという被害を受けた。A子の自宅は幸い倒壊を免れたが、A子は何が起こったのかもわからず混乱し、身体がこわばり布団から出ることができなかった。そのため、近所の人からも気づかれず、数時間後に母親が仕事先から帰宅するまでA子は1人ぼうぜんと布団の中に横になっていた。

それからのA子は、昼夜を問わず母親のそばを離れられなくなり、ささいな物音にも驚愕した。また、急に動悸がして息苦しくなった。夜はなかなか寝つけず、眠っても始終怖い夢を見ては飛び起きた。近所の炊き出しや家の片づけで忙しい母親は、A子の態度に苛立ち叱ることが多かった。数日後、地域の巡回に来た保健師から、「被災後にこのような反応がみられることは自然なことだから、できるだけA子を安心させるように」と助言を受けたため、可能な限り一緒にいるようにしたところ、A子は少しずつ落ち着きを取り戻したかに見えた。しかし、被災後1週間目に学校が再開されても、A子は「学校にいる間に家が壊れてしまう」と不安がり、登校することができなかった。

このような状態が3週間続いたため、保健師からの勧めで医師の診察を受けたところ、ASDと診断され、定期的に診察を受けることになった。

注：本症例は、比較的よくみられるASDの特徴をひろい集めた架空のケースである。

II. 各論

おわりに　心的外傷を体験した子どもへの急性期介入においては、「異常な体験への自然な反応」として、子どもや家族が本来もつ回復力を高めるためのかかわりが不可欠である。しかし、同時に、ASDの症状を見逃さないようにスクリーニングすることも重要である。ASDと診断された場合には、子どもと家族の治療同意を慎重に得ながら、PTSDに準じた治療（次項参照）が必要になる[10]。

（亀岡智美）

●文　献

1) Miller A, Enlow MB：A Diagnostic Interview for Acute Stress Disorder for Children and Adolescents. J of Traumatic Stress 22(6)：549-556, 2009.
2) American Psychiatric Association：Diagnostic and Statistical Manual of Mental Disorders. 4th ed, Text Revision, APA, Washington DC, 2000［高橋三郎，大野　裕，染矢俊幸（訳）：DSM-IV-TR精神疾患の診断・統計マニュアル．新訂版，医学書院，東京，2004］．
3) Bryant RA, Salmon K, Sinclair E：The Relationship between Acute Stress Disorder and Posttraumatic Stress Disorder in Injured Children. J of Traumatic Stress 20(6)：1075-1094, 2007.
4) Sinclair E, Salmon K, Bryant RA：The Role of Panic Attacks in Acute Stress Disorder in Children. J of Traumatic Stress 20(6)：1069-1073, 2007.
5) Bryant RA：Acute stress disorder as a predictor of posttraumatic stress disorder；a systematic review. J Clinical Psychiatry 72(2)：233-239, 2011.
6) Roberts NP, Kitchiner NJ, Kenardy J, et al：Early psychological interventions to treat acute traumatic stress symptoms(Review). The Cochrane Library 2010, Issue 4, John Wiley & Sons Ltd.(http://www.thecochranelibrary.com).
7) American Academy of Child and Adolescent Psychiatry：Practice Parameters for the Assessment and Treatment of Children and Adolescents with Posttraumatic Stress Disorder(www.aacap.org). 2009.
8) Brymer MJ, Steinberg AM, Vernberg EM, et al：Acute Interventions for Children and Adolescents. Effective Treatments for PTSD Practice Guidelines from the International Society for Traumatic Stress Studies, 2nd ed, Foa EB, Keane TM, Friedman MJ, et al(eds), pp106-116, The Guilford Press, New York, 2009.
9) Cohen JA, Mannatino AP, Deblinger E：Treating Trauma and Traumatic Grief in Children and Adolescents. The Guilford Press, New York, 2006.
10) 亀岡智美, ほか：子どものトラウマへの標準的診療に関する研究. 平成22年度厚生労働科学研究（成育疾患克服等次世代育成基盤研究）報告書（主任研究者：奥山眞紀子「子どもの心の診療に関する診療体制確保, 専門的人材育成に関する研究」）, pp235-237, 2011.

24. ストレス性障害

【2】心的外傷後ストレス障害（PTSD）

はじめに　心的外傷後ストレス障害（Posttraumatic Stress Disorder；PTSD）はアメリカ精神医学会が1980年の精神疾患の分類と診断の手引き第3版（DSM-Ⅲ）に採用して以来、急速に注目されるようになった精神疾患である。心的外傷体験後の精神的不調は19世紀には鉄道脊髄症、賠償神経症、災害神経症として記され、20世紀に入ってからは大規模な戦闘行為後に現れる精神的不調としてシェルショック、戦闘トラウマ神経症として報告された。また、1970年代になってベトナム戦争退役兵の精神的後遺症、レイプ・トラウマ症候群、バタード・ウーマン・シンドローム、被殴打児症候群など社会問題として現れるようになって、これらの臨床的特徴の類似性から単一の外傷後後遺症として概念化され、PTSDとしてDSM-Ⅲに登場し、現在のDSM-Ⅳ-TRに引き継がれた。また、世界保健機関（WHO）のICD-10においても1990年に同様の診断基準が収載された。

一方、児童における心的外傷の影響についての研究は、施設への長期入所による児童の心身への影響を指摘したFreud Aのハムステッド保育所の報告や、Spitz RAのホスピタリズム研究、その後のBowlbyの母性的養育の剥奪についての研究などがあるが、これらは母子関係や親の喪失に関連し、その後はアタッチメント理論に発展した。一方、1950年代から行われたアメリカでの竜巻被災児童についての研究、1970年代の炭鉱災害や洪水などの被災児童の研究[1]、さらにTerr Lによるスクールバスジャック事件の報告[2]を嚆矢として、今日の児童のPTSD概念に発展している。

しかし、現行のPTSD概念は成人における症状を中心として記述されており、発達や行動への影響を十分に記述しているものとはいえないと指摘する論者も少なくない[3]。このため、不安や身体症状を言語化しにくい子どもについてDSM診断基準をもとに、0 to 3のPTSD診断基準[4]が提案された。また単発的な外傷体験と長期に持続する外傷体験とでは、その後の影響が異なることが多くの研究から明らかであるが、DSMには児童虐待など長期の外傷的体験に曝されたことの影響についての記述はなく、PTSD症状が持続する場合に「慢性」と表記されるにとどまる。このことから、複雑型PTSD（complex PTSD）あるいは「特定不能の極度のストレス障害」（disorders of extreme stress not otherwise specified）あるいは「発達性トラウマ障害」（developmental trauma disorder）などが提唱され議論されてきた[5,6]。

現在検討されているDSM-5では「心的外傷とストレス関連障害」という上位カテゴリーが用意され、その中にDSM-Ⅳ-TRでは「不安障害」に分類されていたPTSD、「通常幼児期小児期または青年期に初めて診断される障害」に分類されていた反応性愛着障害、および「適応障害」などをカテゴライズし、さらにPTSDには6歳未満の就学前児童に現れる場合、解離症状が突出する場合のサブタイプを設定することによってこれらの議論を吸収しようとしているようである。しかし、これ

らで論じられた子どもの発達上に現れる細かな臨床像、例えば身体発達や知的発達、認知発達などを含む発達への影響、「発達性トラウマ障害」概念が提案した自己や他者との関係性における調節障害などへの記述は現在のところなく、また6歳以上で成人と同様の基準となることなど、今後も議論される必要があろう。

1 疾患概念および診断基準

　PTSDは自己および他者の身体的、精神的安全が極度に脅かされるような心的外傷を体験した後に生じる精神・生理反応群である。これは、外傷的出来事の再体験症状、外傷と関連した刺激の持続的回避と全般的反応性の麻痺、持続的な過覚醒の、3つの因子によって構成されるとされてきた。DSM-Ⅳ-TRにおける診断基準(**表50**)はこの3つの症状群で構成されているが、現在提案されて

表50. 心的外傷後ストレス障害診断基準(DSM-Ⅳ-TR)

A　その人は、以下の2つがともに認められる外傷的な出来事に曝露されたことがある
　　1) 実際にまたは危うく死ぬまたは重傷を負うような出来事を、1度または数度、あるいは自分または他人の身体の保全に迫る危険を、その人が体験し、目撃し、または直面した。
　　2) その人の反応は強い恐怖、無力感または戦慄に関するものである。
　　　注：子どもの場合はむしろ、まとまりのないまたは興奮した行動によって表現されることがある。
B　外傷的な出来事が、以下の1つ(またはそれ以上)の形で再体験され続けている。
　　1) 出来事の反復的、侵入的、かつ苦痛な想起で、それは心像、思考、または知覚を含む。
　　　注：小さい子どもの場合、外傷の主題または側面を表現する遊びを繰り返すことがある。
　　2) 出来事についての反復的で苦痛な夢。
　　　注：子どもの場合は、はっきりとした内容のない恐ろしい夢であることがある。
　　3) 外傷的な出来事が再び起こっているかのように行動したり、感じたりする(その体験を再体験する感覚、錯覚、幻覚、および解離性フラッシュバックのエピソードを含む、また、覚醒時または中毒時に起こるものを含む)。
　　　注：小さい子どもの場合、外傷特異的なことの再演が行われることがある。
　　4) 外傷的出来事の1つの側面を象徴し、または類似している内的または外的きっかけに暴露された場合に生じる、強い心理的苦痛。
　　5) 外傷的出来事の1つの側面を象徴し、または類似している内的または外的きっかけに暴露された場合の生理学的反応性。
C　以下の3つ(またはそれ以上)によって示される、(外傷以前には存在していなかった)外傷と関連した刺激の持続的回避と、全般的反応性の麻痺：
　　1) 外傷と関連した思考、感情または会話を回避しようとする努力
　　2) 外傷を想起させる活動、場所または人物を避けようとする努力
　　3) 外傷の重要な側面の想起不能
　　4) 重要な活動への関心または参加の著しい減退
　　5) 他人から孤立している、または疎遠になっているという感覚
　　6) 感情の範囲の縮小(例：愛の感情をもつことができない)
　　7) 未来が短縮した感覚(例：仕事、結婚、子ども、または正常な寿命を期待しない)
D　(外傷以前には存在していなかった)持続的な覚醒亢進症状で、以下の2つ(またはそれ以上)によって示される。
　　1) 入眠または睡眠維持の困難
　　2) いらだたしさまたは怒りの爆発
　　3) 集中困難
　　4) 過度の警戒心
　　5) 過剰な驚愕反応
E　障害(基準B、C、およびDの症状)の持続期間が1ヵ月以上。
F　障害は、臨床的に著しい苦痛、または社会的、職業的、またはほかの重要な領域における機能の障害を引き起こしている。
▼該当すれば特定せよ。
　　急性：症状の持続期間が3ヵ月未満の場合
　　慢性：症状の持続期間が3ヵ月以上の場合
▼該当すれば特定せよ。
　　発症遅延：症状の始まりがストレス因子から少なくとも6ヵ月の場合

いる DSM-5 の PTSD 診断基準(**表 51**)では認知と気分の陰性変化を加えた 4 つの症状群で構成されるとしている[7]。また、子どもの症状に関しては、成人の診断基準に注記を加えることで記述されていたが、就学前児童の PTSD サブタイプの診断基準(**表 52**)を設けることで子どもの症状を評価

表 51. DSM-5 で提案されている PTSD 診断基準(2012 年 5 月 11 日版)

次の診断基準は成人、青年、6 歳以上の子どもに適用される。就学前児童についてのサブタイプは下記を参照せよ。

A．実際のあるいは危うく a)死ぬ、b)重篤な外傷を負う、あるいは c)性的暴行を受けるような出来事に、次のような方法で、一度あるいはそれ以上に曝されたこと。
  1．そのような外傷的な出来事を直接に体験した。
  2．他者にそのような外傷的な出来事が起こるのを、実際に目撃した。
  3．近しい家族や親友にそのような外傷的な出来事が起こったことを知った。それは実際のあるいは命を脅かすような出来事で、激しくあるいは偶発的なものでなければならない。
  4．外傷的な出来事を繰り返し経験したり、その出来事の嫌悪を催すような細部に曝されること。(例：人の遺体の部分を集めるような行動に最初に反応しなければならない人、児童虐待の細部に繰り返し曝される警察官)；これは業務に関連した曝露でなければ、電子メディア、テレビ、映画あるいは写真を通した曝露には適用されない。

B．外傷的な出来事の後に始まる、次に挙げる外傷的な出来事に関連した侵入症状で、以下の 1 つあるいはそれ以上が存在する。
  1．何のきっかけもなく、あるいはなんらかのきっかけで生じる、繰り返され、意思とはかかわりのない、侵入的な、外傷的な出来事の苦痛な記憶。(子どもの場合は、外傷的な出来事の主題または側面を表すような、反復的な遊びが生じるかも知れない)
  2．反復的で苦痛な夢、夢の内容あるいは夢に伴う情動は出来事に関連している。(子どもの場合、明瞭な内容のない恐ろしい夢であるかも知れない)
  3．外傷的な出来事が再び起こっているかのように行動したり、感じたりする解離反応(例：フラッシュバック)。(こうした反応は連続して生じるかも知れない。最も極端には現在の環境についての認識が全く失われている状態として表れる)(注：子どもの場合には、遊びの中に外傷特異的な再演が現れるかも知れない)
  4．外傷的な出来事の側面を象徴あるいはそれに類似する、内的あるいは外的な契機に曝露された際の、強烈なあるいは遷延する心理的苦痛。
  5．外傷的な出来事を想起させるものへの顕著な生理学的反応。

C．外傷的な出来事の後に始まる、外傷的な出来事に関連した刺激の持続的な回避で、回避あるいは回避の努力が明らかなもののうち、次に挙げる 1 つあるいはそれ以上が存在する。
  1．外傷的な出来事に関連したあるいは緊密である、苦痛な記憶、思考あるいは感情。
  2．外的な想起させるもの(例：人、場所、会話、活動、対象物、状況)、これらは外傷的な出来事に強く関連した苦痛な記憶、思考、あるいは感情を想起させる。

D．以下のうち 2 つあるいはそれ以上の、外傷的な出来事と関連した認知と気分の陰性変化で、外傷的な出来事の後に出現あるいは悪化したもの。
  1．外傷的な出来事の重要な側面を想起できない。(典型的には、頭部外傷、アルコール、薬物などが原因ではない解離性健忘)
  2．自己、他者、あるいは世界についての持続的で過大な否定的信念。(例：「私は悪い」「誰も信用できない」「世界は全く危険である」あるいは「私の魂は永遠に失われた」「私の神経系は永久に破壊されている」)
  3．外傷的な出来事の原因あるいは結果についての自分自身または他者への持続的で歪んだ批難。
  4．持続的な陰性感情状態。(例：恐怖、戦慄、怒り、罪悪感または恥)
  5．重要な活動への関心あるいは参加の顕著な減退。
  6．他者から孤立しているあるいは疎遠になっているという感情。
  7．陽性感情をもつことが持続的に不能である。(例：愛の感情をもつことができない、精神麻痺)

E．以下のうち 2 つあるいはそれ以上の、外傷的な出来事に強く関連した覚醒度と反応性の顕著な変化で、外傷的な出来事の後に出現あるいは悪化したもの。
  1．いらだたしさまたは攻撃的な行動
  2．無謀なあるいは自己破壊行動
  3．過度の警戒心
  4．過剰な驚愕反応
  5．集中困難
  6．睡眠障害(例：入眠または睡眠持続の困難、または浅眠)

F．障害(B、C、D および E の症状)の持続期間は 1 ヵ月以上

G．障害は、臨床的に著しい苦痛、または社会的、職業的、またはほかの重要な領域における機能の障害を引き起こしている

H．障害は、物質(例：薬物、違法薬物あるいはアルコール)あるいは他の医学的状況(例：外傷性脳障害)などの直接的な生理学的作用によるものではない

▼該当すれば特定せよ
  遅延発現：その出来事から少なくとも 6 ヵ月後までは診断閾値を超えていない場合(しかし、いくつかの症状の発症や発現はそれよりも早いかも知れない)

II. 各　論

表 52. DSM-5 で提案されている就学前の PTSD 診断基準（2012 年 5 月 11 日版）

A. 子ども（6 歳未満）が 1 つあるいはそれ以上の、次のような出来事に、以下のような方法で曝されたこと。死あるいは危うく死ぬ、実際のあるいは危うく重篤な外傷を負う、実際にあるいは危うく性的暴行を受けるような出来事。
　1. その出来事を直接体験した。
　2. 他者、特に一次的な養育者にそのような外傷的な出来事が起こるのを、実際に目撃した。（注意：電子メディア、テレビ、映画あるいは写真だけでの目撃は含まない）
　3. 親や養育者にそのような外傷的な出来事が起こったことを学んだ。
B. 外傷的な出来事に関連した、1 つあるいはそれ以上の侵入症状があり、それは外傷的な出来事の後に出現あるいは悪化したもの。
　1. 何のきっかけもなく、あるいはなんらかのきっかけで生じる、繰り返され、意思とはかかわりのない、侵入的な、外傷的な出来事の苦痛な記憶。（何のきっかけもない侵入的な記憶は必ずしも苦痛を現さず、再演遊びとして表現されるかも知れない）
　2. その内容と/あるいは現される感情が外傷的な出来事と関連している反復的で苦痛な夢。（注意：その驚愕的な内容が外傷的な出来事と関連しているかどうか確認できないかも知れない）
　3. 外傷的な出来事が再び起こっているかのように、感じたりあるいは行動する解離反応。（こうした反応は現在の環境についての意識を完全に失ってしまうような最も極端な表現と連続しているかも知れない）
　　こうした外傷特異的な再演は遊びの中での生じることがある。
　4. 外傷的な出来事の側面を象徴あるいはそれに類似する、内的あるいは外的な契機に曝露された際の、強烈あるいは遷延する心理的苦痛。
　5. 外傷的な出来事を想起させるものへの顕著な生理学的反応。
　以下の C または D の 1 つを満たすこと：
C. 外傷的な出来事の後に始まる、外傷的な出来事に関連した刺激の持続的な回避で、回避あるいは回避の努力が明らかなもの。
　1. 外傷的な出来事を想起させる活動、場所、あるいは物理的な想起物。
　2. 外傷的な出来事を想起させる人、会話、あるいは対人関係状況。
D. 以下のうち 1 つあるいはそれ以上の、外傷的な出来事と関連した認知と気分の陰性変化で、外傷的な出来事の後に出現あるいは悪化したもの
　1. 遊びの縮小を含む、重要な活動への関心あるいは参加の顕著な減退
　2. 社会的ひきこもり
　3. 陽性感情の表現の持続的な減退
E. 以下のうち 2 つあるいはそれ以上の、外傷的な出来事に強く関連した覚醒度と反応性の顕著な変化で、外傷的な出来事の後に出現あるいは悪化したもの。
　1. いらだたしさ、怒り、または攻撃的な行動、極度のかんしゃくを含む
　2. 過度の警戒心
　3. 過剰な驚愕反応
　4. 集中困難
　5. 睡眠障害（例：入眠または睡眠持続の困難、または浅眠）
F. 障害（B、C、D および E の症状）の持続期間は 1 ヵ月以上
G. 障害は、臨床的著しい苦痛、または親、きょうだい、仲間、あるいは他の養育者との関係や学校での活動の障害を引き起こしている。
H. 障害は、他の医学的状況によるものではない。

する試みを行っている。

2 ── 成因および疫学

　アメリカでの調査によれば、外傷的な出来事のへの曝露は一般人口の 50〜60％[8]、青年層で 40％前後[9]であり、子どもを対象にした長期の大規模疫学研究[10]では 16 歳までに子ども 4 人に 1 人が極度のストレスに曝露されていた。しかし、こうしたストレス曝露を受けた人がすべて PTSD 発症するのではない。例えば、阪神淡路大震災の 3〜12 ヵ月後の診療所受診者と避難所にいる人を対象にした調査[11]では 7.2％、16 ヵ月後の企業に勤める成人の PTSD 発症率は 3.1％、部分的 PTSD で 10.1％[12]などがある。小学校中学年から高校生と対象とした継時的調査[13]では PTSD 傾向をもつものが 5 年後 6.8％、9 年後 7.0％と報告している。また、大腸菌 0-157 集団感染事件 8 ヵ月後の

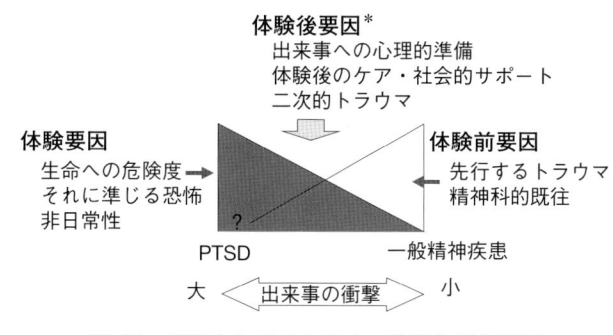

図 30. 原因としてのトラウマ体験と個人要因
*反応の発生に関する要因だけでなく、こうした修飾因子が、実際の病態を大きく左右する。
(金 吉晴(編):心的トラウマの理解とケア(第2版). p11, じほう, 2006 による)

小学生を対象とした調査[14]では発症率が10%だったことが報告されている。

　すなわち、外傷的な出来事に遭遇してもPTSDを発症するのは一部であって、多くは一過性の精神的、生理学的反応である。PTSDを発症するかどうかは、その出来事の特徴、例えばその性質や原因、重篤度、期間、その出来事の苦痛な部分の曝露量に加えて、子どものその出来事への認知や情緒的、生理学的、行動学的反応、子ども自身の生物学的脆弱性を含む素因や過去のトラウマ体験、発達段階、年齢、性別、対処能力といったその子ども自身の性質、家族の社会経済的状況、家族を取り巻く社会的支援などの社会状況、さらには子どもを保護する養育者の外傷的な出来事への反応などさまざまな要因がPTSDには複雑に絡み合っていると考えられている(**図30**)。

　また、PTSDに対するレジリエンスについての研究[15]によれば、回避ではない対処能力、問題解決能力、感情統御力、自己開示能力、支援の求めやすさ、家族や友人との良好な関係などはPTSDへのレジリエンスであると考えられている。

　他方、PTSDの生物学的研究は成人において神経伝達系、神経ホルモン系、神経内分泌系システムの異常や脳の形態学的異常などが報告されている。アドレナリン系の過活動、視床下部-下垂体-副腎皮質系の過剰なネガティブフィードバック、オピオイドの調節障害など、あるいは前部帯状回を含む内側前頭前野、海馬の機能低下などが報告されており、今後の研究が期待される。

3 診断と評価

　診断にはDSM-IV-TRの診断基準が一般に用いられる。PTSDはDSM体系の中でその成因を診断基準に記述している数少ない疾患の1つである。すなわち、診断にはその成因となった外傷体験が明確でなくてはならない。そのためには子ども自身から直接トラウマ体験や症状について聴取することが重要である[16]。しかし、子どもが外傷体験の衝撃や言語能力によって、あるいは人的被害の場合に再被害を恐れて体験を語れない状況にある可能性には十分に考慮する必要がある。後年外傷体験が明らかになることが予想される場合には、診断を留保することが必要となることもある。

II. 各 論

　子どものこうした言語化されない体験は視覚的あるいはその他の知覚的な(聴覚,触覚,嗅覚などの)記憶として反復されることもあり[17]、低年齢児にその傾向が強い。

　PTSDは外傷体験1ヵ月以降に診断がなされる。外傷体験直後に精神生理学的興奮がみられるのは生物学的に当然のことであり、1ヵ月を待たず診断されることはない。

　診断は基本的に診断基準の症状の有無を確認し、その重症度を評価していくことで行われる。しかし、子どもは外傷後に関連するさまざまな症状を現すことがある。外傷体験後に外傷経験を想起して不安や恐怖を訴えたり、頭痛や腹痛などの不定の身体症状を訴えたり、気分の落ち込みや退行など精神症状を訴えるが、多くは養育者の見守りの中で消退していく。こうした状態が1ヵ月以上続き、症状の強度や頻度が減じなければPTSDを考える。その場合、PTSDの3つの症状、すなわち再体験症状、回避麻痺症状、過覚醒症状の存在を確認しなくてはならない。すなわち再体験症状は突然の興奮、非現実なことを突然言う、突然人が変わったように振る舞う、怖い夢を訴えることなどとして現れることがある。地震ごっこ、津波ごっこなど被災体験を再現する遊びは、ポストトラウマティックプレイとしてよく知られている。また、回避麻痺症状として、遊びの幅が狭くなったり、表情が乏しくぼんやりしていたり、引っ込み思案、活動性の低下、記憶力や集中力の低下、学力の低下などがみられる。過覚醒症状として身構えた態度、神経の張りつめた状態、些細な物音への驚愕、不眠、落ち着きのなさ、過度の怒り、攻撃性がみられたりする。こうした行動はしばしば注意欠如/多動性障害(attention-deficit/hyperactivity disorder；AD/HD)と鑑別が必要かも知れない。いつからその症状が始まったのかを確認する。さらに、解離症状として外傷時の感覚や記憶、認知などが切り離されて、あたかもそれが自分に起こったことではないかのように感じていたり、振る舞うこともある。これらの症状を精緻に評価して診断が行われる。

　子どもからの聴取や行動観察に加えて、両親や養育者あるいは保育者などからの情報収集は診断をより精緻にするために有用である。子どもの症状は見落とされたり、些細な変化としてしか受け止められていないことがある。大災害などの場合などは養育者がこうした変化を捉え切れない状況にあることも少なくなく、あるいは過小評価しやすいため、状況に応じて養育者や子どもを取り巻く教師や保育士などに注意を喚起する必要がある。

　子どもにおける長期の外傷的体験の最たるものは児童虐待であるが、子どもを保護し養育するべき養育者が、子どもに大きな打撃を与え続け、無力な状態にとどめ続けることが心的外傷の中核となる。その中で虐待者への独特な適応パターンを身に付け、外傷から逃れた後も使用する。このことが、単回性の心的外傷によるPTSD症状に加えて、アタッチメント障害、猜疑的、操作的な対人関係、身体発育の遅れ、認知や学習の障害、感情や行動統制の困難など複雑な症状をもたらすことになる(詳細は他項を参照)。

　また、併存症として物質乱用、適応障害、パニック障害を含むPTSD以外の不安障害、気分障害(うつ病エピソード)、解離性障害、摂食障害、AD/HDなどがみられることがあり、逆にPTSDが見落とされることもあることに注意する必要がある。

　子どものPTSD症状のスクリーニングや評価のための質問紙や構造化/半構造化面接はアメリカを中心に多くのものが開発されているが、わが国で利用できるものは多くはない。日本語に訳さ

れているものは、自記式質問紙では、UCLA PTSD Reaction Index for DSM-Ⅳ（兵庫県こころのケアセンター）、Impact of Event Scale-Revised（IES-R）、Trauma Symptom Checklist for Children（TSCC）（西澤哲（訳），金剛出版）、養育者評価では Child Behavior Checklist（CBCL）（児童思春期精神保健研究会（訳），スペクトラム出版社）、構造化／半構造化面接では、Kiddie Schedule for Affective Disorders and Schizophrenia for School-age children（K-SADS-PL）、M.I.N.I.-KIDS、Clinician Administered PTSD Scale for Children and Adolescents（CAPS-CA）（筆者ら訳）などがある。臨床経過や重症度の客観評価、臨床研究、司法鑑定など厳密な PTSD の確定診断にこうした尺度評価や構造化面接が用いられる。

4 性暴力被害について

　強制的な身体接触や性行為、性的いやがらせや強要、身体への直接的接触がなくても身体や性に関する不快な内容を聞かせたり、望まない性的な映像、裸や性器を見せること、性的映像の撮影は性的加害である。こうした加害を受けた者が性暴力被害者で、性別は問わない。アメリカでは女性の13％がレイプ被害に遭遇しているという調査[18]や、女性の6人に1人、米国人男性の33人に1人が性暴力被害を受け、12歳以下で性暴力被害を受けるのが15％という統計がみられるが、わが国の一般人口を対象とした調査でもなんらかの性暴力被害は受けた女性が48％[19]や強姦被害は5～8％、高校生における性暴力被害率は女子の5.3～37.2％、男子の1.5～20.7％といった報告[20]がなされている。わが国の青少年白書や犯罪白書に依れば、若年者（高校生以下）の強姦被害は昭和40（1965）年頃の3,200件前後を頂点として平成8（1996）年には575件を底に漸増して平成18（2006）年に808件となり、強制わいせつ事件被害は近年漸増し平成18（2006）年に4,534件となっている。平成18年度統計では、就学前児童、小学生の強姦被害が49件、強制わいせつ事件被害が924件みられている。この統計は警察が覚知した事件件数であって、暗数を相当に含んでいることが推測される。また、児童虐待に関する相談件数統計では、性的虐待は虐待種別が統計上に反映される平成9年度の311件から年々増加し平成22年度には1,349件となっている。わが国でも性暴力被害は決して稀なことではない。

　強姦は犯罪被害の中で PTSD 発症率が高く、アメリカの調査では男性65％、女性46％[8]、男性では戦闘体験に次いで、女性では最も高かった。また、性被害後の精神的破綻、自殺念慮や自殺企図の割合が高いことが明らかになっている。強姦や強姦未遂の被害者は、他の強盗などの被害者より多くの課題を抱えることがわかっている。子どもでは性暴力被害がその後の PTSD の発症に関連しており、レイプされた子どもは大うつ病エピソード、広場恐怖、強迫性障害、社交恐怖などの発症の危険性が高くなるという報告がある。

　性暴力被害、特に強姦は顔見知りによるものが多く、幼児期学童期の性被害は近親者や近隣者が、青年期にはいわゆるデートレイプとして親しい友人、恋人が加害者となることがある。このために事実が隠蔽されやすく、被害者の荷担が疑われたり、被害者の落ち度として批難中傷されたりと被害者が二次的に心的外傷を負うことがしばしば生じる。面接者の十分な配慮が求められる。

5 ── 治 療

　現在、PTSDについての治療は心理教育と外傷体験に焦点を当て、外傷体験に対する認知や感情を修正する認知行動療法的アプローチが推奨されている。従来の絵画療法やプレイセラピーの中で象徴化された外傷体験や、言語化された体験をその人の歴史性の中に取り込んでいく方法も有用とされているが、エビデンスはない。
　AACAPの基準では治療は包括的に行われるべきで、子ども本人はもちろん養育者への心理教育、学校関係者やかかりつけ小児科へのコンサルテーションなどを含み、さまざまな技法、トラウマ焦点化技法、認知行動療法、精神力動的療法、家族療法、薬物療法もその中に含まれるとしている。しかし、AACAPも国際トラウマティックストレス学会(ISTSS)のガイドラインにおいても、児童青年期のPTSD治療では心的外傷に焦点づけられた精神療法が第一選択であると述べ、多くのトラウマに特化した認知行動療法が開発されている。

1 トラウマ焦点化認知行動療法（Trauma-Focused CBT TF-CBT）

　認知行動療法の中でも、有効性が無作為化比較試験で実証され、子どものPTSD治療の第一選択(ISTSSでレベルA：無作為化比較試験で効果あり)として挙げられているのは、TF-CBTである[22]。アメリカやオーストラリアをはじめとする諸外国で使われており、現在わが国でも臨床的試用が検討されている。TF-CBTは、トラウマ焦点化技法であるが、実際にはこれに加えて、子どもと養育者に対する心理教育、リラクゼーションとストレスマネジメント、感情表出技法、脱感作技法、養育者との関係性強化などが系統的継時的に組み合わされた方法であり、これ自体が包括的な治療技法と考えることができる。

2 EMDR（眼球運動による脱感作と再処理 Eye Movement Desensitization and Reprocessing）

　EMDRは[23]、外傷場面とそれに対する認知を想起しながら眼球運動を行うことによって、外傷的な記憶とそれに伴う認知、感情体験を処理する治療技法とされており、認知行動療法の要素を含むとする指摘もある。外傷体験をもつ人に対してわが国でも広く実践されており、臨床的効果の報告は少なくない。ISSTSのガイドラインではEMDRの成人に対する評価はレベルAであるが、子どもについての症例報告は多いものの、比較研究が乏しくレベルBとされている。現在、眼球運動だけではなく、左右交互性の聴覚刺激や触覚刺激を入れることや、プレイセラピーの中に取り入れる方法などが開発されている。

3 その他の非薬物療法

　AACAPでは精神力動的トラウマ焦点化精神療法として、親子精神療法(child-parent psychotherapy)を挙げており、ISSTSでも無作為化比較試験で有効性が実証された療法の1つとして取

りあげている。これは、パーソナリティの一貫性と健全な成長を促進し、その中でトラウマ症状の軽減を図ろうとするものである。治療は、年少児では養育者との関係性に焦点を当てアタッチメントを促進し、年長児では認知能力の成熟を促し、トラウマ症状の対象化、外傷記憶を想起させる契機や回復を妨げている環境要因を同定し、恐怖や孤立無援感からの退行に介入するという。その中で自己や他者に関する内的作業モデルの構築や感情調節を学ぶことなどが含まれるとされる。また、従来からのプレイセラピー・芸術療法・家族療法などは有効性が不十分であるとされている。

4 薬物療法

AACAPのガイドラインでは子どものPTSDへの薬物療法は実証研究が少ないとされ、消極的にしか記載されていない。ISTSSも概ね同様の立場で、「PTSD治療の第一段階は、子どもと両親・養育者への心理教育」「子どもではCBTが治療の第一選択」としている。しかしPTSD症状が重篤な場合、あるいはそのために上述の心理療法が導入できない場合などには選択肢である。

ISTSSのガイドラインの第一選択は選択的セロトニン再取込み阻害薬SSRIs(Selective Serotonin Reuptake Inhibitors)(レベルA)で、不安、抑うつ、強迫思考、強迫行為、衝動的感情、憤怒、薬物・アルコール乱用などを伴うPTSD症状に効果が期待されるとしている。また三環系抗うつ薬(レベルA)はSSRIsが効果不十分で睡眠障害を伴うときに効果が期待される。α_2作動薬のclonidine(レベルB)は過覚醒症状やAD/HD症状や衝動性亢進に対して有効であるとされている。また、非定型抗精神病薬、抗不安薬(ベンゾジアゼピン系薬剤)、気分調整薬は単独であるいはSSRIと併用して解離症状、幻覚・妄想などの重篤な症状や合併症に処方することが推奨されている。因みに、わが国では子どもへの向精神薬処方は、そのほとんどが適応外使用であり、処方にあたっては、説明と同意を行うことに留意しなければならない。

(田中 究)

● 文 献

1) Newman CJ: Disaster at Buffalo Creek. Children of disaster; clinical observations at Buffalo Creek. Am J Psychiatry 133(3): 306-312 1976.
2) Terr L: Children of Chowchilla; a study of psychic trauma. The Psychoanalytic study of the child, p34, pp547-623, Yale University Press, New Haven, 1979.
3) Sheeringa M, Zeanah CH, Drell MJ, et al: Two approaches to diagnosing post-traumatic stress disorder in infancy and early childhood. J Am Acad Child Adolesc Psychiatry 34: 191-200, 1995.
4) ZERO TO THREE; National Center for Infants, Toddlers, and Famileis: Diagnostic classification: 0-3, Diagnostic classification of mental health and developmental disoreders of infancy and early childhood. 1997[本城秀次, 奥野光(訳): 精神保健と発達障害の診断基準; 0歳から3歳まで. ミネルヴァ書房, 東京, 2000].
5) van der Kolk BA, Roth S, Pelcovitz D, et al: Disorders of extreme stress; The empirical foundation of a complex adaptation to trauma. J Trauma Stress 18(5): 389-399, 2005.
6) van der Kolk BA, Pynoos RS: Proposal to include a developmental trauma disorder diagnosis for children and adolescents in DSM-V, National Child Traumatic Stress Network, 2009(http://www.beforeyoutakethatpill.com/2009/5/DTD_NCTSN.pdf).
7) http://www.dsm5.org/proposedrevision/Pages/TraumaandStressorRelatedDisorders.aspx
8) Kessler RC, Sonnega A, Bromet E, et al: Posttraumatic stress disorder in the National Comorbidity Survey. Arch

II. 各 論

Gen Psychiatry 52(12) : 1048-1060, 1995.
9) Breslau N, Davis GC, Abdreski P, et al : Traumatic events and posttraumatic stress disorder in an urban population of young adults. Arch Gen Psychiatry 48 : 216-222, 1991.
10) Costello EJ, Erkanli A, Fairbank JA, et al : The prevalence of potentially traumatic events in childhood and adolescence. J Trauma Stress 15(2) : 99-112, 2002.
11) 岡本好司, 中島弘徳, 中島重徳, ほか:阪神・淡路大震災における post-traumatic stress disorder 調査(第1報);日本心身医学会近畿支部第二次ボランティア活動報告I. 心身医学 38(8) : 607-615, 1998.
12) 飛鳥井望, 三宅由子:企業職員層における阪神・淡路大震災復興期のストレス要因. 精神医学 40(8) : 889-895, 1998.
13) 齊藤誠一, 岡田由香:生徒, 児童の心の傷, その後;阪神・淡路大震災の長期的影響に関する研究. 神戸大学阪神・淡路大震災10周年学術シンポジウム(人文・社会系)記念誌, 2005.
14) 長尾圭造, 奥野正景, 進藤英次, ほか:小学生における PTSD 症状;腸管出血性大腸菌 O-157 集団発症のアンケート調査を中心として. 児童青年精神医学と近接領域 39(2) : 176-191, 1998.
15) Agaibi CE, Wilson JP : Trauma, PTSD, and resilience ; A review of the literature. Trauma, Violence, and Abuse 6 : 195-216, 2005.
16) American Academy of Child and Adolescent Psychiatry : Practice parameters for the assessment and treatment of children and adolescents with post-traumatic stress disorder. J Am Acad Child Adolesc Psychiatry 49(4) : 414-430, 2010.
17) Terr LC : Childhood traumas ; an outline and overview. Am J Psychiatry 148 : 10-20, 1991.
18) Resnick HS, Kilpatrick DG, Best CL, et al : Vulnerability-stress factors in development of posttraumatic stress disorder. J Nerv Ment Dis 180(7) : 424-430, 1992.
19) 石井朝子, 飛鳥井望, 小西聖子, ほか:性暴力被害によるトラウマ体験がもたらす精神的影響;東京都内女子大生調査の結果より. 臨床精神医学 31(8) : 989-995, 2002.
20) 小西聖子:少年の性暴力被害の実態とその影響に関する研究報告書. 性暴力被害少年対策研究会, 財団法人社会安全研究財団女性研究事業, 1999.
21) ISTSS : http://www.istss.org/TreatmentGuidelines/4579.htm
22) Cohen JA, Mannarino AP, Deblinger E : Treating Trauma and Traumatic Grief in Children and Adolescents. The Guilford Press, New York, 2006.
23) Shapiro F : Eye movement desensitization and reprocessing, Basic principles, protocols, and procedures. The Guilford Press, New York, 1995 [フランシーヌ・シャピロ(著), 市井雅哉(監訳):EMDR;外傷記憶を処理する心理療法. 二瓶社, 大阪, 2004].

25. 適応障害

はじめに 人が生きる営みは、ありとあらゆる環境の変化に、もてる能力を動員して適応していくことの連続である。ところが、変化の大きさと、個人の適応能力の限界との間のこの均衡が崩れたとき、通常、起こり得ると予測される水準を超えた反応が起こる場合がある。適応障害(adjustment disorders)とは、そのような環境要因への反応として起こったことが明らかであるような、感情あるいは行為(社会機能)の障害を指す。

1 — 診断概念

近年の操作的診断基準(ICD-10、DSM-IV)が定義するところに従えば、適応障害の発症は環境要因の発生から1ヵ月以内であり、持続は(その要因の終結から)6ヵ月を越えないと、時間的な限定が加えられている。

環境要因としては、親しい人との別離や死別、文化を隔てた地域への移住などによる生活環境の大きな変化が挙げられているが、(身体疾患や受傷などによる)身体的な新しい条件、そして子どもの場合には、家庭の置かれた状況や転校を含む学校環境の大きな変化などがこれに含まれよう。

整理のために付言すれば、環境要因が生命の危機を含む脅威に満ちたものである場合、その反応の様式に従ってPTSDないし急性ストレス障害に分類される。

また、反応の様式に関しても、適応障害以外に基準を満たす診断カテゴリーが存在すれば、そちらの診断が優先的な扱いを受ける。したがって、適応障害として扱われるのは、気分障害その他の基準を満たさない程度の抑うつや不安、行為障害の基準を満たさない程度の行動の逸脱や、身体愁訴などに限定される。また逆に、別離や環境変動に際して当然予想される程度(特異性・病理性の低さ)のものであれば、適応障害の扱いを受けない。

以上のような限定を受ける結果、一般的な意味で不適応によると考えられる事例は少なくないにもかかわらず、その中で厳密に適応障害と診断し得るケースはごく限られている。

2 — 適応障害の登場と神経症概念について

神経症を、内的な葛藤の症状化であると考えたとき、すべての神経症は葛藤を生じる環境への適応の失敗なのだと考えることができる。すなわちその診断プロセスは、環境要因と性格要因(個人の適応能力)との関係を了解的に読み解くことにあった。

1980年代以降の操作的診断基準が、病因に規定された疾患概念を症候論的に再構成する過程で、

ほとんどの神経症的症候は表出される症状ごとに整理されていくのだが、「はっきりと同定される社会心理的ストレス因子に反応して、臨床的に著しい情緒的または行動的症状が出現」(DSM)した、症候論的には整理し切れない事態に対し、『適応障害』というカテゴリーが用意されたのである。要するにここでは病因と病態の因果関係が、診断者にとって了解可能であることが暗示されている。実はこの了解可能性こそ、伝統的神経症概念の命脈だったはずである。

つまり「適応障害」は、神経症概念の解体残渣の中核である可能性があるのだが、本稿はそうした議論を了解したうえで、子どもに「適応障害」概念を適用する積極的な意義があると考える立場をとりたい。

なお、診断基準中でも欲求阻害的な環境要因としてストレスという語が用いられているが、ストレスの概念を生体の適応反応に導入した生理学者 Selye によれば、ストレスとは『生体において、作用、障害、消耗によって引き起こされるすべての非特異的反応の総和』であって、生命的均衡を脅かす外的(環境)要因とはストレッサーであり、ストレスとはそれによって引き起こされた内的緊張ないし適応反応を意味している。この考え方に従えば、適応障害も内的なストレスを症状として表出・外在化することによって新しい外部との関係を形成しようとする、より広い意味での適応行動の一部であるという考え方も成り立つことになる。

3 ── 児童・青年期の適応障害

児童精神医学の領域で積極的に適応障害の診断を下される症例はそれほど多くはないばかりか、実は診断概念としての妥当性さえもあまり議論されてこなかった。

適応障害における情緒的な反応は、成人例では通常、不安・抑うつが中心である。しかし、子どもの場合、成人例のような抑うつが表出されることはむしろ珍しい。抑うつという、一定のまとまりをもった症状が形成されるには、ある程度以上の自我機能と言語化能力の成熟が必要とされるのであろう。

抑うつという様式で症状形成されない場合、適応上の困難は過剰な不安という形を取るが、子どもの場合は特に、特定の環境要因との意味関連を失って、漠然とした落ち着きのなさや、退行、身体化された症状として表出されることも珍しくない。

この点は ICD-10 でも(適応障害における)「行為障害(例えば攻撃的あるいは非社会的行動)が、特に青年期において関連する症状となることがある。…小児例では夜尿症、幼稚な話し方、指しゃぶりのような退行現象が、症状パターンの1つとなることがしばしばある」と指摘されているが、こうした症状群の背景として環境的な要因を想定しないことの方がむしろ不自然である。適応できない要因そのものや、症状との関連については、子どもの口からは語られないことの方がむしろ普通であると考えておくべきだろう。

また、子どものこうして形成された不適応症状群は、条件をさらに悪化させ、適応をさらに困難にする。例えば、不登校事例の一部は、適応障害の症状としての社会機能の不全と考えることができるが、登校していないことによる学業の遅れや周囲との隔絶自体が、再登校の大きな障壁になる。

また、不登校の影響は、その対応をめぐって家族関係にも影を落とし、家庭への子どもの不適応反応としてのひきこもりや暴力へも進展し得るだろう。

また、子どもが家庭で極端に退行した言動をみせるような場合、もし仮に母親がこれに陰性の感情を抱けば、これを感知した子どもの不安はさらに増大し、症状の表出はさらに深刻で回復の難しいものとなるであろう。

さらに、子どもの場合には、発達的な問題をも視野に入れておかなくてはならない。発達の偏りは多くの場合、集団適応を難しくするし、症状化した問題にも発達の偏りが反映されやすい。その好例はアスペルガー症候群の子どもたちの場合で、彼らは前思春期から思春期にかけて、同世代集団の対人関係パターンが複雑化するにつれて、集団への不適応反応を起こすことが多く、その際には、特定の対象への執拗な攻撃性といった彼らによくみられる行動特徴が典型的に現れる。逆に、その年代になって不適応が表面化するまでは、その発達の偏りに関して診断される機会に遭遇しない事例も少なくない。

実際には、明確な診断カテゴリーに入らないような、軽微な発達の偏りをもつ子どもたちが多く存在しており、彼らはその偏り特有の適応上の困難を抱えていて、その子ども独自の様式による表出をすると考えられる。

4 ── 事例と考察

■A子(初診時小学5年生)

色白でやや小柄、標準をいくぶん上回る知的能力があり、とりわけ言語能力には長けた子どもである。幼児期は身体的にやや虚弱で、少し無理をすると熱発して小児科に通うことが多かった。しかし、欠席が長期化することはなく、4年生までは登校に関してまったく問題がなかった。

5年生になってクラス替えがあり、担任も替わったが、4月早々から一部の男子たちを中心にクラスの統制が乱れ、学級が混乱状態になった。きちんとしていないことが嫌いで、はっきりものを言う本児は、いきおい男子たちにとってはけむたい存在であり、特にある男子からは執拗にからかわれ続け、保健室を利用すると、そのことでも揶揄・攻撃を受け、次第に逃げ場を失い、毎朝学校に行くことをつらがるようになった。クラスもいわゆる学級崩壊状態になり、担任は6月に離任、ベテラン教諭が代理に立ったが混乱を収拾するには至らなかった。

この頃児童精神科への通院を開始するが、診察場面でいったん学校の状況や自分の困惑を話し始めると、とどまるところを知らなかった。

夏休みが明けると、学校に恐怖感を覚えるようになり、欠席がちとなるが、家にいても後ろめたいような気分で落ち着かず、自分の部屋で物に八つあたりまでするようになった。2学期後半は放課後に登校して担任に勉強をみてもらっていたが、3学期はまったく登校できなくなってしまい、自分の状態を「中身が溶けて抜け殻化しているような気がする」と言い、転校を考えるようになった。日常的には母親について買い物に出かけるほかはほとんど外出しなくなり、買い物に出ると憂さ晴らしと称してお気に入りのキャラクターグッズの店で毎日のように物を買い続けた。イライラが高

じて自室で衝動的に物にあたって破壊することもあった。
　こうした状態をみて、両親も何度となく学校に足を運び、対策を申し入れたが一向に埒が明かず、親子共に転校を考えるようになったが、新年度になって担任が交代、クラスが再び統制を取り戻すと本児も登校を再開できるようになり、当初は週に数日の休みが必要であったものが、2学期以降はほとんど欠席がなくなった。但し勉強に関しては、以前のようには意欲的になれず、「自分の周りだけひえびえとした空気が流れているような気がする」といったクラス内での違和感も卒業までなくなることはなかった。
　中学に入ると、学校の雰囲気は一変して落ち着いたものであったため、当初からまったく問題なく登校、クラスや学校の役も引き受けて、かなり積極的な面をみせるようになった。
　2年生になると、「自分はいい場所にいると思える」「他人をあまり嫌いとは思わなくなった」などと言うようになり、環境への適応にそれまでのような力みがなくなったことがうかがえた。それ以降の学校適応にはまったく問題をきたさず、中学を卒業した。

　この事例は、学級の混乱と子どもの不適応反応の関係がかなり明瞭なケースだといえる。不適応反応が形成される過程では、「周囲の児童の感情の読みとりのまずさ」「表出の不器用さ」といった本児の側の要因も、ある程度考慮されなければならないが、再適応が可能になった背景には、そうした対人関係能力の向上があったことは、面接記録を経時的にひもといても読みとることができる。この意味では、不適応エピソードそのものが、対人的な適応能力獲得のために不可欠なプロセスだったと考えることもできる。

5 治療および予後

　症状の持続が(DSMではストレス因子あるいはその結果の終結から)6ヵ月を越えることがないことが条件である以上、予後が不良であってはならないことになるし、治療も環境因子を完全に除去することが最善の治療方策であることになる。
　しかし実際の臨床場面では、環境と不適応反応との関係は不明瞭であることが多く、子どもの場合には考慮されなければならない事情がさらに多岐にわたることについては、既に述べた。そうした諸要因を総合的に洞察したうえで、再適応のための支援を提供する必要があると考えられる。
　ここでは、医療者としての立場から関与できる要因ごとにまとめておくことにする。実際の対応が、あくまでも子どもの自我発達を保護する視点から、個別的に十分配慮されなければならないことは言うまでもない。

1 養育者の問題把握

　子どもに心理的な不適応反応が生じた場合、養育者(親)が環境と症状との関係をいかに的確に把握しているかが、事態の推移に大きな影響を与えうる。冷静な把握が困難で、子どもの反応に対して情緒的に反応してしまうあまり、子どもの適応をさらに難しくしている場合には、親もまた援助

の対象と考えられなくてはならない。

　身体疾患のために入院し、その環境や自分の身体状況に適応が難しい子どもの場合には、この役割が病棟スタッフに求められることになる。

　子どもの反応を理解するうえでのポイントとして、①不適応反応を表出することそのものが、子どもの現在の事態への適応行動であることと、②年齢相応の反応ができなくなっていることも、不適応反応の一部であることが理解されていること、つまり、子どもが不適応反応を表出することによって否定的な扱いを受けないよう留意することが挙げられよう。

　養育環境が子どもの心身の生育のための適切さを欠く場合には、家庭もまた不適応の現場となり、養育者は心理的環境そのものである。このような場合の養育者への対応は、心理的虐待を想定した養育者への対応と本質において変わるところがない。

2 子ども自身に対する治療的アプローチ

　反応を起こしている子ども自身に対する心理的サポートが有効に与えられているかが把握されていなくてはならない。

　治療的なセッションは一律にではなく、子どもが置かれている状況に応じて設定されるべきであろう。子どもが周囲から受容されながら葛藤を表出する環境に恵まれない場合には、言語的な表出援助だけでなく、プレイや描画など、非言語的な表出をサポートするセッションがもつ意義は重要である。

　子どもたちは、自分の不適応が症状化するプロセスのすべてを言語的に理解する必要はないが、症状化されたものが否定的な自己理解によって再適応の妨げとならないためには、その子どもの自己理解の水準で、症状の意味が見い出されていることが望ましい。これは、結果的にはストレス耐性を上げ、その後の再適応の負担を軽減する。したがって、有効な援助のためには、子どもの抽象化能力や現実検討力を心理テストなどで把握しておくことも重要な意味をもつことになる。

　治療的な設定も、子どもにとっては自分を取り巻く環境の一部である以上、非治療的となる危険性と常に隣接している。この危険を避けるためには、子どもの状態を複数の目でチェックできる構造と、アプローチの選択肢を常に複数用意しておくことを念頭におくべきである。

3 環境自体への関与

　子どもがおかれている環境は、不適応の要因となった因子が完全に除去されているかどうかが判然としない場合が少なくない。しかも、治療者として環境自体に関与できる要素は、通常それほど多くはない。

　例えば、学校環境への不適応の場合など、療育者について触れたのと同様に、学校スタッフの問題把握は大きな鍵を握ってはいるが、その鍵を握る学校スタッフだけでなく、支援が与えられると期待されがちな周囲の子どもたちも含めて、学校環境が構成されており、それら全体に対する適応障害が起きていることが忘れられてはならないのである。

　膠着した状況の打開のためには、他の領域との連携がしばしば有効であることは強調しておきた

4 対症的対応

　症状が子ども自身や周囲の二次的反応を惹起し、それによって適応障害の全体に悪循環が発生する。こうした場合などには、発生した抑うつ、不安、不眠などに薬物で対応しておくことは、周囲の反応を巻き込んで過熱する不適応の悪循環に、一息つかせる効果が期待できる。しかし、これによって適応そのものが改善したわけではないことは、処方する側が銘記すべき点である。

（田中　哲）

●参考文献

1) 高橋三郎，大野　裕，染谷俊幸（訳）：DSM-IV 精神疾患の診断・統計マニュアル．pp 625-628，医学書院，東京，1996．
2) 上林靖子：こどものストレスとライフイベント．臨床精神医学 22：523-530，1993．
3) 松尾　正：重度ストレス反応と適応障害．B　適応障害．臨床精神医学講座（第5巻：神経症性障害・ストレス関連障害），松下正明（総編），pp 405-429，中山書店，東京，1997．
4) Newcorn JH, Strin J：Adjustment disorder in children and adolescents. J Am Acad Child and Adolesc Psychiatry 31：318-326, 1992.
5) World Health Organization：ICD-10；精神および行動の障害，臨床記述と診断ガイドライン．融　道夫，ほか（訳），pp 159-161，医学書院，東京，1995．
6) ハンス・セリエ：生命とストレス．細谷東一郎（訳），工作舎，東京，1997．
7) 井上洋一，水田一郎，小川朝生：適応障害．小児・思春期の精神科治療ガイドライン，「精神科治療学」編集委員会（編），pp 339-343，星和書店，東京，2001．
8) 大前　晋：「大うつ病性障害」ができるまで；DSM-III以前の「うつ病」（内因性抑うつ）と現代の「うつ病」（大うつ病性障害）の関係．精神神経学雑誌 114：886-903，2012．

26. 身体表現性障害

1 概念

　全身の健康、あるいは身体のある部分の機能について過度の配慮をして、故障感にとらわれている神経症性障害である。古典的分類では心気神経症と呼ばれていたものである。

　身体表現性障害はアメリカ精神医学会の精神疾患分類(DSM-IV-TR)と国際疾病分類第10版(ICD-10)とでは一部異なっており、いくらかの混乱をきたしている。DSM-IV-TRでは、身体表現性障害の中に身体化障害、転換性障害、心気症、疼痛性障害、身体醜形障害が含まれる。ICD-10では転換性障害は解離性(転換性)障害として身体表現性障害とは別のものとして分類されている。身体醜形障害はICD-10では、心気障害に含まれる。また身体表現性自律神経機能不全はICD-10に含まれる障害である。

　身体的訴えが多発的で繰り返し起こり、しばしば変化するものを身体化障害という。転換性障害は、既知の神経学的疾患では説明のできない運動麻痺、感覚麻痺といった神経症状を呈するものをいう。1つか、それ以上の重篤で進行性、悪性の病気にかかっているのではないかとの頑固なとらわれのあるものを心気症(ICD-10では心気障害)という。外見についての想像上の欠陥へとらわれているものを身体醜形障害と呼び、自律神経症状が優勢で頑固なものを身体表現性機能不全と呼ぶ。主な愁訴が激しく苦しい痛みであるものを疼痛性障害(ICD-10では持続性身体表現性疼痛障害)という。

　いずれも、医師の説得や保証に反応しないし、面接において精神生活をなかなか話題にしないという特徴をもつ。

　小児・思春期においても、成人の身体表現性障害と同じような症状が出現するが、成人と異なって、小児・思春期の身体表現性障害の治療においては、この時期の子どもたちの心性の理解が欠かせない。小児期では母子関係、同胞葛藤などに注意を払う。思春期では二次性徴による身体の変化や、こみ上げてくる性的な感情にどのような反応を示しているかということを把握しなければならない。小児・思春期の身体表現性障害の予後は悪くはないように思える。特に小児期では、環境調整によりストレスが軽減すると、症状の消失がかなり速やかに生じる。思春期では、身体内部のさまざまの馴染みのない感覚が爆発的に増大し、自分にとって不可解なものとして体験されるので、身体表現性の症状の出現が増える。しかし、多くの例で、思春期の通過とともに軽減していくように思える。但し、小児・思春期の身体表現性障害は、統合失調症や気分障害などの初期の前駆症状である場合もあるので、注意が必要である。

2 分類

本稿の分類ではDSM分類を中心にして、ICD分類にも触れながら論じることにする。

1 身体化障害

身体的愁訴は30歳以前に始まり、数年間にわたって持続する。診断においては、第一に、少なくとも4つの異なった部位または機能に関連した疼痛の病歴(例：頭部、背部、関節、四肢、胸部、直腸；月経時、性交時、または排尿時)が必要である。第二に、疼痛以外の少なくとも2つの胃腸症状の病歴(例：嘔気、鼓腸、妊娠時以外の嘔吐、下痢、または数種類の食物への不耐性)が必要である。第三に、疼痛以外の少なくとも1つの性的または生殖器症状の病歴(例：性的無関心、勃起または射精機能不全、月経不順、月経過多、妊娠中を通じての嘔吐)がなければならない。第四に、疼痛に限らず、神経学的疾患を示唆する少なくとも1つの症状または欠損の病歴(協調運動または平衡の障害、麻痺または部分的な脱力、嚥下困難または喉に塊がある感じ、失声、尿閉、幻覚、触覚または痛覚の消失、複視、盲、聾、けいれんなどの転換性症状；記憶喪失などの解離症状；または失神以外の意識消失)が必要である。

そして、これらの症状は、既知の一般身体疾患や物質の直接的な作用によって説明できない。また、症状は、意図的につくり出されたりねつ造されたりしたものではない。

この基準は非常に厳しいために、小児、思春期の症例においては完全に満たすことは少ない。しかし、6ヵ月以上持続する1つ以上の身体的愁訴がある場合、鑑別不能型身体表現性障害と診断できるので、これに該当する小児、思春期の子どもたちは多いと思われる。

2 転換性障害

ICD分類では、転換性(解離性)障害に含められている。転換性障害は、葛藤やその他の心理的な問題が身体領域の症状に置き換えられる障害であるが、小児・思春期においても、成人の転換性障害と同じような転換性症状が出現する。例えば、失立、失歩、嚥下困難などの運動障害や、感覚脱失、感覚鈍麻、視野狭窄、視力障害、聴力障害がみられる。運動面の症状に関しては、転換性の麻痺は普通腱反射が正常なので、器質的な疾患から鑑別できるだろう。感覚麻痺では、麻痺の部分が神経の走行・解剖学的な分布と一致しなかったり、暗示によって麻痺の領域の拡がりが変わったり、所見が変わったりする。

3 疼痛性障害

疼痛が臨床像の中心を占めている。その痛みに完全にとらわれており、すべての不幸の源とみなしている。疼痛の訴えは心理的要因によって影響されているが、患者は心理的、情動的原因を否定する。やや女性に多く、発症年齢も働く世代であることが多い。

4 心気症

　身体症状に対する誤った解釈に基づく、自分が重篤な病気にかかる恐怖、または病気にかかっているという観念へのとらわれである。そのとらわれは、適切な医学的評価または保証にもかかわらず持続する。とらわれの確信は妄想的な強固さまでには至らない。そのとらわれは、臨床的に著しい苦痛または、社会的、職業的、または他の重要な領域の機能における障害を引き起こしている。

　小児・思春期では心気症状によく遭遇するが、とらわれについては言語的に確かめにくいことがある。精神科よりも小児科などの一般診療科で治療されることが多く、一般診療科からのコンサルテーションにより、リエゾン的なかかわりになることが多い。

5 身体醜形障害

　ICD分類では心気障害に含まれる。正常な、あるいは、ほぼ正常な外見をもちながら、主観的に醜いという気持ちにすっかり取りつかれている障害である。自分が美しくない、嫌われているという強い信念、恐怖がある。その恐怖は、称賛や保証によって緩和されることは滅多にない。発症は15～20歳くらいで、女性にやや多い。鼻や顎などの顔の部分、髪、生殖器や胸部の想像上の欠点に過度の関心を向ける。「同級生は私のことを、この鼻のために嫌っている。それは同級生の素振りからわかる」など、身体的欠陥と思っている部分についての関係念慮さえ生じ、隠そうとしたり、形成外科的手術を求めたりする。手術が欠陥を治してくれるという多大な非現実的な期待をもつが、実際に形成外科的、歯科的、その他の医学的処置を受けても、結果に満足できない。

6 身体表現性自律神経機能不全

　ICD分類に含められている診断名である。自律神経亢進症状（動悸、発汗、紅潮、振戦など）を伴い、特定の器官や特定の系統が障害の原因として執拗に言及されるものである。

3 診　断

1 症状の把握

　小児・思春期でも成人と同じ診断基準で身体表現性障害の診断が可能であると指摘されているが、精神力動的な視点も加味して、症状の把握をしていく必要がある。

　精神力動的な視点からは、身体表現性障害は精神的葛藤を身体症状として訴えるものと理解できるということだが、それは人間の基本的不安の1つである生命喪失の不安にかかわるものであるだけに、すべての世代に起こり得るものである。それが具体的に身体表現性障害として表現されるには、年齢、性別、パーソナリティや環境などが関与し、それらの違いによって症状構造も多様化することは言うまでもないことだろう。

　身体表現性障害の身体症状を小児期・思春期という世代の観点からみると、身体的な発達との絡

みで、それぞれの年齢に起こりやすい症状というものがある[1]。

　年代別にみれば、学齢期では、頭痛とともに嘔気、嘔吐を含め、自律神経系の胃腸症状が多く訴えられる。いずれも単純な症状選択といえよう。学齢期まででは、自我の未発達、防衛機序の未熟からの葛藤状況で起こる緊張の短絡的発散ということが知られている。

　思春期になると、漠然としたイライラ感が出現し、嘔気、嘔吐などは減少する。これは、自己を対社会(外界)との関連から捉えるときに生じる緊張、不安と結びつくものであろう。

　思春期も前期、中期、後期と分けて眺めると、思春期の前期では、二次性徴の到来とともに頭痛、頭重などの身体的不安も出現し、不登校・ひきこもりの急増がみられる。不適応による緊張を身近な人に対して発散する家庭内暴力を伴うかも知れない。思春期中期では、自己意識の芽生えとともに起こった対人緊張に関した症状が増える。特に男性の場合、自己臭、視線恐怖、醜形恐怖などの対人場面で増強する症状とともに出現する傾向がみられる。

　思春期後期は、自己の在り方から発展した症状、すなわち、自己不全感、対人過剰意識の増加がみられ、抑うつ気分に絡んだ身体症状がみられる。

2 除外診断

　身体表現性障害の診断は必ずしも容易ではないことがある。身体的な診察は細心の注意をもって行い、器質的な障害を見落としてはならない。一方、器質的な障害を見い出したからといって、身体表現性障害を否定することもできない。逆に、はっきりとした所見がないからといって、身体表現性障害を診断することが正しいとも限らないのである。少なくとも身体的検索を行い、除外診断を必要とする。非特異的で多彩な身体症状を特徴とする身体疾患(例えば、副甲状腺機能不全、急性間欠性ポルフィリン症、多発性硬化症、全身性エリテマトーデス症など)を除外しなければならない。

3 積極的診断

　これは心因性の特徴を把握するということである。症状の起源が心理的、あるいは感情的反応として理解できるかどうかということを調べる。そのためには、「どのような症状に困っているのか」、「そのために、現実の生活にどのような支障があるのか」を十分に聴く。このような面接を進めていく中で、(症状のために生じてくる)現実生活における対人関係の困難や、周りの人たち(両親、同胞、友だち、先輩、先生、部活の先生など)に対する感情を明らかにしていく。思春期では、二次性徴に対する心理的反応を知る必要がある。これらのことが、患者の過去の生活史とどのように関連しているのかを明確にしていく。そうするうちに、やがて、心的外傷(トラウマ)とパーソナリティの関連が浮かびあがってくるだろう。

4 ── 成因・病態

1 身体的要因

　近年の生物学的研究は、身体的要因が重要な役割を果たしている可能性を示している。身体表現性障害の神経心理学的な基礎を指摘している研究がいくつかある。家系内発生の報告もある。しかし、現在のところ、身体表現性障害の身体的要因は特定できておらず、今後の研究が望まれる。

2 心理社会的要因

　小児の身体表現性障害の発症には、家庭環境を中心とした親子関係、特に母子関係が強い影響をもつ。子どもに精神的な痛みや悩みがあるのかと考える人もいるだろうが、防衛機序がまだまだ未熟であり、刺激に対して過敏な子どもは大人と比べてずっと小さな心理的刺激によっても影響を受けやすく、傷つきやすいことを念頭においておくべきである。母親の妊娠、母親の病気、母親の別居、両親の不和などとの関連は注目しなければならない[2]。また、小児期ではきょうだい葛藤も起こりやすい年齢だから、弟や妹の誕生に対する不安や嫉妬、学齢期でも競争心や嫉妬などが心理的な要因として影響することがある。学齢期では、学校での先生や友だちとの適応なども関係することを忘れてはならない。

　発病の準備要因としては、身体的要因(身体病や外傷の先行)が多く挙げられている[3]。しかし、学齢期では、身体病や外傷などが先行することは大人の世代と比べると少なく、学校や友だち関係などの社会的要因と、両親との愛情問題などの家庭内要因が多い。友だちとの喧嘩や仲間外れ、もしくは、親からの過度の期待に辛うじて応えていた子どもが、ある種の破綻、特に学業成績をめぐる問題や、進学問題による自己評価の傷つきを契機として発症するのである。

　思春期の世代には、学齢期にはみられなかった葛藤がみられる。すなわち、二次性徴の発現による身体像の変化が生じ、心理的には自己理想と現実との葛藤が強くなるのである。そこから自己評価の低下が生じる。自我同一性、自己形成にまつわる問題が思春期の身体表現性障害の背景として存在することに留意しなければならない[4]。

5 ── 治　療

1 一般的マネジメント

　子どもや家族が語る病歴を注意深く聴き、「大変だったね」と共感しながら、ラポールをつくっていく。その後に身体診察を行い、必要であれば検査も行う。「何も異常はない、精神的なものですよ」というような説明は避け、症状は現実に存在しているのだということを認め、苦痛を理解するという姿勢は重要である。

検査については、検査が繰り返されると、医師が診断に確信を抱いていないことを示すことになるので、必要最小限の検査にとどめなければならない。

また、根拠のない身体病の診断はしない。良好な治療同盟を築くために、丁寧な態度をとり、説明はつかないけれども症状は現実に存在しているのだということを認める発言を心がける。そして、「経過をみていきましょう」と語りかけ、子どもと家族に定期的な通院を勧めることも大切である。

身体表現性障害が成立する機序は十分には解明されていないけれども、疾病利得のある患者が少なくない。身体表現性障害は慢性ストレス状況に対する適応パターンの1つと考えることができる場合も多い。そもそも神経症性障害はセカンドベストの解決方法だと理解できると主張する臨床家もいるくらいである。症状はコミュニケーションの手段であり、感情の表現手段であり、環境のコントロール手段でもあるという理解は、子どもの身体表現性障害の治療を行ううえで役に立つだろう。これらのことを考慮しながら、子どもばかりでなく、子どもの親との間にもしっかりとした治療関係を樹立することが重要である。

2 治療的接近

小児・思春期の治療の目標としては、症状の背後にうっ積している情動のはけ口をつくり発散させることや、不安や緊張に耐えられるように少しずつ訓練していくこと、そして自信をもたせるようにすることである。

(1) 精神療法

子どもは自分がどのようなストレスフルな内的・外的状況におかれているのかを気づいていないことが多い。こうしたことを直視できるようにもっていき、内的な葛藤の解決を援助するのが精神療法である。

小児では、遊戯療法や芸術療法、箱庭療法などが用いられる。絵画遊びや人形遊び、箱庭遊びなどを通して、非言語的に子どもと精神的交流をしながら、遊びの場に投影される心理的要素を読み取っていくのである。なんらかのストレスや葛藤が身体表現性の症状を発展させていることが多い。遊びの場で、関係のありそうな社会的要因が浮かびあがってくれば、家族との面接などで、その根拠を確認し、適切な環境調整を進めていくこともできるだろう。

(2) 家族療法

心気的な訴えをする子どもの親の中には心気的な人がいることが少なくない。あるいは、親の中にはかつて自分自身が投薬を受けるような慢性疾患や手術を含む外科的治療を体験した人が少なくない。そのような医療を受ける体験をした人は、わが子の訴える愁訴に対して、自分が医療を受けたときの体験から、同様に身体的な障害がどこかにあるに違いないと誤った確信をしたり、医師や医療に対して当時抱いていた感情がよみがえり、子どもの医療に投影されたりするかも知れない。

子どもの成長に応じて、両親もあり方を変えていくものである。しかし、家族の歪みが強い場合、親が子どもの成長を妨げていることがある。こうした家族病理がうかがわれるときには、まず、こ

の問題に取り組むのが望ましい。

　親に子どもの内面を理解してもらい、そしてその対応が変わると、子どもの問題行動や症状が改善していくのである。

(3) 薬物療法

　小児・思春期の身体表現性障害の治療においては、薬物療法の果たす役割はあまり大きくない。とはいえ、急激に高まった子どもの不安に対しては、少量の抗不安薬は有用である。しかし、こうした薬剤の使用も短期間にとどめるべきであろう。不安が軽くなり、症状が和いだら、環境上のストレス改善のために環境調整をしたり、子ども自身の心的葛藤の解消のための精神療法に取りかかる。

　家族が医師や医療に対して陰性感情を抱いていることもある。その場合、医師を直接批判することはせず、医師が処方した薬に対する不平不満の形で表現することがあるので、注意を払う必要がある。家族が抱いている感情、例えば怒り、挫折などの気持ちを汲むことを心がける。

　また、思春期の子どもは、「薬を使うことは自分が精神的に弱い人間ということだ」と考えたり、自分の力で治したいという気持ちが強かったりするために、薬の処方については自尊心を損なう体験にもなりかねないので、注意する必要がある。

3 小　児

　子どもは特に心と身体の結びつきが強いし、ストレスに耐えることが弱く、すぐに身体の症状として出現する。家庭の中で最も防衛力の弱い子どもはスケープゴートになりやすい。症状を出すことで家庭内の病的なバランスを保つようなことがある。小児期ではストレス状況下で一過性に身体症状を呈しやすいが、一方、家庭内のストレスが取れると、速やかに症状が治まるという点も特徴である。

　したがって親には、訴える身体症状の背後には不安や不満や憎しみや悲しみなど、心の問題が横たわっていることを理解してもらう。ただ短絡的に家庭のストレスを生み出した親を非難して責めても子どもは救われない。親は共同治療者として位置づけなければならない。

　身体的愁訴をする子どもの欲求としては、

①自分ではどうすることもできなかった恐ろしい体験を、癒してもらうことが可能な痛みや身体的苦しみという形で受け取ることによって排除しようという欲求、あるいは、漠然とした不安を、治療すれば治る身体病の形をとることによって排除したいという欲求。

②学校状況から逃げたい、家庭内の不当な地位から逃れたいという欲求。

③もっと関心や愛情、同情を引きたいという欲求。

④不当な批判、病気に対していっこうに保護してくれないことに対する埋め合わせの欲求。

などが指摘されている[5]。

　こうした、子どもの欲求などの心理的原因を探っていくうちに、親のしつけをめぐる子どもとの対人関係の問題が発見されることも多い。

小児は身体症状を身体的疾患と考えたりすることも少なく、両親によって医療機関に連れて来られることが多い。また、非・反社会的行動(不登校や行為障害など)が併存しているときも自分の問題として治療に臨むのではなく、親の勧めといった受身的な態度が多い。支持が治療技法として用いられるが、遊戯療法や箱庭療法、芸術療法などの非言語的な精神療法も小児には有用である。症状、社会適応共に改善することが多い。環境調整がうまくいけば、比較的容易に症状も消失する。

4 思春期

　成人の世代の身体表現性障害に比較して、思春期の患者では保証を求めてくることは少なく、治療経過も動揺しがちである。治療者との関係は、まさに思春期の自己像との対決となるために、アンビバレント、反発、攻撃、挑戦といった態度をとることもあり、防衛の構えが強い。そのために適応の面からも改善は遅く、治療は困難で時間がかかるものとなる。その裏には、プライドをめぐる葛藤が潜んでいることも多い[6][7]。同一化のよい対象になる両親によって育てられていない子どもの場合は、病的なプライドが形成され、それが思春期に脅かされるとき、不安定な自我同一性をベースとして身体表現性障害が発症するかも知れない。また、依存欲求が身体症状の形でしか表現できず、寂しさや頼りなさといった素直な感情表現ができず、治療場面では心的葛藤が話題になりにくい特徴もある。

　さて、人間の精神生活では絶えず自己が問われるものだが、それも社会的自己、精神的安定としての心理的自己とともに身体像という身体的自己が関与する。小児期や思春期においても、それらは相互に関連し合い統合された自己として、社会とのかかわりを形成していく。特に小児期や思春期では、身体状態、精神生活、社会的現実生活は絶えず変化するものである。その中で、心理社会的にも生物学的にも自分の地位を見い出し、役割を果たしていくことは、それほど容易なことではない。小児期・思春期においては、そういった自己の調和の歪みとして身体表現性障害を理解することは治療を進めるうえで有用であるに違いない。

　世代別にみて、成人期・初老期に発症した身体表現性障害では厳格な家庭環境に育ったとか、困窮した家庭環境で育ったという生育史が多いのに対して、学童期から思春期に発症した身体表現性障害では、幼少期は過保護な環境に育ったという傾向がある。また、症状の果たす役割という観点からみると、一般的に成人では疾病逃避と考えられるのに対して、小児・思春期では適応の失敗に対する合理化の色彩が強い。

6 経過と予後

　治療経過と予後をみるとき、症状の変動だけでなく社会適応の面も考慮する必要がある。小児・学齢期では、症状・適応共に改善するものが多い。非社会的あるいは反社会的行動障害(不登校、家庭内暴力や行為障害など)が併存する場合は、予後はよいとはいえない。思春期についても、より若い世代の患者ほど、症状がとれるにつれ適応も改善するという形をとる傾向がある。アンビバレントで挑戦的な傾向が著明なために治療関係が困難な子どもでも、思春期過程を通過すると症状が軽

減し社会適応が向上することが多い。ただ、思春期では、経過の中で、統合失調症や気分障害との鑑別が問題となる症例も多い。

おわりに　小児期・思春期の身体表現性障害の予後は、対処のしかたが適切であれば一般に良好である。環境要因やパーソナリティ要因をチェックし、状況や発達段階に応じた指導を行う。治療的接近のポイントは症状の除去を焦らないことであり、治療の目標は子どものコントロールの感覚を向上させ、自尊心を向上させることにある。肝心なことは、症状の背景にある心理社会的発達課題へのつまずきを理解し、子どもの心理社会的成熟を推し進めることである。良好な治療関係を維持するためには、親のメンタルヘルスにも配慮することが必要である。

（西村良二）

● 文　献

1) 野中幸保：心気神経症のライフサイクル的考察．精神医学 21(8)：867-879，1979．
2) Wyllie E, Glazer J, Benbadis S, et al：Psychiatric features of children and adolescents with pseudoseizures. Arch Pediatr Adolesc Med 153(3)：244-248, 1999.
3) Goodyer I, Taylor D：Hysteria. Arch Dis Child 60：680-681, 1985.
4) 西村良二：よくわかる精神医学　2-A；神経症編．pp161-165，ナカニシヤ出版，京都，1999．
5) 牧田清志：児童精神医学．p237，岩崎学術出版社，東京，1969．
6) Dubowitz V, Hersov L：Management of children with non-organic(hysterical) disorders of motor function. Develop Child Neurol 18：358-368, 1976.
7) 青木省三：青年期におけるヒステリー性神経症の臨床的研究．児童青年精神医学とその近接領域 30：320-335，1989．

27. 解離性障害

1 ─ 概念

　解離症状は転換症状とともに、ヒステリーの主要な症状とされてきた。解離という概念はJanet P[1]が最初に記述したもので、感情、感覚、運動、思考の統合が障害された状態を意味している。世界保健機関(WHO)の国際疾病分類第10改訂版(ICD-10)[2]によると、解離は「過去の記憶、同一性と直接的感覚の意識、そして身体運動のコントロールの間の正常な統合が一部ないしは完全に失われた状態」と定義されており、転換性障害も解離性障害に含まれている。また「無意識的な動機や二次的利得のような、何か1つの特別な理論から得られた概念は診断のためのガイドラインや基準には含まれない」とし、ヒステリーという用語はできるだけ使用を避けることが最良であるとしている。つまり、心理機制重視の疾患体系から反応パターンに着目した疾患分類へと変化していることに注目しなければならない。

　近年、成人のヒステリー圏疾患は文化や社会変化の影響により減少傾向にあるといわれるが、児童・青年期の転換性ないし解離性障害は増加または不変という報告[3]がみられ、決して減少していないことがわかっている。

　Spiegel D[4]によると、解離は痛ましい記憶、恐怖、願望のみならず、外傷そのものに対する防衛機制であり、圧倒されるような恐怖、痛み、絶望から自我を守るのである。それは一過性の離人症状から解離性健忘や多重人格障害まで、一過性に適応できるように働くこともあるし、自我の統合を崩すこともあるのである。つまり、すべての解離現象が病的であるわけではなく、健常者の日常生活にも解離は認められる。それは例えば、スポーツやロックコンサートの観衆の熱狂状態であり、催眠や瞑想におけるトランス様体験である。Ludwig AM[5]のいうように、解離は人間の精神活動に必要なものであり、解離現象をコントロールする力は一種の能力ともいえる。

　こういう健常者の正常範囲の解離と解離性障害における解離には連続性があると考えられている。すなわち、通常の解離機能が失調し、量的、質的に重症化したものが解離性障害である。そして、その通常の解離機能を失調させるものとして、第一に解離しやすさの素因が考えられている。解離しやすさには個人差があり、これは解離に器質的な背景が存在する可能性を示唆するが、それについての決定的な知見はない。この解離しやすさは、催眠状態へのなりやすさ(催眠感受性 hypnotizability)と同じであると考えられている。第二に心的外傷の問題がある。Janetが述べているように、心的外傷を受けた人は解離を引き起こしやすい。患者は解離機能を発動して、心的外傷を切り離し、自己を守ろうとするのである[6]。近年、児童虐待と解離性障害との関連性が注目されてい

さらに、児童期の解離性障害において重要なことは発達の問題である。ある事象が心的外傷になるかどうかはその子どもの年齢によってかなり異なる。また、児童期は空想上の仲間と遊んだりすることがあり、そのことを後で覚えていないような意識の不連続な状態がみられることがある。この場合は解離性障害ではなく、いわゆる「正常な解離」が起こっていると考えられる。発達段階からみると、前思春期がPutnam FW[7]のいう「現実を変える能力」「幻想の世界に入る能力」を習得する時期であり、解離性障害の最低年齢になると考えられる。河村ら[8]の報告では9歳が発症年齢の最年少であったとしている。

また、児童・青年期における解離性障害の頻度はよくわかっていない。男女比は成人では女性が男性の約3倍多いといわれているが、年齢が低下するにつれて男女差がなくなってくるとされている。しかし、西園[9]や河村[8]らは女児が明らかに多いと報告している。

前述したようにICD-10では転換性障害も解離性障害に含まれるが、DSM-IV[10]では転換性障害は身体表現性障害に含まれており、解離性障害とは別のカテゴリーに入っている。本稿ではDSM-IVに従った分類で説明していく。

2 分類と症状

1 解離性健忘

定義上すべて心因性健忘であり、病像はいわゆる物忘れや疲労では説明できない最近の重要な出来事の逆向性健忘であり、器質的病変の存在や中毒などを否定できるものである。

健忘は近親者の死亡、恋愛問題、借金などストレスの強い性質の出来事に関係し、部分的あるいは完全な健忘であり、選択的なものであるが、日常生活そのものには大抵の場合支障をきたさない。

発症には慢性の葛藤状況などという準備状態があり、徐々にか、ささいな原因によってなんらかの意識水準の低下が起こった後突然に発症する。回復は自然にみられたり、治療によってすべての失われた記憶を回復する。持続は健忘の程度や範囲によって異なり、数分間から年余にわたるまでさまざまである。健忘に伴う感情の状態は落ち着いた対応、困惑、苦悩など多様であるが、強い抑うつ感は少ない[11]。

合併症として転換性障害、神経性過食症、アルコール症、うつ病がみられる。また演技性パーソナリティ障害、境界性パーソナリティ障害、依存性パーソナリティ障害なども認められることが多い。

2 解離性遁走

解離性遁走とは、異常な非論理的な場所移動を伴う突然で予期しない目的のある病的旅行をいう。普段の同一性を喪失した状態を指し、われに帰ったときはこれまでのすべての、あるいは一部の生活史を想起できないという健忘を残す病態である。遁走の期間は2、3日間が最も多く、大抵は数時

II. 各　論

間から3週間程度である。遁走中の行動は第三者からみて完全に正常に映ることがある。一般に遁走のエピソードが1回きりというのはむしろ稀であるといわれ、治療を受けなくても自然に回復することもある。

　複雑部分発作やてんかん性もうろう状態で遁走をきたしうるので、解離性遁走はてんかんとの鑑別が必要である。うつ病に際しては、特に激越うつ病の状態の際に遁走が発現しやすく、時に繰り返される。うつ病者は、自分の居場所を見い出せない場合や人目につかないところに行ってしまいたいという衝動により、あるいは自殺念慮を抱く際に死に場所を求め放浪、徘徊することがある。

　児童期には稀であるとされる。中学生以降になると比較的しばしば認められ、身元不明で児童相談所などを経由して緊急入院し、何日か経って過去の細部の記憶が復活して、初めて名前がわかる例も少なくない[12]。

3 解離性同一性障害（多重人格障害）

　2つ以上の別個の人格が同一個人にはっきり存在し、そのうち1つだけがある時点で明らかになり、別のときには別の人物に交代する。各々は独立した記憶、行動、好みのある完全な人格をもち、別の名前を名乗り、別の自己像をもっている。一方が他の方の記憶の中に入ることはなく、また互いの存在に気づくこともない。

　解離性同一性障害は大抵は自我を防衛するために、過去の記憶を断片に分離するか孤立させてしまって自己の統合ができなくなった病態をいう。一般に最も高度な解離性障害として認識され、特に幼児期の性的、身体的虐待との関連が強調されている。

　Spiegel[13]は解離性同一性障害の発症経緯を示す点で統合失調症の成立における二重拘束仮説が非常に重要な概念であることを示唆している。つまり、親の二重拘束の典型的な例で、昼間は優しい父親が母親がいなくなったりすると性的な虐待者になる場合、それを自分で処理するために、優しい父親と虐待者としての父親を解離するしかないのである。

　Ross CA[14]は解離性同一性障害の臨床的特徴として、性的・身体的虐待の既往、女性、20〜40歳の年齢、記憶の欠落、頭の中に声がする、あるいは他のSchneiderの1級症状、DSM-IVの境界例の診断基準を満たす、はかばかしくない過去の治療歴、自己破壊的行為、思考障害はないこと、頭痛の10項目を挙げている。

　またRoss[14]によると、解離性同一性障害は1980年以前は非常に稀な病態であり、しかも二重人格が全世界で200例に過ぎなかったのに対し、1980年以降急激に報告数が増え、1989年には北アメリカだけでも最低6,000例が確認されているという。

　発症は思春期以前のことが多いが、診断を受けるのは臨床上目立ってくる青年期、成人期になってからとされる。女子の方が男子の3〜9倍であるが、児童期では男女ほぼ同数である。多重となる人格の数は女子の方が多く、平均15人、男子は平均8人とされる。慢性化しやすく、波動的な経過を繰り返す。合併症として自殺企図、自傷行為、暴力、精神活性物質依存が挙げられている。

　わが国では小説やマスコミにより一般大衆に急速に広く知られるようになり、報告例は近年徐々に増加してきているが、欧米に比べると頻度は少ない。

4 離人症性障害

離人症は前述の3つの障害と異なり、従来の解離型ヒステリーの範疇には属さないもので解離性障害に入っていることにやや違和感も感じられる。実際 ICD-10 ではまったく別のカテゴリーに属するが DSM-IV では解離性障害に組み込まれている。

離人症は自己の同一性、単一性の意識が希薄になった状態で、能動性の意識、自己所属感の障害と考えられる。また、離人症の体験される領域を3つの領域から捉えられる。まず第一に自己や外界についていきいきした実感がなくなった感じで、「自分の行為に現実感がない」「うれしさ、悲しさの感情がない」「自分が行動しているように感じない」「自動人形が動いているようだ」と表現する自己についての離人症である。第二に「外界の対象が生気を失って感じられる」「ヴェールを隔てたようでぴったりとこない」と感じる外界についての離人症（現実感消失）がある。第三に「自分の身体が自分のものでなくなった」「頭が空っぽになった」などと訴える身体についての離人症がある。

離人症者は上記の症状による自己および世界の変化を苦悩し、積極的に訴えるのであるが、同時にそれを冷静に観察している自己があり、変化したのは自分自身であるという自覚をはっきり保っているのが特徴である。

一般に、離人症は10歳代後半から20歳代に発症する。清水ら[15]の報告では15歳以前の発症は77例中6例であった。また、性別では女性の方が多いと報告しているものが多い。

離人症状は統合失調症の初期やうつ病の経過中にもみられるので鑑別が必要である。

5 特定不能の解離性障害

解離性健忘、解離性遁走、解離性同一性障害、離人症性障害のどれにも該当しない解離性障害は特定不能の解離性障害に分類される。例えば、憑依症候群などの多くの文化結合症候群、洗脳、感応性精神病、拘禁反応などが含まれる。また児童思春期の解離性障害に多いとされる一般身体疾患によらない意識消失や昏迷、昏睡もこの分類に含まれ、いわゆる「こっくりさん遊び」もこれに当てはまる。

3 ── 成　因

Janet によると、健常人は自己や自我の意識的なコントロール下でさまざまな精神機能（感覚、記憶、意欲など）を安定した一貫性のある心理構造に統合するために基本的な心的エネルギーを用いているが、この心的エネルギーが病的に乏しくなったり、また遺伝的に欠けているために解離が生じるとされる。解離は心的外傷に直面しての心的エネルギーの情緒的な消耗によって、心的エネルギーの総量が臨界点以下になり、結合力が弱まって種々の精神機能のコントロールが失われる状態とされる。

心的外傷については児童思春期の症例では特に身体的虐待や性的虐待が大きな問題となる。しかもそれらの虐待が両親や家族によってなされることが重大である。また重篤な虐待だけでなく、両

親の機能不全、つまり正常な両親の愛着の欠如や子どもを世話することの放棄、さらに両親間の暴力によって子どもは統合機能を発達させることができなくなり、解離症状を起こしやすくさせる[16]。特に母親の機能不全は解離症状の重症度と関連するとの報告もある。

もちろん虐待だけでなく、戦争体験や大災害によって重傷を負ったり、親を亡くしたり、あるいは親の犯罪を目撃したりするようなことも心的外傷となる。わが国では、性的虐待との関連性を述べている報告は欧米ほど多くはない。

神経生物学的所見に関しては、心的外傷後ストレス障害(PTSD)では海馬体積の減少や外傷体験曝露時の扁桃核と関連部位の血流亢進などがいわれている[17]が、解離性障害についての報告は非常に少ない。それでも最近解離性障害においても海馬の萎縮などの報告がみられるようになり、今後この分野での研究が期待される。

4 ── 診断および鑑別診断

診断は、DSM-IVかもしくはICD-10によってなされることが多い。Steinberg M[18]は解離現象を5つの中核症状に分けて記述し、この考えに基づいて解離性障害の構造化面接であるStructured Clinical Interview for DSM-IV Dissociative Disorder(SCID-D)を作成した。またSCID-Dと同様に、解離の連続性に着目してつくられた診断ツールとして、解離体験尺度(第2版)Dissociative Experience Scale(DES-II)[19]がある。これは28問からなる自記式の質問紙で、ある解離体験がその人の主観で何%くらいあるかを、0%から100%まで10%ごとに列記した数字を丸で囲んで答える。結果は28項目の平均(%)で示される。数字が大きくなるほど、重症の解離状態であるということができる。DES-IIは非常に簡便で、短時間に施行できるため、解離性障害のスクリーニングテストとして優れている。

DSM-IV診断は児童期の解離性障害には適合しない場合があり、Peterson GとPutnam FW[20]は年齢と発達レベルを考慮した児童期の解離性障害の診断基準を提唱している。

鑑別診断としてはまず、器質性疾患を除外しなくてはならない。原因疾患として、てんかん、脳血管障害、アルコール、薬物乱用が挙げられる。機能性疾患として、統合失調症、気分障害がある。また、児童期には素行障害なども考慮する必要がある。さらに注意欠如/多動性障害と誤診する場合もあり、注意を要する。

5 ── 治療

治療にとって最も重要なことは、安心感のある養育的環境が子どもに提供されることである。そのような環境が保証されない限り、どのような治療も成功しない。言い換えるとそのような環境が提供できるように治療者は家族を含めた環境調整に留意しなければならないのである。

また、治療に際して自殺の危険性について常に注意しなければならない。Stengelによると遁走は自殺衝動に対する防衛であり、自殺の代理症である。またBerringtonらはうつ状態と自殺企図

が遁走や解離性健忘をきたす患者の極めて特徴的な症状だと強調している。

さらに重要なことは、記憶の回復が治療の目的ではないことである。破局的な体験からの防衛をむやみに崩すことは治療的ではない。患児が心身の消耗を回復し現実に再直面しそれを受容していくための猶予期間であるという視点が必要である。背景にある外傷体験、慢性の葛藤状況、抑うつ気分、隠された自殺念慮などを考慮しながら休養を第一とし、その後に患児が現実を否認せずに直視でき、それに対処しようとする姿勢を得るための支持的な援助が必要なのである[11]。

具体的な治療法としては第一に精神療法が挙げられる。児童期の場合は、描画や箱庭療法などの非言語的療法が組み合わされる。両親との関係やきょうだい間の葛藤、学校での友人関係などを考慮しながら自己表現を促すよう精神療法を行うことが重要である。第二に、認知行動療法を組み合わせた対象関係に焦点を当てた精神力動的精神療法が行われる。その中で自己の苦痛を和らげる技術を身につけるのである。特に思春期の解離性障害を正常心性の延長線上にある解離連続体と捉え行動療法を中心としたアプローチの有効性が示唆されている[21]。最後に薬物療法が行われるが、解離性障害にはあまり有効ではない。しかし、diazepamやalprazolamなどの抗不安薬やセロトニン再取込み阻害薬(SSRI)などの一部の抗うつ薬が有効である場合もある。

6 ─ 予後

児童思春期の解離性障害は、成人に比べると予後は比較的良好である。成人に比べて解離症状が流動的で固まった防衛機制がないため、治療的介入が奏効しやすい。河村ら[8]の報告では、18歳未満の解離性障害の患者18例中10例が改善または治癒した。予後良好な例の特徴は、家庭環境に大きな問題がなく症状も解離のみで、身体症状などの合併が少ない点が挙げられる[22]。しかし、治療がなされなければ解離性同一性障害に進行していく可能性もあり、注意を要する。

(飯田順三)

●文献

1) Ellenberger HF：The Discovery of the Unconscious；The History and Evolution of Dynamic Psychiatry. Basic Books, New York, 1970［木村 敏, 中井久夫(監訳)：無意識の発見. 弘文堂, 東京, 1980］.
2) World Health Organization：The ICD-10 classification of mental and behavioural disoders；Clinical Descriptions and Diagnostic Guidelines. WHO, Geneva, 1992［融 道男, 中根允文, 小見山実(監訳)：ICD-10 精神および行動の障害；臨床記述と診断ガイドライン. 医学書院, 東京, 1993］.
3) 中根 晃, 山田左登留：児童精神医学におけるヒステリー. 精神科治療学 7：707-715, 1992.
4) Spiegel D：Dissociation and trauma. American Psychiatric Press Review, vol 10, Tasman A, et al(eds), pp261-275, American Psychiatric Press, Washington DC, 1991.
5) Ludwig AM：The psychobiological functions of dissociation. Am J Clin Hypn 26：93-99, 1983.
6) 安 克昌：解離性障害診断と治療. 臨床精神医学講座5, 神経症性障害・ストレス関連障害, 松下正明(総編), pp443-480, 中山書店, 東京, 1997.
7) Putnam FW：Dissociative disorders in child and adolescents. Psychiatric Clinics of North America 14：519-531, 1991.
8) 河村雄一, 本城秀次, 杉山登志郎, ほか：児童思春期に解離症状がみられた18例の臨床的研究. 児童青年精神医学とその近接領域 41：505-513, 2000.

II. 各　論

9) 西園昌久：ヒステリーの臨床．臨床精神医学 9：1145-1156，1980．
10) American Psychiatric Association：Quick Reference to the Diagnostic Criteria from DSM-IV. APA, Washington DC [高橋三郎，大野　裕，染矢俊幸（訳）：DSM-IV 精神疾患の分類と診断の手引．医学書院，東京，1995].
11) 大矢　大：解離性障害　病因．臨床精神医学講座 5，神経症性障害・ストレス関連障害，松下正明（総編），pp430-442，中山書店，東京，1997．
12) 中根　晃：児童期の解離性障害．精神医学レビュー 22，解離性障害，中谷陽二（編），pp47-54，ライフサイエンス，東京，1997．
13) Spiegel D：Dissociation, double binds, and post-traumatic stress in multiple personality. Treatment of multiple Personality Disorder, Braun BG(ed), pp61-78, American Psychiatric Press, Washington DC, 1986.
14) Ross CA：Dissociative identity disorder. Diagnosis, Clinical Features, and Treatment of Multiple Personality, 2nd ed, John Wiley & Sons, New York, 1997.
15) 清水将之，坂本昭三，石上　亘，ほか：15 歳までに発症した離人症の 6 例．精神医学 10：401-406，1968．
16) Hornstein NL：Dissociative Disorders in Children and Adolescents. Comprehensive textbook of psychiatry, Sadock BJ, Sadock VA(eds), pp2909-2917, Lippincott Williams & Wilkins, Philadelphia, 2000.
17) Kolk BA：The psychobiology of post-traumatic stress disorder. J Clin Psychiatry 58：16-24, 1997.
18) Steinberg M：Handbook for the Assessment of Dissociation；A Clinical Guide. American Psychiatric Press, Washington DC, 1995.
19) 田辺　肇：DES-尺度による病理的解離性の把握．臨床精神医学 33（増）：293-307，2004．
20) Peterson G, Putnam FW：Preliminary results of the field trial of proposed criteria for dissociative disorder of childhood. Dissociation 7：4-13, 1994.
21) 兼本浩祐：思春期の解離．精神科治療学 26：719-725，2011．
22) 河村雄一，村瀬聡美：解離性障害．精神科治療学 23（増）：356-359，2008．

28. 性障害および性同一性障害

はじめに　平成8年(1996)に埼玉医科大学倫理委員会が「性同一性障害」に関する答申を発表してから、「性同一性障害」という言葉が一般にも知られるようになった。

この答申を契機として、性同一性障害や性転換(性別適合手術)のことが医学界においても公に語られるようになり、「性の自己意識」「性自認」「ジェンダー」といった問題にも関心が寄せられるようになった。

本稿では性障害および性同一性障害の分類を提示し、主に児童青年期の性同一性障害について解説する。

1 — 性障害と性同一性障害の分類

DSM-IV-TRによれば、性障害および性同一性障害は表53に示すように「性機能不全」、「性嗜好異常」、「性同一性障害」に分けられる。ICD-10においては表54に示すように生理的障害および身体的要因に関連した行動症候群に「性機能不全、器質性の障害あるいは疾患によらないもの」が分類されており、成人のパーソナリティおよび行動の障害に「性同一性障害」、「性嗜好障害」、「性の発達と方向づけに関連した心理および行動の障害」が分類される。

1 性機能不全

性機能不全には、性的欲求の障害(すなわち、性的欲求低下障害、性嫌悪障害)、性的興奮の障害(すなわち、女性の性的興奮の障害、男性の勃起障害)、オルガズム障害(すなわち、女性オルガズム障害、男性オルガズム障害、早漏)、性交疼痛障害(すなわち、性交疼痛症、腟けいれん)、一般的身体疾患による性機能不全、物質誘発性性機能不全、および特定不能の性機能不全が含まれる。

2 性嗜好異常

普通ではない対象、行為、または状況に関連し、臨床的に著しい苦痛、または社会的、職業的、または他の重要な領域における機能の障害を引き起こしている反復性の強烈な性的衝動、空想、または行動を特徴とする。性嗜好異常には、露出症、フェティシズム、窃触症、小児性愛、性的マゾヒズム、性的サディズム、服装倒錯的フェティシズム、窃視症、特定不能の性嗜好異常が含まれる。

3 性同一性障害

自己の性に対する持続的な不快感を伴う、反対の性に対する強い持続的な同一感を特徴とする。

II. 各　論

表 53. DSM-Ⅳ-TR による性障害および性同一性障害の分類

```
＜性機能不全＞
    性的欲求の障害
        302.71　性的欲求低下障害
        302.79　性嫌悪障害
    性的興奮の障害
        302.72　女性の性的興奮の障害
        302.72　男性の勃起障害
    オルガズム障害
        302.73　女性オルガズム障害（以前は女性オルガズムの抑制）
        302.74　男性オルガズム障害（以前は男性オルガズムの抑制）
        302.75　早漏
    性交疼痛障害
        302.76　性交疼痛症（一般身体疾患によらない）
        306.51　腟けいれん（一般身体疾患によらない）
    一般身体疾患による性機能不全
    …[一般身体疾患を示すこと]…による性機能不全
    物質誘発性性機能不全
        302.70　特定不能の性機能不全
＜性嗜好異常＞
    302.4 　露出症
    302.81　フェティシズム
    302.89　窃触症
    302.2 　小児性愛
    302.83　性的マゾヒズム
    302.84　性的サディズム
    302.3 　服装倒錯的フェティシズム
    302.82　窃視症
    302.9 　特定不能の性嗜好異常
＜性同一性障害＞
    302.6 　小児の性同一性障害
    302.85　青年または成人の性同一性障害
    302.6 　特定不能の性同一性障害
    302.9 　特定不能の性障害
```

2 ── 性同一性の概念

　性同一性の概念は以下の3つの構成要素からなる。
①gender identity（性同一性あるいは性自己認知）
②gender role（性役割）
③sexual orientation（性指向性）
　これらの要素は互いに密接に関連し、影響し合っているが、必ずしも一致しているとは限らない。その中で、性同一性は、中核的性同一性ともいわれ、文字どおりジェンダーの中核部分であり、自分がどちらかの性別に属しているという基本感覚や意識である。この意識は一般に2～3歳までに形成され、いったん形成されると変更することは極めて困難であるといわれている。
　性役割とは、与えられた社会や時代において、男性的である、女性的であるとみなされている行為、態度、振る舞い、性質などを指して用いられる。これは、幼児期から現れ、例えば、遊びの種類や玩具、仲間になりたがる子どもの性別、ごっこ遊びの性別、服装、言葉遣い（女言葉、男言葉）などとして表される。

表 54. ICD-10 による性障害および性同一性障害の分類

F52	＜性機能不全、器質性の障害あるいは疾患によらないもの＞
F52.0	性欲欠如あるいは性欲喪失
F52.1	性の嫌悪および性の喜びの欠如
.10	性の嫌悪
.11	性の喜びの欠如
F52.2	性器反応不全
F52.3	オルガズム機能不全
F52.4	早漏
F52.5	非器質性腟けいれん
F52.6	非器質性性交疼痛症
F52.7	過剰性欲
F52.8	他の性機能不全、器質性の障害あるいは疾患によらないもの
F52.9	特定不能の性機能不全、器質性の障害あるいは疾患によらないもの
F64	＜性同一性障害＞
F64.0	性転換症
F64.1	両性役割服装倒錯症
F64.3	小児期の性同一性障害
F64.8	他の性同一性障害
F64.9	性同一性障害、特定不能のもの
F65	＜性嗜好障害＞
F65.0	フェティシズム
F65.1	フェティシズム的服装倒錯症
F65.2	露出症
F65.3	窃視症
F65.4	小児性愛
F65.5	サドマゾヒズム
F65.6	性嗜好の多重障害
F65.8	他の性嗜好障害
F65.9	性嗜好障害、特定不能のもの
F66	＜性の発達と方向づけに関連した心理および行動の障害＞
	注）性的方向づけ単独では障害とみなされない
F66.0	性成熟障害
F66.1	自我違和的な性の方向づけ
F66.2	性関係障害
F66.8	他の心理的性発達障害
F66.9	心理的性発達障害、特定不能なもの
第 5 桁目の数字は以下の関連を示す：	
F66.x0	異性愛
F66.x1	同性愛
F66.x2	両性愛
F66.x8	その他、前思春期的なものを含む

性指向性とは、性的刺激に対する反応性のことであり、自身の生物学的性と性的魅力を感じる対象の生物学的性の組み合わせにより、異性愛(heterosexual)、同性愛(homosexual)、両性愛(bisexual)などと表される。

3 児童青年期の性同一性障害の臨床像

以下に性同一性障害の症例を提示する。

1 児童期の症例

Zucker KJ[1]の記載した症例を引用する。

A 男は 2 歳のとき、母親の長い黒髪に興味をもつようになり、タオルで自分の頭を包んで母の長

II. 各論

い髪を真似ようとし、女性のハンドバックを真似てバッグを持つようになった。A男は4歳時に妹が生まれた頃より、反対の性であるという特徴をより強く示すようになった。彼は女の子と遊びたがるようになり、女の子の人形に夢中になった。5歳のときにA男は「女の子になりたい」と言うようになった。

男児の場合、女児あるいは女性の服を着ることを好んだり、症例のように女性の長い髪を真似ることはしばしばみられる。また女児の典型的な遊びに興味を示し、乱暴で荒々しい遊びには興味を示さない。女児になりたいという願望を口にするようになり、「座って排尿する」と言ったり、陰茎を股間に挟み込んでそれがないふりをしたりする。

女児の場合、女性的な服装を拒否し、男児のような短い髪を好む。男児のような名前で呼んでほしいと要求したり、男児のような荒々しい遊びを好む。時に座って排尿するのを拒否し、陰茎が生えてくると主張する。「乳房が膨らんだり月経が始まってほしくない」と言うものもある。

2 青年期の症例

Meyenburg B[2]の記載した症例を引用する。

B子は17歳のショートカットの女の子である。B子はいつも自分のことを男の子と感じており、女の子の服を着ることや女の子と遊ぶのを嫌がった。B子は母方の祖母のもとで母の妹と母の2人の弟と一緒に成長した。叔父たちは先天奇形で歯と髪の毛がなかった。それでB子は自分を家の中で唯一の「本当の男」と考えていた。祖父は祖母に暴力を振るうのでB子は祖母を守らなければならないと感じていた。

B子には決まったガールフレンドがいた。彼女たちは2人ともB子の性転換を望んでいた。ガールフレンドの両親はB子の生物学的性を知らず、将来彼女たちが結婚すると考えていた。彼女は自分が男性として暮らす決心が揺らいだことはなく、それが正しいと語った。2年間の精神療法の後、性の再指定の手続きを行うようになった。

Bradley SJ ら[3]は青年期の女性の性同一性障害では、父が母に暴力を振るったり脅かしたりする例があり、これらの女の子の多くは暴力から母親を守るという幻想をもつようになるという。この症例も「祖父の暴力から祖母を守らなくは」と思っていた。

青年の場合、いじめに遭い孤立したり、自尊心が低くなり学校嫌いになることもある。

4 ── 性同一性障害の成因

1 心理社会的原因

一般に妊娠中の母親は女の子を望む割合が男の子を望む割合より高く、特に上の子が男の子のときにはその傾向が強い。性の自己意識として、女性性を有する少年と男性性を有する少年の間で、母親が男女いずれの子を欲したかをみても、両者に差はなかったという。

兄弟の影響では、性同一性障害の男の子に優位に男の兄弟が多いという報告がある。性同一性障

害の男の子の生まれ順では、後の方に生まれた子どもに多いという。ただ同性愛の男性においても同様の所見が指摘されている。

性の自己意識に環境の影響が想定されるが決定的なものはまだない。

2 ホルモン因説

先天性副腎過形成(congenital adrenal hyperplasia；CAH)の患者では子宮内で副腎由来のアンドロゲンが高値になることが知られている。Berenbaum SA ら[4]によればCAHの少年は対照と比べ変わりがなかったが、少女は男の子のおもちゃで遊び、少年のように振る舞ったという。性ホルモンは性の分化に影響し、胎生14〜20週齢にアンドロゲンの分泌が一時的に急激に増加する。このアンドロゲンシャワーによって男性型の脳が形成される。アンドロゲンに曝されなければ女性脳が形成され、かくして男女の脳がつくられると想定されている。性同一性障害の成因の1つとして性ホルモンの影響も考えられる。

3 形態因説

LeVay S[5]は前視床下部の間質核のある部分の細胞が異性愛の男性では女性の2倍の容積があり、同性愛の男性に比べても2倍であったという。しかし、ジェンダーに関連する神経構造と性的指向に関係した場所は必ずしも一致せず、性同一性障害と性的指向は異なる側面といえる。

性同一性障害の成因として環境因や生物学的要因の関与が想定されるがまだはっきりとした結論には至っていない。

5 性同一性障害の発症頻度と性差

小児期にみられる性同一性障害の頻度は正確には知られていない。ヨーロッパの小国の資料によれば、成人男性の3万人に1人、成人女性の10万人に1人が性転換の手術を望んでいると考えられる。

また男女比については、Green R[6]は治療機関に紹介された症例では9：1と圧倒的に男児が多いという。これは女児の男性的行動よりも、男児の女性的行動の方が、問題にされやすい文化的背景があるのではないかと考えられる。

6 診断基準

日本精神神経学会の「性同一性障害に関する診断と治療のガイドライン」(第3版)によれば次のようである。

II. 各　論

表 55. 性同一性障害の診断基準（DSM-Ⅳ-TR）

A. 反対の性に対する強く持続的な同一感（他の性であることによって得られると思う文化的有利性に対する欲求だけではない）
　　子どもの場合、その障害は以下の4つ（またはそれ以上）によって現れる
　　①反対の性になりたいという欲求、または自分の性が反対であるという主張を繰り返し述べる
　　②男の子の場合、女の子の服を着るのを好む、または女装を真似るのを好むこと、女の子の場合、定型的な男性の服装のみを身につけたいと主張すること
　　③ごっこ遊びで、反対の性の役割をとりたいという気持ちが強く持続すること、または反対の性であるという空想を続けること
　　④反対の性の典型的なゲームや娯楽に加わりたいという強い欲求
　　⑤反対の性の遊び友だちになるのを強く好む
　　青年および成人の場合、以下のような症状で現れる：反対の性になりたいという欲求を口にする、何度も反対の性として通用する、反対の性として生きたい、または扱われたいという欲求、または反対の性に典型的な気持ちや反応を自分がもっているという確信
B. 自分の性に対する持続的な不快感、またはその性の役割についての不適切感
　　子供の場合、障害は以下のどれかの形で現れる：男の子の場合、自分の陰茎または睾丸は気持ち悪い、またはそれがなくなるだろうと主張する、または陰茎を持っていない方がよかったと主張する、または乱暴で荒々しい遊びを嫌悪し、男の子に典型的な玩具、ゲーム、活動を拒否する；女の子の場合、座って排尿するのを拒絶し、陰茎を持っている、または出てくると主張する、または乳房が膨らんだり、または月経が始まってほしくないと主張する、または普通の女性の服装を強く嫌悪する
　　青年および成人の場合、障害は以下のような症状で現れる：自分の一次および二次性徴から解放されたいという考えにとらわれる（例：反対の性らしくなるために、性的な特徴を身体的に変化させるホルモン、手術、または他の方法を要求する）、または自分が誤った性に生まれたと信じる
C. その障害は、身体的に半陰陽を伴ってはいない
D. その障害は、臨床的に著しい苦痛、または社会的、職業的、または他の重要な領域における機能の障害を引き起こしている
　　▶現在の年齢に基づいてコード番号をつけよ
　　　302.6　　小児の性同一性障害
　　　302.85　青年または成人の性同一性障害
　　▶該当すれば特定せよ（性的に成熟した人に対して）
　　　男性に性的魅力を感じる
　　　女性に性的魅力を感じる
　　　両性ともに性的魅力を感じる
　　　両性ともに性的魅力を感じない

1 ジェンダー・アイデンティティの決定

a．詳細な養育歴・生活史・性行動歴について聴取する。

　日常生活の状況、例えば、服装・言動・人間関係・職業歴などを詳細に聴取し、現在のジェンダー・アイデンティティの在り方、性役割の状況などを明らかにする。

b．性別違和の実態を明らかにする。

　DSM-Ⅳ-TR（表55）やICD-10（表56）を参考にしながら、以下のことを中心に検討する。

①自らの性に対する不快感・嫌悪感：自分の一次ならびに二次性徴から解放されたいと考える。自分が間違った性に生まれたと確信している。

②反対の性に対する強く持続的な同一感：反対の性になりたいと強く望み、反対の性として通用する服装や言動をする。

③反対の性役割を求める：日常生活の中でも反対の性として行動する、あるいは行動しようとする。

表 56. 性同一性障害の臨床記述（ICD-10）

F64.0　性転換症
　異性の一員として暮らし、受け入れられたいという願望であり、通常、自分の解剖学上の性について不快感や不適当であるという意識、およびホルモン療法や外科的治療を受けて、自分の身体を自分の好む性と可能な限り一致させようとする願望を伴っている。

F64.1　両性役割服装倒錯症
　異性の一員であるという一時的な体験を享受するために、生活の一部で異性の衣服を着用しているが、より永続的な性転換あるいはそれに関連する外科的な変化を欲することは決してないもの。本障害は、服装を交換するに際して性的興奮を伴っておらず、フェティシズム的服装倒錯症（F65.1）と区別されなければならない。
　＜含＞青年期あるいは成人期の性同一性障害、非性転換型
　＜除＞フェティシズム的服装倒錯症（F65.1）

F64.2　小児期の性同一性障害
　通常、小児期早期に（そして常にはっきりと思春期以前に）最初に明らかとなる障害であり、自らに割り当てられた性に関する持続的で強い苦悩によって特徴づけられ、それとともに異性に属したいという欲望（あるいは固執）を伴うものである。患者は、異性に属する服装および/または行動および/または患者自身の性の拒絶についても心を奪われている。これらの障害は比較的稀であると考えられ、よりしばしばみられる決まり切った性的役割行動への不服従とは混同すべきではない。小児期の性同一性障害の診断を下すには、男性性あるいは女性性の正常な感覚に重大な障害がなくてはならない。少女の単なる「おてんば」や少年の「女々しい」行動だけでは十分ではない。この診断はその人が既に思春期に達している場合には下すことができない。
　＜除＞自我異和的な性の方向づけ（F66.1）
　　　　性成熟障害（F66.0）

F64.8　他の性同一性障害
F64.9　性同一性障害、特定不能のもの
　＜含＞特定不能の性役割障害

c．診察の期間については特に定めないが、診断に必要な詳細な情報が得られるまで行う。

2 身体的性別の判定

　ここでは慣例に従って身体的性別を基準とし、身体的性別が男性である場合をMTF（male to female：男性から女性へ）、身体的性別が女性である場合をFTM（female to male：女性から男性へ）と表記する。

　身体的性別の判定は原則として、MTFは泌尿器科医、FTMは婦人科医により実施される。検査の結果に基づき、インターセックス、性染色体異常など、身体的性別に関連する異常の有無を確認する。

3 除外診断

a．統合失調症などの精神障害によって、本来のジェンダー・アイデンティティを否認したり、性別適合手術を求めたりするものではないこと。

b．反対の性別を求める主たる理由が、文化的社会的理由による性役割の忌避やもっぱら職業的利得を得るためではないこと。

4 診断の確定

　以上の点を総合して、身体的性別とジェンダー・アイデンティティが一致しないことが明らかであれば、これを性同一性障害と診断すると記載されている。また、性同一性障害の診断・治療に十

分な理解と経験をもつ精神科医が診断にあたることが望ましい。2人の精神科医が一致して性同一性障害と診断することで診断は確定するとしている。

しかし実際の臨床においては診断に迷う症例も存在する。それは性の自己意識が主観的認識であることから生ずる難しさやジェンダーの動揺性、多様性からくる難しさによる。したがって、性の自己意識の決定にあたっては時間をかけた長期にわたる診察、判定が必要であり、これをリアルライフテストという。

なお、ICD-10 では性同一性障害を性転換症、両性役割服装倒錯症、小児期の性同一性障害、他の性同一性障害、性同一性障害(特定不能なもの)に分類しているが、詳細は表54を参照されたい。

7 治 療

1 児童期の場合

カプラン臨床精神医学ハンドブック[7]には次のように記載されている。性役割のモデルになる人を活用する。そういった存在がいない場合には家族から1人(例えば、兄または姉)を利用する。養育者が児童を励まして性役割として適当な行動や態度をとらせるように、養育者を援助するとしている。Zucker KJ[8]も子どもの治療に両親を巻き込むことで、両親が子どもの問題に気づき、子どもの治療はよりスムースに進行することを指摘している。

しかし、児童の場合でも重度の症例においては、性同一性を逆転させようとするのは、よくない。その試みのために心的外傷を残したり、少なくとも他の接近法に劣る結果となったりすることもあるという。

2 思春期・青年期の場合

正常な同一性危機と性同一性の混乱が共存し、自殺企図などの行動化がよくみられる。青年期の症例では性同一性を本来の性に戻すのは難しい。性の悩みに対し支持的、共感的態度で接することが大切である。

3 日本精神神経学会の性同一性障害に関する診断と治療のガイドライン(第3版)

治療は、精神科領域の治療(精神的サポート)と身体的治療(ホルモン療法とFTMにおける乳房切除術、性別適合手術)で構成される。

(1) 精神科領域の治療
①精神的サポート：これまでの生活史の中で、性同一性障害のために受けてきた精神的、社会的、身体的苦痛について、治療者は十分な時間をかけて注意を傾けて聴き、受容的・支持的、かつ共感的に理解しようと努める。
②カムアウトの検討：家族や職場にカムアウトを行った場合、どのような状況が生じるかを具体

にシミュレーションさせる。
③実生活経験(real life experience；RLE)：いずれの性別でどのような生活を送るのが自分にとってふさわしいのかを検討させる。
④種々の状況に対して精神的に安定して対処できることを確認する。
⑤治療は、①〜④の条件を満たすことを確認できるまでの期間の観察を行うとされている。

　精神療法には本人の人格の判定と精神療法の限界の決定と次の治療手段をとるかどうかの判定が含まれる。本人ならびに家族や親しい人も含めた精神療法で安定感を得る場合も多いが、中には身体を自らのもつジェンダーに近づけたいと強く望む場合があり、精神療法が限界に達することもある。

(2) 身体的治療に移行するための条件
①精神科的領域の治療を経た後においても、身体的性別とジェンダー・アイデンティティとの間に不一致が持続し、そのために苦悩が続いていること。
②本人の望む新しい生活についての必要十分な現実検討ができていること。
③身体的変化に伴う心理的、家庭的、社会的困難に対応できるだけの準備が整っていること。
④予期しない事態に対しても現実的に対処できるだけの現実検討能力を持ち併せているか、精神科医や心理関係の専門家などに相談して解決を見い出すなどの治療関係が得られていること。
⑤身体的治療による身体的変化や副作用について、少なくとも重要なことに関する説明を受け、十分に理解し、同意していること。
⑥希望する各身体的治療を施行するための条件を満たしていること。

(3) 身体的治療(ホルモン療法、乳房切除、性別適合手術)
　身体的治療は、MTFの場合はホルモン療法と性別適合手術のいずれかあるいはそのすべて、FTMの場合はホルモン療法と乳房切除術および性別適合手術のいずれかあるいはすべてを選択できる。どの治療をどの順番で行うかを検討する。但し、身体的治療の後も精神科的治療は継続されるとしている。

　ホルモン療法、乳房切除共に、受けられる年齢は18歳以上である。但し、18歳以上の未成年については親権者など法定代理人の同意を得る必要があると記載されている。

　性別適合手術(sex reassignment surgery；STS)は実生活経験として、プライベートな場所では、希望する性別での生活を当事者が望むスタイルでほぼ完全に送られており、この状態が後戻りしないで少なくとも1年以上続いているとされている。なお、年齢は20歳以上であることと記載されている。

8 予後

　Wallien MSCら[9]は子ども時代に性別違和のために紹介された77名(男子59名、女子18名、平

II. 各 論

均 8.4 歳)の子どもの平均 10.4 年後の性別違和感と性指向を調べた。その結果 30％は連絡が取れなかったが、27％は依然として性別の違和感を有しており、43％は既に性別の違和感は存在しなかったという。現在も症状の継続している群はそうでない群と比べ、子ども時代により強い反対の性の行動や感覚を示し、また子どもの性同一性障害の診断基準により適格に当てはまっていた。現在も性別の違和感を有する者のほとんどが性指向は同性愛か両性愛であった。性別の違和感を有しない者のうち、すべての女性は異性愛であったが、半数の男性は同性愛か両性愛であったという。

子どもの性同一性障害と大人の同性愛のつながりは経験的に明らかである。しかし、多くの性同一性障害の子どもが特別な介入もなく成長するとともに性同一性が正常化するのも事実である。

Zucker KJ[8]は、治療の長期的効果については思春期以前が最も有効であり、青年期に移行すると性を変更したいという希望の治療はより困難になるという。

9 ── 最近の知見

思春期を迎える頃の若年の当事者に思春期の発来を遅らせる puberty-delaying hormone に gonadotropin-releasing hormone analogue(GnRHa)がある。諸外国では広く使われており、アメリカ内分泌学会(The Endocrine Society)のガイドラインでは、Tanner stage 2(11 歳を中心に 9〜13 歳頃)に使用することが推奨されている。GnRHa の作用自体が可逆的であり、薬剤の使用を中止すれば思春期が発来し、二次性徴の進行が再開する。

生物学的男性の場合、二次性徴によって男性化が進行してしまうと、後に女性ホルモンによる治療を受けても外観を十分女性化することができないが、GnRHa を使用することで、この種の弊害を軽減することが期待できる。生物学的女性の場合、女性ホルモンの分泌によって思春期前半で骨端線が閉じ、低身長となるが、同様に GnRHa はこれを防止できる。松本[10]によれば、現在、日本精神神経学会では第 4 版ガイドラインにこの種の薬剤の使用を盛り込むかどうか、性同一性障害に関する委員会での検討が行われているという。

高機能広汎性発達障害の青年に非常に独自な同一性の障害が多くみられ、この同一性の障害は、性同一性障害へと発展することも稀ではない。

deVries AL ら[11]は性同一性障害クリニックに紹介された小児と青年期の患者(男子 115 名、女子 89 名)のうち 7.8％(16 名)が自閉症スペクトラムであったと報告している。

おわりに 人が存在するうえで、ジェンダーは大変重要である。性同一性障害で悩む人たちは身体的特徴の方を変えようと試みるのであり、自分の考えや性別意識を変えようとはしない。それは、ジェンダーが人間の存在と深くかかわっており、ジェンダーを中心に据えて自らを位置づけているからである。その意味では、われわれが普段気づかないでいるジェンダーには深い意味があるといえる。

児童期の性同一性障害は比較的予後がよいとされているが、児童期からいじめに遭い、思春期に不適応を起こし悩むことが多いことを考えると、早期から取り組むべき問題と思われる。

青年期の症例では、性の悩みに共感的、支持的に接し、時には患者が欲する性同一性に満足できるよう援助することが大切である。

(横山富士男)

● 文　　献

1) Zucker KJ：Gender Identity Disorders in Children：Clinical Descriptions and Natural History. Clinical Management of Gender Identity Disorders in Children and Adults, Blanchand R, Steiner BW (eds), pp3-23, American Psychiatric Press, Washington DC, 1990.
2) Meyenburg B：Gender Identity Disorder in Adolescence：Outcomes of Psychotherapy. Adolescence 34：305-313, 1999.
3) Bradley SJ, Zucker KJ：Gender Identity Disorder；A Review of the Past 10 Years. J Am Acad Child Adolesc Psychiatry 36：872-880, 1997.
4) Berenbaum SA, Hines M：Early androgens are related to childhood sex-typed toy preferences. Psychol Sci 3：203-206, 1992.
5) LeVay S：A difference in hypothamic structure between heterosexual and homosexual men. Science 253：1034-1037, 1991.
6) Green R：Gender identity disorder in children. Treatment of Psychiatric Disorders, 2nd ed, vol. 2, Gabbard GO (ed), pp2002-2014, American Psychiatric Press, Washington DC, 1995.
7) 融　道男, 岩脇　淳(訳)：カプラン臨床精神医学ハンドブック第3版. pp227-243, メディカル・サイエンス・インターナショナル, 東京, 2007.
8) Zucker KJ：Treatment of Gender Identity Disorders in Children. Clinical Management of Gender Identity Disorders in Children and Adults, Blanchard R, Steiner BW (eds), pp27-45, American Psychiatric Press, Washington DC, 1990.
9) Wallien MSC, Cohen-Kettenis PT：Psychosexual outcome of gender-dysphoric children. J Am Acad Child Adolesc Psychiatry 47：1413-1423, 2008.
10) 松本洋輔：日本精神神経学会「性同一性障害に関する診断と治療のガイドライン第3版」の概要と今日的問題. 精神医学 53：743-748, 2011.
11) de Vries AL, Noens IL, Cohen-Kettenis PT, et al：Autism spectrum disorders in gender, dysphoric children and adolescents. J Autism Dev Disord 40：930-936, 2010.

II. 各 論

29. 境界性障害

1 ── 境界性とは[1]

　そもそも「境界」borderline という概念が使用されるようになったのはいつ頃であろうか。Krae-pelin E が精神病質を神経症と精神病の中間概念として位置づけたとき、そこに境界概念の源泉があるとされているが、現代的な意味で境界性という言葉が使用されるようになったのはもっと後のことであるように思う。神経症症状を訴えて熱心に治療を求めてくるが、しばらくすると深刻な退行を起こしては治療状況を混乱させる症例のあることを経験的に知った精神分析家たちが、そうした症例の治療を安易に引き受けないようにという警告を込めて「境界例」と呼び習わしたのが始まりと考えた方が理に適っていると考えている。

　その後、Knight R が、1953 年、精神病ではないが、ストレス下で神経症水準をはるかに超えた自我の機能障害をきたす症例のあることを認めて「境界状態」と呼び、工夫次第では治療の可能性のあることを示唆したことが次の節目になった。この種の病態が治療対象としてにわかに脚光を浴びるようになったのであるが、この状況では、神経症の仮面を被った統合失調症という考え方が優勢で、基本は精神病という考え方であった。

　その一方で、この種の症例を「同一性形成の障害」(Jacobson E, Erikson ER) として治療的に接近する向きがあったことも忘れてはならない。この線上で浮上してくるのが、Kernberg OF[2]の「境界性パーソナリティ構造」という概念である。この概念の要点は、低い水準で機能する人格があるということである。対象からの分離・個体化が完成しないままに青年期や成人期を迎えた人がみせる未熟な人格構造で、一般的な心理的課題に直面して半端ではない退行を起こしやすい症例を描いてみせたのである。この時点になると、境界性という概念が、「神経症をはるかに超えた重篤な病態であるが、精神病ほどの深刻さはない」という定義になったことは認識しておいた方がよいだろう。基底に精神病があるという考え方が消失したのである。

　忘れてならないのは、1970 年代から 80 年代にかけて、過食や手首自傷をはじめとする半端ではない退行を起こしては社会生活の破綻をきたす若者が増えたことである。これらの病態を精神医学の中でどのように位置づけるか。この病態の説明に境界性パーソナリティ構造という概念が利用されたのであった。それが実現したのが、DSM-Ⅲ(1980) におけるパーソナリティ障害という新しいカテゴリーの創設である。境界性を中心に、統合失調症型、自己愛性のパーソナリティ障害などが位置づけられることとなった。

2 ── 児童期の境界性障害

　ところが児童期(小学生世代)、青年期(中学生・高校生世代)の境界性障害となると、事情は若干異なるようにみえる。DSM-Ⅲにはもちろんのこと、いくつかの児童青年期精神医学の関連書を渉猟しても、取りあげ方がまちまちである。成人期の境界性障害の延長線上のものとして、あるいはそれらとは独立したものとして、さらには項目さえみかけないことがあるのである。わが国においても総説的な関連書も、本書初版時(2002)でも5指に満たないし、原書論文になるとさらに少なかったが[3)4)]、今回の再版時では皆無である。

　そもそも、児童期境界性障害 borderline child という用語が最初に現れたのは、Ekstein R & Wallerstein J の 1954 年論文[5)]においてである。これを読むと、精神病性障害 psychotic child と区別されないままに使用されているのがわかる。つまり、神経症水準を超えた病態は精神病性障害として扱われているのである。Mahler MS らが 1949 年の論文[6)]で「良性・悪性の精神病」なる概念を披露していることはそのことをよく物語っている。推察するに、Knight R が「境界状態」の概念を提示したとき、この状態の背後に精神病(統合失調症)が隠れているという考え方があったことと符合する。

　それだけに、この頃の臨床記載となると、目まぐるしく変動する自我状態、衝動性、関係の樹立とともに生じる混乱、空想世界への傾倒、原始的状態への退行、対人関係の障害、パニック性の深刻な慢性不安などが挙げられている。いわば、精神病性の児童とみられていたものが、成人の境界性概念が確立するとともに、子どもにも援用されるようになったということができる。

　ただ、注意を要するのは、こうした症例のほとんどが精神分析的治療の中で観察された諸特徴を記述することによってその臨床的輪郭を描こうとしていることである。精神分析的用語を用いての記述が中心となっている。「境界性」なる概念が精神分析の領域から発展してきただけにやむを得ないこととはいえ、成人の境界性障害のように記述的立場からの描き直しがなされた様子のないことには気をつけておく必要がある。それだけに、児童精神医学の中での位置づけは必ずしも定かでない。殊に、その後に登場した学習障害や注意欠陥/多動性障害との異同が問題になる症状を含んでいる可能性が大きいだけに、児童期の境界性障害の存在そのものに疑問をもつ向きのあることにも留意しておく必要があろう。

　さらに児童期の境界性障害を考えるとき、年齢もまた大きな要因であるといわなければならない[7)]。児童期の境界性障害では小学生世代になって症状が露呈してくることがほとんどであるとされる。幼稚園児童の本能活動において、養育者の庇護のもとに、児童の自我は空想性を帯びているだけに外界との接触が脅威をもたらすことは少ない。さらに、小学生世代(潜伏期)になると、本能活動が不活発になって社会化が中心的な目標になっているだけに、自我が現実世界と本能活動のバランスをとる必要性が低下しているため、現実との接触に脅威を感じることが少なくなっているという事情がある。そうした発達過程にあって、本能活動が表面化するようなケースはよほどの重篤な状態にあるとする考え方はずっと以前からあった。児童期の境界性障害とはこのような症例を指

389

II. 各　論

しているとみてよいであろう。

1 臨床像

　Freud A(1956)[8]は、開設した児童分析のクリニックを訪ねる非神経症性の症例が少なくないとして、それらの症例の特徴を、①深い退行、②広範囲に及ぶ発達停止、③リビドーを対象世界から撤去して自己ないしは身体に置き換えていること、④他者との関係で安心を得ることができないこと、⑤貧弱な現実検討および統合機能などの自我機能の障害、⑥年齢相応の防衛機制が発達していないこと、を指摘している。

　その後、Rosenfeld SK & Sprince MP(1963)[9]はそれに加えて破滅の不安を力説し、Frijling-Schreuder EM(1969)[10]はさらに小精神病、倒錯的傾向、極端な寂しさを加え、Chethik M(1979)[11]は、自己愛からの過渡期にあるとするなど、それぞれの臨床経験に基づいて、Freud を踏まえながらも、精神病性障害とは独自の境界性障害を明確にすべく努力をしている。

　Palombo J(1982)[12]は、それらを概観しながら、リビドー発達、自我の発達、超自我の発達における障害をまとめるかたちで、以下のような臨床像を描いている。

(1) 行動障害
①儀式、強迫、恐怖、制止などを含む多症状性の神経症症状がある。
②全体に衝動的である一方で、感情閉鎖的でもある。
③不安は、慢性で汎性の性質を帯びやすい。
④誇大的または矮小な自己、自己破壊、過剰な幼児化、迫害性を示しやすい。
⑤同世代との接触が困難で、仲間形成が苦手であるようにみえる。

(2) 欲動発達の面
　リビドー発達の面で発達時期の特異性を認め難い。口愛期優位とか肛門期優位とか男根期優位といったことがなく、すべての発達時期の特徴が並存ないしは交代する。そして、リビドー備給は対象より自己に向かいやすい。

(3) 自我発達の面
　自我状態を考える場合、2つの面のあることに注意を要する。第一は、一次性の自律的機能の領域の問題がある。知覚領域では、外的刺激を抑えたりスクリーンをかけたりする能力に欠けていることによって生じる自我欠損がある。思考の領域では、ある程度の二次過程的思考は認められるが、防衛的に使用されていることがほとんどで、些細な刺激によって容易に前論理的、魔術的な一次過程的な思考へと退行しやすい。意識と前意識領域のバリアに欠陥があって、対象とのコンタクトを形成する手段としての言葉の使用の仕方に問題が生じ、通じ難さを露呈しやすい。また空想が現実吟味を通さないままに行動になって現れることがしばしばである。精神運動領域では、歩行や姿勢に異常が生じやすい。全身の硬直があり、多動傾向はしばしばである。

第二の二次的自律性機能の領域に関しては、まず現実検討能力の障害は精神病性障害ほどではないが、攻撃的衝動の高まりとともに怪しくなってくる。統合機能の面では、人格全体のまとまりを欠くきらいはあるが、内的な諸表象を結びつけたり全体のバランスをとらせたりする能力は存在する。欲動の制御や調節の面ではリビドー欲動と攻撃的欲動を中和する能力が発達しておらず、衝動コントロールに問題を生じやすい。

　表面からみえる防衛機制に関しては、分裂機制をはじめとした、投影同一視、未熟な理想化と見下しと同時に空想へのひきこもりといった未熟な防衛機制が使用されやすく、不安や衝動を十分に抑圧できないことがしばしばである。

　対象関係の領域では、自己へのリビドー備給が対象備給を上回っていて、ともすれば対象へのしがみつき、共感の欠如などのために、その樹立がひどく阻害されている。

　感情の領域では、不安が激しく、慢性的でびまん的であり、浮動性の性質を帯びていて、不安の信号としての機能を果たし難く、分離、解体、あるいは衝動の恐怖を伴いやすい。気分は沈みがちであり、感情の質は鈍で平板化していることが多い。

(4) 超自我の発達
　制御力や禁制力を内在化する能力が障害されている。それだけ、抑制力やコントロール力を外界の対象に依存していることになる。それが機能している限り、超自我像は厳しくなり、過度に批判的であるが、一方では、気まぐれで、時に厳しく、時に甘くなる。

(5) 臨床類型
　Pine F(1974)[13]は、以上を踏まえて、亜型分類を提示している。参考までに以下に述べておくことにする。
①自我機構の水準が目まぐるしく変動する型：低い水準へ退行しやすい。
②外界の破壊的な環境に反応して内的な解体を起こす型：構造化された環境(例えば入院など)の中での回復は早い。
③慢性的な自我の歪曲がみられる型：人格の基盤に原初的な退行があって、親密な関係(例えば治療者など)の形成とともに退行に伴う症状が開花する。
④精神病の不完全な内在化型：精神病性の母親が留守をしたときなどに対象との再結合を求めて、母親の精神病性特徴を表在化させるもの。
⑤制限された自我状態を認める型：社会的に剥奪された子どもでは言語、認知、感情、関係性が貧弱で、滑らかな発達が障害されている。
⑥統合失調質的人格の型：ひきこもりがちな感情生活で、情緒的交流が乏しく、自らの内的世界に埋没している。
⑦自我と対象がよいイメージと悪いイメージに分裂している型：この種の子どもは激しい憎しみや暴力的空想を内にもっていて、ともすれば衝動的になりやすい。

　神経症水準に近い病態から、精神病性の病前性格が絡む病態、例えばシゾイドなどの病態に至る

II. 各　論

広い領域がカバーされていることがわかるだろう。

2 病因をめぐって

　概念そのものが確立されたわけではないため、その病因となるといよいよ不明確である。病因、各発達段階での臨床的経過、最終的に成人後どのようになっていくのかといったことに関する知見は非常に限られたものである。それだけに、すべてを納得させる理論的説明はないが、一方では、精神分析的な症例報告を土台にしてなされていた理論的説明の頃に比べると、臨床的知見の積み重ねは確かに増えているといえる[5]。

　まず児童期の境界性障害の病因に関して精神分析的に最初に言及したのは、Mahler MS (1971)[14]であろう。彼女は自ら打ち立てた児童の精神発達論、分離固体化、特に母親との分離がはっきりと自覚される段階に至った再接近期においてみられる行動特性(母親への再合体願望と飲み込まれる恐怖の中で生じてくる特性)と成人の境界性障害でみられる合体欲求と融合恐怖とが同質のものではないかと指摘したが、それが多くの賛同を得ることになった。児童期の障害にも共通した心性であるという。これを裏づけるかのように、Bladley SJ[15]は、神経症性障害、精神病性障害、非行と比較して、境界性障害では最初の5年間に主たる養育者からの分離体験が有意に多かったとしている。つまり分離固体化を促進するはずの養育環境を欠いているというのが一般的な見解であった。

　ところが最近の臨床研究の示すところでは、養育環境の実態はもっと深刻であるとの指摘が多い。いわば分離固体化過程を援助できない母親側の秘かな情緒的問題というより、母親ないしは父親の目に余る異常さを指摘する報告が多くなっている。Bemporad JB ら[16]は、児童の家庭のひどさは拭うことのできない事実で、身体的虐待や無視、親たちの奇妙な行動、あるいは気まぐれな養育態度がいずれの症例でもみられたという。例えば、24例中10例に身体的虐待が認められたが、いずれの母親も情緒的に不安定で、すぐに欲求不満を惹き起こし、子どもとの間に共感的関係を維持することができなかったという。ただ忘れてならないのは、一時、成人の境界性障害の発症原因として児童虐待が取りあげられたことも手伝って、児童期の境界性障害においても虐待を重視する傾向にあるが、児童虐待が起こるほどの養育環境そのものが子どもの現実感覚の発達を阻害する要因であるということである。成人の境界性障害でも虐待を原因とする意見は少なくなっている[9]。

　さらに見過ごせないのは、境界性障害といわれる児童には脳器質性異常を示す症例が少なくないことである。症状論で述べた歩行や姿勢の異様さや幼児期からの多動傾向などがそうである。Bemporad らは、慎重に選ばれた24例を詳細に検討した結果、器質的損傷を示唆する所見を示すものが、きょうだいや他の型の精神疾患に比べて、はるかに多かったという。その中で最も多かったのは、協調運動ないしは知覚・運動協調のまずさ、多動傾向、非特異的な脳波異常であるが、そのほかに紛れもない学習障害も少なくなかった。さらに、Wergeland H[17]は29例中10例に、Arkrog T[7]は29例中9例に脳波異常または神経学的徴候を認めたとしている。問題は、こうした微細脳機能障害(注意欠陥/多動性障害)として別建ての病態とみるか、それとも機能性障害としての境界性病態の基礎障害とするか、議論のあるところである。しかしながら、古典的には一緒くたにされた病態も、その臨床像と病態解明が進むとともに、これらを機能性の境界性障害とは異質の病態

として、別建てのカテゴリーに入れる必要が出てきていることの認識は必要であろう。

3 経過をめぐって

　児童期に発症した境界性障害はどのような経過を辿るのであろうか。きちんとしたデザインをもとにした研究は少ないが、示唆的な2、3の研究はある。Chiland C ら[18]は、7～9歳の境界性精神病と診断された9名の子どものうち5名は、16～20歳時にもなお精神病性の代償不全に陥っていたが、残りの4名に臨床症状を認めなかったことに注目している。Wergeland[17]は、29例の境界性精神病と診断された症例の5～20年後を追ったところ、5例は境界性障害のままであったが、4名は精神病、6例は重症神経症、3例は中等度の神経症、11例は無症状となっていたという。
　これらは、境界性障害と呼ばれる一群の病態にも、神経症水準から精神病水準の病態がいろいろに混じっているということであろう。

3 青年期境界性障害をめぐって

　青年期境界性障害 borderline adolescent という言葉は主に2通りに使用されてきた。1つは、先の児童期境界性障害 borderline child と同じ線上の概念として使用されるときである。概念的には児童期障害とほとんど変わらない。もう1つは、Masterson JF[19]の青年期境界性障害である。これは、青年期は情緒的に揺れるときであり、いかなる深刻な精神病理を呈しても内外のストレス（刺激）に対する反応として理解すべきで、いわゆる病気としてみるべきではないという視点に対する警鐘として出てきたものである。つまり、青年期といえども既にパーソナリティ障害の兆しがあって、それを手早く発見し治療的介入をする必要があるとするものである。これは、Kernbergの境界性パーソナリティ構造の考えに基づいたもので、分裂機制を中心にした未熟な防衛体制を基盤にした病態であり、その固着点（原因）は幼児期の再接近期（生後16～25ヵ月）にあり、基本的不安は「見捨てられ抑うつ」になるという理解に達した概念である。この概念は、20世紀後半には、人口に膾炙したといってよい。DSM-Ⅲ、Ⅳの境界性パーソナリティ障害の診断基準のもとになったといっても過言ではないほどである。いわば、見捨てられ不安を基盤にした過食、手首自傷、過量服薬、物質乱用などを示すものは青年期境界障害ないしは境界性パーソナリティ障害とされたのである。
　ところが、21世紀になると、臨床的状況は微妙に変わってきた。過食、自傷、薬物乱用は必ずしも見捨てられ不安を基盤にしたものではないという現実である。換言すれば、21世紀になると、必ずしも見捨てられ不安を基盤にしなくても、過食、自傷、薬物乱用を示す症例がたくさんみられるようになったのである。あたかも過食、自傷、薬物乱用は堪え難き不安を基盤に容易に出現するかの感を呈するようになった。ただ、こうした状況でも、一般の臨床家が、背景の不安には関係なく、過食、自傷、乱用などの多衝動性の行動障害を示す症例を境界性パーソナリティ障害と呼ぶ傾向のあることには注意しておく必要があろう。
　筆者は、そうした状況を踏まえて、青年期境界性障害を次の5つの型に分けて、臨床に臨んだ方がよいような気がしている。

II. 各　論

　第一は、いわゆる Masterson のいう青年期境界性障害である。第二型が家庭崩壊をきたし機能不全を起こしているのに対して、この型の症例では家庭に求められる基本的社会的機能は維持できている。子どもの精神発達阻害的側面は表面から隠れているのが一般的である。この型の中心的問題は、母子分離の過程で、子どもが自立的活動をすると拒否的になり（撤去型対象関係単位 withdrawing object relation unit；WORU）、依存的になると歓迎の態度を示す（供給型対象関係単位 rewarding object relation unit；RORU）母親の拘束性にあるとされる。いわば、母親は、母子関係の微妙な領域では病理性を呈するが、その他の社会的活動では活発で時には指導的活動さえしていることも少なくないのである。子どもの中核的不安は「見捨てられ抑うつ」とされることはよく知られている。状態像としてはDSM-IVの診断基準が示す輪郭と一致する。治療としては、見捨てられ抑うつへの直面を中心とした前半の接近とコミュニカティブ・マッチングといわれる心理社会的問題解決を父親的に指導していく後半の接近とから成る。

　第二は、Kohut H の自己愛性パーソナリティ障害という概念から出てきた臨床単位で、自己愛性障害といった方がよい状態である[1][20]。しかし、神経症水準の病態と精神病性水準の病態との境界領域にあることは間違いない。自己愛性障害に基づいた精神病理はヤングアダルト世代以降になって出現するのが一般的であるが、中高生世代でも決して珍しくない。これらの症例の特徴は、内心、小心翼々としていながら、表面的には誇大的な自己をみせる症例である。例えば、サッカー選手として周囲を睥睨しているが、勉強の面では自信がなく、勉強や常識的なつき合いの面で自己を問われる状況で容易に潰れてしまうといった状態をとりやすい。「キャラを立てる」のが現代の若者気質であってみれば、現代の文化を反映した病態ということができるが、現実に直面したときの崩れた姿にみられる幼児的退行（一次過程志向への転位）は半端ではないのである。

　その一方では、負け組といわれるような「ひきこもり」青年の姿かたちを取ることも少なくない。心の奥深くには、非常に誇大的な自己を秘めているが、それを表面に出すことはなく、ただひたすらに自分のダメさ加減に浸っているかの感を呈する。

　以上は、自我同一性形成過程でみられる障害ということができるが、次の2つは、いわゆる精神病性の病前性格を基盤にした境界性障害である。

　つまり第三は、シゾタイパル・パーソナリティ障害の範疇に入る病態である。基盤にあるのはシゾイド（統合失調気質）であるが、幼い頃から周囲に合わせる性格を形成している。それだけに、シゾイド特有の自閉を保証する人格を形成することができずにいる。そうした性格をもった人間が青年期の発達課題（例えば、仲間形成など）に直面すると、破綻をきたして過食、自傷、過量服薬に至るようになる。時には、援助交際などの社会的行動障害に走ることもある。注意すべきは、これらの症例では、境界性パーソナリティ障害のように見捨てられ不安を回避するために過食や自傷に走るといった因果関係がみえないことである。なぜにそうした行動に走るのかまったく了解不能である。そして、これらの症例は、そうした衝動行為が治まった後になって、特有の幻想の世界を形成していることがわかってくる。「部屋に1人でいると、お兄ちゃんが部屋の入り口に来ている。それで戸を開けてみるとさっと逃げるのです」といった言い方をするのである。一般に、この種の人の過食や自傷のきっかけはなんらかの社会的圧力が加わったときである。

第四は、サイクロイド（循環気質）にまつわる病態である[21]。臨床的にほとんど気づかれていないようであるが、筆者は、気分障害が精神科臨床の中で大きな問題になっている現在、看過できない病態であると考えている。この種の人は、生来的に他人と交わることに安堵し、社会的活動に生甲斐を感じ、世話するを好むという特性をもっている。それだけに、人当たりも非常に柔らかである。ところが、この種の人が子ども時代に暴力や無視といった虐待などによって、生来の特性を発達させることができないと、対象（両親ないしは世話をしてくれる人）に支配され、社会的活動をしたり、人の世話をしたりすることに異常な恐怖心を懐くような人格を形成するのである。好いことと思ってなした行動がダメと言われるとまったく反論ができずに、激しい怒りを抱え込み、自爆的に落ち込んだり、ひきこもったり、器物破損に走ったりするのである。
　この種の人が青年期になって、社会的交わりを求める中で、自分が否定される体験をすると、過食、自傷、あるいは激しい怒りや暴力行為に走って、非常にしばしば境界性パーソナリティ障害と判断され、治療されていることが多い。あるいは、こうした経過の中で抑うつを訴え、激しい行動化に走ると、双極性障害と判断され、その治療を受ける羽目に至っていることも少なくない。しかしながら、この種の人の社交性、世話好き、集団の中でのリーダーシップの方向が治療によって解放されると、見違えるほどの人格の安定をきたすのである。
　第五は、注意欠陥/多動性障害などの発達障害を基盤にした青年期境界性障害である。臨床的な輪郭は、変動しやすい自我機構、衝動的傾向、強烈な不安（汎不安）、さらには不器用さや落ち着きのなさなどの神経学的なソフト・サインをもっていることが多い。さらに、生物学的な基盤に加えて、家庭環境ないしは親の養育態度が障害されていることも少なくない。しかも青年期になると、単なる不器用さだけではなく、行動の方向が反社会性を帯びやすくなることに注目する必要がある。薬物依存、窃盗、売春、暴力など精神保健や福祉の領域を超えて、司法領域の問題に移行していることさえあるのである。基盤に多動性障害がある場合、メチルフェニデートが有効なことが少なくない。
　以上、青年期にみられる境界領域の病態を五類型に分類したが、ケースによっては、児童期の境界性障害が示す行動障害が、児童福祉ないしは教育関係の機関を通じて児童精神医学の領域に入ってくるが、青年期になると、その行動形態は厚生労働省を囲む壁を突き破って法務省領域に及ぶために、精神医学の手に負えない、あるいは手の届かないところに行ってしまうことが少なくないことにも注目しておく必要があろう。つまり、児童期の症例は福祉関係との境界領域を形成し、青年期になると法務省関係との境界領域を形成するのである。ところが成人期になると、この種の行動障害は完全に司法関係の領域になって、治療よりも矯正施設の対象となりやすいため、精神医学の対象とならないことも少なくない。

4 ── 治療ないしはケア

　21世紀になって出版されたGunderson JGの「Borderline Personality Disorder─A Clinical Guide」(2001)[22]を読むと、成人の境界性障害の治療もずいぶんと様変わりしたという印象を受け

II. 各　論

る。境界性パーソナリティ障害の治療といえば、力動的な個人精神療法を中心に薬物療法や入院治療を補助としながら進めるというのがこれまでの常識であったが、この書では、治療の方向が一変しているのである。まず目につくのが、ケース・マネジメントという言葉である。患者が最初に接触をもつ精神科クリニックでなされる医療行為を表す概念であるが、いろいろな治療形態のつなぎをする役割を精神科医に与えて総合的に接近するという構想である。治療を求めてくる患者が状況を混乱させたときなどの対応などが一義的となった技法が論じられている。注意すべきは、そこでは患者の社会的機能水準に関する考慮が重要な役割を担っていることである。状況によっては入院治療が必要になってくるが、それも1、2泊程度の宿泊程度から福祉ホーム的な逗留などさまざまな段階が設定されている。個人の精神構造の変化を求めての入院ではない。その一方で、これまで重視された情緒的問題よりも、社会的な機能を高めることに重点をおいた接近法である。いわば、社会技能訓練を包含した社会療法に重点が移ったかの印象である。

　かつてRinsley DB[23]らが患者を家族から隔離し、数年にわたって入院させて歪んだ母子関係を解決しようとする精神療法的考えはなくなっている。その後、境界性パーソナリティ障害日本版ガイドライン(牛島)[24]、認知行動療法(Linehan MW)[25]、メンタリゼーション・ベースド・アプローチ(Allen JG)[26]などが紹介されてくるが、すべて過去の問題解決よりも、目の前の感情ないしは社会的機能をいかにして回復させるかに焦点が絞られている。下手な対人関係をいかに訓練するかに力点がおかれているのである。加えて、青木ら[27]は、境界性障害といわれるような症例の扱いは、医療の現場よりも児童相談所その他の福祉施設で扱われることが多く、そうした領域で発展しているケース・マネジメントの技法の方がよほど有効ではないかと述べているが、この種の症例に対する対処のあり方の一端を示しているといえる。

　Bobson KS[28]は、共感的能力を高め、家族がもっている過剰な刺激と調整欠如を少なくすることを基本的狙いにした精神療法的接近のあり方を論じている。おそらく、軽症例では遊戯療法などを通じた個人精神療法をする可能性もあると考えられるが、この種の患者の示す行動障害の激しさ(感情コントロールの悪さや不安の強さなど)、環境への適応の悪さ、養育環境である家族の病理性に対する偏りのない働きかけが重要になってくるのであろう。つまり、薬物療法、心理社会的接近、家族への接近がそうである。

　薬物療法[28]は、本病態に対して特異的に効果のある向精神薬物はないというのが一般的認識である。したがって状態によってそれぞれに使用されることが多い。興奮が強いようであれば、あるいは不安がパニック様の性質を帯びていれば、普通、抗精神病薬を使用する。さらに、衝動的行動障害に対しては、カルバマゼピン、バルプロ酸ナトリウムなどの感情安定効果のある抗てんかん薬がしばしば投与される。軽い不安に対しては抗不安薬が、うつ症状に対しては抗うつ薬を用いることが多いが、問題は最近市販されるようになったセロトニン選択性再取込み阻害薬(SSRI)、あるいは非定型抗精神病薬が本病態になんらかの有効性があるかどうかである。ただ、境界性パーソナリティ障害の臨床では、抗不安薬中心の、それも多剤投与の傾向があって、過量服薬その他の乱用の温床になっている可能性が高いので、抗不安薬の使用には慎重であるべきというのが一般的認識になっている[24]。

心理社会的接近として、現在わが国で使用可能なのは、レクリエーション、社会的技能訓練、作業などを組み合わせた子どもの集団療法的接近の可能性があるであろう。重要なのは、子どもそのものが現実に触れる訓練よりも、オブラートに包むような遊びやゲームなどを通じたコミュニケーション手段である。しかしながら、一部には、自己コントロールの訓練をすることの重要さを指摘する向きもある。衝動行為だけではなしに、内的な不安、感情、空想など内的緊張を起こすような場面で、周囲の大人たちに援助を求める方法を学ばせたり、大人たちから内的な情緒に対する対処法を学んだりする方法が有効なことが多い。また、激しい退行、自傷他害の危険があるときは、危機介入的に入院などの構造化された施設への収容が選択される。しかし、短期入所が原則である。

　さらに忘れてならないのが、ひどい家庭環境に対する働きかけ[29]である。しばらくは本格的な個人的な家族療法が推奨されたが、時間や労力、さらには個々の精神科医の家族療法的能力などを考慮して、心理教育的接近とともに、ごく常識的な家族への援助を忘れてはならないということが一般的になっている。患者が家族に担わせている情緒的負担の大きさもまた忘れてはならないということである。これらに援助の手を差し伸べ、家族を治療の協力者として位置づけられるように運ぶのである[24]。

おわりに　本稿では、精神病とはいえないが神経症水準をはるかに超えた深刻な病態を境界性障害として、児童期の病態を中心に論じた。一般に境界性障害はヤングアダルト世代になって出現するが、既に児童期に出現する病態とはいかなるものか、成人の境界性障害と同じ線上に置いてもよいものかどうかに視点をおきながら、これまでの知見を整理し論じた。

　青年期症例では、5つの類型を示して、成人期との移行のあることを述べた。結論は、病態としては境界領域を形成するが、児童期と成人期とでは若干その質は違っており、青年期では、その移行的様相を呈すると考えた。

（牛島定信）

●文　献

1) 牛島定信：境界例の臨床．金剛出版，東京，1991．
2) Kernberg OF：Borderline Conditions and Pathological Narcissism. Jason Aronson Inc, New York, 1975.
3) 本城秀次：Borderline Child（境界例児童）概念について．児童精神医学とその近接領域 25：303-312，1984．
4) 皆川邦直：児童期における境界例．精神科 MOOK4；境界例，保崎秀夫（編），pp37-45，金原出版，東京，1983．
5) Ekstein R, Wallerstein J：Observation on the psychology of borderline and psychotic children ; report from a current psychotherapy research project at Southern School. Psychoanal Study Child 9：344-369, 1954.
6) Mahler MS, Ross J, Defiries Z：Clinical studies in benign and malignant cases of childhood psychosis. Amer J Orthpsychiat 19：295-302, 1949.
7) Arkrog T：Borderline and adolescents ; Borderline symptomatology from childhood-actual therapeutic approach. J Youth Adolesc 6：187-197, 1977.
8) Freud A：The assessment of borderline cases. The writings of Anna Freud, vol 5, Int Univ Press, New York, 1969.
9) Rosenfeld SK, Sprince MP：An attempt to formulate the meaning of the concept "borderline". Psychoanal Study Child 18：603-635, 1963.
10) Frijling-Schreuder EM：Borderline state in children. Psychoanal Study Child 24：307-332, 1969.
11) Chethik M：The borderline child. The borderline child, Basic Handbook of Child Psychiatry, vol 2, Noshpitz JD

(ed), Basic Book, New York, 1979.
12) Palombo J：Critical review of the concept of the borderline child. Clinical Social Work 10：246-264, 1982.
13) Pine F：The concept of borderline in children；A clinical essay. Psychoanal Study Child 29：241-368, 1974.
14) Mahler MS：A study of separation-individuation process and its possible applications to borderline phenomenon. Psychoanal Study Child 26：403-424, 1971.
15) Bladley SJ：The relationship of early maternal separation to borderline personality in chilreren and adolescents；a pilot study. Amer J Psychiatry 136：424-426, 1979.
16) Bemporad JB, Smith HF, Hanson G, et al：Borderline syndromes in childhood；Criteria for diagnosis. Am J Psychiatry 139：596-602, 1982.
17) Wergeland H：A follow-up study of 29 borderline psychotic children 5 to 20 years after discharge. Acta Psychiatr Scand 60：465-471, 1979.
18) Chiland C, Lebovici S：Borderline or prepsychotic conditions in childhood；A French point of view. Borderline Personality Disorders；The concept, the syndrome, the patient, Hartocollis P(ed), Int Univ Press, New York, 1977.
19) Masterson JF：Treatment of the Borderline Adolescent；A developmental Approach. John Wiley & sons, New York, 1972.
20) 牛島定信：境界例；その後の知見．精神医学 41：346-359, 1999.
21) 牛島定信：サイクロイドの精神病理．第34回日本精神病理・精神療法学会，名古屋，2011.
22) Gunderson JG：Borderline personality Disorder；A Clinical Guide. Amer Psychiat Press, Washington DC, 2001［黒田章史(訳)：境界性パーソナリティ障害クリニカル・ガイド．金剛出版，東京，2006］.
23) Rinsley DB：Treatment of the Severely Disturbed Adolescent. Jason Aronson, New York, 1980［岡部祥平，馬場謙一，奥村真梨子，ほか(訳)：思春期病棟・理論と臨床．有斐閣，東京，1986］.
24) 牛島定信：境界性パーソナリティ障害；日本版ガイドライン．金剛出版，東京，2008.
25) Linehan MW：Skills Training Manual for Treating Borderline Personality Disorder. Guilford Press, New York, 1993［小野和哉(監訳)：弁証法的行動療法実践マニュアル；境界性パーソナリティ障害への新しいアプローチ．金剛出版，東京，2007］.
26) Allen JG, Fonagy P：Handbook of Mentalization；Based Treatment. Wiley-Blackwell, 2006［狩野力八郎(監訳)：メンタライゼーション・ハンドブック；MBTの基礎と臨床．岩崎学術出版社，東京，2011］.
27) 青木省三，鈴木啓嗣：境界例児童．臨床精神医学講座11；児童青年期精神障害，山崎晃資(編)，中山書店，東京，1998.
28) Bobson KS：Borderline disorders. Child and Adolescent Psychiatry, Lewis M(ed), pp731-735, Williams & Wilkins, Baltimore, 1991.
29) Geleerd ER：Borderline states in childhood and adolescence. Psychoanal Study Child 13：279-295, 1958.

30. 児童虐待

1 — 虐待の種類

　児童虐待の定義は国によって異なるが、子どもの権利を侵害し、危害を加える行為を指し、わが国においては、「児童虐待の防止等に関する法律」(児童虐待防止法)第2条に定められている。

(児童虐待の定義)
第二条　この法律において、「児童虐待」とは、保護者(親権を行う者、未成年後見人その他の者で、児童を現に監護するものをいう。以下同じ。)がその監護する児童(十八歳に満たない者をいう。以下同じ。)について行う次に掲げる行為をいう。
　一　児童の身体に外傷が生じ、又は生じるおそれのある暴行を加えること。
　二　児童にわいせつな行為をすること又は児童をしてわいせつな行為をさせること。
　三　児童の心身の正常な発達を妨げるような著しい減食又は長時間の放置、保護者以外の同居人による前二号又は次号に掲げる行為と同様の行為の放置その他の保護者としての監護を著しく怠ること。
　四　児童に対する著しい暴言又は著しく拒絶的な対応、児童が同居する家庭における配偶者に対する暴力(配偶者(婚姻の届出をしていないが、事実上婚姻関係と同様の事情にある者を含む。)の身体に対する不法な攻撃であって生命又は身体に危害を及ぼすもの及びこれに準ずる心身に有害な影響を及ぼす言動をいう。)その他の児童に著しい心理的外傷を与える言動を行うこと。

　それぞれを、身体的虐待、性的虐待、ネグレクト、心理的虐待という。
　しかしこの定義では、保護者以外からの被害を含まず、子どもにも少なからぬ影響を与えるドメスティック・バイオレンス(DV)に言及されていないため、児童虐待防止法2004年改正における児童虐待の定義の見直しにおいて、
・保護者以外の同居人による児童虐待と同様の行為を保護者によるネグレクトの一類型として児童虐待に含まれるとすること
・児童の目の前でDVが行われることなど、児童への被害が間接的なものについても児童虐待に含まれるものとすること
が加えられた。国際的には、行為者が保護者や同居人であることを問わないのが一般的である。
　問題にされるのは行為とそれによってもたらされる危害であり、どのような意図で行われたかは

Ⅱ. 各　論

問わない。保護者の行為が愛情からなされたとしても、危害をもたらす行為は虐待とみなされる。アトピー性皮膚炎の子どもに極端な食物制限を行い、重度のるいそうをきたした場合など、保護者は子どもにとって最良のケアを行っていると信じているが、健全な成長と発達を阻害するようであれば、それは児童虐待となる。

2 疫　学[1]

わが国では平成 20 年度中に児童相談所が対応した養護相談のうち「児童虐待相談の対応件数」は4万2,664件で、前年度に比べ2,025件(前年度比 5.0％)増加している。これを相談種別にみると、「身体的虐待」が1万6,343件(38％)と最も多く、次いで「保護の怠慢・拒否(ネグレクト)」が1万5,905件(37％)となっている。性的虐待1,324件(3％)、心理的虐待9,092件(21％)。また、主な虐待者別にみると「実母」が60.5％と最も多く、次いで「実父」24.9％となっている。

米国では毎年約300万人が報告され、約100万人がそれと確認されている。確認されているものでは60％がネグレクトで、20％が身体的虐待、10％が性的虐待、5％が心理的虐待、残りが特定不能であった。毎年1,500人の子どもが児童虐待のために亡くなっている。

3 臨床像

1 身体的虐待

外傷によって病院受診した子どもの問診上、語られる経緯が一貫性に欠け、発達段階や所見と合わなかったり、養育者や子どもの態度に不自然なところがあるなどによって疑われる。多くの外傷は虐待に特有ではないが、虐待を示唆する身体所見として、時期の異なる骨折や骨幹端骨折、煙草熱傷や熱湯に浸した形の熱傷、乳幼児揺さぶられ症候群を示唆する三主徴(硬膜下血腫、網膜出血、脳浮腫)などがある。

2 ネグレクト

虐待が子どもへの危害の作為であるのに対して、ネグレクトは子どものニーズへの不作為である。
身体的ケアの欠如による、栄養不良、繰り返す食行動異常、不衛生で汚れた身なり。身辺自立の困難による、遺尿、遺糞。社会規範の教育がないことによる、幼稚園、学校など、社会的場面参加の困難。情緒的応答性の欠如があったことで、自分自身の感情に気づいたり、他人に共感することが困難となる。社会性の問題や認知発達に遅れが認められることも少なくない。
病気や大きなけがに際しても医療的ケアを求めない。そのため、避け得る合併症が生じたり、著しい場合は死に至ることもある。

3 心理的虐待

心理的虐待は目立たないが、すべての虐待の背景に存在し、子どもの情緒に永続的な影響を与えるため、積極的に介入することが望まれる。以下のような行為がそれに当たる。
- 拒絶する：お前なんか生まれてこなければよかったとか、出て行けと言われる。
- 無視する：愛情、その他の感情表現を示さない。子どもへの注意や関心を払わない。
- 怯えさせる：大事な人や物を傷つけると脅す（母親の顔に皮下出血斑がある。家族と相談しないと決められない。夫が健診や診察に毎回ついてきたり、診察室や問診室に最初から一緒に入ってきたがるなどDVを疑うサインに注意する）。
- 一貫性の欠如：親の気まぐれで、受け入れられたり、拒絶されたりする。

4 性的虐待

多くは子ども自身の開示により明らかになるが、性的虐待によって起こる症状も手がかりになる。性器、肛門からの出血、性感染症（sexually transmitted disease；STD）などの身体症状、反復性腹痛などの身体化症状、不安、うつ、自傷行為、解離症状や年齢に不相応な性的行動といった精神症状がそれにあたる。性交を伴う性的虐待の事実が確証されている事例に関しても身体所見は40％の子どもにしか認められていない。

4 リスクファクター

以下の要因が児童虐待のリスクファクターとなる。
- 子どもの要因：低出生体重児、障害児、難しい気質
- 加害者の要因：子どものニーズへの気づきの欠如、過度に厳格な罰、保護監督の欠如、精神医学的問題（うつ、パーソナリティ障害、薬物やアルコール依存）、低い知能、教育水準の低さ、親自身が虐待やネグレクトのある環境で育ったこと
- 家族の要因：望まない妊娠、継父母、片親家庭、DV家庭
- 地域社会の要因：子育てからのレスパイトができないこと、パートナーが支持的でないこと、交流のある友人がいないこと、貧困、失業、社会的孤立

5 虐待の影響[2)3)]

児童虐待の子どもへの影響を考えるとき、愛着とトラウマ、喪失の問題を考える。

1 愛着の問題、愛着対象の役割

愛着行動とは不安を感じた子どもが特定の愛着対象者に保護を求める行動である。愛着対象者の役割は、まず安全を保証することであるが、日常的には衣食住の世話をし、子どもが社会の中で安

II. 各　論

全に生活できるための制限を与え、さらに子どもの感情表現に応えることで、共感能力を伸ばし、感情の分化とコントロールを促す。そして遊びを通して認知機能の発達を保障し、内的作業モデル（自分は愛される価値があり、他者は自分の求めに応じてくれるという自己と他者に関する主観的確信からなる表象モデル）を提供することで、自分、他人、社会を知る枠組みをつくっている。つまり子どもはこの世界がどうなっているのかを愛着対象者との関係をもとにしてつくっていくのである。そのため、愛着対象が存在しなかったり、愛着対象との関係に混乱が生じたりすると、これらの発達すべてに困難をきたすことになる。この虐待環境下でつくってしまった世界観の理解がないと、子どもたちの行動が理解できない。

　愛着が障害される結果、以下の機能が損われる。

・基本的信頼感：愛着対象が自分の欲求に応えて、愛してくれていることを感じることなく育つと、他者を信頼することができず、基本的信頼感を構築できないまま成長することになる。
・共感性：よい同調をしてもらった経験がないと、経験や感情を共有できず、共感性に問題が生じる。
・感情の理解：感情の理解は、共感してもらった感情を養育者から映し出してもらうことで育ってくるものであるから、その経験が乏しいと感情は未分化なままである。また、否定的な感情が慰められる体験がなければ、感情を自分でコントロールする力も育ってこない。そのため、感情が安定せず、変化が激しい。楽しんで話していたかと思うと、些細なことで、怒りをあらわにし、かんしゃくを起こす。社会性の低下のため、その結果、相手の意図の理解、信頼や共感をもとにして育つ社会性は低下する。

2　トラウマの問題

・主体性の低下：自分が要求し、動くことによって、予測したように物事が変わる経験をすることなく、虐待者の意思に従うしかないため、主体性は低下せざるを得ない。
・低い自己評価：親は絶対的存在というのが子どもの考えの出発点であるから、虐待が起こるということは、自分が悪い子と考えるしかなくなる。そう考えることで、自分が良い子になるという手が残されていることになり、自己評価を下げながらも、子どもは運命を変える力を手に入れる。
・虐待による絆：子どもが最も恐れることは無視されることであり、子どもにとって親の注意が何より大切である。子どもが最も注意を向けてもらえるのが虐待を受けているときであるとすると、子どもは養育者が虐待しやすくなる行動をとって関係性を保とうとする。
・多動・衝動性：多動・衝動性も虐待環境への適応と考えられる。安心を期待できるルールがなく、常に死の恐怖さえ感じながら生活しているため、ちょっとした音や相手の表情の変化など、ささいな刺激を危険信号として敏感に感じとって、いつでも戦えるように覚醒レベルが上がっている。当然、眠りも浅くなる。
・連続性の障害：前後の脈絡なく迫ってくる危険に対処して、一瞬を生きることに精一杯であり、予測に基づいて、一定の合目的行動をとることが困難となり、行動や人間関係の一貫性や連続性を期待できなくなる。

- 学習能力の低下：言語性、非言語性両方のIQが低く、学習能力はさらに低い。これは知的な影響とともに、無気力や集中力の欠如、学習という経験の欠如による。
- 孤立化・無力化：孤立化・無力化は虐待の影響の中心となる。社会から孤立させられた中で、他の家族からの援助もない状態を強いられ、子どもは無力化される。虐待者を理想化し、絶対視するようになる。
- 解離：虐待環境で子どもが取れる対処法は限られており、否認すること、考えることの抑制、そして解離である。解離は子どもにとって最も強力な対処法であり、初めは虐待によって危険が生じたときのみであるが、ストレス場面全般へ、そして徐々に日常場面に一般化されるようになる。

3 喪失の問題

歪んだアタッチメントであっても離婚や保護など保護者との分離は喪失体験となる。

Worden JWはグリーフにあたって以下の4つの課題に取り組む必要のあることを述べている。①喪失の事実を受容する。②心理的痛みを味わう。③故人を情緒的に再配置し、上手に記憶にとどめながら、生活を続けていく。④故人のいない状況に心理的に適応する（内的適応、外的適応、スピリチュアルな適応）。

喪失体験を乗り越えるためには、これらの課題がなされる必要がある。しかるに、繰り返される離婚や保護など子どものわかりにくい状況で喪失が体験され、親の居場所がわからない場合も少なくない。その悲しみを味わうサポートは与えられにくい。また、自分を虐待したり、虐待から守れなかった親が自分にとってどのような存在であって、現在どのような存在なのか整理するのは困難な作業である。しかし、虐待した加害者から自由になるためにはこの親の再配置をすることが不可欠になる。また、新たに慣れていくべき生活環境も安定しないため、前に進むべき基盤が得にくい。そのため、グリーフが未完了のまま残されることになりがちである。

4 レジリエンス[4]

レジリエンスとは児童虐待などの困難な状況にありながらも、良好な社会適応を発揮できる能力のことである。

レジリエンスを、成人したときの精神障害がないこと、雇用、教育、居所、社会参加、物質乱用のないこと、犯罪行為の公的報告がないこと、犯罪行為の自己報告がないことの8項目によって評価すると、子どものときに虐待やネグレクトを受けた成人の調査で、男性で27%、女性で33%にレジリエンスが認められた。子どもがレジリエンスを発揮するための保護因子としては、個人的特性として、高い知能、自己肯定感、良好な気質、家族的特性として、家庭の温かさやまとまり、両親の積極性、地域的特性として、地域資源、社会ネットワークなどが挙げられる。

虐待を受けた子どもが虐待を行う親となるのは30%程度といわれる。

5 性的虐待[5]

性的虐待の影響の大きさにかかわる因子として、強制や暴力の用いられた程度、虐待を受けた期

間、虐待の性質と重症度、虐待者との関係、虐待に続いて起こった出来事がある。

　保護的に働くのは、支持的で安定した家族、子どもが安心を感じていること、社会的リソースへのアクセスがあることである。親の対応は症状発現にも治療の効果にも影響を与える。

6 子ども性虐待適応症候群（Child sexual abuse accommodation syndrome）

　性的虐待を受けた子どもがたどる5つのプロセスを記述するものであり、子どもの話に説得力がなかったり開示を引っ込めたりしても性的虐待の事実がなかったということではないことを理解したい。

- 秘密（Secrecy）：性的虐待は加害者からの脅しや罪の意識から、他の虐待以上に秘密の要素が強い。そのため自身が悪いことをしていると考えがちである。子どもはなされていることの意味を加害者から言われたとおりに受けとる。
- 無力（Helplessness）：多くの子どもにとって、加害者は重要人物であるため、襲われたときに抵抗することをせず、眠ったふりや、解離することで対処する。
- とらわれた罠への適応（Entrapment and accommodation）：子どもは自分の責任とすることで、コントロール感を得ようとする。その代償として、自分に対する嫌悪感と軽蔑を抱く。
- 遅れた、一貫性のない、説得力のない開示（Delayed、conflicted、and unconvincing disclosure）：通常性虐待の開示は遅れる。長期にわたって行われてきたことであるから、話は一貫性がなく、説得力に欠ける。しかも、子どもがとってきた対処方法が自傷行為のように賑やかなものにしろ、過剰適応して優等生としての振る舞いを保っているにしろ、子どもを被害者らしくなく見せる。
- 撤回（Retraction）：開示により子どもが恐れていたこと、つまり、非加害親がそれを信じてくれず、加害親が自分を非難し、家族がバラバラになることが実際に起こるため、子どもは開示を引っ込める。

7 トラウマ力働（Trauma dynamics）

　性的虐待を受けた子どもには以下の4つの心性が働くと考えられている。

- トラウマによる性的特性（Traumatic sexualization）：性に対する感情と態度の変化がみられる。子どもは性的な行動を教えられ、そのことで認められる場合もあれば、性的な活動に嫌な記憶と感情をもち続ける場合もある。そのため、性に対して極端に積極的になったり、回避的になったりする。
- 裏切り（Betrayal）：子どもは最も信頼し、頼っていた人に裏切られる。1つは加害親から。もう1つは被害を伝えたときに信じてくれなかった非加害親から。
- スティグマ（Stigmatization）：加害親からも非加害親からも秘密にするように言われて、自分が何か人と違う傷ものになった感覚をもつ。著しい場合は、自傷行為や自殺企図につながる。
- 無力（Powerlessness）：性虐待を拒めなかったことや開示を信じてもらえなかったことで、無力感が育ち、不安や恐怖、低い自己価値観に至る。

8 小児期にみられる影響

どの年代にもみられるものが、不適切な性的行動(性化行動)、うつ、不安、PTSD、社会的引きこもりである。

幼児期には、さまざまな行動変化がみられる。学童期に摂食の問題や自殺念慮が現れる。思春期になると自傷、危険な性行動(その結果、HIVを含む性感染症、10代の妊娠に至ることもある)、物質乱用がみられる。怒り、恥、低い自己価値観や低い自己効力感が明らかになる。性的な興奮や快感を得る経験をした場合に罪深いと感じ、自分の責任と感じることがある。18歳まででいえば約25％の性虐待被害者は適応上の問題を起こさなかったという報告がある。

成人になって現れる症状として、PTSDやうつがあり、PTSDは開示が遅れたグループに多く、うつはよりボーダーラインの特徴をもつ。DV被害を受けやすい。物質乱用。親としての自分を否定的にみており、体罰を使いやすい。腹痛などの身体愁訴や偽発作などの身体化症状で医療サービスを受ける機会が多い。

男性も女性と同様に内在化障害(不安、抑うつなど)や外在化障害(行動上の問題、性的行動化など)がみられるが、女性より外在化障害(自殺企図や飲酒を含めて)が多いのが特徴である。ホモセクシャルに関する懸念が女性より目立つが、加害者が男性であることが多いことによると考えられる。男性の方が加害者が外部の者であることが多く、期間も短い傾向にある。性的被害を自身の弱さによると考えて、開示を控えることが多い。性加害を行う者がかつての被害者だった可能性は高いが、多くは他の虐待環境にあったり、機能不全家族に育ったりしている。性虐待を受けた男性のほとんどは虐待者とはなっていない。

以上のようにさまざまな症状をきたすため、被虐待児には反応性愛着障害、多動性障害、反抗挑戦性障害、行為障害、気分障害、身体化障害、境界性パーソナリティ障害、解離性障害など、さまざまな診断名がつけられることになる。しかし、これらは発達期に起きたトラウマによる、一連の症状であり、これらをまとめ上げる disorders of extreme stress という概念が van der Kolk により提唱されている[7]。その特徴は、①情動と衝動の制御困難、②注意・記憶の困難、③自己感覚における困難、④人間関係の困難、⑤身体化、⑥意味体系における困難、である。

虐待やネグレクトに曝されたときに5-HTTLPR(セロトニンプロモーター)の短いアレルをホモでもっているとうつになりやすく、MAO-A(モノアミンオキシダーゼA)の短いアレルをホモでもっていると、衝動性や犯罪傾向がみられることがわかっている。このことは同じ状況下で精神科的問題をきたす子どもそうでない子どももいることの説明にもなるし、遺伝的に脆弱性をもつハイリスクな子どもに対して予防と早期介入の必要性を示している。しかしながら、5-HTTLPR(セロトニンプロモーター)に関して、短いアレルをもち、虐待やネグレクト環境下にあった子どもでさえ、社会的サポートが得られれば、同じ遺伝的要素をもち、虐待やネグレクト環境下になかった子どもたちと抑うつ尺度がほとんど変わっていないという報告があり、早期介入に期待をもつことができる。

環境が遺伝子発現のタイミングに影響して、そこで起こった変化(DNAのメチル化など)が細胞

世代を超えて受け継がれることをエピジェネティックというが、虐待の世代間伝達やそこからの回復への科学的根拠を与えるものとして注目されている。

脳画像の研究からは、子どもの頃に虐待を受けた成人の場合、左の海馬、扁桃体のサイズが小さいという報告がある一方、その差は子どもの時期には現れていないという報告もある。脳梁の中央部の小ささと、男の子ではネグレクトが、女の子では性的虐待による影響が最も強い相関が認められており、解離との関連が考えられている。

6 アセスメント

虐待の診断は多職種連携により、リスク因子のすべての側面と生活全般を評価して総合的になされる。医学的診断はその一部を構成し、何が起こったかを知ることと並行して、身体所見と検査所見、発達段階を意識した子どもの情緒的問題を評価する。

子どもは話すことが引き起こす結果を恐れているものであるから、スクリーニング面接は子どもに個別でなされるべきで、再被害とならないように注意しながら進める。記録を正確にとり、後に意見書を書くときなどに備える。

性的虐待を受けた子どもは性的な行動が目立つが、発達の知識をもって、正常な発達の中で出てくる遊びを性的虐待と見誤らないようにしたい。気をつけるべきは、行動そのもの以外に、子どもの間の年齢差、発達段階の違い、一方が他方より優位で、強制的であるか、侵入的、危険であるかということである。

2歳半以上であれば、虐待の中心事項である「誰が？」、「何を？」に答えることができる可能性がある。子どもは虐待があったのになかったと言ったり、虐待がなかったのにあったと言って、間違った主張をすることがある。信用が置けるのは、大人の言葉ではなく、子ども自身の言葉、子どもの視点で語っていること。年齢にふさわしくない性的な知識。自発的な遊びや描画に虐待が再演されること。子どもの行動が性的に魅惑的であり、早熟であること。そこにいなければわからないような出来事の詳細を知っていること。その子どもが普段嘘をつかないことである。

被害者の年齢が低く、被害が複数回、加害者が家族である場合、開示まで長期間かかる。開示後に家族がどう反応したかが子どもへの影響に関係するため、支援者と家族との協力関係は重要である。子どもが一度開示した被害事実を撤回することは被害事実がなかったことを意味しない。

子どもを支える環境が準備されていないときに虐待体験を何度も思い出させると再被害となる可能性がある。また、もともと虐待がなかったにもかかわらず、治療者の熱心さに押されたり、威圧的な治療から楽になるために子どもは虐待を「思い出し」、何度も話しているうちに虐待の事実を確信してしまう状況もありうる。このような子どもの負担を少なくして、あったことのみを確認し、裏づけ証拠を収集するための情報とする方法が司法面接である。ビデオカメラを通して、面接を関係職種で共有し、極力誘導が入らないように行われる。

7 介入

　介入の目的は今後の虐待を予防し、既に起きた虐待の影響をケアし、子どもの成長と発達を保障することであり、その第一段階は、安全な生活環境を確保することである。そのためには虐待を受けた家から離れた場所に保護が必要である可能性もある。再統合を考える場合には、安全の保障された状況での子どものケア、親への介入、家庭環境への介入を行いながら要件を整えていく。

　もし、虐待を受けた子どもがなんら症状を示さないようであれば、簡単な心理教育を行い、将来出てくるかも知れない症状に気づくようにしておく。その場合でも、性的虐待を受けた子どもには自分自身の性的反応や適切な性行動と不適切なものとの境界が理解される必要がある。

　精神症状や行動上の問題をもっている子どもに関しては精神的治療が必要になる。症状はさまざまであるが、児童虐待の影響に対する治療は愛着とトラウマ、喪失の問題への対応が中心となる。

1 ARC モデル[7]

　複雑性トラウマの治療モデルであり、脳幹から皮質へと順に発達を促していく意図がある。

① Attachment（愛着）

　子どもの養育にかかわる人と安全なアタッチメントシステムをつくることであり、その後の発達の基礎となる。
- 養育者の感情管理：養育者が自身の感情体験に気づいてそれを調整できる能力を扱う。
- 情動調律：養育者と子どもがお互いのサインに効果的に反応する能力を扱う。
- 一貫した応答：子どもの行動に一貫性をもって適切に反応する能力を扱う。
- 習慣：養育環境に予測可能な習慣を取り入れていく。

② Self-Regulation（自己調節）

- 感情認識：感情体験を表現する言葉を学び、感情とそれを引き起こす出来事や状況を理解する。
- 調整：内的状態と一致した感情にとどまり、それを適切に調整する方法を学ぶ。
- 感情表現：感情体験をやりとりする。

③ Competence（能力）

- 実行機能：実行機能を伸ばし、効果的に問題解決できるように促す。
- 自己：過去から現在までの体験を取り入れた自己の感覚を発達させる。
- トラウマ体験の統合：トラウマ記憶とそれに関連した自己認識などを扱い、自己の感覚と現在の生活への関与をより確かにする。

2 TF-CBT（trauma-focused cognitive-behavioral therapy；トラウマに焦点を当てた認知行動療法）

　3～17歳の子で効果が報告されているマニュアル化された方法である。
- 心理教育：トラウマとトラウマによって起こる症状に関して説明し、ノーマライズする。治療がどのように進んでいくか説明する。
- ストレスマネジメント：トラウマ体験を扱う前に、困った考えや感情を扱うために必要な技術を学ぶ。
- 感情表現と調整：感情に名前を付けて、その強さを認識することを教えられ、感情と不安、特にトラウマ関連のものをよりよくコントロールすることを学ぶ。
- 認知的対処：治療者は思考と感情と行動が相互に関係し合っていることを説明する。日常的な例から入って、トラウマの問題に入る。
- トラウマ物語の創造：トラウマのストーリーをつくることによって、トラウマ記憶とそれへのトリガーの結びつきがなくなり、侵入的思考をコントロールし、回避症状を弱めることができる。最終的には個人的ナラティブを親と共有できるようになる。
- 認知処理：認知の修正法を学び、人生がトラウマにコントロールされることはないことを理解する。
- 行動マネジメント訓練：子どもの行動のマネージをするとともに虐待に関する親の嘆きを伝えてよりよい親子関係をつくる。
- 親子セッション：親子でトラウマについて語り合い、親が適切なコーピング法の手本を示す。

3 持続エクスポージャー

　トラウマ記憶が物語にならず、トラウマ記憶のままでいることに大きく影響しているのは回避であると考え、その回避にチャレンジする。つまり、長時間のエクスポージャーで順化が起こることによって治療が進められる。現実の生活場面での不安場面を扱う現実エクスポージャーとトラウマ記憶を扱い物語にしていく想像エクスポージャーを用いる。

4 EMDR（Eye Movement Desensitization and Reprocessing）

　適応的情報処理理論をもとに説明される。さまざまな出来事の記憶は、他の記憶とつながりをもって過去の出来事として然るべきところに納まる。ところがトラウマ記憶はそのようなつながりがなく、適切な意味づけがなされないままになっているため、コントロールの効かない状態でさまざまな症状を引き起こしていると考えられる。眼球運動をはじめとする両側性刺激を与えることで、記憶同士の結びつきを促進し、そのことによって、トラウマ記憶に肯定的な記憶との結びつきが生まれ、過去の出来事の記憶としての位置が与えられると説明されている。

5 トラウマに焦点を当てたプレイセラピー

子どもが自分でテーマを選んで、表現する通常のプレイセラピーと違って、子どものトラウマに関連したおもちゃを用意して、子どもがトラウマ体験を再演してストーリーをつくっていくことを促す。子どもが自分のペースで体験を処理できるように配慮する。

6 ライフストーリーワーク

過去から現在までの自己の成長と、それにかかわって来た人たちの振り返りを行うライフストーリーワークは、自己のアイデンティティ確立とグリーフの過程をサポートする。

7 薬物療法

虐待を受けた子どもへの薬物療法で推奨されているものはないが、過覚醒状態に対して交感神経抑制薬、感情の不安定さに感情調整薬、PTSD症状にSSRI、興奮状態に対して抗精神病薬などが症状コントロールのために使用される。

8 代理ミュンヒハウゼン症候群

虐待の特殊な形態として代理ミュンヒハウゼン症候群（Munchausen syndrome by proxy；MSBP）[1)5)8)]がある。

MSBPは加害者（多くの場合母親）が子ども（多くは乳幼児）にない症状を訴えたり、症状を捏造したりして、医療機関を受診する。つくり上げられた症状は、窒息による呼吸停止、毒物による中毒、けいれん発作、口、鼻からの出血、発疹などの皮膚病変、発熱や高血圧などである。

子どもが入院すると母親は子どものケアを熱心に行い、医療スタッフともよくかかわる。子どもの検査や治療の同意に喜んでサインする。母親は多くの時間を病棟で過ごすので、医療現場で注目を浴びることを楽しんでいる様子が次第に明らかになる。このような母親たちは自分自身が医療関係のトレーニングや経験を積んでいる場合も多い。MSBPの加害者は以前、虚偽性障害や身体化障害を有していたこともある。自己愛性パーソナリティ障害などのパーソナリティ障害がみられることもあるが、多くの場合は明らかな病的なパターンを認めない。

父親はたいていかかわらなかったり、側にいなかったりする。

児の状態と病歴、検査所見、治療への反応が不自然で医学的に説明ができないことと、保護者が付き添っているときに症状が生じて、離れている期間、子どもの状態が改善することから疑われる。しかし、母親に子どもの病気をつくっているという疑いが向けられると、母親は怒って否定するし、医療スタッフも信じられないという。

MSBPを疑ったら、院内虐待チームとして客観的に評価し、児童相談所に報告して介入の準備をする。家族と、これまで関係した機関からの情報を集めること、子どもを入院させて、加害者から分離して観察することが必要である。

II. 各　論

　気づくこと、気づいたら保護に向けた行動に出ることが必要である。介入が始まるまで、不必要な医療的介入が行われ続け、合併症をきたしたり、死に至る危険があるからである。MSBPの子どもは安全を保障するために、基本的には親から引き離す必要があり、分離に対するケアを行う。同じ行動は、次の子どもに向けられることになるので、きょうだいの死亡率も高い。MSBPのきょうだいの10人に1人が謎の多い状況で死亡していたという研究もある。したがって、きょうだいも、母親から離す必要がある。

　子どもを帰すためには、加害者が事実を認め、止める必要を理解し、子どもの権利を認識することが最低条件である。

　MSBPは成人に至るまでに10%の子どもが亡くなる。長期間自分が病気であると言われ、治療行為が行われていたことは認知の歪みに影響し、成人になるまでに虚偽性障害や身体表現性障害をきたす可能性も指摘さているが、長期的影響に関する評価は今後の課題である。

おわりに

　児童虐待は子どもに身体的、あるいは精神的障害を残す可能性が極めて高く、死に至らせる可能性がある。その行為は家庭という密室で行われる。子どもとかかわるすべての職種がその存在に気づき、多職種のチームとしてアプローチする必要がある。

（舟橋敬一）

●文　献

1) Ebert MH, et al：Psychiatry, Current diagnosis and treatment. 2nd ed, McGraw-Hill Companies, Inc., New York, 2008.
2) Herman JL：Trauma and recovery. Basic Books, New York, 1992［中井久夫（訳）：心的外傷と回復．みすず書房，東京，1999］．
3) Beverly James：Handbook for treatment of attachment trauma problems in children. Lexington Books, New York, 1994［三輪田明美，ほか，（訳）：心的外傷を受けた子どもの治療；愛着をめぐって．誠信書房，東京，2003］．
4) McGloin JM, Widom CS：Resilience among abused and neglected children grown up. Dev Psychopathol 13：1021-1038, 2001.
5) Carole Jenny：Child abuse and neglect diagnosis, treatment, and evidence. Saunders, St. Louis, 2011.
6) Van der Kolk BA, Roth S, Pelcovitz D, et al：Disorders of extreme stress；the empirical foundation of a complex adaptation to trauma. J trauma stress 18(5)：389-399, 2005.
7) Arvidson J, et al：Treatment of complex trauma in young children；developmental and cultural consideration in application of the ARC intervention model. Journal of Child & Adolescent trauma 4：34-51, 2011.
8) 坂井聖二，奥山眞紀子，井上登生：子ども虐待の臨床；医学的診断と対応．南山堂，東京，2005．

31. 物質関連障害

1 ── 薬物乱用が思春期にもたらすもの

　思春期における薬物乱用は、その子どもの人生にさまざまな有害な影響を及ぼす[1]。それは学業成績の不振や学校中退を引き起こし、子どもたちに早過ぎる就労を促して、結果的に早過ぎる失業まで体験させることとなる。酩酊状態での無謀な運転やさまざまな粗暴行為のため、繰り返し司法的対応を受けるようになる者も少なくない。そうした生活の中で、反社会的な集団との接触が増え、他方で家族との絆が弛み、保守的な地域社会との交流も失われていく。薬物乱用は逸脱的で危険な性行動をも促し、予期しない妊娠や早過ぎる結婚──さらには、早過ぎる離婚──を招くこともある。

　こうした現象は何も法律で規制されている薬物に限った話ではない。成人であれば「合法」とされているアルコールであっても、思春期の子どもにとっては十分な有害な「薬物」である。例えば、18歳の時点におけるアルコール乱用の存在は、成人後の暴力犯罪を予測する強力な危険因子であり、アルコールの摂取頻度・摂取量の多さは非行少年の再犯率と正の相関関係にあることが明らかにされている。

　薬物乱用は自己破壊的な行動とも関連している。思春期の子どもにおける機会的な飲酒・喫煙といった、多くの者が経験する程度の物質使用であっても、リストカットなどの自傷行為の経験と密接に関連していることが明らかにされている。また、薬物乱用は、孤独感やうつ状態を悪化させ、自傷行為や自殺行動を促進してしまう。

　このように、薬物乱用が思春期の子どもに与える影響は広範にわたっている。思春期の薬物乱用に対する対策は、子どもたちの自殺予防、さらには社会安全の観点からも、重要なメンタルヘルス課題である。

2 ── 思春期における薬物乱用の現状

　和田らが経年的に継続している全国調査[2]によれば、わが国の中学生における有機溶剤・大麻・覚せい剤のいずれかの生涯経験率は、1998年には1.8％であったが、2008年には1.0％と減少傾向にある。しかし、薬物の種類ごとにみるといくつかの変化がみられる可能性がある。筆者が少年鑑別所で行った調査でも[3]、思春期の被収容者の約6％に心理社会的介入を要する薬物乱用が認められたが、そのうち生涯経験率が最多の薬物は大麻であり、最も使用頻度が高い薬物として挙げられていたのはMDMAであることが明らかにされている（**表57**）。

表 57. 少年鑑別所被収容者における薬物乱用の現状

薬物種類別の生涯使用経験率(複数選択可)			最頻使用薬物(1つだけ選択)の種類		
薬物名	人数	百分率	薬物名	人数	百分率
トルエン	24	40.7%	トルエン	11	18.6%
ブタンガス	16	27.1%	ブタンガス	5	8.5%
覚せい剤	20	33.9%	覚せい剤	12	20.3%
MDMA	14	23.7%	MDMA	22	37.3%
大麻	40	67.8%	大麻	4	6.8%
ケタミン	14	23.7%	ケタミン	0	0.0%
LSD	3	5.1%	LSD	0	0.0%
ヘロイン	0	0.0%	ヘロイン	0	0.0%
マジックマッシュルーム	0	0.0%	マジックマッシュルーム	0	0.0%
5-Meo-DIMP/MIPT	1	1.7%	5-Meo-DIMP/MIPT	0	0.0%
その他	9	15.3%	その他(アルコール)	5	8.5%

(文献3)による)

　これらの結果は、最近の思春期における薬物乱用状況の特徴を如実に示している。おそらくかつて「入門的薬物 gateway drug」と呼ばれた有機溶剤の地位は、今日、大麻に取って代わられ、MDMA や Ketamine といった新しいタイプの薬物が登場したのとともに、薬物乱用者の「多剤乱用」化が進んでいる可能性がある。なお、見落とされやすい乱用「薬物」としてアルコールを忘れてはならない。筆者の少年鑑別所や少年院での臨床経験に基づいていえば、矯正施設に入所している思春期の子どもたちの間で、最も深刻なのは薬物ではなくアルコールの乱用である。アルコールを含めれば、ほとんどの思春期の薬物乱用者が多剤乱用者であると理解すべきであろう。

3 ── 薬物乱用の危険因子と保護的因子

1 薬物乱用の危険因子

　表58は、これまでの研究で同定されている、思春期における薬物乱用に関する危険因子を示したものである[4]。表からも明らかなように、危険因子は、社会的要因から個人的/対人関係的要因まで、実に多岐にわたっている。

　以下に主な危険因子について説明を補足しておきたい。

(1) 社会的要因
　薬物の入手しやすさや販売・使用に関する規制の有無が関係している。また、経済的に貧困であること、他の地域からの転入者が多く、過密な居住環境にあること、そして、住民同士の絆に乏しい地域社会も子どもを薬物へと向わせる要因となる。

表 58. 思春期における物質乱用・依存のリスク要因

社会的要因	法律と規範	安価な薬物入手費用 最小飲酒年齢の低さ 販売規制の欠如
	入手しやすさ	薬物を入手しやすい社会環境
	経済的状況	貧困
	居住地域の状況	人口密度の高さ 転居・転入者の多さ 自然破壊の進行 住民同士の交流の乏しさ
個人的/対人関係的要因	生理学的要因	嗜癖行動に対する遺伝的要因
	心理学的要因	精神医学的障害の存在(双極性障害、うつ病性障害、不安障害、外傷後ストレス障害、行為障害などの破壊的行動障害) 新奇希求性の高さ、損害回避性の低さ
	家族の物質使用	親もしくは同胞のアルコール問題 親の規制薬物使用 家族内における薬物問題の存在 物質使用をする年長の同胞の存在 父親の物質使用と感情不安定性 薬物使用に寛容な親の態度
	親の養育態度	一貫しない養育態度 両親の教育水準の低さ 子どもに対する熱意・期待の乏しさ 親の非指示的・寛容な態度 親子間の否定的なコミュニケーション・パターン 行動を禁止・制限するにあたっての基準が一貫せず不明瞭 現実離れした親の期待 父親に対する敵意
	家族内の状況	両親の結婚生活の破綻 家族内の葛藤の高さ 親子関係における親密性の乏しさ 母性的なかかわりの乏しさ 家族同士の結びつきの乏しさ 家族とのかかわりの乏しさ、家族への愛着の乏しさ
	学業	知的能力の低さ 学業や他の学校活動での成果の低さ 不登校 学校における失敗体験 怠学
	友人関係	友人からの「仲間外れ」にされる体験 幼少期から友人とのケンカを頻発する 友人による逸脱行動に対する抑止の乏しさ 友人の物質使用
	物質使用の開始	飲酒・喫煙などの物質使用の早期開始

(文献 4)による)

(2) 個人的/対人関係的要因

a. 心理的因子

　思春期において薬物乱用を呈する子どもには、幼児期から「育てにくい気質」をもつ者が少なくないという報告がある。あるいは、幼少期における「新奇希求性の高さ」ならびに「損害回避性の低さ」といった行動特性が、成人期における薬物乱用を予測するという。また、注意欠陥/多動性障害(AD/

HD)や行為障害などの破壊的行動障害は、思春期における薬物乱用の罹患を予測する因子である。

● b．家族の物質使用に関連する因子

親や年長の同胞のアルコール・薬物使用は、子どもの薬物乱用の罹患のリスクを高める。

● c．養育状況に関連する因子

一貫しない親の養育態度は薬物乱用のリスクを高める。特に虐待被害や家庭内暴力場面の目撃は極めて重要な危険因子である。例えば、身体的虐待は薬物乱用のリスクを2.4〜5.2倍、性的虐待は2.2〜3.4倍、暴力場面への曝露・目撃体験は2.8〜4.8倍高める。また、両親の離婚、およびひとり親家庭—男子の場合では、特に実父や継父の不在—も薬物乱用を促進する。

● d．学校生活に関連する要因

知的能力の低さ、学業や課外活動での達成感の乏しさ、学校での失敗体験、不登校といったものが危険因子として同定されている。

● e．友人に関連する要因

友人から仲間外れにされたり、いじめられたりする体験は、薬物乱用のリスクを高める。また、友人の薬物使用は極めて重要な危険因子であり、薬物乱用に至る最終的な共通経路としての役割を果たす。

● f．物質使用による促進

タバコやアルコールを含むあらゆる物質の使用は、薬物乱用のリスクを高める。これは、物質使用がさまざまな薬物乱用の危険因子へ曝露される機会を増やすことによるものであり、物質使用が物質使用を促す、といった閉鎖回路的なパターンを惹起する。

2 薬物乱用の保護的因子

一方、危険因子をもっている者すべてが必ずしも薬物乱用に至っているわけではない。これは、薬物乱用への発展を抑止するなんらかの要因が、保護的因子として機能していることを意味している。

薬物乱用に対する保護的因子として、以下の6つが知られている。
① 知的能力が高いこと
② 凝集力のある家族があること
③ 教会行事に定期的に参加していること
④ 学校課内・課外活動に参加していること
⑤ 逸脱的行動に対する不寛容な態度・価値観をもっていること
⑥ 地域にアクセスのよい相談資源、支援資源があること

後述するが、思春期の薬物乱用者を援助する際には、いかにしてこうした保護的因子を強化していくかが重要となってくる。

4 —— 思春期における薬物乱用の診断

　一般に「薬物乱用」とは、社会規範や健康なライフスタイルから逸脱した薬物の使用を指す言葉である。したがって、規制薬物の場合にはたとえ1回の使用であっても「乱用」に相当し、未成年の場合には、機会的飲酒も「薬物乱用」と言いうる行動である。

　薬物使用そのものを主題とした診断カテゴリーには、米国精神医学会の診断分類DSM-IV-TRにおける「乱用」と「依存」、それから、WHOの診断分類ICD-10における「有害な使用」と「依存症候群」がある。いずれの診断分類においても、「乱用」もしくは「有害な使用」は、「依存」もしくは「依存症候群」に満たない、比較的軽症の病態として扱われている。

　しかし、ここで注意すべきなのは、乱用薬物の種類によっては、従来の基準では「依存」「依存症候群」の診断が過小評価される場合がある、ということである。「依存」もしくは「依存症候群」の診断は、使用コントロールの喪失、および離脱と耐性上昇に特徴づけられるが、近年、乱用者が増加している大麻やMDMAは身体依存が目立たない。乱用/依存の基準は、薬物の種類によって異なると理解する必要がある。

　なお、思春期の薬物問題においては、操作的診断において「依存」もしくは「依存症候群」に該当しないからといって、事態を看過してはならない。子どもの薬物使用は、将来にわたって広範な弊害をもたらす行動であり、背景にはなんらかの援助を必要とする心理社会的問題があると心得るべきである。

5 —— 思春期の薬物乱用者にみられる併存障害

　思春期における薬物乱用は、それに先行するなんらかの精神医学的障害の存在を示唆する徴候である。このことは、思春期の薬物乱用者における高率な精神医学的障害の併存が認められることからも明らかである。事実、思春期の薬物乱用者における重複診断率は、成人の場合と比べてはるかに高い。例えば、海外では、「思春期の薬物乱用者の47.2％に他の精神障害の併存が認められ、最も多くみられた併存障害はうつ病性障害であり、次いで不安障害であった」、あるいは、「男女ともに薬物乱用に先行する障害としては行為障害と不安障害が圧倒的に多く、次いでうつ病性障害であったが、併存するうつ病性障害は、薬物乱用の原因と結果のいずれの場合もあった」といった報告がある。

　思春期の薬物乱用者では、AD/HDなどの破壊的行動障害を併存する者の割合も高い。例えば、思春期の薬物乱用者の20〜30％に、現在もなおAD/HD症状の残遺が認められるが、AD/HDと薬物乱用との関連は直接的なものではなく、行為障害を介した間接的なものと考えられている。なお、8歳以下における行為障害の存在は、15歳時点における薬物乱用を予測する重要な因子である。

II. 各　論

6 ─── 経過と転帰

1 さまざまな転帰をとる薬物乱用者

　思春期の薬物乱用者はその転帰において不均質な集団である。十代の薬物依存者の50％は治療終了後90日以内に再発し、2/3は半年以内に再発するといわれているが、他方で、地域サンプルに基づいた調査からは、むしろ乱用者のかなりの割合が自然寛解していることが明らかにされている。
　このことは、一口に思春期の薬物乱用者といっても、医療サンプルと地域サンプルとでは、それぞれが重症度の異なる別のサブグループであることを示している。しかしその一方で、思春期の薬物乱用が、一過性の機会的使用から重篤な依存的使用へと至る連続した現象であり、その発展プロセスのどこかの時点に、分水嶺ともいうべきものが存在する可能性も否定できない。現実問題として、十代において一過性に薬物を経験する若者は少なくないが、最終的に18歳の時点でアルコール・薬物乱用が継続しているかどうかが、成人後の薬物依存への発展を予測するといわれている。

2 治療を受けた薬物乱用者の転帰

　思春期の薬物乱用に対する治療プログラムは有効である。例えば、12ステップモデルに依拠した薬物再乱用防止プログラムを実施した場合、終了半年後の時点で完全断薬者は29％、軽症再発者（数回再使用したが常習状態には陥らなかった者）は25％、1年後の時点では完全断薬者は19％、軽症再発者は25％であり、これは治療を受けなかった者よりもはるかによい成績であったという。
　思春期の薬物乱用者では、治療後最初の半年で治療転帰のかなりの部分が決まってしまう。ある研究によれば、完全断薬を目標とする治療プログラムを終了した思春期の薬物乱用者のうち、1年後時点での断薬を達成したのは1/3であったが、この1年後の完全断薬者は、半年経過時点での断薬者の75％に相当したという。
　この治療終了後半年までの期間、最も重視されるべきなのは、いかにして薬物乱用仲間から離れるかという問題である。一般に、薬物乱用に対する治療後の再発（再使用）率は若年者と成人と違いはないものの、成人の再発では重要他者との関係性の悪化が原因となる傾向があるのに対し、未成年の場合には、再発の90％に薬物仲間からのプレッシャーが関係しているといわれている。ただ、悩ましい問題は、薬物仲間は単に薬物を一緒に使っていただけの関係ではない、ということである。その仲間は、家庭や学校で「居場所がない」「誰からも必要とされていない」と感じていた者に、生まれて初めて「ここに居場所がある」「必要とされている」という感覚を与えてくれた親友でもあることが少なくないのである。したがって、再び「居場所」を求めて薬物仲間のもとに戻らないように、家族などの身近な支援体制が構築されている必要がある。
　思春期の薬物乱用者の転帰は、危険因子よりも保護的因子に強く影響される。保護的因子として特に重要なのが、治療後に継続的に提供されるアフターケア的なプログラムである。一方、治療転帰に負の影響を与える要因としては、薬物仲間との接触、本人自身のアルコール摂取習慣、そして、

併存する他の精神障害の存在である。

7 わが国における思春期の薬物乱用に対する治療の現状

さて、ここまで海外の知見を中心に思春期の薬物乱用者に関する臨床的特徴や経過・転帰について論じてきた。ここで、わが国の思春期における薬物乱用に対する治療・援助の現状について論じてみたい。

1 保健医療機関における介入

わが国における思春期の薬物乱用者に対する援助資源は、極めて乏しい状況にある。そもそも、わが国には薬物依存症の専門医療機関はかなり限られた数しか存在しないうえに、そうした専門医療機関の治療プログラムは、原則として成人を対象とした内容となっており、若年者には必ずしも適切とはいえない。現状では、急性中毒性精神病を呈した場合のみ、一般精神科医療機関でも対応するが、精神病症状が消退した後は、医療的な援助から離脱してしまうことが多い。

もちろん、N.A.(Narcotics Anonymous)のような自助グループやDARC(Drug Addiction Rehabilitation Center)などの民間回復施設も存在するが、まださほど依存が進行していない思春期の薬物乱用者に適切かどうかは疑問である。「自分はあそこまでひどくない」といったように、問題の過小視を助長してしまう可能性も危惧される。

こうした現状の中でも、少数ながら思春期の若者に特化した薬物依存治療プログラムの試みは存在する。例えば、肥前精神医療センターでは、1～2週間隔での3回の外来受診を1セットとする初期介入プログラムが試みられたことがある[5]。また、同じく肥前精神医療センターでは、福岡県弁護士会と連携し、試験観察下における入院薬物依存症治療プログラムへの参加も試みられてきた[6]。同様に、APARI(アジア太平洋地域アディクション研究所 Asia-Pacific Addiction Research Institute)でも、家庭裁判所に対して薬物依存治療施設への入所を条件に保護観察下での社会内処遇を申請し、民間回復施設に入所させるという方法を行っている。しかしながら、これらの試みは、稀少な専門機関による特殊な試みに過ぎず、全国的に普及しているとは言い難い。

ところで、全国の精神保健福祉センターでは、薬物依存相談や家族教室が行われている。薬物乱用者の家族がこうした資源を活用し、相談関係を継続することは、極めて重要である。子どもの薬物乱用は、しばしば家族内システム全体の歪みから生じており、家族が「世間体」を気にするあまり本人に対する尻ぬぐい行動を続けることが、本人の薬物乱用を維持している場合も少なくない。依存症臨床では、本人が治療につながらない場合でも、家族との相談を継続し、家族内システムを変化させるだけで、本人の薬物乱用が消失したり、軽減したりすることもある。その意味で、薬物乱用者の家族に対する相談・支援は重要である。

2 司法関連機関における介入

実際には、思春期の薬物乱用者の多くは、保健医療機関ではなく、家庭裁判所、保護観察所、少

年鑑別所、少年院といった司法関連機関で処遇されている。家庭裁判所や保護観察所では、試験観察・保護観察の期間に限っては、家庭裁判所調査官や保護観察官による個別指導が行われている。

一方、収容施設においては、少年院でこそ矯正教育の一環として薬物乱用防止教育がなされている。しかしその一方で、軽症から重症までの幅広い薬物乱用者が収容されている、少年鑑別所においては、系統的な薬物再乱用防止教育がほとんどなされないのが通常である。その理由は、少年鑑別所に収容されている子どもは、少年審判前であるために非行・犯罪事実が確定しておらず、非行・犯罪事実が確定していない、「推定無罪」の立場にあるために、矯正教育を行うことは好ましくないとされている。

こうした中で筆者らは、少年鑑別所において自習用ワークブックを用いた薬物乱用少年に対する介入を試み、薬物問題に対する認識の深化と援助の必要性の自覚を高めるという効果を上げている。この自習用ワークブックは、米国の覚せい剤依存治療プログラム Matrix Model を参考にして筆者らが展開している、覚せい剤依存外来治療プログラム「Serigaya Methamphetamine Relapse Prevention Program (SMARPP)」の認知行動療法的内容のワークブック[7]を、子どもが自習可能な内容に改変して作成されたものである（「SMARPP-Jr.」）。最近では、このワークブックをベースとして、少年院における教育プログラムの教材の開発が進められている。

とはいえ、こうした収容施設内での介入も、出所後に地域におけるアフターケア・プログラムが存在しなければ、効果は一過性のものにとどまる可能性が高い。

8 ── 予防教育の在り方について ──「ダメ、ゼッタイ」だけではダメ

最後に、児童・生徒に対する薬物乱用防止教育の在り方について述べておきたい。

筆者は、生徒を対象とした薬物乱用防止講演を行った後に、飲酒・喫煙、それからリストカットなどの自傷行為の経験に関するアンケート調査を行ってきた。すると、中学生・高校生の約1割に自傷行為の経験が認められ、その1割の生徒には、早くから飲酒や喫煙を経験し、身近に薬物とアクセスしやすい交友関係ももっているなど、薬物乱用のハイリスク群としての特徴がみられたのである[8]。

しかし、何よりもショックを受けたのは、筆者の「ダメ、ゼッタイ」的な講演に対する、1割の生徒たちの感想であった。というのも、彼らのほとんどが、「人に迷惑をかけなければ、薬物でどうなろうとその人の勝手」──これは、薬物依存臨床の中で何度となく聞いた言葉である──と書いていたのである。このことは、私の講演が、最も届いてほしい子どもたちに届かなかったことを意味している。これまで行われてきた、身体に対する弊害を誇張して伝え、「薬物に手を出すのは人間を止めることだ！」という趣旨の乱用防止教育は、リスクの高い子どもに対しては効果が乏しい可能性が高い。その意味では、戯画的なまで身体への害を誇張し、幻覚体験や妄想といった精神病症状を強調した、従来の薬物乱用防止教育を考え直す必要があるかも知れない。

おそらく薬物乱用だけに焦点を絞った教育を行っても、子どもたちの多くにとっては他人事であ

り、ハイリスクな子どもにとっては「うざい説教」にしか聞こえない。むしろ、薬物乱用が、飲酒・喫煙、自傷行為、極端なダイエットや不規則で偏った食生活、危険な性行動（避妊しない性交渉や不特定多数との性交渉）といった、広義の「故意に自分の健康を害する」行動と密接に関連していることに注目し、「自分を大事にする」といった観点に基づく総合的な健康教育の文脈で薬物乱用を取りあげていく工夫が必要ではなかろうか？　そしてその中では、「最も自分を大切にしない行動は、悩みを抱えたときに誰にも相談しないこと、助けを求めないこと」であることを強調し、「悩みを抱えていそうな友だちがいたら、見て見ぬふりをしないで声をかけ、信頼できる大人につなげること」を子どもたちに推奨していくべきである。

　これは、リスクの低い多数派の子どもたちを最も身近なゲートキーパーに育て、リスクの高い子どもの援助希求能力を高めることで、「薬物乱用よりも上流の水域」で介入しようとする方策である。但し、この方策が功を奏するためには、前提として、大人たちが、子どもが安心して心の痛みをさらけ出せる環境を整えていなければならない。

〈松本俊彦〉

●文　献

1) Gilvarry E：Substance abuse in young people. Journal of Child Psychology and Psychiatry 14：55-80, 2000.
2) 和田　清, 嶋根卓也, 尾崎米厚, ほか：薬物乱用に関する全国中学生意識実態調査(2008年). 平成20年度厚生労働科学研究費補助金医薬品・医療機器等レギュラトリーサイエンス総合研究事業「薬物乱用・依存等の実態把握と『回復』に向けての対応策に関する研究(主任：和田　清)」分担研究報告書, pp15-85, 2009.
3) 松本俊彦, 今村扶美, 小林桜児, ほか：少年鑑別所における薬物再乱用防止教育ツールの開発とその効果；若年者用自習ワークブック「SMARPP-Jr.」. 日本アルコール・薬物医学会雑誌 44：121-138, 2009.
4) Dadd MR, McAloon J：Chapter 6 Prevention. Substance Abuse and Dependence, Essau CA(ed), pp143-184, Brunner-Routledge, East Sussex, 2002.
5) 鈴木健二, 村上　優, 杠　岳文, ほか：高校生における違法性薬物乱用の調査研究. 日本アルコール・薬物医学会雑誌 34：465-474, 1999.
6) 八尋八郎, 谷川　誠, 村上　優, ほか：若年薬物乱用者に対するダイヴァージョン・プログラムの整備に関する研究. 厚生労働科学研究費補助金医薬安全総合研究事業「薬物依存・中毒者の予防, 医療およびアフターケアのモデル化に関する研究(主任：村上　優)」平成14年度研究報告書, pp69-85, 2003.
7) 松本俊彦, 小林桜児, 今村扶美：薬物・アルコール依存症からの回復支援ワークブック. 金剛出版, 東京, 2011.
8) 松本俊彦：自傷行為の理解と援助；「故意に自分の健康を害する」若者たち. 日本評論社, 東京, 2009.

32. その他の行動障害

【1】不登校

1 不登校概念について

　不登校という言葉は今日わが国では広く人口に膾炙しており、その分明確な学術的定義はなされていないと言えるかも知れない。ここではまず不登校という言葉の使われ方についてみてみることにする。

　今日不登校といわれる概念が最初に提唱されたのは、Johnson AM ら[1]によって学校恐怖症(school phobia)という用語が用いられたときであるとされている。Johnson らは、児童によくみられる非行的な怠学とは異なるものとして、大きな不安を伴い長期にわたって学校を休む一種の情緒障害の症例を記述し、これを学校恐怖症と命名した。同様の症例についての記載は Johnson らの報告以前にも Broadwin IT[2]、Partridge JM[3]などによってなされている。また、Hersov LA[4]らは、同様の症例に対して school refusal(登校拒否)という名称を用いている。学校恐怖症、登校拒否といったいろいろな名称が用いられているが、どのような名称を用いるかは研究者によって想定されている病因論の違いによるものであり、その核心は従来 truancy(怠学)として包括されていたものの中に psychoneurotic truancy(神経症性怠学)という下位分類を明確化しようとしたものである。そこで本稿ではそれらの用語をほぼ同一の症例を表すものとして取り扱うことにする[3]。

　しかし、登校拒否として取り扱われる症例が同一の病態を示しているかということについては意見が一致していない。

　登校拒否の多様性を認める立場から登校拒否をいくつかの群に分ける考え方も多い。Coolidge J ら[5]は、自験例を「神経症的」タイプと「性格的」タイプとに分けている。神経症的タイプは数年間問題のない年月を過ごした後比較的急速に発症する。これらの子どもたちは家では手に負えない状態で、緊張している。また親にまとわりつくような行動もみせる。子どもたちは、以前の懲罰的なやり方では言うことを聞かなくなる。学校に対しては抵抗し、家では気難しい状態となる。それにもかかわらず、子どもたちの社会的、知的機能は満足のいく状態が保たれている。

　一方、性格的登校拒否児はより混乱した状態を示し、より障害されている。彼らにとって、学校に対する不安は、外界に対する拡散した全般的恐怖の単なる1つの症候に過ぎない。性格的に障害されたものは、人を信用せず、過敏で、抑うつ的で、家の周りを巡るだけの限定された生活を送ることになる。

　Coolidge らは、このように、学校恐怖症を急性タイプと慢性タイプに分けている。また、Kennedy W[6]も学校恐怖症をその症状のあり方からタイプ1とタイプ2に分けている。その特徴は表

表 59. 登校拒否タイプ 1、2 の鑑別

タイプ1	タイプ2
1．今回の病気は初めてのエピソードである。	1．2回目、3回目、4回目のエピソードである。
2．先週の木曜日、金曜日の病気に続いて月曜日に発症する。	2．それほど流行っていないちょっとした病気に続いて月曜日に発症する。
3．急性発症。	3．目立たない発症。
4．低学年に起こりやすい。	4．高学年に起こりやすい。
5．死に関する心配が語られる。	5．死に関するテーマは現れない。
6．母親の健康が問題になっている：実際に病気か、子どもがそう思っている。	6．母親の健康は問題ではない。
7．両親間のコミュニケーションは良好。	7．両親間のコミュニケーションは貧困。
8．母親と父親はほとんどの領域で、よく適応している。	8．母親は神経症的行動を示す。父親は性格障害。
9．父親は母親と競うように家事をする。	9．父親は家事や子どもにほとんど関心を示さない。
10．両親は容易に力動を理解することができる。	10．両親は共同作業をするのが非常に難しい。

（文献6）による）

59 にまとめられている。Kennedy の分類は Coolidge らと同様に急性タイプと慢性タイプに分けているが、Coolidge らの分類とは若干違っている。

このように、登校拒否は必ずしも1つの臨床単位とみなされず、いくつかのサブタイプに分類する試みも多くなされている。

また、登校拒否、学校恐怖症などの病態の定義は多くの研究者によってなされているが、必ずしも明確に定められているわけではない。そうした中で Berg I ら[7] (1969)は以下の4項目からなる操作的な定義を提案している。①登校することに対する重篤な困難、②激しい情緒的混乱、③登校せず家にとどまっており、そのことを親は知っている、④顕著な反社会的障害はみられない。この Berg らの定義は怠学とは異なるものとして登校拒否概念が析出されてきた経緯を素直に表現しており、登校拒否の定義として比較的受け入れやすいものではないかと思われる。ここではこの定義を登校拒否の定義として用いることとする。

さらに登校拒否概念との関係が問題になるのは DSM 診断との関係である。

1つの立場として、登校拒否といった臨床概念はいっさい認めず、登校拒否(不登校)は1つの症状として、すべてを DSM 診断の中に解消しようとする立場がある。さらに別の立場として、登校拒否という診断概念と DSM 診断との併存を認めていこうとする立場がある。すなわち、登校拒否に大うつ病の併存を伴う症例とか、伴わない症例とかを考えていく立場である。

このように今日においても、登校拒否概念は欧米でも安定した位置づけを獲得しているとは必ずしも言えない。しかし、school refusal、school phobia といった題名を有する論文が最近でもコンスタントに発表されており、新たな視点からの研究が発表されている[8)-10)]。

その中で、何人かの研究者は登校拒否(school refusal)を怠学(truant)、社会恐怖(social-phobic)、特定の(学校)恐怖症[specific (school) phobic]、分離不安障害(separation anxiety disorder)に分類することを推薦している。さらに、Kearney CA[9]は、従来の anxiety-based school refusal と truancy の2分法に変わるものとして、school refusal behavior(登校拒否行動)を提唱している。登校拒否行動は欠席行動を4群からなるものとして構成されており、登校拒否行動を測定するものとして、Kearney[11]は、School Refusal Assessment Scale(登校拒否評価尺度)、School

421

図 31. 登校拒否・不登校児童生徒数の推移

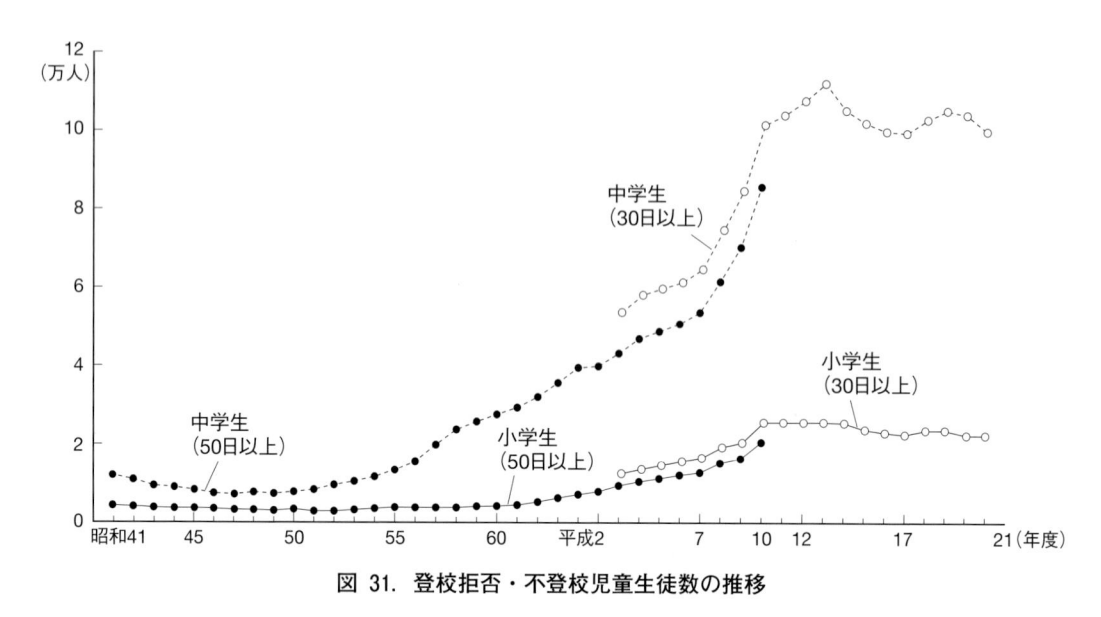

Refusal Assessment Scale-Revised（登校拒否評価尺度-改訂版）を作成し注目を集めている。Kearney らによる登校拒否行動の 4 群とは、①否定的感情、あるいは全般性不安、抑うつを喚起するような、学校に関連した刺激を回避する。この機能は典型的には、学校における苦痛の原因はわからないが、学校にいることが苦痛であるため登校を拒否する年少の子どもたちに当てはまる。②学校における嫌悪すべき社会的そして/あるいは評価的な状況から逃避する。この機能は典型的には、学校で同級生やその他の人たちと相互に交流するのが難しかったり、試験や口頭発表、独奏や体育実技などの評価的な状況に困難を感じる年長の子どもに当てはまる。③重要な他者の注意を追い求める。この機能は典型的には親あるいは他者と一緒に家にいるために登校を拒否する年少の子どもたちに当てはまる。④学校外にある実際の強化子（楽しみ）を追い求める。この機能は、学校外のより魅力的な活動を追求するために登校を拒否する年長の子どもに当てはまる。

　このように、欧米では、登校拒否について新しい局面から研究が進められている。その歩みは早くはないが着実といえそうである。

　一方わが国においては、不登校概念はどのように扱われてきたであろうか。わが国において、今日不登校といわれる病態が臨床的に注目されるようになったのは、1960 年頃からである。これ以後、図 31 に示すように、登校拒否は急激な増加傾向を示した。

　これまでのわが国における登校拒否（不登校）研究の潮流を簡潔に示すものとして、布村[12]の論文を引用する。

　　これまでの研究の蓄積により、不登校現象は、ある種の「紋切り型」の語られ方を持つに至っている。瀬戸の以下の記述は、その「紋切り型」の語られ方を端的に指摘している。
　　「不登校問題について語ろうとするとき、私は、ある種の紋切り型の語り方に誘われてしまう自分に気がつく。たとえばこうである。不登校問題は、その初期には、児童生徒の『なまけ』問題とし

> て見なされてきたが、やがて『病気』として医療の対象として取り上げられるようになる一方で、不登校の子どもをもつ親たちから(不登校は)『病気ではない』とする異議申し立てが登場するところから、不登校をめぐる認識の二つの立場が明確になっていった。その間、教育行政機関は、不登校問題を『生徒指導上の諸問題』の一つとして位置づけ、毎年、不登校児童生徒数の報告を行ってきており、その数の増加は、常にマスメディアによって、センセーショナルに報じられてきた。現在は、不登校を含む『学校不適応』対策として、たとえば『スクールカウンセラー制度』の導入・拡充に期待が寄せられている。かくして、不登校問題は、現代日本の教育問題としての市民権を得るに至ったのである、云々と。」(瀬戸、2001、45頁)

このような語られ方は、教育社会学分野にとどまらず、現在では不登校問題に関わる人々のほぼ共通の認識と理解して差し支えあるまい。

さらに保坂[13]の論文から引用しよう。

> こうした子どもたちが、わが国において教育関係者に注目されるようになったのは、文部省調査の「学校ぎらい」の数が増加しはじめる1970年代後半から1980年代のことである。その後も増加し続けたその数は、1990年代に入って10万人を越え、毎年夏の文部省調査の速報値に基づいてマスコミ各社がニュースとして取り上げる程になっている。
> こうした増加と注目の中で、彼らを治療対象としてきた精神医学・臨床心理学の立場からは、この問題は治療対象としての心の問題以上に今の子どもたちをめぐる社会問題としてとらえられるようになってきた。加えて、これほどまでに不登校の問題が人々の関心を集めるのは、1989年に発足した文部省の「学校不適応対策調査研究協力者会議」が「登校拒否はどの子にも起こりうるものである」と宣言してからといえよう。

これらの引用の中に、わが国で1960年前後から注目されるようになった登校拒否(学校恐怖症)概念がさまざまな専門家によってどのように扱われるようになったかというおおよその流れが明らかとなる。

しかし、その中で、臨床に主として従事してきたものの多くは、怠学とは異なるものとして、登校拒否の臨床像を明らかにしようとしてきたのである。それが成功しているかどうかは別として、登校拒否は不登校を呈する子どもの中に怠学などとは違う新たな臨床群をコインし、それによってそれらの子どもたちに対する適切な治療的対応を明らかにしようと努力してきた先人の努力の賜物である。

ところで、不登校という用語は学校に行っていないという1つの状態を表しているといわれながら、その内実はこれまで登校拒否と呼ばれていたものとほとんど同じものと考えられている。それ故、登校拒否概念は不登校という用語に吸収されてしまい、これまでの臨床的蓄積は十分に活用されないことになった。また、「登校拒否はどの子にも起こり得るもの」という標語によって、登校拒否に臨床的、研究的にかかわることは意味のないこととなり、登校拒否に関する臨床的研究は停滞することになった。

II. 各　論

児童精神医学における登校拒否研究はこれまで述べてきたような歴史を辿ってきたが、今後はさらに実践的な姿勢に立った臨床、研究が必要であろう。

2 登校拒否の基本的データ

登校拒否の発生率の年次変化については全国的な調査は存在しない。比較的登校拒否に類似したものを対象としていると考えられる調査としては文部省の実施している学校嫌いの調査がある。それを図示したものが図31である。文部省は、学校嫌いと登校拒否・不登校児童生徒をほぼ同等のものとして扱っており、長期間にわたって全国規模で登校拒否の動向を調べたものはこの調査以外に存在しない。そのため、ここでは学校嫌いの調査を登校拒否の時代変化を現すものとして考えておく。それによると、登校拒否は中学生年代では昭和50年頃より、小学生年代では、昭和60年代以降から増加し始め、いずれも平成10年頃にはピークに達し、中学生では年間10万人、小学校では2万2千人程度の数を維持している。

ところで、欧米における登校拒否の発生頻度については比較的多くの研究がなされており、学齢児の1～5％としている[10]。この値はわが国における学校嫌いの発生頻度と大きくは違わないと考えられる。

登校拒否の性別については、わが国において登校拒否が関心を引き出した初期の頃には男子に多いといわれていたが、その後男女差はほとんどみられなくなっている。欧米でも総体としては男女で発生率に差はないといわれている[8]。

また、一般的には登校拒否は、5～6歳の年齢と10～11歳の年齢で起こりやすいといわれている[14]。しかし、わが国においては登校拒否は小学校1年生より漸増しており、中学年代において発生のピークを示している。

3 登校拒否と臨床症状

これまで述べてきたように登校拒否を臨床単位と考えるかどうかについては諸説があり、現在では登校拒否を1つの臨床症状とみなす考え方が一般的である。しかし、筆者は、不登校の中に怠学とは異なるものとして、神経症的なメカニズムによって登校できなくなっている一群の子どもたちがいることを明らかにしようとしてきたこれまでの努力を高く評価するものであり、不登校の名の下に解消されるべきではないと考えている。

ここでは、児童精神科臨床の視点から眺めた登校拒否の臨床像を明らかにし、治療に対する方向性を示すことにする。

1 登校拒否の下位分類

既に述べたように、登校拒否は1つの病態とは考えられておらず、いくつかの下位分類からなるものと一般的には考えられている。欧米における下位分類については先に簡単に触れたが、わが国

でも、登校拒否の下位分類作成の試みがいくつかなされてきている。それらを検討してみると、それぞれに特徴はあるものの、大筋では互いに類似しているように思われる。ここでは、その中で比較的よく知られている齋藤らの下位分類を提示しておく(**表60**)[15]。この分類は臨床的経験とも比較的よく一致している。

表 60. 出現様式による不登校下位分類

過剰適応型不登校
受動型不登校
受動攻撃型不登校
衝動統制未熟型不登校
混合型(あるいは未分化型)

(文献15)による)

しかしここでは、登校拒否の各下位分類についてその違いを検討していくといった方法は採らないことにする。筆者は、思春期年代に自立の課題に直面して発症する症例を登校拒否の典型例と考えており、その典型例の臨床的特徴、治療的介入法について明確にしていくのが、児童精神科医にとってはまずもって最も重要なことと考えている。もちろん登校拒否の問題に取り組む視点は個人病理に焦点を当てたものだけではなく、学校教育の視点など多様である。しかし、臨床家にとっては、精神病理学的な視点をまず有することが重要であろう。

2 登校拒否の臨床症状

ここでは登校拒否の臨床症状についてその概略を述べることにする。

登校拒否児が呈する典型的な臨床症状としては、以下のものを挙げることができる。

①彼らは親の勧めにもかかわらず、頑強に登校を拒む。もし、両親が彼らを無理に登校させようとすると、彼らは抵抗し、時には家族に暴力を振るうこともある。通常登校を拒否する主な理由は頭痛や腹痛などの身体的訴えである。

②前の晩には、「明日は学校へ行く」と言って、登校の準備をする。

③登校時間を過ぎたり、両親が子どもを登校させるのを諦めると、彼らは布団から起き出したり、身体的訴えが消失したりして、家の中で比較的元気に時間を過ごす。

④下校時間までは外に出たがらないが、それ以後は外に出て遊んだりすることもある。

⑤日曜日とか休日には、子どもたちの状態は一般によく、元気に過ごすことが多い。

登校拒否の典型的な症状について述べたが、これらの症状は時代や社会状況によって、変化がみられる。昔はここに述べたように、学校が休みの日は朝早くから起床し、元気にしている子どもが多かったが、最近では昼夜逆転が徹底し、休日でも遅くまで寝ているケースが圧倒的に多いように思われる。

3 臨床における着眼点

ここでは登校拒否に個人療法的アプローチをする際の着目点について述べることにする。もちろん登校拒否には個人の精神病理の側面だけではなく、学校教育の病理、社会病理など多様な側面からのアプローチがあり得るが、ここではその一面として、個人病理の側面から眺めてみることにする。

II. 各　論

(1) 本人の性格傾向

登校拒否に治療的にかかわる1つの側面として、本人の性格傾向について述べることにする。筆者はこの点について既に何度か触れてきた[16)-18)]。登校拒否の性格傾向は以下の4点にまとめることができる。

● a．強迫的傾向（あるいは笠原のいう obsessoid personality）

登校拒否児は、通常、几帳面で完全主義的であり、言われる前に宿題をやってあったり、時間割を揃えてあったりする。学校では、先生の言いつけや決まりを絶対に守る、忘れ物をしない、といったところにその性格傾向が現れている。これらの子どもたちは強迫性格によって、課題などをきちんとこなし、学業生活に優れることによって、学校場面に適応してきたと考えられる。

● b．他者配慮性あるいは他者過敏性

登校拒否児の性格傾向について次に重要と考えられるものは、ここで他者配慮性あるいは他者過敏性といわれるものである。登校拒否児は通常他者の意向や期待を先取りして、他者の意向に沿うかたちで行動することが多い。そのため、これらの子どもたちは母親や教師によって素直なよい子と評価されるのが一般的である。このように他者の意向を気にする傾向が極端になると、他者にどう思われるか気になって身動きできない状態となる。この状態が他者過敏性といわれるものである。

● c．対人関係の希薄性

この性格傾向は先述の他者配慮性と密接な関連を有しており、この子どもたちは対人関係が一般的に稀薄である。この点は、とりわけ友人関係において顕著であり、一見すると、友だち関係があるように見えても、学校では遊ぶが、家では1人で遊んでいるとか、誘われれば遊ぶといったように、受け身的な対人関係であることが多い。

● d．自己中心性

一般的には、登校拒否児は聞き分けのよい子で通っていることが多いが、中には、言い出したら言うことを聞いてくれるまで言い続けるといった頑固な一面をもっている子どもがいる。ここではそれを自己中心性といっているが、a で述べた強迫性の一側面とも考えられる。

これらの性格傾向は概して社会的に好ましいとされるもので、これらの子どもたちは社会的に望ましいと評価されることも多い。

(2) 両親像

● a．母親の基本的特徴

母親も基本的特徴として、以下のものを挙げることができる。
①強迫的傾向を有する。
②不安耐性が低く、取り越し苦労をする。
③子どもを自分の思うどおりに操作しようとする。

登校拒否児の母親も基本的には強迫的心性をもっている。それに、取り越し苦労をする気持ちや、子どもを思いどおりに動かそうとする心性が加わり、一般的に過保護、過干渉といった特徴が指摘されることになる。

この心性に対し、何事にもきちんとしないと気が済まず、聞き分けがよいという子どもの特徴が組み合わさることによって、母親と密着し、母親の希望どおり動く親子関係が形成されるのである。

● b．父親の特徴

登校拒否児の父親の特徴として、以下のような点を指摘できる。
①強迫的傾向
②決断(責任)を回避する傾向
③衝動的、爆発的な傾向

すなわち、父親も強迫的で、きちんとした信頼できる社会人として通っていることが多い。しかし、外向きの顔は、真面目で有能といったものであっても、家庭内の問題には、自分からかかわり、なんらかの方向性を示したり、決断を下したりすることを避けることが多い。家庭内における心理的父親不在といわれる事態である。このように、一般に家庭内における父親の影は薄いものであるが、時には父親が家庭内において、衝動的、爆発的に暴力を振るったりすることがある。

(3) 治療の留意点

完全主義的で他者配慮的な子どもが思春期に至って、自立的な行動を要請されるようになると、子どもはその状況に適応できなくなり、子どもにとっての社会である学校からひきこもり、自分を守ろうとする。登校拒否をそのような事態であると捉えると、治療的対応は以下のようにならざるを得ない。

● a．本人に対する治療的対応

ⅰ）初診の重要性

従来、登校拒否児は学校に行っていないことに後ろめたさ、罪責感を感じており、学校に行かなくてはと感じていた。そのため、学校の先生に会うことや病院、相談機関などに行くことに対しては、学校に行っていないことを非難されるのではないかと思い、抵抗を示すものである。それで、初めて病院に連れて来られた子どもは、治療者に警戒的、拒否的である。こちらから子どもに話しかけてもまともに返事は返ってこない。それでも、治療者は診察場面で子どもに最初に話しかけてみるべきである。通常、子どもからはまともな返事は返ってこない。それでもまずは子どもと話してみるべきであり、子どもを差しおいて親と話したり、子どもに会う前に親に会ったりすることは避けた方がよい。

要は、治療者はあくまでも子どもと話をしたいという姿勢をもち続けるべきで、そうすることで、治療者は子どもを理解したいと望んでいることを子どもに伝わるようにすべきである。

ところで、最近では子どもに対する周囲からの登校圧力が軽減したせいか、子どもも登校拒否状態にそれほど罪責感をもっておらず、初診時に治療者に対しそれほど拒否的でないことも多い。しかし、このような子どもの一見した接触性のよさが治療にどのような影響を与えるかはよくわからないところである。

ⅱ）心理治療を進めるうえでの要点

登校拒否の治療目標は何かということがよく問われる。それに対し、登校拒否の治療目標は登校

II. 各　論

再開ではないといったことがよくいわれる。筆者も登校再開が治療目標だとは思っていない。しかし、登校が再開できるに越したことはないと考えている。

ここでは、登校拒否の治療の視点として、注目すべき点について触れておく。

- 言語的表現能力の改善：登校拒否児は自分の意志や考えを表現したり、自己主張したりするよりも、他人の意見に合わせていく方が得意である。そのような対人関係様式が、思春期に至って、不適応の1つの要因になってきたのである。それ故、これらの子どもたちの治療目標の1つは、自分の考えや意志をはっきり表現できる場を治療関係の中で提供し、言語表現能力を伸ばしていくことである。治療開始当初子どもはほとんど話さず、面接を進めるのに苦労するが、子どもに自発的な会話が増えてくると、治療が進んでいると感じることができる。
- 自己決断を促す：これも言語表現能力の改善と類似したことかも知れない。登校拒否児は他人の意志を先取りし、他人が期待するように行動する傾向が強い、他者の決断に従い、自己決断しようとしないのである。このため、治療者はできるだけ、子どもに自己決断するように促していくのがよい。それによって、子どもは、自分が将来どうなりたいか、これからどうしていけばよいのかといった問題に取り組めるようになってくるのである。
- 対人関係の拡がりへの配慮：登校拒否児の対人関係はもともと拡がりに乏しいが、不登校状態を呈することによって、その対人関係はますます乏しいものとなる。

子どもが回復してきて、社会復帰を考える場合、子どもが活用できる社会資源がたくさんあった方がよい、それは学校内の保健室、教育センターの適応教室、あるいは民間のさまざまな施設であるかも知れない。そのような施設をうまく使いながら子どもの社会復帰を促していく。

しかし、そのような施設を使うことのできる子どもはまだいいのであり、閉居したままの子どもたちにどうアプローチするかが大きな問題である。

●b．家族カウンセリングの方向性

登校拒否児の場合、本人が治療場面に現れない場合もよくある。その場合、家族と治療的かかわりがもたれることも多い。また、本人が治療に通っている場合でも、家族に対する治療的アプローチが行われる。

その際の要点をここに述べる。

①子どものことは子どもに任せる：登校拒否児は自己主張せず、親や先生の意向を先取りして行動する。そのような特徴が登校拒否の要因の1つとなっており、母親は子どもに対して過保護、過干渉的に接している。それ故、このような状況を変化させるためには、子どものことは子どもに任せるようにする。起床時間も1、2回起こして起きなければ後は本人に任せるようにする。家庭での学習などの時間の過ごし方も本人に任せる。

②適切なリミットセッティングを行う：登校拒否に対する対応の基本は本人に任せるといったものであるが、周囲に迷惑をかける行為や物を破壊する行為、家族に暴力を振るう行為など、駄目なものは駄目とはっきりと行動を制止できることが望ましい。小遣いなども一定の額を決めたらその額を守るべきであり、良い、悪いといった価値基準が一定していることが望ましい。

③甘えは受け入れる：これまで述べてきたような対応によって、子どもは通常退行し始め、母親

に年齢不相応な甘えを示すようになる。そのような甘えに対して母親は可能な範囲で受け入れてやるのがよい。母親がいつまでも子どもの甘え欲求を拒否していると、母親に対する子どものアンビバレントな行動が続くことになる。

(4) 経 過

このような介入によって、子どもは次のように変化していくと考えられる(図32)[19]。

子どものことは子どもに任せることで、これまで子どもの行動の規範となっていた枠組みがいったん取り除かれることになる。そして、これまでの行動の規範をなくした子どもの行動はだらしなくなり、退行した側面の目立つものとなる。子どもは1日中インターネットやゲーム、テレビ、漫画を見て過ごすことになり、一見子どもの生活はだらしないものにみえる。しかし子どもはこのような生活を続けていながらも、自分らしい生き方、自分の本当にやりたいことを探しているのである。そして、子どもの中に前進的なものが生じてくると、このような生活に退屈を感じるようになり、子どもはこれまでより活動的になってくる。そして、登校拒否児本人の決断で登校を再開したり、あるいは自分にふさわしい道に進んだりする。

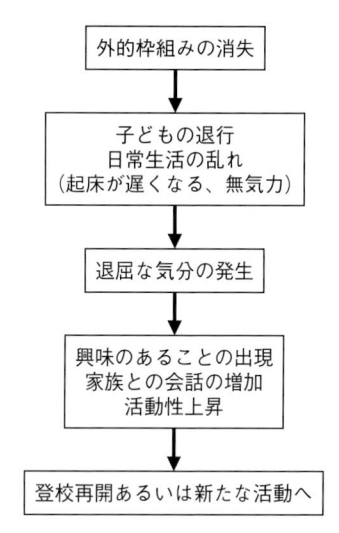

図 32. 治療介入による子どもの変化
(本城秀次:登校拒否について. 児童青年精神医学とその近接領域 49:425-431, 2008 による)

外的枠組みの消失
↓
子どもの退行
日常生活の乱れ
(起床が遅くなる、無気力)
↓
退屈な気分の発生
↓
興味のあることの出現
家族との会話の増加
活動性上昇
↓
登校再開あるいは新たな活動へ

4 海外における登校拒否の治療

これまで、わが国における登校拒否の臨床的特徴、治療的アプローチの実際について述べてきた。しかし、登校拒否の治療については、他の精神障害についてほど海外における動向がわが国の治療スタイルに影響を与えることが少なかったように思われる。それには、わが国における家族関係や母子関係、学校制度などと海外におけるそれとが違っており、単純に海外の治療スタイルをわが国に導入することが難しかったというような事情もあったのではないかと思われる。

取り敢えずここでは海外の治療スタイルを心理的治療と薬物治療に分けて簡単に紹介しておく。

ところで登校拒否の治療反応性に関しては、登校拒否に併存する不安と抑うつ障害の症状が重度であるほど、登校拒否の治療反応性は悪いといったことを指摘するいくつかの報告がある[20]。

1 心理的治療

登校拒否の心理的治療については、子ども自身に対する治療と家族に対する治療の両方が重視されているが、ここでは、子どもに対する治療について取りあげる。

子ども本人に対する治療では、認知行動療法が用いるべき治療として勧められている。待機リスト群を対照とした研究では、認知行動療法を受けた子どものほぼ全員が90%あるいはそれ以上の

学校への出席率を達成したとしている[14]。

このような状況は、認知行動療法、とりわけ子どもに対する認知行動療法がほとんど行われていないわが国と比較してどのように考えるべきか、今後の課題である。

2 薬物療法

登校拒否行動の薬物療法に関してはまだ研究が少なく揺籃期といえる状態である。現在のところ、三環系抗うつ薬が比較的症状が軽い登校拒否行動に有効であるといわれている[21]。SSRIの登校拒否行動に関する治療効果については今のところはっきりとしてはいない[21]。

3 学校へ早期の復帰を求めるべきか

この問題は登校拒否の治療をどのように考えるかという根本的な問題につながっており、登校拒否の治療哲学に通じるものである。

海外の登校拒否の治療論では、長く登校拒否を続けていると、成人期における精神障害のリスクが高まるとして、早期の学校復帰を勧めるものが多い。しかし、実情は必ずしもそうではないらしい。King NJ[10]らは、登校拒否の治療を論ずる中で、学校復帰を徐々に達成すべきか、直ちに1日完全に出席することを求めるべきかという問題を取りあげている。

子どもの登校に親がつき添うなどして、子どもを登校させるのは、子どものみならず、親にとっても非常にストレスフルである。さらに、学校側もそのような介入を非人間的と感じており、親やメディアによる反対を恐れている。そのため多くの家族は、子どもが徐々に学校に復帰することを希望している。稀に、子どもたちが直ちに完全登校することを希望しそれに挑戦することがある。ある子どもはこの挑戦に成功するが、ある子どもは失敗する。失敗したときは治療計画を変更したりして、柔軟に対応していくことが必要となる。

このような点はわが国の治療的対応とそれほど違いはないように思われる。

おわりに 登校拒否概念のわが国における変遷とその問題点について触れた。そして海外における登校拒否研究の現状と問題点を検討し、わが国における登校拒否研究の今後の方向性について論じた。また、登校拒否の個人精神病理について筆者の考え方を提示し、登校拒否の治療についてその概略を提示した。

しかし、近年広汎性発達障害児が登校拒否をしばしば起こすことが指摘されるようになり、大きな関心を引いている。この点について今回は触れることができなかった。今後の課題としたい。

(本城秀次)

●参考文献

1) Johnson AM, Falstein EI, Szurek SA, et al：School phobia. American Journal of Orthopsychiatry 11：702-711, 1941.
2) Broadwin IT：A contribution to the study of truancy. American Journal of Orthopsychiatry 2：253-259, 1932.
3) Partridge JM：Truancy. Journal of Mental Science 85：45-81, 1939.

4) Hersov LA：Persistent non-attendance at school. Journal of Child Psychology and Psychiatry 1：130-136, 1960.
5) Coolidge J, Hahn P, Peck A：School phobia；neurotic crisis or way of life. American Journal of Orthopsychiatry 27：296-306, 1957.
6) Kennedy W：School phobia；rapid treatment of fifty cases. Journal of Abnormal Psychology 70：285-289, 1965.
7) Berg I, Nichols K, Pritchard C：School phobia；its classification and relationship to dependency. Journal of Child Psychology and Psychiatry 10：123-141, 1969.
8) Heyne D, King NJ, Tonge BJ, et al：School refusal；Epidemiology and management. Pediatric Drugs 3：719-732, 2001.
9) Kearney CA：Bridging the gap among professionals who address youths with school absenteeism；overview and suggestions for consensus. Professional Psychology：Research and Practice 34：57-65, 2003.
10) King NJ, Heyne D, Tonge B, et al：School refusal；Categorical diagnosis, functional analysis and treatment planning. Clinical Psychology of Psychotherapy 8：352-360, 2001.
11) Kearney CA：School absenteesm and school refusal behavior in youth；A contemporary review. Clinical Psychology Review 28：451-471, 2008.
12) 布村育子：不登校経験の語られ方；不登校と引きこもりの接続を検討する．埼玉学園大学紀要(人間学部編)4：35-48, 2004.
13) 保坂　亨：展望；不登校をめぐる歴史・現状・課題．教育心理学年報 41：157-169，2002.
14) King NJ, Bernstein GA：School refusal in children and adolescents；a review of the past 10 years. Journal of the American Academy of Child and Adolescent Psychiatry 40：197-205, 2001.
15) 齋藤万比古：最近の不登校．臨床精神医学 33：373-378，2004.
16) 本城秀次：家庭内暴力を伴う登校拒否児の精神病理学的研究．小児の精神と神経 27：147-176，1987.
17) 本城秀次：登校拒否に伴う家庭内暴力の治療．精神科治療学 4：699-707，1989.
18) 本城秀次：登校拒否，家庭内暴力の病前性格と治療関係．精神科治療学 5：1143-1153，1990.
19) 本城秀次：登校拒否について．児童青年精神医学とその近接領域 49：425-431，2008.
20) Layne AE, Bernstein GA, Egan EA, et al：Predictors of treatment response in anxious-depressed adolescents with school refusal. Journal of the American Academy of Child and Adolescent Psychiatry 42：319-326, 2003.
21) Kearney CA：Dealing with school refusal behavior；A primer for family physicians. The Journal of Family Practice 55：685-695, 2006.
22) Lee MI, Miltenberger RC：School refusal behavior；classification assessment and treatment issues. Education and Treatment of Children 19：474-486, 1996.
23) 日本子ども家庭総合研究所(編)：日本子ども資料年鑑．KTC 中央出版，名古屋，2011.

II. 各　論

32 その他の行動障害
【2】家庭内暴力

はじめに　思春期精神医学の領域で深刻な問題となっている家庭内暴力は、子どもの個人的な要因(例えば性格など)のみによって生じる問題行動ではなく、子どもを取り囲む環境としての学校生活や社会生活、そして子どもの精神発達の達成度や、親子関係のあり方なども、主要な要因となっている。すなわち、精神発達、親子関係、学校生活、社会背景などの諸条件の中から家庭内暴力が生まれているといえる。不登校-家庭内暴力-ひきこもりという一連の問題は、相互に密接に関連している。家庭内暴力は現代日本の若者に生じている問題であり、社会、学校、家庭を背景にして、子どもの精神発達上に生じた問題として位置づけることができる。

なお本稿では、他の一次疾患(統合失調症、神経症、てんかん、知的障害、境界例、脳器質性疾患など)により、二次的に暴力が生じている症例は除く。これらの疾患では、一次疾患の診断と治療が主要な問題である。

1　概　念

家庭内暴力(domestic violence)といえば、諸外国では、夫から妻への暴力、あるいは親から子どもへの暴力を意味することが多い。近年、わが国においても、夫婦間の暴力や子どもへの虐待などにも次第に注目が集まっている。しかし、現時点では、家庭内暴力といえば、まずは子どもから親への暴力を指す言葉として用いられている。子どもが親に対して暴力を振るう家庭内暴力が、外国にもあることが指摘されている[1,2]。とはいえ、親が子どもの暴力に支配され、時には警察沙汰にまでなる家庭内暴力は、わが国において最も特徴的にみられる現象であるといってよい。

川谷[3]は家庭内暴力を「子どもの養育者(親)への暴力」と定義し、斎藤[4]は「児童期から青年期に至る子どもの発達経過の中に生じる、家族を対象とした直接的あるいは間接的な暴力」と定義している。DSM-IVでは、312.8 行為障害 Conduct Disorder、あるいは313.81 反抗挑戦性障害 Oppositional Defiant Disorder に該当する[5]。

2　治療目標

家庭内暴力が1つの疾患であると考える必要はない。現象としての家庭内暴力は、なんらかの理由で困難な状況に直面している子どもが発する1つの行為あるいは症状である。暴力は最終的に産出された現象である。治療者と家族が暴力の激しさに注意を引きつけられ、暴力の消失のみを治療目標にしてしまうと、現象の消失に焦点を当てる対症療法に終わってしまう危険がある。暴力はあ

くまで結果である。暴力の鎮静化は、全体的視野の中で重要な治療目標の1つである。長期的な治療の主眼は、本人が直面している困難をいかに乗り越えるかという目標に置くべきであろう。治療は表面の現象だけにとらわれず、その奥にある病理を視野に入れることが求められる。治療目標設定時のボタンのかけ違えは後に大きく響いてくる。問題の全体を見据えた治療目標の設定が重要である。

3 ── 成　因

家庭内暴力の成因については、多要因的に捉えるべきである。単一の事柄に重点を置き過ぎることの弊害は大きい。例えば母親の子どもへの対応が原因であるとする考え方である。確かに、母親の子どもへの関与の仕方は家庭内暴力における主要なファクターの1つとなっている。また、母親の対応になんらかの不適切さを見い出すことは難しくはない。しかし、問題点イコール原因であるとして、短絡的に結論を出す考えは、治療には有害である。母子関係にも現在に至るまでの歴史があり、父親やきょうだい、祖父母などの他の家族関係とも有機的な関連を形成している。子どもを取り巻く関係の全体を見渡す視点を保ち、子どもがもつ多様な関係性の中の1つとして母子関係を取りあげることが求められる。

成因は大きく3つに整理して考えることができる。稲村[6]は、①本人の要因、②家庭の要因、③社会の要因、に分けている。

1 本人の抱える要因

本人の抱える問題はさまざまである。具体的には、学業成績、交友関係、クラブ活動などに関する不安、ストレス、挫折などが考えられる。これらの問題が明確に現れている場合は、問題点の理解が容易である。ところが、一見、明らかな問題が見つからないようにみえる症例もある。大きな問題がないようにみえるケースでも、問題の存在を安易に否定し、問題理解の努力を放棄すべきではない。根気よく話を聞き、本人にとっての主要な問題を理解しようとする姿勢が大切である。

本人側の要因の1つに、性格傾向がある。稲村[6]は小心、過敏、几帳面、完全欲の強さ、欲求水準が高く妥協できないなどを家庭内暴力の若者の特徴として挙げている。これらの性格傾向をもつ若者は、些細なつまずきに弱く、ちょっとした挫折で大きな衝撃を体験する。通常の判断ではそれほど大きな出来事ではないようにみえても、本人は対応に行き詰まっていることがある。

交友の問題は、客観的に把握しにくく、その重要性が見逃されがちである。交友上の問題は必ずしも、第三者から観察しやすい形で現れるとは限らない。交友関係の乏しさや交友の欠乏といった問題は、家族が明確に把握することは難しい。問題を本人が自覚しているとは限らないし、自覚していたとしても、問いただされたときに否定するかも知れない。言語化されにくく、問題の存在を明確にしにくい領域があることを治療者は心得ておくべきであろう。

Ⅱ. 各　論

2 家庭の要因

　斎藤[4]はこれまで多数の報告をまとめている。それによれば、母親側にみられる特徴としては、密着性、共生性、支配性、過干渉などが挙げられている。いずれも、子どもと心理的距離が取れない。不安、小心、几帳面、完全主義などの母親自身の性格傾向が子育てにおける緊張や不安を引き起こしたり、あるいは母親自身が分離不安を強くもっているために、子どもの自立を受け入れることができず、子どもの分離を妨げる対応がなされる場合がある。これらの母親は、子どもを気遣い、子どもに代わって要求を満たしてやろうとする。子どもが幼いときには、子どもを守り、子どもの意思や感情を汲み取り、適切な環境を与えるのは、母親の役目であった。これらの配慮や気配りは、子どもの発達とともに、不必要になり、むしろ自律性の発達を妨げる要因となる。母親の判断を押しつけられたり、取るべき行動を指示されたりした子どもは、自己責任において判断したり行動したりする体験を重ねることができず、自律性の発達が遅れる。

　しかしまた、母親の性格傾向以外にも、子どもへの対応に影響を及ぼす要因がいくつかある。本人の性格が過度の過敏さや小心さをもっていたり、父親の子育てへの無関心や無理解があったりして、母親に過剰な負担や不安を与えている場合もある。また、父親が過度に厳格な場合も、母子関係に影響がある。子どもの性格や、父親の関与の不適切さなど、さまざまな要因に対応した結果、母親が不適切な養育態度を取ってしまう可能性も考慮する必要がある。

　父親の特徴として、稲村[6]は父性欠如を挙げ、本城は短気で衝動的、強迫性格を指摘している。父親像は必ずしも一本化されるものではない。家庭から逃避的であったり、放任的であるだけでなく、逆に厳格さや衝動性といった特徴をもつケースも挙げられている。いずれの父親像も、子どもからみると、親しみをもてず、距離の開いた父子関係が形成される。そのために、家庭の中での父親の役割が適切に遂行されない。父親は子どもと母親との二者関係の世界に、第三者として登場し、子どもの自立を援助し、家庭の中に社会性を持ち込む働きを担っている。子どもを自立させ、自主性を育てる役割を担っている父親が家庭内で機能していないとき、母子の密着から子どもを解放する力動が家庭内で働かず、子どもが父親モデルを通して社会性を身につける機会が乏しくなる。その結果、自立の過程が遅延する可能性がある。

3 社会の要因

　社会的要因は家庭内暴力の背景として、大きな意義をもっている。1つは、核家族化の進行である。家庭は二世代だけで構成されるようになり、しかも子どもの数も少ない。かつて家庭が三世代を包含し、大人数の家族が生活していた時代には、家庭内に1つの社会とも呼べる秩序が構成されていた。一人ひとりの役割が明確で、ルールに従った行動が求められていた。そのような社会性は今の核家族から失われた。また、都市化が進み、人口の流動化が高まった現在、核家族は地域社会や親族とのつながりを失い、家庭は、社会と一線を画したプライベートな空間としての意味を強めている。家庭内においては家族独自の論理が優先され、社会的規範の力が弱まっている。家庭内暴力が成立する背景として、大家族がもっていた家庭秩序の喪失や、社会と切り離され孤立した核家

族の在り方が挙げられる[5]。さらに旧来の儒教的価値観が弱まり、社会的規範による抑止力が、わが国において低下していることも一因として指摘されている[6]。

　第二に現在の学校の在り方を挙げることができる。学歴を重要視する現在の社会状況下で、学校教育が行われている。管理主義的、教科内容の詰め込みが中心となり、人間関係の形成や自立促進的環境に乏しい。また、学歴が重要視されるわが国においては、不登校は人生のコースからの脱落とみなされ、家族を不安に陥れる。家族は本人に問題を解決するための時間を与えるよりは、早期の登校を迫る。あるいは、不登校の子どもに怒りをぶつけ、それが家庭内暴力の引き金となっているケースがある。

　学歴主義の社会の中で、知育優先の学校教育が行われている。そのために、社会性の発達が疎外されているのが現状である。

4 治　療

1 受診形態と治療構造

　家庭内暴力の治療が難しい理由の1つに、治療構造の二重性がある。家庭内暴力は、子どもと親の二者間に生じた問題であり、相談の当事者は親と子の双方である。当事者が二者いて、主訴は二重になっている。家庭内暴力を主訴として受診するのは家族である。本人が、自分の家庭内暴力を悩んで相談に来ることはない。本人の主訴は外に出られないとか、学校へ行けないなどの内容である。2つの主訴は最終的には重なるのだが、とりあえず治療のはじめにおいては、この二重性を抱えたままで出発せざるを得ない。

　親が相談機関や医療機関にやってくるとき、子どもを同伴しているケースもあれば、親が単独で受診する場合もある。本人を同伴している家族は、本人の前で家庭内暴力を問題として批判することは難しい。本人の反発を恐れるため、本人のいないところで、治療者に家庭内暴力の治療を訴えることもある。親の立場も理解し、問題の重要性は了解したことを親に伝えておく。しかし、本人の前で語られない主訴を、治療者から治療場面に持ち出して、治療目標として設定することはできない。

　親もまた治療の当事者と考えて、親面接を行っていくことが必要である。

2 危機介入

　家庭内暴力が耐え難いほど激しく、親の心身の疲労が限界に達している場合、あるいは身体的に大きな危害が及ぶ危険があるときは危機介入的な対応をせざるを得ない。親が家を出る、あるいは本人が入院するなどの対応が必要となる。このような緊急の対処を行うには、本人の前で家庭内暴力の問題性を明らかにする手続きが必要である。緊急の場合にも、問題を本人の前で取りあげることを避けようとして、治療者にすべてを任せようとする親もいる。しかし、緊急事態への治療を構成する際に最も重要なことは、治療を担う主体を明確にしておくことであろう。問題を治療場面に

提示する責任は親にある。この責任を回避しようとする限り、家庭内暴力の問題性を問うこともできなくなる。

　緊急の事態には、治療者が主導性を発揮して治療を進める必要がある。しかし、危機的状況となり、家庭外からの介入を行うためには、少なくとも問題を、家庭の外部に対して明確に語る主体が必要である。それは、治療構造をより明確に確立するためにも必要である。

　緊急の介入の必要がない場合は、必ずしも家庭内暴力に最初から焦点を当てる必要はないだろう。前述したように、家庭内暴力は1つの現象であり、問題全体の中の一部を構成している。家庭内暴力のみが問題として語られることは、本人の治療への警戒心を強め、治療者との信頼関係の形成を難しくする。

3 治療契約・治療目標の設定

　家庭内暴力をなくすことは親からの現実的な要請であり、それは治療の重要な目標の1つである。それでは、子ども本人からの治療への要請は何であろうか。治療の初期には、本人から問題が明確にされることはない。子どもは、自分で対応できない状況に置かれてはいるものの、家庭内にひきこもり、家族に当たることで不安を解消している。すなわち家庭内暴力の治療を始めるとき、主要な問題は潜在し、言葉では語られない。本人との信頼関係を形成し、何が問題かを明らかにしていくことを治療は目指していく。現状を把握し問題点を直視すること、そしてその問題を自分で引き受けるようになれることが、本人に求められている。家庭内暴力の治療構造は、当初、当事者である子ども本人が明確な問題意識をもっていないままに治療がスタートする。問題を担っている子どもが家庭内暴力に訴えるのではなく、自らの問題を語ることができるようになることが治療の大きな目標となる。

4 病　理

　真の問題は抑圧されたり乖離されていて、本人はその問題と直面する辛さから逃れている。うまく問題を切り離すことができているとき、本人は素直であったり、機嫌がよかったりする。例えば入院したとき、初期には模範的患者であり、病棟でなんの問題もないために短期間で退院してしまうこともある。しかし、防衛にいつも成功するわけではない。些細な刺激によって抱えている問題の困難さやそれに関連する不安が甦り、抑うつ感を引き起こしたりパニックを引き起こしたりして、家庭内暴力の引き金となる。問題を局所化し、転化して、問題に直面する危険を避ける防衛の1つが家庭内暴力であるともいえる。家庭内暴力が支配する二者関係においては、退行が生じており、自他の境界が曖昧になり、悪い自己は親に投影される。投影性同一視のメカニズムが働き、子どもは親を非難し攻撃する。激しい不安は、相手への怒りに姿を変える。暴力を振るっている本人は善であり、本人の要求を満たさない親は悪となる。巻き込まれた親は子どもの怒りの真剣さに圧倒される。

　家族からみた家庭内暴力への対応の難しさの主な理由は、子どもの感情が激しく揺れて一貫性がないところにある。子どもが、あるときは激しい暴力を振るい、あるときは甘えてくるという極端

に異なった態度を一方的に示すために、両親も一貫した態度をとり難く対応に苦慮する。暴力が生じているときには、退行した対象関係が生じていることへの理解が必要である。

5 家族への対応

治療への家族の関与が不可欠である。両親の歩調が一致しないとき、治療は進展しない。両親のうち一方だけが熱心で、他の親が無関心である場合や、本人への対応が父親と母親で異なっている場合などである。例えば、一方の親に暴力が向けられ、他方の親は子どもに受け入れられる関係を保っていることもある。夫婦間に問題が潜在し、その結果、子どもに対する足並みが揃わない場合もある。両親が一致して子どもの抱える問題に立ち向かう協力体制をつくりあげることが必要である。

家族への治療はまず両親が、精神的なゆとりを取り戻すように援助する[7]。家族は、自分たちだけで問題を抱え込んでしまうことが多い。悪い評判が広がり、子どもの将来に悪影響が出ることを恐れたり、あるいは親として子どもの養育を失敗したという恥の意識から、家庭内暴力を隠そうとする。その結果、家庭外の支援を得られず、両親は孤立無援となる。治療の初期は両親の困窮を理解し、両親を精神的に支えることに重点を置くべきであり、親の子育てを批判したり、親の責任を問うような発言を軽軽に口にすべきではない。

両親は子どもからさまざまな要求をされ、それに応えることができないと暴力を振るわれ、対応に困り果て、どう対処すべきか治療者に指示を求めてくる。治療者が一段高いところに立って指示を与え、両親がそれを鵜呑みにするといった一方的な関係は望ましくない。治療者が家庭内の問題の解決を請け負ってしまうと、家族は完全に受身になってしまい、当事者としての家族の役割までも治療者が肩代わりをすることになりかねない。24時間子どもと顔を合わせている家族が、どのように対応するかが、家庭内暴力の経過を左右する。家族には、自らの問題として治療に関与する姿勢が求められる。

6 症例の理解

家庭内暴力の治療には、個人精神療法や行動療法、家族療法などがある。どのような治療法を用いるにせよ、症例ごとに理解と発見が必要であるのは言うまでもない。問題の解決のためには、現状の正確な把握と分析が最も重要である。治療の基本は、患者の悩みや問題を理解することである。子どもの心理状態の理解が何より必要である。家庭内暴力が生じる心理的背景および、直接的・具体的な引き金についての理解を深めたい。

本人は自ら暴力をコントロールできない状況にある。したがって暴力を引き起こす刺激を発見し除去する対応も重要である。家族と治療者は協力して、暴力が出現する状況を詳細に検討する必要がある。暴力を振るうきっかけや、暴力を引き出す親の言動がわかれば、暴力を減らす具体的な対策を考えることができる。

山上[8]は可能な限り本人の要求を受け入れる治療方針が有効であった事例を報告している。本人からの要求を両親が拒絶することが暴力の引き金になっていた症例で、その悪循環から抜け出すた

めに、本人の要求が年齢相応であるかどうか、社会常識からかけ離れているかどうかといった判断を棚上げし、本人の要求に可能な限り応じる治療を行った。親が本人の味方であり、本人のために最大の努力をしていることを伝え、本人を安定させることを最優先した。本人の暴力や過大な要求の裏に強い不安があることを理解し、本人をサポートすることで安定させようとする治療であった。この対応が暴力を恐れてやむなく行われたのではなく、苦境にある本人をサポートするという意図で行われたことは重要である。精神的サポートにつながらない従属は、暴力を強化するだけに終わるかも知れない。

7 パーソナリティの発達

川谷[3]は不登校・家庭内暴力・ひきこもりを続ける患者を2つのタイプに分けている。1型は手のかからないよい子、2型は幼い頃から発達に偏りがあるタイプである。2型では、人格発達上の問題の比重が大きく治療困難例が多い。1型は発症までの適応は表面的には良好であるが、2型は幼い頃から未熟さを示し、さまざまな問題が表面化している。2型は幼児性を脱しておらず、困難な状況において退行し、幼児的自己愛が出現する。自他の未分化な状態へ陥り、投影性同一視のメカニズムが働き、自己の陥った苦境を対象側に押しつける。退行時の自分の行為について本人が自覚することは容易ではない。人格発達上の問題が大きい症例は、「パーソナリティの再構築」を目標としたインテンシヴな精神療法が適応となる。

信頼関係を形成すること、そのためには治療者と患者との関係の中に持ち込まれる患者の不安や、投影性同一視による激しい攻撃に耐え、安定した対象として存在し続けることが治療者に求められる。このような長期的な治療関係によるパーソナリティの発達促進が根本的な治療と考えられる[3]。

また発達上の問題を抱えた事例として、発達障害の診断基準に該当する児童がいる。アスペルガー障害をもつ児童は他者の感情の理解やコミュニケーションにおいて困難を抱えている。児童期、思春期に仲間集団から浮いてしまい、学校への適応がしばしば困難となる。アスペルガー障害の存在が周囲から気づかれないこともあり、本人の困難が理解されないままに、再登校が促され、追い詰められて暴力が生じることも考えられる。アスペルガー障害についても念頭において、児童の困難さの種類について慎重に判断する必要がある。

8 薬物療法

基本的には、必要に応じて対症療法的に用いる。本人の不安を軽減するために抗不安薬を使用する。激しい不安や興奮に対してはhaloperidolなどの抗精神病薬や、carbamazepine、valproic acid、などが用いられる場合もある。抑うつ状態が存在すれば、clomipramineなどの抗うつ薬も用いる。

(井上洋一)

●文　献

1) 皆川邦直：家庭内暴力. 青年期の精神療法, 馬場謙一(編), pp17-39, 金剛書店, 東京, 1982.

2) 吉野啓子：家庭内暴力少年．臨床精神医学 10：13-20, 1981.
3) 川谷太治：思春期と家庭内暴力；治療と援助の指針．金剛出版，東京，2001.
4) 斎藤万比古：家庭内暴力．臨床精神医学講座，第 11 巻，松下正明(編), pp339-349, 中山書店，東京，1999.
5) 森岡清美：現代家族変動論．ミネルヴァ書房，東京，1993.
6) 稲村　博：攻撃性の精神病理．臨床精神医学 10：1055-1060, 1981.
7) 中村伸一：家庭内暴力．今日の精神科治療指針，大原健士郎，ほか(監), pp240-241, 星和書店，東京，1997.
8) 山上敏子，大隈紘子：衝動暴力行為の行動療法．精神科治療学 11：927-933, 1996.

II. 各論

32 その他の行動障害
【3】 ひきこもり

はじめに 青年期のひきこもりは1990年頃から今日的な社会問題として広くとりあげられるようになった。2000年には、ひきこもり生活を送っていたとされる少年によって引き起こされたバスジャック殺人事件を契機に、なんらかの行政的な対応を要する問題として認識されるようになり、厚生省(現厚生労働省)は「地域精神保健活動における介入のあり方に関する研究(主任研究者：伊藤順一郎)」を組織した。2003年にはその研究成果として「ひきこもり対応ガイドライン」を公表し、この時期から精神保健福祉センターや保健所などの精神保健福祉領域において全国的にさまざまな支援が展開されると同時に、若者自立塾や若者サポートステーションといった若者の就労施策ないしはニート対策が施策化されてきた。

その後、厚生労働省が2010年5月に公表した「ひきこもりの評価・支援に関するガイドライン」[1]は、ひきこもり問題を精神医学的な観点から捉える重要性を強調した内容になっている。以下、ひきこもりという現象の概念を整理したうえで、2010年のガイドラインに沿ってひきこもりの背景要因と治療・支援について述べる。

1 ひきこもりの概念整理

はじめに、ひきこもりの概念を整理するために、2つの観点、すなわち内的・心理的なレベルで生じているひきこもりと外的・現実的なレベルで生じているひきこもりという観点と、ひきこもりを症状と防衛という両側面から捉える観点について述べる。

内的・心理的な現象としての「ひきこもりwithdrawal」という用語は周囲への興味・関心を失う現象を意味している。例えばFrued Sは、統合失調症などの精神病を「対象への備給をひき揚げ、自己に向ける状態withdrawal of cathexisへの退行」として概念化した。これは中核的な精神病症状である「自閉」に関するリビドー論的な解釈であり、シゾイド・パーソナリティを対象としたその後の本格的なひきこもり研究の基礎となっている。Bibring G[2]も同様に、ひきこもりを「対象への興味や対象への感情の除去removal」と規定しているが、ビブリングはひきこもりを防衛機制の1つとして取りあげていることに留意すべきである。精神分析では症状と防衛機制とが不可分な関係にあること、例えばなんらかの不安や葛藤に対して動員・活性化された防衛機制が精神症状の形成につながるという認識が前提となっていることから、内的なひきこもり現象も精神症状としての側面と同時に防衛としての側面を併せ持ち、両者は表裏の関係にあるものと理解することができる。

内的なひきこもりに対して、対人関係の回避・孤立といった外的・現実的な現象・症状を社会的ひきこもりsocial withdrawal(英語のsocialには"対人関係"の意が強い)と呼ぶ。一時期、「精神

障害を背景としないケースを社会的ひきこもりと呼ぶ」という認識が専門家の間にも広まったが、「精神障害」「社会的」という用語の多義性や説明のあいまいさもあって、「ひきこもっている若者には精神医学的な問題はない」「若者を甘やかす家族や社会の問題」といった一面的な解釈につながった経緯があり、今後は標準的な用語の使用を心がけたい。

社会的ひきこもりはさまざまな精神障害によって生じる症状ないし状態像であると同時に、やはり防衛としての側面を併せ持つ。例えば、多軸評定を特徴とするアメリカ精神医学会の診断システムDSM-IVにおいては、包括的なアセスメントの一環として主な防衛機制を第2軸に記載することができる。防衛水準は「高度な適応水準」から「防衛制御不能水準」に至る7段階に整理されており、ひきこもりは防衛としては最も低次な「行為的水準」に含まれる。防衛機制は本来、無意識的・内的な心理過程であり、社会的ひきこもりは不安や葛藤を内的に処理し切れない場合に動員される行動レベルの防衛手段と捉えることができる。

症状/防衛という観点は、ひきこもりを病理的な現象と捉えるか、正常心理の範囲内と捉えるかという議論とも関連している。例えばErikson EHは、一連のアイデンティティ(自我同一性)研究においてアイデンティティ拡散症候群という病態像を提唱し、その一症状としてひきこもりが生じることを指摘している。またFreud A(アンナ・フロイト)[3]は思春期の心理学的研究において、思春期における衝動の高まりによって生じる自我と超自我との不均衡を背景に、「若者が社会から一歩後退する」という現象が生じることを述べている。アンナ・フロイトが着目しているのは思春期における一過性のひきこもりであり、基本的には禁欲的態度や知性化、孤立や愛情対象からの逃避、理想主義など、一般的にみられる思春期心性と同列に論じているのだが、同時に正常発達における一過性の現象と病理的な現象との鑑別が困難な場合があることにも言及している。

臨床場面では、社会的ひきこもりを意味のあるモラトリアムや一過性の退行と捉えるのか、不毛で病理的な現象と捉えるべきなのかを個々のケースについて、あるいは治療・支援経過における個々の局面について慎重に検討する必要がある。但し、思春期にとどまらず、成人期にまで長期化する社会的ひきこもりの深刻さや介入の難しさをみる限り、正常心理として拡大解釈することによって適切な介入の時期を逃してしまったり、本格的な支援体制の整備や治療・支援に関する検討を怠るようなことがあってはならない。

「ひきこもりの評価・支援に関するガイドライン」は外的・社会的なひきこもりに焦点を当てており、「さまざまな要因の結果として社会的参加(義務教育を含む就学、非常勤職を含む就労、家庭外での交遊など)を回避し、原則的には6ヵ月以上にわたって概ね家庭にとどまり続けている状態(他者と交わらない形での外出をしていてもよい)を指す現象概念である」という定義が示されている。これも正常と異常とを明確に区別するものではないが、後述するように、この定義を満たすケースのほとんどになんらかの精神医学的診断が付与されることがわかっており[4]、治療・支援の対象を明確化するための一応の判断基準と考えてよいものと思われる。

2 青年期のひきこもりに関する実態調査より

　これまで青年期のひきこもりケースに関していくつかの実態調査[5]-[8]が実施されてきたので、これらに共通する結果について述べておきたい。性別としては、女性よりも男性が多いことがわかっている。また、ひきこもりが生じる年齢は平均20歳前後であることが多くの調査で一致している。しかし個々のケースをみていくと、小学校低学年からの不登校から青年期に至るまでずっとひきこもり状態が続いているケースや、中学校や高等学校、大学に入学した後の不適応、あるいは就職して数年後にひきこもり始めるケースなど、ひきこもりが生じる年齢の幅が広いことから、平均年齢だけでなく、あらゆる年代で生じる問題であるという認識、あるいはそれぞれの年代で生じるひきこもり問題の特異性に注目するべきかも知れない。

　また、ひきこもり問題が注目され始めた2000年前後に実施された調査では、把握されているケースの平均年齢は20代前半〜20代半ばであったが、近年は20代後半〜30歳代のケースが多いという報告もある。このことから、わが国に生じているひきこもり問題の高齢化を指摘する専門家もいるが、現時点ではそれを裏づける確たる根拠はない。但し、ひきこもりが思春期・青年期だけにとどまらず、30〜40歳代にまで遷延するケースが少なくないことは、多くの臨床家や援助者が経験していることである。

　ひきこもっている若者の数についてもさまざまな推計値が示されてきたが、「ひきこもりの評価・支援に関するガイドライン」では約26万世帯という推計値[6]を採用している。その後、内閣府が公表した調査[7]では約70万人という推計値も示されているが、こうした推計値は、「ひきこもり」という現象をどの範囲で定義するかによって大きく異なってくることに留意する必要がある。

3 青年期ひきこもりケースの背景要因

　社会的ひきこもりという現象は生物的–心理的–社会的な要因が絡み合って形成されているという認識も既に多くの専門家・臨床家に共有されている。したがって、臨床的には家族状況や文化的要因、社会状況などの環境要因を含めて、個々のケースを包括的にバランスよく見立てる姿勢が求められる。

1 本人のメンタルヘルス問題ないし生活機能障害としての側面

　ひきこもりケースの精神医学的背景は、統合失調症、妄想性障害、社交恐怖、強迫性障害、適応障害（不安と抑うつ気分の混合を伴うもの、慢性）、パーソナリティ障害、広汎性発達障害などのほか、軽度知的障害に適応障害や広場恐怖が合併したケース、あるいはアスペルガー障害や特定不能の広汎性発達障害に社交恐怖や身体表現性障害、強迫性障害などが合併したケースなど、かなり多様であることがわかってきており、慎重な鑑別診断が必要である。特に一見したところ発達・行動所見がそれほど目立たず、内向的・受身的なタイプの広汎性発達障害や軽度知的障害は気づかれに

くいし、ひきこもったまま刺激に曝露されずに過ごしている社交恐怖や身体表現性障害のケースでは症状が潜在化しやすく、本人の自覚が乏しい場合にはさらに見逃されやすいこと、診察場面だけでは捉え切れず、集団場面や社会参加を試みる段階に至って初めて症状が顕在化する場合があることにも留意する必要がある。また、いったんはひきこもることで防衛した不安や葛藤が後に別の形で症状形成することもあり得る。

「ひきこもりの評価・支援に関するガイドライン」の重要な根拠の1つともなっている精神保健福祉センター（こころの健康センター）の共同研究[4]においては、上記「ひきこもり」の定義を満たすケースのうち、本人が来談し、十分な情報・所見が得られた場合には、ほとんどのケースがDSM-IV-TRのいずれかの診断カテゴリーに分類されることが明らかにされている。診断と治療・支援方針までを含めて分類すると、約1/3は統合失調症や気分障害、不安障害などを主診断とし、精神医学的な薬物療法が必要であると判断された。その他、広汎性発達障害や軽度知的障害などの発達障害を主診断とし、発達の遅れや偏りを踏まえた医療・福祉的な支援を必要とするものが1/3、パーソナリティの問題や神経症的な性格傾向を踏まえた心理療法的アプローチや生活・就労支援が中心になるものが1/3という結果であった（この3分類は後述する包括的評価の第6軸に位置づけられている）。

こうしたさまざまな精神医学的問題に関連して生じている不安感、恐怖感、被害感、抑うつ感などの感情や過去の挫折的・外傷的な体験に強くとらわれ、そこから抜け出せないような心理状態に陥っているケース、社会参加や生活の変化を回避し続けているケースが多いものと思われる。本人がいずれの医療機関や相談機関も利用していないケースには、著しい頑なさや生活が変化することや新しい状況に直面することへの抵抗感、回避傾向や社会的な機能水準などの点において、さらに深刻なケースが多く含まれていることも明らかになっている。

2 社会的背景

今日的なひきこもり問題は、上記のような個人の精神病理だけでなく、環境要因が密接に関連しているという認識が広く共有されている。例えば、本人の傷つきや症状・状態像の深刻化、あるいは反発や暴力を恐れて生活の変化や受診・相談を促すことができない、本人が抱えている問題や今後の生活について話し合うなど、適切な対処行動がとれないなど、家族側の要因が問題の長期化に深く関連している場合がある。

文化・社会的な要因としては、子ども・若者の自立をめぐる価値観や家族文化、若者の就学・就労環境の問題などが指摘されている。また、男性のケースが多いことに関する社会学的解釈としてジェンダーの視点を強調する専門家もいる。男性の社会参加が義務づけられている社会においては、男性は女性よりも重いプレッシャーやスティグマを抱えやすく、そのことがさらに問題を深刻化させているといった視点である。

3 ひきこもりの背景要因に関するまとめ

以上のような知見やさまざまな討論を踏まえて、今日的なひきこもり問題の背景要因をまとめて

Ⅱ. 各　論

表 61. ひきこもりの包括的評価の指針―多軸評定

第1軸	背景精神障害の診断：発達障害とパーソナリティ障害を除く精神障害の診断
第2軸	発達障害の診断
第3軸	パーソナリティ傾向の評価：パーソナリティの障害や傾向の評価、子どもの不登校では過剰適応型、受動型、衝動型といったタイプ分類
第4軸	ひきこもりの段階についての評価：「準備段階」「開始段階」「ひきこもり段階」「社会との再開」のいずれの段階にあるかという評価
第5軸	環境の評価：ひきこもりを生じることに関連する環境要因と、立ち直りを支援できる地域資源に関する評価
第6軸	診断と支援方針に基づいた3分類：第1～5軸までの評価や支援計画に基づいた総合的な分類

おきたい。まず、深刻な社会的ひきこもりをきたしている人のほとんどはなんらかのメンタルヘルス問題ないしは精神疾患や発達障害による生活機能障害を有している。同時に、ひきこもり問題は家族状況や学校・職場などの環境要因、文化的背景や社会状況などが深く関与しているものと思われる。これらの諸要因を包括的に捉え、的確に対応するために、十分な訓練と経験を積んだ精神保健福祉専門職が必要とされている。

4 包括的評価の指針

　包括的評価の重要性は「ひきこもりの評価・支援に関するガイドライン」においても強調されており、**表61**のような多軸評定が推奨されている。

　社会的ひきこもりを症状として捉え、その背景にある精神医学的問題を同定しようとする観点と同時に、防衛機制として捉える観点があることは上述のとおりである。第3軸のパーソナリティの評価においては、回避的であるとか自己愛的な傾向が強いといった記述的な評価にとどまらず、どのような場面を、どのように体験し、どのような感情や葛藤が生じるのか、それをどのような手段で防衛するのかという視点をもつことによって、個々のケースにおけるひきこもりの精神力動を捉えやすくなるし、精神療法的アプローチの方針を検討する際にも役立つ。子どもの不登校・ひきこもりについてのタイプ分類にも同様の意義があり、不安を感じるような場面や葛藤的な状況における適応様式を評価に加えることを推奨しているものといえる。

4 ──ひきこもりケースの治療・支援指針

　ひきこもりケースの治療・支援に関しては、生物学的治療を中心とする狭義の精神科医療だけでなく、精神療法的アプローチや社会参加に向けたケースワーク、本人に会える以前の家族支援や自宅への訪問など多くの検討課題がある。「ひきこもりの評価・支援に関するガイドライン」では個々の課題について記述されているので参照して頂きたい。ここではガイドラインで示された治療・支援指針のポイントをまとめておきたい。

①ひきこもりの背景にある精神障害に焦点を当てた治療、本人の心理的な自立を助けるための支援、家族や環境への介入といった生物的-心理的-社会的な多次元モデルを提唱していること

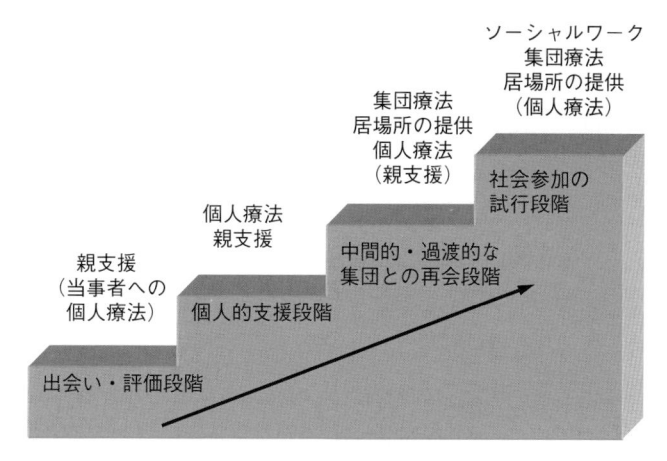

図 33. ひきこもり支援の諸段階

・②地域におけるネットワーク支援の仕組みづくりを推奨していること
・③包括的で一貫した支援体制の必要性を指摘していること
・④本人が医療・相談機関を利用していないケースにおける家族支援の進め方を示していること
・⑤本人への治療・支援について、個別から小集団の経験を経て社会参加や就労へ、といった段階的な治療・支援プロセス(図33)と、それぞれの段階における留意点を示していること
・⑥ケースによっては、薬物療法が必要となる可能性を示していること
・⑦自宅への訪問に関する標準的な指針を示していること
・⑧自傷他害などの緊急事例に対する介入の指針を示していること
・⑨個人療法的な支援や中間的・過渡的なグループでの支援段階にとどまり続けるケース、あるいは一切の支援を拒んでひきこもり状態を続けるケースもあり、画一的に社会参加や一般就労を目標とすることはできないという認識を示していること

　こうした治療・支援によって実際にどれくらいのケースが社会参加に至るのか、本格的な検証が必要ではあるが、上記、精神保健福祉センター(こころの健康センター)の共同研究[4]からは、1年半〜2年程度の支援で社会参加に至るケースはそれほど多くはない。しかし、対象と方法を慎重に吟味し、上記のような諸段階を丁寧にステップアップするような治療・支援、コミュニティや家業・家事への参加など、個々のケースに応じた実現可能な社会参加のあり方を検討すること、一般就労だけでなく、障害者を対象とした雇用制度や福祉的就労の活用を視野に入れておくことなどによって、さらに多くのケースが社会参加に至る可能性が示唆されている[9]。

5 今後の検討課題

　「ひきこもりの評価・支援に関するガイドライン」に示された治療・支援指針に加え、今後さらに検討が必要な課題を指摘しておきたい。
　まず、受診・相談の中断・ドロップアウトが生じやすいこと、治療的な変化が生じにくく、治療・

II. 各 論

　支援が長期化しやすいことなどは、ひきこもりケースに特有の検討課題である。また、個々のケースの精神医学的診断に応じた各論的な治療・支援のあり方をさらに詳細に検討する必要性を指摘しておきたい。例えば、主に社交恐怖によって生じているひきこもりケースの治療・援助指針、あるいはパーソナリティ障害や広汎性発達障害と神経症性障害が併存しているようなケースに対する治療・支援の留意点や技法上の工夫などである。本人に会えるようになる以前に家族だけが来談するケースへの対応も多くの援助者が困難を感じている課題である。

　これまで、「社会的ひきこもりは精神障害ではない」「現代日本の社会的病理」といった論説が先行したこともあり、国や自治体の施策も一般的な若者を対象とした就労支援事業、専門性の低い相談窓口や関係機関による連絡協議会の設置といったレベルにとどまっていた。2011年現在、厚生労働省が設置を進めている「ひきこもり地域支援センター」はひきこもりを福祉保健問題として捉え、専門職の配置を求めた初めての相談支援事業であり、本格的な支援体制整備の第一歩を踏み出したものといえる。但し、この事業はそれぞれの都道府県・政令指定都市における一次的相談窓口の明確化を目的としたものである。ひきこもりケースの治療・支援には多大なコストや多分野にわたる支援メニューが必要であることを考えると、さらに本格的な支援体制整備が必要であることは言うまでもない。

（近藤直司）

● 文　献

1) 厚生労働省：ひきこもりの評価・支援に関するガイドライン．2010（http://www.mhlw.go.jp/stf/houdou/2r98520000006i6f.html）．
2) Bibling G：Glossary of Defenses. The Psychoanalytic Study of the Child, Vol. 16, Int Univ Press, New York, 1961.
3) Freud A：The Writing of Anna Frued, Volume II, The Ego and the Mechanisms of Defense. Int Univ Press, New York, 1966［牧田清志，黒丸正四郎（監）：思春期における衝動の不安．アンナ・フロイト著作集，第2巻，自我と防衛機制，pp123-138，岩崎学術出版社，東京，1982］．
4) Kondo N, Sakai M, Kuroda Y, et al：General condition of *hikikomori*（prolonged social withdrawal）in Japan；Psychiatric diagnosis and outcome in the mental health welfare center. International Journal of Social Psychiatry（now printing）
5) 伊藤順一郎：「社会的ひきこもり」に関する相談・援助状況実態調査報告．厚生労働科学研究（こころの健康科学）「地域精神保健活動における介入のあり方に関する研究」平成14年度報告書，2003.
6) Koyama A, Miyake Y, Kawakami N, et al：Lifetime prevalence, psychiatric comorbidity and demographic correlates of "hikikomori" in a community population in Japan. Psychiatry Research 176：69-74, 2010.
7) 内閣府：若者の意識に関する調査（ひきこもりに関する実態調査）報告書（概要版）．2010.
8) NPO法人全国引きこもりKHJ親の会：「ひきこもり」の実態に関する調査報告書②．2005.
9) 榊原　聡，近藤直司：ひきこもりケースに対するグループ支援について；精神保健福祉センターにおけるグループ支援の成果より．精神科治療学（印刷中）

32 その他の行動障害
【4】抜毛癖

1 概念

　抜毛癖(trichotillomania)は、自ら体毛を引き抜くことが習癖となり、その結果、明らかな脱毛巣が生じる状態を意味する診断名である。Trichotillomania という診断名は、フランスの皮膚科医である Hallopeau M(1889)の命名による。対象となる体毛は、頭髪が多い。しかし、眉毛、睫毛、腋毛、恥毛、上肢や下肢の体毛などへ抜毛の対象が拡がることや、それらの部分だけが抜毛の対象となることもある。さらにペットや人形の毛や絨毯やセーターの毛が対象となることもある。抜いた毛の毛根部を見たり、毛をくるくる丸めたりする行為を示す例もある。稀には、抜いた毛を食べてしまう行動(trichophagia)や糸楊枝のように歯の間に毛を通す行動を伴う。Trichophagia がある場合には、胃毛石(trichobezoar)が生じることがある。爪かみや自傷性皮膚炎を合併することも少なくない。知的障害をもつ人に多いといわれるが、正常以上の知能の人でも抜毛癖はみられる。ほかの精神疾患、例えば気分障害や強迫性障害、注意欠如/多動性障害(AD/HD)などが併存することもある。

　抜毛癖は、従来、指しゃぶり、爪かみ、自傷性皮膚炎(皮膚いじり)などとともに、神経性習癖の中に位置づけられてきた。アメリカの診断基準である DSM-Ⅳ-TR[1] においては、「ほかにどこにも分類されない衝動制御の障害」の中に位置づけられている。この診断カテゴリーには、間欠性爆発性障害、窃盗癖、放火癖、病的賭博などが含まれている。DSM-Ⅲ-R や ICD-10 においては、「毛を抜く衝動を自覚し、それに抵抗できない」ことを抜毛癖の診断の前提としており、DSM-Ⅳ-TR においても、「体毛を抜く直前、またはその行動に抵抗しているときの緊張感の高まり」や「体毛を抜いているときの快感、満足、または解放感」が診断の前提となっている。しかし、筆者らの研究[2]では、児童期の抜毛癖は、本人に自覚がなかったり、解離状態に近い状態での抜毛であったりするので、衝動や緊張について聞いても、治療の初期にははっきりしないことが多かった。Reeve EA ら[3]も児童期の抜毛癖では、緊張の自覚は少ないことを報告している。最近では、症候学的類似性や薬物反応性から、摂食障害や心気症、醜貌恐怖などとともに、強迫性障害に類縁(強迫スペクトラム)の病態と考える立場もある。しかし、単純に強迫スペクトラムという視点だけで抜毛癖を理解することに対する異論もあるだろう。

II. 各　論

2　成　因

　抜毛癖の成因については、一定の見解があるわけではない。精神分析学的な立場から、Greenberg HRら[4]は、抜毛が女性性の拒否や母親への怒りなどを象徴していると論じた。ほかに、筆者ら[2)5)6]のように病的な移行現象(Winicott DW)と考える立場もある。病的移行現象と捉えるなら、母子間の愛着の障害が背景にあることが予想される。実際、筆者らの研究でも、家族内にさまざまな病理があって、母子間の愛着に障害がある症例や、1人の子どもとして存在価値が十分に認められていないような家族病理をもつ症例がみられた。精神分析の立場をとる研究者は、個別的な症例の積み重ねから帰納的に抜毛の意味を論じているので、統一的な見解はないが、母子関係や女性性をめぐる葛藤を問題の中心に据える議論が多いといえる。家族病理についても、Greenbergら[4]をはじめさまざまな報告がある。森岡[7]は、抜毛癖の症例における家族内のコミュニケーション障害について報告している。また、森岡は、抜毛癖の症例において三世代家族における葛藤や家族内にアルコール依存など精神疾患の罹患が多いことも指摘している[2]。
　1990年代に入って、PETやMRIなどの神経画像診断学や神経心理学の方法を用いた研究が行われるようになり、前頭葉、海馬体、被殻などの形態や機能に異常があるとする報告がなされている。しかし、成因が明らかになったという報告はないし、さらに研究すべき課題は多い[8)-12]。クロミプラミンや選択的セロトニン再取込み阻害薬(SSRI)が有効であったという報告[13)14]があることや症候学上の類似性を根拠にして、セロトニン作動性ニューロンの伝達の障害が想定されている[15]。現時点では、抜毛癖は単一の成因による疾患というよりは、脳の機能の異常や環境要因、心理学的な要因など複数の要因が絡み合って発症に至る疾患と考えた方がよいと思われる。

3　診　断

　頭部などに限局性の脱毛巣が後天的にある時期から発生した場合には、円形脱毛症、白癬、抜毛癖のいずれかの可能性が高い。この鑑別は皮膚科学的には比較的容易である。抜毛癖の場合は、病変部の境界が不鮮明で形も不整であり、よく見ると長さの異なる毛が残存している。円形脱毛症は、病変部の境界が鮮明で形が円形や楕円形であり、周囲の毛も容易に抜けることが多く、脱毛部の皮膚は平滑である。点状陥凹や縦溝などの爪の変形をしばしば伴う。白癬では、脱毛は不完全で表面に粃糠性の鱗屑がみられることが多く、病変部に白癬菌が見い出される。皮膚科学的に円形脱毛症や白癬が除外されて、本人が毛を抜いている自覚があるときは診断は容易といえる。その場合、必ずしもDSM-IV-TRの診断基準[1]にこだわらなくてもよい。例えば、毛を抜いているときの快感や満足をあまり自覚していない例もある。問題は、ほとんど意識せずに抜いている患者や抜毛の事実を認めたがらない患者がいることと、言語化が難しい幼児の例もあることである。そのような症例では、少なくとも操作的で記述的な診断基準だけでは診断がつかない。その場合は、皮膚科学的な診断を優先するが、本人が病変を見せることをいやがる場合もある。本人と信頼関係をつくってか

ら、家族のいない場で診察するといった配慮が必要な例もある。

　抜毛癖は、他の神経性習癖を合併することも多く、発達障害やパーソナリティ障害が背景にあることもあるので、総合的な精神医学的な診断が大切である。青年期以前に発症した例については、児童精神医学の知識と経験をもった医師や臨床心理士が診断評価に参加することが望ましい。また、遺伝負因、家族関係、本人のパーソナリティ傾向についても把握する必要がある。パーソナリティ傾向、認知や防衛のパターン、知的な能力を把握するために、ロールシャッハ・テストやMMPI（16歳以上の場合）、文章完成法などの人格検査やWechsler式の知能検査を行うと診断上有用な情報が得られる。

4 ── 治　療

1 見立てについて

　診断のプロセスそのものが治療の第一段階であるので具体的なアセスメントの手続きを述べる。まず、症候レベルの把握を行う際には、毛を抜くことを意識しているか、毛を抜く行動が起きやすいのはどんな状況か（寝る前の布団の中、1人で勉強しているとき、退屈なときなど）、毛が抜けていることを気にしている程度、毛が抜けている部分を隠すためにかつらをつけたりヘアピンをつけたりしているかなど、細かに症状の成り立ちを聞く。次いで、症状が始まったきっかけがあるか、症状の始まった頃の家庭や学校、職場などでの環境の変化、ストレス要因、症状が気づかれた後の本人および家族の症状への対応のあり方なども聴取する。問診の過程で、患者本人が自分が毛を抜いているときの心身の状態を明確に意識できるようになっていくこともあるし、治療の動機づけが高まることもある。症状について詳しく把握するためには、患者本人や家族が毎日の症状や気分について記録を付けてもらうことも有用である。家族内の葛藤やライフイベントの把握も重要である。

　パーソナリティ傾向については、強迫的な傾向があるかが薬物療法の適応を考える際に有用な情報となる。年長の症例や成人の症例では、境界性パーソナリティ障害や回避性パーソナリティ障害などのパーソナリティ障害が背景にあることも多く、その場合は治療関係を成立させること自体が治療の初期の目標となる。明らかなパーソナリティ障害でなくとも、抜毛が長期に続いている症例では、自尊心が低く、自分に罰を与えるような意味が症状に加わっており、治療を求めてきながら、なかなか治療を継続できない症例もある。さらに大うつ病性障害、恐怖症、強迫性障害などの併存も稀ではなく、どの障害の治療を優先するかを検討する必要がある。

　抜毛が患者や家族の心の安定に果たしている役割や、寂しいときやつらい気持ちのときに患者が用いる対処方法を聞いておくことも治療上役立つ。本症を個人の精神病理や中枢神経系の機能異常の結果としてみるだけでなく、それが持続していることの意味を心理社会的な文脈で理解する視点を治療にあたる者がもつことが望まれる。

　なお、森岡は[2]、抜毛癖を反応型、神経症型、人格障害型の3類型に分類し、その治療の在り方について論じたことがある。この類型は広く認められたものではないが、治療戦略を立てる際に参考

表 62. 抜毛症の臨床類型(試案)と治療技法

臨床類型	特徴	治療技法
反応型	明らかな誘因の存在 移行現象としての特徴が明瞭 原則として乳幼児期の発症 治療への反応性はよい	親面接 遊戯療法 行動療法(反応妨害、オペラント条件づけ)
神経症型	強迫性などの性格の偏倚 家庭内の持続的葛藤の存在 原則として学童期・前青年期の発症 治療には一定の期間がかかる 治療の枠は守れる	遊戯療法 個人精神療法(支持的・発達促進的) 親面接・場合によって家族療法 行動療法(ハビット・リバーサル、セルフ・モニタリング) 薬物療法も考慮(SSRI、clomipramine)
人格障害型	対人関係の著しい障害 自己破壊的な行動や関係念慮 片親の不在や家族内の精神疾患罹患 青年期前期以降の発症 治療は年単位で長期にわたる	構造化された個人精神療法(限界設定) 転移・逆転移の理解 認知行動療法(ハビット・リバーサル、セルフ・モニタリング、SST、認知療法) 家族療法・親面接 薬物療法(SSRI、clomipramine、抗精神病薬) 時に入院治療も必要となる

になると思われるので、その概要を表62に示しておく。

2 遊戯療法

　抜毛癖の遊戯療法に定型的な方法があるわけではない。年代やその子の発達段階、その子が好むコミュニケーションのチャンネルに合わせて、箱庭や描画、自由な遊びなどさまざまな手段を用いてよい。一般には、治療者が習熟した方法を用いるのがよいだろう。遊戯療法の治療過程は、一般には、初期に攻撃性や分裂した世界というテーマが展開し、その中で傷ついた自己イメージが提示される。やがて患者の怒りや悲しみが表現され、治療が進むと、子どもらしさ、治療者と遊ぶ楽しさが表現され、豊かな実りや統合のイメージへ向かう[2]。遊戯療法は青年期の症例にも適用できるが、幼児から学童期がよい適応である。前青年期までの症例は、破壊的な行動化も起こりにくく、治療は比較的順調に進むものだが、家族の協力は不可欠であり、親面接や家族療法を同時に施行するのが基本である。

3 個人精神療法

　青年期の症例では、言語を介した精神療法が適応となる。個人精神療法にもさまざまな技法があるが、本稿では精神分析的精神療法について述べる。家族の中で自分の存在が尊重されていないと考えられる症例や、大人の争いに巻き込まれている症例も少なくないので、そのような状況で感じている怒り、悲しみ、寂しさを表現できるように援助することが治療の1つの目標である。青年期の症例では、自己評価が低く、自己破壊的な傾向をもっている症例も多いので、治療関係の中で展開する陰性の転移・逆転移関係の理解が治療上不可欠である。行動化に対して、境界性パーソナリティ障害の治療と同じような限界設定や治療構造化が必要なケースもある。そして、お互いに治療をしていくパートナーとしての信頼関係が成立すること自体が、治療上の大きな転回点となる。

4 家族面接・家族療法

　親や家族には、まず治癒の可能性がある「病気」であり、いくつかの治療の手立てがあることを伝えたうえで、本人の自覚だけでは治しにくい病気であり、家族の協力が大切であることも伝える。親面接には、母親単独の面接でも効果が上がる例もあるが、できれば父親に参加してもらうとよい。筆者らの経験では、幼児の症例で、寝る前にふわふわしたぬいぐるみを持たせる、母親の匂いのする枕を抱かせるといったことで症状が消失した例がある。普段の接し方についての親への助言だけでも有効なことがある。三世代同居の家族など、家族全体の問題が浮き彫りになったら、家族療法に導入するとよい。抜毛癖の治療を受けることが、家族全体の関係を修復するよい契機となる症例もある[6]。

5 認知行動療法

　抜毛症状を直接扱う治療法として、認知行動療法がある[16)17)]。どの年代にも施行できる治療法である。認知行動療法として、技法的には反応妨害、セルフ・モニタリング、オペラント条件づけ、ハビット・リバーサルなどが用いられる。ストレス状況に関する不合理な信念がある場合などには認知療法の技法も用いられる[17)]。しかし、認知行動療法で、最も大切なことは、技法選択の根拠となる行動分析や認知の評価である。行動分析とは、精神症状の成り立ちについて学習行動理論の立場からきめ細かに記述し、パターンを把握するということである。抜毛癖についていえば、日常生活の中で、抜毛がどのような条件で生じ、どのような結果をもたらし、何が症状を持続させているのかを明らかにしていくのである。行動分析の際には、その患者の生活全体のあり方についても目配りすることが重要である。行動分析が進むと、治療技法の選択についても見通しが立つ。

　反応妨害では、抜毛行為そのものをしにくくする。夜寝るときに手にミトン(二股の手袋)をはめたり頭にゴムキャップをつけるという方法がある。セルフ・モニタリングとして、抜いた毛を毎日数えて記録し、それをグラフにするという方法が用いられる。オペラント条件づけとしては、抜いた本数が減ったことに対して、シールなどの報酬を与えるという方法や言語的に褒めるなどの手続きを用いる。ハビット・リバーサルでは、毛を抜く行動の初期の段階でそれに拮抗する動作(例えば手を握りしめる)を行うように指示する。実際には、以上の技法や認知療法の技法、子ども自身と家族への心理教育などを適宜組み合わせる。ある技法を適用したら、それが効果があったかどうかの評価が大切である。

6 薬物療法

　薬物療法としては、成人症例において、クロミプラミンやSSRI(フルオキセチン、パロキセチン、サートラリンなど)の有効性が報告されているが[13)-15)]、二重盲検法を用いた研究のすべてで有効性が証明された訳ではない。使用する量は、うつ状態に用いる量と同等か、場合によってはそれより少し多めに用いられることが多いようである。但し、副作用の発現も考慮し、クロミプラミンであれば成人でも10mgから徐々に増量していくことが望ましい。ピモジドやリスペリドンをフルオ

II. 各　論

キセチンなどの SSRI と併用して効果をあげたという報告もある[18]。但し、幼児にはこれらの薬の安全性は確認されていないし、小児の症例においては薬物の有用性は確認されていない。青年期や成人期の症例では、遺伝負因や合併症(気分障害やパーソナリティ障害、発達障害)を考慮しながら、以上に挙げた薬を投与する価値はある。

5 予　後

抜毛癖の長期予後についての実証的なデータはまだ少ない[19]。筆者らの経験では、低年齢の症例では、家族関係の調整などで比較的早期に症状が消失する例も多い。しかし、その一方で、前青年期から治療を始めて30代になっても治癒しない例もある。成人期に発症する抜毛癖は、一般に慢性化しやすいといわれる。筆者らの経験した40例の中では、家族病理がなかなか変化しない例や症状を否認する傾向があった例で慢性化している例があった。実家を離れて一時改善し、実家に戻って再発した例もある。40例の追跡調査の中で神経性食欲不振症になった例が1例、解離性障害となった例が1例あった。また、抜毛を主訴に来院しても、妄想性障害や統合失調症の前駆症状であったと考えられる例が2例あった。児童期の抜毛癖は、一般にいわれているほどには予後は悪くないが、治療を長期間受けても改善しない難治例があることも事実である。

6 最近の知見

既に述べたように、1990年代に入ってからの精神医学における抜毛癖の研究では、PETやMRIなどの画像診断法による研究や神経心理学的な研究が報告されるようになった。成人の抜毛癖の患者を対象とした研究で、O'Sullivan RL らは[10]、左の被殻の体積が対照群に比べて小さいことを報告しているし、同じグループの Grachev ID は[11]、患者群が左下前頭回の体積が小さく、右後頭葉の楔状葉の体積が大きいことを報告している。現時点では、抜毛癖に関連する部位としては、前頭葉、扁桃核・海馬体、被殻などが注目を集めている[12]。心理面では、Hamiel D らは[20]、喪の過程との関連を指摘している。Soriano JL らは[21]、女性の62例の研究で自己評価の低さを報告している。薬物療法については、最近では、ナルトレキソン[22]やオランザピン[23]の有効性を示唆する報告もある。

（生地　新、森岡由起子）

●文　献

1) American Psychiatric Association：Diagnostic Statistical Manual for Mental Disorders, Fourth Edition Text Revison. American Psychiatric Association, Washington DC, 2000.
2) 森岡由起子：発達段階からみた Trichotillomania(抜毛症)の病態と心理療法に関する研究. 小児の精神と神経 28：255-263, 1987.
3) Reeve EA, Bernstein GA, Christenson GA：Clinical characteristics and psychiatric comorbidity in children with trichotillomania. J Am Acad Child Adolesc Psychiatry 31(1)：132-138, 1992.
4) Greenberg HR, Sarner CA：Trichotillomania, Symptom and Syndrome. Arch Gen Psychiat 12：432-489, 1965.
5) 森岡由起子、生地　新：トリコチロマニア. 今日の児童精神科治療, 本城秀次(編), pp146-160, 金剛出版, 東京, 1996.

6) 森岡由起子, 生地　新：抜毛症；幼児期発症の食毛を伴う抜毛症の女児例. 精神科ケースライブラリーVI；児童・青年期の精神障害, 栗田　広(編), pp252-261, 中山書店, 東京, 1998.
7) 森岡由起子, 灘岡壽英, 根岸敬矩, ほか：Trichotillomania の心身医学的研究；児童・青年期に発症した症例について. 山形医学 2：71-80, 1984.
8) Diefenbach GJ, Reitman D, Williamson DA：Trichotillomania；A Challenge to Research and Practice. Clinical Psychology Review 20(3)：289-309, 2000.
9) Swedo SE, Rapoport JL, Leonard HL, et al：Regional cerebral glucose metabolism of women with trichotillomania. Arch Gen Psychiatry 48(9)：828-833, 1991.
10) O'Sullivan RL, Rauch SL, Breiter HC, et al：Reduced basal ganglia volumes in trichotillomania measured via morphometric magnetic resonance imaging. Biol Psychiatry 42(1)：39-45, 1997.
11) Grachev ID：MRI-based morphometric topographic parcellation of human neocortex in trichotillomania. Psychiatry Clin Neurosci 51(5)：315-321, 1997.
12) Chamberlain SR, Odlaug BL, Boulougouris V, et al：Trichotillomania；Neurobiology and Treatment. Neuroscience and Biobehavioral Reviews 33：831-842, 2009.
13) Pollard CA, Ibe IO, Krojanker DN, et al：Clomipramine treatment of trichotillomania；a follow-up report on four cases. J Clin Psychiatry 52(3)：128-130, 1991.
14) Block C, West SA, Baharoglu B：Paroxetine treatment of trichotillomania in an adolescent. J Child Adolesc Psychopharmacol 8(1)：69-71, 1998.
15) Ninan PT, Rothbaum BO, Stipetic M, et al：CSF 5-HI$_{AA}$ as a predictor of treatment response in trichotillomania. Psychopharmacol Bull 28(4)：451-455, 1992.
16) Vitulano LA, King RA, Scahill L, et al：Behavioral treatment of children and adolescents with trichotillomania. J Am Acad Child Adolesc Psychiatry 31(1)：139-146, 1992.
17) Tolin DF, Franklin ME, Diefenbach GJ, et al：Pediatric Trichotillomania；Descriptive Psychopahology and an Open Trial of Cognitive Behavioral Therapy. Cognitive Behavior Therapy 36(3)：129-144, 2007.
18) Stein DJ, Hollander E：Low-dose pimozide augmentation of serotonin reuptake blockers in the treatment of trichotillomania. J Clin Psychiatry 53(4)：123-126, 1992.
19) Keuthen NJ, O'Sullivan RL, Goodchild P, et al：Retrospective Review of Treatment Outcome for 63 Patients With Trichotillomania. Am J Psychiatry 155(4)：560-561, 1998.
20) Hamiel D, Yoffe A, Roe D：Trichotillomania and the Mourning Process；A Case Report and Review of the Psychodynamics. Isr J Psychiatry Relat Sci 36(3)：192-199, 1999.
21) Soriano JL, O'Sullivan RL, Baer L, et al：Trichotillomania and self-esteem；a survey of 62 female hair pullers. J Clin Psychiatry 57(2)：77-82, 1996.
22) De Sousa A：An Open-Label Pilot Study of Naltrexone in Childhood-Onset Trichotillomania. Journal of Child and Adolescent Psychopharmacology 18(1)：30-33, 2006.
23) Van Ameringen M, Mancini C, Patterson B, et al：A Randomized, Double-Blind, Placebo-Controlled Trial of Olanzapine in the Treatment of Trichotillomania. J Clin Psychiatry 71(10)：1336-1343, 2010.

Ⅱ. 各　論

32　その他の行動障害
【5】自傷・自殺

はじめに　警視庁の統計によると、わが国の年間自殺者数が3万人を超えたのは1998年(32,863人)からである。以来、2010年(平成22年)まで13年連続して3万人を超えている。70％以上が男性で、年齢的には40代から60代前半にかけて多く全体の4割以上を占めている。統計的には男性は女性より2.5倍自殺しやすい。ところが、20歳未満の自殺者数は例年2％以下を推移し、2010年では543人(男性329、女性214)で全体(31,690人)の1.71％である。その原因をみると、学校問題160人、健康問題140人、男女問題50人が推定されているが、残りは不明のままである。

一方、自殺者の数に比べると自傷行為をする若者は多い。精神科クリニックを受診する自傷患者の多くが若い女性たちである。死に至らない自傷行為と致死率の高い自殺企図は区別されるべきであるが、自傷行為を繰り返す者の一部に長期的にみると自殺企図へと走る者が少なからず存在するので、死に至らない自傷行為とはいえ軽視できない。また自殺した青年の半数以上は自殺未遂者で1年以内に自殺する率が高い、という報告もあるので、特に自殺未遂者の対応は重要である。

本論では臨床経験をもとに子どもの自傷行為と自殺に関する対応について述べることにする。

1　児童青年期の自傷・自殺

文部科学省の統計によると公立小学校児童の自殺者数は2000年以降5人以下を推移し2008年は0人である。ところが中高生になると、2008年は全国で136人(中学生36人、高校生100人)の自殺者が報告されている。その半数以上が原因を解明できないままである。ただ、いじめを示唆する子どもの手紙などが残っていても「不明」とした例もあるので、実際のところはわからない。

20歳未満の自殺者数は全体の2％以下とはいえ、日本小児学会は、子どもと自殺は無縁ではないと警鐘を鳴らしている。10歳以上の死因の第3位までに自殺が入っているからである。さらに15～19歳の女性の死因の第1位は自殺である。決して見逃せない数値である。さらに19歳から20歳未満にかけて自殺数は急増し20代では全体の自殺者数の約10％にも到達する。

こうしてみると、子どもの自殺を考える場合、中高生にあたる思春期の子どもと18歳以降の青年期の自殺を区別して考える必要が出てくる。マスメディアの取りあげ方も前者では学校や家庭と関連させ、後者では一個人の問題として扱う傾向がある。前者は子どもから大人への発達過程なので環境問題が重視され、次第に一個人の問題へと移行する、と考えてもよい。よって自殺と関連する子どもの心の発達をみてみることは重要である。

1 子どもの心の発達と自傷・自殺

　自傷・自殺と関連する環境問題はいじめと虐待である。小児期に虐待を受けた子どもは思春期に入って自傷行為と自殺企図のリスク率が高くなるといわれている。それはトラウマを受けた子どもは「自分が悪い」という空想を抱くことによって加害者との関係を守ろうとするからである。トラウマには養育者による虐待のような自我を凌駕するようなトラウマ Gross Trauma と家庭内不和やいじめといった小さなトラウマ Micro Trauma の累積の2種があるが、自験例(2004)の調査でも被虐待歴をもつ者が94例中16例、家庭内不和が23例にみられた。級友による「いじめ」は数字として表すのは難しかったが、決して見過ごせない重大な問題である。

(1) 小学生の心

　子どもは10歳前後の前思春期から「自意識」が芽生える。この頃から、彼らは他者の視点を通して自己を見るようになる。それは新しい世界を子どもにもたらす一方で他人が自分のことをどう見ているのか悩ませる。自分が他者よりも劣っているのかそれとも優っているのか、また過去の自身の考え方や行為を振り返り不安と緊張を孕むようになる。つまり恥・劣等感・不全感に悩まされるようになるのである。またこの時期は同性の仲間と徒党を組み、行動を共にすることを楽しむようになる。それだけに、この頃の仲間からの孤立は強い劣等感を抱かせる。虐待やいじめといったトラウマは自己否定に彩られた自己像(「私は悪い子」空想)を抱かせ自己を育む自己像を描けなくさせる。

(2) 中高生の自殺

　先にも述べたように子どもたちの自傷・自殺の問題は中高生から現実のものとなる。その背景にはこの恥・劣等感・不全感を抜きには語られない。子どもたちにとってこの時期は「共同体か自己か」という弁証法的な緊張関係の中で、つまり、自己の欲求を押し通すと共同体と衝突し、共同体の益を優先すると自己を失う、という矛盾を経験しながら成長していくので、現実世界が内的世界にとって侵害となることもあるし、内的世界が病理に彩られていると外的世界を客観的にみることもできなくなる。

　しばしばマスメディアで報道されるのは、いじめによる悲惨な中学生の自殺を遂げる事件である。中学生では外的世界の問題が高校生よりは大きい。男子では能力に関する優劣の問題、女子では級友との対人関係の問題が心のトラウマになるという性差による違いはあるが、男女にかかわらずMicro Trauma(小さな心的外傷)の累積の影響は軽視できない。

　逆に、高校生になると自己不全感が最も激しくなり、外的世界よりも内的世界の病理性が自殺を考えるときに比重が大きくなる。気分障害、統合失調症、摂食障害、パーソナリティ障害などが代表的な疾患である。対社会(家庭や学校)に対する反抗よりも自己破壊的になって自傷行為に走る者が増加し、うつ状態を呈する者が増えるのもこの時期である。

(3) 18歳以降の自殺

さらに高校卒業後、大学進学や就職というアイデンティティの確立の段階へと入ると、「これが私だ」という回答を見い出せるかどうかが課題になる。「普通であること」「何にでもなれる」という社会的自己の確立が困難になった現代社会では若者にとっては生きづらくなって、空虚感に彩られた抑うつ、アパシーになるのである。高校生と違ってこの時期の自己破壊的行為はいよいよ深刻なものになり、自傷行為も反復される傾向が強くなる。

2 自傷行為

自傷行為とは意図的に自己を傷つける死に至らない自己破壊的行動である。死に至らない行為といっても自殺念慮が存在する場合もある。自傷の方法は、鋭利な刃物やガラス片などで傷つける切傷、身体の一部を硬いものに打ちつける打撲傷、煙草による火傷、頭を壁などに打ちつける、引っ掻き傷、そして噛み傷などがある。自傷行為の理由には自己懲罰、心的苦痛(離人感など)を身体の痛みで軽減する、怒りの表現、周囲を支配するため、感情や制御力を発揮するため、などである。また自傷の際の心理状態は「切りたい/切るのを止めたい」という葛藤の高まりを打ち消す行為である場合が少なくない。この場合、自傷行為に嵌る可能性が高い。このように自傷行為には自己治療の側面もあるが、自殺企図の既往をもつ人たちに自傷行為が多いという事実は押さえておかねばならない。

(1) 教育現場における自傷行為

山口ら(2002)は大学生における自傷行為の経験率を調査し、対象全体の6.9％に自傷がみられたと報告している。鹿児島大学(2006)の九州の5大学に通う1～2年生を対象にした調査でも自傷行為の経験者は120人(7.5％)であった。決して見過ごすことのできない数値であるが、それが深刻な精神病理に基づくものかどうかは慎重であらねばならない。「根性焼き」を例に挙げると、煙草による根性焼きは仲間への忠誠を示し自己の我慢強さをアピールする行為である。と言っても、今日では「根性焼き」もリストカットと同じような意図で行う者も少なくないという。筆者の自傷行為の既往をもつ患者の調査では、自傷行為は小学高学年から少数だがみられ中高校生から増加する傾向がある。医療機関を訪れる前に家庭や学校で発見されることが多く、そのときの対応は後の治療にも影響を与えると思われるので後に述べることにする。

(2) 精神科臨床における自傷行為

大学生の自傷者の調査では母集団の数％に自傷行為が認められるが、そのうち医療機関を受診する者はそれほど多くはない。母集団の設定による違いもあるだろうが、筆者の経験によると、自傷患者は全患者のわずか4％に過ぎなかった(自傷患者94/全体患者2,293人)。大学生の調査では男女で大きな差はみられないが、臨床の場では圧倒的に女性が多い。ここでは精神科臨床における自傷行為の特徴について述べると、虐待や両親の離婚・不仲などの問題を抱えた家庭環境の中で育ち、思春期に入って集団適応の失敗を繰り返し、健康な自己愛が育っていないことがうかがえた。その

結果、対人関係の中で自分を誇れることがなく(居場所が見つからない)、駄目な悪い自分を手首に投影し傷つけるという力動(手首の人格化)が働いていた。基底感情は抑うつであるが、それは現実生活における万能感の傷つきの結果生じる怒りに満ちた抑うつ感情であることが多く、外科的処置を必要とする重度の自傷が多かった。患者の約半数は境界性パーソナリティ障害と診断された。治療のアウトカムは境界性パーソナリティ障害を持ち併せていると困難例が多いが、そうでない患者の予後はよかった。

3 自傷行為の対応

　先に述べたように医療機関を受診する自傷者数は氷山の一角である。医療機関を受診しなかった理由は、自傷の程度が軽度で一過性の問題として扱われたか、医療機関への受診を拒んだためなのか、それとも誰にも気づかれないまま事が進んだせいなのか、さまざまな理由が考えられる。事を大騒ぎせずにかつ軽視しないためにも、家庭および教育現場の者が子どもたちに自傷の跡を発見した場合、どのように対応し医療を受診させるかどうかの判定を知っておくことは有益だろう。

(1) 家庭および教育現場における対応

　小学生の自傷行為の場合、見て見ぬ振りを決めることはできない。最低限やらねばならないことは注意深く見守ることである。小学生の自傷行為は、自殺企図と同様、子どもに起きている問題が大きいと考えるべきである。臨床的にも治療困難例になればなるほど自傷の始まりが若い。子どもの危機を緩和する家庭環境に問題があるか、あるいは子ども自身が精神的に病んでいるかのどちらかである場合が多いからである。また境界性パーソナリティ障害の精神的変調に周囲が気づくのがこの頃の自傷行為であることが多い。その傷は深く外科的処置を必要とすることがある。その際には教育現場と家族が慎重に連係をとり、児童思春期を標榜する精神科に相談することが望ましい。もちろん、例外もないわけではない。筆者の経験では幼い頃から両親の仲が悪く、性的いたずらを受けたことを家族に相談できないで自傷行為を繰り返すようになった少女が、高校生になって精神科を自ら受診したケースがあった。

　中高生になると自傷行為は急増する。それも、完全主義の傾向をもつ女性に多い。しかし自殺企図による頻度はそれほど多くはなく、外科的処置を必要としないカッターによる反復的自傷行為や煙草による根性焼きが多くなる。反復される自傷行為の場合が将来医療機関に受診へとつながることが多いが、注意深く見守るだけで一過性に終わり子ども自身が乗り越える場合もある。その見極めは難しいが、外科的治療を要するような自傷行為は衝動コントロールの悪さを物語っており、気分障害や摂食障害などの精神疾患を患っている場合が多い。性格的には負けず嫌いで自分の感情や考えを表現することが苦手な子どもに多い。

(2) 医療機関における対応

　臨床的には自傷行為が自殺企図によるものかどうかを詳細に評価することがまず求められる。というのは、過去の自殺企図は将来の自殺企図と将来の自殺の主要なリスク要因の1つだからである。

Ⅱ. 各　論

　希死念慮について訊ねることは、質問者と自傷者との間でそれが大きくなり、あるいは「支配し支配される」関係が生まれるのではないか、という懸念がないわけではないが、自傷者にとっては理解されたと感じる機会になることがある。ただ、自傷の原因を追及することよりも「今、患者が現実に困っていること」を話題にする精神療法的アプローチは欠かせない。そして、性急に「傷つけないように」と約束を取りつけないようにすることが肝要である。自傷行為が自己治療の側面をもっていることがあるので、自傷行為という自己治療という手段を止めることは、さらなる重篤な自傷行為へと発展することがあるからである。

　薬物治療では、衝動コントロールを悪くする抗不安薬の処方は極力避ける。そして、患者の情緒に注目し、怒り、不安、抑うつに応じた薬物を選択する。現実生活における自己愛的怒りには少量のハロペリドールなどの抗精神病薬が奏効することがある。また、自傷の際の心理状態に注目すると「切りたい/切るのを止めたい」という葛藤状況を打ち消す行為のときにはSSRIが効果がある。また情動を安定させる効果をもつ抗てんかん薬やリチウムも中には奏効する場合もあるが、大量服薬には十分に注意し、例えば、1回の処方を最大1週間以内にとどめるなどの工夫をする。

4 「死にたい」という訴え

　密かに「死にたい」と思っている場合と誰かに「死にたい」と訴える場合では対応に違いがある。自殺の危険性が高い場合は周囲に漏らすことはあっても秘密にすることが多いからである。中高生の自殺は環境側との関係を抜きに語れない一方で、青年の自殺は、気分障害、統合失調症、妄想性障害、不安定さを主徴とするパーソナリティ障害、摂食障害などの精神疾患との関連性が高い。それだけに医療機関を受診する青年は少なくない。

　精神科を訪れる患者の中には、「死にたい」と訴えたり洩らしたりする患者に遭遇する機会は少なくない。自ら「死にたい」と訴える場合、日頃の生きづらさや不満のはけ口と考えて、安心して訴えられる場所と時間を提供する姿勢が求められる。聞き役に徹することで患者の訴える内容がより詳細に理解できて自殺の危険性の判断も確かなものになる。特にパーソナリティ障害の場合、葛藤や不快な感情を心に抱えることが苦手なので、それを自傷という行動に移させないためにも感情を吐く場所を必要とする。

　その中で自殺念慮があると判断しても不安に駆られて「死なないで」という約束を取りつけることはしない方がよい。そのような約束は、興奮している患者、精神障害を患っている患者、衝動的な患者、薬物中毒の影響下にある患者には推奨できない（アメリカ精神医学会）。何よりも「約束」は信頼関係の上に築かれるべきであって、安易に約束を結ぼうとすると「厄介払いされている」と取られる可能性が生じるからである。

5 自殺未遂の対応

　村瀬（2007）によると、情緒的な問題を呈して児童精神科外来を受診した児童青年の質問紙調査によると、希死念慮があると報告した者は33.3％、自殺企図の経験者は15.1％に上った。その中で自殺念慮と自殺企図共にありと報告した者の精神病理は重篤だった。諸外国でもわが国でも気分障害

や精神病が自殺企図のリスクファクターである。しかし、諸外国と違ってわが国では物質乱用や行為障害は自殺企図者に特徴的に認められるとはいえなかった、と報告している。希死念慮は自殺企図に先行し、自殺企図は自殺の重要なリスクファクターである。それ故に、自殺未遂者の対応は重要さが増す。精神疾患を患っているのであればまずその治療に専念することが求められるが、にもかかわらず、気分障害、統合失調症の自殺率が減少していないのも現実である。

おわりに　20歳未満の自殺はこの10年間全体の自殺者数の2％以下で推移している。小学生の自殺は稀であるが、中高生から自殺が増え、子どもの死因の上位を占めるようになる。そして20代の自殺者数は全体の約10％にまで到達する。中学生の自傷・自殺の問題は環境側との関連が大きいが、高校生から精神疾患との関連が認められるようになる。子どもの自殺を予防するためには自傷行為の段階で適切な対応が求められる。そのために、小学生からの子どもの心の発達と自傷・自殺の関連について述べ、自傷行為の理解と対応、さらには自殺未遂の対応について述べた。

（川谷大治）

● 参考文献

1) 西園昌久：精神分析を語る．岩崎学術出版社，東京，1985．
2) 佐藤光源，樋口輝彦，井上新平（監訳）：米国精神医学会治療ガイドラインコンペンディアム．医学書院，東京，2006．
3) 川谷大治：自傷とパーソナリティ障害．金剛出版，東京，2009．
4) 川谷大治（編）：現代のエスプリ443；自傷リストカットを中心に．至文堂，東京，2004．
5) 村瀬聡美：青少年の希死念慮．自殺企図に関する心理社会的・精神医学的諸要因の包括的研究，平成16年度～平成18年度科学研究費補助金，2007．

II. 各 論

32 その他の行動障害
【6】習癖異常

はじめに 癖とは、繰り返されることで身につき固定された行動を指す包括的用語で、習癖(habit)とも呼ばれる。後天的な学習で意識的に獲得した習慣(practice)と比べ、無意識的に繰り返すことで身につき固定してしまった行動として、社会的に負の評価を受けやすいことが多い。例えば「早起きを習慣にしよう」という表現に比べ、「甘やかすと癖になる」、「癖のある人」といったように用いられやすい。

この癖のうち、「習慣的に身体をいじくる」行為を、Olson WC は「神経性習癖(nervous habit)」と総括した[1]が、Kanner L[2]や牧田[3]は力動的視点に立ち、神経症的発症(neurotic manifestation)との本質的な区別を認めず、この用語の使用を避けている。また、平井[4]は「神経性」という言葉のもつあいまいさから、専門用語として用いることに警鐘を鳴らしている。さらに、発達心理学的研究や神経心理学的知見などを背景にして、その発症機序を「神経性」のみで括ることに妥当性を欠くという指摘[5]もあり、最近では習癖異常(habit disorders)と呼ぶようになっている。

しかし、神経性習癖から習癖異常と用語が移り変わっても、定義や範囲は相変わらず漠然としている。例えば、上村[6]は乳幼児期にみられる癖(習癖)として表 63 に示したように、チックや生活習

表 63. 乳幼児期にみられる癖(習癖)

1. 身体をいじる癖(身体玩弄癖)
   指しゃぶり、爪かみ、舌なめずり、鼻・耳ほじり、目こすり、抜毛、咬む、引っ掻く、引っぱる、擦る、性器いじり、自慰

2. 身体の動きを伴う癖(運動性習癖)
   律動性習癖(リズム運動)
     頭打ち、首振り、身体揺すり
   常同的な自傷行為
   チック
   多動
   歯ぎしり、指ならし、身体ねじり

3. 日常生活習慣に関する癖
   食事：異食、偏食、拒食、過食、少食
   睡眠：夜泣き、夜驚、悪夢、夢中遊行、就寝拒否、過剰睡眠
   排泄：遺尿、夜尿、遺糞、頻尿
   言語：吃音、早口、幼児語、緘黙
   その他：左利き、両手利き

4. 体質的要素の強い癖
   反復性の腹痛、便秘、下痢、嘔吐、乗り物酔い、頭痛、立ちくらみ、咳嗽
   憤怒痙攣(泣きいりひきつけ)

5. 性格、行動に関する癖
   抱き癖、人見知り、内弁慶

6. その他の習癖(非社会的など)
   嘘言、盗み、金銭持ち出し、徘徊、嗜癖

(文献 6)より一部改変)

慣、さらには身体要因に関与するものまでの広い範囲で使用している。一方、狭義に解する立場としては、指しゃぶり、爪かみなどの身体をいじる癖に限局するものや、これに身体を前後に揺らす、頭を物に打ちつけるような、律動性習癖を含むものなどさまざまである。

広義の行動についての多くは、それぞれ別の章で述べられるので、本稿では指しゃぶり、爪かみといった身体をいじる癖（玩弄癖）と、頭打ち、身体揺すりといった律動的習癖と常同的な自傷行為といった常同運動障害という狭義の習癖異常に、性器いじりと自慰を加え、この範囲に絞り概略を述べることにする。

1 ── 身体をいじる癖（身体玩弄癖）

1 指しゃぶり（thumb sucking）

ほとんどの乳幼児にみられる現象で、胎児でも行っていることが確認されている。生後1ヵ月の時点で40％に認められ、生後6ヵ月になると、指しゃぶりする乳児の数も指しゃぶりする時間もピークとなり、以後減少するという[7]。親指だけでなく、すべての指をしゃぶる、指全部を口に入れる、足の指をしゃぶる乳幼児もいる。

発現頻度は、15～60％と時期により変動し幅があり、性差はないといわれている[8]。

原因、機序については、一定の見解はない。この時期は、何でも口に持っていく時期でもあり、偶発的に始まった生理的現象とも、吸啜反射のために生じるともいわれているが、一方で空腹、退屈、不安な状況を回避する行為とも、必要な栄養以外の吸啜運動が十分に得られなかった、咬筋運動の満足が得られなかったがための代理満足行為とも、入眠儀式の1つともいわれている。いずれにしても、この時期の指しゃぶりは発達途上の運動であり、適応行動の範囲内と考えるべきである。

精神病理学的に注意が必要なのは、幼児期以降であろう。指しゃぶりを認める年長児に、頭叩きや抜毛といった他の行動異常を伴うことが報告されている[9][10]。また学童期以降の、1人で寂しそうにしていながらの指しゃぶりや1人でテレビを観ながらの指しゃぶりなどは、乳幼児期のそれとは異なり、不安を紛らわす回避行為、乳幼児期への退行といったことを疑い、背後にある不安や緊張の存在を探るべきであろう。

治療的には、指しゃぶりを止めさせるということに留意するのではなく、安全で安心な二者関係の提供、適度な身体接触や声かけ、さりげなく、それでいて配慮ある大人側の関心といった環境整備が求められる。指に刺激物を塗ったり包帯で指を隠したりすることは、効果がないだけでなく、子ども側に無用なストレスをかけることになるので行うべきではない。しかし、歯科学的には、指しゃぶりと不正咬合との関連が議論されていることを付記しておく[11]。

2 爪かみ（nail biting）

爪かみは、指しゃぶりよりも高年齢で始まり、成人にもしばしば認められる習癖である。指だけでなく、足の爪をかむ子どももいる。

10歳前後にピークがあり40〜50％に及ぶが、20歳前後で半数は消失し、成人では10％程度がこの習癖を維持しているといわれる[5]。性差については女児にやや多いという報告もある[12]が、一定ではない。

原因、機序についても定説がないが、快的行為である指しゃぶりに比べ、爪かみは自虐的な意味があり、攻撃性の表出であるという相違点が指摘されている[13]。実際、指しゃぶりがリラックスした状態で出現しやすいのに比べ、爪かみは悲しいとき、恐怖やストレスを感じたとき、緊張場面などでみられやすい。指しゃぶりをする子どもが静的で情緒的色彩に乏しいのに比し、爪かみをする子どもは、活動的で、落ち着きがなく、敏活であるという報告[14]や、社会的能力（prosocial ability）が高いという報告[15]もある。また、爪かみする子どもには睡眠障害やチックが随伴しやすく、これも心的緊張が高まりやすいためと考えられている。しかし、こうした不安レベルとの関係性は乏しいという報告[16]もある。

指の爪をすべてかんでかじり取ってしまうほどの強度な場合は、広汎性発達障害や精神遅滞のある子どもに多い。これは、後述する常同的な自傷行為と考えるべきであろう。

鼻や耳などへの「いじり癖」は男児に多く11〜30％、女児では10％以下といわれている[7]。女児の方が周囲の視線を気にするためではないかと思われる。爪かみのほか、唇かみや鉛筆、消しゴムなどの文房具をかむといった「かみ癖」は学童児の11〜30％に認められる[7]。

強度の爪かみによる出血や二次感染以外は、干渉を控えるべきであり、指しゃぶり同様、その子の欲求充足や心的安定を図る日常的なかかわりに腐心するべきであろう。いたずらに恥をかかせるような叱責よりも、緊張を取り除き、自己評価が高まるようなかかわり、興味・関心を別に向けさせるよう家事仕事などを適度に依頼することなども有効である。

こうしたさまざまな癖を身体玩弄癖と称して、好ましいとか、悪いとか判断するときに、われわれはその時代と社会的背景に基づく価値基準の影響を受けているということを忘れてはならない。正常、異常の判断を急がずに、子どもの発達状況や環境条件などを考慮して、慎重かつ多面的な視点でその行動の意味を読みとる努力と、その子の差し出すサインに真摯に向き合い、応え続ける姿勢を大切にしたいと思う。

2 常同運動障害

表64にICD-10[17]による常同運動障害（Stereotyped movement disorders）、DSM-IV[18]における常同運動障害（Stereotypic movement disorder）を示した。いずれも随意的、反復的、常同的、非機能的な運動行為を指している。例としては、身体揺すり、頭揺すり、手を震わせるといった常同的な身体運動と、頭打ち、頭叩き、目突きといった常同的な自傷行為である。

身体揺らし（rocking）や頭打ち（head banging）などは、乳児期早期にみられるリズム運動といえる。覚醒直後や入眠直前、あるいは睡眠中といった意識水準が低下しているときに認められやすい。乳児はこのリズム運動によって安定した精神状態をつくり、動きを覚え、自我の成長を促進するといわれ、発達の一段階と考えられている[7]。乳児期後半から多くなり、2歳頃までには消失するとい

表 64. 常同(性)運動障害

ICD-10 F98.4 常同運動障害 (Stereotyped movement disorders)	DSM-Ⅳ 307.3 常同運動障害 (Stereotypic movement disorder)
A．身体的受傷をもたらすほど、あるいは正常な活動を著しく妨げるほどの常同性の運動。 B．少なくとも1ヵ月間の持続。 C．ICD-10における他の精神および行動の障害(精神遅滞以外で)がないこと。	A．反復し、駆り立てられるようにみえ、かつ非機能的な運動行動(例：手を震わせたり、振ったりする、身体を揺する、頭を打ちつける、物を口に入れる、自分の身体をかむ、皮膚または身体の穴をつつく、自分の身体を叩く)。 B．この行動によって正常な活動が著しく障害されるか、または医学的治療を要するような身体的自傷を起こす(または、予防的措置を講じなければ、怪我をしてしまう)。 C．精神遅滞が存在する場合、常同行動または自傷行動が治療の対象となるほど重症である。 D．この行動は強迫行為(強迫性障害にみられるような)やチック(チック障害にみられるような)、広汎性発達障害の部分症状である常同症、または抜毛(抜毛癖にみられるような)ではうまく説明されない。 E．この行動は物質や一般身体疾患の直接的な生理学的作用によるものではない。 F．この行動は4週間またはそれ以上持続する。
さらに特定する必要があれば、第5桁の数字を用いる。 F98.40 非自傷性 F98.41 自傷性 F98.42 混合性	該当すれば特定せよ 自傷行動を伴うもの：この行動によって特別な治療が必要となるような身体的損傷が起こる場合(または、予防手段を講じなければ身体的損傷が起こると思われる場合)

(文献17)18)による)

われている。

　一方、全盲の子どもに、繰り返しの身体揺すりや指の小運動がしばしば認められ、知覚的な単調さを紛らわす自己刺激行為と推測されている。そのため一般の子どもも、刺激の乏しい環境に置かれた場合、こうした身体運動を獲得する可能性があるのではないかという指摘[19]もある。また、乳児院や施設に収容されている子どもにも、こうした身体運動が高頻度に認められる。単に自己刺激行為とみずに、母子関係の障害に原因を求める考えもある[5]。

　時に激しく頭を打ち続けるために、前頭部に腫脹を認める場合もある。その場合は頭を打ちつける場所(壁やベッドなど)に保護材や詰め物をする、環境を変えるといった工夫が必要になる。一般的には、戸外での十分な活動を保障してあげる方が有効な場合が多い。

　問題となるのは、精神遅滞や広汎性発達障害、脳器質症候群などの重篤な障害のある子どもたちに、常同運動障害、特に繰り返しの自傷行為が認められる場合である。あまりにも激しく繰り返す自傷行為のため、外傷性白内障や網膜剥離、あるいは骨折などを負うこともある。一般的には、青年期をピークにして徐々に軽減するといわれているが、重度の発達障害のある者では、長期にわたる場合もある。

　治療については[20]、薬物療法や精神療法が無効であるとする報告が多いが、精神療法的接近が常同運動の発現に予防的に働いたという例もある。他の習癖異常同様、この運動が神経症的傾向を有しており、叱責や強い禁止は無効であるだけでなく、悪化させる可能性があるという考え方もある。

　一般的には常同運動障害の改善、消失への働きかけは困難を極め、逆に著しいパニックや症状の増悪を生み出すことが知られている。常同運動障害に真正面から対峙して困難な症状コントロール

II. 各　論

にエネルギーを費やすより、むしろ関係者、特に養育者の心身疲労回復のため、レスパイト策を講じたり、関係者同士がチームを組み、行動療法的接近を考慮する方が有効な場合もあろう。

また、基礎にある発達障害の状態変化にも目を配っておく必要があることも忘れてはいけない。

3 ── 性器いじりと自慰行為

　乳幼児期における性器いじりには、性的意味はないと考えてよい。特に男児では、不思議なものを発見して確かめているだけである。多くは一時的に現れ、成長とともに消失するが、時にある種の快感が伴い意図的に股を摩擦したり、これに類似した行為を繰り返す場合がある。女児では、性器いじりの頻度が男児に比べ少ないが、激しい自慰を示す場合がある[7]という。一般的には自然に止むので、過度に干渉せず、発達状況に合わせた遊びなので気を紛らわす程度でよい。

　学童期になると、自慰はいけない、悪いことであると教えられる。それでも止められないと、罪悪感をもちながらトイレや布団の中などで隠れて行うようになる。この時点でも養育者は行為を重大視せず、気づかぬ振りをしながら、用事などを頼むかたちで中断させるくらいでよい。

　思春期以後の自慰行為は、性行為の代償となり、オルガスムを伴うようになる。この時点でも、自慰する場所があまりにも不適切か、回数が異常に多いものでない限りは問題視するべきではない。

　発達障害、特に広汎性発達障害のある子どもの中に、幼児期から激しい自慰行為を示すものがいる。性的な意味づけをせず、自己刺激行動の反復と理解して、速やかに止めさせることが大切である。無視や放置は決してしてはいけない。止めさせるときに、強い叱責や強制的な禁止といった指導は逆効果となりやすい。行動療法的接近を利用して、自慰行為そのものを他の好ましい反復行為に置き換えることを目標とする。発達障害のある子どもが思春期以降に自慰行為を認める場合、人前で性器いじりをする、あるいは過度に繰り返すようなことが目立つ場合が少なくない。この時期になると、止めさせるのでなく、自慰をしてよい場所としてはいけない場所、してよい時間帯などを、構造化した中で示し実行させることが望ましい。

　性器いじりや自慰行為は、養育者に戸惑いと驚き、時に強い不安や嫌悪感などを抱かせやすい。子どもが発達障害を併せ持っている場合は、その傾向が特に強い。治療者には、子どもへの行動療法的接近だけでなく、養育者がわが子の思春期の到来をネガティブに捉えないようなかかわりが求められる。したがって、子どもの示す興味・関心そのものは、年齢相応の発達過程とポジティブに捉え直し、子どもの自尊心を大切にしつつ、教育指導的な対応策を提示する必要がある[21]。

おわりに　狭義の習癖異常として取りあげられる行動について概説した。その多くは成長発達段階に一過性、一時的に認められることが多く、周囲の関係者、特に主たる養育者が焦らず慌てず、ゆったりと構えて待つ姿勢を維持することが重要と思われる。

　そのため関係者は、狭い価値基準で子どもを評価するようなことがないように注意しつつ、一人ひとりの子どもに十分光があたるよう養育者と語り合うだけでもよい。

　しかし、発達障害が既にある子どもに、ここで取りあげた行動が重なる場合は、養育者の苦衷を

汲み取りながら、これまでの成長と発達の様子を振り返り、新たな問題にも向き合えるよう勇気づけたい。その場合、養育者にエールを送るだけでなく、過剰な荷を負わすことのないレスパイト対策や、かかわり方や環境状況を再検討する必要がある。関係者たちも疲労困憊していると、マンネリ化あるいは早々の諦念を生みやすく、それが子どもたちの行動を固定化させたり、閉塞状況に追いやってしまうことがある。関係者は常に、自らの足下をも照らし続けておかねばならない。

　子どもの成長を、信じながら、耐えながら、誉めながら、待つために、そして最後に喜びを勝ち取るために、関係者の支えあいを忘れないようにしたい。

(田中康雄)

● 文　　献

1) 秋山泰子：習癖異常. 増補版精神医学事典, 加藤正明, 保崎秀夫, ほか(編), pp290-291, 弘文堂, 東京, 1986.
2) 黒丸正四郎, 牧田清志(訳)：カナー児童精神医学. pp442-456, 医学書院, 東京, 1974.
3) 牧田清志：改訂児童精神医学. pp235-240, 岩崎学術出版社, 東京, 1981.
4) 平井信義：神経性習癖. 情緒障害事典, 内山喜久雄(監), pp237-239, 岩崎学術出版社, 東京, 1977.
5) Robinowitz CB：Habit disorders. Basic Handbook of Child Psychiatry, Noshpitz JD(ed), vol. 2, pp697-708, Basic Books, New York, 1979.
6) 上村菊朗：乳幼児期の癖. 小児内科 23：113-118, 1991.
7) 中村　孝：社会心理的行動異常. 新小児医学大系, 第14巻B, 小児精神医学II, 秋山泰子, 竹内政夫, ほか(編), pp125-146, 中山書店, 東京, 1985.
8) 本城秀次：神経症的問題. 児童期の精神科臨床, 若林愼一郎(編), pp158-179, 金剛出版, 東京, 1988.
9) Backwin H, Backwin RM：Behavior Disorders in Children. pp505-516, WB Saunders, Philadelphia/London, 1972.
10) Green S：Concomitant trichotillomania cessation and thumb-sucking elimination；of course, they're related... aren't they? Int J Orofacial Myology 35：55-73, 2009.
11) Dimberg L, Bondemark L, Söderfeldt B, et al：Prevalence of malocclusion traits and sucking habits among 3-year-old children. Swed Dent J 34(1)：35-42, 2010.
12) 阿部和彦：子どもの心と問題行動. p138, 日本評論社, 東京, 1997.
13) 小林正幸：身体玩弄癖. 習癖, 内山喜久雄(監), pp124-145, 黎明書房, 名古屋, 1993.
14) 高木俊一郎：小児精神医学. pp160-177, 同文書院, 東京, 1986.
15) Ghanizadeh A, Shekoohi H：Prevalence of nail biting and its association with mental health in a community sample of children. BMC Res Notes 4(1)：116, 2011.
16) 本城秀次：習癖・行動異常. 今日の児童精神科治療, 本城秀次(編), pp120-174, 金剛出版, 東京, 1996.
17) 中根允文, 岡崎祐士, 藤原妙子, ほか(訳)：ICD-10 精神および行動の障害；DCR 研究用診断基準新訂版. 医学書院, 東京, 2008.
18) 高橋三郎, 大野　裕, 染矢俊幸(訳)：DSM-IV-TR 精神疾患の診断・統計マニュアル新訂版. 医学書院, 東京, 2004.
19) 岩波分門, 赤木　稔：精神身体症状と行動異常. 現代精神医学大系, 第17巻B, 児童精神医学II, 黒丸正四郎, 新福尚武, ほか(編), pp93-119, 中山書店, 東京, 1980.
20) 星加明徳, 萩原正明, ほか：癖・チック・常同運動. 小児内科 20：1204-1208, 1988.
21) 岡田　督：性とこころ. 障害児と性, 服部祥子(編), pp70-101, 日本文化科学社, 東京, 1989.

III. リエゾンサービス

1. 小児疾患へのコンサルテーション・リエゾン精神医学

はじめに

コンサルテーション・リエゾン精神医学(以下C/L)はアメリカにおいて1930年代から発展してきたものである[1]。小児科領域のC/Lは、慢性疾患に罹った子どもたちへの対応を主として発達してきた[2]。その結果、1980年代になって専門医に必須の課題となり、児童青年精神科の教育機関にはそのセクションをおくことが義務づけられ、確立されてきた。また、Robert MC[3]によれば、心理学の分野でも1960年代に既に小児医療心理学(Pediatric Psychology)という概念がWright Lによって提唱され、小児科領域の心理学が発展してきた。

その中で、多くの研究がなされてきたが、慢性疾患をもった子どもの精神的問題は疾患特異的なものなのか議論があり、疾患別(categolical)アプローチと非疾患別(noncategorical)アプローチが行われてきた。しかし、現在は疾患によるのではなく、それぞれのファクターによって考えるべきであるという意見が大きい[4]。日本でも、全国16ヵ所の病院の慢性疾患患者359名に関して、子どもの精神的状態をCBCL(Child Behavior Checklist)、親のQOLをWHO QOL26、子どものQOLをKid-KINDLR日本語版を用いて調査が行われた。その結果CBCLの境界域以上の子どもが一般の約2倍存在したが、喘息、糖尿病、血友病、筋ジストロフィーのそれぞれで疾患特異性は見い出せなかった。一方、CBCLに影響する因子として、家族の経済的負担、深刻な容姿の問題、妹の存在が抽出され、またCBCLが境界域以上の子どもはその他の子どもに比べて、学校の問題が多く、きょうだいの負担が強いことが明らかになった。全体として親のQOLの低下はみられなかったが、CBCLが境界域以上の子どもの親のQOLは優位に低下していた[5]。

しかし、日本では成人の精神医学でもC/Lは十分発展しているとはいえず、小児C/Lはその専門性すら認められていない状況にある。その結果、身体的問題をもった子どもたちへの精神医学的アプローチはなかなか得られないのが実情である。にもかかわらず、小児科領域におけるC/Lの必要性は高まっている。その原因として、最近の小児医療の特徴がある[6]。つまり、①少死化、②小児の疾病構造の変化、③出生率の低下、④医療の複雑化、⑤QOLに対する関心の高まり、⑥子どもの権利に対する意識の高まり、⑦在宅医療の増加、⑧家族機能の問題の増加、などである。入院が必要な小児の2/3は精神医学的なケアを受けた方がよいといわれている[7]。小児C/Lの早期の確立が求められている。

1 ── 小児C/Lの特徴

1 一般の児童精神科医療との相違

小児のC/Lは児童精神医療を基本としているが、以下のようなC/Lとしての特徴がある。

(1) 医療チームの一員[8]である

● a．チームの中での役割を意識する

C/L担当者はチーム全体の目標を達成する一員として役割を果たすことが求められている。患児や家族と自分だけのかかわりではなく、常にチーム全体のことを考えなければならない。

● b．チーム内のコミュニケーション

自分の得た情報や所見を相手がわかりやすいように伝える必要がある。精神医学を知らない人にもわかりやすい言葉で説明しなくてはならない。また、記録も他者が理解できるように書かなくてはならない。

● c．必要に応じたミーティングの設定

チームのメンバーが協力するためには一堂に会したミーティングを設定する必要が生じることが多い。それもリエゾンの役割である。

● d．患児や家族との秘密保持に制限がかかる

一般精神医療では治療で話したことは治療者以外には漏れないのが原則であるが、C/Lではチームのメンバーに共有されることが原則となる。その点を認識しておく必要がある。

(2) 即時の対応と短期の介入効果が求められる

● a．身体医療との同調

一般児童精神医療に比べてC/Lでは即時の対応が求められることが多い。まず初期対応して緊急度を判定し、相談者に説明する必要がある。特に弱い存在である小児の身体疾患を扱う場合には成人C/Lに比べても早い対応が求められる。

● b．短期の目標が必要となる

一般の治療では、治療者と患者や家族が同意すれば、息の長い治療が可能である。しかし、C/Lでは短期の介入効果が求められる。完全に改善しなくても、身体的治療の遂行が求められることもある。

(3) 不完全な状態での評価や治療が必要

一般児童精神医療での通常の手法が使えないことも多い。例えば、通常使う診察室での面接を行うことができず、ベッドサイドでの面接が必要なことも多い。大部屋では秘密は保ちにくい。そのような条件でも、患児の状況に合わせて、人形や絵画の持ち込みなどの工夫が必要となる。C/L担

当者には柔軟性が求められている。

(4) 器質的な問題の影響

疾患そのものやその症状や治療による精神的影響も多い。それらの問題に精通しておく必要がある。

2 成人のC/Lとの相違

(1) 発達的視点の必要性

発達途上にある子どもたちが疾患に罹患することは大人と異なる反応がある。同時に、慢性疾患の場合には発達そのものに影響を与えてしまう。発達的視点をもつことは非常に重要である。

(2) 親や家族への対応の必要性

子どもは依存する存在である。したがって、子どもを支える親や家族を支えることが小児C/Lにとっては重要な役割を示す。特に、身体的疾患に罹患しているというストレス下では子どものアタッチメント行動が活性化する。そのような状況への家族の反応が子どもには大きな影響を及ぼす。親子関係や家族の評価と支援が欠かせない。

(3) 学校などとの連携の必要性

子どもはすべて教育を受ける権利がある。入院している子どもの教育、在宅医療における教育と連携をしていくことが必要である。

2 C/Lの組織化

1 C/Lチームの確立

C/L自体も医師1人では限界がある。C/Lナース、心理士、ソーシャルワーカー、病弱養護学校や院内学級の教師や養護教諭、保健師などとチームを組むことが望ましい。

2 病院内の組織化

現在の日本では、C/L自体が医療界全体として認知されていない。病院の特徴に合わせてサービスを開始することが求められている。

3 C/Lのモデルのいろいろ

表1にC/Lが対応するモデルを挙げた。複数のモデルを組み合わせたり、状況によってモデルを変化させる必要がある。

Ⅲ. リエゾンサービス

表 1. C/L のモデル

Ⅰ. 患児対応モデル
　一般の児童精神医学と同様にあくまでも患児を中心とし、身体医学とは平行して精神医学的治療を行おうとするモデル。
Ⅱ. 危機介入モデル
　自殺企図・未遂、せん妄などの精神的危機状態に介入して危機回避を図るモデル。
Ⅲ. 相談者対応モデル
　最も困っている相談者である小児科や他の身体科の医師や看護師にコンサルトを行うモデル。患者に直接面接しないこともあれば、面接することによってより的確なコンサルトを行おうとすることもある。面接をしても、直接治療を行うのではなく、相談者を介して治療が行われるようにする。
Ⅳ. 状況対応モデル
　患者や家族と医療チームのかかわりに注目して、対応するモデル。
Ⅴ. チームモデル
　遺伝子治療、移植治療、生殖医療、周産期医療、HIV に対する医療、終末医療などの特徴のある C/L の必要性の高い医療の場合には、C/L 担当者を含んだチームをあらかじめつくって対応するモデル。
Ⅵ. 拡大 C/L モデル
　単に病院における患児の問題に対応するだけではなく、その子どもを取り巻くすべてのシステム、つまり家族、学校、地域などをも対象として C/L を行うモデル。

(文献 10) より改変)

3 ── C/L のプロセスと内容

C/L のプロセスは状況によって異なるが、ここでは典型的な場合について述べる。

1 相談者(身体科医師、看護師など)との話し合い

①相談の理由となった患児の精神症状や状況を明確にする。
②相談者が何を望んでいるかを明確にすることが重要である[9]。時に、精神科医に対して警察や裁判官の役まで期待されていることもある[10]。その場合は、C/L でできること、できないことを説明し、話し合うことで、相談者にも何を望んでいるか整理をしてもらう機会とする。
③C/L に関する患児と家族への説明と同意がとられているかを確認する。未然のときには C/L 医師の役割を確認して、ご家族への伝え方に関しても相談する。
④相談者のみではなく、医療チーム全体に C/L 開始を認識させる。慢性疾患をもった子どもは多くの身体科やコメディカルがかかわっていることが多い。チーム全体として、C/L がかかわっていることを認識してもらう必要がある。

2 基礎的な情報の収集

①患児の身体疾患の経過、検査、治療
②患児の発達歴・既往歴および家族歴
③患児や家族への医学的説明の状況
④外来や病棟での患児や家族の様子

表 2. 小児精神状態診察の概略

Ⅰ. 外見
    A. 体格(年齢との関係、思春期スパート、など)
    B. 服装(ネグレクトの徴候、年齢との関係、主張、潔癖度、など)
    C. 運動の制限や体位(麻痺、痛み、など)
    D. 癖(自閉的常同行為、チック、など)

Ⅱ. 対人関係
    A. 親との関係(一緒にいる状態、分離のときの反応、親の行動制限の方法)
    B. 面接者との関係(信頼関係の構築、能動的か受動的か、協力的か、時間経過に伴う関係性の変化)

Ⅲ. 能力
    A. 知的能力(語彙、年齢相応の知識、疾患理解、想像性、など)
    B. 感情(優位感情、幅、状況適合性、分化度、身体表現性、など)
    C. 運動(粗大・微細運動、寡動、多動、など)
    D. 言語(表現法、障害、自発性、など)
    E. 注意の長さ、注意転動性、好奇心、衝動性、など

Ⅳ. 内容(態度、感じ方、考え、など)
    A. 病気、入院、C/Lの理由、に対して
    B. 自己に対して(外見、身体、行動、頭から離れないこと、自殺念慮、など)
    C. 他者に対して(親、同胞、家族、医療スタッフ、仲間、など)
    D. 物事などに対して(ペット、所有物、自分の興味、学校、など)

Ⅴ. 遊びやファンタジー
    A. 遊び(遊具への興味と接近の仕方、主題…病院・病気に関係する遊び、遊びの特徴…組織化・構成、反復性、転動性、など)
    B. ファンタジー(3つのお願い、夢、物語、など)

Ⅵ. 面接者の子どもに対する主観的反応

(文献2)を一部改変)

3 患児や親に対する自己紹介

C/Lのかかわりは患児や親にとって不安である。批評するためではなく、よりよい生活への支援であることを十分に説明する。

4 患児の精神的状態の診察

表2に概略を示す。病状によって、すべての情報を得ることが不可能なこともある。

5 家族との面接

家族との面接により、子どもの生育歴や子どもの変化、家庭での状況、家族とのかかわり方、親子関係、などの情報を集めるのは一般の児童精神医療と同様であるが、C/Lの場合には病気による子どもの変化、病気に対する家族の認識、子どもが病気になったことによる家族のストレスや家族の変化、などについても情報を集めることが重要となる。

6 初診時評価

(1) 緊急性の判断

精神医学的緊急度を明確にする。例えば自殺企図の場合は、自殺の危険性を判断して、観察方法などをスタッフに説明することは重要である。また、せん妄などの場合も、緊急の対応が必要となる。

Ⅲ．リエゾンサービス

表 3．行動変化をきたす疾患

［神経学的疾患］
　感染症：AIDS、脳膿瘍、C-J 病、脳炎、髄膜炎、脳梅毒
　血管障害：脳血管障害、多梗塞性認知症、大きな脳静脈奇形
　腫瘍
　外傷：硬膜下血腫、脳内出血、前頭・側頭の脳挫傷、閉鎖性頭部外傷
　脳水腫
　変性疾患：ハンチントン病、ピック病、ウィルソン病、など
　脱髄性疾患：多発性硬化症
［その他の身体疾患］
　感染症：敗血症
　中毒：アルコール・薬物、有機溶剤、金属中毒
　代謝・内分泌疾患：甲状腺、副甲状腺、下垂体、副腎の障害
　免疫疾患：SLE、AIDS
　悪性腫瘍（間接効果）

(文献 11)による)

(2) 子どもの精神的状態に対する評価

一般的な精神状態の評価に加えて、C/L の場合には以下の点に注目して評価を行う。

a．発達障害の有無

発達歴を詳しく聴取して、発達障害の存在を判断する。病気というストレスにより、本来適応できていた発達障害児が行動の問題をもつこともある。

b．他の基礎精神障害の有無

身体疾患罹患以前の精神障害の有無について評価する。

c．身体疾患による神経学的退行の有無

頭部外傷、てんかん、その他の神経学的疾患などによって知的な退行や攻撃性の増加などの行動上の変化が認められることがある(表 3)[11]。認知能力の評価が必要になる。

d．その他の疾患特異的精神症状の有無

全身性エリテマトーデスや多発性硬化症やある種の栄養障害などでは感情障害やその他の精神症状からの行動変化をきたすことが指摘されている(表 3)。疾患特異的精神症状を評価する。

e．疾患非特異的症状の影響

身体疾患による痛みやだるさなどがどの程度の影響を与えているかを評価する。例えば、呼吸器疾患で二酸化炭素が溜まると、不穏になりやすい。身体的症状と精神症状が相関しているときにはその影響を考慮する必要が強い。

f．薬物の影響

ステロイド剤や抗てんかん薬の行動障害などがよく知られているが、その他の薬剤や薬剤相互作用による精神症状にも注意が必要である(表 4)[11]。

g．患児の病気に対する認識

患児が身体疾患をどのように認識しているかを評価する。どのように説明され、どのように受け入れているかは重要なポイントとなる。

h．患児の病気に対する心理的反応

表 5 に子どもがもちやすい病気に対する感情について挙げた[12]。これらを参考にし、病気が子ど

表 4. 行動変化をきたすことの多い薬剤

鎮痛薬：Meperidine、Opiates、Pentazocine
抗コリン作用薬：Antihistamines、Benztropine、Biperiden、Antispasmodics、Atropine/homatropine、Belladonna alkaloids、Phenothiazine（特に thioridazine）、Promethazine、Tricyclic antidepressants（特に amitriptyline）
抗けいれん薬：Phenobarbital、Valproic acid、Phenytoin、Carbamazepine
抗炎症薬：ACTH、Corticosteroids
抗パーキンソン薬：Amantadine、Bromocriptine、Levodopa
循環器病薬：Captopril、Clonidine、Digitalis、Disopyramide、Lidocaine、Methyldopa、Mexiletine、Propranolol、Reserpine
薬物の離脱：Alcohol、Sedative-hypnotics、Scopolamine、Barbiturates、Benzodiazepines、Trihexyphenidyl、Glutethimide
交感神経作用薬：Aminophyline、Amphetamines、Cocaine、Ephedrine、Phenylephrine、Phenylpropanolamine、Theophyline
その他：Alcohol、Cimetidine、Hallucinogens、Metoclopramide、Metrizamide、Yohimbine

＊中枢神経に入る薬剤はほとんどすべて行動変化をきたす可能性がある。ここに挙げた薬剤は行動変化の頻度が高いものである。

（文献11）による）

表 5. 病気に伴う子どもの心理的変化

Ⅰ．自分が変わることへの不安
　　病気によって自分が変化する。外見的変化もあれば能力の変化も内的変化もある。自己イメージが混乱し、不安になる。
Ⅱ．発達の中で得てきた能力を失う不安
　　これまで発達で獲得した能力が病気で失われることがある。それが長期に続く不安がでてくる。
Ⅲ．不完全な自分になる不安
　　自分の身体が傷ついて戻らないことは自己愛の障害である。
Ⅳ．親や身近な人の愛情を失う不安
　　不完全な自分は愛されないのではないかと不安になる。
Ⅴ．親から離れることに対する不安（分離不安）
　　入院による親子分離は、乳児期後半から幼児期前半にかけては特に大きな不安になる。
Ⅵ．見知らぬ人とのかかわりによって生じる不安
　　人見知りの時期には他者とのかかわり自体が強い不安となるし、その後は新しくかかわりをもつ人に受け入れられるか不安になる。また、思春期などでは自分の身体を任せる不安が強くなる。
Ⅶ．身体の一部を失う不安
　　実際に四肢の切断があるときはもちろん、内臓の手術のときでも、この不安は強い。四肢や性器が切り取られる空想や悪夢をみる子どももいる。
Ⅷ．死に対する不安
　　子どもはその経験と理解による死に対する認識をもっており、語ることはなくても死に対する不安をもっていることは多い。
Ⅸ．罪悪感
　　子どもは自己中心的視点があり、病気の原因に自分の行為があると思い込む傾向がある。また、病気になったことで家族に迷惑をかけたと罪悪感をもつことも多い。
Ⅹ．痛みや手技に対する恐怖
　　痛みや手技が強い恐怖になって、トラウマ反応を引き起こすことがある。
Ⅺ．怒りと攻撃性
　　痛みやだるさに対する苛立ちや「何故自分だけが？」という怒りが強くなる。
Ⅻ．抑うつ
　　病気が続くと無力感をもち、自己評価が低下することで、抑うつ状態となることは多い。希死念慮が出ることも稀ではない。

（文献12）による）

もに与えている心理的ストレスを評価する。

● ⅰ．自己イメージと自己評価

　特に、慢性疾患や障害の場合、健康な自分を失うことは喪失体験である。病気で変化した自分を自分として受け入れられなかったり、極端に自己評価が低下することがある。

表 6. 病気の子どもによくみられる防衛規制

Ⅰ. 否認・逃避
　病気やそれに伴う受け入れ難い事実を認めずにないものとして行動したり、それを無意識に避けたりすること。

Ⅱ. 抑圧
　強い恐れや怒りなどの自分でも受け入れ難い感情を無意識の底に押し込めること。一見従順な「よい子」が多い。抑圧された感情がなんらかの形で不適応につながるときには感情表現の促進が必要。

Ⅲ. 退行
　無意識のうちに、保護されていた以前の発達段階に戻ろうとするいわゆる「赤ちゃん返り」。小児では、病院や入院というストレス下では当然の防衛だが、親が受け入れられなかったり、年齢が高くて自分自身が不安になるときには介入が必要。

Ⅳ. 置き換え
　不安が強過ぎて事実を直視できないとき、無意識のうちに処理できそうな小さな問題に置き換えてしまうこと。入院や手術を前にした子どもが普段は気にしないような些細なことを気にし始めるといったこと。それを否定するのではなく、本来の不安を減じる。

Ⅴ. 身体化
　自分に受け入れ難い不安を身体の症状として表現すること。詐病とは異なり、本人は苦しんでいる。症状に対しては真摯に扱い、重症でないことを告げ、本来の不安に対処する。

Ⅵ. 論理化
　怒りや恐怖などの受け入れ難い感情を理屈で表現すること。他者にとっては理解し難く、不適応になることも多い。

Ⅶ. 反動形成
　受け入れ難い不安や恐怖を攻撃的に表現すること。思春期の子どもに多い。攻撃が強過ぎると、自己評価が下がる危険がある。本来の不安を表現できる安心感が必要である。

Ⅷ. 偽成熟
　持続する受け入れ難い不安に対して、表面的に大人のように対応することで処理しようとする規制。内的には本来の発達段階であるので、不適応となることが多い。

Ⅸ. 知性化
　知的に理解することで不安を処理する形。小児としてはかなり適応がよい防衛。安心できる状況で発達年齢に合わせた説明をするでこの防衛が使いやすいようにするとよい。

(文献12)による)

● j. 防衛スタイル

　病気に対する不安や怒りに対してどのような防衛規制を使っているかを評価する。主としてみられる防衛について挙げたのが**表6**である[12]。

(3) 家族の機能に関する評価

　一般的な家族機能の評価に加えて、C/Lでは以下の評価を加える必要がある。

①子どもの病気に対する家族の反応と防衛：子どもの病気は親にとっても自分がイメージしていた「健康な子ども」の喪失である。また、病気に伴って他の心理的負担も増える。そのようなストレスに親や家族がどのように反応し、どのような防衛をしているかは子どもにとっても重要な問題である。親が強過ぎる罪悪感をもったり、家族が否認したり、怒りをぶつけ合ったりしていることも稀ではない。それらの評価が必要である。

②子どもが病気になることで二次的に起きてくる経済的・時間的問題が家族に与える影響に関しても評価する必要がある。

(4) 患児、家族、医療チームの間のかかわりに関する評価

　患児や家族が医療チーム内の特定の人に怒りをぶつけたり、強い陽性転移をもつことは稀ではない。そのために医療チームに不和が出てしまうこともある。また、医療チームの逆転移も稀ではな

い。このようなかかわりを評価することも C/L 担当者としては必要である。

7 初診時の見立て(formulation)および精神医学的な診断とそれを鑑別するための計画

これらの評価を総合して、子どもに起きていることを見立て、初診時の診断を行い、鑑別のための検査や情報収集を計画し、今後の方針についての意見をまとめる。

8 医療チームへの説明とチーム方針の決定

評価、見立て、診断、およびそれに基づく介入方法に関する意見を相談者や医療チームにわかりやすく説明し、協力してチームの方針を立てる。

9 介入

精神医学的介入を行うときには、目標と方法を明確にして医療チームに共有してもらう。目標には短期と長期を定め、特に短期の目標に関しては、その効果を本人のみならず、病棟スタッフにも定期的に評価してもらうとよい。その場合には、なんらかの評価表をつくると有効である。それをつけることによってスタッフにも子どもの状態が理解しやすくなる。介入には直接治療する場合と間接的に介入する場合があるが、同時に行ったり、状況に応じて変化させる必要がある。

(1) 直接治療

C/L 担当者が直接かかわる治療に関するものである。しかし、その場合も、身体疾患やその治療との相互作用に関して十分な相談を行いながら進めることが必要である。また、心理療法を行う際も認知療法や行動療法など、医療チームにもある程度わかりやすい方法を取り入れる必要がある。

● a．薬物療法

C/L では、器質的背景があったり、早期の効果が必要となるために薬物療法が行われることは多い。以下の点に注意が必要である。

①疾患による薬物動態の変化に注意：消化器疾患では薬物の吸収に、肝・腎・循環器障害では薬物の排泄時間に注意が必要となる。

②薬物の臓器毒性に注意：薬物のもともともっている臓器毒性に注意が必要である。

③その他の副作用に対する注意：精神作用をもつ薬剤はさまざまな副作用がある。心疾患や喘息への抗うつ薬、てんかんへの抗精神病薬や抗うつ薬、腎疾患へのリチウムなどは禁忌となることも多い。

④薬剤の相互作用に対する注意：もともとの疾患で薬剤が使用されていることが多い。新たな薬剤の使用にあたっては相互作用に注意が必要である。

● b．心理療法

C/L では長期的視点も忘れてはいけないが、短期的なアプローチが重要となる。病気による無力感があるため、患児や家族に達成感を与える方法が望ましい。不適応を起こしている防衛スタイル

とその背景にある不安を明らかにし、その防衛を崩すのではなく、不安を減じる方法をとって防衛スタイルを発達させることが望ましい。その方法として、行動療法や認知療法などの比較的指示的な治療方法が有効と考えられている[9]。また、病状によって、治療の時間、頻度、場所、方法などを工夫する必要がある。日記の交換が有効な場合もある。

● c．家族療法

入院中でも家族の状況は患児に大きく影響するし、患児はいずれ家庭に戻る。家族全体へのアプローチも大切である。

● d．その他

医療スタッフとのかかわり方のアドバイス、意思決定のサポート、なども有効である。

(2) 間接的介入

上記の評価に関してわかりやすく医療チームに説明し、身体疾患の治療スタッフの対応を変化させることである。例えば、身体疾患で入院している子どもの行動の問題が発達障害によるものであることが判明したら、発達障害児の特徴をわかりやすく説明し、事前の説明や治療の場を訪ねるなど、新奇場面でのパニックを避けるなど、その子どもに合わせた方法を採用してもらう。一方、患児や家族と医療チームのかかわりの問題に関しては、患児の心理的な状態を十分に説明して医療チームの不安を取り除き、エンパワーを図ることが大切である。

4 ── C/L の対象となる状況とその特徴

1 身体的疾患や外傷や障害をもった子どもに起きた精神症状

(1) 危機介入が必要な精神症状

自殺企図・未遂、強度の精神的混乱、虐待などの危機介入が必要となる精神症状には、早急な評価と治療が行われる。しかし、薬物療法が必要な時には身体疾患や既に使われている薬物との相互作用に十分な注意が必要である。

(2) 急性の精神症状

危機介入は必要なくても、幻覚、解離症状、強度の不安、うつの急激な悪化などの急性の精神症状があるときには、C/L は早期の積極的な介入が求められる。

(3) 比較的長期にわたる精神症状

軽い入眠困難が続く、他者への攻撃性がある、軽いうつ状態が続いている、などの症状での相談が多い。総合的評価を行って治療する。

2 精神障害のある子どもの身体的疾患の罹患

発達障害などの精神障害のある子どもが入院したときには子どもへの精神的治療だけではなく、その障害の特性を理解してよりよい対応ができるように医療チームに説明する必要が生じる。

3 診断や治療に必要な手技に対する拒否

必要な服薬を拒否する、簡単な手技でも叫んで抵抗する、退院を拒否する、などであり、比較的多い相談である。その背景には家族とのかかわり、医療スタッフとのかかわりなどの問題が影響していることも多い。

4 器質的疾患の原因の1つに心理的ストレスがあると考えられるとき（狭義の心身症）

喘息、胃潰瘍、過敏性大腸、大腸炎症性疾患などは器質的変化を伴う疾患であるが、その発症には心理的ストレスも一因となることがある。それを心身症と呼ぶ。心身症の場合には器質的変化が存在するため、小児科の中で対応されることが多い。しかし、心身症専門の小児科医が不在だったり、精神的問題が大きいときにはC/Lへの相談もある。自律神経を介する心身相互関係を患児や家族やスタッフに説明し、直接もしくは間接的な治療を行う。

5 器質的説明が困難な身体症状に関する精神科的評価と治療（身体化の問題）

心理的不安を身体症状に置き換えることを身体化と呼ぶ。広義の心身症には身体化を含む場合がある。子どもは防衛の1つとして身体化しやすい時期である。身体化がその中心となる障害は、DSM-IV[11]では身体化障害、心気症、転換性障害などを含んだカテゴリーとしての身体表現性障害がある。詳しくは別章を参考にしてほしい。しかし、身体症状はその他、うつ状態、パニック障害やPTSDなどの不安障害、分離不安障害、妄想性精神病、適応障害、薬物依存などでも現れることがあることに注意すべきである。また、軽い身体化では、背景となる不安に対処することで改善することも稀ではない。

6 事故などの恐怖体験を伴った外傷や精神的負担が大きいと考えられる手技を受ける子どもへの対応

交通事故による骨折、虐待を受けた子どもへの身体医療的手技、性器の手術、移植、HIV感染などの外傷性ストレスの危険が高い場合には、PTSD症状が起きる前から、予防的に対応することで、症状の悪化を防ぐことができる。予防的対応としては、安全感の確立、事実の把握、それに対する自己の感情の認識などの心理教育が役に立つこともある。また、医療関係者に子どものPTSD症状を説明することで、子どもの行動が理解されるし、子どもの語ることのできない不安にあらかじめ対処しておくことでその後の症状を予防することができる。

7 疾患や障害をもった子どもを受け入れられない家族への対応

子どもの疾患や障害を受け入れることは簡単ではない。特に周産期の問題から障害をもったときなどは大きな喪失体験である。子どもそのものを受け入れられなくなったときには子どもにとって重大な問題を残す危険がある。また、産後のうつ状態と重なって、うつが悪化するとさらに親子関係の問題が増悪する。周産期病棟の医療関係者の相談に乗ることは大切である。また、周産期でなくても同じような問題が生じることがある。医療関係者の相談に乗り、早期の介入が望まれる。

8 先端医療へのチームアプローチ

先端医療は子どもや家族の意思決定を含めた負担が大きく、先端医療やその後のケアに関しても、それに耐えられる精神状態であるかどうかの見極めも重要になる。例えば、生体臓器移植の場合、レシピエントとなる子どもとその家族のみならず、ドナーに関しても治療に関して正確に理解しているか、自由意思での決定ができているかなどの判断が求められる[13]。さらに、その後の治療過程においても心理的支援が必要となり、全体の治療チームの一員としてかかわる必要がある。

9 緩和ケアへのチームアプローチ

治癒を目指した治療が有効でなくなった子どもに対する積極的な全人的ケアである子どもの緩和ケアも、児童精神科医がチームの一員として積極的にかかわる必要があるケアである。子どもの最善の利益を常に目的として、子どものみならず、両親や家族へのケアを行う必要があるし、死に関してのケアが必要となる[14]。不眠、うつ、強い怒り、混乱などに対して、子どものQOLを上げるために必要な薬物療法が行われることがある。また、医療チーム全体の負担も強いため、そのケアも重要な課題である。

10 その他

その他、精神疾患をもった親への対応や医療者に攻撃的な親への対応を相談されることも多い。精神疾患の説明や地域精神保健の利用、攻撃的な親の背景に関する相談などを行う必要がある。

5 症 例

1 原疾患によりPTSDを呈したA子

5歳になるA子は1年前に頸部リンパ節炎に罹患し、著明な痛みがあった。前医および当院の医療の流れで、親子とも振り回されたと感じていた。リンパ節炎治癒後も頸部屈曲が続き、器質的にも変化が生じた。親の希望もあり、精神科受診。初診時にはA子は医療受診に抵抗あり、診察を拒否したが、待合での様子から、やや興奮気味で偽成熟な状態が観察された。母親の報告から、リンパ節炎罹患後、夜驚と悪夢が続いており、病院受診に対する回避があり、病院に来ると頸部の屈曲

が著しくなり、易興奮性が続いていることから、PTSD と診断し、Clomipramin 投与を開始し、母親に安心させるかかわり方を指導した。その結果、夜驚・悪夢・意図的な頸部屈曲・病院への回避は早期に消失した。3ヵ月後、投薬を中止したところ、再び症状が出現。器質的に変化した頸部の整形外科的治療の入院もあり、その後3ヵ月間の投薬継続となったが、退院後徐々に投薬を中止しても症状は再現せず、親子関係の変化に伴い、A子は親に依存することが増加し、偽成熟や易興奮状態も徐々に改善した。

2 退院を拒否した8歳B子

原因不明の発熱とジストニアで入院したB子は入院後短期に改善し、1週間で退院の予定となった。しかし、退院に抵抗し、まったく口を利かず、激しい攻撃性を示したため、C/L に相談があった。病棟で医療チームのミーティングを行ったところ、母親が精神病で精神科受診中であることがわかり、C/L 担当医より抗精神病薬誤飲の可能性が指摘された。主治医と看護師が両親に薬の誤飲の可能性を指摘し、家にある薬すべてを持参させ、その中に Haloperidol を確認した。B子の入院時血清から Haloperidol が検出され、ジストニアはB子の行動の問題に手を焼いた母親が飲ませた薬の副作用と判明した。

不適切な養育であるため、児童相談所に通告、介入が計られたが、B子の緘黙と著明な怒りによる破壊行為が続き、緘黙症および発達障害の疑いにて、病棟のある児童精神科に転院。行動の問題は改善していったが、本人は家に帰ることを拒否。退院後、養護施設に入所。入所後はよく話すようになったが、その言動から、広汎性発達障害であることが確定し、精神科治療が続けられた。

3 自殺念慮と拒食で相談となったC子

中学3年生のC子はネフローゼの再発で入院。パルス療法と経口ステロイド療法によって病状は改善されたが、それと反比例するようにうつ状態が著明となり、拒食となり、自殺念慮を漏らすようになったため、C/L に相談となった。本人の面接から、思春期の身体変化直後の発症で、さらにステロイドによる肥満となり、自己像が混乱し、自己への自信を失い、受験を前にして不安が高まった状態であり、うつ状態を伴う適応障害と考えられた。自殺念慮は行動に移すほど強いものではなかった。拒食は肥満への不安が最も大きい要素だが、うつ状態による食欲低下も加わったと考えられた。病棟スタッフにその理解を促し、看護師から治療と肥満の経過に対する見通しを改めて説明した。本人や病棟スタッフと相談し、向精神薬は自己像の混乱を増悪する危険があると考えられたために控えることとし、集中したカウンセリングを行った。その結果、病院から通った受験に合格したことをきっかけにうつ状態は徐々に改善し、食欲も戻り、軽快退院した。

おわりに 児童精神医自体が少ない日本では小児 C/L はまだまだ未発達である。しかし、今後は重要な分野となるであろう。アメリカでは内科と精神科が合同で運営するⅢ型 Medical-Psychiatric Unit[15] という考え方もある。筆者がいたアメリカの病院では C/L 担当チームは小児病棟に常駐し、毎日回診していた。日本でも慢性疾患の割合が増加している小児医療では小児病

481

III. リエゾンサービス

棟と児童精神科が密にかかわることが求められる。Lask B[8]によれば小児C/Lの役割はコンサルテーション、治療、支援のほかに、教育や研究も挙げている。今後は、児童精神医学に精通し、小児科学の知識をもっているC/L担当医を育て、研究も充実させることが求められている。

(奥山眞紀子、山下　淳、星野崇啓)

● 文　　献

1) Lipowski ZJ : History of Consultation-Liaison Psychiatry. The American Psychiatric Press Textbook of Consultation-Liaison Psychiaty, Rundell JR, Wise MG(eds), pp2-11, American Psychiatric Press Inc, Washington DC, 1996.
2) Knapp PK, Hrries ES : Consultation-Liaison in Child Psychiatry ; A Review of the Past 10 Years. Part I. Clinical, Findings J Am Acad Child Adolesc Psychiatry 37 : 17-25, 1998.
3) Robert MC, Metchell MC, McNeal R(奥山眞紀子訳) : 小児医療心理学の発展分野；臨床問題と将来の挑戦. Robert MC(ed)(奥山眞紀子, 丸光恵監訳), 小児医療心理学, pp3-16, エルゼビア・ジャパン, 東京, 2007.
4) Martini DR, Lavigne JV : Psychiagric Aspects of Chronic Physical Disorders. Dulcan's Textbook of Child and Adolescent Psychiatry, Dulcan MK(ed), pp607-621, American Psychiatric Publishing Inc, Washington DC, 2010.
5) 奥山眞紀子, ほか：慢性疾患を抱えた子どもと家族への心のケアガイドライン. 成育委託研究「成育医療におけるこころの診療に関する研究」(主任研究者：奥山眞紀子), 国立成育医療センター, 2005.
6) 奥山眞紀子：成育医療の現状と将来. 臨床精神医学増刊号「高齢少子化時代の精神保健・医療」：43-49, 1998.
7) Lewis M : Introduction to Hospital Child and Adolescent Psychiatry Consultation-Liaison in Pediatrics. Child and Adolescent Psychiatry A Comprehensive Textbook, Liwis M(ed), pp941-943, Williams & Wilkins, Baltimore, 1991.
8) Lask B : Paedicatir Liaison Work. Child and Adolescent Psychiatry, Modern Approaches 3rd ed, Rutter M, Taylor E, Hersov L(eds), pp996-1005, Blackwell Science, Oxford, 1994.
9) Kunkel EJS, Thompson II TL : The Process of Consultation and Organization of Consultation-Liaison Psychiatry Service. The American Psychiatric Press Textbook of Consultation-Liaison Psychiaty, Rundell JR, Wise MG (eds), pp12-23, American Psychiatric Press Inc, Washington DC, 1996.
10) 山下　淳, 奥山眞紀子, 成田有里, ほか：小児病院におけるコンサルテーション・リエゾンの試み. 小児の精神と神経 39：270-275, 1999.
11) American Psychiatric Association : Diagnostic and statistical manual of mental disorders. 4th ed, Washington DC, 1994.
12) Fritz GK, Brown LK : Pediatrics. The American Psychiatric Press Textbook of Consultation-Liaison Psychiaty, Rundell JR, Wise MG(ed), pp740-753, American Psychiatric Press Inc, Washington DC, 1996.
13) 広瀬宏之：先端医療・臓器移植とその対応. 病気を抱えた子どもと家族の心のケア, 奥山眞紀子(編), pp101-110, 日本小児医事出版社, 東京, 2007.
14) 和田　浩, 船戸正久：緩和ケア. 病気を抱えた子どもと家族の心のケア, 奥山眞紀子(編), pp161-171, 日本小児医事出版社, 東京, 2007.
15) Stoudemire A : Medical-Psychiatric Units. The American Psychiatric Press Textbook of Consultation-Liaison Psychiaty, Rundell JR, Wise MG(eds), pp900-913, American Psychiatric Press Inc, Washington DC, 1996.
16) Strub RL, Wise MG : Differential Diagnoseis in Neuropsychiatric Disorders. The American Psychiatric Press Textbook of Neuropsychiatry, Yudofsky SC, Hales RE (eds), pp331-346, American Psychiatric Press Inc, Washington DC, 1997.
17) 奥山眞紀子：病児や家族への支援. 小児科の相談と面接；心理的理解と支援のために, 奥山眞紀子, 庄司順一, 帆足英一(編), pp113-133, 医歯薬出版, 東京, 1998.

2. 臓器移植

1 — 臓器移植とリエゾンコンサルテーション精神医学 —

　日本においては最初の生体腎移植術は1964年に、生体肝移植術は1989年に行われた。その後1997年に臓器移植法が制定され、脳死後の臓器提供が可能となり、以後移植術の施行件数は年々増加し、移植を行う施設数も増えてきている。また2010年施行の改正臓器移植法にて、本人の意思が不明の場合にも家族の承諾で臓器提供が可能となり、さらに15歳未満の臓器提供も可能となって脳死移植件数も増加しつつある。移植医療技術の発展に伴って臓器摘出術の安全性が確立され、拒絶反応などの合併症への対処も改善されるに従って、移植医療の対象となる疾患も拡大し、移植後の長期生存も可能となってきた。臓器移植医療は年々、一部の患者のための特殊な医療から臓器障害に対する標準的な医療になりつつある。

　このようにレシピエント候補者、ドナー候補者共に増えつつある状況下で、移植医療における精神科医の役割も徐々に変化しつつある。移植医療が始まった当初は、レシピエントに認められる、移植前の不安や家族間の葛藤、周術期のせん妄や脳症などの意識障害、抑うつ、移植後の社会適応についてのコンサルトが中心であった。現在ではそのようなコンサルテーションへ応じることに加えて、術前・術後の精神医学的な問題がレシピエントの non-adherence を引き起こし、移植臓器の機能不全に至る可能性がある[1]。という観点から、術前・術後の精神医学的な問題とそれを引き起こす可能性についてスクリーニングすることが求められることがある。さらに、2007年11月に改正された臓器移植に関する倫理指針に基づいて移植医療における「移植に関与していない者で、提供者本人の権利保護の立場にある者で、かつ倫理委員会が指名する精神科医などの複数の者」としての「第三者」として、生体ドナーの臓器提供の意思確認を行うことようになった。それに伴って移植を受ける生体ドナーの精神医学的問題についてのスクリーニングを行うという役割も求められるようになった。

　このように移植医療に代表されるような高度先端医療における精神科医の役割は多岐にわたり、精神医学的な側面からのみならず倫理的な側面からも、高度先端医療とそれを受ける患者、家族との橋渡しをするという重要な役割を担いつつある。さらに移植医療において未成年の子どもがレシピエントとなる場合、ほとんどの場合は両親が生体ドナーとなるが、レシピエントに判断能力がないため、治療方針そのものの決定もドナーとなる両親などの家族が行わざるを得ず家族の心理的負担は大きい。患児の療養に伴って同胞も精神医学的問題を呈する場合もあり、患児のみならず患児を取り巻く家族全体を対象とするアプローチが必要である。

2 ── 移植前の精神医学的問題とその評価

　移植医療における精神科医の役割の1つは、レシピエントとなる患児の精神医学的問題の評価である。
　これまで肝移植待機患児に低身長などの身体的発達の遅れがあることが、いくつかの研究で明らかになっている。例えば肝硬変がある患児においては成長ホルモン抵抗性や低栄養が遅れの原因として挙げられているが、このような身体的発達の遅れや肝機能障害による黄疸や腹水、筋萎縮などを理由にいじめの対象となり得ることがある[2]。不安や抑うつ症状を健常児よりも呈しやすく、退行や敵意、対人関係構築の困難さ、死への恐怖、希死念慮、肝移植を受けることの不安が認められる[2,3]。家族、特に母親が患児に対して過保護、過干渉となる傾向が多く、患児も依存的となり、社会適応の困難さにさらに拍車をかけることとなる。また未成年のレシピエントの約7割を占める胆道閉鎖症の患児に認知機能の発達の遅れが認められるという指摘もある[4,5]。
　腎移植レシピエントを対象にした研究では腎移植前の患児の心理社会的問題として肝移植レシピエントと同様、親が過保護、過干渉となり患児が情動的、社会的に未熟で退行的、依存的、引っ込み思案で自己中心的であり、対人交流でも言語的・相互的コミュニケーション能力が低く、消極的、回避的なものが多く、学校生活への不適応が小・中では26.3%に認められたとしている[6]。また思春期発症の症例では大学入学や就職などの自立の時期に透析を始めざるを得なくなり、大学や職場での適応に苦労し、神経症的な問題を持ち始めることが少なくないとしている。
　このような種々の精神医学的問題が起こりうる背景をもつ移植待機患児の移植前の評価について、Stuber ML(1993)らは以下の項目を挙げている。
　①患児と家族は移植が必要な理由や移植術について理解しているか？
　②患児と、少なくとも1人の成人がこの移植を受けることに関与しているか？
　③患児と家族は移植後の必要な医療ケアを受ける基本的なサポートやスキル(電話、病院や診療所への移動手段、1日複数回にわたって複雑な組み合わせの薬を管理する能力、緊急医療を受けたり応じたりする判断)をもっているか？
　④患児と責任をもつ大人は、医療処置にadhereする(薬を決められたとおりに服用する、医療機関へ予約通り受診する)能力があるか？
　⑤レシピエント候補者や責任をもつ大人は精神医学的な問題がないか[7]？
　また、Fung Eら[8,9]は、Olbrisch ME[10]らが成人の移植レシピエントに対する心理社会的側面を評価する尺度であるPACT(Psychosocial Assessment of Candidates for Transplantation)をもとに小児の移植前の心理社会的側面を評価するP-TRI(Pediatric Transplant rating Instrument)を提唱している。P-TRIは、17項目からなる半構造化面接によるアセスメントで、①病気に関連する項目、②治療アドヒアランス、③精神医学的既往歴、④物質乱用歴、⑤家族環境、⑥心理社会的サポート、⑦医療チームとの関係、といった大項目からなり、いずれも患児だけでなく家族についてもアセスメントを行うとしている。

これまでのさまざまな研究で家族間の混乱や親の精神疾患が、子どものレシピエントに問題が起こることの予測因子となるとしており[11)12)]、移植前に患児のみならず両親の精神医学的評価が行われることが望ましい。

3 ── 生体移植のドナー選択と葛藤

ほとんど脳死移植が行われていない日本においては、大部分の臓器移植が生体ドナーによって行われる。臓器提供を行うドナーは患者の第3親等内の近親者であり、未成年がレシピエントの場合は親が臓器提供を行うことがほとんどである。例えば生体肝移植では日本では生体ドナーの95%が両親である。

成人ドナーから成人レシピエントへの臓器提供においては、家族内で誰がドナーになるか決定される際に、家族内のやっかいもの(black sheep)が選ばれることに象徴されるようなさまざまな家族間の葛藤や取引、圧力がある場合がある[13)]。

親が未成年の子どもに臓器提供する際にもさまざまな葛藤があることが明らかになっている。佐藤らは、母親が臓器提供の意思決定を行うとき真の動機はカモフラージュされるとした。というのも、生体腎移植においては親の方から自発的に臓器提供を希望することが多く、躊躇せずに腎提供に踏み切り、初回の精神科医との面接では「救命、延命に最善を尽くすのが親としての義務、責任である」「患児に人並みの学校生活を送らせたい」と語るが、その後の面接や治療経過中に明らかになるのは「周囲の人々の避難から解放されたい」「子どもの病気を悪化させた罪責感を解消したい」という動機であったからである。

生体肝移植ドナーとなった親を対象にした研究でも、種々の葛藤が指摘されている。例えばForsberg A らは、生体ドナーとなった親の苦痛の体験として「選択肢の完全な欠如(臓器提供をしないという選択肢がない)」「死の恐怖への直面」「健常人から病人への移行」の3つを挙げ、臓器提供後、身体的な問題のみならず精神的、心理社会的問題へも目を向ける必要性を述べている[14)]。

またドナーが臓器提供に際して葛藤を生じた場合、患児の罪責感を増悪させたり、不適応をきたしたりするなどの精神医学的問題を引き起こすことも指摘されている[6)]。

医療技術の発展に伴い、移植医療が必要な子どもに親が臓器提供することが医学的に可能な症例が増えてきている。しかしそれは逆に、移植医療によって治療が可能な子どもの親は暗黙のうちに臓器提供を求められる時代が来たということでもある[16)]。これまで述べてきたように、実際には臓器提供を行う親にはさまざまな葛藤が生じる場合があり、またそれまで隠されていた家族内葛藤が明るみに出る場合も多々あり、さらにその葛藤がレシピエントとなった患児の術後の適応にも影響を与える可能性があるので、ドナーとなる親の、臓器提供への意思決定過程と家族背景には注意を払う必要があるだろう。

4 ─ 生体ドナー候補における臓器提供の意思決定への精神科医の関与

現在は生体臓器移植医療における精神機能評価の指針について、いまだにコンセンサスが確立されてはいないが、川嵜らはドナー候補の精神機能評価にあたっての精神科医の役割として以下を挙げている。

①移植を進める医療関係者とは直接的な医療上の利害関係をもたないが、職業的な専門性をもつと同時に独立し中立的な判断が可能な院内の「第三者」の立場で、ドナーによる臓器提供の自発意志、強制力の有無、自発的意志を発動する背景としての全般的な同意能力の有無を確認すること。

②生体間臓器移植のドナーとしての提供者の権利保護の立場に立つこと。

③精神障害者はドナーの要件を満たさないことから、精神障害に罹患していないことの証明をすること。

④未成年者(16歳以上20歳未満の者)を含め、臓器提供を行う上で成人に匹敵する判断能力があること[17]。

移植医療において、ドナーの意思決定支援には精神科医のみならず主治医、移植コーディネーター、看護師、臨床心理士、ソーシャルワーカーなど施設ごとにさまざまな職種が関与する。精神科医と他職種が有機的に連携し、統一された生体ドナーの意思確認、意思決定支援システムの構築が望まれる[17,18]。

5 ─ 移植後の精神医学的問題

1 移植後のレシピエントの精神・心理状態

移植後のQOL(quality of life；生活の質)についていくつかの研究がなされている。例えば肝移植後、健常児と比べるとQOLは低いが、他の慢性疾患をもつ患児と比しては同等との研究があり、また腎移植についても移植後のQOLは良好との研究がある[19]。

しかし一方で、移植後、成人になった後の健康関連QOLが低いという指摘もある[20]など、さまざまな心理社会的な問題がこれまで指摘されてきた。何年も慢性疾患を患い、死への恐怖を体験し、病人としての役割を負ってきたレシピエントにとって、臓器移植を受けた「健康な状態」となることは術後のレシピエントの心理状態にさまざまな影響を与える。移植チームが早過ぎる回復を期待しているように感じられ、慢性的な痛みや不定愁訴を訴えたりするようになることがある。また移植術を受けいったん助かったとなると一時的に躁状態となるが、やがて、うまくいけば長生きできるという周囲の期待にいかに応えるかということがレシピエントの課題となる。そのため拒絶反応をなるべく避けることに気を使ってせっかく与えられた日常生活を楽しめなくなるという短い命症候群や、楽しもうと思えば、拒絶反応や感染の発症率が高くなることが心配になり、萎縮した生活を

送り、どう生きたらよいかというジレンマに陥ることがある。後者はダモクレス症候群と呼ばれている[6]。

またレシピエントは臓器提供をしてくれた家族をはじめ、時に医療スタッフなどの周囲の人々への罪責・負債感を感じやすく、さらにそのことが先のダモクレス症候群や、後に述べるnon-adherenceとも無関係ではない。Non-adherenceとは免疫抑制薬などの移植された臓器の生存に必要な薬剤を服用しなかったり、必要な医療処置を受けなかったりするというもので、移植医療において術後免疫抑制剤を怠薬することをはじめとして必要な医療処置を受けないことは、移植された臓器の拒絶反応を引き起こすこととなり死亡にいたることと直結している。成人と比べて、自発性/自立、親の支配/支援、親のストレスなどさまざまな要因が関与しているといわれている。福西らは移植後の患児において、不安が言語化されずに、攻撃性や親や兄弟に対する依存的な態度となって現れることや怠薬として現れることを指摘している[21]。医療行為全体のnon-adherenceが12.9%、免疫抑制薬の退薬が6%という研究があり[22]、患児の心理状態が関与するとされている。また小児の肝移植レシピエントを対象にした研究ではPTSDの症状と移植後のnon-adherenceとの関連が指摘されている[23]。家族の機能不全(親のストレス、家族の低い凝集性もnon-adherenceに関連するとされており、レシピエントのみならずその家族も含めて、移植に関連した心理社会的問題への介入が求められる[1)12]。

2 肝移植後の精神医学的問題

肝移植の周術期において小児レシピエントに術後にせん妄状態が認められる[24]ことが指摘されている。術後にせん妄が遷延する場合には、シクロスポリンやタクロリムス(FK506)などの免疫抑制薬による神経系の合併症を疑う。これらの薬剤の投与中1~6%に、投与後数日から数週間のうちに生じるが、脳症の発現と免疫抑制薬の血中濃度は必ずしも相関しない。稀に肝移植手術後に中心橋髄鞘崩壊症(CPM)が生じる。肝移植患者の0.3~1.2%が罹患するといわれる[25]。

移植前に認められる認知機能の遅れについては、5歳以下で肝移植を受けた患児でも移植後認められるとする研究があり、肝性脳症や低栄養、その他肝機能障害の脳への影響が推察され、早期の発見と介入が推奨されている[26]。

肝移植後の患児には情動や行動の障害が認められることがいくつかの研究で指摘されているが、それを否定する研究もあり結果は一定ではない。Gritti Aらは、平均年齢6.8歳の児童を対象とした研究で、慢性的な肝障害の体験に由来する未熟さや、移植術の体験による喪失に対する不安、抑うつ気分が認められるとし、肝移植の体験を「体の変形(bodily transformation)」「魔術的な生まれ変わり(magical rebirth)」というファンタジーで捉えているとした。また小児期に肝移植を受けた17歳以上を対象とした研究では、親への依存、健康管理に関する自発性の欠如とnon-adherence、不安や孤独、悲観的な思考などの心理的な苦痛が認められたとされている。

3 腎移植後の精神医学的問題

腎移植後は、拒絶反応に対して大量にステロイド薬を投与されていても小児、思春期の患児では

せん妄状態が認められていないが、シクロスポリンAが精神病様状態を惹起することが知られている[6]。

移植後3年目以内では56.3%の患児が種々の精神医学的問題を抱えており、拒絶反応出現と関連が認められその内容は母親との共生的退行状態、抑うつ状態であった。移植後4年以降では、身体像障害や同一性障害、学校生活の不適応感が認められている[6]。

4 生体ドナーの問題

生体ドナーは移植前のドナー選定に際して、既に先に述べたようなさまざまな葛藤を生じている場合があるが、移植後にも精神医学的問題が生じうる。健康な体を損なうという不安に加えて、移植が不成功に終われば落胆し、自責的となり抑うつ状態を呈し、それが易疲労感、下肢痛などの症状で生じることがある[27]。そもそも生体ドナーに行われる臓器摘出術の安全性は確立されているとはいえ、術後の合併症は例えば生体肝移植で21〜28%[28]と報告されており、実際に術前の予想以上に術後に身体症状が生じると訴えるドナーが多い。また逆説的抑うつ(paradoxical depression)と呼ばれるような、成功に終わった際にもドナーに抑うつ状態が認められることがあり、例えば先天性肝疾患の子どもの看護を生き甲斐にしていた母親が自身をドナーとする移植を行い、成功して子どもの世話が必要となくなった姿を見て喪失感を抱く症例がそれにあたる[25]。

このように、移植が成功しても不成功に終わっても生体ドナーには術後に精神医学的問題が生じる可能性があり、レシピエントの経過にとらわれずにドナーの精神状態には留意する必要がある。

おわりに 移植医療のような高度先端医療の現場では、それを受ける患者、家族の誰にどのような精神医学的問題が生じるかについては予想がつかない場合も多々ある。またどのような医療行為が倫理的、社会的に受け入れられるかについては医療技術の発展や展開とともに時々刻々と変化し、それによって患者、家族に生じる精神医学的問題も変化する。したがって高度先端医療においては、精神科医は他職種と協働して種々の精神医学的問題に柔軟に対処することがこれからも求められ続け、果たす役割も変化していくことであろう。

(林 晶子)

●文 献

1) Griffin KJ, Elkin TD：Non-adherence in pediatric transplantation；a review of the existing literature. Pediatr Transplant 5(4)：246-249, 2001.
2) House R, Dubovsky SL, Penn I：Psychiatric aspects of hepatic transplantation. Transplantation 36(2)：146-150, 1983.
3) Gritti A, Di Sarno AM, Comito M, et al：Psychological impact of liver transplantation on children's inner worlds. Pediatr Transplant 5(1)：37-43, 2001.
4) Burgess DB, Martin HP, Lilly JR：The developmental status of children undergoing the Kasai procedure for biliary atresia. Pediatrics 70(4)：624-629, 1982.
5) Stewart SM, Uauy R, Waller DA, et al：Mental and motor development correlates in patients with end-stage biliary atresia awaiting liver transplantation. Pediatrics 79(6)：882-888, 1987.

6) 佐藤喜一郎, ほか：小児・青年期の生体腎移植の精神医学的問題. 児童精神医学とその近接領域 31(5)：327-350, 1990.
7) Stuber ML：Psychiatric aspects of organ transplantation in children and adolescents. Psychosomatics 34(5)：379-387, 1993.
8) Fung E, Shaw RJ：Pediatric Transplant Rating Instrument- a scale for the pretransplant psychiatric evaluation of pediatric organ transplant recipients. Pediatr Transplant 12(1)：57-66, 2008.
9) Fisher M, Storfer-Isser A, Shaw RJ, et al：Inter-rater reliability of the Pediatric Transplant Rating Instrument(P-TRI)；challenges to reliably identifying adherence risk factors during pediatric pre-transplant evaluations. Pediatr Transplant 15(2)：142-147, 2011.
10) Olbrisch ME：The PACT；a rating scale for the study of clinical decision-making in psychosocial screening of organ transplant candidates. Clinical transplantation 3(Issue 3)：164, 1989.
11) Alonso EM, Neighbors K, Barton FB, et al：Health-related quality of life and family function following pediatric liver transplantation. Liver Transpl 14(4)：460-468, 2008.
12) Fredericks EM, Lopez MJ, Magee JC, et al：Psychological functioning, nonadherence and health outcomes after pediatric liver transplantation. Am J Transplant 7(8)：1974-1983, 2007.
13) Simmons RG：Gift of life The social and psychological impact of organ transplantation. 2002.
14) Forsberg A, Nilsson M, Krantz M, et al：The essence of living parental liver donation-donors' lived experiences of donation to their children. Pediatr Transplant 8(4)：372-380, 2004.
15) Forsberg A, Nilsson M, Krantz M, et al：Parental experience with living donor liver transplantation. Pediatr Transplant 8(5)：522-524, 2004.
16) Spital A：More on parental living liver donation for children with fulminant hepatic failure；addressing concerns about competing interests, coercion, consent and balancing acts. Am J Transplant 5(11)：2619-2622, 2005.
17) 川嵜弘詔：院内における中立性を担保する第三者としての精神科医は, いかにドナー候補の同意能力および自発意志を評価するか. 移植 46(1)：18-26, 2011.
18) 西村勝治：生体ドナーの意思決定の支援と確認をめぐる課題. 移植 46(1)：14-17, 2011.
19) Kärrfelt HM, Berg UB：Long-term psychosocial outcome after renal transplantation during childhood. Pediatr Transplant 12(5)：557-562, 2008.
20) Mohammad S, Hormaza L, Neighbors K, et al：Health status in young adults two decades after pediatric liver transplantation. Am J Transplant 12(6)：1486-1495, 2012.
21) Fukunishi I, Sugawara Y, Takayama T, et al：Maladjustment behaviors in pediatric living-related transplantation. Transplant Proc 34(7)：2767, 2002.
22) Dew MA, Dabbs AD, Myaskovsky L, et al：Meta-analysis of medical regimen adherence outcomes in pediatric solid organ transplantation. Transplantation 88(5)：736-746, 2009.
23) Lurie S, Shemesh E, Sheiner PA, et al：Non-adherence in pediatric liver transplant recipients-an assessment of risk factors and natural history. Pediatr Transplant 4(3)：200-206, 2000.
24) Turkel SB, Tavaré CJ：Delirium in children and adolescents. J Neuropsychiatry Clin Neurosci 15(4)：431-435, 2003.
25) 野間俊一：生体肝移植医療における精神科の関わり. 移植 42(4)：323-328, 2007.
26) Sorensen LG, Neighbors K, Martz K, et al：Cognitive and academic outcomes after pediatric liver transplantation；Functional Outcomes Group(FOG)results. Am J Transplant 11(2)：303-311, 2011.
27) Walter M, Bronner E, Pascher A, et al：Psychosocial outcome of living donors after living donor liver transplantation；a pilot study. Clin Transplant 16(5)：339-344, 2002.
28) Barr ML, Belghiti J, Villamil FG, et al：A report of the Vancouver Forum on the care of the live organ donor；lung, liver, pancreas, and intestine data and medical guidelines. Transplantation 81(10)：1373-1385, 2006.

III. リエゾンサービス

3. 骨髄移植

はじめに　骨髄移植は、白血病、再生不良性貧血、先天性代謝疾患などの治療に行われる。患者は、原疾患治療に対する化学療法や放射線療法により一時的な免疫不全状態に曝されるため、感染予防を目的に治療の一定期間、無菌室への入室を余儀なくされる。原疾患そのものが多くの場合重篤で致死的であること、無菌室空間は隔離され閉鎖的空間であること、治療そのものが大きな身体的苦痛を伴うことなどにより患者は強いストレスに曝されることになる。

このような特殊な環境下で身体的・精神的に強い苦痛を伴う治療を体験することで、さまざまな精神医学的問題が発生することが知られている。特に年少児の場合には、治療継続が困難になることがしばしば認められ、治療スタッフはその対応に苦慮することが多い。不安や抑うつなどの気分障害、不眠などの睡眠障害、拒薬、拒食などの治療への抵抗、活動性の変化などが出現することが知られており、無菌室治療においては、精神医学的問題の検討とその対応が重要である[1)2)]。児童精神科医が入室前から患者との面接を行い、治療スタッフとの定期的なカンファレンスを行うことで、患者の精神面の安定を図り、治療をより円滑に行うことができるように努める必要がある(図1)。

ここでは、無菌室で骨髄移植を受ける患児への精神科的なアプローチについて述べていきたい。

1 患者の評価

精神症状の発現の形は、患者の年齢や発達段階、性格傾向、原疾患の重症度、治療に伴う苦痛の大きさ、病名告知の有無、家族関係などによりさまざまに変化する。患者が自分の病気や治療につ

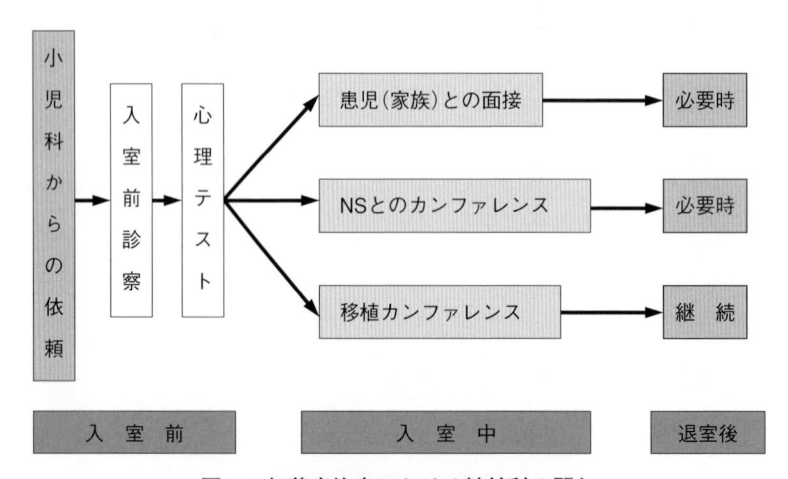

図1. 無菌室治療における精神科の関与

いてどのように考え、主治医からどのような説明を受けており、その結果どのように理解しているのかを確認することが必要である。そして、患者が抱えている不安や精神的問題について検討する。

患者の生育歴、家族歴、現病歴に加えて、家庭や学校での適応状態を家族や主治医から聴取する。また心理検査などを施行して、患者の発達水準、適応水準、性格や行動の特徴などを評価する。知的水準の評価には、年齢などを考慮しながら、田中ビネー式知能検査、新版K式知能検査、WISC-Ⅲなどが、性格や家族背景の評価にはP-F studyやSCTなどが有用である。

東海大学病院無菌室治療では、無菌室入室前から患者との面接を行い、患者理解の一助としてP-F studyを施行している。P-F studyは、絵画欲求不満検査とも呼ばれ、アメリカの心理学者Saul Rosenzweigによって考案された投影法による人格検査である。日常生活場面で誰もが普通に経験する欲求不満場面をイラストにして示し、それに対する被検者の言語的反応を通して、人格特徴を診断しようとするものである。入室前に施行したP-F studyによって入室後の患者の示す精神症状を予見し得るかどうか、無菌室入室前に施行したP-F studyについて入室後に発現する精神症状との相関をみることでその有用性について検討している。その結果、P-F studyの施行は、入室中に発現する精神あるいは身体症状の出現を予測することを可能にし、患者に対する理解を図るうえで有用であることが示唆されている[3]。

2 ── 患者自身にみられるストレス反応

子どもの場合は、年齢が低いほど単純化した問題行動として現れやすい。母親を恋しがって1日中泣いたり、依存欲求が高まり絶えず看護師を呼び続けたり、退行現象などの行動がみられる。さらに自分の病気や治療の必要性を理解することが難しいために内服や処置を嫌がり、1回の内服に数時間も要することがある。苦痛を伴う治療を要求する看護師に対し、かんしゃくを起こして悪口雑言をぶつけたり、噛む、叩く、蹴る、物を投げるなどの乱暴がみられる。

一方、年齢が高くなり理解力が増すにつれ、治療の必要性を理解するが故に治療を拒否することができず、直接的な拒否や攻撃は減少し、睡眠障害や心因性嘔吐・疼痛などの身体化症状が増加する傾向がみられるものと考えられる。家族の反応を心配して、素直な感情表出が抑えられることが一因となることもしばしばみられる。聞き分けがよく、我慢強い患者ほど、身体化という形で発現しやすいともいえる。

Kellerman Jらは無菌室治療で不安、抑うつ、引きこもり、幻覚、失見当識、睡眠障害、退行、自己破壊的行動などがみられると報告している[4]。Molassiotis Aらは骨髄移植経過中にみられるストレス反応として不安、抑うつ、コンプライアンスの低下、怒り、治療スタッフへの依存、退行、情緒不安定、食欲不振、自己評価の低下などの反応を挙げ、これらの心理的反応に影響を与える要因として、年齢、家族背景、性格、合併症、経済的心配、宗教、文化、過去の体験などがあるとしている[5]。

小児においても同様にさまざまなストレス反応が認められている。氏家らは、精神医学的問題が身体状態と併行して出現する傾向にあること、年齢により不安の内容と表出の仕方に違いがあるこ

Ⅲ．リエゾンサービス

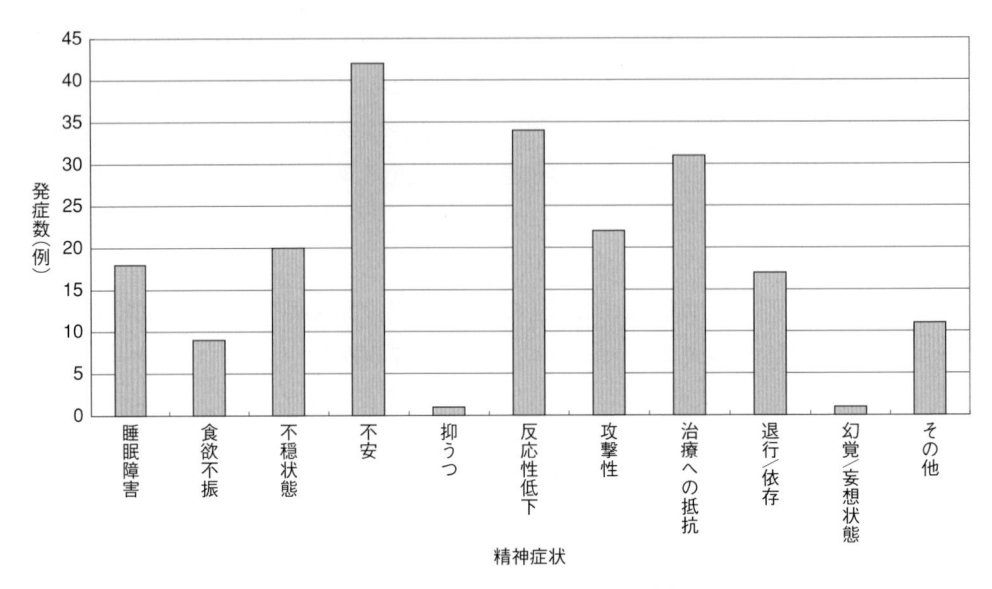

図 2．精神症状の発症数（N＝102 例）

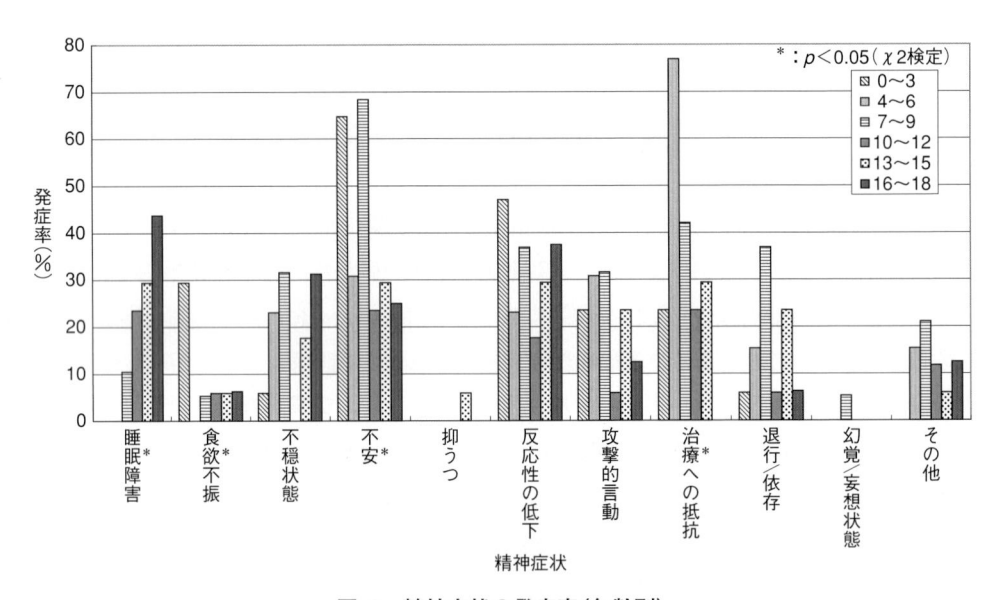

図 3．精神症状の発症率（年齢別）

となどを報告している[6]。Günter M らは無菌室で骨髄移植を受ける患者において、訴えがないからといって怒りや不安がないわけではなく、気づかずにいると突然激しいストレス反応を出し驚かされることになると、小児の特殊性を指摘している[7]。患者の発達を考慮したかかわりが重要である。

東海大学付属病院無菌室病棟において、約 8 割の患者になんらかのストレス反応が認められることが報告されている[3]。**図 2** は、1995 年 1 月から 1999 年 12 月までの 4 年間に東海大学付属病院無菌室病棟で骨髄移植を受けた 18 歳以下の患者 102 例の精神症状の発症数を示したものである。

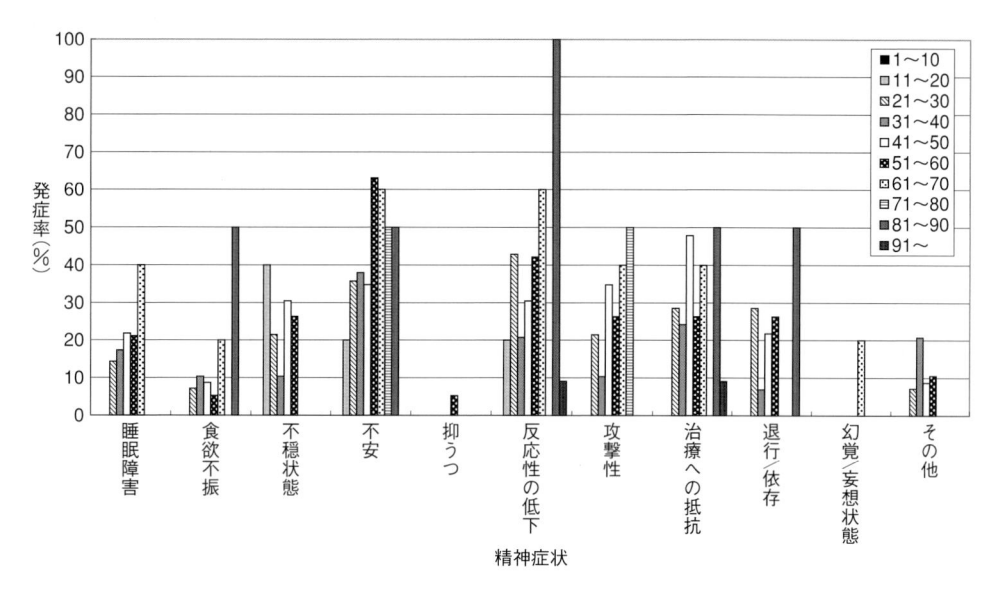

図 4. 精神症状の発症率（入室日数別）

　不安症状の出現が42例(41%)と最も多く、この中には、母親から隔離されることによる分離不安、疾病や治療に対する不安、死への不安などが含まれている。また、緘黙状態になったり表情が乏しくなるなどの反応性の低下が34例(34%)に認められている。一方、拒薬や処置の遅れなど治療への抵抗が31例(30%)に、看護師や主治医に対する攻撃的言動が22例(22%)にみられた。

　同症例を3歳ごとに区切り、精神症状の発症率を比較すると、睡眠障害、食欲不振、不安、治療への抵抗で有意差が認められた(図3)。すなわち食欲不振は年齢が低いほど、睡眠障害は年齢が高くなるほど発症率が高く、不安や治療への抵抗は乳幼児期から学童期前期で高率であった。さらに無菌室入室日数による発症率の変化をみると、入室期間が長くなるほど反応性の低下が高率に認められる傾向を示した(図4)。

3 治療

　無菌室入室後は、患者との面接を無菌室内で定期的に行う。無菌室入室前に行った患者の評価を参考に支持的な介入を行っていく。低年齢児に対してはおもちゃや遊戯を介したアプローチ、学童期以降も言語的な介入だけでなく、コラージュを用いるなどの非言語的な介入が有効である。

　原疾患や治療に伴う嘔気・嘔吐、痛みなどの身体症状に対しても積極的に治療を行い、苦痛の除去に配慮することが大切である。不安や不眠、食欲不振など身体症状に伴って発症している精神症状は、原疾患や原疾患に伴う症状の軽減により改善する。しかし、無菌室での治療期間が長期化したり、原疾患の症状が遷延する場合に出現する精神症状に対しては、時に薬物療法が必要である。小児に対する精神科薬物療法の適応は限られている。薬物療法が必要と判断されたときには、不安や不眠などには適宜、抗不安薬や睡眠薬を頓用で使用する。せん妄に対しては、抗精神病薬が有効

である。但し、薬物の使用に際しては、身体治療にあたっている主治医と連絡を密に取り、患者の身体的状態に注意しながら使用するべきであることは言うまでもない。

無菌室退出後も引き続き患者の精神状態を把握するように努め、フォローを行っていく。

4 ── 家族の抱える問題

患者が年少の場合、入院治療をする患者だけでなく、家族も同様の負担を受けることになる[8]。特に母親には患者の世話だけでなくきょうだいたちの世話もあり、負担が大きい。多くの時間を患者の世話に拘束されてしまうため、肉体的な疲労が蓄積するだけでなく、夫婦間に気持ちのずれや誤解が生じやすく、夫からの精神的サポートが得られにくくなる。

また、子どもを病気にさせてしまったという思いや治療に直接手を出せないもどかしさなどから自責感や不全感が出現し、その結果、不眠、不安、抑うつ気分などの精神症状がみられるようになる。家族や治療スタッフに対する怒りや依存、退行がみられることもしばしば経験する。家族との面接を行い、必要に応じて外来通院や服薬治療につなげる場合もある。

病棟看護スタッフと家族との"交換ノート"が有用である。母親は、泣きながら処置を受けている患者を見て、看護師の対応に不安や不満を抱きやすい。"交換ノート"に家族の忌憚のない思いを書いて頂き、家族の言葉に耳を傾けることで、家族に安心感を与え、時に生じる誤解への速やかな対応やその予防が可能である。

ファミリーハウスの利用も有用である[9,10]。病院の近隣に家族が安価に利用できる宿泊施設を確保することは、家族の肉体的負担を軽減するだけでなく、共通の問題を抱える他者がいることで慰めや励まし、また情報交換の場として利用される。

患児のきょうだいへの影響も少なくない。両親は時間の多くが患児のために費やされるために、きょうだいは取り残されることになる。このことから、両親への怒りや退行、患児への否定的感情がみられる一方で、自責感から抑うつ状態となることもある。

きょうだいが骨髄移植の提供者となる場合もある。両親は健康なきょうだいを治療に参加させることになり、納得と後悔の迷いに襲われ、不安や後悔の感情をもつことになる。ドナーとなるきょうだいは、治療に対する不安だけでなく、治療の結果によってはさらにつらい状況へと曝されることになる。ドナーとして不適合であったり、ドナーとなったにしても移植の失敗や移植片対宿主病（GVHD）のような拒絶反応の出現は、拒否された意識としてドナーとなったきょうだいに対して、罪責感や後悔を抱かせることになる。

ドナーとしてきょうだいにインフォームド・コンセントを行う場面から、精神科医が同席しきょうだいの精神面のフォローを行うことが望ましい。

5 ── 看護スタッフの抱える問題

子どもを対象に看護をするとき、拒薬や処置の拒否、パニック、暴言などがあり対応に苦慮する

ことがある。患者のこれらの行動に対する解釈や対応について、特に経験の浅い看護師ほど強く戸惑っている。

また、看護師は時に母親の代わりを演じる必要があり、その演じている姿を実の家族に見られているという立場にある。家族や母親から"監視"されているように感じ、治療に参加できない家族からの、治療や処置に対する批判を受けることもある。家族にとっては、医師よりも看護スタッフに対する物言いがしやすいとの感情からか、主治医に対する不信や不満を主治医に代わって聞かされる場合もある。

このような状況で、無力感やバーンアウトが生じる。患者や患者家族に対する陰性感情が芽生えることもある。精神科医はこのような状況を把握し、病棟カンファレンスなどを通して当の看護師や主治医、治療スタッフにこれらの状況を説明し、理解を促し、共有し合い、看護の正しい方向性を見い出すことが大切である。

6 症例

1 現病歴、家族歴

[A子、9歳、女児]

父、母、姉、本児の4人家族。発達歴に特記すべきことはない。6歳時に急性リンパ性白血病と診断され、地元の総合病院において化学療法を施行されている。強化療法中に骨髄再発を認め、再度化学療法を施行され寛解に至り当院小児科を紹介され、母親をドナーとする骨髄移植の目的で入院となった。

2 精神科初診時

精神科初診時、初診医からの質問に対して、"白血病に似た病気で、ばい菌をやっつけるために無菌室に入る"と言い、"お母さんが一緒に入れないのが心配だけど、困ったことがあったら看護師さんに相談する"とやや不安そうな表情を見せた。全体の印象としては少し神経質そうではあるが、質問に対してはきはきとした口調で答え拒否的な態度もなく、知的遅れを疑わせる所見も認められなかった。

3 入院後(一般病床にて)

入室前の一般病床での生活においても大きなトラブルはなく経過していた。但し病棟看護師からの情報では、患者の母親は"100％の状態で移植を受けさせたい"と病棟での処置の一つひとつに口を挟み、非常に不安が強いことが予想された。

4 入院前検査

無菌室入室前のP-F studyの解析結果は、年齢相応に常識的な対応ができており、欲求不満場面

では他責・自責の反応も平均的に出せているが、現在は無責反応が高いこと、また、問題解決は年齢相応に人に頼ること、自分の力で頑張ること、および忍耐することを身につけているというものだった。ただ、感情の抑制傾向がうかがわれ、自分の気持ちや要求がストレートに伝えられないかも知れないという視点で援助していく必要があると思われた。

5 カンファレンス

　精神科医は無菌室看護師とのカンファレンスにおいて、患者の初診時の面接と P-F study の結果から、患者はある程度の苦痛を伴う治療や処置に耐えることはできるが、感情の抑制傾向があり気持ちを伝えられずに心にもない言い方やそぶりを見せてしまうことがあり、患者に我慢させるよりは患者の訴えに耳を傾け感情の表出を促すようにかかわることが必要だろうと伝えた。

6 無菌室入室後

　無菌室入室はスムーズに行われ、入室後の看護師とのコミュニケーションに問題はなかった。前処置の化学療法が開始され嘔気・嘔吐などの副作用が出現したが、苦痛の訴えを傾聴し患者の努力を認めることで、患者はよく耐え治療や処置に大きな遅れは生じなかった。ところが、患者の苦痛に耐える姿を見た母親は"Aちゃんが苦しんでいる間は、Aちゃんの言うようにやってあげてください"と患者の前で訴えるようになり、患者もそれに応じるように次第に処置に対する抵抗が強くなり、治療の遅れが生じるようになっていった。また、処置や内服を強く勧める看護師を名指しして非難するようになり、看護師間で気まずい雰囲気が生じるようになっていった。

　精神科医はカンファレンスにおいて、患者に対する対応に問題のないこと、むしろ母親の不安が患者に影響することで患者の不安が増強されていること、また母親の不安は看護師に対しても投影されていることを指摘した。そして、患者への対応は患者の訴える不満や苦痛に耳を傾け、患者ががんばれるところを誉めながら支えていく今までのやり方でよく、母親の不安を軽減する工夫が必要であることを話した。そこで母親の不安に対しては、母親が混乱しないように看護師間の対応を統一すること、そのために看護師間で情報のやりとりを密にすることとした。また母親にも頻回に声をかけ、母親の不安に対しても耳を傾けるようにした。さらに小児科主治医が中心となり母親と看護師で話し合いを行い、母親の訴えを聞き、病状の説明だけでなく無菌室病棟で提供できる看護サポートの限界について説明を行いながら、患者の訴える苦痛に対する具体的な対応の方法について話し合っていった。母親との話し合いの中で、母親が家庭の中で孤立しがちなことが明らかになり、父親にもできるだけ協力してもらえるように連絡を取った。

　以上の対応を、精神科医と看護師との定期的なカンファレンスで繰り返し確認していった。看護師間で生じていた気まずい雰囲気が消え、看護師一人ひとりの対応が自信をもったものになった。母親と看護師とのコミュニケーションはスムーズになり母親の不満言動は減少していった。また、患者も入室初期の落ち着きを取り戻し治療の遅れもみられなくなり無菌室での治療を継続することができた。

＊本症例は、著者の臨床経験をもとに創作したものである。

おわりに

　骨髄移植に限らず、重篤な疾患における治療において患者のメンタルヘルスを守ることは難しい。無菌室で骨髄移植を行うような疾患の場合は、厳しい治療を行っても思うような治療効果が得られるとは限らず、患者は激しいストレス反応を起こすことになる。無菌室に入室する患者に入室以前から精神科医がかかわることで入室後に患者が示すストレス反応を予測し、速やかに見つけ出し対応することができる。また、治療者が患者を理解し受容しようと努めることで患者の心的負担は軽減させ得ると考えられる。

　無菌室治療では、患者だけでなく、患者の家族(両親や同胞)も、患者同様に病状や治療によって多くのストレスに曝される。患者だけでなく家族とのコミュニケーションを図ることが重要である。

　患者や患者家族とのかかわりの中で、治療チームの間で患者の理解が異なれば、対応はちぐはぐなものになり、却って患者や家族の心的負担を増強することになる。精神科医が中心となって、治療スタッフに患者の理解と対応を伝えることで、治療チームが一丸となって患者に対する適切な対応を行っていくことが可能になると考えられる。

　児童精神科医は当初より治療チームの一員として関与し、患者と患者家族の精神面の安定を図り、治療スタッフ内での調和の安定に配慮し、治療をより円滑に行うことができるように努めることが必要である。

(大屋彰利)

●文　　献

1) 加藤由起子, 大屋彰利：骨髄移植とメンタルケア. 臓器移植のメンタルケア, 川野雅資(編), pp103-119, 中央法規, 東京, 2001.
2) 佐野信也, 佐藤　豊, 川村智範, ほか：小児骨髄移植患者へのリエゾンについて；チーム医療におけるスタッフ間の力動に焦点を当てて. 総合病院精神医学 5：39-49, 1993.
3) 大屋彰利：リエゾン精神医学. 精神科治療学 23(増刊)：50-56, 2008.
4) Kellerman J, Rigler D, Siegel SE：Psychological response of children to isolation in a protected environment. Journal of Behavioral Medicine 2：263-274, 1979.
5) Molassiotis A：Psychological care in bone marrow transplantation. Nurse Times 91：36-37, 1995.
6) 氏家　武, 山﨑晃資, 松田文雄, ほか：無菌室治療における児童精神医学的諸問題. 小児臨床 40：154-162, 1987.
7) Günter M, Karle M, Werning A, et al：Emotional adaptation of children undergoing bone marrow transplantation. Canadian Journal of Psychiatry 44：77-81, 1999.
8) 小澤美和：小児がんの子どものその家族. 児童精神医学とその近接領域 46：120-127, 2005.
9) 江口八千代：小児がん患者・家族を支援するファミリーハウス. がん患者と対症療法 17：57-61, 2006.
10) 清水章子, 吉野　要：無菌室の母子への精神医学的援助について. 小児の精神と神経 36：111-121, 1996.

III. リエゾンサービス

4. 死にゆく子どもと家族へのケア

はじめに　最近は「ターミナルケア」という用語より、"end of life care"や"Palliative Care"（緩和ケア）という用語が多く用いられるようになってきたようである。また、緩和ケアの中でも専門化が起こり、子どもの緩和ケアを専門にするPediatric Palliative Careの分野が注目されている[1]。

子どもの死因といえば、出産時の異常や乳幼児突然死症候群、不慮の事故のほか、悪性新生物（小児がん）が主なものである。また、子どもの緩和ケアが導入される可能性のある病態[2]を表7に示した。

小児がんは成人のがんと比べて、いくつかの特徴がある。成人の上皮性のいわゆるがん（carcinoma）に対して肉腫（sarcoma）が主体となる、診断時に転移がみられることが多い、早期発見や予防が難しいなども小児がんの特徴である。しかし何といっても、発症率が低いこと、治療への反応性がよいことが、二大特徴といえる。発症率については種々の報告があるが、小児がんの発症は成人のそれの1%にも満たないともいわれている。また、小児がんすべておしなべての生存率は既に7割を超えている。

このため、日常診療の中で死を避けられない子どもに接する機会は、小児科医師でさえ少なくなってきている。まして、精神科医師や臨床心理士がこのような場面に接することは、量的には確かに少ないといえよう。しかし、完全治癒が望み得る領域となっただけに、治癒が望めない場合の、子どもや家族が被る心理的負担は却って増大していると思われる。さらに同じ理由で、担当医師や担当看護師が受ける心理的影響も大きくなってきている。これが、チーム医療の重要性が叫ばれている大きな理由の1つであるし、精神科医師や臨床心理士によるコンサルテーション・リエゾンが必

表7. 子どもたちに緩和ケアが導入される可能性のある病態

Group 1
　治療が奏効する可能性もあるがしない可能性もある生命を脅かす病態
　（例：がん、心・肝・腎の不可逆的な不全）
Group 2
　集中的な治療を継続する可能性もあるが、早期の死は避けられない病態
　（例：嚢胞性線維症）
Group 3
　緩和ケアが継続的に必要な、進行性の病態
　（例：バッテン病、ムコ多糖症、筋ジストロフィー）
Group 4
　合併症や早期の死を引き起こしやすい非進行性だが不可逆的な重度の障害
　（例：重度の脳性麻痺、脳脊髄損傷などに伴う多重障害）
診断を受けていない子どもたちを含む場合もある。

（筆者訳）

（文献2）による）

表 8. 各ターミナルステージにおける患者と家族のケア

ターミナルステージ	生命予後	患者に対するケア	家族に対するケア
ターミナル前期	数ヵ月	疼痛マネジメント その他の症状マネジメント 緩和的治療 精神的援助 身辺整理への配慮	病名・病状告知に関する悩みへのケア 高齢者や子どもへの病名・病状告知 死の受容への援助
ターミナル中期	数週間	コルチコステロイドの使用 高カロリー輸液の中止 日常生活の援助 スピリチュアルケア	予期悲嘆への配慮 延命と苦痛緩和の葛藤への配慮
ターミナル後期	数 日	安楽ポジションの工夫 持続皮下注入法 せん妄への対応 セデーションの考慮	看病疲れへの配慮 蘇生術についての話し合い
死亡直前期	数時間	人格をもった人として接する 死前喘鳴への対応 非言語的コミュニケーション	死亡直前の症状の説明 家族にできることを伝える 聴覚は残ることを伝える

(文献1)による)

要とされる理由であるといえよう[3]。

1 ターミナルステージ

「末期」は一般的には、「現代医療において可能な集学的治療の効果が期待できず、積極的治療がむしろ不適切と考えられる状態で、生命予後が6ヵ月以内と考えられる段階」と定義されている。しかし、同じ「末期」といっても、残された生存期間が数ヵ月のケースと数日のケースとではケアの内容が異なる。患者の生命予後を判断することは極めて困難である。その判断は、医学的検査所見ばかりでなく、患者の日常生活動作(activities of daily living；ADL)や全身状態を加味して、経験を積んだ複数の医師が総合的に判断しなければならない。子どもの場合は、感覚、言語、認知、情緒の発達段階によって、本人から自覚症状を聴取することにはもともと限界があるし、依存心が高まったり退行状態になってもADLができなくなるため、総合的な観察や判断が一層、困難といえる。

淀川キリスト教病院ホスピス編の緩和ケアマニュアル[1]によると、ターミナルステージの判断は、時間の単位(月、週、日)で考えるのが臨床的に有用であり、各ステージごとの患者と家族に対するケアの指針を表8のように示している。加えて、子どもがターミナルステージの家族に対しては、家族の意思決定を支えるケアも重要になる。

2 身体症状のマネジメント

図5は小児がんのターミナルステージに出現する身体症状の頻度を示すものである[4]。すなわち、ターミナル期には倦怠感が最も頻度の高い症状であり、その他、疼痛や食欲不振、呼吸困難、消化

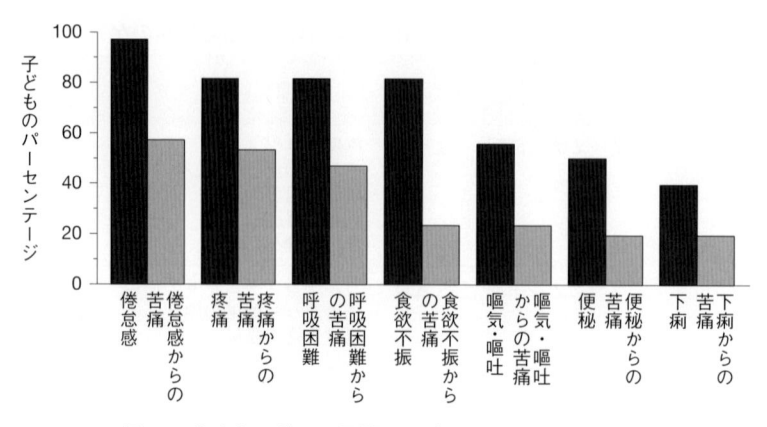

図 5. 亡くなる前1ヵ月間によくみられた症状と苦痛
(Wolfe J, Grier HE, Klar N, et al：Symptoms and suffering at the end of life in children with cancer. N Engl J Med 342(5)：326-333, 2000.による)

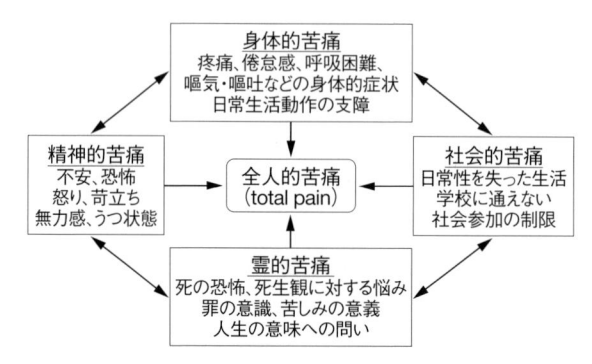

図 6. 小児がん患者の全人的苦痛
(櫻井美和：終末期の緩和ケア．ココからはじめる小児がん看護，丸　光惠，石田也寸志(監)，pp371-377，へるす出版，東京，2009 による)

器症状(嘔気、嘔吐、便秘、下痢など)が出現している。成人のターミナルステージにおいては、疼痛が最も頻度の高い症状であることが知られており、倦怠感の頻度の高さが子どものターミナルステージの特徴であろう。

1 疼痛マネジメント

　疼痛マネジメントは、緩和ケアにおける最重要課題である。前出の緩和ケアマニュアルは、患者の疼痛を全人的苦痛(図6)として表しているが、子どもの場合にも同様に、身体的、精神的、社会的、霊的な痛みが相互に関連し合っているといえる[5]。例えば身体因の疼痛によって、ADLが下がると、二次的・三次的に緊張感、苛立ち、抑うつ感などが生じ、これがまた疼痛を増悪させることになる。

　疼痛マネジメントにあたり、痛みの原因を見極めることが重要である。まず、痛みの種類について、本人や家族から聴取し、また痛みの程度について、Face scale[6]を用いるなどして、24時間の変化をみることによって、痛みの原因を同定していく。疼痛の身体因だけでも、表9の如く、多様で

表 9. がん患者にみられる痛みの原因

1. がん自体によって引き起こされる痛み
　　骨への浸潤、内臓浸潤・圧迫、軟部組織浸潤、神経浸潤・圧迫、血管・リンパ管浸潤、脳腫瘍による頭痛
2. がん治療に起因する痛み
　　術後瘢痕の痛み、化学療法の副作用、放射線治療の副作用など
3. 衰弱からくる痛み
　　便秘、褥瘡、口内炎
4. がんと無関係の痛み
　　片頭痛、緊張性頭痛、筋・筋膜症候群、骨関節炎、帯状疱疹、帯状疱疹後神経痛

(文献1)による)

ある。痛みの原因が同定されたら、それに応じた鎮痛薬および使用方法を決定する。また必要であれば、十分量のモルヒネを使用する。内臓浸潤や骨浸潤はモルヒネに反応するが、神経因性疼痛は、モルヒネの効かない代表的な疼痛である。「しびれる」「ピリピリする」と表現されることがある。この痛みに対しては、三環系抗うつ薬、抗けいれん薬、ステロイドを使用する[7]。痛みの原因や治療法についても、子どもの発達レベルに合わせて説明していくことが必要であろう。

疼痛に対しては、以上のような薬物療法とともに、子どもの場合は特に、家族や馴染みのスタッフがそばにいて安心できるということが重要であり、また多くの場合、身体接触がリラックスを促す[8]。身体の緊張は疼痛を増幅させる要因であり、心身のリラックスは疼痛を軽減させる要因であることは言うまでもない。したがって、場合によってはマッサージや自律訓練法が有効であったり、音楽を聞いたり歌ったりという音楽療法が有効な場合もある。さらに、疼痛に意識が集中することを避けるために、理学療法士により安楽な体位の指導を受けながら、保育士や家族によって可能な遊びを導入するという観点も必要であろう。

2 全身倦怠感および食欲不振

全身倦怠感や食欲不振は、患児のQOLに影響を及ぼしやすい症状の1つである。このような症状に対しては、コルチコステロイドが非常に有効である。但し長期投与の副作用(口腔カンジダ症、皮下出血、満月様顔貌、精神症状、骨粗鬆症など)を考慮し、生命予後が2ヵ月程度を目安に使用する。また、ターミナル中期以降になると代謝も低下しているため、高カロリー輸液は却って、食欲不振、口渇、嘔気・嘔吐、高血糖、電解質異常、感染、循環動態異常、胸水や腹水の増加、全身浮腫の原因となることがある。この場合、高カロリー輸液を中止して維持輸液に変更するだけで、食欲が改善したり、ほかの症状が緩和されることがある。

栄養士や家族の協力を得て、好みの味つけにしたり凍らせてシャーベット状にするなど、食べやすいように調理の仕方を工夫する。家族が子どもに食べさせることに強迫的になってしまうと、子どもにとっては食事の時間がますますいやな時間になってしまうので、家族の心配に耳を傾けるとともに、食べないからといって命が縮まるということはなく、食べさせることばかりが愛情の証ではないことを心理教育していくことも大切である。全身倦怠感についても、家族が抑うつ的にならないようにケアしながら、遊びや散歩、外泊などを取り入れて、気分転換を図っていくことも必要である。特に、全身倦怠感は、患児が症状を言語化することが困難で医療者が捉えにくい症状であ

る[4]。家族の訴えや意見も取り入れながら症状マネジメントを図る必要がある。

3 嘔気・嘔吐、呼吸困難

嘔気・嘔吐は頻度が高く、子ども自身がつらい症状であるとともに、世話をする家族にとっても非常につらい症状である。多くの場合複数の原因があるので、病態に応じて作用機序の異なる複数の制吐薬を適切に投与したり、適切に対処することが必要である。

呼吸困難も末期がん患者の5割に出現する症状である。いずれの症状も主観的な要素が加味されるものであるが、呼吸困難も、呼吸状態や血液ガスなどと必ずしも相関しない。発症の仕方が、病態の理解の助けになる。また、呼吸困難は直接、死の恐怖とつながりやすいため、病態をわかりやすい言葉で説明し、呼吸が止まって死ぬことはないという保証を与え、できるだけ付き添って安心できる環境を整えることが大切である。

これらの症状についても、家族の態度が患者に与える影響が大きい。家族が子どもの嘔気の訴えや嘔吐症状に対してあまりにも不憫に思う気持ちが強かったり、呼吸困難で不安が高まり動揺が強いと、患児に安心感を与えることができない。家族に対しても、病態について十分説明し、家族の不安な気持ちに耳を傾けていくことが、ことさら重要といえる。

4 せん妄

ターミナル後期に増加してくる症状で、精神科への問い合わせの多い症状がせん妄である。せん妄とは、環境の認識における清明度が低下し、記憶や見当識を失うなど認知の変化がみられ、1日のうちでも変化する症状である。幻聴、幻視、幻触があり、怯えて面会を拒否したり、不穏となって興奮したりする。幻聴や幻視から逃げようとすることがあるので、第一に危険防止を考えなければならない。

せん妄の原因はさまざまである(表10)。まず、薬剤性のせん妄の可能性を検討し、次に器質的な原因を除外する。高カルシウム血症や感染症が見逃されやすいので注意する。

症状の程度に応じて、向精神薬(ハロペリドール)による治療を試みるが、子どもの場合は、環境

表 10. せん妄の原因

1. 脳腫瘍・脳血管障害
2. 代謝性
    電解質異常(特に高カルシウム血症)、肝性脳症、尿毒症、血糖異常
3. 感染症
    肺炎、尿路感染、褥瘡感染、敗血症
4. 薬剤性
    オピオイド性鎮痛薬、抗コリン作動薬など
5. 外 傷
    硬膜下血腫
6. 低酸素血症
    心不全、呼吸不全など
7. 全身の不快感
    尿閉、便秘、痛み、痒みなど

(文献1)による)

調整が特に重要である。患児本人と家族に、何が起きているかについてわかりやすく説明する。部屋やベッド周りに変化を与えない。夜間なるべく眠れるように、昼間は、家族や顔馴染みのスタッフが接して穏やかな刺激を与える。馴染みのない者の面会などは避け、余計な刺激は避ける。夜間照明が有効なこともある。患児がせん妄を起こしているときの、スタッフの対応の仕方を家族にみてもらい、家族が不安にかられることなく患児に対応できるよう助言・支持を行う。

3 ── 子どもはどのように病気や死を認知するか

　小児がんの臨床にかかわるときにも、子どもの発達心理に通じていなければならないことは言うまでもない。これは、子どもが病気をどのように体験し、どのような心理的影響を被っているかを理解し、どのようなニーズがあるのかを把握するために必要である。病気や死の認知に関しては、Piaget J[9]の認知発達段階の知見が応用されることが多い。すなわち、感覚〜運動期(0〜2歳)、前操作期(2〜6、7歳)、具体的操作期(6、7〜11、12歳)、形式的操作期(11、12歳〜成人)というようにPiagetが命名した発達段階である。一方、Rowland JH[10]は、一生の間にみられる病気への適応を検討し、一般にみられる5つの問題を確認して"5D"と名づけた。すなわち、対人関係における距離(distance)、依存(dependence)と自立に関連した問題、社会や学校での目標達成に関する無能力(disability)、容姿の変形(disfigurement)または身体的障害、そして死(death)の恐怖や不安である。Rowlandによれば、人生のどの時期においても共通のストレスがみられる。しかし、どの問題が優先するかということや、その内容については、時期によって異なってくるし、また個人差もあり得ることである。例えば、病気によって二次的に起こる対人関係上の問題の例として入院による分離について考えてみると、2歳児にとっては親からの分離がこのうえもなく厳しい苦悩の原因であるが、青年であれば、仲間から離れることの方がより強いストレスになるだろう。このように、いずれの時期にも対人関係上の問題が存在するけれども、そこにかかわる個々人の役割や、変化が意味するものは、各時期の発達上のニーズによって大きく異なってくるわけである。**表11**は、Rowlandによる、死や生の概念の発達を示したものである。さらにRowlandは、Burbach DJ & Peterson L[11]による病気や健康に関する子どもの認知発達についての総説を紹介している。

1 0〜2歳

　この時期の健常な発達に欠かせない重大な要素としては、主な養育者の存在と養育の継続性、適度な刺激、および環境を探索する機会や環境と交わる機会が考えられる。重い病気を患った子どもにとって、これらの要素が欠けたり、変形しがちであることは否めない。処置は最小限にして、遊びの体験ができるように配慮しなければならない。そして、入院中の子どもの看護・養育に両親(養育者)がかかわれるように、支援を考える。両親との情緒的交流のため、抱っこ、添い寝、話しかけなどは特に重要である。一方で、看護に参加する家族が疲弊しないように、エネルギーを補塡する時間を保証する。さらに、子どもが死にゆくことに対して家族がどのように反応しているかについて、混乱した反応を直接子どもに向かわせないためにも、話し合う機会を積極的に設けていく。生

表 11. 死と生の概念における発達段階

年齢または期間	理解と反応
0～2歳	（＜18ヵ月）死について一般的な概念はない。睡眠と覚醒の違いの概念が生存と非生存の認識の早期発達を表現している可能性がある。乳児は重要な人、特に母親がいないことに感情的に反応する。この期間の終わりでは、死は両親からの分離、両親からの保護がなくなることと理解され、怒り、心配、ひきこもりを招くと考えられている。
3～5歳	死の概念が愛の対象や保護的対象の喪失を含むまで拡大する。死は一時的な離別や不在、したがって可逆的とみなされる。子どもが時々生命を回復することができる——魔術的思考を信じていることを示す。この期間の終わり頃には、一種の身体的存在からもう1つの存在に移ると考える（例えば、天国の天使）。
6～11歳	学齢期早期では、死の概念は不完全で具体的であり、そして、死はしばしば人格化される（例えば"おばけ"）。死はまた暗黒、災い、暴力、睡眠などと関連している。死は愛する人との予期された（また、現実の）離別に対する悲嘆や、悪事（外的対生物学的作用）に対する罰としてみられるときには恐れと関連している。潜伏期の子どもは死を永続的、不可逆的なものと理解し、身体の切断や傷害への恐れと強く結びつく。
青年期	死は最後の、そして取り返しのつかない生物学的出来事として認めるようになる。しかし自分個人の死の可能性を信じていない（青年期の自己中心性）。
早期成人期	死は身体的生命の普遍的な、そして自然の終末点としてみられる。
中期成人期	この段階では両親の死の予測とそれに対する準備や個人的遺言の作成が必要となる。
成熟成人期	時間の概念の変化が"残された年数"対"誕生以来の年数"として時間を認識させ年齢曲線の上半分にいることを個々の人に気づかせる。それは死の個人化や死に対する知的リハーサルを伴う：心臓発作を患う男性と寡婦暮らしとなる女性。
晩期成人期	この段階は死そのものよりも死んでいくことに関心をもって余命を現実的に予知するのが特徴である。

（文献10）による）

まれたばかりの子どもを失うという危機的な状況にある家族もまた、看護・援助の対象であることを忘れてはならない。

2歳以下の子どもが、病気や死をどう考えているかを知ることは困難である。2歳前の子どもでは、病気について直接理解するということはほとんどないが、親が示す怖れ、不安、怒り、悲しみを通じて、病気や死を理解し反応していると考えられる。この段階では、死は両親からの分離と同じように感じられているという見解が、一般的である。

2 2～6、7歳

この時期の健常な子どもたちは、運動能力や言語能力の発達を基盤として、遊びと自己中心的なイメージに満ちた世界を築いている。世話や養育を両親に依存し続ける一方で、排尿排便を習得し、就園・就学するなど、初期の自立活動へ移行する。性の違いや身体的差異に大きな関心をもつ。同胞がライバルになる時期でもある。思考は自己中心的であるが、遊びは相互作用的遊びに替わり、次第にゲーム的な遊びに替わる。

この時期の子どもたちは、健康と病気を連続のものとしてでなく、別々の状態とみなしている。物理的因果関係と情緒的因果関係の区別がわからず、自分に病気の責任があると思っているために、病気になること自体に強い罪悪感が伴う。病気の原因と症状の区別も、病気の影響と治療の影響の区別も難しい。例えば医療処置のことを、過去の悪行に対する罰とみなしていることがある。病気のせいで一度獲得した排尿排便の習慣が損なわれたとしても、そうは捉えられず、自分の失敗とみなして、自己コントロール感を失って自己評価を低めてしまう。身体的損傷や医療処置に対する非常に強い怖れや苦痛がみられる。保護してくれるはずの両親が、痛みを伴う医療処置を止めてくれないことに対しても不安を抱く。両親が不安な反応を示せば、子どもの恐怖は増悪する。子どもの身体像ばかりか、安全感までが脅かされ、自尊心の基盤が揺るがされる。家庭内のあらゆる緊張や衝突に対してさえ、罪悪感を抱くこともしばしばある。見捨てられることにも敏感である。病気の子どもと健康な同胞の双方で罪悪感を抱き、同胞間にしばしば緊張関係が生じる。

　健常な子どもであれば、死は対象の喪失であるという概念をもつようになると考えられているが、可逆性、不可逆性の区別ができていないので、生き返ると信じている場合がある。次第に、死は1つの状態から別の状態への移行であるとの認識に成長していく（人は天国で天使になるなど）といわれている。但し、重病で何ヵ月も入院している子どもたち、死にゆく子どもたちの場合には、死の概念の点で、一般の子どもたちよりはるかに成熟していて[12]、死への認知的理解が進んでいると思われる所見が、多くの臨床家によって観察されている。

　この時期は、言語発達が目覚ましい時期ではあるが、自分の感情や痛みやニーズについて、十分な言語表現は難しく、この代わりになるものが遊びである。遊びは、医療スタッフと子どもの信頼関係を築くことにも役立ち、医療処置のリハーサルをして、その意味を心得たり、不安を鎮めることにも力を発揮する。遊びを通じて、子どもたちがどのように病気や闘病生活、死にゆくことを体験しているのかを知ることもできる[13]。

3 6、7〜11、12歳

　健常な子どもであれば、学校生活によって特徴づけられる時期である。運動機能がますます発達し、たくさんの語彙や複雑な文法を獲得する。簡単な概念を理解するようになる。競争と協調、仲間関係、社会的ルールなど社会性を発達させる。遊びや勉強を通じて、達成感や自己コントロール感を身につける。

　重篤な病気を患った子どもでは、きょうだいの葛藤や両親の不和などに対する怖れが強く、また、仲間からの孤立や学校場面での達成の困難は、自己評価の低下を招く。容姿の変化や、それに関連した周囲の人々の困惑や嘲笑（現実または空想上の）は、深刻な悩みの種である。容姿の変化に対する恐怖感は強く、医療行為に対して恐い空想をしがちである（例えば、脳波検査で記憶をすっかり入れ替えられてしまうなど）。

　死の不可逆性や、病気の重さなどがわかるようになっている。また時に、死は人格化される（おばけ）。治療行為が暴力ではなく援助であるという認識はできるようになる。痛みやストレス状況への対処行動を学ぶことができる。しかし、10歳以下の子どもでは、処置には痛みが伴うことを共感的

に予告するだけでは、我慢できるというわけにはいかない。時間をかけて、また図や模型などを用いてわかりやすく、病気のことや治療の意味を説明したり、リラクゼーションなどの対処行動を教え、一つひとつの局面にあたって具体的な目標を設定することが有意味と考えられる。ストレスが過剰なときには、幼児期早期の自己中心的な理由づけのレベルに退行してしまう場合もある。電話やビデオテープ、eメールなどを通じて、きょうだいや級友と頻繁に交流を図り、また、できる限り学校へ参加できるよう支持することが望ましい。このとき、患児を受け持つ教師の不安を取り除くために、教師と医療チームが情報交換をすること、また、本人の達成の遅れや劣等感を補うために、家庭教師を手配することなども、有益である。奥山[14]は、周囲の協力が得られて、十分なサポートが可能であれば、少なくとも小学校低学年からは本人に告知するべきであるとしている。学校を休むことや、他児と違うことを受け入れなければならないし、長く知らされないでいて、思春期になってから知らされる場合の方が、心理的な負担が一層大きくなることを理由に挙げている。また、仲間の患者が亡くなったときというのは、死について率直に話す好機であるが、実情は「病室を移った」「転院した」などと誤魔化されて伝えられがちである。病気の原因について子どもが想像していることや、家族の生活についての心配、死後の世界についてなど、子どもたちが疑問に思っていることについて表現する機会をつくり、死ぬことは苦しいことではないということを含めて、率直に答える用意をしておく必要があるだろう。

4 11、12〜18歳

　Piaget[9]は、難しい概念の操作が可能になる段階として、この時期よりあとの時期を形式的操作期と呼んだ。二次性徴の発現に特徴づけられる思春期の始まりの時期と符合している。思春期の始まりは、女子は男子に2年ほど先行している。この時期の情緒発達の特徴を挙げると次のようになるだろう。①性的欲求の分化、②親へのリビドーの撤退、③自己へのリビドーの投入（自己愛傾向）、④同性同年代の仲間と親密な体験、⑤超自我の弱まり、⑥自我理想の発達、そしてErikson EH[15]が抽出した、⑦アイデンティティーの確立、である。

　この時期、仲間との交流は、一層重要な生活の一要素となる。学校生活に長い間参加できない場合には、健常集団からは孤立していると感じがちであるが、闘病生活をともに送っている仲間との交流が、いろいろな側面で有益である。院内学級が格好の交流場所になる。同年代の仲間との交流がない場合には、親への依存状態から抜け出せないこともまま生じる。Zeltzer Lら[16]の研究では、この時期の子どもにとって病気が及ぼす最大の心理的影響は、自由の束縛であったという。闘病生活での、プライバシーには特に配慮する必要がある。思春期になってから発症した症例では、一般に自律性を求め、自分の病気については自分に説明してほしい、自分の治療方針の決定に参加していきたいという動機が高い。したがって、家族に対するとともに本人に十分説明し、セルフケアや自律性を援助していくことが大切である。病気や治療による身体の変形や、発育遅延、性成熟障害は、自己愛傾向の高まった彼らにとって大きな打撃であり、しばしばコンプライアンスの低下につながる[17)18)]。化粧やかつら、義肢義足などが、身体像の修復に役立つことがあるので、早期から計画に組み入れておく必要がある。さらに治療経過や予後に対する失望、強過ぎる苦痛を伴う治療、親

子関係の亀裂や、主治医への不満などがコンプライアンス低下の原因になりやすい。親の積極的な態度や、治療チームとの率直なコミュニケーションが、コンプライアンスを改善する重要な要素である。この時期の子どもたちにとって、主治医は憎悪や恐怖の対象になることもあるが、"自我理想"や"同一化モデル"に選ばれていることが多いことも見逃せない。医者が患者に対して敬意をもって接し、自立した個人としてコミュニケーションすることが、非常に重要といえる。死を重大に意識し始めている場合には、療養の見込みなどについて率直に話し合い、カウンセリングを通じて、非合理な罪悪感などについて話し合うことが、患者を安楽に導くと考えられる。一方、ターミナル後期に至るまで「そう的防衛」を用いて、死に近い状況をまったく否認し、明るく楽しいポイントだけで内的世界を構成する場合もある[17)18)]。「そう的防衛」はMelanie Klein[19)]が、幼児期早期の抑うつ態勢および正常な喪の過程において発見したものであり、牛島[20)]が、成人の臨死患者の心理過程において見い出したものであるが、同じ防衛が思春期の臨死患者によっても用いられていた。

4 家族へのケア

1 告知とインフォームド・コンセント

　ターミナルステージにある子どもの家族が担う心理的負担は、非常に大きい。まず、医療側からの告知を受けるのは家族である。近親者を近い将来喪失する可能性が知らされた家族の衝撃の大きさや悲しみの深さは比較できるものではないが、「順番が違う」という言葉がよく示しているように、これが子どもの身に起きたときに家族が受ける衝撃の大きさは計り知れない。家族が喪失するものは、一緒に過ごした年月や思い出の数々だけではなく、これから子どもが経験するはずだった子どもにとって未知である数々の体験や、それによってはらはらさせられたり楽しませてもらったり誇らしく思うはずだった親の未来なのである。このことを心理的に咀嚼するだけでもたいへんな仕事であるのに、医療者からは次々に難解な説明があり、未熟な患者本人に代わって、治療方法などに関する同意や選択を短時間のうちに迫られることになる。初回の医師からの説明は、ほとんど親の頭には入っていないと考えた方がよい。そしてこの初めの段階から、看護師、臨床心理士、ケースワーカーなど多職種が、チーム医療としてかかわり、諸処の側面から家族を支えることが望ましい。子ども本人への告知については、消極的な家族が多い。それが子どもたちにとってあまりにも過酷な宣告であると感じ、知らせないでやることが親の保護であると感じることも少なくないのである。本人への告知についても、場合によっては家族会なども紹介しながら、あくまで個別的な問題として、スタッフと家族で話し合いを重ね、家族が決意していけることが望ましい。

　インフォームド・コンセントが叫ばれているが、単なる情報提供(giving information)になっては、家族の精神的負担が大き過ぎ、どのような選択をしても家族に罪悪感が残ることが予測される。例えば、「延命」か「苦痛緩和」か、「蘇生術を行う」か「蘇生術を施さず看取る」かの決断を家族に迫るのではなく、あくまでその葛藤や痛みに共感しながら、情報共有(sharing information)しながら、決断を支えていくことが必要である。

2 親の防衛機制

　検査や治療を始め闘病生活が始まると、泣いて抵抗する子どもの姿にも、素直に耐えている子どもの姿にも、ほとんどの親は不憫を感じる。親自身が強い情緒的反応を経験しているにもかかわらず、親は子どもの情緒を安定させて力づけ闘病生活へ向かえるよう支持する役割が期待される。患児にきょうだいがいる場合は、こちらにも気を配らなくてはならない。仕事をもっている場合には、職場との折り合いもつけていかなくてはならない。この重責を両親で支え合いながら担えることが理想であるが、両親の足並みが揃わない場合も少なくない。Kübler-Ross E[12]も、子どもの病気中に起こる両親の離婚は、平均離婚率の4倍ないし5倍であると引用している。このような苦境に適応するためと考えてよいだろう。ターミナルステージにある子どもの親たちは、さまざまな防衛を発展させる。Kübler-Ross[21]は、告知の時期やあり方にかかわらず、ほとんどの臨死患者が「否認」の防衛を用いたことを報告し、これを不快で痛ましい事態に対する健康な「対処法」として評価し、崩れようとする自らをとりまとめ、やがて別のよりゆるやかな自己防衛法を動員するまでの「緩衝装置」として位置づけている。ターミナルステージにある子どもの親たちについても、同様のことがいえるだろう。上別府[3]は、このような親たちに、「否認」のほか「そう的防衛」や「置き換え」を見い出している。「そう的防衛」を用いている親は、苦境にもかかわらず朗らかであり、客観的な所見に比べて患児の病状をよいものとして捉え、医療チームに謝意を表明し、子どもが治ったら可能になるであろう楽しい生活を心待ちにしたり、子どもの病気に関連した社会活動に打ち込んだりする。一方、「置き換え」を用いている親は、本筋の問題から離れた些末なことに引っかかり、不平不満を訴えたり、病棟の規則に違反して細々としたトラブルを起こしたりする。こうして深刻な問題に直面することから免れるのである。

3 予期悲嘆(anticipatory grief)

　以上述べた防衛を用いた家族は、強力に患児を保護し支持する立場を貫く場合が多い。一方、患児にとって一番きつい家族の反応は、生前から、患児に対する家族の情緒的エネルギーが撤退してしまうことである。ターミナル期の子どもたちは、「見捨てられること」「ひとりぼっちになること」に敏感になっているので、この家族の反応は防がなくてはならない。これを防ぐためには、日頃からスタッフと家族のコミュニケーションを十分にとっておくことであるが、中でも看病疲れに配慮し、予期悲嘆を支えることが大切であろう。予期悲嘆は、患児の死を予期し、死別を想像して嘆き悲しむことである。これをごく自然な反応として受けとめ、プライバシーに配慮しながら、十分な感情表現を支持することが必要である。予期悲嘆は、一般的には、死別の衝撃に耐える力を強め、現実の死別に対する心の準備を進める機能をもつといわれている[1]。

　患児のQOLの向上や、家族全体が患児との生活を共有するために、外出や外泊を取り入れることや、在宅ケアという選択肢も可能な場合がある。電話連絡や訪問看護などと組み合わせて、万全の体制を整えて行うことは言うまでもないが、家族の不安や迷いに十分応えながら行い、どのような場合もスタッフの価値観を押しつけないよう注意しなければならない。

4 死亡直前のケアおよび子どもを亡くした家族へのケア

いよいよ死亡直前では、症状を説明し、苦しそうにみえても、意識は低下しているので、本人は苦しみから解放されていることを伝えると家族は安心できる。「手足を撫でてあげて下さい」「声をかけてあげて下さい」「抱っこしてあげてもいいですよ」などと、手短にできることを伝え、息を引きとったあとも、家族が十分お別れができるように配慮するべきであろう。

子どもを亡くした家族(親やきょうだい)の悲しみ、罪悪感、怒りなどの感情は、すぐに癒えるものではない。このプロセス(喪の過程)も、家族の成員それぞれによって違い、この違いを認め合っていくことが課題なのであるが、それがならずに離婚につながるケースが多いことも知られている[22]。死別体験者の1～2割が、病的悲嘆[23](悲嘆の遷延など)に陥るといわれている[1]。病的悲嘆のハイリスク家族へは、担当ナースや家族会などによる接触の機会を設け、ケースワーカー、臨床心理士などによるグリーフ・ケアを継続することが望ましい。

5 医療関係者の反応と癒し

医学教育や看護教育においてさえ、死の教育が不足していることは、昨今指摘されていることである。教育だけで解決する問題ではないが、各年代で「生きること」「死ぬこと」に思いを巡らせるような教育が必要であることは否めないだろう。受け持ちの患者が死にゆくということは、医療スタッフにとっても、情緒的に揺さぶられる体験となる。特に、ターミナルステージともなれば、情緒性・精神性がより深く関与してくるわけであるが、そうなるとスタッフの方もつらいので、スタッフが死を否認するということが起きてくる。Kübler-Ross[12]は、患者が死について語ろうとせず、否認の段階にとどまっているようにみえる場合でも、その背景に、実はスタッフの方が患者の反応を怖れて、聞く準備ができていない要素が大きく働いていて、スタッフに準備ができれば、患者は表現できるという場合が少なくないのだと述べている。奥山[14]は、スタッフが悲しみや敗北感を否認して、患児をロボットの如く情緒交流のない対象として、治療を進めようとする危険性にも触れている。敗北感や無力感故に、訪室の頻度が減ってしまい、患児や家族の見捨てられ不安を高めてしまうということも、稀ではない。上別府[3]は、「置き換え」の防御機制を用いて反応していた親に対して医療チームが共感不全に陥りかけていたケースや、また、スタッフの方が罪悪感を抱いて抑うつ的になってしまったケースを報告している。患児から万能的な期待を寄せられたり、父親に対する怖れを投影される[17][18]などして、主治医が予期せぬ患児の反応に出会うこともある。このように、子どもの死をめぐるケアに携わっている医療スタッフは、誠意をもって仕事をすればするほど、複雑な心理的反応を体験し、これが不消化であると即、患児や家族のケアに影響をきたす。医療チームの共感不全は是が非でも避けたい。このためには、多職種によるケース・カンファレンスを継続すること、スタッフ一人ひとりが自分の反応をモニタリングする習慣を養うこと、きついと感じたらすぐに仲間に聞いてもらうことである。また、仕事を離れてくつろげる世界をもち、柔らかい心を維持することが、最も重要と思われる。

おわりに

　冒頭に記したように、このテーマは量的には少ないが、一つひとつの家族にとってかけがえのない小さな子どもの命を考えたとき、非常に重要なテーマであるといってさしつかえないだろう。小児がんの子どもに対する臨床実践は、わが国でも細谷ら[7)24)-26)]をはじめとして積み重ねられてきてはいるが、子どもたちの内的世界の把握や、これを応用した発達段階ごとの医療処置の説明あるいは告知のあり様、さらには「死の教育」に関するガイドラインなどは、未開発といってもよいだろう。また、緩和ケアの実践にあたっても、家族の病的悲嘆の予防という観点は不足しているか、一面的に考えられているのが現状である。私たちは、Kübler-Ross[12)21)]ら欧米の先行研究に学ぶところが大きいが、やはりわが国の文化に根ざした方法を見い出さねばならず、これを教えてくれるのは、一人ひとりの子どもたちであり家族であることを忘れてはならない。

（上別府圭子）

● 文　献

1) 淀川キリスト教病院ホスピス（編）：緩和ケアマニュアル．pp2-3，最新医学社，東京，1992．
2) 上別府圭子，東樹京子：子どもと家族の緩和ケア．臨床精神医学 39(7)：921-926，2010．
3) 上別府圭子：子どもの死をめぐる心のケア；精神力動的コンサルテーション・リエゾンの試み．小児の精神と神経 39(4)：276-286，1999．
4) Wolfe J, Grier HE, Klar N, et al：Symptoms and suffering at the end of life in children with cancer. N Engl J Med 342(5)：326-333, 2000．
5) 櫻井美和：終末期の緩和ケア．ココからはじめる小児がん看護，丸光　恵，石田也寸志（監），pp371-377，へるす出版，東京，2009．
6) Lang SS, Patt Rb：がんの痛み治療のすべて；患者と家族・介護者のためのガイドブック．朝長梨枝子（訳），保健同人社，東京，1996．
7) 細谷亮太：小児がんの在宅ケア；ターミナルケアにおけるその位置づけ．癌と化学療法 24(6)：673-768, 1997．
8) 上別府圭子：看護臨床心理学入門；身体のケアは心のケア．こころの臨床 a・la・carte 20(3)：404-408, 2001．
9) Piaget J：The Origins of Intelligence in Children. International University Press, New York, 1952．
10) Rowland JH：Developmental Phase and Adaptation；Models for Childhood and Adolescent, 1989 [今野多助（訳）：発達段階と適応；小児と青年モデル（ローランドJH編）．サイコオンコロジー（第3巻），pp477-498，メディカルサイエンス社，東京，1993]．
11) Burbach DJ, Peterson L：Children's concepts of physical illness；A review and critique of the cognitive-developmental literature. Health Psychology 5：307-325, 1986．
12) Kübler-Ross E：Living with Death and Dying, 1981 [川口正吉（訳）：死ぬ瞬間の子どもたち．読売新聞社，東京，1982]．
13) Sourkes BM：Armful of Time. University of Pittsburgh Press, Pittsburgh, 1995 [藤森和子（訳）：両手いっぱいの時間；不治の病におかされた子どもの心の記録．法政大学出版局，東京，1999]．
14) 奥山眞紀子：子どもと死．小児科の相談と面接，奥山眞紀子，庄司順一，帆足英一（編），pp174-183，医歯薬出版，東京，1998．
15) Erikson EH：Identity；Youth and Crisis. Norton, New York, 1968．
16) Zeltzer L, Kellerman L, Ellenberg J, et al：Psychologic effects of illness in adolescence；II. Impact of illness in adolescents；crucial issues and coping styles. J Pediatrics 91(1)：132-138, 1980．
17) Kamibeppu K：Inner experiences of terminally ill adolescents. Japanese Journal Child Adolescent Psychiatry 41 (Supplement)：1-12, 2000．
18) 上別府圭子：子どものターミナルケアをめぐる包括的研究（その2）思春期の症例．メンタルヘルス岡本記念財団研究助成報告集 12：73-77, 2000．
19) Klein M：Mourning and its Relation to Manic-Depressive States, 1940 [西園昌久，牛島定信（編訳）：愛，罪そして償い．pp123-155，誠信書房，東京，1983]．
20) 牛島定信：ターミナル患者の心理とその対応のあり方．慈恵医大誌 114：133-140, 1999．

21) Kübler-Ross E：On Death and Dying. MacMillian Company, New York, 1969［川口正吉（訳）：死ぬ瞬間. 読売新聞社, 東京, 1971］.
22) 星　順隆：白血病の子どもをもつ母親たち. 臨床精神医学（増刊号：高齢少子化時代の精神保健・医療）：166-170, 1998.
23) Leick N, Davidsen-Nielsen M：Den Nodvendige Smerte. Copenhagen, 1987［平山正実, 長田光展（監訳）：癒しとしての痛み；愛着, 喪失, 悲嘆の作業. 岩崎学術出版社, 東京, 1998］.
24) 細谷亮太：小児のターミナルケア（末期の病児のケア）. 小児科診療 58(5)：757-760, 1995.
25) 小澤美和, 細谷亮太：小児のターミナルケアと医療チーム. 治療 80(6)：1986-1988, 1998.
26) 細谷亮太：小児白血病の末期医療のありかた. 小児内科 29(2)：317-320, 1997.

IV. 精神保健をめぐる諸問題

1. 家族の精神保健

はじめに 子どもが生まれ、青年期に至るまでの家族が抱える精神保健にまつわる課題や問題の特徴について、家族ライフサイクルに沿って述べる。家族（三世代を含む）はあたかも個人の人生が時を追って変化しながら進むように、固有な集団として時間の流れに沿って機能も形態も変化してゆく。家族ライフサイクルも個人のライフサイクルと同じく、そのステージごとの達成課題があり、その1つが順次達成されないと家族は機能不全に陥り、なんらかの問題や症状が子どもだけでなく、時には三世代に及ぶ拡大家族のメンバーに生じる。家族では未解決の課題が積み残されたまま、次のステージの年代に達する移行期で、とりわけ子どもに症状や問題行動を生じさせやすくなる。すなわち個人のライフサイクルと同じように、前のステージで解決されていない課題は、次のステージに持ち越される。個人のライフサイクルと同じく、決してその先にあるステージを飛び越すような進展はない。以下ではおおよその子どもの年代に見合った家族の達成課題について概説するとともに、近年増加しつつある離婚が子どもに与える影響についても簡単に触れる。

1 ── 子どもの誕生（図1）

図1（ジェノグラム）は、子ども（男女両方をかねて、一般のジェノグラムでは用いられないが菱形で示した）が0歳、父親が31歳、母親が28歳、父方祖父が62歳、父方祖母が57歳、母方祖父が59歳、母方祖母が55歳の家族状況を表している。以下に述べる各ステージは、この家族が年を重ねたものを示しており、子どもとその両親、そして父方および母方祖父母の位置関係は変わらないと理解してほしい。

この若い両親に課せられる課題は、核家族であれば今までの夫婦二者関係が乳児を含む三者関係に移行することに伴う役割分担である。多くの夫婦は子育て役割を母親に託す傾向が圧倒的に多い。しかし、この役割分担は多くの場合、父親にとっては自明であるかのように考えられるが、現代の母親がこれを当たりまえなこととして受け入れるとは限らない。望まない妊娠による妻の不満や、その後の閉塞的な母子関係に理解と共感を示さない父親も稀ではない。それまで仕事に生きがいを感じていた母親が、育児のために一時的であるにせよ仕事を中断することには葛藤を伴ったりもする。

こうした背景から、母親（妻）がその母親（母方祖母

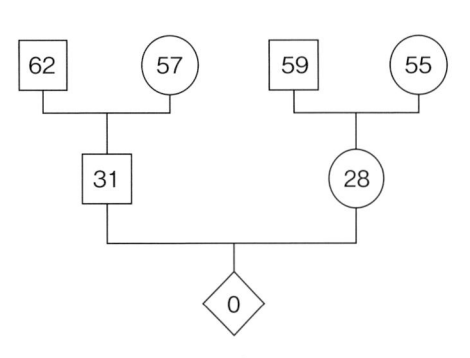

図 1. 子どもの誕生

IV. 精神保健をめぐる諸問題

に育児の協力を仰ぐこともあれば、育児に父方祖母(姑)が協力する場合もあるだろう。しかし、往々にしてそれまでに馴染みのない妻と姑の関係の調整は双方にとって難しい場合も多い。いわゆる「嫁姑」関係に葛藤が生じ、ますます母親が孤独になることも稀ではない。こうした状況に夫である父親は理解に乏しく、さらには気づいたとしても、こうした事態を解決すべく夫の母親である姑と妻との関係調整に乗り出すが困難をきたし、「仕事」へ没頭するという名目での「回避」をすることも稀ではない。

[諸問題]　母親の産後うつ病。母親のうつ状態さらにはうつ病から波及する諸問題(児童/乳児虐待、母親の身体表現性障害やアルコール依存など)。

②　6歳までの子どものいる家族(図2)

一般的に父親が仕事に精を出し、母親が子育てを担いながら職場復帰やパートに就くことの多い時期である。夫婦共が小児のいる家族をそれぞれの役割分担を背負いながら育もうと努力する。しかし、それぞれの役割に没頭するあまり、往々にして両親間のコミュニケーションは希薄になりがちである。夫は仕事や顧客などとのつき合いで帰宅が遅くなり、育児や家事で疲れ切った妻との間でいさかいが生じやすくなる。このような夫婦が自分たちの家庭維持のために努力している結果が、会話をもつ時間の少なさから大きな破綻をきたすことも稀ではない。

離婚率が高いのもこの時期の特徴である。よしんば離婚しても母親は自分の母親(母方祖母)に子どもの育児を託して就労することができるのも母親が離婚に踏み切る理由の1つとなろう。しかし、近年、親権については父親もこれを主張することが多くなり、家庭裁判所への親権申し立ても増えている。

[諸問題]　両親間の不和。浮気。離婚。子どもの落ち着きのなさ、退行的行動、登園拒否、児童虐待、身体表現性障害など。

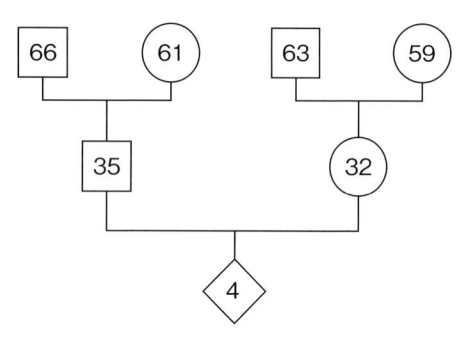

図2. 6歳までの子どものいる家族

① 子どもに与える離婚の影響(子どもの個体差を想定して重複する年齢にしてある)

(1) 子どもが0～1.5歳まで

この時期であれば母親機能を提供できる人が恒常的に存在すれば、子どもへの影響は少ないとされる。しかし、とりわけ母親の精神的不安定さが子に伝わり、夜泣きや授乳の問題が生じるかも知れない。

(2) 子どもが1～6歳まで

親が「父親は遠くで働いている」「そのうちお土産をたくさん買って帰って来る」などという「いいわけ」が通用する年齢であり、子どもは期待や空想と現実とが入り混じった内的状態にある。しかし、

養育者の不安定さから母子密着が深まり、登園拒否や身体的な症状を呈することもある。また、離婚により養育を任せられた祖母が過剰に子を保護し過ぎてしまうといった弊害も生じることもある。

(3) 子どもが4～10歳まで

とりわけ6～8歳の子どもにとっては、両親の離婚が外傷体験となる。つまり、この時期の子どもは、「もしかして自分の力で両親の関係を修復できるのではないか」と考え、両親の不和の原因の一部は自分がいけないことをしているせいだと感じたりしやすい。しかし、現実には子どもに両親の不和を解決できる力はなく、その結果、罪悪感を抱えた絶望的な心境に至る。男児の場合は、このストレスは不登校、夜尿などの退行、不眠、落ち着きのなさ、暴力などの反抗的態度としてすぐさま現れる傾向にあるが、女児の場合は小学校高学年さらには中学年代になって問題行動や症状として現れやすい。現在では、こうした親の離婚により傷ついた子どもたちのためのわかりやすい絵本も販売されている。

(4) 子どもが9～17歳

現実的に両親の不和を認識できる年齢になっているが、当然のことではあるが葛藤を抱え苦しむ。しかし、4～10歳頃の時期と比べて、「自分はどうしようか」、「この先どのような問題があるのか」を想定し具体的に考える力が備わっている。そのため4～10歳頃の時期のような問題行動や症状発現は少ないとされる。

2 離婚後の親子関係

夫婦関係は解消されても、子どもにとって両親であることには変わりない。場合によっては親権と監護権をめぐって両親の間で争われ、一方が子を引き取り、他方が子との面会交流権をもつといった事態が発生する。また、一般論からしても協議離婚の場合でも非親権者の子との面会の機会は子にとって必要である。子にとってよほどの悪影響がない限り、両親との関係性の継続は必要である。とりわけ先に述べたように子が4～10歳の間ではその離婚の悪影響を最小限にすべくこのような配慮がなされるべきである。しかし、このような状況の場合、子への悪影響をできるだけ少なくし、両親から愛情を注がれつつ生活しているのだという環境を継続して維持するための配慮が必要である。一方の親の他方の親への非難や蔑視といった発言は子どもに聞かせるべきではない。つまり、離婚後も両親の間に子どもを立たせて、葛藤を子に抱えさせるべきではない。

離婚後に子どもが問題行動や症状を呈したときには、原則としてそれは両親の責任であることを治療者は両親に伝え、合同面接などを設定して解決を図るべきである。

3 ── 6～12歳の子どものいる家族(図3)

子どもの小学校年齢時は家族にとって一般的には比較的安定した時期となる。しかし、それまで

IV. 精神保健をめぐる諸問題

の両親の潜在的不和による母子密着から分離不安による不登校が低学年で生じたり、ちょっとした「いじめ」などにより簡単に不登校が生じたりもする。こうした問題に両親は協力して対処することが求められる。

[諸問題]　不登校。学校不適応。子どものうつ状態（過眠、食欲の低下もしくは肥満）。10歳以降では女児に摂食障害（制限型）がみられ始める。

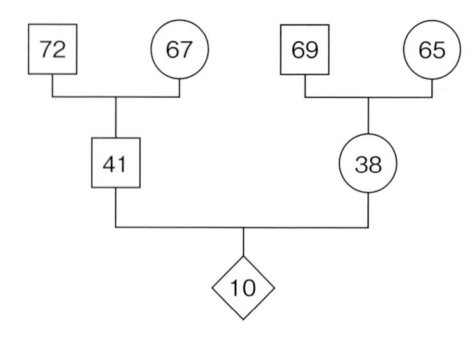

図 3. 6〜12歳の子どものいる家族

4 ── 12〜19歳（思春期・青年期）の子どものいる家族（図4）

　小学生の時期と異なり、この年齢期の子どもたちは同性同士の結びつき、さらには異性への関心へと急激な変化を遂げる。これは単に二次性徴の発現が後押ししているばかりではなく、心理的発達課題としてのアイデンティティの確立を目指そうとする揺らぎでもある。いわゆる世代間境界（親世代と若者世代との文化の差異）を徐々に形成することが必要とされる。若者は、親との間で「依存と自立」を行きつ戻りつ、成し遂げようとする。親の方もこの若者の、時に激しい動きにどのように対応してよいのか狼狽するといういわば「子離れ-親離れ」の渦中にある。この12〜19歳という幅の年齢においては、こうした活発な相互関係が、漸増-漸減してゆく期間と捉えてよいだろう。

　発達的には、男子は父親の男性性をどれだけ取り入れ、女子は母親の女性性をどれだけ取り入れるか、そしてその果てに自分たち同世代の仲間の中で、自身のジェンダー・アイデンティティをいかに形成してゆくかという課題を達成する必要がある。

　以下に掲げる諸問題や症状は、子どもとの家族の長い歴史において、家族全体を揺るがす事態に発展するのが常である。家族全体の関係を扱う家族療法などが必要となるのもこの時期の特徴でもある。子どもはそれまでと違って、言語的に今までの不満や憤りを訴えることもあるし、行動化や身体化で間接的に訴えることもある。

　さしあたって、これらに対処しようとするのは両親であるが、この時期のジェノグラムをみてもわかるとおり、彼らの両親たちも既に高齢に達し、場合によっては彼らの世話や介護をしなくてはならないという二重苦を経験したりする。英語圏ではこれらの上下の世代からのストレスを抱える両親世代のことを sandwich generation（サンドイッチ世代）と呼んでいるが、日本語で「板挟み世代」と呼んだ方がしっくりくる。

　こういった状況下にありながら、両親と子どもは、この課題の多い時期を通過してゆく。その過程で浮上してくるあらゆる問題は、今までの家族ライフサイクルにおける積み残し課題であることが多い。子どもた

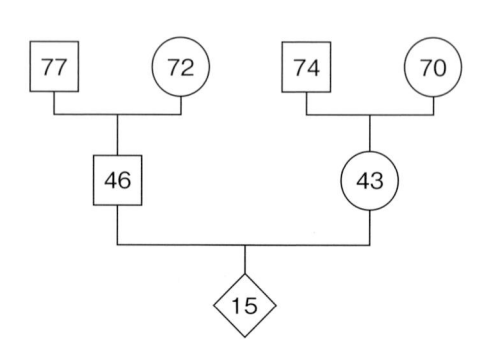

図 4. 12〜19歳の子どものいる家族

ちはこうした問題提起を通じて家族関係を確かめ、次の巣立ちのステップへと進んでゆく。換言すると、この時期に示される子どもの問題行動や症状はそれまでの家族関係を修復させるだけの力があるといえよう。

[諸問題]　不登校。家庭内暴力。ひきこもり。拒食・過食。非行。うつ病。各種の精神疾患(家族の遺伝的負因も関与している可能性があるが、統合失調症、双極性障害、各種の発達障害が顕在化してくるのもこの時期である)。

5 ── 19歳以上の子どものいる家族(図5)

　一般的には子が成人すると家族は再びの安定期に入る。ここで重要なのは両親(とりわけ母親)が子どもたちの「巣立ち」に備え、今までの親子の親密な関係を緩やかに解除してゆくプロセスである。そのためには両親関係の親密さの確認が必要となる。両親がこれから迎える高齢期に向けて子どもたちを交えない「楽しみ」をもつことがとりわけ重要になる。夫婦単位での食事や旅行、趣味の共有などが推奨されよう。

　しかしながら、思春期を過ぎ青年期に至っても先に述べたように、家族ライフサイクルでの課題が未解決のままこの時期に至る家族も近年では多くあるように思える。それは、個人単位でみれば青年の「自己あるいはアイデンティティの確立の遅れ」によるものといえるのだが、これは終始述べてきたように家族ライフサイクルの時代ごとでの変容が成し遂げられていないことによる。このジェノグラムでは、まだ両親は年老いていないが、例えば青年期から始まった「ひきこもり」が10年以上に及ぶと、両親も高齢化し、ますます家族全体を変化させる力が衰え、子どもを残して先立つという不安にさいなまれる家族も稀ではない。

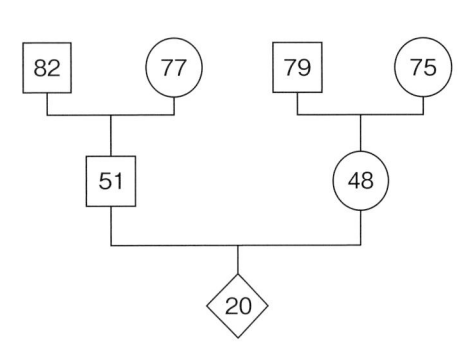

図 5. 19歳以上の子どものいる家族

[諸問題]　ひきこもり。拒食症。うつ病。

おわりに　以上、家族ライフサイクルの段階に沿って子どもが生まれてから、成長して家族のもとを離れるまでの家族関係とそれぞれの時期に固有な達成課題、さらにそれぞれの時期に生じやすい諸問題について述べてきた。とりわけ児童青年期の子どもと暮らす家族は、子どもを「患者/病気では」と疑って精神科医を受診することが多いのだが、実はここで論じたようにこの時期の子どもの問題や症状については家族からの影響には計り知れないものがある。われわれ精神科医にも、このような家族ライフサイクルを視野に入れた臨床が望まれる。

(中村伸一)

2. 学校精神保健

1 「学校保健」という専門分野について

　学校保健、そしてその一部である学校精神保健とは、単に在学中の児童青年に対する(精神)医療を指すのではなく、学校がその責務として実施すべき「健康相談」および「保健指導」の一環として、学校医の立場あるいは校外連携機関として医療やケアにあたる業務を中心とする専門分野である。その法的根拠となるのは学校保健安全法であり、学校管理者(校長)、教職員、学校医の役割が規定されている。このように学校精神保健は児童青年精神医療の一部であるだけでなく、教育行政により位置づけられた業務でもあるため、学校保健にかかわる医療関係者には学校が保健を担うシステムについての知識と理解が不可欠となる。本稿ではこの点に重点をおいて解説した。

2 学校保健の現状と動向

1 全般的傾向

　近年、児童生徒の抱えるメンタルヘルスの問題は、社会環境や生活習慣の変化とともに多様化、深刻化していると指摘されている。具体的には、いじめ、不登校、性の問題行動、拒食症、うつ状態、感情の爆発("キレやすさ")、集団への不適応などが教育現場で問題となっており、学校が早急に取り組むべき重要な課題となっている。また、いじめ、不登校とともに"生徒指導の問題"として捉えられてきた児童生徒の暴力行為や自死(自殺)も当然ながらメンタルヘルスの問題でもある。これらに加え、平成23年に発生した東日本大震災およびその関連災害(津波、原発事故による放射能災害)のもたらした心身の被害、とりわけトラウマに対するケアもメンタルヘルスの重要な課題である。

2 学校保健におけるメンタルヘルスの問題

(1) メンタルヘルスの問題の分類

　児童生徒のメンタルヘルスの現状を理解するにあたり、メンタルヘルスの問題をその背景要因によって分類しておくことは、教職員および保護者への説明の際に有用である。背景要因は大別すると、主に生育環境・ストレス・対人関係などの「心理社会的・環境的要因」、そして子ども自身がもつ精神発達上の資質、生来有する素因による精神疾患、内科・小児科領域の基礎疾患などの「生物学

要因」という2つに分けることができる。以下、それぞれについて説明する。

● a．心理社会的・環境的要因

個人の素質・素因ではなく、環境や状況により誰にでも生じる可能性のあるような問題を指す。具体的には、虐待、災害や事故などによる心的外傷後ストレス障害(PTSD)、保護者のアルコール依存、家庭や友人関係の悩みをはじめとする生活環境、対人関係などに由来する葛藤や心理的ストレスに由来する問題などの「心因性精神疾患」などがここに相当する。

心理社会的・環境的要因による問題の場合、心理療法的カウンセリングが治療にある程度有効な場合があるが、医療を必要とするものや専門機関による治療が必要なものも少なくない。また、PTSDのように外因的ストレスが原因である場合でも、専門的治療を行わないまま放置すると脳に病的変化が起きるものがあることに注意する必要がある。

実際には、多要因(家庭の経済状態、家族の病理、交友関係、地域性など)が複合的に絡んだケースが多く、家族に対する福祉的支援や保健行政による訪問ケアなど、地域の社会資源との連携が必要となることも少なくない。

● b．生物学的要因

ⅰ）脳機能の問題

ここでは、機能性精神疾患(「内因性精神病」)、器質性精神疾患(「外因性精神疾患」の一部)、発達障害の3つのタイプを区別しておくとわかりやすい。メンタルヘルスの問題が深刻化するのは、これらの生物学的要因に加え(特に発達障害では)心理社会的・環境的要因が関与している場合が多い点に注意を要する。

機能性精神疾患には、統合失調症、うつ病、双極性障害(躁うつ病)などが含まれる。これらは肉眼的にわかるような脳の病変が見つからないことが多く、個人の素因によって発生した脳の機能障害が発病の主な原因と考えられる。

器質性精神疾患とは、MRIやCTのような脳画像検査でわかるような病変と関連して精神症状が出現した場合を指す。原因として、頭部外傷、脳炎、脳腫瘍、てんかん、脳変性疾患などがある。

発達障害とは、乳幼児期頃から特徴が現れ、それが発達過程を通じて持続し、生活上のハンディキャップとなりやすいような児童精神疾患を指す。具体的には、知的障害(精神遅滞)、自閉性障害(自閉症)・アスペルガー障害を含む広汎性発達障害、学習障害(読み障害、書字障害、算数障害など)などを指す。医学的には発達障害に分類されない注意欠陥/多動性障害(AD/HD)も、教育現場では発達障害として特別支援教育の対象となっている。

ⅱ）身体疾患や薬物と関連するもの

感冒などの感染症、代謝性疾患(フェニルケトン尿症など)、甲状腺疾患、自己免疫疾患、産科的疾患(月経前緊張症)をはじめとする身体の病気により精神症状が現れたものは"症状性精神疾患"と呼ばれ、これらも「外因性精神疾患」の一部である。ステロイドやインターフェロンなど薬剤の使用と関連してうつ症状などの精神症状が現れた場合も「外因性精神疾患」に含まれる。

● c．境界領域にあると考えられるもの

心理社会的・環境的要因と生物学的要因の重なり合いが背景にある問題も少なくない。例えば、

小児科でいう「心身症」では、一方で喘息やアトピーのような身体疾患をもち、他方でその症状が心理社会的・環境的要因の影響を強く受けて変化する。そのため、内科医療を併行してメンタルヘルスの対応にあたる必要がある。

(2) 学校におけるメンタルヘルスの問題の現状

日本学校保健会が行った「保健室利用状況に関する調査報告書。平成18年度調査結果」[1]およびメンタルヘルスに関する調査結果を含む「子どものメンタルヘルスの理解とその対応」[2]に主として基づき、近年のメンタルヘルスの状況を概観する。

● a. メンタルヘルスの問題を持つ児童生徒数

1校あたり1日あたりの保健室利用者数(平均)は、小学校40.9人、中学校37.9人、高等学校35.6人であり、小学校における利用者数はその5年前(平成13年度)の調査と比べて増加している。保健室利用者のうち"記録を必要とする"(すなわち本格的な問題を抱えた)子どもにみられる健康問題の主な背景要因については、「主に心に関する問題」が4割以上を占めており、小学校、中学校、高等学校のいずれにおいても「主に身体に関する問題」(3割前後)を上回った。このように、現在ではメンタルヘルスが学校保健の中で主たる問題となっている。養護教諭がメンタルヘルスに関する問題で支援した子どもの1校あたりの人数は、小学校14.8人、中学校34.8人、高等学校31人という数に上り、小学校で既にかなりの人数に及んでいることがわかる。

● b. メンタルヘルスの問題の内容

養護教諭が相談にあたったケースのうち、精神科、小児科、心療内科、内科をはじめとする医療機関を受診した割合が小学校で既に2/3を超えており、高等学校では約3/4を占めている。このことは、既に小学生の時点で医療を必要とするメンタルヘルスの問題の占める割合が大きいことを示している。メンタルヘルスの問題を種類別にみると、人間関係や身体症状に基づく不安のほかに、精神疾患、発達障害をはじめとする医療的問題、自傷行為、性に関する問題が高い割合でみられた。

以上の調査結果とともに、自治体設置の不登校相談機関や学校医による諸報告をもとに推測すると、児童生徒の抱えるメンタルヘルスの問題のうち、医療を要するもの、中でも生物学的要因を背景に持つ割合が半数を大きく上回る割合を占めていると考えられている。一例として筆者らが京都府近郊を対象とした相談および診療ケース(3年間、計約500件)をもとに試算したものでは、主な背景が心理社会的・環境的要因であるものが約3割、生物学的要因であるものが約7割(発達障害が約5割、機能性疾患と器質性疾患で約1割、身体疾患に合併したものが約1割)であった。このことより、メンタルヘルスの問題は、スクールカウンセリングをはじめとする校内での教育相談で対応が完結するケース(心因性疾患の一部)よりも、医療的介入を必要するもの(脳機能の問題が背景にあるもの、身体疾患と関連するもの、および専門的治療を要する心因性疾患)が多いことがわかる。

3 「生徒指導」領域とされる問題からみたメンタルヘルスの動向[1)5)6)]

(1) 不登校

不登校は近年、生徒指導領域の代表的問題となっている。平成21年度調査による小・中学校にお

ける不登校児童生徒数(国・公・私立)は12万2千432人(在籍数の1.15%)であり、前年度より4,500人(約3.4%)減少しているが、在籍児童生徒数に対する割合からすると0.03%の減少に相当しており、巨視的にみた場合、平成10年以降は基本的に横ばい状態といえる。高等学校(国・公・私立)における不登校生徒数は約5万2千人であり、昨年より人数の上では約千人減少しているが、在籍生徒数に対する割合からすると小・中学校の場合と同程度の0.03%である。小・中・高校とも学年が上がるにつれ不登校生徒数は多くなっている。このように近年の傾向として、不登校に関しては明らかな改善の傾向は認められていない。不登校の背景として、友人・親子をはじめとする人間関係の問題、疾病や個人的問題と答えた者が多く(いじめは2.6%にとどまっている)、メンタルヘルスの問題が密接に関与しているといえる。

(2) 保健室登校

保健室登校の児童生徒数(公立学校)は、千人あたり小学校2.0人、中学校6.6人、高等学校2.8人であり、平成13年度と比べてどの校種でも増加していた。性別については、小・中・高等学校とも女子生徒が男子生徒を2〜3倍程度で上回っていた。

(3) 暴力・いじめ

小・中・高等学校(国・公・私立)における暴力行為については、平成21年度の発生件数が約6万1千件(前年度より約1千件増加)であり、小・中学校においては過去最高の件数に上っている[6]。次に、小・中・高・特別支援学校におけるいじめについては、認知件数が約7万3千件であり、前年度より約1万2千件減少している。

(4) 自死(自殺)

小・中・高等学校(国・公・私立)を合わせて自死した児童生徒数は165人(文部科学省、平成23年)となっている。この人数は、一時380人に及んだ昭和50年代と比べて減少はしているものの、平成に入ってからは増減を繰り返している状況といえる。自死した児童生徒の置かれた状況に関する調査結果からは、家庭の要因、いじめ・対人関係の悩み、発達障害をはじめとしてさまざまなメンタルヘルスの問題の関与が疑われる。

近年、とりわけいじめによると考えられる自死が社会的注目を浴びている。しかしながら、これまでの多くのケースでは、学校(あるいは教育委員会)による生徒指導上の対応の問題点についてのみ調査が行われるに止まっている。今後は学校精神保健の視点からも自死が発生した状況や背景を調査し、事実の冷静な把握に努めることが急務である。

4 メンタルヘルスに関する教育行政の認識と法改正

これまで述べたような近年の状況を受け、平成19年に開かれた中央教育審議会スポーツ・青少年分科会(学校健康・安全部会)より、学校保健を重視した学校運営、校内体制の整備、医療機関との連携、学校保健に果たす養護教諭の役割の明確化と重要性などが答申として出された。それに続い

表 1. 学校保健安全法の関連条文

第九条
養護教諭その他の職員は、相互に連携して、健康相談又は児童生徒等の健康状態の日常的な観察により、児童生徒等の心身の状況を把握し、健康上の問題があると認めるときは、遅滞なく、当該児童生徒等に対して必要な指導を行うとともに、必要に応じ、その保護者(学校教育法第十六条に規定する保護者をいう。第二十四条及び第三十条において同じ。)に対して必要な助言を行うものとする。

第十条
学校においては、救急処置、健康相談又は保健指導を行うに当たっては、必要に応じ、当該学校の所在する地域の医療機関その他の関係機関との連携を図るよう努めるものとする。

て、学校保健法が約50年ぶりに「学校保健安全法」として改正され、平成20年6月に公布された。この学校保健安全法では、養護教諭のみならず全教職員による児童生徒の健康観察と保護者への助言(第9条)、地域の医療機関との連携を図ることが(第10条)が明確に義務づけられた(**表1**)。平成23年8月には、それに基づく学校保健の実践に向けた基本資料[9]が文部科学省より出版されており、学校保健に関与する医療関係者も参考にすることが望まれる。なお、教育行政上、学校保健におけるメンタルヘルス関連業務(教職員および学校医)は、「健康相談」および「保健指導」という概念にほぼ集約されている。

3 学校医

1 学校医の役割

学校医の設置は法令(学校保健安全法、第二十三条)に基づくものであり、その職務内容は文部科学省令(学校保健安全法施行規則、第二十二条)に規定されている。学校医の職務は本稿のテーマであるメンタルヘルスにかかわる健康相談(診察やカウンセリングを含む)、保健指導(治療に向けた助言、啓発、教育的指導を含む)にとどまらず、健康診断、予防医学的取り組み、感染症対策、救急措置、衛生管理、学校保健および学校安全の計画立案等と多岐に及んでいる。しかし、内科・小児科医・外科系医師と比べ、児童精神科医が学校医を務めるケースは極めて少ないことが現状の問題となっている。

2 学校医の業務の現状と課題

学校医を担う医師の多くは診療所あるいは病院の勤務と兼任しており、多忙な本務との両立に苦労している場合が多い。そのため、学校医の業務をすべて実施することは極めて困難であることが予想される。メンタルヘルスの対応についても、先述の調査[2]によると学校医がメンタルヘルスに関する問題で支援した子どもがいた学校の割合は、小学校(13.3%)、中学校(11.8%)、高等学校(15.5%)と少なく、メンタルヘルスの問題を抱える子どもの多さに比して、学校医が十分に関与できていないという現状が示されている。また、学校保健計画の立案に極めて重要と思われる「学校保健委員会」についても、開催頻度が少ないという学校側の問題も同調査より明らかとなった。

以上の問題に関して、日本学校保健会および文部科学行政を通じてわが国の学校保健を推進してきた中津[8]は次のように分析している。中津は地域の中核病院において救急体制を含む小児科医療の激務をこなしながら、長期にわたり学校医として多くの貢献をなしてきた経験の中で、学校医の職務が十分に行われていない原因として以下の点を指摘している（表現は一部改変）。これらは学校保健の現場でしばしば発生しており、解決が望まれる問題であると考えられる。
①学校保健および法令で定められた業務に関する学校医の理解のなさ
②学校医の意欲や情熱の問題
③学校医の多忙による時間的な制約
④学校医に対する学校側(管理者、教職員)の遠慮
⑤学校保健に関する業務を内部処理で済まそうとする学校側の慣習

3 学校医と学校の連携の推進

前項で挙げた課題を踏まえ、学校医と教職員の連携について中津[8]は以下のように提言している。いずれも適切かつ具体的で現実性のある目標であり、現状を改善する効果が期待される。
①健康診断の事後措置および健康相談に関して養護教諭と連携・協力して行う。
②メンタルヘルス委員会("特別支援教育委員会"、"いじめ対策委員会"、"不登校対策委員会")などの校内組織が円滑に機能するために、校医として助言・指導等を行う。
③学校保健委員会の開催および運営に積極的に協力する。
④心身に問題をもつ子どもに対して、医療機関の受診が必要かどうかの判断を学校側と協議する。また、地域のどの医療機関が適切であるかについて助言を行う。
⑤医療機関や相談機関への受診が実現しない場合には、校医として、その必要性について保護者が理解するように働きかける。
⑥学校関係者、特に養護教諭や校長と気軽に相談することができるためには、普段から連絡を積極的に取り、敷居を低くしておくように努める。

4 メンタルヘルスの問題に応じた教育との連携

IIの2で述べたように、児童生徒の抱えるメンタルヘルスの問題は多彩であり、医療と併行して、教育現場では疾患や障害の性質に応じた支援が必要となる。以下、精神疾患の種類に応じた留意点のうち要点のみ簡潔に述べる。

1 外因性精神疾患

外因性精神疾患、例えば脳炎や先天性代謝疾患に伴って精神症状が現れている場合(それぞれ器質性精神疾患および症状性精神疾患)、何よりも早急な内科的治療の開始が必要である。特に女子の場合、年齢が上がるにつれ甲状腺疾患に伴ううつ状態や月経前緊張症による精神症状などの頻度が高いものとなる。そのため、内分泌疾患や自己免疫疾患、産科疾患の可能性を念頭におくよう学校

側に助言することが重要である。

　原因疾患の治療開始後は、精神症状のコントロール、次いで通学再開に向けたリハビリテーションなどを経て登校再開に向かうことになる。その段階では、本人の回復段階や心身の状態について、保護者の同意のもとに医療機関から学校へ情報提供し、残遺症状や心身の回復状態に応じた支援を学校が実施できるよう連携することが大切である。

2 内因性精神疾患

　統合失調症や双極性障害(躁うつ病)など頻度の高い内因性精神疾患については、学校側はできるだけ早期に発症に気づくことが最も重要であり、それが可能となるような健康観察や基礎知識の習得に心がける必要がある。保護者は子どもの様子の変化に気づいても、早急な児童精神科受診が必要であるという認識をもっていないことがある。そのため、学校で集中力低下、独語、多弁、多動、イライラなど普段とは異なる様子がみられた場合、その原因として心因性の背景だけでなく内因性精神疾患の可能性を念頭におくことが大切である。

　内因性精神疾患が疑われた場合、必要に応じて学校医の協力を得て、早急に児童精神科を受診するよう保護者に働きかけることが重要である。無事に医療受診につながり、治療が進んで登校再開を検討する時期になると、必要な範囲で治療の状況(病状、本人の病識、薬物の効果や影響など)を校内関係者が共有できるよう、医療側は保護者の同意のもとで学校側と連携するよう努めることが大切である。登校再開にあたっては、当初にとるべき配慮や学校における経過観察の留意点(再発の徴候など)を学校側に伝えておくことが重要である。無事に登校再開した後は、病状に関する主治医の評価(例えば"症状は一応治まったが不安定である"など)や処方の狙いとその影響(例えば"安定期に入るまで敢えて強めに鎮静を図っているため日中に多少の眠気がある"など)を学校側が把握しておくと、学校および家庭で一貫性のある支援となりやすい。

3 心因性精神疾患、その他

　心的外傷後ストレス障害、虐待やダブルバインドな親子関係などに起因する解離性障害など心因性の要因が密接に関与する病状が疑われる場合、これらの専門的治療が可能な医療機関につなぐことが肝要である。そのような疾患では、治療にあたりプライバシーに深くかかわる事項を扱うことが多い。そのため治療的関与は専ら治療者に委ね、学校ではトラウマを想起させるような刺激を避け、できるだけ普段どおりの自然な状況の中で安心して過ごせるよう配慮するという支援が望ましい。病状の共有については、学校側が必ずしも治療内容に踏み込んだ情報を得る必要はないが、可能であれば治療の進展状況とそれに対して関係者が留意すべき事項を治療者から提供を受けておくと安心である(例えば"トラウマ治療の核心部分の治療を開始したため、一時的に普段より不安定で症状が再燃するように見える状態がしばらく続くが、対応はいつもどおりでよい"など)。

　虐待については、もし身体検査や処置などでその可能性に教員が気づいた場合、校長を含めた校内関係者と学校医が連携したうえで本人に関する情報を集めることが大切である。その結果、虐待の可能性が強まった場合には公的児童福祉機関に相談し、次の対応へと進める必要がある。但し、

身体状態や生命的安全からみて緊急を要する場合は直ちに上記機関に通報するとともに、学校として取り得る対応を検討すべきである。

4 発達障害と関連障害

　広汎性発達障害(自閉症スペクトラム障害)については、学校という集団の場における取り組みが、そのまま広汎性発達障害の児童生徒がもつ対人相互性(社会性)の困難を改善する効果を有する。そのため学校での支援は治療的介入の意味でも極めて重要である。近年では、本障害の一型であるアスペルガー障害(アスペルガー症候群)への理解も広まり、さらに障害が目立たない「特定不能の広汎性発達障害」にも正しく注目が向けられるようになりつつある。広汎性発達障害は社会性の困難や強迫的なこだわりという診断的特徴に加え、パニックへの陥りやすさ、感覚過敏、不器用さ、自律神経系の不安定など数々の随伴特性をもっており、てんかんや双極性障害をはじめとする併存障害を有することも多く、また、被害念慮、うつ状態などの二次障害を生じやすい。そのため、学校での支援を進めるうえで医療との連携は不可欠である。以上の理由により、医療と教育との密接な連携が最も重要となる障害である。

　これに対して、学習障害については、まず学校側が一般的な教科学習の遅れではなく、読み、書き、算術などの基本的技能が、子どもの全般的能力と不釣り合いに遅れている(それが学習不足に起因しない)点に気づくことが先決である。学習障害が認められた場合、学習上の支援に加え、この障害によるクラスメートとの関係への影響や自己評価の低下に注意した支援が求められる。わが国では行政制度上、発達障害の1つと位置づけられている注意欠陥/多動性障害(AD/HD)は、不注意による指示の通りにくさや多動や衝動性による授業や他生徒への影響のため、学校にとって"生徒指導上の問題"を生じやすい。学校側としてはまず、これらを"反抗"、"怠慢"、"親の放置"、"故意の妨害"と誤解せず、本人の意図とは別の次元にある"障害"に起因する問題であることを認識することが重要である。本障害は薬物治療が有効であることが多いが、授業環境の整備や手短かでシンプルな教示の導入により改善する部分も多い。本障害をもつ子どもは家庭、学校ともにおいて叱責の対象となりやすいため、正しい診断は子どもの精神発達にとって大変重要である。

　最後に、知的障害(精神遅滞)はわが国の学校教育では長らく"特殊教育"の対象として取り組まれており、医療よりも主に福祉の対象という位置づけがなされてきた。しかし実際には、知的障害の程度に応じたさまざまな精神医学的問題が生じやすく、併存障害の多さと並んで医療の関与を必要とすることが多い。また、虐待や(女子の場合)性被害の犠牲になりやすい点も学校保健にとっての重要課題であり、これらのリスクを念頭においた教育環境づくりをするよう学校に助言する必要がある。

5 事　例

　ここでは、これまで述べてきた学校保健のシステムに則った組織的対応の在り方を示す例を示す(文献4)を一部改変)。なお、本事例は実際のケースをもとに学校が遭遇しやすい問題を呈する典型

例を構成した仮想事例である。

　対象となった生徒：中学1年生、男子

　学校が介入を始めるまでの経過：母親、弟との3人暮らし（父親とは離婚）。小学生時、不登校傾向がみられた。こだわりが強く、他人の誤りを細かく指摘することによるトラブルや成績の激しいアンバランスがみられ、児童精神科医を受診した結果、アスペルガー障害と診断された。小学校から特別支援学級を利用しているが、中学1年になってから欠席が増え、頭痛を訴えて度々保健室を訪れていた。

　＜介入後の動き＞

①状況把握・情報収集

　担任はまず養護教諭と相談し、「頭痛を訴えて保健室に来ることが多く、心配なため相談したい」と母親に伝え、養護教諭とともに面接を行った。母親は、自分が統合失調症で精神科へ通院中であること、そして5歳下の弟が多動（後でAD/HDと診断）で、母親はその対応に追われていることを話した。母親は子どもたちの不適応は自分の育て方のせいだと思い、子どもが学校を欠席すると不安や罪責感が強まると語り、それが病状の悪化にも関係している可能性がうかがわれた。保健師が母親の支援にあたっており、主治医と連絡を取りながら家庭訪問をしていることもわかった。

②対　　応

　担任と養護教諭は学校医と相談し、学校が生徒の主治医から直接助言を得る方針とした。母親の了解のもと、担任と養護教諭は母子が児童精神科を受診する際に同行し、学校からみた子どもと母親の様子について学校医に伝えた。主治医からは、本生徒の場合、不適応は決して育て方のせいではないという説明があった。そして、特別支援学級では1日のスケジュールをわかりやすく提示するなど構造化を図ることで本人の混乱を減らし、他生徒とトラブルが生じた場合には、すぐに問い詰めたり、生徒指導的な措置を急がず、本人が落ち着くのを待ってトラブルが起きたいきさつを丁寧に聞くことがよい効果を生むとの助言があった。

　学校はそれらの助言を基本に据えた対応を開始し、担任と養護教諭が適時、生徒の受診に同行して状況報告するとともに、支援の在り方について確認した。具体的な対応については、その都度、校長を含む校内メンタルヘルス委員会で検討した後、他クラスの担任にも周知と共通理解を図り、校内全体の協力が得られるよう努めた。担任は、週に3度、昼休みに生徒と個別に話す時間を設け、生徒が考えていることを把握し、安心感を与えるよう努めた。母親とは月に1度、養護教諭が面接を行い、生徒の家庭での様子と母親自身の状態を把握した。養護教諭が自治体の福祉課に相談した結果、母親の養育負担を軽減する目的で、放課後や長期休みは障害者自立支援法による日中一時支援事業（レスパイトサービス）を利用することにした。

③経　　過

　学校では主治医の助言に沿った方向で本生徒への特別支援を続けたところ、支援開始後1ヵ月ほどで生徒の頭痛とイライラが軽減し、生徒同士のトラブルも少なくなった。支援関係者間で対応を一貫させるため、学期に一度、母親、養護教諭、担任、レスパイトサービス事業所の支援員、自治体の担当保健師とで支援会議を開き、主治医の意見を参考にしながら対応方針を検討した。支援開

始から3ヵ月後には欠席がなくなり、母親の状態もかなり安定するようになった。

　<解　説>

　生徒が特別支援を必要としており、保護者にも精神疾患があるため、家庭の支援を並行して行うことが生徒の安定にとって重要であった事例である。まず、養護教諭、学校医と相談し、次いで校内組織を活用した取組が行われており、教員の共通理解がスムーズに得られている。さらに、主治医、保健所など校外の専門機関や地域資源を活用し、効果的な連携を図っている。

　最初に、生徒の主治医が母親に対して、子どもの障害の性質(すなわち生物学的要因によるものであること)をはっきり説明したことは重要であり、母親の自責感を減らすだけでなく、教員の生徒理解にとっても重要である。その後、校内で明確な役割分担をし、保護者への支援を直接・間接的に行ったことも非常に有効であった。生徒の主治医(学校医の場合も含む)は生徒を支える校内・校外体制を把握したうえで、それがより有効に連携できることを念頭に置いて助言を行うことが医療にとっても有益である。

　なお、本事例でみられた学校外の社会資源との連絡は、本来、ソーシャルワーカー(スクール・ソーシャルワーカー)が専門とする領域である。また、本事例では養護教諭が母親面接を担当しているが、スクール・カウンセラーの配置された学校では、分担を依頼するのも一法である。その場合、母親の病状に関する情報の共有と緊急時の対応についての体制を確認しておく必要がある。

おわりに　1日の生活時間に大きな割合を占めている学校生活は子どものメンタルヘルスに大きな影響を及ぼしている。また、学校が子どものメンタルヘルスに果たす役割は、精神疾患への予防的取り組みにとどまらず、早期発見、早期介入への方向づけ、医療機関での治療と併行したケア、学校復帰に向けた支援、再発予防と幅広い。さらに、広汎性発達障害のように、学校での取り組みがそのまま治療的な適応向上の効果をもたらす障害がある。このように、子どもの精神発達に極めて大きな役割を果たす学校保健を促進することは、児童精神科医にとっても最重要の職務の1つといえる。それが円滑に行われるよう、学校という組織の特徴を理解し、学校保健に定められたシステムを援用した取り組みが望まれる。

(十一元三、義村さや香)

● 参考文献

1) 財団法人日本学校保健会：保健室利用状況に関する調査報告書(平成18年度調査結果)．2008.
2) 財団法人日本学校保健会：子どものメンタルヘルスの理解とその対応．2007.
3) 采女智津江(編)：新養護概説(第6版)．少年写真新聞社，東京，2012.
4) 文部科学省：教職員のための子どもの健康観察の方法と問題への対応．2009.
5) 文部科学省：報告書(平成21年度「児童生徒の問題行動等生徒指導上の諸問題に関する調査」について)．平成22年8月5日.
6) 文部科学省：報告書(平成21年度「児童生徒の問題行動等生徒指導上の諸問題に関する調査」について)．平成22年9月14日.
7) 文部科学省：子どもの心のケアのために；災害や事件・事故発生時を中心に．2010.
8) 中津忠則：平成20年度全国養護教諭研究大会(鳥取)シンポジウム(こころの健康)．pp38-41, 鳥取, 鳥取県教育委員会.
9) 文部科学省：教職員のための子どもの健康観察及び保健指導の手引．2011.

… IV. 精神保健をめぐる諸問題

3. 地域精神保健

はじめに 「地域」というキーワードから子どもたちの心の諸問題/諸課題を振り返ったとき、いったいどのような支援が可能なのだろうか？ 本稿では、「地域」という概念を子どもたちの「生活の場」として改めて捉え、具体的な＜支援の在り方＞について、いくつかの視点から考察してみたい。

1 ──「メディカルモデル」と「バイオサイコソーシャルモデル」──

「生活の場」としての「地域」の重要性を確認するために、まずは2つのモデルを提示しておきたい。

1 メディカルモデル

近代西洋医学の基盤には、「病気は、身体のさまざまな部位の機能障害の結果である」(Hewa S & Hetherington R, 1995)とする考え方がある。これを「メディカルモデル」という。ここには「機能不全に陥った部位を、さまざまな技術を用いて治療し改善させる」という、いわば＜問題解決志向型＞の考え方がある。

この発想を子どもたちの心の諸問題/諸課題にそのまま適応すれば、「学校へ行かずにひきこもっているが、＜どうしたらよいか＞？」、「思いどおりにならないとすぐに暴れるが、＜なんとかならないか＞？」という、how to 的な発想に終始しやすい。確かに、発達障害における脳の生物学的機能障害の所見などは、日進月歩で解明されつつある。いずれは問題解決志向的に根幹治療が可能な時代が来るのかも知れないが、それにしても、果たしてこの視点＜だけ＞で、子どもたちの心の諸問題/諸課題に対峙できるのだろうか？

2 バイオサイコソーシャルモデル

一方、人間を「機能部位の集合体」としての生物学的存在だけでなく、「感情をもった」存在、「社会で生きる」存在として捉え、現実の世の中とのかかわりの中で捉え直した考え方が「バイオサイコソーシャルモデル」である(Engel G, 1977)。メディカルモデルの主たる関心事が「症状」であるとすれば、バイオサイコソーシャルモデルのそれは「人」そのものであるといえる(図6)。

さて、脳の機能障害を指摘できない定型発達児/者であっても、青年期ともなれば＜疾風怒濤の時代＞に突入し、いわゆる「青年期の危機」に直面する。これは多くの人が通過する関所のようなものであり、この時期には怒りや葛藤、不安、時に抑うつなどのさまざまな心理的反応が表出される。これらは一見好ましからざるものに見えるけれども、それは発達段階における「正常心理」としての

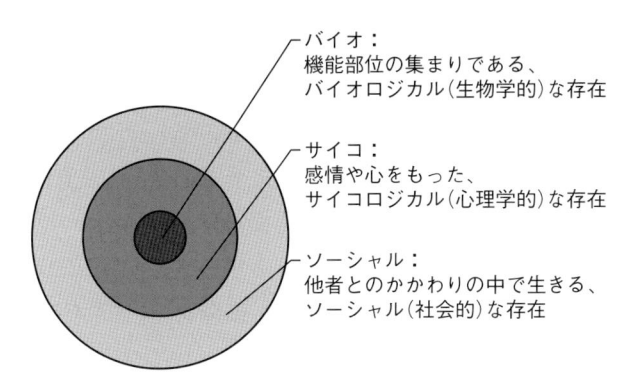

図 6. バイオサイコソーシャルモデル〜「人のあり様」を捉える視点として〜

バイオ：
機能部位の集まりである、バイオロジカル（生物学的）な存在

サイコ：
感情や心をもった、サイコロジカル（心理学的）な存在

ソーシャル：
他者とのかかわりの中で生きる、ソーシャル（社会的）な存在

表出であり、「脳の機能障害」としての病的症状ではない。同様に、子どもたちが表出するさまざまな＜気になる所見＞も、そのすべてが脳の機能障害の結果として提示されるものばかりではない。「人間らしい豊かな感情をもった」彼らの営みの結果として、あるいは「社会（他者）とのかかわりの中で生きている」彼らの営みの結果として、さまざまな要素が絡み合って表出される事象なのである。そして、これらすべてを包含しながら提示してくる「場」が、生活の場としての「地域」ということになる。

いま一度、バイオサイコソーシャルな視点から地域を俯瞰し、子どもたちへの具体的な支援のあり方を考察してみたい。

2 ──「横の広がり」としての地域

子どもたちの生活の場を＜ある時点での空間的な広がり＞という視点で捉えてみると、それは「横の広がり」と表現できる。この視点から子どもたちの日常生活を眺めてみると、概ね3つの場で捉えることが可能だろう（図7）。①学校、②家庭、③その他、である。それぞれの場で、どのような支援が可能なのだろうか？

1 学　校

詳細は前項（Ⅳ-2. 学校精神保健）に譲るが、ここでは学校（幼稚園・保育園・学童保育などを含む）のもつ2つの機能に着目したい。

1つは、子どもたちが一般社会に巣立つ前の「トレーニングの場」としての学校機能である。ここでは単に教科教育のみならず、「社会を生きていく人間」として必要な＜知・情・意＞すべてにおけるさまざまな能力の涵養を行う。この活動を通して、子どもたち個々人がもつ興味・関心や得手・不得手など、彼らの特性が徐々に形成されつつ浮き彫りになる。このことは、「定型発達としての個性」が明らかになる場合もあれば、「障害要素としての特性」が顕在化する可能性をも意味している。とりわけ「高機能」の一群に分類されるアスペルガー障害などでは、中学校や高等学校になってから

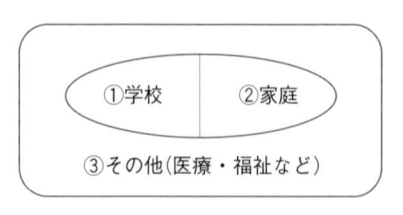

図 7.「横の広がり」としての地域
～「空間的な広がり」の視点から～

①学校　②家庭
③その他(医療・福祉など)

初めて、その障害要素に気づかれる場合も多い(後述)。

これらのことが、学校のもつ2つ目の機能、すなわち「アセスメントの場」としての機能に関連してくる。支援の視点として重要なことは、子どもたちが呈するさまざまな所見に、まずは「気づく(気づける)」ことであろう。そして、もし配慮すべき所見があれば、それが「努力不足」や「怠学」といった道徳的/教条的な視点からの可能性だけでなく、不可抗力としての「脳の機能障害」の可能性も加味しながら、幅広い視野でアセスメントする姿勢が求められる。

このとき、学校内の教職員間で、率直な意見交換が行える雰囲気があるかどうかは極めて重要である。あるいは学校内のみならず、市区町村単位で行われる適正就学指導委員会などを通じて、医師や心理士、地域の保健師などを含めた多職種間での意見交換や考え方の擦り合わせが可能であれば、なお望ましい。「話し合いの場」が「学習の場」になると、学校自身のアセスメント能力は飛躍的に向上するだろう。

2 家庭(家族)

家庭は「最も小さな社会単位」であり、子どもたちにとっては紛れもない「社会」である。家庭も学校同様、さまざまなトレーニングの場であり、時にアセスメントの場である。けれどもそれ以上に、本来的には子どもたちの「癒し」や「安心」の場に＜なるべき＞場所でもある。家庭(家族)機能が応分に発揮され、家庭内での力動的なかかわりが有効に機能していれば、仮に子どもたちがさまざまな危機に直面しても、その反応に対して受容的かつ保護的な作用が働く。

ところが、必ずしも家庭内にこのような機能が十分に備わっているとは限らない。とりわけ発達障害圏の子どもたちの家庭では、それまでのさまざまな経緯から、当該児と親きょうだい間に陰性感情が蓄積され、その機能が不全状態に陥っているケースも少なくない。このような場合、周囲は当該児への「直接介入」を目指しがちだが、いま一度、家庭(家族)に対する「間接的支援」の可能性に着目したい。すなわち、母親・父親をはじめとする「子どもを取り巻く大人たち」の苦しみを、じっくり傾聴し、受容し、彼ら自身の心の整理や気づきを促しながら、家庭がもつ＜潜在的な機能＞を支える援助構造である。この視点は、「援助者の援助」と換言することも可能だろう。周囲の大人の心理的安定が子どもたちのメンタルヘルスに大きく寄与する例は、多くの専門家が経験していることだろう。

加えて、家庭(家族)の安定は「障害受容」の観点からも大切な要素となる。現時点では根本的解決が難しい発達上のさまざまな障害は、問題解決志向型の発想からだけでは、有効な支援体制の構築は望めない。Problem oriented な視点が"治療(cure)"だとすれば、支援の発想はそれだけではないだろう。当事者の思いが整理され、彼ら自身の気づきによる＜主体的な変化＞を支える"ケア(care)"の支援構造も、意識されて然るべきではないだろうか。

3 その他

(1) 医　療

　地域のもつ社会資源の1つとして、「医療」の積極的な活用は論を俟たない。一般的に医療というと、先に挙げたメディカルモデルのように、「治療」という側面が強調されやすい。けれども、子どもたちの精神保健においては、やや異なる構造をもつことも認識しておきたい。

　前項でも述べたとおり、定型発達の子どもでさえも「正常な危機」は訪れる。子どもたちの気になる行動のすべてが、医療的な治療対象となるわけではない。この点を踏まえれば、医学医療のもつ第一義的な役割は、子どもたちの行動表出が「何に起因するのか」、「どのような原因で生起しているのか」についての＜アセスメント(診断)機能＞ということになるだろう。繰り返しになるが、「病院に行けば何とかしてもらえる」のではなく、「現状を踏まえ」、「今後の対応の方向性を見い出す」その手始めを、当事者とともに考えていくのが、医療機関の果たし得る最初の役割である。

　そのうえで医療が担いうる次の役割は、主として脳の機能障害が推定される発達障害圏や知的障害圏などのうち、「症状レベル」でのコントロールが必要な一群ということになる。薬物療法などがこれに該当するだろう。けれども、これとて現時点では根幹治療にはなり得ず、この先行の心理社会的な「育て」への足場づくりと捉えるべきだろう。「療育」という言葉が示唆するところは極めて大きい。それは「治療(≒マイナス要因の除去)」と「教育(≒プラス要因の創造)」の両面から、さまざまな職種が協力的かつ継続的にかかわることの必要性を、端的に説いた言葉だからである。

　その一方で、医療が担い得る別の役割も存在する。病院の「外」での役割である。例えば、学校教職員との連携による学習会の実践や児童生徒や保護者へ向けての学習機会の提供、行政機関と連携した地域へ向けての啓発活動などである。医師は直接的な診療行為以外に、地域での多職種連携の中で、その専門性を応分に発揮し得る立場にある。学校や行政は「社会資源としての医師」を、今まで以上に積極的に活用すべきである。

(2) 福　祉

　児童相談所をはじめ、地域の福祉資源の多くは行政機関としての公のものだが、私的な支援機関として尽力されているところも少なくない。いずれも1つの機関だけで十分な支援機能を発揮できることは少なく、ここでも有効な多職種連携が求められている。

　地域を基盤とした支援を模索するうえで、子どもたちが置かれている「地域特性」は重要な要素となる。例えば、大都市圏ではさまざまな社会資源の充実が利点となる一方、子どもたちの生活そのものはやや見えにくくなる傾向がある。自宅はA市、学校はB市、サッカーと塾はC市……という具合に、「生活の場」が拡散しやすいこともその一因である。これとは対照的に、地方都市や中山間地域では、社会資源に乏しいことが不利な要素となる一方、生活圏が一定範囲で完結しやすく、過去の生活史も含めたさまざまな状況が把握しやすい(されやすい)特性をもっている。地域間格差はさまざまに指摘できるが、視点を変えれば、その優劣はつけ難いものである。むしろ各々がもつ地域特性を＜長所＞と捉え、その要素を実効的な支援に反映させる発想が好ましいだろう。

Ⅳ. 精神保健をめぐる諸問題

　福祉領域が担う社会資源は多岐にわたり、公/私設すべてを網羅的に把握している専門家は、(実は筆者も含めて)極めて少数だろう。子どもたちの支援を具体的かつ実効的に行ううえで大切なことは、社会資源のすべてを網羅的に知ることではなく、まずは支援者が、自分に近い多(他)職域の専門家と「顔の見える関係性」を構築することから始めてみることである。数人でもネットワークができれば、事例の個別性に応じて、そこからまた連携の輪が広がる。事例そのものが次に必要な社会資源への示唆を与えてくれる、という言い方もできよう。いずれにしても、事例と丁寧に向き合うことが重要となる。

● 参考 ●　[ノーマライゼーション]

　「収容から地域」へ、あるいは「脱施設化」など、1950~60年代の北欧諸国での活動をきっかけに世界的に広まった概念である。知的障害者や精神障害者を、施設内で手厚く保護的に支援するばかりでなく、彼らの人権を尊重しながら、障害をもたない人々との「地域社会での共存」を目指そうとする動きである。

　この流れは、発達障害をはじめとした子どもの精神保健にも大きな示唆を与えている。発達障害者支援法(平成16年)や教育基本法改正(平成18年)に伴う特別支援教育の充実など、国の施策面からも発達障害児/者に対する理解は徐々に浸透しつつある。さまざまな困難を抱えた子どもたちに対する「周囲の温かい眼差し」は歓迎すべきことである。

　同時に、ノーマライゼーションの視点に立脚すれば、「上から目線の、過剰過ぎる支援」に対しても、専門家は厳に慎重でありたい。その精神の根幹は、障害を抱えた子どもたち自身がもつ＜生きる力への援助＞である。

---

3 ──「縦のつながり」としての地域

　ある時点での空間的な広がりを「横の広がり」とすれば、子どもたちの成長を＜時間的継続性＞の視点で捉えれば、それは「縦のつながり」と表現できる(図8)。子どもたちと地域のかかわりを、時間軸の視点から捉えることも可能である(石崎, 2008)。

　子どもたちのライフステージは、主として「生活の場」の変化に伴う、数年間隔での大きな変化の連続である。このことは、子どもたち自身のみならず、周囲の支援者や機関にも、円滑かつ継続的な変化を要求してくる。支援の継続性が断たれた場合、それまでの支援との変化量に戸惑い、以前にも増して不適応行動が増加するケースもある。各々のステージで、どのような支援が可能なのだろうか？

1 出生～入園前

　この時期の子どもたちにとって「定期検診」は重要である。定期検診の実施時期は地域ごとに若干異なるが、概ね3ヵ月、6ヵ月、1歳、1歳6ヵ月、3歳時などである。さまざまな障害要素があった場合、ここで発見され適切な支援介入が行えるかどうかは、その後の成長発達に大きな影響を与える。定期検診を受診しない(できない)家庭があった場合、そのこと自体に配慮すべき重要な所見が反映されているケースも少なくない。このような場合、地域の保健師が果たす役割は極めて大きい。

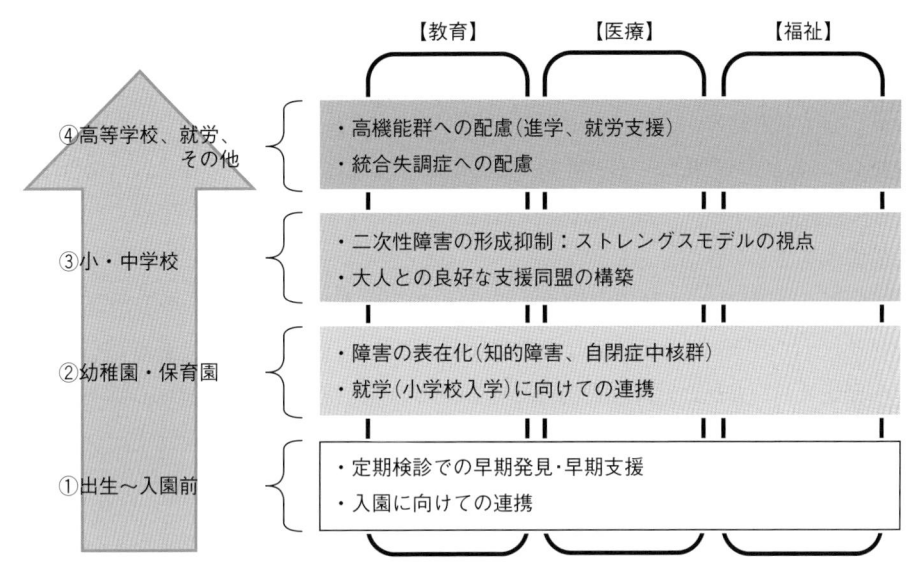

```
                              【教育】【医療】【福祉】

        ④高等学校、就労、    ┌─────────────────────────┐
          その他              │・高機能群への配慮(進学、就労支援) │
                              │・統合失調症への配慮              │
                              └─────────────────────────┘
        ③小・中学校          ┌─────────────────────────┐
                              │・二次性障害の形成抑制:ストレングスモデルの視点│
                              │・大人との良好な支援同盟の構築    │
                              └─────────────────────────┘
        ②幼稚園・保育園      ┌─────────────────────────┐
                              │・障害の表在化(知的障害、自閉症中核群)│
                              │・就学(小学校入学)に向けての連携  │
                              └─────────────────────────┘
        ①出生～入園前        ┌─────────────────────────┐
                              │・定期検診での早期発見・早期支援  │
                              │・入園に向けての連携              │
                              └─────────────────────────┘
```

図 8.「縦のつながり」としての地域～「時間軸」の視点から～

保健師を中心に訪問などで当該児の状態やその家庭状況を把握しつつ、その後の幼稚園・保育園との連携の準備を進めたい。あるいはすぐに次の支援段階に進めなくとも、この時期の生活状況が把握されていると、後に発達の諸問題が疑われた場合の大きな手がかりとなる。

2 幼稚園・保育園

子どもたちの知的水準や社会的なかかわり方の特徴が、徐々に表在化する時期である。自閉症スペクトラム障害の中核群では、その診断基準(「3歳までに～」)にもあるように、幼稚園・保育園で明らかな質的偏倚が確認されることが多い。幼稚園教諭や保育士が、保護者や地域の保健師らと連携を取りながら、(確定診断までには至らなくても)配慮すべき障害要素をもつ＜可能性＞に気づけると、その後の対応がより円滑になる。小学校入学前の段階で、市区町村の適正就学指導委員会などとの連携が図れればなお望ましい。群馬県内にある一村では、自治体を上げて「出生～幼稚園・保育園～小学校以降」までの一貫した地域での支援体制を整えており、さまざまな成果を上げつつある。

3 小/中学校

集団的行動統制が格段に要求されるようになるこの時期、早期からの事例個別的な支援体制が構築されていると、障害を有する子どもたちは「過剰かつ不必要な失敗体験」を回避できる可能性が高まる。

障害の存在に気づかれずに定型的な学校生活を＜無理強い＞された場合、多くの子どもは容易に不適応状態を呈するようになる。その結果、周囲からは＜ダメ出し＞をされ、「僕は出来の悪い奴だ」、「私なんか生まれて来なければよかった」という自己否定的な陰性感情が芽生え始める。自尊欲求(self esteem)はますます満たされなくなり、さまざまな二次的反応(イライラ・反抗・攻撃・回避・

意欲低下など)が生じ始める。いわゆる「二次性(併存)障害」の発露である。

　学校を含むさまざまな日常生活場面で、周囲の大人たちが悩まされる子どもたちの気になる行動の多くは、生来性の一次性障害のみならず、同等かそれ以上に、この二次性障害に起因する場合が少なくない。この意味からも、配慮すべきさまざまな障害要素が確認された場合には、その特性を十分に把握しながら、<ダメ出し>ではなく、適切な<成功体験>を獲得できるような支援体制を整えていくことが肝要である。

　このことは同時に、当該児童/生徒にかかわる「大人側のメンタルヘルス」にも大きく寄与する。障害要素としての「短所」を改めさせる発想ばかりでなく、個性としての「長所」を認めて伸ばす発想は、リハビリテーションにおける「ストレングスモデル」に通じるものであり、将来にわたっての子どもと大人の支援同盟関係をより円滑なものとする一助になる。これも早期支援介入の効能の1つと考えたい。

4 中学校卒業後(就労、高等学校、その他)

　とりわけ知的発達に大きな問題がみられなかった生徒(=高機能群)では、この時期になって初めて、発達障害の可能性に気づかれるケースが少なくない。「県内有数の進学校に入学したが、些細な友人関係ですぐにつまずいてしまう」(アスペルガー障害例)とか、「原付バイクの免許を取ったが、小さな事故がやたらと多い」(AD/HD例)などである。

　知的な高さ故に気づかれにくかった障害は、メディカルモデルとしての障害程度は軽度であっても、「周囲に認知されにくく協力が得られにくい」という意味で、サイコソーシャルな視点での障害程度の軽重とは必ずしも一致しない。むしろ能力が高い分、周囲からの要求水準も相応に高まり、<この世の中で生きていく>ことの困難さがより際立つケースもある。このことは、就労や高校進学についても同様である。知的障害が認定されれば、就労支援や高等養護学校進学などのさまざまな制度的配慮が受けられやすいが、高機能群についての社会的支援はいまだ確立されているとは言い難い。

　またこの時期、子どもの精神保健にかかわる専門家としては、10代後半頃から急激に増加する「統合失調症」にも十分な配慮が必要であることを改めて付言しておきたい。多彩な初発症状を有するこの疾患は生涯罹患率も高く(0.6～1%)、精神科的には配慮すべき重要な疾患の1つである。近年、発達障害圏の子どもたちの統合失調症への移行(合併)例が多数報告されており、疾患としての類縁性/近縁性も議論になりつつある。統合失調症の詳細は別項を参照されたいが、これが疑われた場合は早急に医療機関の受診を勧めるべきである。

4 ── 地域精神保健における「連携」の重要性

　前項までに述べた「横の広がり」と「縦のつながり」両方に共通した支援のキーワードは「連携」である。

1 「連携」の実際

バイオサイコソーシャルな視点を軸に、それぞれどの領域に強みをもつ専門家がいるのかを考えると、具体的な連携の構造がイメージしやすい。

例えば、バイオロジカル(生物学的)な視点から専門性を発揮しやすいのは、言うまでもなく医師である。障害のアセスメントやそれに伴う今後の対応、時に薬物療法による症状緩和などの支援が可能である。

サイコロジカル(心理学的)な視点からは、臨床心理士などが心強い味方となる。言語化が可能な高機能例はもとより、感情を言葉でうまく表出できない子どもたちをプレイセラピーや絵画療法などの技法を用いて心理状態を把握しつつ、内的葛藤の吐き出しを促したりする。あるいは親や教師たちが心理士のものの見方や考え方に学び、そのエッセンスを日常の支援に役立てることも可能である。

ソーシャル(社会的)な視点からは、地域の保健師や行政職員、あるいはソーシャルワーカーなどがいる。進学や就労の相談、障害者手帳の申請、経済的負担の軽減策など、さまざまな社会制度/社会資源のありかや、活用の術を知っている。

どの職種も「その道のプロ」である。しかしながら、単なる専門家の「寄せ集め」や「分業体制」だけでは、実効性のある連携は期待できないだろう。多職種間での連携を機能的に行うためには、どのような視点が必要なのだろうか？

2 支援の「目的」の共有化

障害の有無にかかわらず、すべての子どもたちに等しく与えられた条件は、ほかでもない「この世の中で生きていく」という命題である。そんな子どもたちに対して、周囲の私たちができること——それは、子どもたち自身がもつ＜生きる力への援助＞ということではないだろうか。この一点においては、職種の別にかかわらず、私たち援助者の誰もが共有し得る支援の「目的」になるだろう。

医師が病院で行う診察も、心理士による査定やカウンセリングも、教師の学校での働きかけも、保健師の家庭訪問も、ソーシャルワーカーの就労支援も、各々がもつ専門的な知識や技術は、前述の「目的」を達成するための「手段」に過ぎない。子どもたちが＜この世の中で生きていく＞ための具体的な「手段」として、誰が、何を、どうすることが援助になるのかを議論する中に、職種の壁を越えた実効的な連携の構造が見えてくるのではないだろうか。

3 連携のための「キーパーソン」は誰か？

私見になるが、それはあくまで「当事者(あるいはその家族)」なのだろう。どんなに濃厚な支援が必要と思われる事例であっても、周囲の援助者は、決して当事者にとって代わることはできない。マラソンに例えれば、それがどんなに苦しいレースであっても、監督やコーチが、選手の代わりに走ってあげられないのと同じである。

それでもさまざまな困難を抱えた子どもたち(やその家族)にとって、独りで走るレースは、きっ

とつらく、寂しく、不安なものだろう。そんなときこそ私たちは、自らの専門性を活かした＜伴走者＞となって、彼らが自分の足で、自分のマラソン(すなわち人生)を完遂できるよう、お手伝いするのである。

　レース展開は事例ごとに千差万別である。故に同種の障害であっても、＜疾患個別的＞にクリニカルパスに乗せるような支援の発想では、事足らなくなるのは自明である。＜事例個別的＞に当事者と丁寧に向き合いながら、周囲の支援者同士が連携を密にし、生活の場としての「地域」の中で、共に走っていくしかないのだろう。

　対人援助専門職としての私たちがなし得る「かかわりのスタンス」を、今一度確認したい。

おわりに　地域精神保健について、バイオサイコソーシャルな視点から、具体的な＜支援のあり方＞を考察した。子どもたち自身がもつ＜生きる力への援助＞として、実効性をもった地域支援連携の輪が広がることを期待したい。

(藤平和吉)

4. 母子精神保健

はじめに 　児童精神医学における母子精神保健の意義は大きい。母子精神保健の出発点であり、要ともなる母親の妊娠、出産、育児を通じての周産期精神医学に関する臨床と研究は英国を中心に欧米において過去20年間にわたって精力的に進められ、多くの知見や臨床的成果をもたらした。これらの知見は乳幼児期の情緒発達とその障害など、いわゆる乳幼児精神医学の領域における臨床や研究と深い関連をもっている。

　母親の周産期の精神障害に関する研究（周産期精神医学）の母子精神保健における意義は、第一に母親の精神障害が小児の発達のリスクの1つの指標になることについてさまざまなエビデンスが積み重ねられてきた点にある[1]。すなわち、児童精神医学における病因研究の中心的テーマであるNature-Nurture interplay（児の生得的素質と養育環境の双方が互いに影響し合うこと）のモデルの検証の場であるといえる[2]。

　第二に母子精神保健の周産期における臨床の実践は、児の養育をめぐる問題や母親のストレスに介入することである。すなわち、母親の妊娠中や産後早期から、母親と家族に対する情緒的サポートの道を拓くことである。これは母子間の養育の障害や児の情緒発達の障害に対して、母子への予防的介入や早期介入の手立てを提供することにもなる。

1 ── 周産期精神医学──出産をめぐる母親の精神障害と児への影響 ──

1 出産後にみられる母親の精神障害

　出産に関連する主な精神障害には、産後うつ病、産後精神病がある。

(1) 産後うつ病

● a. 概　念

　産後早期（1ヵ月以内から3ヵ月以内）は女性の生涯の中で、最もうつ病の発症頻度の高い時期である。このような臨床的意義から、「産後」うつ病という言葉が特に用いられるが、うつ病性障害の診断基準における症状と変わるところはない。しかし状態像や関連要因の中には産後の女性特有のものも含まれる[3]。

● b. 成　因

　産後うつ病の成因のモデルの概要は、現在のうつ病発症モデル、すなわちストレス-脆弱性モデルと変わるところはない。しかし、出産後という状況に特有の身体的・生物学的脆弱性として、軽

度の甲状腺機能低下やその他の内分泌学的変動などの関連が報告されている。また、過去にうつ病の既往があると、産後うつ病の発症の危険性が約3倍になるといわれており、母親自身の生物学的脆弱性として挙げることができる。

また、発症の契機となるストレスとしては妊娠・出産に伴って起こる心理的ストレスとして経験されるような出来事(ライフイベント)について多くの研究報告がある。このライフイベントがもたらすストレスへの対処(coping)に影響する心理社会的要因(夫から精神的または実質的なサポートが得られないなどの夫婦関係の軋轢、家族や周囲からのサポートの欠如、また上の子の子育ての重荷)についても、うつ病の発症との関連が指摘されている[4]。

また、産後の女性に特有のストレッサーとしては、産科合併症、特に帝王切開や低出生体重児出産との関連なども報告されている。これらの要因については、否定的な報告もあり、まだ一致した見解はない。しかし、最近の研究では、妊婦のストレスが胎児の器官形成や子宮内発育、また出産後の子どもの発達に否定的な影響を与える研究も多く報告されている。そのため、妊婦のストレス管理は母子双方に意義がある[5]。

● c．病態と診断

「産後」うつ病に対する特別の診断はなく、うつ病の診断基準(表2)に示されている症状と一致する。主な症状には、気分の落ち込み(抑うつ気分)、周囲のことに対する興味や喜びが感じられなくなる(興味または喜びの喪失)がある。但し、母親はなんとなく気分がすぐれないとは感じていても、実際の訴えとしては「母乳が足りていないのではないかと心配」「赤ちゃんの具合が悪いのではないか」など子どもに関連した内容になることがあるので注意を要する。うつ病の症状の1つである過度の罪責感についても、産後の母親では「自分の赤ちゃんに対する愛情が実感できない」「自分は母親としての資格がない」という母性についての訴えになることがある。

産後うつ病の重症例では、「赤ちゃんが病気になっている。死んでしまう」という妄想に至るものや、育児についての絶望感をもつ母親もあり、稀に嬰児殺しや母子心中には産後うつ病がその背景にあったと考えられる事例もある。これらから産後うつ病の母親はその症状を育児の悩み・不安として表現することも多いので、子どもや育児の問題について訴えている母親自身の精神状態を正確に把握することが重要である。

産後うつ病の頻度は、欧米では10～20％前後とかなり頻度の高い疾患であることが報告されている。日本では里帰り分娩など伝統的なサポートの習慣もあり欧米より頻度が低いと考えられていたが、欧米と同じ方法を用いた調査の結果、差がないことがわかった[7)8)]。

発症時期については出産後1ヵ月頃に発症のピークがあるとの報告が多かったが[9)]、最近の研究ではうつ病発症例のほとんどが出産後2週間以内に発症しており、産後うつ病がかなり早い時期から起こり得ることがわかった[8)]。

● d．スクリーニング、早期介入

早発例では、出産後の産科入院中や産後2週間ぐらいまでに発症する例もある。このため先に述べた発症危険因子(強いストレスとなるライフイベントを経験した女性、夫や自分自身の母親との関係に支障があり、出産後に家族からのサポートが得られない女性や、うつ病の既往のある女性)が

表 2. DSM-Ⅳうつ病診断基準：大うつ病エピソード Major Depressive Episode

A. 以下の症状のうち5つ（またはそれ以上）が同じ2週間の間に存在し、病前の機能からの変化を起こしている；これらの症状のうち少なくとも1つは、(1)抑うつ気分または(2)興味または喜びの喪失である。
（注）明らかに、一般身体疾患、または気分に一致しない妄想または幻覚による症状は含まない。
 (1) その人自身の言明（例えば、悲しみまたは、空虚感を感じる）か、他者の観察（例えば、涙を流しているように見える）によって示される、ほとんど1日中、ほとんど毎日の抑うつ気分。
 (2) ほとんど1日中、ほとんど毎日の、すべて、またはほとんどすべての活動における興味、喜びの著しい減退（その人の言明、または他者の観察によって示される）。
 (3) 食事療法をしていないのに、著しい体重減少、あるいは体重増加（例えば、1ヵ月で体重の5％以上の変化）、またはほとんど毎日の、食欲の減退または増加。
 (4) ほとんど毎日の不眠または睡眠過多。
 (5) ほとんど毎日の精神運動性の焦燥または制止（他者によって観察可能で、ただ単に落ち着きがないとか、のろくなったという主観的感覚ではないもの）。
 (6) ほとんど毎日の易疲労性、または気力の減退。
 (7) ほとんど毎日の無価値観、または過剰であるか不適切な罪責感（妄想的であることもある）、（単に自分をとがめたり、病気になったことに対する罪の意識ではない）。
 (8) 思考力や集中力の減退、または、決断困難がほとんど毎日認められる（その人者自身の言明による、または、他者によって観察される）。
 (9) 死についての反復思考（死の恐怖だけでない）、特別な計画はないが反復的な自殺念慮、自殺企図、または自殺するためのはっきりとした計画。

B. 症状は混合性エピソードの基準を満たさない。

C. 症状は臨床的に著しい苦痛または、社会的、職業的、または他の重要な領域における機能の障害を引き起こしている。

D. 症状は、物質（例：乱用薬物、投薬）の直接的な生理学的作用、または一般身体疾患（例：甲状腺機能低下症）によるものではない。

E. 症状は死別反応ではうまく説明されない。すなわち、愛する者を失った後、症状が2ヵ月を超えて続くか、または、著明な機能不全、無価値観への病的なとらわれ、自殺念慮、精神病性の症状、精神運動制止があることで特徴づけられる。死産の後の母親の反応と鑑別を要することがある。

（注）産後の発症の特定用語について
大うつ病性障害、双極Ⅰ型障害、双極Ⅱ型障害における現在、または最も新しい大うつ病、躁病、または混合性エピソード；または短期精神病性障害に対して適用できる。エピソードの発症は産後4週間以内である。
（文献6）による）

認められる場合には、出産後の早期から母親の気分に十分留意しておく必要がある。

うつ病のスクリーニング法はいくつか開発されているが、特に産後うつ病用としては簡便な「エジンバラ産後うつ病質問票」(Edinburgh Postnatal Depression Scale；EPDS)[9)10)]がよく使用されており、日本語版も開発、応用されており、使用法も解説されている[11)]。

● e．ケアと治療

産後うつ病のケアと治療は通常のうつ病に準ずる。しかし、重症例を除いては精神科医以外のスタッフによるケアやサポートの提供が有効である。すなわち、助産師や産婦人科医師、小児科医師など母親の身体や子どもの養育に直接かかわっている医療スタッフや保健師は、母親からの育児の相談を受けた場合や乳児健診など児の状態のチェックの機会に合わせて、母親の気持ちについて尋ね、耳を傾けることができるからである。

産後うつ病と診断された場合は、家族や周囲の人からの情緒的および育児や家事の実質的な支援体制をつくる。サポートする家族や周囲の者が、うつ病について理解することにより、母親がむやみに励まされたり叱責されることがなくなり、具体的な援助も得られやすくなる。

重症例で、育児や家事ができない状態であれば、精神科医師などの専門家の受診を勧め、向精神

薬を用いた治療を検討することになる。薬剤選択は抗うつ薬を中心として他の時期のうつ病と同じである。

　薬物療法中の母乳については、多数例における乳幼児への母乳を通じての薬物の移行動態と児への副作用や発達のチェックなどの実証的なデータに基づき、母乳栄養をむやみに禁止する根拠はないと報告している[12]。むしろ安易な母乳栄養の禁止は、母親の子どもに対する罪悪感や、母親としての自信のなさを助長することにつながりかねない。妊娠中からうつ症状が出現している妊婦の場合の薬物療法は、胎児への影響を考えると、より多くのエビデンスを今後必要とされる。妊娠後期の薬物(抗うつ薬)使用は、低出生体重児出産の傾向を少し高めるとの報告もあるが[13]、これも妊婦のストレスとの関連など多くの要因も考えなければならない。

f．予　後

　通常、産後うつ病の症状はおよそ数ヵ月で軽快し、気分の落ち込みが次第に少なくなる。乳児の笑いや表情が増すにつれて気分はよくなり、わが子への愛着も出てきて、育児に対する自信が増し、育児が楽しめるようになってくる。しかし、臨床症状が改善してきたにもかかわらず、母親が本来の自分に戻ったと感じるには出産後1年以上必要なこともある。少なくとも出産後1年頃までは、ケアをする側は焦らずに経過を追い、育児のサポートへ気を配る必要があろう。

(2) 産後精神病

a．概　念

　産後精神病は通常出産2週間以内の早期に比較的急激に発症する。1,000回の出産に1〜2回と稀である。精神病症状と感情障害(うつ病および躁病)や意識障害(せん妄)などの症状が混合した病像が最もよく認められる。精神医学的診断として、従来の診断では非定型精神病ないしDSM-Ⅳでは統合失調感情障害、統合失調症様障害などのカテゴリーがこれにあてはまる。

b．成　因

　出産後早期にかつ急激に発症することから、胎盤の娩出に関連する生物学的要因が強く関連していると報告されている。甲状腺機能の低下例や分娩時出血による下垂体機能低下や脳循環不全や器質的脳疾患の顕在化なども発症要因として留意されている。

c．病　態

　不眠や焦燥を訴えた後に、幻覚、妄想などの精神病症状が急に出現することが多い。それに伴い強い混乱や困惑もみられる。また感情が不安定で、抑うつあるいは躁状態を示すことが病像の特徴の1つである。

d．治療と予後

　症状から産後精神病を疑って、速やかに家族と連携を図り、時期を逸することなく精神科医師による治療にのせていくことが何よりも大切である。症状に合わせた精神科薬物療法を行うことにより、数ヵ月で軽快することが多い。

2 母親の精神障害が母子相互作用や児の発達に与える影響

　妊娠・出産期に母親が精神的な障害、特に産後うつ病を患うことは、夫婦関係の破綻のみならず[14]、母子相互作用の障害[15]や、乳幼児に知的発達の障害[12)16]、認知障害[17]、行動の障害[18]など重大な影響を及ぼすことが報告されている。このように、産後うつ病研究から母親のうつ病が乳児へどのような影響を与えるかという研究領域が広がってきている。Murray Lによる産後うつ病の母親とその児についての乳幼児期までの追跡研究は、乳児期早期において母親と児の間の相互作用は障害がみられること、18ヵ月の時点での児の認知発達の予後は男児にのみ有意に遅れがあり、これは産後2ヵ月目の母子の相互作用から予測できるということを明らかにした。また母親と児の相互作用の障害は産後うつ病のみでなく、母親が社会的に不利な環境にいることとも関連することを示した。これらのことから乳幼児は対人関係的環境に対して敏感であり、かつ出生後2ヵ月頃に環境からの影響が発達面に影響を及ぼしやすい sensitive period があるという仮説を提示している。一方、Field Tらは産後うつ病の母親と乳児の双方に呼応する生理学的指標(コルチゾールなどのストレスホルモン)の偏りを報告している[19]。

　最近では、母親のうつ病が児の情緒、行動面に与える障害について学童期まで追跡した報告がある。特に、男児の行動面との関連が指摘されている[20]。

2 ── 母子精神保健

　母子精神保健の意義は、乳児の身体、認知、情緒の健全な発達を目指すだけでなく、児が成人し、親となり次世代の養育を行うライフサイクルにかかわっている。ライフサイクルと健診システム、臨床と研究のかかわりについて周産期精神医学の重要性をハイライトし、図9に示した。

　これまでに出産をめぐる母親の精神障害と子どもへの影響について述べてきたが、これらは周産期の問題にとどまらない。児の成長と発達に従い小児、学齢期、ひいては次世代の親となる青年期の精神医学にも深くかかわることになり、この意味で周産期は母子と家族を含めた精神保健の要ともいえよう。

1 日本における母子保健制度

　わが国には母と子の健康を守るために母子健康手帳を用いて、妊婦健診から乳幼児健診まで一貫して行う制度が確立している。昭和23年の児童福祉法の制定以来、母子保健事業はその内容も整い、平成5年度の「母子保健法」改定後は、母親の妊娠・出産経過から、乳幼児の成長発達を母子手帳の中で一貫して記述する方法に現れているような総合的、体系的な母子健診システムの整備が進められた。特に乳幼児の発育、発達については健診を通して細かくチェックされ、また予防接種を含めた疾病の予防と保健指導が充実している。

　一方、児を抱いて乳幼児健診や小児科外来に来る母親の精神医学的問題や育児機能の障害の評価などの精神面についての健診という意味では、まだ十分とはいえない。すなわち乳幼児健診と同等

Ⅳ. 精神保健をめぐる諸問題

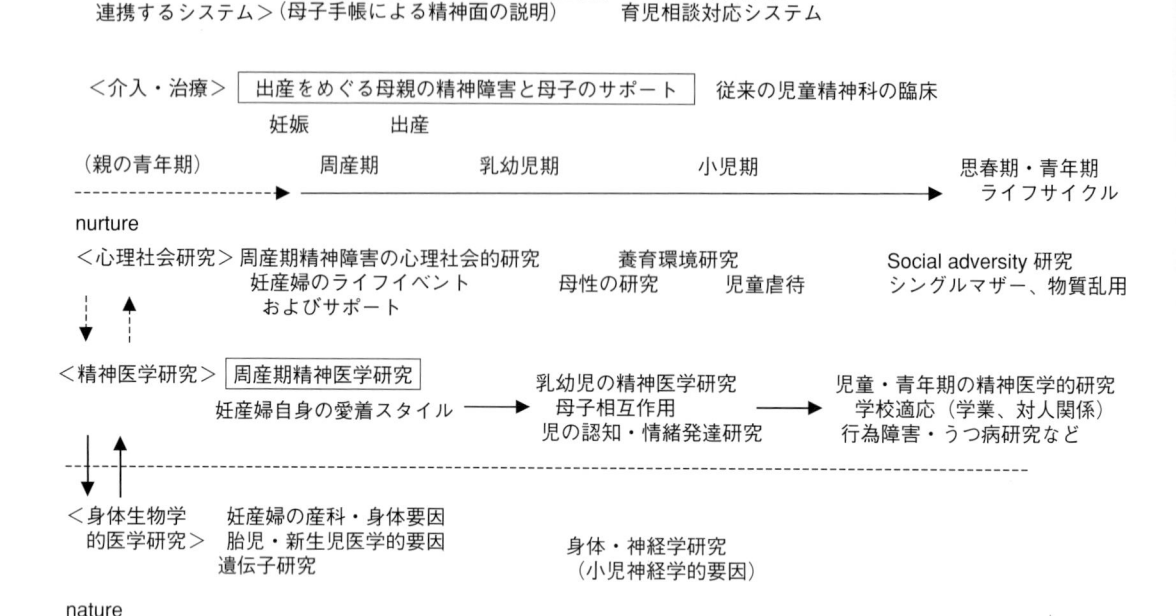

```
<児童精神医学に        妊産婦健診     従来の乳幼児健診 ＋ 母子の精神健診
  連携するシステム> (母子手帳による精神面の説明)    育児相談対応システム

<介入・治療>  出産をめぐる母親の精神障害と母子のサポート    従来の児童精神科の臨床
              妊娠       出産
 (親の青年期)    周産期      乳幼児期      小児期         思春期・青年期
                                                        ライフサイクル
nurture
<心理社会研究> 周産期精神障害の心理社会的研究   養育環境研究        Social adversity 研究
              妊産婦のライフイベント       母性の研究  児童虐待   シングルマザー、物質乱用
              およびサポート

<精神医学研究> 周産期精神医学研究         乳幼児の精神医学研究   児童・青年期の精神医学的研究
              妊産婦自身の愛着スタイル    母子相互作用        学校適応(学業、対人関係)
                                      児の認知・情緒発達研究  行為障害・うつ病研究など

<身体生物学    妊産婦の産科・身体要因
  的医学研究>  胎児・新生児医学的要因      身体・神経学研究
              遺伝子研究                 (小児神経学的要因)
nature
```

図 9. 母子精神保健における周産期精神医学の意義(ライフサイクルの視点から)
(吉田敬子, 山下 洋：児童精神科の広がり；周産期精神医学の立場から. 精神医学 41(12)：1317-1323, 1999 による)

な母親に対するスクリーニングやフォローアップの時期の設定などについては確立したシステムはまだ整えられていない。しかし、育児支援を必要としている母親とその家族に対しては、母子訪問のアウトリーチ型支援が実践的である。そのため産後うつ病スクリーニング票に、育児環境や背景のリスクおよび乳児に対する母親の気持ちの質問票をセットにして、母親のメンタル面の評価と育児のサポートに役立てる方法も行われている[21]。

2 母子精神保健の研究の動向

最近、周産期の精神障害、特に産後うつ病の発症危険因子の同定やスクリーニング法についてはほぼ確立している。さらに国内外で妊娠中からの精神障害発症の予防的介入や早期介入についての研究が報告されている[22]。国外にはEU諸国を中心に、国によって異なる出産の医療制度や家族・育児についての文化的相違の観点も含めた国際比較産後うつ病研究が1997年より継続して行われた。その結果、国や文化差を問わず、夫や家族のサポートが乏しかったり、周産期に重大なライフイベントのみられる妊産婦は、うつ病の頻度が高くメンタルサポートの対象となることが明らかとなった。国内では厚生科学研究において妊産褥婦のエモーショナルサポートのテーマで、平成4年から平成18年度まで研究が継続された。日本人妊産婦における産後うつ病をはじめとする精神医学的問題は、頻度や発症関連要因など欧米における知見と異ならないが、今後は妊娠、家族の意味について文化的背景も考慮していくことが重要である。

国内外を通じて、母子精神保健をよりよく推進するためには、妊産婦やその家族および医療・福

祉スタッフが周産期精神医学の基礎知識を身につけるべく教育が必要なこと、妊娠中からのモニターとエモーショナルサポートの開始、および児の誕生後は母子にとどまらず、父親のメンタルヘルスも含めた家族機能の評価とサポートの重要性が認識されてきている。家族の誕生は出産より前から始まっている。妊娠時の本人および夫やパートナーとの関係、双方の気持ち、また妊娠を望む態度についても、不妊治療を行っている夫婦の問題も含めて多角的に家族をみていく必要がある[23]。

おわりに 以上、周産期の母親の精神的な障害と、その母子相互作用への影響に関する実証的知見を紹介した。このような知見を踏まえて、母子保健のスタッフが、健診などの機会を逃さず、児とともに訪れた母親への援助を行うことが、近年クローズアップされている母親の育児不安や乳幼児虐待への予防や早期介入にもつながる。

(吉田敬子)

●文　献

1) Rutter M：Maternal Depression and Infant Development；Cause and Consequence；Sensitivity and Specificity. Postpartum Depression and Child Development, Murray L, Cooper PJ(eds), pp295-315, Guilford, New York, 1997.
2) 吉田敬子, 山下 洋：児童精神科の広がり；周産期精神医学の立場から. 精神医学 41(12)：1317-1323, 1999.
3) 吉田敬子：周産期女性とデプレッション. 産婦人科の実際 48：1925-1935, 1999.
4) 北村俊則：ライフイベンツ. 周産期メンタルヘルスケアの理論；産後うつ病の理解のために, pp47-63, 医学書院, 東京, 2007.
5) Glover V：Annual Research Review；Perinatal stress and the original psychopatholgy；an evolutionary perspective. Journal of Child Psychology and Psychiatry 52(4)：356-367, 2011.
6) 高橋三郎, 大野 裕, 染矢俊幸(訳)：DSM-IV精神疾患の分類と診断の手引き. pp129-131, 医学書院, 東京, 1996 [Diagnostic criteria form DSM-IV, American Psychiatiric Association, 1994].
7) Yoshida K, Marks MN, Kibe N, et al：Postnatal depression in Japanese women who have given birth in England. Journal of Affective Disorders 43：69-77, 1997.
8) Yamashita H, Yoshida K, Nakano H, et al：Postnatal depression in Japanese women；Detecting the early onset of postnatal depression by closely monitoring the postpartum mood. Journal of Affective Disorders 58：145-154, 2000.
9) 岡野禎治, 村田真理子, 増地聡子, ほか：日本版エジンバラ産後うつ病自己評価票(EPDS)の信頼性と妥当性. 精神科診断学 7：525-33, 1996.
10) Cox JL, Holden JM, Sagosvky R：Detection of postnatal depression；Development of the 10 item Edinburgh Postnatal Depression Scale. British Journal of Psychiatry 150：782-786, 1987.
11) 岡野禎治, 宗田聡美：産後うつ病ガイドブック；EPDSを活用するために(Cox J & Holden J). 南山堂, 東京, 2006.
12) Yoshida K, Smith B, Kumar R：Psychotropic drugs in breast-milk；a comprehensive review of assay methods, pharmacokinetics and of safety of breast-feeding. Journal of Psychopharmacology 13(1)：64-80, 1999.
13) Wisner KL, Sit DK, Hanusa BH, et al：Major depression and anti depressent treatment；impact on pregnancy and neonatal outcomes. Am J Psychiatry 166：557-566, 2009.
14) Lovestone S, Kumar R：Postnatal psychiatric illness；The impact on spouses. British Journal of Psychiatry 68：157-168, 1993.
15) Stein A, Gath DH, Bucher J, et al：The relationship between post-natal depression and mother-child interaction. British Journal of Psychiatry 158：46-52, 1991.
16) Sharp D, Hay D, Pawlby S, et al：The impact of postnatal depression on boys intellectual development. Journal of Child Psychology and Psychiatry 36：1315-1337, 1995.
17) Cogill SR, Caplan HL, Alexandra H, et al：Impact of maternal postnatal depression on cognitive development of young children. British Medical Journal Clinical Research Ed 292(6529)：1165-1167, 1986.
18) Murray L：The impact of postnatal depression on infant development. Journal of Child Psychology & Psychiatry

& Allied Disciplines 33(3)：543-561, 1992.
19) Field T：Maternal depression effects on infants and early interventions. Prev Med 27：200-203, 1998.
20) Sinclair L, Murray L：Effects of postnatal depression on children's adjustment to school；Teacher's reports. British Journal of Psychiatry 172：58-63, 1998.
21) 吉田敬子, 山下 洋, 鈴宮寛子：産後の母親と家族のメンタルヘルス；自己記入式質問票を活用した育児支援マニュアル. 母子保健事業団, 東京, 1995.
22) Evans JH, Fracomb H, Oke S, et al：Cohort study of depressed mood during pregnancy and after childbirth. BMJ 323：257-260, 2001.
23) 岩元澄子, 中村美希, 山下 洋, 吉田敬子：妊産婦の妊娠の状況と抑うつ状態との関連. 保健医療科学 59(1)：51-59, 2010.

5. 海外から帰国した子ども（帰国子女）の心の問題

はじめに 近年のグローバリゼーションに伴い、海外在住の日本人数は増加の一途をたどっている。外務省発表の統計によると2010年には114万人以上が海外に在住しているとされ、国別ではアメリカ合衆国、中国、オーストラリア、英国、ブラジルの順に多い。これらの長期滞在者の職業は、民間企業社員、政府関係者、留学および研究者などが大多数を占めている[1]。

また、近年の国際交流の活発化を反映して、国際結婚の数も増え、日本の結婚総数の5％強を占めている[2]。これらの背景のもとに、海外に在住する子どもの数も増え2008年には6万人を超える義務教育段階の日本人の子どもが海外で生活しているとされている[3]。文部科学省の調査によると、小学校から高校までの学齢期の帰国児童生徒数は、調査開始時の1977年には5,900人であったが、2009年には12,000人強まで増加、これに未就学児を含めると1万5,000人を超える子どもが、毎年帰国していると推測される[4]。

海外で生活することは、さまざまな文化や人々と触れ合うことにより、より豊かな感性や価値観を育んだり、国際的視野をもつきっかけとなり得る。子どもを含め、家族の一人ひとりが、"自分とは何者なのか？"というアイデンティティについて改めて考える機会にもなり得る。一方で言語の壁や、生活習慣、常識やルールの違いに戸惑い、悩みや問題を抱えることも少なくない。子どもは、新しい言葉の取得が早いとか新しい環境に慣れやすいという考えは、半分真実であり半分誤解である。生まれ育った環境から突然のまったく異なる環境への転居、親しい友人や知人との別れ、言葉の壁、文化の相違への曝露は、大人だけではなく子どもにも十分にストレスとなり得る。帰国により日本の文化や環境に再適応するためにさらなる試行錯誤が続く。これらの渡航・帰国の一連の過程は、ポジティブな体験にもネガティブな体験にもなり得、その経験は子どもの精神心理発達において生涯にわたり大きな影響を及ぼす可能性がある。これらの海外在住邦人や海外から帰国した子どもを対象とした研究や調査は、現在のところごく少数しかなく、またあっても単一施設の少数の症例の報告がほとんどである。したがって、罹患率、診断名、予後、国内で暮らしている子どもとの比較を含めた現状は不明である。本稿では、渡航期の心の問題も含めて、海外から帰国した子どもの心の問題を考察する。

1 — 渡航に伴う心の問題

個人差がかなりあるものの、渡航後数週間から数ヵ月ぐらいは新しい環境に軽い興奮状態が続き、活動的・積極的に過ごすいわば観光気分のような時期である。しかし環境に慣れ興奮や緊張が落ち着いてくると、次第に現地生活の問題点が見えてくるようになり、日本のよい面が恋しくなり、現

表 3. 海外での適応の型

海外での適応の型	子どもの年齢	滞在年数	現地への適応
同化型	乳幼児、低い	長い	積極的
疎外型	高年齢：小中学校以降	短い	消極的・否定的
境界型	中年齢：幼稚園以降	短い	積極的・消極的混在
統合型	高い：中学生以上	長い	比較的、積極的

地のさまざまなことに不満を抱えることが増えてくる。特に海外生活を理想化し期待が大きかった場合には、現実とのギャップが大きい。この期間は個人差が非常に大きく数ヵ月から数年、時にはずっと続くこともあり、適応の問題は圧倒的にこの時期に起きやすい[5]。この時期を過ぎると、現地の長所と短所を理解したうえで、その子どもや家族が一番安定する形での適応型をとるようになる。こういった渡航後の家族の心理的なあり方を、大きく 4 つに分けた西松の分類[6]に筆者が改変したものを表 3 に示す。どの型にもはまらない場合や、別の型に移行する場合もある。

①同化型：現地に溶け込み現地の文化や生活習慣を内在化し、現地人同様の生活をしている群である。子どもの年齢は低く、現地校に通い、現地の言語能力が高く、滞在期間は長いことが多い。家族も、現地の生活習慣や文化を取り入れ、学校の他の保護者との交流や地域のコミュニティへの参加など、現地への同化を積極的に心がけていることが多い。保護者が、その国や文化が好きで積極的に海外在住を選択した場合や、一方の親が現地人である国際結婚の場合に多い。

②疎外型：現地の生活になかなか溶け込めず、日本の生活に準じた生活を維持しようとしている群である。子どもの年齢が高く、滞在期間は短いことが多い。現地の言語能力は低く、現地校で英語サポートを受けていてもなかなか会話が理解できず、授業やクラスメートとの遊びについていくことが難しい。家族も現地の言語能力が低く、生活習慣や文化を取り入れることに消極的または否定的で、現地の人との交流も少ない。

③境界型：同化型と疎外型の中間で、一部現地の生活や文化を取り入れながら、日本的な生活も残している群である。子どもも家族も積極的に言語を学び、現地に溶け込もうと努力するがなかなか思うようにはいかず、時々疲弊して落ち込み、日本に帰りたくなるということを繰り返している。現地の生活習慣や文化に対しても、日本の生活習慣や文化に対しても、肯定的な思いと否定的な思いが混在している。幼児期以降に渡航した場合や、渡航して間もない時期はこの型を取る場合が圧倒的に多い。

④統合型：子どもの年齢は高く、現地での言語能力や生活能力も高い。長期にわたり滞在している場合で、境界型から統合型へ進展する場合が多い。現地と日本の生活習慣や文化の相違を理解したうえで、自分なりの消化をし、自分なりのスタイルを確立している。学校の授業や進学にも特に問題はなく、友人関係も対等に議論したり自己主張したりできる。この群では、現地で進学をしたり、それまでの現地での経験を活かす国際的な仕事に就くことが多い。帰国した子どものイメージとして一般的によくもたれているイメージであるが、実際に数は多いわけではない。

渡航中の日本人の子どものメンタルヘルスについて、筆者が 2006 年に英国のロンドン近郊の日

本人学校および日本人補習校を対象に行った調査では、子どもの行動チェックリスト（CBCL）で、小学生15.7％、中高生の15.1％、子どもの強さと困難さアンケート（SDQ）では、12.7％の児童生徒が、なんらかの精神・心理的な問題を抱えている可能性があることが示唆され、これは国内での報告と比べると、3倍近く高い結果となった。現地で多い相談としては、学校関係の問題（不登校、現地校不適応、いじめ、友だち関係など）、発達発育の問題（多動や自閉傾向、言葉の遅れ、学習障害など）、抑うつや不安、反抗、非行などの行動の問題、チックや選択性緘黙、退行などがある。その背景には、**表4**のようなさまざまな要素が影響しており、臨床像は多様である。

表 4. 渡航や帰国後の適応に影響すると考えられる因子

- 年齢
- 発達段階
- 本人の気質や性格
- 言語能力
- 海外在住期間と今後の予定
- 滞在国と文化的特徴
- 家族の方針
- 家族関係
- 学校環境（日本人学校、インターナショナルスクール、現地校）
- サポートの有無

　渡航および帰国に際しての子どもの心の課題において特徴的な問題として言語が挙げられる。言語習得はその言語に曝露された時間と質に比例すると考えられるが、まだ日本語の獲得段階にある乳幼児期では、言語発達に多大な影響を受ける。ある程度の言語能力のついた学童期以降においても、表出・思考ともに外国語優位の生活になると、家庭内で日本語を使っていたとしても想像以上に容易に日本語を忘れていく。特に漢字の習得維持は難しい。その結果としてバイリンガルで両方堪能どころか、日本語も外国語も中途半端となることが少なくなく、日本語の獲得と維持には相当の努力を要することが多い。勉強面では、現地の学校の課題に加えて、週末の日本人補習校通学、家庭でも日本向けの受験対策など、二重の負担がかかっていることがある。

　さらに親自身の適応の問題や家族関係の問題も起こり得る。海外転勤となると家族全体が期待と不安が混ざった状態である。大多数は父親の仕事に伴う海外転居であり、父親は新しい職場環境で、言語の壁とプレッシャーの中かなりの緊張状態が続くことが少なくない。母親は新しい生活の設定や、子どもや家族の世話やサポートに回ることが多いが、その際教育や行政のシステムの違い、生活習慣の違い、治安の問題などに戸惑い不安に感じることが少なくない。母親自身、言葉の不自由を抱えながらこれらの問題に対処していくということはかなりのストレスである。また、夫や子どもは職場と学校という社会参加をし、言葉もどんどん上達し馴染んでいくのに対し、家事や日常雑務に追われ自分だけ取り残されている思いにとらわれ、抑うつ状態になる母もいる。きょうだいの存在は、精神的な支えになったり、一緒に遊んで発散したりとよい方向に向かうこともあれば、逆に一方はすんなりと適応できたのに、一方は適応が難しく孤立気味になったりして、余計に焦燥感を駆り立てたりとマイナスに働くこともある。

　対応の難しさの問題もある。子どもが何か心の問題を抱えていても、状況が把握しにくい、どこに相談してよいのかわからない、現地語でうまく説明できない、現地の人に相談してもわかってもらえる気がしない、親自身にも余裕がないなどの理由で、対応に苦慮していることが多い。現地校のスクールカウンセラーや、臨床心理士、医療機関などを通訳を併用しながら利用することもあるが、大多数は日本語での相談を希望するため相談機関は極めて限定される。現状では、北米や英国を中心とした主要都市部では日本人臨床心理士によるカウンセリングが受けられる機関があるが、

地方都市や邦人の少ない国では日本語での相談は極めて難しい。一時帰国した際に、日本の医療機関を受診する場合もあるが、継続し難く現地の医療機関との連携も難しいため、結果として家庭内で問題を抱え込んでいる場合が少なくない。子どもが幼少期から海外に滞在している場合で、言語発達の遅れを認める場合は、言語環境によるものなのか、障碍によるものなのかといった言語発達の評価が難しい。広汎性発達障害の疑いがあり、現地の専門機関を受診していても、まず診断確定までの観察や検査を外国語、日本語(医療通訳を介することが多いため評価が難しい)のどちらで行うのかにより、評価が異なるという問題も起こる。また子どもの特徴的な行動や思考が養育者の文化背景を反映している可能性もあるため、日本の文化背景に馴染みのない現地の診察者は評価に慎重になり確定診断を保留にすることが少なくない。しかし、海外においては確定診断がついていないと、既存の治療や療育システムに乗りにくいため、親は今後の見通しが立たず苦慮することが多い。

　サポートの問題もある。祖父母や親戚などが近くにいないため、日常的なサポートは受けにくい。日本人コミュニティの存在は、現地の生活情報源となったり、さまざまな日本語でのサービスを受けることができ利便である。また同郷の仲間がいるという安心感や、日本語で相談できる友人ができる可能性もある一方で、狭い日本人社会でのプライバシーの問題や、親同士、子同士の競争原理の過熱の問題などが起こり得る。

2 ── 帰国に伴う心の問題

　1980年代初め頃までは、海外から帰国した子どもや家族に対してある種の羨望感を抱くと同時に、日本の文化に馴染めないなどの問題が勃発すると"外国かぶれ""自己中心的""協調性がない"など本人の問題として捉え、集団の一員として調和を重んずる日本の文化や常識を早く身に付けるよう促す傾向にあったことは否めない。また教育機関の受け入れ体制も限られており、学校間や地域による違いもかなりあった。しかし社会の国際化や帰国児童生徒数の増加に伴い"国際感覚をもっている子ども""語学堪能な国際人"などポジティブな評価や期待が高まり、教育機関の受け入れや日本語指導などのサポート体制は全体としては改善しつつあるといえよう。また受け入れ方針も、帰国児童生徒の特性を長所として伸ばしたり活用しながら、日本の学校生活への円滑な適応を支援したり、その他の児童生徒との相互啓発を通じた国際理解教育のきっかけにするなどと変化してきているが、まだまだ課題は散在している。

　渡航のときと同様に、帰国後の適応は低年齢ほど高い傾向があるが、逆にある程度の年齢を超えるとまた適応がよくなる印象があり、小学校中頃から中学2年生ぐらいの中間の年齢層が一番ハイリスクかも知れない。帰国後の適応不全は、海外生活が長かった場合はその程度は高い。またその場合は、子どもだけではなく母親や父親も同様に適応不全に苦しんでいる場合があり注意が必要である。帰国後の適応の在り方について、以下に西松の分類[6]を筆者が一部改変したものを示す。

　①抑圧削除型：海外で身に付けた言語や習慣で、日本とは異なるものや受け入れられにくいものを控えたり止めたりする。海外では自分の意見をはっきり主張していたのに、日本に帰ると周囲の意見や反応に敏感になった結果、自分の意見を言わなくなったり、今まで流暢に話していた英語を

話さなくなったり、意図的に周囲と同様の日本語英語の発音で話したりする。年齢が幼いうちは無意識に、大きくなると時には意識的にこの行動をとることがある。

　②追加(修正)保持型：海外で身に付けたもののうち、一部はそのまま残しながら、日本にうまく適応するようにアレンジを加えていく群である。流暢な英語を話すものの、その場の雰囲気に合わせ自己主張は控えめにといった例である。

　③自己保持型：自分はこうであると、自己のスタイルを貫く群である。年齢は比較的高く、海外在住期間も長いことが多い。初めこの型であるも、周囲との軋轢の結果次第に抑圧削除型または追加(修正)保持型に移行することもある。

　心の問題という観点からみると、帰国後の日本への再適応は、海外での適応のときと同等か、あるいはそれ以上に複雑な問題となり得る。海外ではうまく適応できなかったとしても、日本という心の拠り所があり、帰れば解決されるはずと親子共々納得することができる。しかし日本での適応のつまずきは後がなく、自分の安心する心の故郷を喪失する体験にもつながる。海外から帰国した子どもが比較的よく直面する問題として、言葉の問題、学校への適応不全、いじめ、学力進学の問題、友人関係の問題、親子・家族関係の問題、生活習慣の違いへの戸惑い、アイデンティティーの問題などが挙げられる。医療機関への受診理由としては、圧倒的に不登校が多い。診断名としては、不登校、適応障害や不安性障害、うつ病性障害、身体表現性障害、睡眠障害、摂食障害、チックや吃音、選択性緘黙、行為障害、反抗挑戦性障害などが挙げられる。臨床像は極めて多彩で、既存の疾病分類には当てはまらないものも少なくない。

　渡航のときと同様に、言葉や生活習慣の違いへの戸惑いは大きい。一応日本語は話せても、微妙なニュアンスや冗談がわからない、外国語なまりの日本語である、普通に話していても"きつい""生意気"だと言われる、英語の授業では"カッコつけている"と言われる、できて当たりまえと思われるなどでストレスを感じることが少なくない。これらのことをきっかけに、チックや吃音、場面緘黙を呈することがある。学校への適応不全は、友人や教師との関係のみならず、一斉教育や過熱した受験対策カリキュラムへの戸惑い、国語や歴史、数学などの学力の遅れ、給食、制服制度や校則などの厳しい規律への違和感なども原因となり得る。渡航および帰国の適応段階で、性格の変化を訴える場合もある。渡航前は、積極的で明るく活発だった子どもが、海外に行ったとたんに大人しくなり周囲の反応を過度に気にするようになったとか、逆のパターンもある。会話や思考で使う言語が日本語か外国語かにより、自分の性格や行動が違う気がすると訴える子どもいる。年齢が上がってくると、海外では外国人(日本人)である自分を意識し、帰国したら日本においても日本人になり切れない自分を感じ、アイデンティティに葛藤する子どももいる。渡航、帰国に際し、親子や家族関係の問題が子どもの症状に影響を与えている場合は、渡航前からその関係に歪みの萌芽が既に存在していることが多い。

3 ── 治療とサポートについて

　原則的には個々のケースに応じた柔軟な理解と対応が必要となるが、臨床像やその背景となる海

IV. 精神保健をめぐる諸問題

表 5. 海外生活や帰国後に役立つ情報サイト

・財団法人　海外子女教育振興財団	http://www.joes.or.jp/
・海外子女教育情報センター	http://www.infoe.com/
・フレンズ　帰国生　母の会	http://www.ne.jp/asahi/friends/kikoku/
・Group With	http://groupwith.info/htdocs/index.php
・関西帰国生親の会「かけはし」	http://www.ne.jp/asahi/kakehashi/kikoku/
・T-GAL	http://www.geocities.co.jp/SweetHome-Green/1078/
・海外生活体験のある女性の会	http://aloenagoyavol-hp.web.infoseek.co.jp/
・神戸帰国子女親の会	http://www.kicc.jp/ichiran/085.htm
・Care the World	http://www.caretheworld.com/
・世界子育てネット	http://www.sweetnet.com/

外での環境がさまざまであることに加えて、治療者自身に実感がない場合、なんとなくのイメージで対応せざるを得ない場合が少なくない。また、日本国内での系統的な疫学的データや診療体系はなく、研究も極めて少ないため情報が得られにくく、さらに海外からの臨床や研究論文は、文化背景や国民気質も異なるため、なかなかそのまま適応できないことも難しさに拍車をかけている一因である。治療者が、自分自身の感じ方や価値観が、日本的価値観に基づいたものかも知れないということを意識しておくことは、日本文化に適応することに苦しんでいる子どもへの治療や援助を考えるうえで極めて大切なことである。負荷とレジリアンスのバランスで、心の問題が生じることは、帰国した子どもに特別なことではなく、他の子どもと同様のメカニズムである。治療とサポートを考えるうえでは、1つでも多くの保護因子を見つけて増強し、本人のレジリアンスを高めると同時に、悪化因子への対策を練り、症状のみではなく本人の気質や性格、家族の方針、学校などの社会環境を含めて総合的に治療と支援を検討することが重要である。

　現在日本において、帰国した子どもの心の問題を専門として掲げている機関は、医療機関、民間団体を含め50以上に上るが、そのほとんどは東京に集中している。**表5**に示すように海外在住の子どもや帰国後の子ども向けの情報提供やサポートの民間団体もある。これらの情報を提供し、同じような経験をした人たちとの交流を促すことも役立つかも知れない。今後のさらなる国際化に向けて、渡航、帰国を通じた国内外の支援体制の設立が望まれる。

（森　享子）

●文　献

1) 外務省：平成22年度の海外在留邦人数調査統計（http://www.mofa.go.jp/mofaj/toko/tokei/hojin/11/pdfs/1.pdf）.
2) 厚生労働省：平成18年度「婚姻に関する統計」の概況（http://www.mhlw.go.jp/toukei/saikin/hw/jinkou/tokusyu/konin06/konin06-1.html）.
3) 文部科学省：海外で学ぶ日本の子どもたち（http://www.mext.go.jp/a_menu/shotou/clarinet/002/001/001.pdf）.
4) 文部科学省：学校基本調査（www.mext.go.jp/b_menu/toukei/002/002b/20/114.xls）.
5) 稲村　博：日本人の海外不適応. 日本放送出版協会, 東京, 1980.
6) 西松能子：精神科医の立場から見た異文化適応（http://www.faminet.co.jp/d_guide/view/66）.

V. 治療的関与

1. 心理社会的治療

1 ── 思春期・青年期の患者への接し方

　思春期・青年期をどう把握し、理解するかが大切であり、それを念頭において接するのである。思春期・青年期(以下、思春期と略する)は変化に富むことは言うまでもないが、治療という点からみてゆくと、思春期の子どもたちは現実から守られているといえる。親から守られているし、学校の先生との関係や、仲間集団、先輩・後輩の関係などの中で生きている。つまり、後ろ盾があるということであり、彼らの考え方には、親の考えや価値観、先生の考え、仲間の考えが入っていて、完全に独立した自分の考えではないということなのである。

　内的葛藤も必ずしも現実的なものではない。本当に内面を表現するのは、ゲームやプレイ、演劇やロックなどの音楽活動、運動の領域においてである。自分の気持ちをすぐ身近な人や物に映し出して、そこに見ていく。つまり、内面を間接的に表現するといえる。間接的表現のときに生き生きと本音を語るのである。言葉で言っていることの多くは建前で、反対の気持ちであることが多い。ゲームや音楽、子どものときから持っている人形やおもちゃ、持ち歩くグッズなどの中に、本当の安心感や本音を見せるのである。したがって、治療としては、本当の安心感をもちやすい場所、人間的責任をとらされるのではないプレイの場所を大事にしなければならない[1]。

　思春期の子どもたちは、直接的に自分の内面や葛藤に触れることは少ない。空想の世界に守られている人たちであり、空想の中で生きようとする。しかし、現実に縛られるという葛藤も抱いている。自由と屈服感の中でせめぎ合いの状況にあるといえよう。したがって、あまりに感情や細かいことを聴き過ぎると心の平衡を壊してしまう。少しオブラートに包んだ接近が必要となるのである。

　彼らに接するときの基本的な姿勢は、あまりに価値観で見ないということが大切となる。彼らは、例えば、行動化を起こして受診するかも知れない。ここで彼らを秩序を無視した人とみなすと、治療同盟はうまく構築できない。「そうせざるを得なくて悩んでいる人が、ここに存在する」という見方をするように心がける。子どもをありのままに受け止めることである。

　彼らはまた、家庭や親子関係、友だちとのしがらみの中で葛藤を抱いている。受診しても、必ずしも自分から受診したのではないということを治療者は知っておくべきである。本人が来たからといっても、本人の責任をあまり突き詰めないようにする。親からの圧力、打算など、いろいろな力が働いて受診しているのである。外来を受診することでこの子はいったい何を得るのか、ということに注目することが役に立つだろう。

　子どもが話題にしない問題や症状については、無神経に話題にしないことを心がけなければなら

ない。そういう情報は必ず学校の先生たちや親から聞かされるものである。それらの情報を知ったうえで対応する。取りあげ方には工夫が必要なことは言うまでもないが、子どもがどういう感情や気持ちで動いているのかということを把握することが大事である。

　子どもに自由な感情の表現を促していると、倫理を超えたことを言うかも知れない。例えば、「(性的に)襲ってやる」とか「殺してやる」などの感情表現である。これらに対しては、ある程度のところで、毅然とした態度をとることが必要である。限界設定がなされなければならない、ということである。

　次は秘密の問題である。性的な悪戯、盗みなど、治療者は知りたくもないことを知らされることがある。守ってやらなければならないが限界もある。こうした限界の説明もしておかなければならない。それでは、具体的にはプライバシーと秘密をめぐる問題をどのように扱うべきであろうか。「死にたい。でも親には言わないで！　言ったら死ぬ！」という子どもにどのように対応するか。基本的には子どもを助ける姿勢が必要である。「親に言ったら死にます！」は、一方では、援助を求めているのである。すかさず話し合うことが大事である。

　最後に、子どもが狭い世界に入らないようにすることを心がけなければならない。社会的視野を広げることも大切なのである。

　これらは、思春期の子どもに接するときの基本的な態度といえよう。

2 ── 思春期の家族

　家族の間での言葉のやりとりを見ていき、どのあたりの交流の通路がないがしろにされ、どのあたりの通路が強いのかを把握することは重要である。依存と自立をめぐる葛藤が盛んな思春期の子どもをもつ家族は、秘めていた病理性を表在化してくるものである。家族の問題があるとき、この子どもの病気を起こしている原因としての家族なのか、症状をいつまでも維持、増幅させている家族なのか、を仕分けして接近する必要がある[1]。しかし、家族に接近するときに家族を批判してはいけない。家族は共同治療者である。家族も犠牲者かも知れないという認識をもっておくことは治療者の理解を広げてくれるだろう。

　場合によっては家族療法を行う。こうなってくると1人では扱えないので、チーム医療が不可欠となってくる。共同治療者が必要となる。

3 ── 思春期の仲間体験の意義

　思春期の集団、仲間体験ということを忘れてはならない。学童期から仲間が必要となるが、学童期も低学年と高学年とで集団の意味や形が異なってくる。集団に溶け込んでいる子どもほど自分の欲動(本能活動)をうまくコントロールできるようになる。仲間の中で性的興奮を生々しく表現したり、社会的逸脱を起こしたりすることもあるけれども、仲間と結びついていくことは、親からの分離不安を和らげてくれる作用もある。好きとか、嫌いとかに始まる対人関係のトラブルが必ず集団

の中で起こる。思春期の仲間集団は、自分の親子関係を映し出すスクリーンとなっていることがあるので、集団の理解は治療上有用である[1]。集団の中で起こったことを、彼らがどういうふうにうまく解決していくかを関与しながら観察していく。集団の中で彼らは自分の中の葛藤の解決策を教え合っていくことになり、社会の中で生きていくスキルを教え合うことにもなるのである。時には、治療者は「別の集団に入ってみたら」「もっと遊びを入れてみたら」と助言することもできよう。

4 ── 心理社会療法としての思春期キャンプ治療

思春期の精神病理は、その時代の社会的・文化的な病理を反映するといわれる。最近の思春期の患者は手首自傷や大量服薬、家庭内暴力に象徴されるような自他への攻撃性を示し、他者を巻き込むとともに幼児的かかわりを求めることで欲求不満を発散し、現実生活から逃避する傾向を表している。さらに、抑うつ、無気力、拒食や過食、解離など病像が多彩になってきている。このように、かつて登校拒否の病態像を呈していた思春期の状態像も、時代とともに急速な変化を伴っているように思われる。

彼らの病像の多くは、思春期の自己形成や自己同一性をめぐっての葛藤が関与しており、その葛藤による心理的破綻の結果生じた適応障害として考えられるものである。こういう思春期の情緒発達に挫折をきたしている子どもの治療においては、以下の4点が論じられている[2]。

①思春期の子どもたちは個人面接だけでは満足せず、白衣という医師のユニフォームを脱いだ奥にある治療者の人間性に接することを渇望する気持ちが強いこと。

②白衣の奥にある治療者の人間性として大切なことは、思春期の子どもの声に耳を傾け、柔軟性のある対応をしていけることである。しかも、一貫した態度をとれる安定感がなければならない。

③思春期の患者は、自己が本当に受け入れられるかどうかに関して絶えず懐疑的であり、治療者や管理者や権威的な人物に対して挑発的、挑戦的である。この挑発的態度に感情的反応を示すことなく、思春期の子どもとは納得ずくの約束として治療を遂行しなければならない。

④思春期患者は、自己の現実的悩みを肯定できず、言語化できないと欲求不満を起こしやすく、それを行動で現しやすい。彼らは自己の苦悩と同じものを、他の仲間の中にも発見する必要がある。

このような問題点に対応するために、個人面接を行っただけでは、思春期の患者のニーズに応え切れないことは言うまでもない。これらに対処するものとして、集団活動を含めた集団精神療法が有効な治療手段となるのである。ここでは、思春期の心理社会的治療アプローチとして、思春期の治療キャンプについて論じたい。

5 ── 思春期の心理社会的治療──治療キャンプの実際

福岡大学精神神経科では、思春期の情緒発達の障害の治療の一環として、毎年夏には3泊4日の治療キャンプを行ってきた。テント設営から飯ごう炊さん、登山、クラフト、集団面接などのプログラムからなる集中継続的集団精神療法である。対象者は、抑うつ、身体の不全感、食欲不振、現

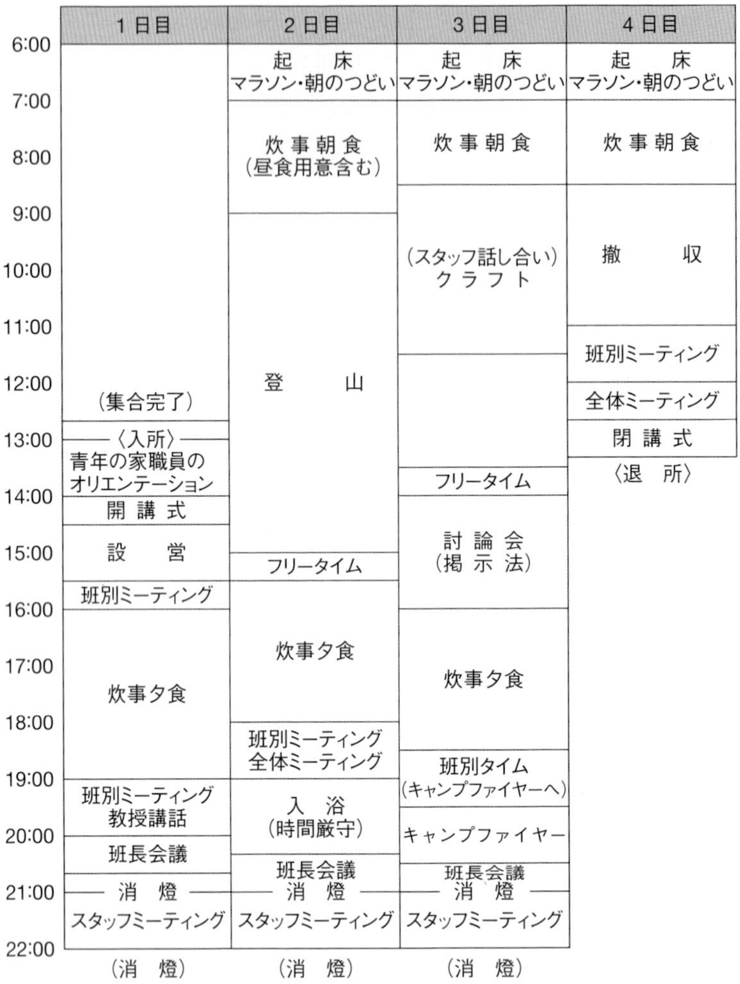

Ⅴ. 治療的関与

時刻	1日目	2日目	3日目	4日目
6:00		起 床	起 床	起 床
7:00		マラソン・朝のつどい	マラソン・朝のつどい	マラソン・朝のつどい
8:00		炊事朝食（昼食用意含む）	炊事朝食	炊事朝食
9:00		登 山	（スタッフ話し合い）クラフト	撤 収
10:00				
11:00				班別ミーティング
12:00	（集合完了）			全体ミーティング
13:00	〈入所〉		フリータイム	閉講式
14:00	青年の家職員のオリエンテーション		討論会（掲示法）	〈退所〉
	開講式			
15:00	設営	フリータイム		
16:00	班別ミーティング	炊事夕食	炊事夕食	
17:00	炊事夕食			
18:00		班別ミーティング 全体ミーティング	班別タイム（キャンプファイヤーへ）	
19:00	班別ミーティング 教授講話	入浴（時間厳守）	キャンプファイヤー	
20:00	班長会議			
21:00	消燈	班長会議 消燈	班長会議 消燈	
22:00	スタッフミーティング （消燈）	スタッフミーティング （消燈）	スタッフミーティング （消燈）	

図 1. 日程表（プログラム）―晴天用プログラム―

実的な人間関係における疑問や不信などの心理的な問題を理由に、不登校、ひきこもり、摂食障害、対人関係の障害などを呈した主に神経症性障害圏内の子どもたちである。両親もキャンプに参加できることになっている。その際は、活動や集団面接は、親は親グループ単位で行っている。

さて、この治療キャンプの目標は、野外活動と集団面接を通して、

①治療者の支えの中で、思春期の子どもが本来欲しながらも実際には得られなかった仲間体験を経験する機会を提供する。

②医療スタッフやキャンプ活動を援助するボランティア大学生とのかかわりの中から、子どもが同一化のモデルを探索し、発見することを促進する。

③第二の個体化[3]を推し進めるために、親子の関係の成長を促す、こととしている。

筆者らが行ってきた治療キャンプのプログラムを図1に示している[4]。概略すると、第1日目は、子どもたちは初対面で、緊張し戸惑いがちなので、スタッフは個々の子どもたちの参加動機を明らかにし、それに目を向けるように仕向ける。こうして、参加した子どもたちの戸惑いの奥に隠され

ている同世代の集団にかかわることへの抵抗や、個々人のもつ自己をめぐる葛藤を治療的に扱っていくようにする。

　第2日目の始まりの頃には、まだ新しい対人関係に緊張や戸惑いがある。そのために、午前中のプログラムに登山やクラフト（わらじづくり、藤細工、竹とんぼづくり、凧づくりなど）を取り入れている。これらのプログラムを通して、子どもたちは、現実の生活では得ることのできなかった征服感や完成感を体験する。この征服感や完成感は子どもの自尊心を高め、それまでは萎縮していた自我の働きが膨らんできて、自分自身の心の葛藤、もしくは他の参加者の心の葛藤に対して、次第に関心が向けられるようになる。

　第3日目は、次第に、それぞれ自分に固有の問題や葛藤を集団面接の中にもち出すようになる。この時期になると、子どもは他の子どもがもち出した問題や葛藤に対して、スタッフや両親の考えを一部取り入れながら、お互いに批判や解釈を与え合うようになる。

　こうして明らかになった問題や葛藤、そして、その解決方法が掲示法の合同討論会で発表される。この討論会では、しばしば子どもグループ、親グループのメンバー、さらには異なったグループの子どもたちの間で、ある考えや価値観をめぐり、激論が展開される。そこには、家庭や学校での教師や両親との葛藤が再現されるが、その場合、子どものうち誰かが、あるいはスタッフがその葛藤状況に介入し、取りまとめようとすることがみられる。この積極的な交流は、キャンプファイヤーで頂点に達する。

　第4日目は、子どもがそれぞれの現実生活に戻っていく日である。スタッフは子どもが再び現実状況に身をさらしていくときの不安に介入する必要がある。キャンプ解散のときには、子どもは他の子どもたちやスタッフとの別れを惜しみ、お互いの住所や電話番号を教え合い、その後も友人として交流し合おうと約束したりする。このとき、彼らはお互いの現実復帰への不安を理解し合いながら、さらに相互信頼を深めようとする。そして子どもは集団からの自立への決意と、集団から離れる未練を心の中で整理していくのである。

　こうして、彼らは、成長するうえで体験しなければならなかったが、そのときには得ることができなかった体験を治療者の支えの中で体験し直すのである。

6 ── 心理社会的治療（キャンプ治療）についての考察

　治療という点では、情緒発達の病理をもつ思春期の患者の多くは治療を受けたがらないという困難な問題が横たわっている。彼らの多くは、成人や権威的な人物への葛藤が強いために、治療者に対しても挑発的な態度をとったり、もしくは警戒して自己愛的にひきこもってしまったりする。こういうことのために、思春期の治療を躊躇しがちな治療者も少なくないが、こうした思春期の自己形成や同一性獲得をめぐる精神病理をもつ患者に対して、集団活動と集団面接を織り込んだ心理社会的アプローチは有効である。というのは、成人や治療者の意見、介入、解釈を無視する彼らでも、同世代の仲間の意見や解釈には耳を傾けるからである。そして、「自分1人が症状で苦しみ、悩んでいるのではない」という発見、他者の中にも同じような悩み、症状を発見する体験は、それ自体、治

V. 治療的関与

療的効果が大きい。ほかにも、心理社会的治療で彼らを治療することに利点がある。例えば、他患者とのかかわりを直接に治療者が観察できることである。また、集団の存在が、治療者に対する患者の陽性や陰性の転移(権威者葛藤を含めて)を弱くしてくれる、などである。

しかし、集団面接を継続して行い、話をしたり聞いたり、ある問題に持続して集中できるように集団を運営することには技術を要する。基本的には、言語的交流だけでは緊張が高まりやすいので、集団活動を適切に織り交ぜて運営することが肝要となる。また、どのようなメンバーを選ぶのかということも治療者の役割である。思春期でも低年齢の集団ほど、言語的交流よりも非言語的活動(スポーツ、作業など)を取り入れる必要がある。

前思春期の仲間体験(同世代の同性の友人関係)の質は、その後の思春期の情緒発達のための重要な体験として注目されている。心理社会的治療の対象となる思春期患者のほとんどが、同世代の同性の友人関係を十分に体験しないまま、思春期の情緒発達、自己形成の発達の課題に直面し、挫折しているようである。それだけに、集団への導入の際、同世代の人たちの中に入っていくときに緊張が高いことには配慮しなければならない。

思春期の成長、すなわち自己形成には、両親との関係が絡み合っている。思春期の子どもの精神生活において体験される両親との関係をみると、親が思春期の子どもに迎合的であったり、過保護であったり過干渉であったりするために、家庭内での情緒的触れ合いが薄れていて、思春期中期(高校生くらいの世代)の時期に現れる親との心理的訣別、個性の発見を支えるような親子の出会いが少なくなっている。母子の心理的な癒着、異常に強い情緒的なつながりがあり、子どもの成長に反応して不安定となる母親も多い。父親の問題としては、家庭内での存在感の乏しさが大きな問題となっている。祖父母と両親の世代間で解決できなかった葛藤が、子どもの思春期情緒発達上の困難に結晶化するという三世代にわたる葛藤がみられることもある。こうした親にもキャンプに参加してもらい、親同士で支え合い、子どもの成長を促す方向になっていくというきっかけを心理社会的アプローチとしてのキャンプ治療は目指している。

さて、実際のキャンプの運営には経験が必要であり、キャンププログラムもなかなか予定時間通りには進行しないことが多い。しかし、プログラムの予定時間に沿った消化よりも、人間関係の体験を重視する必要があるだろう。思春期の発達段階で挫折する子どもは、前思春期での同性の仲間体験が乏しいことをBranders N らは論じている[5]。また、自己愛が傷ついている彼らは、集団療法の中で治療者に支えられて、仲間体験を経験することが治療的であるとRachman AN は論じている[6]。しかしながら、こうしたキャンプ体験は一種の意識の高揚体験、意識の治療的変容ともいえる状態である。実際のところ、治療キャンプだけで治癒する思春期の子どもは5〜6％程度である。治療キャンプで症状や問題行動が消失しても、約3ヵ月後には再び症状や問題行動が現れてくる傾向がある。したがって、治療キャンプで治療的な変化を経験した思春期の子どもでも、その後の個人精神療法や集団精神療法にキャンプの治療的体験をどのように活かしていくのかという課題が残っているのである。もちろん、治療キャンプ前に既に個人療法や集団精神療法を受けている患者もキャンプに参加することがある。こうした場合、治療の膠着状態の打破のきっかけになることが多い。

おわりに

　本稿では、思春期の患者への接し方、思春期の家族、思春期の仲間体験の意義を論じ、引き続いて、思春期の情緒発達の精神病理をもつ子どもたちを対象とした心理社会的治療として、福岡大学精神神経科が行ってきた3泊4日の治療キャンプについて述べた。

　個人面接だけでは症状改善に限界があり、必要な対人関係や生活技術に乏しさが目立ち、硬直した親子関係の改善も難しい思春期の患者に対して、心理社会的アプローチは有効であることを論じた。

（西村良二）

● 文　献

1) 牛島定信：心の健康を求めて；現代家族の病理．慶應義塾出版会，東京，1998.
2) 西村良二：思春期情緒発達障害者における自己像の成長；集団精神療法過程の影響．精神神経学誌 89：510-547, 1987.
3) Blos P：The separation-individuation process of adolescence. The Psychoanalytic Study of the Child 22：169-186, 1967.
4) 西村良二：思春期神経症患者にたいする治療キャンプの効果について；追跡調査より．総合保健科学広島大学保健管理センター研究論文集 13：1-7, 1997.
5) Branders N, Gardner M：Therapeutic approaches. Group therapy for the adolescent, Jason Aronson Inc., New York, 1973.
6) Rachman AN：Identity group psychotherapy with adolescents. Charles C. Thomas. Publisher, Illinois, 1975.

2. 力動的精神療法

1 ── 子どもの精神療法理論の概観

　子どもの力動的精神療法は、さまざまな精神的問題を解決するために面接によって精神内界を取り扱うという基本的な点において、他年代患者の治療とまったく同じである。患者に自分の気持ちを表現してもらい、それを理解したうえで、種々のやり取りを通して患者の症状の軽減や成長発達に役立てようというものである。

　子どもの精神療法には別項で詳しく論じられるようにさまざまな理論や技法、流派がある。どの理論・技法にも一長一短があり、異なる治療技法によって得られる治療効果は一様ではないといわれる。そのため1人の治療者がいくつかの理論や技法を身につけ、患者に合わせてそれらを駆使できればそれに越したことはない。しかし、きちんと技法を習得することは本来難しい作業であり、ましてや複数の技法に習熟するというのは不可能であろう。精神療法は「対人間」という曖昧な関係性の中で行われる作業なのであり、専門書を読んでその文字面だけで技法を学ぼうとすると誤解が生じやすく、結局は人との関係から学ぶべきものである。つまり、精神療法は患者や治療者の生まれ育った社会や文化と密接に関連しているものであり、どの理論や技法を身につけるかについては、研修の方法や内容よりも、その治療者のもつ人間観や世界観が大きく影響する。治療者の自己の資質や治療環境、対象に合わせて、それにふさわしい理論や技法に触れることが望まれる。

　治療者の個性や治療経験の独自性を強調するあまり、精神療法家の数だけ理論や技法が存在するといわれることがある。また、理論そのものを否定し、「患者が必要としているものは人間的愛情と理解である」と主張する人もいる。しかし、そういった立場では患者-治療者間の精神的距離は保たれにくく、治療者が自己の要求を患者に対して優先させることになりやすい。それでは、患者-治療者といった特殊な関係性を基盤とする「治療」という視点において、患者にとっての真の援助にはなり得ない。そこで、精神療法を行う者は自らの人間的限界を知ることが求められ、やはり自らの拠って立つ土台としての理論や技法が必要なのである。逆に、学んだ理論や技法に固執するあまり、患者をそれに当てはめようとするのは、目の前の患者を無視した姿である。精神療法はどの理論や技法においても、あくまでも「人が人を診る」という関係が前提となっているものであり、それらは治療するための1つの手段に過ぎない。いかなるものを使うかということ以上に、患者と真にコミュニケートしようとする思いや態度、能力がより重要なのである。

2 ── 子どもにおける精神発達と精神療法

　村瀬(1981)が述べているように、心身の機能が未分化であることや自我の発達が不十分であることなどから子どもの精神療法では次のような特徴が挙げられている。
①本人に精神的なものであるという自覚が少なく、そのため治療理解や意欲が乏しい。
②身体症状や習癖として現れやすく、大人の分類や理解が当てはめにくい。
③交流の手段として言語のみならず、表情や態度、そして行動をも含めねばならない。
④家族や学校など環境の影響を受けやすい。
　つまり、成人の精神療法に比べて子どもでは、治療者の柔軟性、能動性がより求められること、彼らの問題はそれぞれの時期の精神発達課題と関連するためにその知識・理解が不可欠であること、そして親(便宜上、養育者のことを親と記す)の庇護のもとにあるので治療においても親との関係が大切となること、などが重要なポイントとなる。
　子どもの精神発達を大きく捉えると、「自立と依存」の葛藤を抱きながらも自立へと進むことである。親の影響から離れ、独自の価値観や人生観を持ち、自己を実現することである。彼らはこの困難な作業をそれまでに身につけてきたそれぞれの能力や技術を使い、乗り越えようとするが、さまざまな原因・理由でその試練を乗り越えられずに、成長過程での停滞や偏りを示す者やなんらかの精神症状を呈して苦しむ者も出てくる。そのため、子どもの治療では症状や問題の解決のみならず、心理的成長という視点が重要となるのである。
　精神療法は子育て同様、子どもが必要としているものを必要としているときに与えることで、その子どもが成長・発達していく過程であり、つまりは「受け取る」「与える」というコミュニケーションが基本となる。その時の患者の必要とするものを正しく把握し、それを与えることでどのような変化(成長)が望めるのかを見極め、援助していくことなのである。成長の経緯は個人差が大きいために実際の診療場面では判断に苦しむことも多いのだが、患者の精神発達のバランスの偏りや症状の意味するところをより細かく捉えねばならない。例えば、不登校の子どもが登校したからといって、真の問題が解決されたかどうかの判断は難しい。当面の問題を棚上げして、仕方なしに前進したかのように振る舞っていたために、時を経て問題がより複雑かつ増大したときに再度表面化してくる場合がある。果たしてその子どもが成長して課題を乗り超えられたのか、あるいは周囲が抱えていた問題が解決されたのかについては精神発達という観点から吟味すべきなのである。また、成長は素質因と環境因の時間的絡み合いの中でなされるものであるため、素質因と環境因の両側面からの理解が大切となる。器質的障害の子どもにおいても環境因的な精神発達の偏りがあるときには、精神療法が功を奏することも多い。

3 ── 精神療法の実際

　診察室で行われるコミュニケーションは、診断と治療という2つの要素を必ず含んでいる。それ

らは決して単独に存在するものではなく、治療者は情報を得て相手を理解(診断)し、そしてこちらの感じたことや考えを相手に伝える(治療)という行為をほぼ同時に行う。そしてまた、治療者のメッセージに対する患者の反応を観察し、判断を伝えるという即興の掛け合いを繰り返す。そういう「関与しながらの観察」(H.S. Sullivan)を通じて、相手の心理的な問題を探り当て、問題の解決をもたらすことが可能になるのである。

各技法によってアプローチの仕方は異なり、治療経過もそれによってずいぶん違ってくることになると思われるが、ここではおおよそ共通するものを挙げる。

1 治療の導入部

どの年代の患者に対しても1人の人間として敬意をもって接しなければならないことは言うまでもない。厳格過ぎる態度も不安を強めさせるが、おもねる態度や馴れ馴れしさも却って相手に失礼となったり、患者-治療者間の関係を不安定にさせたりするもとになる。親密的過ぎず、冷たくも、懐疑的でもないという、温かい雰囲気を伝えたい。相手が子どもであったとしても、「子どもだから」と妙に優しくし過ぎたり、「どうせわからないだろう」などの先入観をもって接したりすると、そのことを患者の方で見抜いてしまい、それ以降の患者-治療者間の関係を損ねてしまいかねない。入室時には治療者は名前を告げ本人の目を見てきちんと挨拶し、丁寧な言葉で話し、こちらの真剣さや誠実さの姿勢を示すことが求められよう。

精神的な治療に対する抵抗は他の年代でもよく見受けられることであるが、親や周囲の大人に依存度の高い彼らは、それまでの関係の歴史如何では、期待を抱く以上に強い不安や敵対心を抱きながら治療に入ることになる。特に親に無理やり連れて来られた(表面上のこともあるが)場合、抵抗する姿勢が前面に強く出るために治療者にとっても初診は緊張を強いられる場面となる。しかし、そういうケースでも治療が進むにつれて、「実際は治療以前から苦しみを自覚しており、早くから治療的介入を望んでいた」と述べる患者も多い。そのため、治療への反発や抵抗に対しては冷静に、そして毅然とした態度でその気持ちを受け止め、治療が必要である旨を説明しなくてはいけない。むしろそういう拒否的な態度を何故とっているのかという理解が進むことで、治療関係が改善するばかりでなく、患者の真の理解に近づくことにもなろう。

初回の面接は本人の状態や家族関係を知るうえで多くの情報を提供してくれる。初回には得てして情報を仕入れることを優先しがちだが、それに徹し過ぎると子どもは会話に興味をもたなくなるだけでなく、治療者のことを自分を探り、脅かす存在として受け取りかねない。本人が何を考え、感じているかを理解していくためにも、質問はできるだけ簡単なものだけにとどめる。そして沈黙し、何から話すか、何を話さないか、どういう話し方をするかということに注目するべきである。生育歴や家族歴などについては、コミュニケーションで最も大切な「流れ」を滞らせないためにも、話の流れの中で治療者が自ずと確かめたくなり、明らかにしていくといった形で面接を進めることが望ましい。このやり取りは言語的なコミュニケーションだけでなく、頷いたり沈黙していたり、顔をしかめたり微笑んだりといった非言語的なものがより重要な意味をもつことになる。

2 見立てについて

　診断はいかなる治療においても重要であるが、子どもの治療では患者の状態像が移ろいやすく、また精神発達課題と関連して理解することが求められるため、常に暫定的で継続的に、多面的視点から繰り返されねばならない。診断名がついたことで、すべてがわかったつもりになり、患者心理の提案が停止することは避けたい。また患者本人だけでなく、家族関係や親自身のあり方に対する見立ても不可欠である。

　精神科診断は患者の訴えに加え、患者の言動や表情、態度から判断されるものであり、できるだけ子ども本人からの言葉を引き出す努力が求められる。しかし、自力では自分の苦しみや経過を説明できず、親の目を通した病態や経過の報告から判断せざるを得ないこともある。その場合、親からの情報は必ず親-患者間の関係性が反映され、バイアスのかかったものになっているという注意が必要である。また、家族歴、生育歴、現病歴を別々のものとして聞くのではなく、連続性のある存在の歴史として捉えねばならない。話を聞きながら患者の心の歴史を想像し、そして質問の中でそれを吟味し、1人の人間としてのストーリーとして統合したものが見立てということになる。話された内容のみならず、話されていない内容やその底辺に潜む感情を想像し、本人たちが気づけていない不自然さを探すことが見立てにとって有用となるのである。

　治療者以外の者が予備面接したり、質問紙などで尋ねたりすることも避けるべきである。時間的問題や初心者への教育的配慮、情報の抜けを防ぐ方法とも考えられるが、特に初回は本人の不安・緊張時の様子や家族関係を知るうえで多くの情報を提供してくれる場面である。行間を読むことができればいいが、自分の診察の前に既に他人や質問紙が介在すると、文面だけで「わかったつもり」になり、自分の一番知りたい情報が抜けてしまったり、患者の非言語的メッセージを見逃したりしてしまう。そして、何より情報を話しているときの表情や態度に表現される、患者や家族のそのことに対する「思いや背景」を理解できなくなる危険性がある。また、そういった患者とのコミュニケーションを軽視した態度が、治療者のあり方として患者に伝わることにもなり、治療の妨げになることもあるだろう。精神療法では見立てよう(相手のことを理解しよう)と努める姿そのものが、最も基本的態度になると思われる。

3 子どもの患者-治療者関係

　とりわけ子どもの治療では、非言語的なものに対する感覚が非常に大切であり、治療者にそれがなければ面接は成り立たないと言っても過言ではない。しかし、非言語的なコミュニケーションが大切であるということは、決して言葉の重要性が失われるということを意味しない。無論言葉の習熟度では大人に劣るのであるが、むしろ子どもの言葉は大人以上に真実をもって発せられる。3歳児には3歳なりの言葉、7歳児には7歳なりの言葉がある。1つの言葉にいくつかの象徴を重ねていたりもする。治療者がそれに合わせて、聞いたり、応えたりできるかどうかが問われるのである。そしてまた、治療者が言葉を発するときの態度も問われる。患者がつらい思いを語り、治療者がそれを受け止めるとき、治療者の受け止め方次第では患者にとって二次的な傷つきになることもある

だろう。例えば、5歳の子どもが「死にたい」と言ったその言葉を軽んじると、本人は失望し、心を閉ざすきっかけにもなる。相手がたとえ何歳であっても、その真剣さに敏感であらねばならない。思いを聞く側はその子どもの一生にかかわる大きな責任を担う覚悟が求められるのである。昔からの思いや家族との関係をしみじみと語るときには、治療者は安易な相づちや同意は避け、黙ってその言葉の後ろにある患者の気持ちに耳を傾け、多くの言葉を遣わずにしみじみと応じねばならない。また、面接で患者や家族に質問されたり、さまざまな感情をぶつけられたりして言葉に窮したら、下手に言葉を遣うよりそのまま黙っていることで「ことの難しさ」を伝えた方がいいだろう。そのためには、患者の気持ちのみならず、治療者自身の気持ちにも敏感であらねばならない。

4 治療でのターニングポイント

　面接では治療上重要となるターニングポイントがある。それは初回に起きることもあれば、数年の経過後にやってくることもある。1回きりの場合も、そして多数経験される場合もあるし、程度も大小さまざまである。治療を有益なものにする瞬間の場合もあるが、逆に患者が治療を見限るときであるかも知れず、治療者がそれに気づく、気づかないにかかわらず、どういう形の治療においても必ず出現するものであろう。有益となる瞬間は「患者の気持ちが治療者の心に響く」、「つながったと感じた」、「解釈が通じたという手応えを感じる」、「患者が自己洞察を語り始める」などさまざまに形容されるが、ある種何か特殊な現象が生じていると思われる。

　その現象は患者－治療者間の良好な関係性（信頼感）が土台にあることが前提ではあろうが、それだけでは説明がつけられない。そもそも患者は、不安や恐怖、怒りなどの感情、またはその他さまざまな理由のため、自分で自分のことを正しく判断したり、周囲の物事を現実としてありのままに認識したりすることが障害されているといえる。治療ではこれらを扱い、現実が患者にとって脅かされないものとして認識されることが求められるのである。それを可能にするのは、「治療者の存在する位置」であろう。治療者が患者の精神内界と精神外界の「境界に存在」した瞬間に、両者の架け橋となり、患者の心は現実との自由な往来が少しだけ可能になる。精神療法では、その境界の状態をコントロールし、「つながる瞬間（空間、時間、関係など）」を患者－治療者間で共有することが重要であり、それが治療機序の1つと考えられる。そして、この境界を感受し探り当てる能力は共感と呼ばれるものに近いと思われる。

　精神分析でいう解釈は言語を通しての無意識と意識の橋渡しであるといえる。同様に上記のことを一般化すると、「言葉」、「比喩」や「解釈」、「身体」や「箱庭」「遊戯」「絵画」「音楽」などといった治療的接点は患者と治療者の関係の境界でもあるが、それらの媒体が何であれ、治療者がその境界の状態を意識し、うまくコントロールして患者とのコミュニケーションを図ることが精神療法にとって重要となる。それは患者と治療者を結ぶのみならず、患者の精神内界と現実（外界）、あるいは患者の無意識と意識をつなぐ橋渡し機能として、治療者が存在することを意味するであろう。患者がそれらの境界を安心して自由に行き来できるように保証することが治療の眼目となる。そのためには、治療者自身が精神内界と現実世界の両方にしっかりと足をつけておくこと、自己のそれらの境界を患者より少しだけでも自由に往来できること、そして患者に対して治療者の精神内界を開いておく

ことが必要となる。結局は治療者自身が媒体として存在するのであり、「つながる」ということによって、精神療法が初めて治療的になり得るのである。

5 治療場面に表れる親子関係

　子どもの治療では多くの場合、その時点において生活面や経済的にも親の庇護のもとにあり、大きな影響下にある。また、過去においても、親はしつけの面のみならず、共に生活して患者に多大な影響を与えてきたのであり、親との継時的な関係のあり方にも必ず注意を向けなければならない。土居(1961)が指摘するように、家族というものは関係が深いが故に元来アンビバレントな感情をお互いが強く抱くのであり、葛藤のない親子はいないといえる。家族間の葛藤が治療の主な対象であることもしばしば経験されることである。

　精神療法の過程において、患者と家族との関係が患者-治療者間の問題としてたびたび投影され出現してくる。例えば、「大人(親)を信じないぞ」という思いは治療者を信用するかどうかの葛藤として表現され、治療者は苦慮させられる。しかし、反発は頼りになる大人を探す手段でもあり、そのことで治療者がどう対応してくれるかを患者は見ている。その気持ちを取りあげ、治療者を信用できるように努力することが、最終的には本人の葛藤を軽減することにつながるのである。また、子どもを対象とするため、治療場面では受容や共感のみならず、教育的側面を求められることも多い。治療者は親以外の大人の代表であり、その患者の同一化の対象(モデル)となることもある。そういった意味で後ろ姿として無意識のうちに伝えているであろう治療者自身の人間観や世界観、家族観、子育て観を意識することも大切であり、そのためにも治療者は自身の子ども時代を振り返り、自らの葛藤と取り組むことが求められる。

　また、親面接もほとんどのケースで必要となる。患者の理解を深めるためにも、そしてこちらの理解を伝えて親に協力してもらうためにも有効であり、また子どもが厄介な症状を示し、困惑している親を支えることも最終的には子どもの治療を促進させる。家庭内暴力など親子関係の対立に治療者が介入せざるを得ない場面も起きる。その際、必要以上に子どもへ思い入れることは結局のところ患者のためにならない。親を責めればそれで患者が治るわけではなく、また親と仲直りすればいいというほど単純なものでもない。治療者はできるだけ中立を守り、患者と親との橋渡しをしながら患者が自立できるように援助しなければならない。親と治療者の関係がこじれると患者の苦痛を強めることにもなるが、関係を維持することに心するあまり、問題が明らかであるにもかかわらず指摘することを躊躇しても本人の葛藤は解決しない。起こっている問題と正面から対峙して、柔軟かつ毅然とした態度で臨まなければならない。

　時には子どもの提示した問題で家族全体に波紋が生じ、親も自分自身の生き方や価値観、家族のあり方を問われ、冷静でいられなくなることがある。人の子育ては本能的なもの以上に、多くは自分の育てられた体験をもとに、無意識のうちに行っているものである。そのため、親の抱く家族葛藤は、親自身が子どもとして育てられたときの親子関係でのトラウマや葛藤に根差したものであり、それが現時点での子育てに大きく影響(世代間伝達)しているという理解が求められる。時にはそれが何世代もの人生と密接に関連して出現していることもある。当然、完全な子どもがいないように

V. 治療的関与

完全な親もおらず、親も苦しんでいるのである。

4 ── 子育て、社会・文化の変容とこれからの精神療法

　社会・文化の著しい変化は親子関係・家族の変容をもたらし、子どもたちの精神発達に多大なる影響を与えていることは多くの研究者が指摘するとおりである。また多くの国々でもその国独自の子育て文化の崩壊が起こっているといわれている。最近は予防医学的な見地から、あるいは幼児虐待などの早期介入として、乳幼児期の子どもや親たちが精神療法の対象になりつつある。そのことは喜ばしい反面、精神的問題が拡大・拡散しているという深刻な事態への対応として必要に迫られてといった面も強くうかがえる。子育ては社会によって変化させられるが、同時に次世代をつくる子育てによって社会もまた規定されるため、この変化はますます加速度を増していくであろう。

　現代の親たちが子育てに苦労していることは明らかである。核家族化や少子化、地域性の崩壊などで身近な相談相手がいなくなったことが子育てに戸惑う原因の1つであろう。また、自らが育った文化的背景と現在のそれとの著しい違いを感じるあまり、「子どもに何を伝えるか」という不変なもの、信じるべきものを自身の中に見い出せないでいることも大きいと思われる。

　そして、親たちが感じている戸惑いや無力感、焦りなどが、治療者であるわれわれにも生じているように見える。二者関係すら築きあげていない重篤な子どもたち、そして集団としての機能を失い始めた家族に対して、われわれも治療技法を工夫して対応してゆかねばならない。それはマニュアル化という方向へ求めるべきではないだろう。従来の日本の子育て文化、特に「甘え文化」の中に、これからの日本における精神療法技法の発展に役立つ大切な要素が隠されているのではないかと考える。子どもの精神療法では基本的な原則はあるものの、それを破らざるを得ない場面も多々あり、それこそが治療的変化につながったりもする。子どもや家族の変化に対して、このような臨機応変さが今、ますます求められていると思われる。そのような不確定性を伴う精神療法であるからこそ、これからの時代、以前にも増して治療者の個人的な問題が問われ、教育分析やスーパーヴィジョンなどがなお一層重要な意味をもつことになるであろう。

　子どもは大人の「背中を見て育つ」といわれる。われわれ子どもの治療者は、時折自らの生き方に目を向け、背中に責任をもたなければならない。

（川畑友二）

● 参考文献
1) 土居健郎：精神療法と精神分析. 金子書房, 東京, 1961.
2) 村瀬嘉代子：子どもの精神療法における治療的な展開；目標と終結. 児童精神科臨床 2；治療関係の成立と展開, pp19-56, 星和書店, 東京, 1981.
3) 小倉　清：子どものこころ. 慶應義塾大学出版, 東京, 1996.
4) 土居健郎：甘えの構造. 弘文堂, 東京, 1961.
5) H. S. サリヴァン, 中井久夫, ほか（訳）：精神医学的面接. みすず書房, 東京, 1986.
6) 土居健郎：方法としての面接. 医学書院, 東京, 1977.
7) 小倉　清：初回面接. 児童精神科臨床 1；初回面接, pp53-104, 星和書店, 東京 1981.

8) 土居健郎, 小倉　清：治療者としてのあり方をめぐって. チーム医療, 東京, 1995.
 9) 川畑友二：不登校の理解；事例から学ぶ. 安田生命社会事業団, 東京, 1995.
10) 下坂幸三：社会変容と心理療法. 精神療法 25(5)：399-408, 1999.
11) 滝川一廣：社会, 家族, そして精神療法. 精神療法 25(5)：409-416, 1999.

V. 治療的関与

3. プレイセラピー

1 プレイセラピーとは

　プレイセラピーとは、言語によっては自分の考えや感情を十分に表現するには至らないクライエントを対象に、遊びを主な表現、コミュニケーションの手段とする心理療法であり、遊ぶことを通して人格の成長と変容を目指す自発的・創造的な活動である。

　ある程度自由に動き回れる広さと安全性が確保され、さまざまな玩具などを揃えたプレイルームで行われることが原則であるが、実際に行われる療法、その基盤となる理論は実は一様ではなく、わが国の多くの治療者は、Axline VM の立場に「自分の理論や経験を加えて、多少なりとも修正的に用いているのが現状[8]」である。

　プレイセラピーで用いられる技法は、子どものパーソナリティと抱えている問題の質および治療者のパーソナリティとキャパシティを函数として、幅広くかつ奥行きが深く、実際の活動は非常にバラエティに富んでいる。治療者は用いる技法をよくマスターしていて、それが無理なく治療的であり得ることを納得していることが大切である[7]。

2 子どもの精神療法の特徴

　子どもの心理療法の特質として、行動上の問題解決や症状の消褪を図るばかりでなく、心身の成長促進や学習、社会化をも合わせて保証していかねばならない。心身の機能が未分化で自我も発達途上にある子どもへの心理的アプローチを試みるにあたっては、以下のような留意が望まれる。
①精神的なものであるという自覚症状が少なく、病識を欠きやすい。そのため周囲の大人の判断によって治療が求められることが多く、本人の治療理解、治療意欲が曖昧で乏しい。
②身体症状や習癖が現れやすく、大人に比べて症状が不安定であり、大人の分類を当てはめにくい。
③交流の手段として言語のみならず、行動をも含まねばならない。
④心身ともに発達途上にあって、環境の影響を受けやすい。

　そこで、治療者は次のようなことへの留意が望まれる。
①治療者は柔軟性・能動性をもつ。治療者は子どもがこれまで見知ってきた大人たちとはいささか違う新鮮な存在"子どもが信頼を寄せ、よき同一視の対象とし得るような統合のとれた人物でありながら、他方、柔軟でとらわれない姿勢の持ち主"でありたい。

②まず、子どもの発達程度を的確に把握し、症状を疾病学的に理解するのはもちろんのこと、症状によって子どもが何を伝えようとしているのか、その発生状況や生育・環境的背景を考慮して症状のもつメッセージを受け取る。

③治療技法に柔軟性が求められる。子どもを治療者の得意な技法にのせるのではなく、その子の今の状態"精神障害の種類のみならず、パーソナリティ特性、年齢・発達状態、家庭、社会、文化環境"にとってどんな技法がよいのかを考えていく。さまざまな技法が全体の治療の流れの中によく統合されて技法自体が浮き上がらないことが大切である。治療者は平素からたくさんの「心の窓[13]」を開いているのが望ましい。精神療法を行うには、狭義の理論学習は言うに及ばず、幅広い教養、経験、さまざまな事柄に対して開かれた関心を抱く態度が求められよう。

4．子ども自身ばかりでなく、その精神風土に関与している家族、保育園、幼稚園、学校などとの緊密な調整活動が必要で、とりわけ家族との面接が不可欠である。親への対応に関しては、いたずらに親を批判することは慎みたい。というのも、子どもの立場に立ち、熱心に子どもへの療法を進めることが、ともすると親への批判につながりかねないからである。おそらく24時間、子どもの問題から心安まることがないであろうこと、秘めておきたい家庭の弱点を他人に明らかにしなければならない苦痛など、親の立場や状況にも心を配っておきたい。

3 ── 対象と見立て

　プレイセラピーが用いられるのは、いわゆる言語表現が十分でない子どもが対象となるが、年齢を明確には設定し難い。年齢が低くとも言語による治療が可能な場合もある一方で、言語能力は十分であってもプレイセラピーを用いて言語化による直接的な明示を敢えて避け、暗喩(メタファー)によって交流する方が効果的な場合もある。要は治療者が自分の特性に適した方法を身につけ、かつ、目前のクライエントが必要としていることは何かを的確に認識することである。

　実際にプレイセラピーの対象となるのは、①器質的障害ではなく、情緒、行動面で問題を生じている場合と、②器質的問題が中核にある、という、大きくは2つの場合が考えられる。前者に対しては、症状や問題行動に潜むメッセージをどう汲み取るかが中心課題とされよう。後者に関しては、心身の発達を促すアプローチとともに、多くは情緒的問題をも抱えているので、きめ細かい多面的なアプローチが必要とされる。

　また、性急に症状の除去ばかりにとらわれず、それを治療目標の1つとしてもちつつも、症状そのものが自我を守る防衛機制の1つであることに留意したい。

　多角的にものを観る視点、密やかなメッセージを汲み取り、かつ緻密であるズームアップの視点と、局在的に捉えられた事柄が全体状況の中でどういう位置づけを占めるのか、全体を俯瞰するロングショットの視点を統合的に働かせることが、見立て[2]にあたって望まれる。

4 治療構造

　治療構造とは、治療過程に基本的な安定を保証しようとして設けられる枠である。それは、心理療法の行われる場所、時間(頻度と1セッションの所要時間)、治療方法、料金などの外的構造と治療契約、秘密保持、各種の「制限」といった内的構造から成り立っている。「治療構造」が設定され、ある種の必要な「制限」が与えられて初めて、本当に護られた時空間を提供し、子どもが真に自由に自己表現することを保証することが可能になるのである。

　クライエントのパーソナリティと病態や抱えている問題の質、治療者の所属している機関、治療者のパーソナリティおよび経験と技能との相互関係の中で、どのようにこの「構造」や「制限」が設定され的確に生かされ得るかが、治療の成否を決める1つの鍵となる。この間の事情はケースバイケースとされがちだが、プレイセラピーの構造と制限を設定し、時にそれらを緩める際に、治療者の判断にかかわる要因を列挙してみよう。

　①緻密さ、繊細さ 対 おおらかさ、大胆さ、②即興性 対 目的性、③空想の世界を味わえること、暗喩(メタファー)を使えること、ユーモアのセンス 対 現実的感覚、良識、④自立性、自尊心の尊重 対 甘えを受け入れること、保護すること、⑤ほどよい良質の退行を保証すること 対 成長促進であること、⑥想像力をめぐらせて遊ぶこと、創造性 対 既成の枠組みに息吹を与えること、⑦秘密保持 対 親や学校、その他の機関との連携、⑧よき素材、鏡、同行者、そして治療の自己完結性にこだわらず、あたかも夢の中の存在のように消える治療者。

5 治療目標

　目標の設定は、子どもや保護者と話し合って(子どもの状態が重篤な場合は保護者と)決めるが、治療目標には、当面の症状や問題の消褪を図る現実的対症療法的なものから、背後にある精神的原因の解明とパーソナリティ変容や自我の成熟を意図する根本的な原因療法に至るまでにさまざまな段階がある。

　目標設定には、子どもの年齢、性、知的素質、自我の統合度、障害の程度、さらに子どもを取り巻く条件として家族や学校、幼稚園などの周囲の協力、時間的・経済的条件などが考慮されて、おおよその目標が決まる。この場合、治療者側の治療能力(時間的ゆとり、熟練度、パーソナリティ傾向、意欲)も考慮されるべきであろう。

　また、子どもにわかりやすい表現で、これから何を狙って治療者との交流が始まるかについて説明し、その子なりに治療目標について納得合意をもてるようにしたい。

6 治療者に求められるもの

　プレイセラピーの過程はあくまでも個別的で相手の必要に応じて多面的に考えていくことが求め

られる、いわば創造過程である。クライエントの必要に応じて技法は柔軟に多彩なものが用意できることが望ましい。ただ、常にその理論や技法がどのような時代の価値観、文化、社会歴史的背景のもとに、どういう文脈の中で現れてきたものかを念頭に置いて、自分の目前のクライエントとその背景を照合検討することが必要である。理論はそれぞれが適切な適用の対象をもち、技法は相補的である。自分がそのとき用いる理論や技法がさまざまな理論や技法の中での相互的位置関係の認識や、ある理論や技法を用いている自分のスタンスを相対化して考える姿勢が治療者には求められる。

(村瀬嘉代子)

● 参考文献

1) Axline VM：Play Therapy；The Inner Dynamics of Childhood. Houghton Mifflin, Boston, 1947[小林治夫(訳)：遊戯療法. 岩崎学術出版社, 東京, 1972].
2) 土居健郎：方法としての面接. 医学書院, 東京, 1979.
3) Erikson EH：Childhood and Society, revised. WW Norton, New York, 1963[仁科弥生(訳)：幼児期と社会Ⅰ・Ⅱ. みすず書房, 東京, 1977, 1980].
4) Erikson EH：Toys and Reasons. WW Norton, New York, 1977[近藤邦夫(訳)：玩具と理性. みすず書房, 東京, 1981].
5) Freud A：Normality and pathology in childhood. The Hogarth Press, London, 1972.
6) Klein M：The Psychoanalysis of Children. The Internathional Psychoanalytical Library, No. 22, The Horgarth Press, London, 1932.
7) 中井久夫：中井久夫著作集3；社会・文化. 岩崎学術出版社, 東京, 1985.
8) 深谷和子：幼児・児童の遊戯療法. 黎明書房, 名古屋, 1974.
9) Moustakas CE：Children in Playtherapy. Mac Growhill Book, New York, 1977[古屋健治(訳)：児童の心理療法. 岩崎学術出版社, 東京, 1968].
10) 村瀬嘉代子：子どもと大人の心の架け橋. 金剛出版, 東京, 1995.
11) 村瀬嘉代子：子どもの心に出会うとき. 金剛出版, 東京, 1996.
12) 村瀬嘉代子：子どもと家族への統合的心理療法. 金剛出版, 東京, 2001.
13) 山中康裕：治療技法よりみた児童の精神療法. 治療関係の成立と展開, 白石宏一郎, ほか(編), 星和書店, 東京, 1981.
14) Winncott DW：Playing and Reality. Tabistock Publication Ltd., London, 1971[橋本雅雄(訳)：遊ぶことと現実. 岩崎学術出版社, 東京, 1979].

V. 治療的関与

4. 箱庭療法

1 箱庭療法とは

　箱庭療法(Sandspiel, Sandplay Therapy)とは、砂箱とミニチュア玩具を用いて、患者の内界にあるイメージを具体的な形象に具現化した作品を作っていくことによって、精神内界の調整を自らの力で図る、優れて治療的な精神療法である。

　この方法の眼目は、必ず、治療者が患者のそばにいて、じっくりと見護りつつ、作品の生成過程を共有することであり、解釈にあるのではない。但し、治療者の適切な作品理解があれば治療の深さが増し、より根源的な治療となるだろう。

2 方法

　内法57×72×7 cm の、青く塗ったトタン張りの木箱に適量のよく洗って土を落とした砂を入れた装置(これを Sandkasten 砂箱と呼ぶ)と、人形、家、ビル、橋、塔などの建造物、木や草花などの植物、象、虎、兎などの動物、蝶、トンボなどの昆虫、恐竜や怪獣、自動車や汽車、飛行機などの運輸、椅子、タンス、ベッドなどの家具、花瓶、茶碗、時計などの静物などといった、大小幾多のミニチュア玩具を揃えた棚(図2)を用意し、「この砂箱と、いろんな玩具を用いて、何か砂の上に作ってみてください」と導入するのが普通である。

　さて、作られた作品の扱いであるが、通常、セッションが終わっても、作品は棚にしまわず、そのままにして患者を帰し、その後でデジタル写真に撮っておく。さて、作品がダイナミックにいろいろ展開するような場合は、作られた最後の作品を撮った後、順次、復元して、これらを撮ることになる。ゆめゆめ、作品の制作中に撮影してはならない。よって、このため、治療者は、制作過程の簡単なメモやスケッチをとっておくとよい。

　制作が終わった後、「これは何を作ったのですか？　何かほかにあるとよかったな、と思った玩具がありましたか？」など

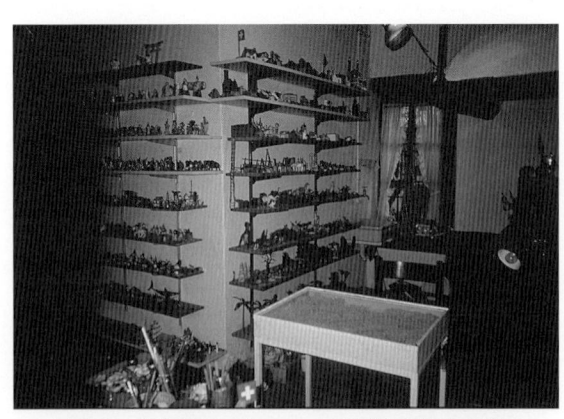

図2. 大小幾多のミニチュア玩具を揃えた棚
(カルフ女史のプレイ・ルーム、筆者撮影)

の質問をすることがあるが、「貴方はどこにいますか？」などあまり聞かない方がよい（何故なら、患者の内界の自然な流れを阻害するからである）。

3 箱庭療法の歴史

　箱庭療法には、その発展と成熟にかかわった、3人の先達がある。1人目は、イギリスのクライン派の心理療法家のマーガレット・ローエンフェルド（Lowenfeld M）で、彼女の「世界技法」（The World Technique, 1939）は、砂箱と玩具で、その名のとおり、こころの内界を表現する方法を思いついたのだった。彼女は、それを理解するのに、クライン派の精神分析の方法を用いていたが、彼女の所に留学した、スイスのドーラ・カルフ（Kalff DM, 1904-1989）は、ユング派の解釈法を適用し、これに、Sandspiel（「砂遊び法」、1966）と名づけた。ちょうどスイスのユング研究所に留学していた河合隼雄は、カルフ女史のところに出向き、この方法が、「言語化が不得手だが、直感力に優れた日本人の方法にぴったり」だと考え、これに「箱庭療法」という名をつけて、日本に導入した（1965）。そして河合隼雄「箱庭療法入門」（誠信書房, 1969）が出、カルフのドイツ語原著を筆者らが訳した（1972）が、30年後に、ドーラ・カルフの息子のマーチン・カルフが出した改訂版「カルフ箱庭療法・新版」（山中康裕監訳, 誠信書房, 1999）も刊行した。また、河合・山中編「箱庭療法研究」が同じ書肆から1～3までの3冊刊行されており、1989年には箱庭療法学会も設立されて、学会誌「箱庭療法研究」が発行されるようになり、2011年の7月末現在では、既に第24巻第1号が発行され、学問的追及も日夜なされている。さて、国際学会は、1982年スイスのツォリコンでの第1回大会以来、イタリアのローマ、アメリカのアルバカーキ、イギリスのロンドン、ドイツのスツットガルト、カナダのバンクーバーなどで開いてきたが、日本でも、1987年と、カルフ女史追悼大会の1990年、そして、2009年の京都の佛教大学での開催で、都合3回も開かれており、2011年はスイスのフラウエンフェルト近郊のイッチンゲンで、いずれも隔年開催である。
　京都学会では、会長のルース・アンマンの提唱する"Inner Beauty in Hakoniwa"なるテーマで、筆者も「箱庭に於ける美」の基調講演を行った。なお、国内学会は、2010年には第24回大会を岡山で開き、第25回大会は2011年10月に東京の国際フォーラムで行われた。

4 箱庭療法の解釈

　箱庭療法は、先にも述べたように、まず、解釈よりも、患者が「自由にして保護された空間」で、自由な表現が可能となるよう、じっくりと見護る態度が根幹である。そのうえで、解釈が適切になされると、治療は極めて深いところで進展していくものである。その解釈なり、理解の方法を以下に示す。

1 シリーズとしてみる

　箱庭の作品を、シリーズとしてみていくと、そこには、**幾多の、イメージの流れが見い出される。**

575

V. 治療的関与

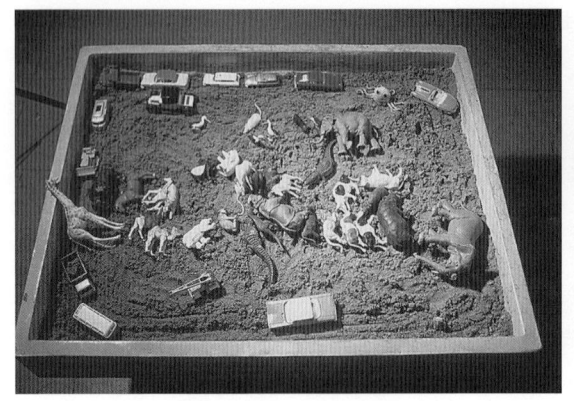

図 3. 「戦い」のテーマ

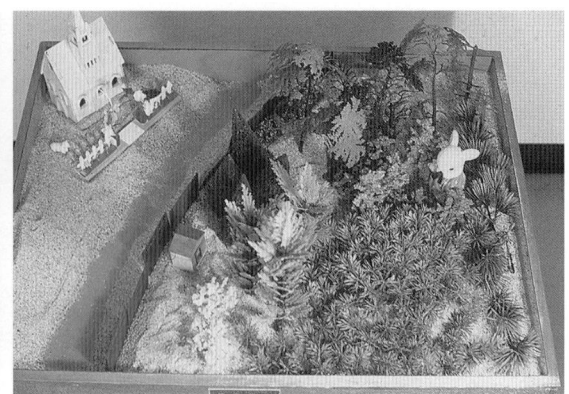

図 4. 「お待ち」のテーマ

戦い、破壊、建設、渡河、結婚 etc

例えば、「戦い」のテーマは、チックの子どもの場合、ごく初期から展開することが多い。その場合、「基地の建設」とか、「停戦協定」とか、「講和条約の締結」といった形で終結することが多い。また、「場面緘黙」の子どもなども、一度箱庭が置かれるようになると早晩、この「戦い」のテーマが展開することが多い(図3)。

その際は、チックと違って(無論チックの場合にもみられるが)、「建設」のテーマ

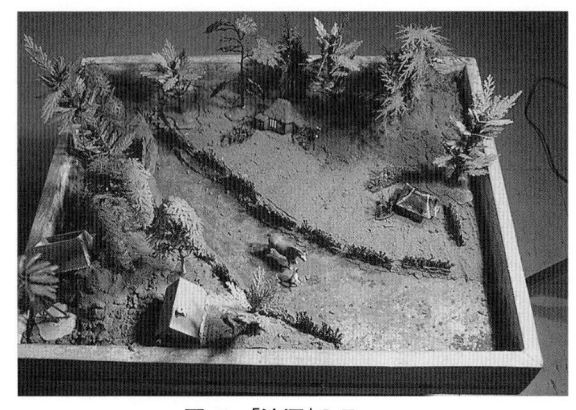

図 5. 「渡河」のテーマ

に移行したり、別のテーマに展開したりすることがみられる。

また、女児の場合に、しばしばみられるのが、「お待ち」(女の子が、家の中あるいは庭園のある屋敷の中で、誰かの到来を待っている姿がみられる)のテーマ(図4)をずっと続け、やがて、これが、「結婚」「婚礼」のテーマに収束していく、という形をとるものがある。

あるいは、老人のケースでしばしばみられるものに、「渡河」(図5)とか、「引っ越し」のテーマが出てくることがある。これは、「この世」から「あの世」へのたましいの移動にかかわるものと考えられるもので、「死」の受け入れのテーマの1つとも考えられている。老人に限らず、児童の作品でも、しばしば、「霊的な表現」や「儀式」などの深い表現が現れてくることがあり、このことなどから「箱庭療法」はしばしば、相当深い次元の治癒をもたらすこともある。

2 個々のシンボルを考える

使われた玩具のもつ「象徴性」について考える。

箱庭療法は、ユング派によって発展したので、その理解の方法に、ユングの拡充法や、夢解釈の方法が援用されると、より理解が深まることが多い。そのうちの最たるものに、この「象徴」解釈が

576

ある。それは、例えば作品においてしばしば用いられるアイテムが蛇であった場合、蛇のもつ象徴性が吟味されると、その作品の深い理解が可能になることが多い。つまり、蛇とは、「足もなく手もない」ものであるが、「脱皮しながら成長するもの」なわけで、低い次元からの変化や大きな成長を表象しているのかも知れない（図6）、と考えていくことである。あるいは蛇の出てくる神話や御伽噺によって拡充したりしていくこともあろう。例えば、アダムとイヴをそそのかし、知恵の実を食べさせた蛇や、娘道成寺の恨みに燃えた蛇などである。

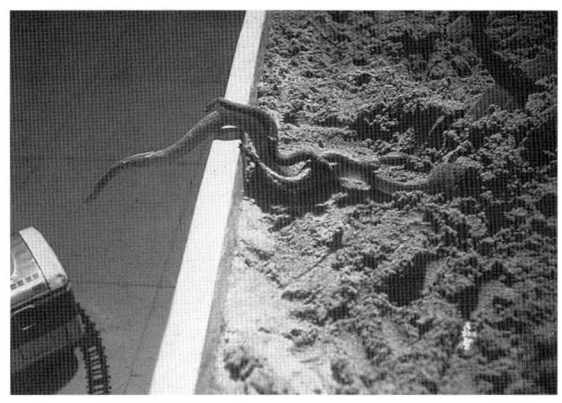

図 6.「象徴」解釈に用いられるアイテムの1つ「蛇」

これが、象となれば、象一般のもつ「大きいが優しい」といった属性の吟味から始まって、インドのガネーシャにまつわる神話や、あるいはブッダの誕生に際して母女王のマーヤ夫人がみた「右脇腹から白象が入り込んだ」という夢に思いを馳せたりもするのである。その時には、なんら「関係性」の相でみえなかったことが、こうした思考を重ねていくうちに、深い内的連環に気づいたり、実に、意義深い象徴性に遭遇したりして驚かされることも度々ある。

3 作られた作品の「空間の配置」や、「色」「形態」「数」など、別の次元からの考察も意味があることがある：例えば、変曲点としてのマンダラ象徴など

上のような、アイテムそのものの意味内容ではなく、作品自体を、例えば、「色彩」「形態」「数」などの次元からみていくことも、時として深い洞察に導いてくれることがある。

筆者は、かつて、カルフ女史の来日に際して発表した場面緘黙の事例（「口無太郎」「少年期の心」参照）において、作品の象徴的な方からのみ語っていたときに、カルフは、「前回まで、ほとんど茶色と灰色のみの暗い色調だった中で、今回（第3回目だった）、確かに、アイテムはたった3軒の家だけれど、その屋根に1つだけ、赤い屋根が出てきたことが、私にはとても嬉しい感じがする……」とコメントされたのが印象に残っている。彼女は、そこに、「これまで、感情が表現されなかったのが、初めて、感情表現が可能となった」とみたのであった。事実、それは現実のものとなっていったのである。

あるいは、「数」に関しても、この同じ事例において、第1回目に、象以外は、すべての動物が、必ずといっていいほどに2匹ずつ置いていったのに、象だけ1頭だったのである。カルフ女史はそれに対して、「「2」という数は、「対立」「対決」という要素と、ここに示されたように、「親密」「情愛」という要素の2つの方向で考えることができる。それに対して、象の「1」は、「孤立」「孤独」の意味が際立つ……」とコメントされたのだった。かくの如く、「色」や「数」の側面だけでなく、「形」や、使われる「領域」の次元からの考察も興味深いであろう。その際、バウムテストなどにも利用されているGrünwaldの「空間象徴図式」なども大いに参考になるはずであろう。

V. 治療的関与

　また、「マンダラ」図形といって、円と正方形との組み合わせで、4、ないしは、8、あるいは、9という数の独特の組み合わせの形態が目立つ作品が作られるときがある。これは、ユングのいう「マンダラ」象徴であるが、マンダラが出てきたからといって、手放しで喜んでいては困るのだ。何故ならば、この象徴的な形態は、実は、私の言葉でいえば「変曲点」現象を表象するものであって、確かに、「治癒」への転機ともなる重要な契機でもあるが、逆に、そこから一途「悪化」に転落していく変曲点でもあることがあり、その違いに注目されたい。つまり、前者、治癒への方向性をもつ場合は、その「マンダラ」は例えば仏教の有名な「両界曼陀羅」の如く、ダイナミックで荘厳な意味の終結凝縮したマンダラであるに比して、後者、悪化の前兆としてのそれは、堅く、寂しく、冷たい、やっとのことで自我を護っている最後の砦であることが多いものであり、こうした観点でみていくこともまた肝要なのである。

4 ストーリーをみていく：「物語」の観点からみる

　神話や御伽噺など、類話や似たような話との連関から意味を探ることも意味がある。すなわち、例えば筆者の試みた、「赤頭巾庭子」事例（「少年期の心」中公新書参照）のように、まるで患者がストーリーを語っているかのように（実は、これは、箱庭のシリーズ作品から、筆者が読みとったストーリーだった）、ストーリーを読んでいくことによって、患者の内界の変化過程を追っていくことも、患者理解に寄与することがある。

5 他にもちろん、箱庭を作っていく過程での患者とのやりとりや推移のすべてが考察の対象となる

　箱庭療法だからといって、すべてが非言語的過程で進行するとは限らない。制作途上での、あるいはその前後での、患者との会話ややりとりは、優れて治療的なのである。よって、箱庭療法だといっても、言葉のやりとりの方にも、鋭敏な感覚と配慮が適切になされることが望ましい。

6 「箱庭作品」すら、実は治療者と患者との「関係性」の産物である

　筆者らが、大学病院において箱庭を導入した40年以上も前に、既に気づいていたことであるが、「箱庭作品」といえども、決して、患者だけの内界を表象しているのではなく、治療者との「関係性」の産物であることを見抜いていた。それは、同じ機関（大学病院）で働く複数の治療者が、やはり各人が複数の患者をもっていたのだが、それら箱庭作品を写す写真機はまったく同一のカメラ1台であった。いざ、36枚のスライドができあがってくると、私は、それら個々の患者別にこまごまと1対1で照合せずとも、ほぼすべてのスライドを各治療者に分配することが可能だったのである。それは、ある治療者のもとではどの患者も伸び伸びとたくさんの玩具を置いていたのが、ある治療者のもとでは、いつも、2、3個かせいぜい数個しか置けなかったり、ある治療者ではカラフルなのが、別の治療者では、いかにも単彩の、渋い作品ばかりだったり、あるいは、マンダラばかりの作品が目立ったからであった。つまり、ある種の治療者には同種の患者が集まったり、あるいは違った患者でもその治療者のもとでは萎縮したり、伸びやかに自己表現できたり、といった、「関係性」の相

のもとでみることも可能だったのである。

5 さまざまな箱庭作品の例

図3～6の箱庭作品の例のほかに、ここにいくつかの作品の例を掲げることにしたい(図7～10)。

1 「出立」のテーマ(図7)

このクライエントは、「少年期の心」[4]に掲げた「口無太郎」である。これまで4年間緘黙を続けた太郎は、心の中に溜まりに溜まったアグレッションを、とうとう外に出すことになった。箱庭では、絶海の孤島の洞窟の中から、今しも潜水艦が出港する姿をとった。これは、同時に出産のイメージでもある。

2 「三層の世界構造」(図8)

これを作ったのは児童や青年ではなく、ある中年の男性であるが、わざわざここに載せるのには意味がある。つまり、箱庭は児童だけではなく、大人にも、また老人にも可能な方法なのである。彼は、人生の午後3時、つまり、ユングのいう「人生の下り坂」において、これからどう生きていくかを考えあぐねていた。その間、長い「うつ」が、経過していた。作品の一番上段の層では、ブルドーザーが土を掘り返しているだけ、周りはまるで荒れた状況でほかに何もない。中段の層では、僧が昼寝をしているだけ。これらが、外的に見える「うつ」の姿なのであろう。一番下の下段では、今しも、貝殻のしとねに、赤子が生まれている。そして、まるで釈迦の涅槃図のようだ。「うつ」の仮面の下では、このように死と再生が起こっているのだ。

3 華厳宇宙(図9)

後で触れるように、パリの国際華厳経学会で筆者がみせた華厳マンダラ。詳しい説明は省くが、左に昇る太陽を象徴するビルシャナ如来、右に沈む太陽のアミダ如来が見える。中央にシュミ山、

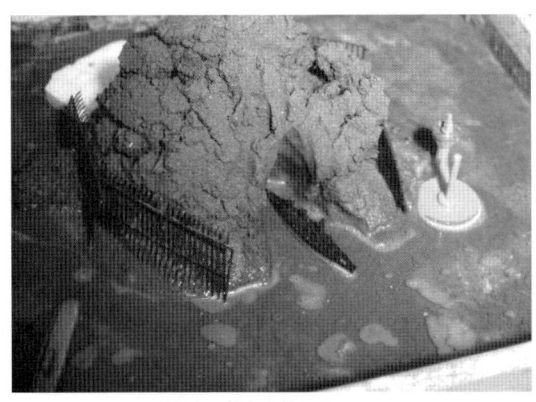

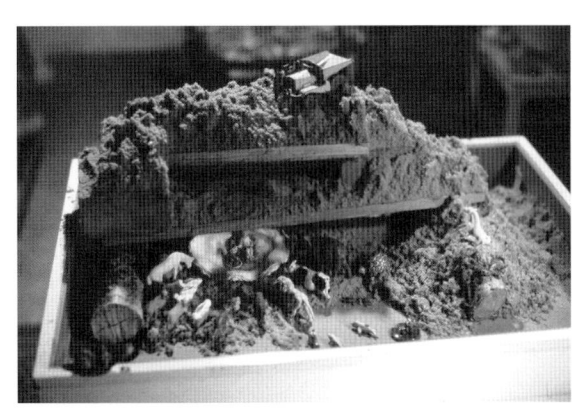

図 7. 「出立」のテーマ　　　　　図 8. 三層の世界構造

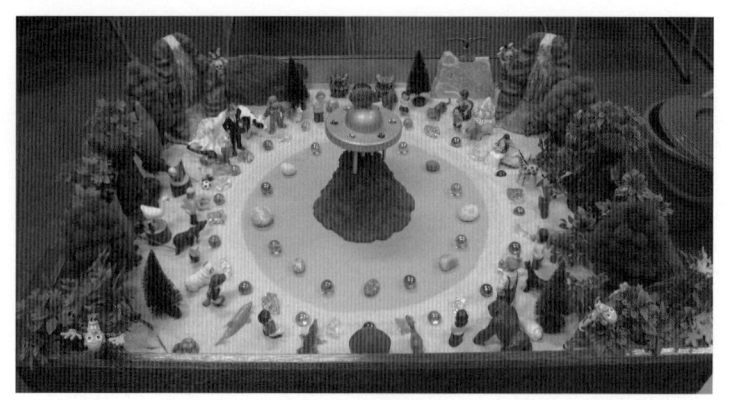

図 9. 華厳宇宙

周りを 47 の衆生が囲んでいる。山頂には空飛ぶ円盤が飛来し、そこからハリネズミが出てきた。これが筆者の自己像である。

4 荒井良二の箱庭作品（図10）

100 冊もの作品が売れている絵本の人気作家荒井良二さんが、私の研究所に箱庭を作りたいといってやって来られた。その作品は「太陽の塔の前の赤い屋根の家が僕の家です。中央に赤い大きな蝋燭が立っていて、その周りに首飾り。

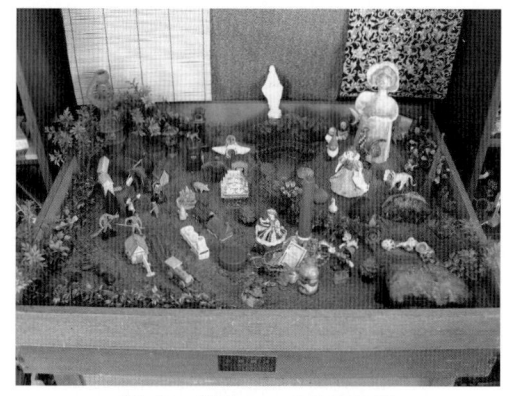

図 10. 荒井良二の箱庭作品

右に東京タワー、その横に素敵な女性像。左には埴輪の前で働く人たち。赤いポストにはお猿さんがひょうきんに飛び乗った。大きな石が欲しかったのです」と説明された。

おわりに ここに、箱庭療法に関して、筆者の 45 年にわたるかかわりの中から主だったものを取りあげ、抄説してきた。

私事でいえば、箱庭療法は、その導入以来 45 年を経た今でも現役で施行しており、この頃では、文献 8) 10) のように有名人たちすら、箱庭を作りたいと私の研究所にやって来るご時世となった。無論、あくまでセラピーが中心であって、これらの珍客は正しい箱庭療法の普及に役立つと考えられる限りにおいて引き受けているもので、ゆめゆめふざけて用いるものではない。

また、まったくの境界領域ではあるが、2008 年夏、パリ郊外のベレバで行われた国際華厳経学会で、筆者は、華厳経に説く宇宙像を箱庭で表現した作品を発表したが、このように、一治療法から世界の文化の問題としての深まりと拡がりもみせている側面がある。しかし、先にも触れたように、極めて優れた心理療法なので、これを読まれた初心の読者は、ぜひ箱庭療法の設備を整え、まず以下の書などを読んで、本治療法に取りかかってほしい。

（山中康裕）

● 参考文献

1) Kalff DM：Sandspiel, seine Therapeutische Wirkung auf die Psyche, Rasher Verlag, 1966/Ernst Rheinhaldt Verlag, 1996［河合隼雄（監修），大原　貢，山中康裕（訳）：カルフ箱庭療法．誠信書房，1972/山中康裕（監訳）：カルフ箱庭療法・新版．誠信書房，1999］．
2) 河合隼雄（編）：箱庭療法入門．誠信書房，東京，1969．
3) 河合隼雄，山中康裕（編）：箱庭療法研究．Ⅰ～Ⅲ，誠信書房，東京，1982/1985/1987．
4) 山中康裕：少年期の心．p515，中公新書，東京，1978．
5) 山中康裕：箱庭療法．精神科治療の発見，大原健士郎，渡辺昌祐（編），星和書店，東京，1988．
6) 山中康裕，S ザイフェルト，K ブラッドウェイ（編）：世界の箱庭療法．新曜社，東京，2000．
7) Yamanaka Y：Ueber den Zaun geschaut；"Kritzelgeschiten" Zeitschrift Sandspiel-Therapie. Heft 25：s14-s29, 2008.
8) 山中康裕：箱庭療法．BRUTUS(6/15)，ザ・三谷幸喜アワー，マガジンハウス，東京，2008．
9) 山中康裕：箱庭療法のこれから．箱庭療法学研究 21(2)：113-134，2009．
10) 山中康裕，荒井良二：対談 山中先生と箱庭をつくろう．飛ぶ教室 20：22-29，2010．
11) 山中康裕：深層心理学から見た華厳経の宇宙．ユング心理学研究，第 2 巻，日本ユング心理学会（編），pp65-84，創元社，東京，2010．

V. 治療的関与

5. 絵画療法

1 絵画療法とは何か

　絵画療法といっても、実際の臨床においては、その施行目的に応じてさまざまに用いられている。すなわち、レクリエーション活動としての集団絵画療法から、1対1の個人精神療法としての絵画療法まで、あるいは挿間的なものから連続的なものまで多様である。
　ここでは絵画療法を、「自己の感情、考え、あるいは心理的状況を、言語だけでは十分に表現するには至らない患者を対象に、絵画を媒介として行われる精神療法であり、それによって患者の人格の成長・発展を促し、現実生活における適応の改善を目指すもの」と定義したい[1]。

2 どのような技法があるのか

　現在、広く行われている絵画療法の諸技法とその特徴を述べてみたい。図11には非言語的アプローチの各技法を「投影法 ― 構成法」「自由法 ― 課題法」という2つの軸を基準に分類、整理したものを示した[2]。

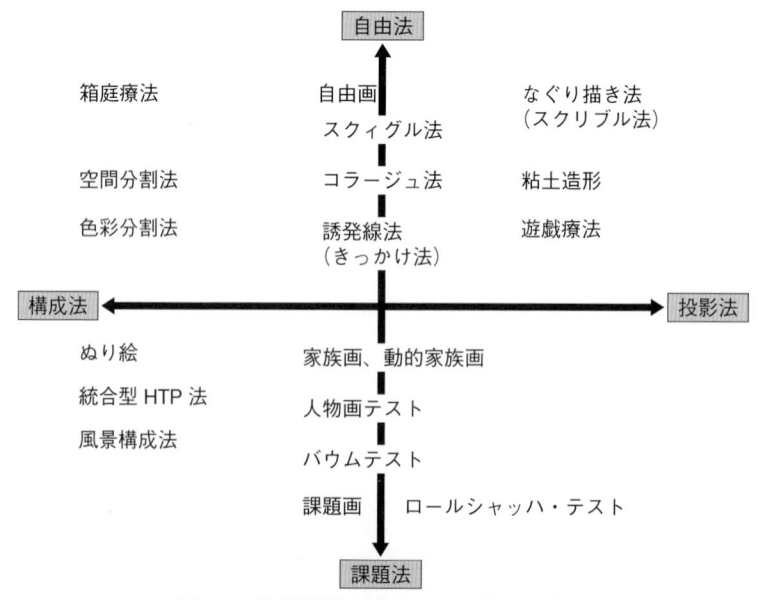

```
                            自由法
                             ↑
    箱庭療法         自由画              なぐり描き法
                    スクィグル法          （スクリブル法）

    空間分割法       コラージュ法         粘土造形

    色彩分割法       誘発線法            遊戯療法
                   （きっかけ法）

  構成法 ←―――――――――――――――――――→ 投影法

    ぬり絵          家族画、動的家族画
    統合型HTP法      人物画テスト
    風景構成法       バウムテスト
                    課題画  ロールシャッハ・テスト
                             ↓
                            課題法
```

図 11. 非言語的アプローチの技法の分類

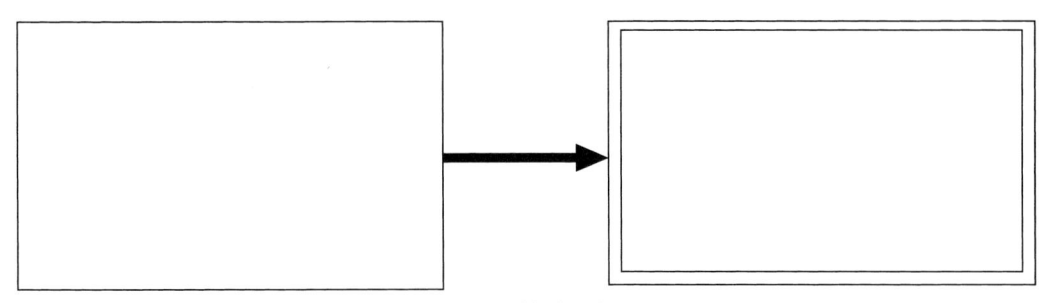

図 12. 枠づけ法

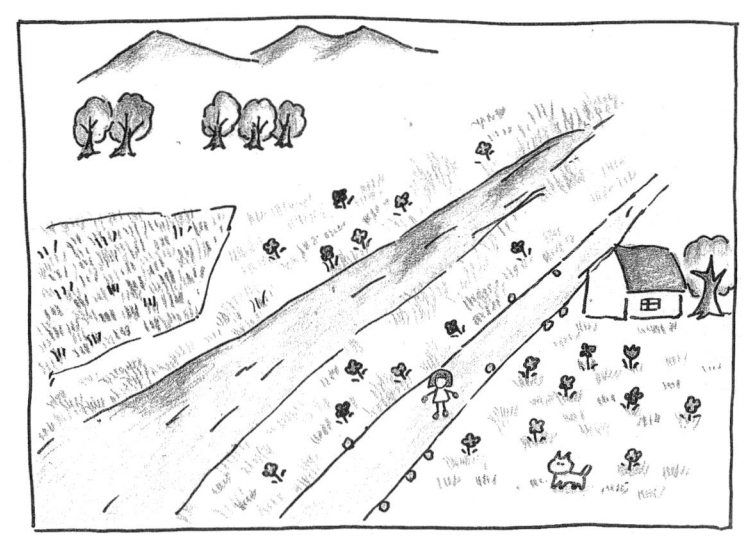

図 13. 風景構成法

①**自由画**：患者に画用紙を差し出し、文字通り何でも自由に描いてもらう方法である。絵画療法の基本となる方法である。

②**枠づけ法**[3]（図12）：治療者が画用紙に枠を書き込んでから患者に手渡して描画してもらう方法である。枠をつけることにより、内面を表出しやすくなると考えられる。

③**課題画**：バウムテスト、人物画テスト、HTP（家、木、人）テストなどが、主に心理検査の技法として行われる。家族画、動的家族画などの技法もある。また、集団絵画療法や個人絵画療法の中でも、さまざまな課題やテーマを設定して描いてもらうこともある。

④**風景構成法**[3]（図13）：枠づけした画用紙を患者に渡し、「川、山、田、道、家、木、人、花、動物、石、その他」を順番に描いて、全体が風景になるように教示する。できあがったら彩色してもらう。

⑤**空間分割法、色彩分割法**[3]（図14）：枠づけした画用紙に、自由に線を引いて、画面を区切るように教示するのが空間分割法であり、色を塗ってもらうと色彩分割法となる。患者と治療者が交互に画面を分割し、色を塗り合うと交互色彩分割法となる。

⑥**なぐり描き法**[4]（図15）：患者に画用紙を渡し、自由に線をなぐり描きするように教示する。なぐり描き線の軌跡に何が見えるかを尋ね、描いてもらう。

Ⅴ．治療的関与

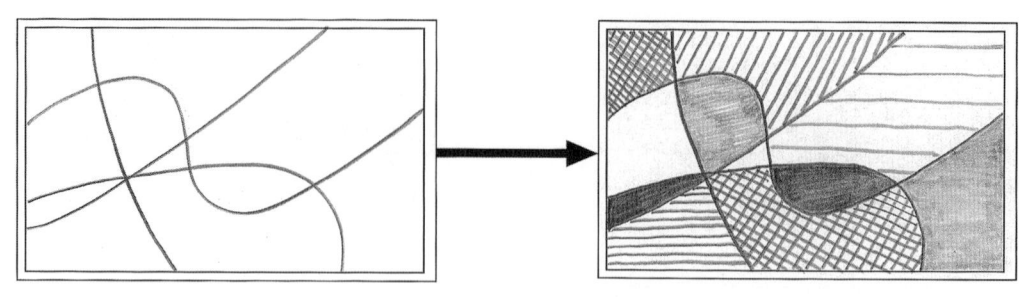

図 14．空間分割法、分割彩色法

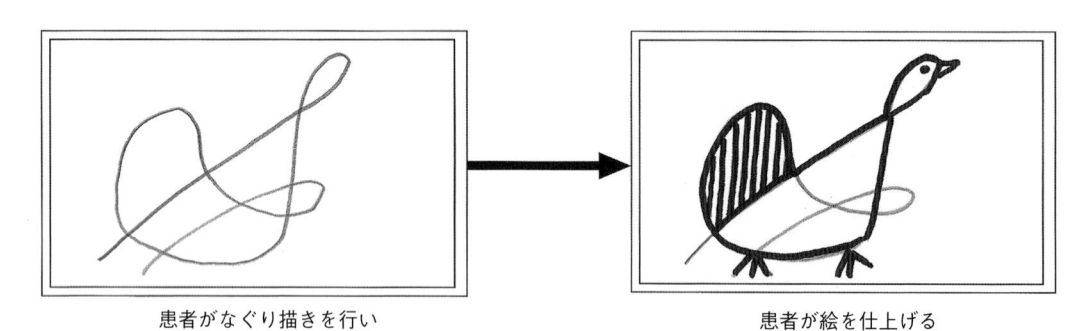

患者がなぐり描きを行い　　　　　　　　　　　患者が絵を仕上げる
図 15．なぐり描き法

治療者が誘発線を描き　　　　　　　　　　　患者が絵を仕上げる
図 16．誘発線法（きっかけ法）

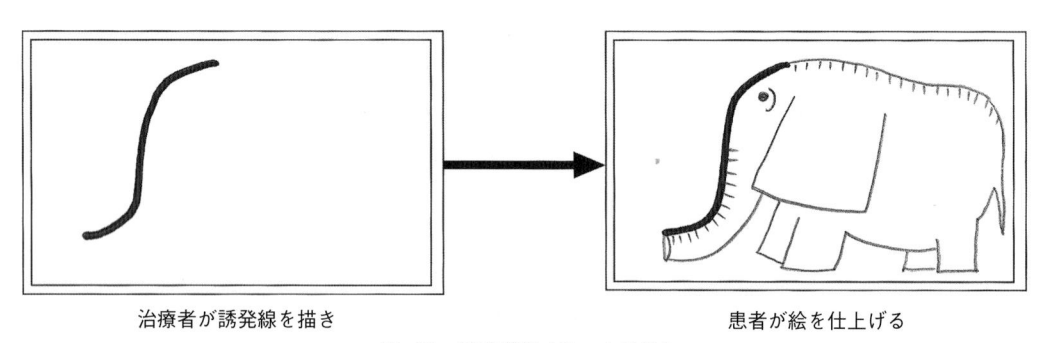

⑦**誘発線法**[5]**（きっかけ法）**[6]：描画を誘発するために、まず治療者が画用紙に簡単な線（誘発線）を描く。それをきっかけとして絵を完成してもらう（**図16**）。

⑧**スクィグル法**[1,2,8]（**図17**）：治療者が画用紙に簡単な線（スクィグル）を描き、「この線をもとに、好きな絵を描いてください」と教示する。次に患者にスクィグルを好きなように描いてもらい、それをもとに治療者が絵を完成させる。

〈治療者〉　　　　　　　　　　　〈患者〉

(1) 治療者がスクィグルを描く

(2) 患者が絵を仕上げる

(3) 患者がスクィグルを描く

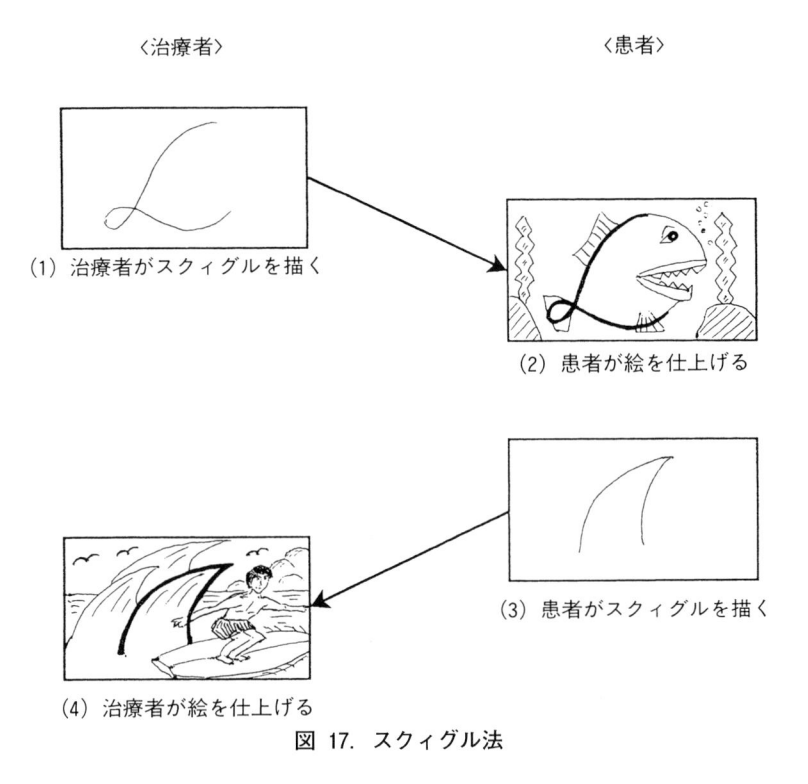

(4) 治療者が絵を仕上げる

図 17. スクィグル法

3 絵画を通して何が表現されるのか

1 患者の特性

患者の描いた絵から、生来の性格傾向、その年代の特徴、および知的能力などが読み取れることがある。例えば、屋根の瓦一つひとつまで時間をかけて描き込んだ家屋画に強迫性、粘着性、完璧性をみることができるかも知れない。

2 象徴化

絵画にはさまざまな象徴化が行われると考えられる。患者の作品を前にしたとき、治療者はまず直観的な全体印象を大切にしながら、次第に細部に目を移していく。そして頭の片隅に理論的解釈や常識心理学をおきつつも、治療者自身に生起する感情を確認し、わからない部分はそのまま保留し、これまでの治療の流れを振り返りながら、患者の症状、行動、外界との交流、面接内容などを重ね合わせていく。そのような操作を繰り返していくと、いくつかの解釈が頭に浮かび、意味内容が重層的、立体的につかめてくる。

3 精神病理

描画に疾患特有の精神病理が表現されることがある。統合失調症の表現病理に関しては、①統合

V. 治療的関与

失調症の急性期から回復期にかけての描画の形態の崩壊とその再構築の過程、②慢性化の傾向と特徴、③妄想型と破瓜型が投影法および構成法それぞれにもつ親和性、④統合失調症の寛解過程の諸病相に対する非言語的技法の適応決定、⑤回復期の特徴、などの研究[3]がある。

また、うつ病では、形式分析として、対称性の強調、空間軸の過整合性、後姿の人物像などが挙げられ、内容分析では、抑うつ心性の投影として、枯木、冬景色、墓、人物不在の風景、黒い鳥、雲、壁、門、高い山、遠方へ続く道などが挙げられる[9]。

4 治療者-患者関係

描画は患者と治療者の共同作業とみなすことが可能であり、そこには治療者-患者関係の深化の程度、治療的距離、治療関係の様相がさまざまに表現されると考えられる。さらには、治療者-患者間の関係性の特徴のみならず、時には、関係性の病理さえも現れてしまうといえよう[10]。

4 どのような立場があるのか

絵画療法が児童・青年期の症例にとってどんな意味をもつのかという問いに対して、次のような4つの立場が考えられる[1)11]。

①何かを描いたり、1つの作品を完成することそれ自体に治療価値をおく立場。
②自己の内面を表現することに意義を認める立場。絵を描いたり遊ぶという行為の中で、抑圧された情緒、欲求、葛藤が解放されるという浄化作用が治療的であるとする立場。
③描画を媒介として生じてくる患者と治療者の治療的人間関係を重要視する立場。
④描画は言語による治療への補助手段であるとする立場。

実際の治療においては、多かれ少なかれいずれの要素も関連していると考えられる。患者が今何を必要としているか、全体の治療の流れからどのように意味づけられるかなどによって異なってくるのであろう。

5 絵画療法の精神療法的意義[1)-3)12)13]

1 緊張感から解放される

対人緊張が強く、言語のみでは自己表現が困難な症例にとって、絵画療法は安心して表裏のない自己を表現できる場となり得る。

2 主体性を獲得する

患者は絵画療法の導入時に、断る自由をもち、技法の選択、あるいは変更や中断に関しても志向性が尊重される。このことは治療への動機づけが不十分な児童・青年期の患者の主体性の獲得に重要な意味をもつ。

3 治療関係が深化する

絵画療法は患者と治療者の共同作業とみなすことができる。その一体感が患者に安心感を与え、治療関係が急速に深まることが少なくない。スクィグルなどの相互法は特にその作用が強いと考えられる。

4 悪性の退行を防ぐ

治療者-患者間に絵画という媒体を導入することにより、治療者に直接向けられるはずの攻撃性や依存の感情が作品に表される。これが激しい感情に対する緩衝作用をもつと考えられる。さらに患者は、自分が表現したものを観察することができるため、なんらかの気づきが生ずることもあるかも知れない。

5 穏やかな「気づき」を可能にする

描画には言語化される半歩手前の混沌とした内面――指摘されればそれと気づき得るがそのまま受け入れるにはまだ抵抗がある感情など――が表現され得る。絵画療法は患者がそのような感情や葛藤を穏やかな形で気づくことを可能にする。

6 症状性からメッセージ性へ転換できる

患者が表現したものが治療者に理解され、受け入れられたとき、患者にとっては存在そのものをそのまま認められたという新鮮な体験となる。患者は自分を表現していくことによって、相手に理解され、さらには症状の改善につながることに気づいていく。

7 治療関係の質を知り得る

絵画療法には治療者-患者関係の深化の程度、治療的距離、治療関係の様相などがさまざまに表現されると考えられる。言い換えれば、「関与しながらの観察」がなされやすい。治療者の自己洞察のためにも役立ち得るといえよう。

8 潜在する治癒可能性に気づく

態度、行動の一般的観察や言語的表現だけでは感知し得ない患者の意外な側面――多くはネガティブな言動とは正反対の健康的な側面――を見い出し得る。そのときの新鮮な驚きは治療的展開をもたらすことが少なくない。

9 治療のやま場を乗り越える

家族背景、心理的葛藤、心的外傷体験などがあまりにも重大なため、それを1人で引き受け、対処するには荷が重過ぎるとき、絵画療法には言語化して直面するには重く複雑な内容を表現可能にすることがある。

V. 治療的関与

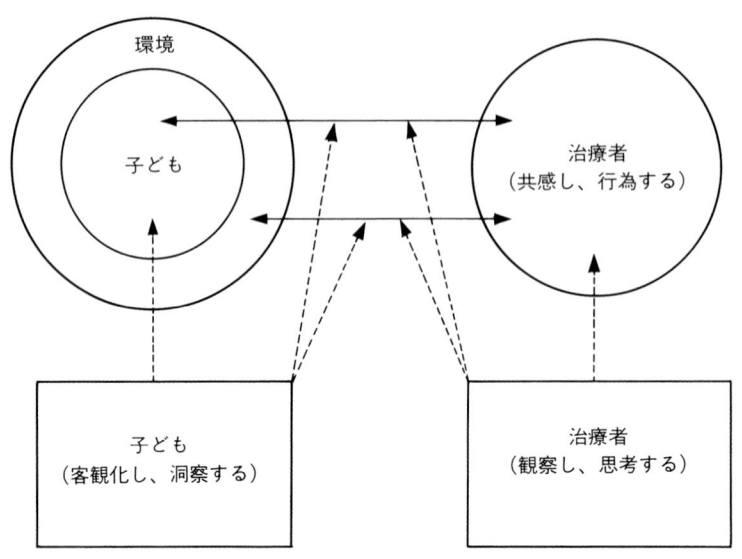

図 18. 客観性の発達促進機制

6 ── 客観性の発達促進機制[7)13)14)]（図 18）

　絵画療法を行うことによって、治療者は患者に対する理解が深まるだけでなく、治療関係の質や治療者自身の状態を知ることが可能となる。すなわち治療関係の中に描画を導入することによって、治療関係の深化の程度やその様相、治療的距離などが認識しやすくなり、治療の全体的な流れが捉えやすくなる。

　一方、治療が進展し、治療関係が深まるにつれ、患者は新しい対象としての治療者を取り入れ、内在化していく。

　ここで治療者には患者に対する理解を深める努力だけではなく、さらに治療者自身の自己覚知を高め、治療者-患者間の関係性を客観的に捉えようと努力することが要求される。なぜなら村瀬も指摘しているように、治療者が自己を洞察している深さにおいてしか相手の問題は理解できないからである。

　以上のような治療者の自己覚知の努力は、結果的に治療者の姿勢を患者が取り入れ、内在化することにつながっていく。これが患者の客観性を発達促進させると考えられる。患者が自身のさまざまな感情や葛藤に対して、客観性をもって認知、自覚する端緒ともなる。

　治療者が全体的な治療状況を把握しながら、患者からのメッセージを的確に捉え、理解したことを返していくことが、患者にとって真の意味で自らの感情や葛藤を認知、自覚することを可能にすると考えられる。

（傳田健三）

●文　　献

1) 村瀬嘉代子：子どもの心に出会うとき．金剛出版，東京，1996．
2) 傳田健三：子どもの遊びと心の治療；精神療法における非言語的アプローチ．金剛出版，東京，1998．
3) 中井久夫：治療．中井久夫著作集2巻，岩崎学術出版社，東京，1985．
4) Naumburg M：Dynamically Oriented Art Therapy；Its Principles and Practice. Grune & Stratton, 1966［中井久夫(監訳)：力動指向的芸術療法．金剛出版，東京，1995］．
5) 後藤多樹子，中井久夫："誘発線"(仮称)による描画法．芸術療法 14：51-56，1983．
6) 傳田健三：相互性を加味した一描画法；「きっかけ法」について．芸術療法 18：59-66，1987．
7) 傳田健三：スクィグル・ゲーム．臨床精神医学 25：1004-1005，1996．
8) Winnicott DW：Therapeutic Consultation in Child Psychiatry. Hogarth Press, 1971［橋本雅雄(監訳)：子どもの治療相談①，②．岩崎学術出版社，東京，1987］．
9) 高江洲義英，ほか：表現病理学と芸術療法；臨床図像学試論．芸術療法講座 3，大森健一，高江洲義英，徳田良仁(編)，pp147-171，星和書店，東京，1981．
10) 傳田健三：児童・青年期症例の非言語的治療に関する臨床的研究．精神神経学雑誌 93：556-581，1991．
11) 中井久夫：芸術療法．精神科 MOOK，No. 15，精神療法の実際，吉松和哉(編)，pp74-80，金原出版，東京，1986．
12) 傳田健三：非言語的アプローチ．青年期の精神医学，青木省三，清水將之(編)，pp247-260，金剛出版，東京，1995．
13) 村瀬嘉代子：子どもと大人の心の架け橋．金剛出版，東京，1995．
14) 傳田健三：非言語的アプローチの精神療法的意義に関する一考察；スクィグルを用いた症例の治療過程を通して．児童青年精神医学とその近接領域 35：487-500，1994．

V. 治療的関与

6. 家族療法

1 家族療法とは

　家族療法とは、個人とコミュニティ(社会)との間に介在する家族という「特殊」な集団を主な対象とする心理療法である。多くの家族は男女の婚姻に起源を発し、子どもを育み社会に送り出し続けるという永続的な機能をもち、情緒的に深い絆で結ばれているという点においても「特殊」な集団といえる。したがって、個人に特有な歴史と心的活動があるのと同様に、家族にもあたかも個人のような固有の歴史と(心的)関係性がある。したがって、この家族という集団に治療的に働きかけることで患者の問題行動や症状を軽減したり、消失させることができる。

　家族療法では、これらの症状あるいは問題行動には、それ以前の硬直し問題解決機能が低下した家族システムを変化させるための役割があると仮定することが多い。したがって、治療者はそれまでの機能不全にあった家族関係をアセスメントし、症状あるいは問題行動を取り込んだ現在の家族関係についても観察し、特に症状行動を維持させている家族関係について仮説を立てる。こうした仮説には、現在の家族構造(family structure)に力点を置いたもの、多世代にわたる家族関係から現在の家族関係を理解しようとするもの、精神力動的に個々の家族員の在り方と関係性について仮説を立てるもの、さらには円環的に繰り広げられる家族内コミュニケーションのパターンに注目するものなど、治療者のよって立つ理論的背景によって多少とも異なってくる[1]。しかし、実際の介入にあたっては、各理論的な違いはあっても、その事例に見合った効果的な技法の折衷であることが多い。

2 児童青年患者における家族療法の適用

1 適用基準

　症状(あるいは問題行動)が機能不全に陥った家族関係システムに由来すると治療者が容易にみなせる場合。換言すると症状の機能を個人よりも現在および現在に至るまでの家族状況と結びつけた方が理解しやすい場合。筆者の考えでは、以上の作業仮説を治療者が無理なくもつことができ、具体的な介入の計画が立つなら、例えば患者の母親のみと会い続け、間接的に家族全体の関係性を変えようとするなど、必ずしも家族員の複数と同席面接をもたなくても家族療法であるといえる[2]。

2 治療の条件からみた適用

● a．患者が援助を求めていなかったり、通院することに強い抵抗がある場合

このような場合、従来の精神療法(特に個人精神療法)では、治療が困難であることが多い。しかし、はじめに述べた治療原理から、家族療法では来院している家族員同士の関係や、来院を拒否し続けている患者と家族との関係を間接的に変えることで、家族システム全体の力動を変化させることを狙って積極的に介入することができる。

● b．劣悪な社会・経済的な条件下にある重度に混乱した家族

重度の身体的あるいは性的虐待が続いており、かつその家族がこれを問題視していない場合や、反社会的行動を抑制するのに家族の機能を活かせない場合などに家族療法もしくは家族教室(例：家族がさして気にとめていない少年の非行などを「問題」として認識させ、解決のための知識と心理教育的アプローチを同様な問題を抱えた家族を集めて行う)が必要になる。治療者はその権威を最大限に発揮し、バラバラになった家族の凝集力を高め、具体的な問題に対する対応を教育したり指示したりする。

3 適用症状あるいは問題行動

家庭内の葛藤状況は子どもや青年のさまざまな症状や問題行動となって現れやすい。とりわけ親からの分離と自立にまつわる葛藤は、親と子ども(特に青年)による相互決定的な症状や問題行動を生じやすくする。それらには、以下のようなものがある。

①問題行動：不登校、家庭内暴力、ひきこもり、自傷行為、非行、薬物乱用など。
②精神科疾患：摂食障害、境界例[3]、強迫性障害(特に「巻き込み型」[4])、うつ病性障害、身体表現性障害、解離性障害、知的障害(精神遅滞)の心因反応、注意欠陥/多動性障害、選択性緘黙、夜尿症、遺糞症、家庭内での虐待などによる PTSD など。
③心身症：アトピー性皮膚炎などのアレルギー疾患、喘息、胃腸障害、肥満など。

3 心理教育的家族療法

統合失調症[5]、うつ病、双極性障害、知的障害(精神遅滞)、学習障害、広汎性発達障害、注意欠陥/多動性障害、てんかん、慢性の身体疾患では、まずもってこれらの疾患に対する知識を供給し、疾患に対する際の個々の家族の困難に見合った具体的な指導をする。こうすることで家族は患者との生活に以前よりも耐えることができるようになり、患者に接する際の情緒的反応の統制もよくなり、結果的に患者の症状も安定する。

4 初回面接のもち方と家族合同面接の禁忌

初回面接は家族のアセスメントをするうえでも極めて重要である。具体的で無難と思われる方法

V. 治療的関与

は拙著[6]を参照して頂きたい。そこでも述べたが、問題の関係を想定された家族員(例えば母子のみ)を呼ぶのは、結果的に治療効率が悪い。また、父親の参加および治療への協力の要請は極めて重要であり[7]、必ずといってよいほど誘う必要があることは強調してし過ぎることはない。

上述したとおり、家族療法は他の精神療法に比べて適用範囲が極めて広く、したがって適用の禁忌も少ない。しかし、先に述べたように家族療法が第一選択の治療法と考えるべきなのか、他の方法と併行して始めた方がよいのか、あるいは、まずは薬物療法や危機介入的な入院治療を優先した後の第二あるいは第三の治療選択と考えるべきなのかは、ケースの性質と治療の場、および治療者の経験と判断による。

特に青年の家族からの自立にまつわる葛藤を扱うとき、筆者は多くのケースで、できるだけ早期に青年と「扶養者」である両親とを含めた家族に会い、引き続き家族面接を続けるべきか、青年との個人面接(個人療法)を主体にしていくべきなのか、あるいは個人面接を主体にして時々家族合同面接をアレンジすべきか、場合によっては個人療法家に青年を委ね、一方で家族面接を継続していくなどなど、治療の効率と安全性を熟慮したうえでの柔軟な治療方針を立てるのが常である。さらになぜこのような治療方針を採っているかについて、患者にも家族にも納得のゆくような説明がなされなくてはならない。

また、子ども(特に4～10歳)が、両親の離婚をも辞さない激しい口論に同席することは一般に好ましくなく、たとえ元来子どもの症状が問題での来院でも、こうした場合は両親と子どもとの面接を分離する必要がある。また、激しい行動化が予想される家族員がおり、合同面接の内容によっては、面接終了後に自傷他害の恐れがある場合にも、安全を考えて個別面接を多用するなど面接の局面に応じてアレンジしてゆく必要がある。特に、児童虐待、夫婦間(両親間)暴力、性的虐待や近親姦の可能性が想定されるときには、極めて慎重に不自然にならないように個別面接を勧めてみる必要がある。結果的に、治療者が個々の家族員と秘密をもつことになったりするが、こうした場合には、治療者はその家族員が治療者と秘密をもつことで、どのような影響(あるいは効果)が家族全体に及ぶのかを推定しながら介入しなければならない。「もしこのこと(治療者との秘密)が家族(家族の誰かに)にわかったとすると、どのような事態になると想像されますか?」などと尋ねて、その回答の現実味から介入方針を熟慮してゆく必要がある。治療者自身が身動きが取れなくなるようであれば、スーパービジョンやコンサルテーションが必要と考えてよい。

(中村伸一)

●文　献

1) 中村伸一:家族療法. 臨床精神医学体系, 第15巻, pp365-379, 中山書店, 東京, 1999.
2) 中村伸一:Ⅲ-3, 家族の不安. 家族療法の視点, pp207-219, 金剛出版, 東京, 1997.
3) 中村伸一:Ⅱ-3, 境界例の家族と家族療法. 家族療法の視点, pp101-116, 金剛出版, 東京, 1997.
4) 成田善弘, ほか:強迫神経症についての一考察;自己完結型と巻き込み型について. 精神医学 19:957-964, 1974.
5) 中村伸一:Ⅱ-1, 精神分裂病. 家族療法の視点, pp75-84, 金剛出版, 東京, 1997.
6) 中村伸一:Ⅰ-2, 初回面接. 家族療法の視点, pp23-35, 金剛出版, 東京, 1997.
7) 中村伸一:思春期青年期の臨床における父親と父親像;家族臨床の視点から. 思春期青年期精神医学 11(1):15-21, 2001.

7. サイコドラマ

はじめに サイコドラマ(心理劇)は、Moreno JL(1889～1974)によって創始された即興劇形式の集団精神療法である。つまり、その1つの特徴は、演劇という形式を用いた芸術表現療法としての特質であり、もう1つは集団のもつ治療的な作用を用いているというところにある。芸術表現は言語表現が十分でない児童には適しているのであるが、演劇形式の表現は、日常に行われる動作で表現されるために、より理解しやすいという特徴がある。

1 理論、治療的メカニズム

①カタルシス。主役を演じるものは、舞台という監督によって守られた安全な世界の中で、ドラマ的状況に触発された自発性を通して、自由に自分自身を身体全体のアクションの中で表現することができる。児童の場合、ドラマという余剰現実(Surplus Reality)の中で、象徴的に自分の課題を表現するのに適している。

②グループによる受容と理解。ドラマ形式で表現されたものは、他のメンバーに理解されやすく受け入れられ、また、支援もされるという体験をする。自分について語ることが苦手な人たちや、語ることが苦手な年代である思春期にあるものにとって意義がある。

③実社会での社会的役割から自由になって、舞台の上でさまざまな役割を試み、体験することを通して自分自身や他者の理解を深めるとともに、新しい行動を創造することが可能となる。社会性に障害のある発達障害にはこの点が有意義であろう。

④相互の理解が深まることにより、コミュニケーションが豊かになる。また、主役以外の役割を演じる場合には、主役を援助するという役割をとることになる。これらの体験は、社会性を育てるのに役立ち、人間関係に障害をもつ人たちの適応となる。

2 治療的構造

1 対 象

やり方を工夫することで、どのような対象にも可能であるが、一応、集団精神療法に適した発達年代を考えると、ピアグループが形成される年代(小学校3年以上)が適しているであろう。遊戯療法が馬鹿らしく感じられる年代と考えてもよい。社会性に課題をもつ発達障害を対象とした試みが多いが、神経症が中心であり、行為障害、精神障害への適応も可能である。参加人数は、分析的心

V. 治療的関与

理劇のように1人を対象に複数のスタッフがかかわる集団を原則とするところもあるが，主役体験を重視するために，成人のサイコドラマよりも少ない人数，5～6人を限度としたい。ピアグループをイメージすれば，性や年齢も同質が適していて，2歳以上広がらない方がよいとAnzieu D（1956）[1]は述べている。

2 スタッフ

監督と呼ばれるリーダーとなる治療者のほかに補助自我を演じるスタッフが男女2人必要である。家庭の状況が表現されることが多いので，1組の両親像を提供することが役立つのである。記録者が加わることもあるが，ドラマには参加しない。

3 時間的構造

1回のセッションの時間は30分から1時間ぐらいである。テーマが演じられればそこで終わりとなる。オムニバス形式で，2～3のドラマが続けられる場合でも1時間以内に抑えた方がよい。開催頻度は，週に2回から，月に1回ぐらいの間で考えられるが，一般のカウンセリング同様に週に1回が適当であろう。回数については，成人では1回のセッションで演じ尽くして終了する場合もあるが，児童の場合には継続することが必要であり，問題が解決されれば，本人が終了を求めてくる。一般には，1年ぐらいを考えておくとよいだろう。

4 空間的構造（舞台）

モレノのサイコドラマでは3段階の円形の舞台が用いられているが，実際には，5～6人が自由に動き回れる空間があればよい。小道具は移動が容易で安定性のある椅子と机が数脚あればよい。布地や玩具を用いる人もいる。照明としては，スイッチで部屋の明るさが2～3段階に調整できるならばよいだろう。

3 治療の実際

成人のサイコドラマでは，自分の課題を舞台の上で再演し，整理をしていく中で，明らかになった真実と直面しながら行動および，感情の修正を図る古典的サイコドラマが中心となるのであるが，学童では，Anzieu（1956）[1]が試みている分析的心理劇を基本としたさまざまな形式が行われている。筆者のオムニバスサイコドラマもその1つである。

1 分析的心理劇

Anzieuが考案したこの方式では，主役に物語をつくらせ，それを全員で演じるという形をとる。主役の課題は，物語の中で形を変えて繰り返して登場する。

物語の配役を主役に決めさせることが第二の特徴である。それによって，主役が自分の課題を，最初はミラー（鏡）の立場に立ち，治療者が課題に取り組むのを客観的に眺めるという役割を演じる。

やがて、自分に代わって、問題に取り組むほかの治療者のダブルを演じることになるか、逆に、強い治療者をダブルにつけて問題に取り組む役を演じるようになる。最終的には、自分が独立した役割をとり、課題を達成してドラマが終わることになる。

　最初から物語をつくるのは難しく、そのときには、童話やテレビアニメの話から取りあげたり、遊びを発展させてもよい。そのうちに段々と物語をつくれるようになってくる。父親との対決という課題であれば、悪の親玉や魔王などがそのシンボルとして登場し、それと闘う話になるであろう。物語に象徴化された主役のテーマを治療者は理解しても、直接言葉で解釈はせず、演技の中でそれを示していくのである。このように試行しながら、両親による幼児的超自我が、グループの中で社会的超自我へと変化していくのである。

　開始にあたっては、本人と親と面接をし、何のためにサイコドラマを行うかを説明しておく必要がある。また、治療当初は、家庭において激しい行動がみられることもあることを知らせておくとよい。それは影響されている印であり、心配ないことを告げておく。

2 オムニバスサイコドラマ

　分析的心理劇では、主役1人が原則であり、複数の場合には、みんなで物語を共同で作成し、キャストもみんなで決めることになる。したがって、参加人数にも限界が出てくる。そこで、できるだけ多くのものに主役を演じさせることを念頭において考案したのが、筆者のオムニバスサイコドラマである。参加したメンバーが、それぞれ自分のドラマを物語り、その中から共通性の多いドラマを選び、2～3のヴィニエット風の短いドラマを演じるのである。この方法だと、主役が自分のテーマをドラマの中に反映させるという分析的心理劇の特徴が生かされたまま、それを、オムニバス形式で、複数上演することが可能になるのである。高原(1998, 2000)[2)3)]は、高機能自閉症や学習障害の児童9名のグループで試みている。

3 発達障害のサイコドラマ

　三浦(1993)[4)]、野並など(2000)[5)]が、発達障害のある児童へのサイコドラマを試みているが、高原(2007, 2012)[6)7)]が実践をまとめたのが実例も豊富で参考になる。形式としては、分析的心理劇やオムニバス形式になるが、ドラマの中で時間の流れを認識できないとか系列的認知に困難を感じるとかいった障害を補うことに成功している。このような障害児では、統合失調症のサイコドラマと同様に、余剰現実と呼ばれる架空の安全な舞台の中でこそ自由な働きかけができるのであって、このようにして彼らの理解しにくい言動を、社会的枠組みの中で再編成し、多くの人に通じる世界への橋渡しの役をするところに意味がある。現実の世界では困難を感じる人間関係が余剰現実の世界では、治療者が役割を自由に変えることを通して、可能になってくるのである。

4 古典的サイコドラマ

　青年期になれば、自分の課題をテーマとして取りあげ、舞台の上で取り組む古典的サイコドラマも可能になるであろう。しかし、この年代は、グループの中に自分の個人的な問題を提出するのに

強い抵抗を感じる年代でもある。

　そのような中では、ウォーミングアップによるグループづくり、＜魔法の店(自分の必要とするものを魔法の店で購入する)＞や＜人類の歴史(ネアンデルタール人から古代、中世、近代という歴史の中の人物を演じる)＞といった知的な遊び形式のものが抵抗が少なく入りやすいように思われる(増野，1990)[8]。また、古典的サイコドラマの中でも、守護天使に主役が慰められるという形式(増野，1997)[9]や、マンダラ形式で自分を支えている人やものを見い出すマンダラ・サイコドラマ(増野，2000)[10]といった構成的なサイコドラマの方が、不安と直面することも少なく、抵抗が少ないだろう。

　現在は、最後にそのドラマに相応しい歌を参加者全員で合唱するミュージカル形式を開発している。

(増野　肇)

●文　献

1) Anzieu D：Le Psychodrame Analitique chez L'enfant. Presses Universitaires de France, Paris, 1956[篠田勝郎(訳)：分析的心理劇．牧書店，東京　1965].
2) 高原朗子：自閉性障害児・者に対する心理劇．心理劇研究 21(2)：1-12，1998．
3) 高原朗子：思春期を迎えたアスペルガー障害児に対する心理劇．心理劇 5(1)：39-50，2000．
4) 三浦幸子：子どもの臨床心理劇．発達臨床，武藤安子(編)，pp109-138，建帛社，東京，1993．
5) 野並美雪，小原敏郎，武藤安子：発達障害における心理劇の展開；対人関係様式と認知様式の統合的変化．心理劇 5(1)：51-64，2000．
6) 高原朗子：発達障害のための心理劇．九州大学出版会，福岡，2007．
7) 高原朗子：発達障害児の生涯支援；社会への架け橋「心理劇」．九州大学出版会，福岡，2012．
8) 増野　肇：サイコドラマのすすめ方．金剛出版，東京，1990．
9) 増野　肇：守護天使の方法；サイコドラマティストの訓練として．心理劇 2(1)：15-24，1997．
10) 増野　肇，増野信子：マンダラ形式のサイコドラマ．心理劇 5(1)：27-38，2000．

8. 集団療法

はじめに 小学校高学年から中学校年代の時期の子どもは、いまだ内的な体験を観察し言語化する自我機能が十分には育っていないため、言語的交流を中心とした個人精神療法の展開には限界があることや、それ以前の年齢に比べて増大する抵抗のために遊戯療法の有効性も過大には期待できないことが知られている。この時期の子どもの不安の防衛に寄与し発達の強力な推進力になる重要な要因として「仲間集団」を挙げることができる。仲間集団との交流が、両親との葛藤的な関係の中で孤独に陥りやすい子どもの心の拠り所になり、価値観や視野を広げると同時に、対人関係の練習の場にもなるからである。発達上のつまずきが長引いた場合には、仲間集団との交流の体験の不足を補い、その子どもの社会的発達を支援するための治療環境が必要になり、仲間集団の思春期特有な意義を活かした集団精神療法を治療技法として十分に活用する必要がある[1]。本稿では、筆者らの体験を踏まえて集団療法を概説し、その今日的課題について述べる。

1 ── 広義の集団療法(グループ・ワーク)と狭義の集団精神療法

集団を用いて行う治療活動のうち、レクリエーションや作業といったその他の集団活動を総称してグループ・ワークと呼び、Conyne RK はグループ・ワークを「グループ・カウンセリング、ガイダンス、心理療法などの馴染み深い形態」としている。これに対して集団精神療法は、①言葉を媒介とした相互作用の場で、②メンバー間(患者-患者、患者-治療者)の関係の発展・変化が治療過程にみられ、③グループの大きさは4〜30人程度、というような特徴があり、より高度の専門的知識・技術・治療理論(サイコドラマ、ゲシュタルト療法、精神分析的、行動療法的なものなど)が用いられている[2]。

実際には、このグループ・ワークと集団精神療法を厳密に分けることは難しく、グループの場(病院などの治療施設、自立支援施設、社会復帰施設など)・参加者の特性・介入の目的などによって、集団療法の性格は決定される。また近年は、専門家を含まない同じ問題をもった当事者たちを中心として運営されるセルフヘルプ・グループ(自助グループ)として、不登校・学習障害・注意欠陥/多動性障害(AD/HD)親の会や、本人たち自身の会などがある。

2 ── 子どもの集団療法の歴史

子どもへの集団療法が初めて試みられたのは、アメリカの Slavson SR によってである[3]。1934

年、activity group therapy（AGT；活動集団療法）といわれるプログラムがつくられ、問題行動をもった子どもを「無条件に愛する、寛容で、中立的な」治療者の存在のもとに、彼らの抑圧された感情を音楽・スポーツなどを通じて発散する活動によって、参加者はほかの子どもとの関係をもち始め、互いにリーダーシップをとったり、協力できるようになった。しかし、作業だけでは、自己を表しにくい子どもがいることがわかり、セッション中に子どもとの面接とグループディスカッションを行う、activity-interview group therapy（活動-面接集団療法）に発展していった。

1980年代になると、アメリカでは長期入院によるインテンシィブな治療が保険の制約からできなくなったため、神経症性障害、感情障害、パーソナリティ障害への治療方法としてデイケアが注目され、入院に代わる部分入院としての役割が期待されている。

3 わが国における児童青年期の集団療法の現況

わが国における児童青年期の集団療法の取り組みは、①発達障害児（高機能自閉症、学習障害、AD/HD）を対象とした集団療法とその親の会[4]、②精神科治療の1つとして行われる集団療法（齊藤ら[5]、高林の入院治療場面での集団療法[6]、外来での活動集団療法や、筆者[7)8]、青木ら[9]の居場所「たまり場」の提供の試み）、③思春期・青年期デイケアや村瀬が報告している通所中間施設の試み[10]、などに大別できるだろう。わが国では集団療法が構造化されたプログラムで実施されているところはまだ少なく、比較的規制が緩やかな枠組みで行われているのが一般的なようである。

皆川ら[11]は、思春期・青年期患者に対しては、従来精神科で主に統合失調症患者を対象として行われてきたデイケアとは、異なるプログラム構成、運営方式が必要だとし、目的別に、①発達促進的デイケア、②素行障害などの少年を対象としたデイケア、に分類している。思春期・青年期患者デイケアは、居場所を提供するだけでなく、他者と安定した関係をつくる能力を育てたり、衝動的・攻撃的な感情を統制することを学習し、社会に適応し自立していく力を身につけられるようなプログラムを組み立てることが大きな目的である。プログラムは、①集団療法、②各種のアクティビティ・セラピー、③心理教育プログラム、などが一般的である。

児童・思春期の治療では、親を支えることも極めて重要である。子どもの治療における親の協力という問題に関して、親へのグループ・アプローチがある[11]。Westman JCらは、親グループの意義として、①子どものグループ・ワークをサポートする動機の強化、②日々の子どもの動きに関する情報の共有、③親が子どもの問題に関与する意味の理解、④親としての新しい技術の学習、⑤情緒的なサポート、を挙げている。

4 グループの構造と枠組み

1 場所について

池田はどうしても必要な条件として、大きさが適当であること、明るいこと、声がよく聞こえる

こと、椅子や家具などが居心地悪くないことなどを挙げている。

2 グループの人数

病棟やデイケア全体が対象になるグループをコミュニティ・ミーティングという。8名程度のグループを小グループという。児童期のグループは5人、思春期のグループは欠席も考慮に入れて6〜9人がよいといわれている。

3 グループの種類

クローズド・グループはメンバー、期間、期限をあらかじめ定めて行うグループで、オープン・グループはメンバーの人数や期間を厳格に限定せずに、終結やドロップアウトがあると次の患者を加えるグループである。困難性の高いメンバーの場合にはクローズド・グループ、比較的自我機能が高いメンバーの場合にはオープン・グループにした方がよいといわれている。

4 時　間

活動を媒介としたグループは比較的長時間行うことができるが、言語を媒介としたグループでは1時間程度が適当といわれている。

5 頻　度

集団精神療法は週1、2回、デイケアは週4、5日が一般的である。

6 メンバーの選択[1)12)]

メンバーの選択については、絶対的禁忌はないが、素行障害、薬物乱用の子どもは、非行のない子どもと一緒にすることは避けた方がよいといわれている。その他には、急性精神病状態、極端な退行状態にいる子ども、「自己愛的」と分類される子ども、他者の言動を被害的に関係づける傾向の目立つ子どもは参加は当初は見合わせ、その後の状態像の変化により参加の意義を検討することになる。AD/HDなどの衝動統制の未熟な子どもにとって集団療法は望ましい治療法であるが、彼らの衝動性、自己中心性、落ち着きのなさなどからグループを乱したり、逆に他のメンバーから疎外され孤立する状態が生じやすい。そのため、治療者はグループ全体の受容力やグループの発達段階とのバランスを考慮したり、意図的に子どもを組み合わせたり、グループに慣れるまで治療者が傍らで付き添うなどの対応が必要になってくる。このような対応によって、高機能自閉症などの広汎性発達障害をグループに参加させることが可能になると思われる。

7 集団療法を行う際の治療スタッフの役割や基本原則[1)12)]

スタッフは、精神科医、看護師、臨床心理士、精神保健福祉士、作業療法士など、多職種の年齢の幅のある大人が参加することが望ましい。未就学児のプレイ中心の集団療法では、メンバーは男女混合で、治療者の性別はどちらでも有効といわれている。AGTの適応となる小学生から中学生

年代では仲間集団の重要性が高まる時期であり、共同でものをつくることが自我同一性形成において重要となるため、同一視やモデリングのプロセスを促進するためにメンバーとリーダーは同性であることが望ましい。またオープン・グループや病棟でのコミュニティ・ミーティングでは、両性の複数の治療スタッフが参加することによって、疑似家族的集団が形成されやすく、家族関係の再学習を助けることになる。そのほかに複数のスタッフが参加する意義は、グループの膨大なエネルギーや活動性を1人の治療者では受け止められない場面が必ずあること、さらに治療者の逆転移の処理にコ・セラピストの存在が大きな役割を果たすことが挙げられる。

鈴木[13]は、集団療法の際に行う基本原則として、①バウンダリー(boundary)を守ること、②集団療法では何を言ってもよいという保証が必要であること、③集団の圧力を強くしないこと、を挙げている。メンバーの多様な価値を取り入れ、吟味しながら、個人的な行動や発言を重視し育てるような柔軟性が必要であるといえるだろう。Foulkes SHが始めたグループアナリシスという学派では、グループのリーダーをコンダクター(conductor)と呼んでいるが、それはconductに「(電気、熱を)伝える」という意味があることに由来している。相田[2]は、コンダクターの役割として、グループ構成員の間、個人における意識的言動と隠れた感情体験との間隙、ある事象と背後の状況との間、またグループの内と外などを相互につなぐ機能を強調している。集団療法はグループを操る方法ではなく、グループを盛りあげ活発なグループをつくる方法でも決してない。言葉を媒介にしたグループだけではなく、活動を媒介にしたグループにおいても、治療者はメンバー個々の感情の動きやグループ全体に生まれてくる感情の動きや雰囲気に目配りし、グループの中で起こった出来事を個人のメンバーという観点とグループ全体という観点からみられることが必要になる。集団療法が終了したら、治療スタッフはレビューを行う。レビューでは、集団療法の中で何が起こったかなど、集団療法の体験をスタッフが分かち合い、その意味を考え、さらにスタッフのかかわり方について吟味をする。

5 ── 集団療法の利点と治療の効果

集団療法の何が治療的に働くかということについては、転移の解釈を効果の第一に挙げているSlavson、自分1人が悩んでいるのではないことを知る経験の重要性を重視するFoulkesなどがいるが、Reid SとKolvin I[14]は、児童青年期の集団療法の利点を以下のようにまとめている。

①集団療法は、入院および外来、学校などの多くのセッティングで行うことができる。

②子どもが治療的援助を必要としているという提案に耐えられない親もいるかも知れないが、集団療法の提供は、親にはあまり脅威とはならない。

③多くの子どもは、孤独や孤立の感覚に悩み、治療的援助を求めている。グループは安全で、支持的、共感的なセッティングを提供する。治療者によってバウンダリーと限界設定が決定され、そこではじめに治療者から、続いて他のメンバーから受容される機会になる。子どもにとって、安全なセッティングの中で友だちをつくる方法を学ぶ初めての機会になる。

④子どもはグループの中で自分の行動の結果、そして、他の子どもの行動の影響をみることがで

きる。

⑤異なったパーソナリティをもった子どもの仲間の中にいること、そして強さや弱さをみること、抑圧されていた自分自身を再発見することを可能にする。

⑥グループは関係性の探究を活発にして、行動の異なったモデルと状況についての異なった観点を提供する。これは特に(愛情を)剥奪された子どもに役に立つ。グループのプロセスと評価は自己開示を促進するかも知れない。

⑦メンバーはグループについて重要な影響を受けた出来事の記憶をもっている。これは心理的虐待を受けている子どもにとっては特に助けになる。個人療法では経験や出来事は否定することができ、責任性は拒絶される。しかしグループでは、グループで起こったと主張する経験を否定することはずっと難しい。

おわりに ―グループを信じること―

集団療法を始めるときにスタッフは、集団の中で非難され吊しあげにあうのではないか、吊しあげを収拾できずにどうにもならなくなるのではないかという不安をもつかも知れない。もう一度強調しておきたいことは、集団療法は決してグループを操る方法ではなく、グループを盛りあげ活発なグループをつくる方法でもないということである。筆者の1人が初期研修をした大学病院の外来予診室にはゲーム機が置いてあり、外来診療の合間に治療スタッフや子どもが過ごせる場「たまり場」があった。主に不登校状態にある神経症と軽度発達障害の子どもがおしゃべりやゲームをしながらその場を利用し始め、しばらくすると神経症の子どもがリーダーシップを発揮し、子どもの発案によってさまざまな活動が行われる自発的な交流の場になっていった[8]。構造が緩やかな集団療法と考えられる「たまり場」であっても、子どもの自然な回復力を刺激して予想以上の大きな効果を生み出すことを経験したことは、筆者に集団療法への興味を呼び起こし、また「たまり場」というグループを信頼できるという感覚をもたらしてくれたと考えている。

グループを信頼できるということは、グループに参加している子どもやスタッフのメンバー一人ひとりを信頼するという意味ではなく、グループが問題を解決していく力をもっており、そのグループが問題を解決していくプロセスを信頼できるということである。また、子どもを対象にした集団療法は、停止あるいは回避していた同年代集団との再会の機会を提供する場になり、かつて挫折の苦い思いを与えた仲間集団体験や学校体験のやり直しの機会を提供し実社会の息吹きを実感させてくれ、青年期の発達課題である親、特に母親から適切な距離を置くために必須のエネルギーと支援となり、他者と折り合いをつける経験を与えてくれる意義があると考えられる[12]。また、子どもを対象に集団療法をうまく続けていくためには、筆者ら[15]は次のような点を意識するようにしている。①一緒にグループをする人を見つけること(1人では病院の中で緊急事態が起こったときに対応ができなくなるため)、②メンバーの選択に細やかな配慮をすること(スタッフを手助けしてくれるようなメンバーを数人加えておくこと)、③柔軟でしかも毅然とした態度でバウンダリーを守ること、④グループで表出された感情に率直に応えること、⑤参加しているスタッフとともにレビューを行うこと、⑥スーパービジョンを受けること、である。児童青年期の患者に内省的な個人精神療法を

Ⅴ. 治療的関与

導入するには長い時間を要することもあり、集団療法はその間を埋める1つの治療モードとして重要な意味と役割をもつと考える。

（渡部京太、森岡由起子）

● 文　献

1) 渡部京太：集団療法．精神科治療学 23(増刊)：87-92，2008．
2) 相田信男：実践・精神分析的精神療法；個人療法そして集団療法．金剛出版，東京，2006．
3) Lomanaco S, Scheidlinger S, Aronson S：Five decades of children's group treatment-An overview. Journal of Child and Adolescent Group Therapy 10：77-96, 2000［石川与志也：海外文献紹介；児童集団治療の50年；文献概観．集団精神療法 20：49-52，2004］．
4) 辻井正次，杉山登志郎，石川道子：青年期高機能広汎性発達障害への心理療法的アプローチ(1)；グループ活動「アスペの会サポーターズクラブ」の取組み．小児の精神と神経 38：65-70，1998．
5) 齊藤万比古，佐藤至子，奥村直史：入院治療における登校拒否の集団療法．不登校の児童・思春期精神医学，齊藤万比古(編著)，pp106-116，金剛出版，東京，2006．
6) 高林健示：集団精神療法と入院治療．児童精神科の実地臨床，中根　晃，佐藤泰三(編)，pp134-144，金剛出版，東京，1994．
7) 森岡由起子，山本佳子：思春期の社会療法；デイケア，SSTなど．詳解 子どもと思春期の精神医学，中根　晃，牛島定信，村瀬嘉代子(編)，pp282-289，金剛出版，東京，2008．
8) 森岡由起子：「たまり場」を利用した青年期患者の検討．不登校と適応障害，齊藤万比古，生地　新(編)，pp29-46，岩崎学術出版社，東京，1996．
9) 青木省三，鈴木啓嗣，塚本千秋：思春期神経症の治療における「たまり場」の意義；関係の生まれる培地として．集団療法 6：157-160，1990．
10) 村瀬嘉代子：よみがえる親と子；不登校児とともに．岩波書店，東京，1996．
11) 皆川邦直：非分裂病型デイケアのプログラムと運営．精神科治療学 13(増刊)：313-316，1998．
12) 渡部京太：児童・思春期集団精神療法．精神医学キーワード事典，松下正明(総編)，pp710-713，中山書店，東京，2011．
13) 鈴木純一：集団精神療法の実践．集団精神療法ハンドブック，近藤喬一，鈴木純一(編)，pp143-160，金剛出版，東京，1999．
14) Reid S, Kolvin I：Group psychotherapy for children and adolescents. Arch of Disease in Child 69：244-250, 1993．
15) 渡部京太：集団精神療法を通じた若手精神科医への力動的精神療法の教育．青年期精神療法 8：36-42，2011．

9. 行動療法

はじめに 子どもの精神障害の行動療法は、今日広く研究されてその適用も広範囲にわたり、子どもの認知療法の効果も明らかにされている[1]。ここでは、行動療法の定義と発展の方向、行動療法の治療の進め方、最後に代表的な技法について述べる。

1 ── 行動療法の定義と発展の方向

行動療法(Behavior Therapy)は実験的に確立された学習理論に基づく一連の治療技法をもつ心理療法である。行動療法という用語は、1959年にEysenck HJ が「行動療法と神経症」[2]を編集し、その中で神経症患者に現代学習理論を応用する治療法を行動療法という用語で統一した。その代表的な例として、Wolpe J の系統的脱感作法と、主にイギリスのモーズレイ病院で行われていた実験心理学の手法を用いた神経症や異常行動の事例研究(例えば、Jones MC のチックや夜尿症の治療、Meyer V の現物脱感作による恐怖症の治療など)を挙げていた。

その後、1969年に、Bandura A は観察学習による行動療法の著作「行動変容の原則」発表した[3]。その中で象徴過程が学習に必要であるという社会学習理論を提唱し、これが行動療法の理論として加えられ、その後の行動療法の認知的側面を重視する傾向の先駆となった。この理論の代表的な技法はモデリング(Modeling)である。

また、1970年代の終わり頃から行動療法の認知的な側面が注目され、認知的な理論や治療技法に関する研究が多くなり、認知行動療法理論という理論枠が提唱されるようになった。その代表はBeck AT のうつ病の認知療法(Cognitive-Behavioral Therapy)である[4,5]。実際に、現在、認知行動療法、もしくは認知-行動療法(Cognitive-Behavioral Treatment；CBT)という呼称がよく用いられている。

この最近の変化は、3年ごとに行われる世界行動療法学会が、1995年より世界認知療法学会と共催となり、学会の名称もWorld Congress of Behavioral & Cognitive Therapies(世界行動・認知療法学会)と改名になったことにも関連している[6]。

2 ── 行動療法の治療の進め方

1 行動療法の症状の捉え方、応用行動分析

行動療法は現実の世界(すなわちリアル ワールド)の中で、刺激-反応の連鎖のパターンで症状を

捉える。そして、その反応は次の刺激として機能する。症状は、先行刺激(Antecedent；A)―行動(Behavior；B)―結果(Consequence；C)、すなわち A―B―C というパターンで捉えて記録する。このような先行刺激、行動、結果という枠組みで症状を捉えることを行動分析(あるいは課題分析)という。そして、このような行動分析の方法は、学習理論的な考えを臨床に応用したものであり、応用行動分析と呼んでいる[7)8)]。

2 治療目標行動の決め方

　行動療法は的を明確に具体的に絞った治療方法であるので、行動分析の後で、治療標的とする症状を決定しなければならない。この治療対象となる症状のことを治療目標行動(あるいは標的行動、以後使用)と呼んでいる。どの症状を標的行動にするかは、症状の種類や性質、患者の希望、家族の希望、治療者の判断、などを総合して決める。最初の標的行動を決定する際に留意することは、その行動が治療によってよくなる見込みのある行動を選ぶことである。

3 行動療法の代表的な技法

(1) 系統的脱感作法(Systematic Desensitization)

　Wolpe によって開発された技法で、行動療法の中では、レスポンデントな消去技法に分類される技法である。レスポンデント条件づけ(Respondent Conditioning)とは先行刺激により反応の変化が生じる学習の一型である。この技法は特定の恐怖症、対人恐怖症などの恐怖症の治療によく適応される。系統的脱感作法では、恐怖場面を不安の強弱の順番に整理して恐怖場面を段階的に並べたもの、すなわちハエラキー(不安階層表)を作成する。次に、不安に拮抗する反応を習得させる。大人では通常深い筋肉の弛緩により得られる、安心状態の一種を使うことが多い。次に、不安に拮抗する反応下で、不安階層の最も低い項目から消去操作を行う。不安階層表の作成には、不安をイメージとして想起したときに最も強い不安を100、まったく不安でない状態を0とした自覚的障害単位で、不安の認知の程度を尺度化している。筋肉弛緩により不安に拮抗する反応をつくることができない子どもの場合には、摂食反応(好物の飲食をさせながら)、あるいは想像上の人物(例えば、アニメのお気に入りの子どもに強い勇気を与えるようなキャラクター玩具を携帯したり、携帯していると思ってもらい、安心な気持ちになってもらうなど)を利用して系統的脱感作法を行うことができる[7)-10)]。

(2) 曝露反応妨害法(Exposure and Response Prevention)

　行動療法による強迫神経症の治療の中で、今日最もよく使用されている技法である。この方法は患者を意図的に強迫行為を生じる刺激状況に十分曝して(曝露、エクスポージャ、Exposure)、その状況で強迫行為をさせないこと(反応妨害、Response Prevention)により、不安や強迫行為を弱める技法である。1966年に Meyer により初めて用いられて以後、1980年頃には強迫神経症、中でも強迫行為を主症状とする患者には有効な治療法であるという評価が確立され、今日では定式化された治療技法になっている。わが国においても次第に普及し、実際の治療を患者と進める際の治療ガ

イドの本も発行されている[11]。

　子どもの強迫神経症の治療方法としても、1990年代になり子どもの行動療法（認知行動療法）の研究が多くなった[6)12]。欧米ではその治療効果が認められており、本邦にも紹介されている[13)14]。2008年原井宏明らは、「認知行動療法による子どもの強迫性障害治療プログラム　OCDをやっつけろ！」という訳本を出し、その中に、「あとがきにかえて：小児の強迫性障害治療の実際」という項を設けて、本邦での治療症例を紹介している[15]。

(3) オペラント条件づけ（Operant Conditioning）

　オペラント条件づけは、行動の後に生じる結果となる刺激（環境刺激）を操作することにより行動修正をする技法である。正の強化法、トークンエコノミー、シェイピングなどが代表である。オペラント条件づけの適応は広い。例えば、発達障害（自閉症、知的障害）、AD/HD（注意欠陥/多動性障害）、摂食障害、統合失調症などである。

　さて今日、本邦の摂食障害は増加してきているので、この障害の行動療法について述べる。摂食障害の治療において、APAの摂食障害の治療ガイドライン（1993）では神経性無食欲症の入院治療プログラムで、体重増加には行動療法を利用したプログラムが、健康な体重増加を維持するには認知-行動療法が勧められている[9]。このAPAの粋を結集した疾患別臨床マニュアルシリーズ（エビデンス・ベイスト心理療法シリーズ）の中の1つとして「摂食障害」の訳本が2011年に本邦でも出版されている[16]。また、本邦の精神科医傳田健三がイギリスに研修に行き、イギリスの摂食障害の入院治療ユニットでは、病棟全体が行動療法で運営されてよい結果をあげていたことを帰国後報告している[17)18]。この疾患の治療法としてオペラント条件づけによる体重増加、不安であっても決められた一定の食事をする習慣の習得、不安定な対人関係（家族や友人）の現実的な対処行動の習得などを行う入院プログラムが本邦でも開発されている[9)19]。

(4) モデリング（Modeling）

　モデリングとは周囲の人物の行動を観察してそれらをモデル（お手本）として模倣することによる行動の変容である。治療技法としてのモデリング法は、子どもの恐怖症の治療などに恐怖を現していないモデル（直接モデル、あるいは間接モデル）を見せることで治療するものである[3)10]。

(5) 親訓練（Parent Training）

　親訓練とは、親に行動療法の講義や実習を系統的に行い、自分の子どもの問題を解決できるようにすることである。子どもと親の問題は多岐にわたる。発達障害、AD/HD、不安障害（恐怖症、不登校、夜尿症など）、親子関係障害（児童虐待、養子の親子、里親の親子など）、医学的合併症のある在宅養育の子ども（気管切開児、脊椎二分症児など）の親訓練が欧米では既になされている[20]。

　本邦でも、発達障害の子どもの親訓練が1990年頃から行われ、その結果は既に報告され、成書になっている[21]-[23]。

V. 治療的関与

おわりに 　行動療法は現実の日常生活の中で症状を明確に具体的に捉え、学習理論から開発された多くの技法を用いながら症状を治療していく心理療法である。子どもの領域でも今後活用される治療方法である。

（大隈紘子）

● 文　献

1) Kendall PC, et al：Child & adolescent therapy, cognitive-behavioral procedures. 2nd ed, The Guliford Press, New York, 2000.
2) Eysenck HJ：Behavior therapy and neurosis. Pergamon Press, New York, 1960［異常行動研究会（訳）：学習理論と行動療法．行動療法と神経症；神経症の新しい治療理論．誠信書房，東京，1965］.
3) Bandura A：Principles of Behavior Modification. Holt, Rinehart & Winston, New York, 1969.
4) Beck AT：Cognitive therapy and Emotional disorders. Mark Paterson and International Universities Press, New York, 1976［大野　裕（訳）：認知療法．岩崎学術出版社，東京，1990］.
5) 大野　裕，小野田直子，三谷美津江：認知療法．臨床精神医学講座 15，精神療法，松下正明（総編），pp252-285，中山書店，東京，1999.
6) 飯倉康郎，山上敏子：行動療法．臨床精神医学講座 15，精神療法，松下正明（総編），pp251-272，中山書店，東京，1999.
7) 山上敏子（編著）：行動医学の実際．岩崎学術出版社，東京，1987.
8) 久野能弘：行動療法；医行動学講義ノート．ミネルヴァ書房，京都，1993.
9) 山上敏子，大隈紘子，瀬口康昌，ほか：行動療法．精神科治療学 16（増刊号），小児・思春期の精神障害治療ガイドライン，pp36-44，星和書店，東京，2001.
10) 大隈紘子：特定の恐怖症．精神科治療学 16（増刊号），小児・思春期の精神障害治療ガイドライン，pp317-321，星和書店，東京，2001.
11) 飯倉康郎：強迫性障害の治療ガイド．二瓶社，大阪，1999.
12) March JS, Muller K, Herbel B：Behavioral psychotherapy for children and adolescents with obsessive-compulsive disorder；An open trial of a new protocol-driven treatment package. J Am Acad Child Adolesc Psychiatry 33(3)：333-341, 1994.
13) 本城秀二，西出弓枝，土岐篤史：児童期の強迫性障害．児童青年精神医学とその近接領域 39(2)：166-174, 1998.
14) 野邑健二，本城秀二：強迫性障害．精神科治療学 16（増刊号），小児・思春期の精神障害治療ガイドライン，pp305-308，星和書店，東京，2001.
15) March JS, Mulle K：OCD in Children and Adolescents；A Cognitive-Behavioral Treatment Manual, 2nd ed, Guilford Press, New York［原井宏明，岡嶋美代（訳）：認知行動療法による子どもの強迫性障害治療プログラム；OCDをやっつけろ！　岩崎学術出版社，東京，2008］.
16) Touyz SW, Polivy J, Hay P：Eating Disorder. Hogrefe & Huber Publishers, Cambridge, 2008［切池信夫（監訳）：摂食障害．金剛出版，東京，2011］.
17) 傳田健三：英国の青年期精神医療の現状；青年期ユニットと摂食障害ユニット．児童青年精神医学とその近接領域 40(5)：469-476, 1999.
18) Treasure J, Todd G, Szmukler GI：The inpatient treatment of anorexia nervosa. Handbook of eating disorders；Theory, treatment and research, Szmukler GI, Dare C, Treasure J(eds), pp275-291, John Wiley & Sons, Chichester, 1995.
19) 瀬口康昌，山上敏子：摂食障害の入院治療プログラム．精神科治療学 14(8)：917-922, 1999.
20) Schaefer CE, Briesmeister JM, et al：Handbook of parent training；parents as co-therapist for children's behavior problems, John Wiley & Sons, Sussex, 1989［山上敏子，大隈紘子（監訳）：共同治療者としての親訓練ハンドブック（上・下）．二瓶社，大阪，1996］.
21) 免田　賢，伊藤啓介，大隈紘子，ほか：精神遅滞児の親訓練プログラムの開発とその効果に関する研究．行動療法研究 21(1)：25-38, 1995.
22) 山上敏子（監）：お母さんの学習室；発達障害児を育てる人のための親訓練プログラム．二瓶社，大阪，1998.
23) 肥前精神医療センター情動行動障害センター（編），大隈紘子，伊藤啓介（監）：肥前方式親訓練プログラム；AD/HDをもつ子どものお母さんの学習室．二瓶社，大阪，2005.

10. 認知療法

はじめに 　児童・青年に対する認知療法は欧米でも比較的新しい試みである。認知療法が認知モデルに基づいて介入を計画するものである以上、対象の認知的発達を考慮する必要があるからであろう。

本稿では、認知障害の2類型を紹介した後、児童・青年の心理的問題に対する認知療法の適用について、うつ病、社交恐怖、不登校を例に概説したい。

1 ── 認知の歪みと認知の欠損

Kendall PC[1]は児童・青年期の事例にみられる認知障害(cognitive dysfunction)について、認知の歪み(cognitive distortion)と認知の欠損(cognitive deficiency)を区別し、それぞれの典型として、不安や抑うつを訴える例、多動や衝動性を示す例を挙げている。

> サッカーに興じる一団がある。フィールドにはボールを蹴ったり、周りを見回しながら声をかけ合ったり、じっと身構えている子どもたちがいる。横の方で1人だけ中に加わらずに様子を眺めている子がいる。どうして一緒に遊ばないのかと尋ねられたその子は「だって僕にはできないもの。僕、サッカーが苦手なんだ」と答える。実際にはこの子もほかの子と同じくらいはプレイできるのだが、どうも「みんなは上手だけれど、自分だけは駄目だ」と思い込んでいるようである。その『認知の歪み』のために彼はみんなを眺めるだけで、自分からは参加しようとしない。
>
> その時、みんなの遊んでいるフィールドの中に割って入る子が現れる。その子は猛スピードで走りながら、ボールをとんでもない方向に蹴ってしまう。彼は走ったり蹴ったりが上手である。しかし、誰が味方で誰が敵か、自分がどちらのグループに属しているのか、まったく意に介さないようである。彼には立ち止まって考えることが難しいのだろう(『認知の欠損』)。

児童・青年の行動上の問題を自己制御が過剰なものと乏しいものに分け、一方で認知機能障害として認知の歪みと認知の欠損とを区別し、それぞれを対応関係の中で捉えるというKendallの考え方は非常に示唆的である。

2 ── うつ病

1 認知モデル

成人の場合と同様、児童・青年のうつ病が維持される機序は、二分法的思考、拡大視/縮小視、選

V. 治療的関与

択的抽出などの認知の歪みを示す非機能的認知から説明可能であろう。

2 治療技法

認知療法は折衷主義的という誤解を受けやすい。確かに治療技法だけに着目すると、多様な技法が自在に活用される。児童を対象とする場合[2]、絵画や物語を用いた技法が非機能的認知の同定に役立つ。思考記録(Dysfunctional Thought Record；DTR)をつけることは青年には可能でも児童には困難である。しかし、「今どんなふうに感じているか絵に描いてもらえるかな？」と尋ねることはできるだろう。

> うつ病の事例を報告したReinecke MA[2]は、10歳の児童が描く絵画を媒介として非機能的認知の同定と修正を試み、症状の改善を得ている。家族画と自画像に続いて児童が描いたのは、一群の人たちから孤立して立つ少年であった。人々の口には「僕らはみんなおまえが嫌いだ！」と大書された吹出しが添えられ、少年には打つ手がないかのように上肢が欠けていた。

3 診療ガイドライン

イギリスの診療ガイドライン[3]では、最初に、児童・青年のうつ病に対する心理学的治療が成人の場合と同じではないこと、児童への特異的治療の適用には慎重であるべきことが指摘されている。認知行動療法、特に集団認知行動療法(1回40〜60分のセッションを5〜8週間にわたって8〜16回実施する)の抗うつ効果を示すエビデンスは他の治療に比して多いが、日常臨床での実施頻度は高くない。再燃・再発防止効果については、集団認知行動療法の継続に期待がもてるものの、結論を下せる段階ではない、と述べられている。

アメリカの診療ガイドライン[4]によると、急性期・継続期・維持期治療のいずれにおいても心理教育、支持的対応、家族と学校との連携が必要であり、軽症の場合にはこれらにより改善が得られやすい。反応が不良なら、認知行動療法や対人関係療法といった特殊な精神療法を単独あるいは薬物療法との併用で施行することが推奨されている。

3 社交恐怖

1 認知モデル

児童・青年の社交恐怖は、対人場面における感情的論法や拡大視/縮小視などの認知の歪みと対人技能の不足から理解できる。

2 治療技法

社交恐怖の認知療法では、自己と対人関係に関連した非機能的認知を修正するための認知再構成法(cognitive restructuring)を、対人技能訓練(social skills training)と組み合わせて実施する[5]。

> 対人場面で緊張し、ぎこちない行動をしてしまうため、職場で人間関係をうまくつくれないと

訴え受診した青年[5]は、「アルバイト先で他の従業員と気まずくなった時」の思考記録表に「変なやつだと思われている」「僕が話に入っても、のけ者にされるだけだ」「僕のことが嫌いなんじゃないか」と書いていた。自動思考に対する合理的反応を考えた患者は、最初に感じていた気まずさをいくぶんか軽くすることができた。

続いて治療者は、「年上の話しにくい感じの同僚と2人で店にいて、客もいなくて、シーンとなってしまった」場面を例に、患者とロールプレイを行った。

3 無作為対照研究

社交恐怖を含む複数の不安障害に対する多施設共同研究(the Child-Adolescent Anxiety Multimodal Study；CAMS)[6]では、認知行動療法(139例)、sertraline(133例)、認知行動療法とsertralineの併用療法(140例)、プラセボ(76例)による12週間の治療への反応率は、認知行動療法59.7%、sertraline 54.9%、認知行動療法とsertralineの併用療法80.7%、プラセボ23.7%で、併用療法が最も効果的であった。

4 ── 不登校

1 認知モデル

不登校はもちろん、多様な要因が関与する社会病理であるが、背後に不安障害が存在する場合には、不安に関連した認知の歪みから理解可能である。また、児童生徒の不登校に起因する保護者の二次的な不安や抑うつでは、認知の歪みが無力感や絶望感に寄与している。

2 治療技法

不登校の場合、児童生徒を対象とした直接的介入と保護者や教師に対する間接的介入があろう。

適応指導教室の設置が全国的に展開されている。通室する不登校の中学生に試みる認知療法[7]では、集団療法と個別面接を組み合わせ、「治療」というより「心理教育」的に実施することで、不適応的認知の同定・修正や対人技能訓練が十分可能である。興味をひく「教材」(寸劇風のビデオや中学生の日常に取材した漫画)の開発、認知療法特有の用語の改変(「心の錯覚」「心のセリフ記録表」)などによって、認知モデルへの導入や認知再構成法に対する理解が容易になる。

「人の意見に反対すると、相手に嫌われてしまう」という認知のために不安となり、友だちからの長電話を中断できなかった中学生[7]は、予測された最悪の事態が現実に起こるものかどうか検討し(表1)、ほかの参加者の意見に力づけられ「実験」した後は、理由を言って電話を終えられるようになった。

子どもの不登校に伴って不安や抑うつを示す保護者には、コミュニケーション技能の訓練と養育にかかわる非機能的認知に焦点をあてた介入が有効である[8]。治療の一般的な手順通り、最初に行動的技法(セルフ・モニタリングと技能訓練)を試み、次いで認知的技法(認知再構成法)を試みるわ

V. 治療的関与

表 1. 思考記録表

日付	状況 不快な感情を伴う出来事	不快な感情 不安、悲しみ、落胆、怒りなど （強さ 0～100%）	自動思考 不快な感情を経験するときに心を占めている考えやイメージ （確信度 0～100%）	合理的反応 自動思考に代わる思考 （確信度 0～100%）	結果 1 自動思考に対する確信度 　（確信度 0～100%） 2 感情の強さ 　（強さ 0～100%）
○月×日	○○さんから電話がかかってきた。私はごはんの途中で、弟と肉の取り合いをしていた。	怒り あきらめ 不安　　40%	肉が（なくなる）。 早く（電話を）切りたい。 あんまり興味ない話やし、早く（電話を）切りたい。 ああ、でも、しようがないな。もし切ったら、怒ったり、嫌われたりするだろうな。	電話を切っても、嫌われることはない。 ××さんに愚痴を言うだろう。 でも、特にその後の関係は変わらないだろう。	不安 25%

注）この思考記録表の状況、不快な感情、自動思考の欄では、不登校の中学生が行った記録をもとに、その表記の一部を修正してある。また、合理的反応の欄は、他の中学生からの提案を受けて当該の中学生が導き出した「口頭の」合理的反応を、後から書き加えたものである。

けである。

子育てに自信をなくした母親[8]には、子どもとの心地よい会話（「青信号」コミュニケーション）をセルフ・モニタリングすることにより、残存する「健康な」能力をまず確認してもらった。次に、不快な形で終わる会話のセルフ・モニタリングを通して、そのような「黄信号・赤信号」コミュニケーションの特徴を把握してもらった。日常の生活に「青信号」コミュニケーションが増え、「黄信号・赤信号」コミュニケーションが減るよう勧めるとともに、後者のコミュニケーションにみられる非機能的認知を採取してもらった。

3 無作為対照研究

King NJ ら[9]の認知行動療法プログラムは、児童のための個人療法と、親や教師に対する児童の行動管理技能訓練からなっていた。未治療待機群に比し認知行動療法群では登校頻度、不安や抑うつなどの自己・他者評価で有意の改善がみられ、効果は3ヵ月後まで維持されていた。

Heyne D ら[10]の発達段階を考慮した新しい認知行動療法によって、不安障害と診断できた不登校の青年20例を治療した結果、一次評価項目（登校、学校関連の恐怖、不安）に有意な改善が得られ、2ヵ月後の追跡時にも効果は維持され、半数が不安障害の診断を満たさなかった。治療は患者、家族、学校関係者に受け入れられやすく、脱落が少なかった。

おわりに　児童・青年期の心理的問題に対する認知療法の適用について、自験例を交えて提示した。認知の欠損を特徴とする病態については触れることができなかったが、学校臨床では反社会的行動への介入は重要な主題である。Kendall の例[1]にあるように、児童・青年の非行は一般に認知の欠損から理解される。しかし、非社会的問題行動と同様に、認知の歪みからこれを概念化することも可能かも知れない。

（井上和臣）

●文　献

1) Kendall PC : Guiding theory for therapy with children and adolescents. Child and Adolescent Therapy ; Cognitive-Behavioral Procedures, Kendall PC(ed), pp3-22, Guilford Press, New York, 1991.
2) Reinecke MA : Childhood depression. Comprehensive Casebook of Cognitive Therapy, Freeman A, Dattilio FM (eds), pp147-158, Plenum Press, New York, 1992.
3) National Institute for Clinical Excellence : Depression in Children and Young People. Identification and management in primary, community and secondary care(National Clinical Practice Guideline Number 28), 2005 (http://www.nice.org.uk/nicemedia/live/10970/29859/29859.pdf).
4) American Academy of Child and Adolescent Psychiatry : Practice Parameter for the Assessment and Treatment of Children and Adolescents with Depressive Disorders. J Am Acad Child Adolesc Psychiatry 46 : 1503-1526, 2007 (http://www.aacap.org/galleries/PracticeParameters/Vol%2046%20Nov%202007.pdf).
5) 井上和臣, 渡辺元嗣：対人恐怖/社交恐怖と認知行動療法. 臨床精神医学 29：1099-1104, 2000.
6) Walkup JT, Albano AM, Piacentini J, et al : Cognitive behavioral therapy, sertraline, or a combination in childhood anxiety. N Engl J Med 359：2753-2766, 2008.
7) 久保田耕平, 井上和臣：不登校の中学生に対する認知療法理論に基づく心理教育. こころの臨床 à・la・carte 22(増刊号 2 認知療法ケースブック)：151-158, 2003.
8) 成瀬英員, 井上和臣：不登校児童生徒の母親相談における認知行動カウンセリング. こころの臨床 à・la・carte 22(増刊号 2 認知療法ケースブック)：135-142, 2003.
9) King NJ, Tonge BJ, Heyne D, et al : Cognitive-behavioral treatment of school-refusing children ; A controlled evaluation. J Am Acad Child Adolesc Psychiatry 37：395-403, 1998.
10) Heyne D, Sauter FM, Van Widenfelt BM, et al : School refusal and anxiety in adolescence ; Non-randomized trial of a developmentally sensitive cognitive behavioral therapy. J Anxiety Disord 25：870-878, 2011.

Ⅴ. 治療的関与

11. 言語療法

はじめに 　児童青年精神医学が対象とする疾患で、言葉が重要な問題を提起するのは、まず広汎性発達障害であり、次いで学習障害、コミュニケーション障害、知的障害(精神遅滞)であろう。本稿では、このうち広汎性発達障害、学習障害、コミュニケーション障害の言葉の問題と治療法について述べる。

　言語発達に問題を示す子どもたちをみると、言語の発達は身体機能、知覚機能、精神機能などさまざまな発達の土壌のうえに達成されることがわかる。このような土壌として、聴知覚と発声発語器官の健全な機能のほかに、知的発達、社会的相互交渉の発達、大脳の言語中枢が営む機能の発達などがある。これらの土壌のいずれが欠けても言語発達を阻害し、また、どの土壌に問題があるかによって異なる言語の問題を示す。この意味で言語発達の問題を論じるとき、その発達的土壌を抜きにしては考えられない。

　本稿では、言語発達の土壌について簡単に触れた後に、各疾患ごとにみられる言葉の問題と対策について述べることにする。

1 ── 言語発達の土壌

　先に述べた言語発達の土壌のうち、本稿で扱う疾患と関係が深いのは、知的発達、社会的相互交渉の発達、大脳の言語中枢が司る高次脳機能である。

　知的発達は幅広い内容を含むが、その中で特に言語発達に必須となるのが、象徴機能の発達である。象徴機能とは、あること(物や事象)を別のもの(言葉、動作、図形や文字など、記号の役割をするもの)に替えて表すことであるが、この機能の萌芽は生後1歳頃から出現する指差し、みたて遊びなどにみられる。象徴機能は乳幼児期に発達する精神機能の中でも遅れが生じやすく、知的障害の言語の問題は、多くの場合、この象徴機能の発達の遅れを最大の要因とする。

　社会的相互交渉と言語発達の接点は、生後8ヵ月頃に、欲しいものとそばにいる大人の顔を交互に見たり手差ししたりして要求を伝える、自分が興味のあるものを指差して大人の注意を喚起し、大人と関心を共有する(共同注意)ことなどから始まる。これらの行動は知的障害でも遅れるが、広汎性発達障害で特異的に遅れを示す。

　大脳の言語中枢が営む機能の発達を、子どもの行動の中で具体的に捉えることは難しい。しかし言語発達障害の中で、知能、社会的相互交渉、聴力、発声発語器官に問題がないのに、言語発達のみ特異的に遅れる子どもたちがいることは、言語発達を支える土壌の1つとしてこの機能を無視できないことを示唆する。言語性学習障害、コミュニケーション障害は、この機能の問題と関係する

と考えられる。

2 各疾患にみられる言葉の問題と対策

1 広汎性発達障害

広汎性発達障害児が示す言語の問題は幅広く、知的障害を合併し話し言葉をほとんど獲得しない子ども、言葉をある程度獲得するが、それを人とのコミュニケーションには使わない子ども、高機能自閉症やアスペルガー症候群にみられるように高いレベルの話し言葉を獲得しながら、語義、冗談、比喩などの理解に問題をもつ場合などがある。これら広汎性発達障害が示す言葉の問題の多くは、言語発達の土壌のうち、特に社会的相互交渉の地盤の弱さに由来する。

健常児は話し言葉を獲得する前に、視線、指差し、動作などで、さまざまな内容のコミュニケーションを周囲の大人と営む。この背景には、言葉が出る1歳頃までに既に共同注意をはじめとする社会的相互交渉を営む認知機能の発達がある。広汎性発達障害児の多くは、このようなノンバーバルコミュニケーションがあまりみられない。特に共同注意の欠如はこの子どもたちの言語発達の遅れの前兆と考えられ、また、心の理論の問題の最も初期の表れともいわれる[1]。

言語発達初期のノンバーバルコミュニケーションが希薄でも、象徴機能の発達が比較的良好なとき、話し言葉の獲得がみられる。しかし商品名や物の名称など、物へのラベリングとして語彙が増えることが多く、健常児が物の名称とともに、「ママ」など人への呼びかけや、「もっと」、「あっち」、「うん」など人とのやりとりに使う語彙を獲得するのに比し、質的に異なった発達を示す。言葉が表す意味よりも、物のラベリングとして言葉を獲得することは、高機能自閉症などで言語発達が進んだ場合にもその影響がみられ、語彙数はあってもそれらの意味を理解しなかったり、会話で字づら通りの理解をし、相手の発話の意図を理解しなかったりする。

このような言葉の問題に対して単に語彙や構文を教えることは、あまり適切な対応ではない。むしろ子どもたちの日々の行動が少しでも円滑に営めることを目指したコミュニケーション指導を行う[2]。例えば、絵カードや写真、身振りなど、この子どもたちが情報処理しやすい視覚的な刺激を使って、次に何をする、どうする、何をしてはいけないなどを伝える工夫をする。遊びに夢中になっているとき、「ごはんよ」と言う代わりに、食事の場面の写真を見せて食卓に促す、病院や買い物に行くとき、それぞれを表す写真や絵を見せるなどすると、子どもは次の行動を予測でき、行動の切り替えができる。年長になれば、絵や写真とともに、シンボルや動作のサインを組織的に導入する[3]。文字を学習した子どもは、文字で単語や文章を表すことを学ぶ過程で、話し言葉を覚えることもある。

2 学習障害

日本の教育界で学習障害とみなす子どもの障害内容は多岐にわたるが、ここでは読み書き障害を取りあげる。

V. 治療的関与

　読み書きには言語発達上の問題を基礎に生じた音韻性読み書き障害と、視覚認知機能の問題によって生じた視覚性読み書き障害の2タイプがあり、症状も対応の方法も異なる。発生頻度が高い音韻性読み書き障害を中心に述べることにする。

　読み書きは5歳頃から発達する音韻意識(話し言葉の音の連なりは拍という単位をもつことに気づくこと)の土台のうえに学習される。読み書き障害児に音韻意識の発達を評価する検査(「カメラ」から/か/など、ある音を抜いて言わせる)を行うと、読み書きに問題をもたない子どもに比べ、成績が低い。また、幼児期の音韻意識の発達の程度が、後の読み書きの学習の程度を予測することも確かめられている。このような音韻意識は大脳の言語中枢が司る機能の1つと考えられ、この機能の発達が特異的に障害されたとき、読み書き障害が生じると考えられる。

　読み書き障害は、平仮名、片仮名の文字-音対応の学習を阻害することから始まり、次いで漢字の読み書き、文の読解、ローマ字、アルファベットの読み書きなどの困難に続く。学習の手段である読み書きに問題をもつとき、教科の内容は理解する力はあるのに、教科の学習自体も阻害される。

　対応には2つのアプローチが必要である[4]。第一は、平仮名、漢字の読み書きの学習を促進することである。読み書き障害児は知的発達と言語発達が良好である。一つひとつの文字に意味をつけて、意味を媒介に各文字がもつ音韻表象を取り出す指導法が有効である。平仮名のキーワード法はその1つである。

　第二のアプローチは、教科の学習に対する補償である。読解の困難は高学年になっても解消されないことが多い。教科書をテープに吹き込んで、聞いて内容を理解させる、教科書や本に替わって、映像を通して知識を吸収させる、すぐに文字を思い出せずそのために書くことが負担となる場合は、積極的にワープロを使わせるなど、健常児の教育方法の殻を破った工夫が必要である。

3 コミュニケーション障害

　DSM-Ⅳに記載されているコミュニケーション障害は、知的発達が良好でありながら、言語発達が特異的に遅れる状態を指し、言語障害学の領域ではこれに対し特異的言語発達障害(Specific Language Impairment)という用語を用いる。古くは発達性失語、特発性言語障害などと呼ばれていたものに相当すると思われる。

　理解は比較的良好でありながら、表出のみ遅れる場合と、理解と表出の両方が遅れる場合がある。知的発達が良好であるにもかかわらず生じる障害であることから、読み書き障害と同様に発達性高次脳機能障害の1つとして捉えられる。

　発語のみ遅れる場合は比較的予後がよい。しかし、認知発達が目覚ましく進む幼児期にコミュニケーションの手段をもたないことは、その子どもの精神発達に計り知れない影響を与える。話し言葉の出現が早急には望めないとき、動作で表すサインを用いて、周囲の大人とのコミュニケーションの成立を図ることが広く試みられている[3]。サインを使ってコミュニケーションの経験を積む過程で、発語が出ることも報告されている。

　既に発語がいくつかあり、言葉の模倣をよくするときは、話し言葉の獲得を目指して、言語指導により、一つひとつの語音の形成を図る。また文字を獲得している場合は、文字を使って言語発達

を促進させる。その過程で、話し言葉に移行することもよくある。

　知的発達が良好なとき、子どもは人に伝えたいという意欲と伝える内容をもっている。この場合話し言葉の出現を待つのではなく、ほかの手段でコミュニケーションの成立をまず目指し、その後話し言葉への移行を図ることが大切である。

（大石敬子）

● 文　　献

1) Tager-Flusberg H：Language and understanding minds；connections in autism. Understanding other minds, Baron-Cohen H, Tager-Flusberg H, and Cohen DJ（eds）, pp122-149, Oxford University Press, Oxford, 2000.
2) 飯塚直美：自閉症の子どもへのコミュニケーション支援；TEACCHの手法を中心に．言葉の障害の評価と指導，大石敬子（編），pp152-175，大修館書店，東京，2001．
3) 斉藤佐和子：コミュニケーション障害児の指導(2)；補助代替手段をもちいて．子どものコミュニケーション障害，大石敬子（編），pp182-210，大修館書店，東京，1998．
4) 大石敬子：発達性読み書き障害のリハビリテーション．失語症研究 21：185-193, 2001．

V. 治療的関与

12. 児童思春期の精神科入院治療

はじめに 児童思春期精神科における治療の原則は、外来を中心とした通院治療である。しかし、行動上の問題が激しく家庭での対応が困難と判断される場合や、疾患の重症度によっては入院治療が選択される。

本稿では児童思春期精神科における入院治療について、概略を述べる。

1 ── 児童青年期精神科入院治療の現状

児童思春期精神科の専門的入院病床は、実稼働病床は全国で1,000床に満たないと思われる。成人の精神科の病床が33～44万床とされ、WHOから減床を求められていることに比べて大きく異なっている。このことは、児童思春期精神科の医療機関が少ないこと、専門的に診療ができる医師や医療スタッフが少ないことも関連している。この背景には、児童思春期精神科医療ではさまざまな職種からなるチームワーク医療が必要とされ、多くのマンパワーを必要としているものの、現在の医療保険制度では経済的な裏づけが取りにくいこととも関連している。平成14年度より、一定の条件を満たせば、入院についてもある程度の加算が認められることになったが、加算が十分でないことや、その条件が厳しいこともあって、医療機関は十分な経済的な裏づけが得られない。その結果、大多数の医療機関は国公立機関であり、民間の医療機関は極めて稀である。また、児童青年精神科が、大学の講座としてつくられることや、独立した標榜科として認められていないことなども問題点として挙げられる。

このような事情から、児童思春期年齢の精神科の専門的な治療は大学ではなく、全国児童青年精神科医療施設協議会を中心とした32の正会員およびオブザーバー医療機関で行われてきた。それらの形態を大きく分類すると、①総合病院の中に専門病棟をもつもの、②成人精神科病院の中に専門病棟をもつもの、③単科病院として存在するもの、に分けられる[1]。

医療保険制度の相違などがありそのまま比較することはできないものの、米国と比較しても児童青年期の精神医療機関もそれに携わる医療スタッフも圧倒的に少なく、専門病床も人口比にすれば、1/50程度しかないと考えられる。

2 ── 入院と疾患（筆者の病院での現状）

筆者の勤務する都立小児総合医療センターは、全国の専門病床の約20%を占めている。ここではこの病院での現状を紹介しておく。なお診断についてはICD-10（**表2**）[2]を用いた。

表 2. ICD-10

F0	症状性を含む器質性精神障害
F1	精神作用物質使用による精神および行動の障害
F2	統合失調症、統合失調症型障害および妄想性障害
F3	気分(感情)障害
F4	神経症性障害、ストレス関連障害および身体表現性障害
F5	生理的障害・身体的要因に関連した行動症候群
F6	成人のパーソナリティおよび行動の障害
F7	精神遅滞
F8	心理的発達の障害
F9	小児期および青年期に通常発症する行動および情緒の障害

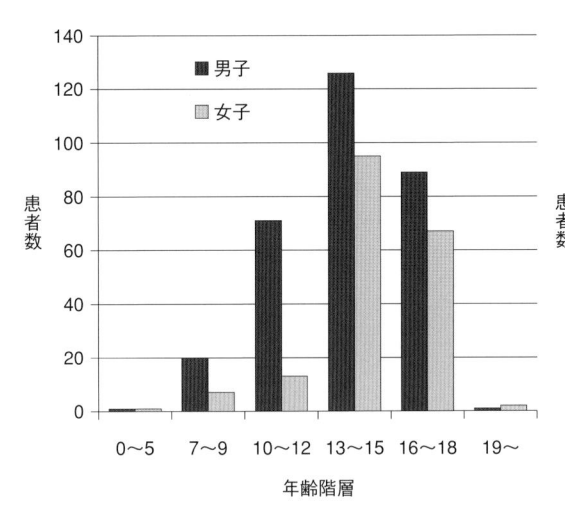

図 19. 年齢階層別入院者数(平成 22 年度)

図 20. 診断別入院患者数(平成 22 年度)

　平成 22 年度の入院総数は 493 名で、男女別では男子 308 名(62.5%)、女子 185 名(37.5%)で男女比は 1.7：1 であった。年齢別では 12～18 歳の思春期患者が全体の 493 名中 380 名(77.1%)を占めていた(図 19)。疾患の内訳は、F8(心理的発達の障害)が 211 名(42.8%)と最も多く、次いで F2(統合失調症圏)が 88 名(17.8%)、F4(神経症圏)が 74 名(15.0%)、F9(小児期および青年期に通常発症する行動および情緒の障害)が 66 名(13.4%)の順であった(図 20)。男子では F8、F9、F2、F4 の順であり、女子では F2、F4、F8、F5 の順であった。つまり男子では発達障害圏が、女子では統合失調症圏や神経症圏が多いことが挙げられ、成人の精神科病棟で F2 や F3 などが多いことと大きく異なっている。

3 入院環境について

1 入院施設について

　病棟には児童思春期年齢の患者が過ごすために必要な設備があることが望ましい。病室に関しては保護室、個室、大部屋など、患者の状態や本人の特性に応じて過ごせる場を選択する必要がある。

病室とは別にデイルーム、食堂、面会室、学習室、プレイルームなどの子どもたちの生活の場が置かれる。また医師や看護師との面接室、家族との面会室、心理検査室などが必要となる。

病棟とは別に作業療法のための部屋、運動をする場(体育館、運動場)などの病院内の環境に加えて、病院周辺の施設なども治療の場として使う場合もある。したがって、子どもたちの治療が促進されるような環境を治療者が把握しておく必要がある。

2 教育の保障

特に学齢期の場合には、入院期間によって教育の保障を行う必要が生じる。多くの入院児は、入院前に不登校になっており、本来の学年に比べると学業が遅れている。遅れを取り戻すためにも入院中の教育が必要である。入院している児の多くが不登校経験者であり、本人の学業水準に合わせて授業をしてくれるため、登校への心理的抵抗がある場合でも院内学級には通うことができることが多い。

3 スタッフについて

児童青年精神科医療においてはさまざまな専門領域の職種が多く配置される。児童精神科医師、看護師、心理士、精神保健福祉士、保育士、作業療法士、院内学級の教師などが挙げられる。これらのスタッフがお互いの専門性に配慮しつつ、病棟内においても一堂に会して情報交換を行い、入院児への支援方法を考える。これ以外にも緊急性がある場合には緊急のミーティングがもたれる。

4 入院システムについて

1 法律的側面

精神科の入院治療は、精神科の医療施設で精神保健及び精神障害者福祉に関する法律(以下精神保健福祉法と呼ぶ)に則って行われ、児童思春期年齢の患者の場合もこの法律に則って行われる。したがって未成年者の入院治療とはいえ、精神保健福祉法に基づいて患者個人の人権の尊重が配慮されるべきである。この法律は入院治療だけを対象にしているもので、内容を吟味すると未成年者の存在をあまり考えていないと思われる点もあり、今後検討が必要であると考えられる。

入院については、自傷他害の恐れが強い場合に、警察などが関与して行われる、精神保健福祉法上の措置入院、保護者および精神保健指定医が入院の必要性を判断する医療保護入院、本人の意思に基づいて入院治療に同意して入院する任意入院の3種類がある。

入院形態は、原則本人の意志による自発的な入院である任意入院が選択されることが望ましい。最近は患者から、「生活リズムを立て直したい」「不眠を治したい」「自宅に居場所が無い」「休養したい」など、自ら入院治療を希望して入院する例も増えている。そのため、以前に比べると入院期間の短縮が図られ、より多くの子どもに入院治療の場が提供できるようになっている。任意入院については、本人の署名があれば成り立つが、子どもの場合何歳から署名の実効性があるのかについての

定見はない。また、児童思春期の患者では、年齢や疾患に応じた病気の理解に基づく同意能力、インフォームド・コンセントなどに関して成人と比較して限界点がある。したがって、それらの状況を考慮して本人から同意を得ることが困難であれば、保護者の同意を得た医療保護入院となる。医療保護入院に関して、成人の場合と大きく異なる点は、法律上の保護者の選出であり、未成年者の場合には親権が代行することになっている。したがって、精神保健指定医、保護者が必要と判断すれば入院となるが、保護者については法律上の保護者全員であるため、通常は両親の署名が必要である。都道府県で判断は多少異なるが、東京都では保護者が海外に赴任中や行方不明でも、原則として署名を要求される。また近年、児童相談所や児童福祉施設からの入院治療の依頼がされることがあるが、上記で述べたように医療保護入院では保護者の同意を要する。したがって関係機関と、入院に関して保護者の同意を得ることができるのか、事前に確認しておく必要がある。

2 小児精神科救急

各都道府県において整備されている精神科救急システムの中で、未成年者が入院の対象になり入院となることがある。このような、児童思春期精神科患者における緊急事態に対応する、短期の専門施設をもつ、専門性の高い子どもの精神科救急システムが今後必要になってくると考えられるが、全国的には子どもの精神科救急は未整備である。筆者の勤務する病院では開院以来小児精神科救急の運用を開始しており、児童思春期年齢の精神科救急にも対応している。成人の精神科救急では統合失調症の患者が多いが、小児精神科救急では統合失調症圏のほかに発達障害圏の患者の入院が多い点が成人と異なる[3]。

5 入院治療の必要性

入院治療の意義として、同年齢集団の中での生活を通して対人関係を学べることにある。退院後は同年齢集団の中で過ごすことになるため、院内で他児との関係が構築されることは重要なことである。治療スタッフが手伝うこともあるが、入院児が少しでも仲間関係の構築に自信をもったり、そのためのスキルが身に着くようかかわりをもつことが必要になる。

また、多くの児は家庭で自分の(心の)居場所がなくなっており、入院治療によって居場所を提供するという意味もある。また本人、保護者共に、お互いに距離をとることで自分を見つめてもらうことも重要である。

6 治療体系の一環としての入院治療

入院治療はそれのみが独立して存在するのではなく、外来治療も含めた大きな治療体系の一環として存在する。したがって、治療という連続体の一部をなしており、入院に至る段階で退院後の状況もある程度予測しておくべきである。児童青年期の精神科治療は、本人の主張をすべて実現する場ではないし、保護者の希望を満たす場でもない。したがってその適応については、治療者が患者

V. 治療的関与

本人と保護者と事前に十分に検討しておく必要がある。

1 入院に至る経緯

外来治療中の症状悪化への対応、診断確定、薬物の調整、生活リズムの改善などが入院治療の目的となる。医療保護入院を例にとると、①保護者は入院を希望しているが医師からみてその必要性がない場合、②医師からみて入院が必要だが、保護者が希望していない場合、③保護者も医師も入院の必要性を考える場合、に分けられ、③の場合のみ入院の適応となる。

2 入院の前に

入院治療は入院になる前から始まっており、入院になる前からある程度退院以降のことが考慮されていることが望ましい。特に入院に対する本人・保護者の心理について十分に考慮されていることが重要である。特に医療保護入院では保護者の要請が前提になっている。入院を選択することで「保護者としての責任を放棄した」という世間の目に耐える必要があるし、詳細を理解していない第3者から非難されることもある。また当事者である子どもから非難されることも珍しくない。これらの心理的葛藤を乗り越えなければ入院継続は難しい。したがって、時間をかけて保護者の心の整理を待つことも重要である。また、前もって入院治療の現場を見てもらい、入院の実際について知ってもらうこともインフォームド・コンセントの一環として大切である。

3 入院前後について

病院が入院の前段階で直接的に関与することは法律的に難しいため、入院に際しては保護者が中心になって病院まで連れてくる必要がある。家庭内での暴力が激しい場合には親類、知人、担任の教師などがつき添って来院することもある。また、母子家庭などの増加に伴い、親類、保健所、児童相談所など、以前から保護者が相談していた機関が関与することもある。いずれにせよ、親権をもつ保護者が中心になっていることが前提である。

病院の外来で、本人に入院を説得する場合も、保護者に対しては「自分を見捨てるのか？」という言動がよくみられる。保護者の気持ちが整理されており、「自分もつらいが、あなたのためにも自分のためにもこれが一番の選択肢である」と言い切れれば本人の気持ちも落ち着いていく。多くの場合は、入院後保護者が姿を消すと、本人も落ち着く場合が多い。

入院の目的として、保護者と本人の関係を適切に戻すということが含まれているとすれば、入院後も保護者との関連は重要である。多くの場合、「自分が集団生活でつらい思いをしているのに、家人は自分がいなくなって喜んでいるのではないか」という不安に襲われる。病棟から自宅に電話をして、「いかに自分が病棟でひどい目にあっているか」ということを訴えることがある。本人の気持ちとしては、「できるだけ楽な方法で治療したい」と考えており、治療者からみると、保護者に対して「自分はこれでよくなるのか？」と確認している行為に思われる。保護者が見捨てていないこと、これが最善の手段であることを説明できれば本人は安心できる。保護者がこの段階で不安になるとすれば、治療を継続するのは困難となるし、この段階で治療中断となれば入院以前より症状が悪化

することも多い。

　入院後、病棟の他の入院者との関係が成立し難い場合は治療スタッフが仲介することになるが、もとから同年齢児との関係がつくれなかったのか、症状が始まってからそうなったのかは疾患を判断するのに重要な情報である。

　1～2週間ほどは、「どうしてここにいなければならないのか？」と考えていることが多い。1日に何回も自宅に電話をして「早く迎えに来い」と保護者に迫ることもある。不登校を続けていても、「学校に行く自信がつきましたので退院します」と訴えることもある。「親にだまされて入院させられた」とスタッフに訴えることもある。「それでは君には悪いところは1ヵ所もないの？」と聞くと、少し間をおいて「ちょっとはね」と答えてくれることがある。「ちょっと悪い点を治して、早く家に帰る方法を考えようよ」と話すところから本来の治療が始まる。本人自らが、「病棟にいてもいいかな？」と感じるようになると、周囲の同年齢児の様子が見えてくる。

　入院時に本人が入院に強く反対した場合と、自分から入院した場合で、その後の経過に大きな違いがあるわけではない。却って、入院時に大騒ぎした方が本人なりに納得している場合もある。疾患の種類、対人関係のもち方などの方が予後に影響を与える。

　入院後には生理学的検査（心電図、脳波）、各種画像検査（CT、MRI）、血液生化学的検査、尿検査、心理検査（知能検査、性格検査など）などを病状に合わせて行う。これらの検査結果を本人や保護者に説明し、治療内容に反映させていく。

4 入院後の展開

　入院直後の激動の時期が終われば、本格的に治療に取り組むことになる。担当医との話し合いの中で、それまでの生き方や考え方に無理がなかったか否かが話し合われる。よく行われるのは自分を改めて見つめてもらうことである。自分のよい点、悪い点を再確認することは意義のあることと思われる。多くの入院児は、なんらかの挫折を味わっており、自己評価が低下している。最近増加している発達障害児ではこの傾向は顕著であり、どうやって自己評価を高めるか、あるいは自分がどのような行動をとるとうまくいくかを学習する必要がある。このことは保護者との関係についても同じであり、本人に家人のよい点と悪い点を整理してもらう必要がある。保護者についても同様であり、子どものよい点と悪い点を話し合うのは有意義である。

　外来と違い24時間本人の様子を観察できるので、他者との関係のもち方もみることが可能である。医療者はこれらの様子や、検査結果などをもとに診断的な評価を行うとともに、病棟での対応の仕方を話し合う。必要に応じて病棟を超えた集団治療、院内学級への通学、薬物調整などを行う。

　また入院に至る経過によっては、スタッフたちとは安定した関係を保てても、保護者との関係をもつことが難しい場合もある。この場合はスタッフも一緒になって面会を行う。ある程度落ち着いてくれば、保護者同伴の外出を行い、お互いに自信をもてた段階で、病棟での活動の少ない週末を中心に自宅で過ごしてもらう。このためには本人・保護者共に以前の状態についてなんらかの気持ちの整理ができている必要がある。通常は、本人の方が先に気持ちの整理がつき、保護者がこれに続く。本人の気持ちが切り替わっても、保護者がそれまでの対応を変えなければ本人も以前の状態

に戻ってしまう。入院を契機に、本人も保護者も、冷静な時間を過ごして、これからの方向性について考えてもらう必要がある。

さまざまな分野で指摘されていることだが、子どもたちの抱える問題の背景には家族そのものの変化がある。子どもの入院治療でもこの点が大きな問題となる、大家族、核家族と呼ばれていた家族の形態も大きく異なってきている。また、母子家庭や父子家庭も珍しくなく、単身赴任や家庭内別居も珍しくない。国際結婚や、海外生活による文化的影響もある。入院治療を続けていくとその背後に親子関係、夫婦関係、嫁姑関係などが明らかになってくることも珍しくない。時には家族も包括的に治療対象としなければならないこともある。

5 退院に向けて

入院治療はそれだけで完結するものではなく、退院後の対応も重要である。通常は自宅での生活をどう送るか、退院した後の学校生活をどう送るかが大きな問題となる。

入院中に精神的に安定していたとしても、自宅で落ち着いて過ごせるか否かは重要な点である。入院中に行われる外泊を通して本人および保護者がある程度の自信をもってくれることが重要である。本人や保護者が不安を感じることがあれば、治療スタッフを交えて問題点を協議していく必要がある

学校については、本人の登校への意欲も重要であり、本人の意思を尊重することが重要である。義務教育であれば、現籍校との話し合いの中で特別支援教育の利用や、他校への転校などが話し合われる。この際には保護者と本人の希望が異なる場合は、登校する本人の希望を尊重する。高校生年齢であれば全日制、定時制、通信制などの普通高校に加えて、特別支援学校などが用意されている。普通校の生徒に合わせてさまざまな学級が用意されている。

学校に通う自信がない場合は、中間施設的なものとしてフリースクール、デイケアなどがある。これらをもとに決めていくことになるが、いずれにしろ本人がどうしたいのか、が重要であり、周囲はそれを尊重して考える必要がある。

6 退院後

退院後、多くは外来に通うことになる。外来では引き続き薬物療法、個人精神療法、デイケアなどが用意されている。途中で再入院する患者もいる。

おわりに 児童思春期精神科における入院治療について概観した。本来児童青年期の子どもたちは健全な心身を有しており、治療とはこの健全な部分の成長を促進することである。入院治療という場のもつ力、限界などを踏まえて、入院治療を有効に活用し、1人でも多くの子どもたちの心が健やかならんことを願う。

(宮﨑健祐、市川宏伸)

●文　　献

1) 全国児童青年期精神科医療施設協議会報告書集 40：133-144, 2010.
2) World Health Organization：The ICD-10 Classification of Mental and Behavioural Disorders；Clinical descriptions and diagnostic guidelines. WHO, Geneva, 1992 [融　道男, 中根允文, 小見山実, ほか(監訳)：ICD-10 精神および行動の障害-臨床記述と診断ガイドライン. 新訂版, 医学書院, 東京, 2005].
3) 宮﨑健祐：東京都立小児総合医療センター児童思春期精神科へ緊急入院した患者の臨床的検討. 第 52 回日本児童青年精神医学会総会抄録集, p 219, 2011.

V. 治療的関与

13. 学校との治療的連携

はじめに 　子どもは学校で朝から夕方まで多くの時間を過ごす。そして家族以外の友だち、先輩、後輩や教師と出会い、共に学んだり、遊んだりと交流することでさまざまな体験をしていく。そして、その体験を通じて人間関係のあり方、社会的ルール、モラルや価値観などを身につけていく。このように子どもは学校での集団生活を送ることによって、将来的に社会の一員として生きていくための知識、技術、技能を学ぶことができるといえよう。その意味において、子どもが保育園や幼稚園から始まり、小学校、中学校、高校そして大学や専門学校へと至る過程で、集団生活を送る意義は大きい。

しかし精神科を受診する子どもは、心理的な悩み、精神症状、身体症状や障害特有の行動上の問題などにより、学校に通いたくても通うことができなくなったり、学校に行っても教室の雰囲気に馴染めなかったり、友人とかかわることがうまくできなかったりと集団生活を送るうえで困難さを抱えていることが多い。また学校内においても、教師が子どもの病態や障害の特性を十分に把握し、理解したうえで個別的なケアや指導が行われないと、不本意ながらも子どもの二次的な障害へ発展することもある。

精神疾患や発達障害を抱えた子どもが安心して学校生活を送っていくために、子どもの教育や治療に携わる関係者が協働して子どもを支援していくことが肝要である。

本稿において、医療および教育の連携について論じる。

1 ── 子どもが学校生活を送ることの大切さ

医療と教育の連携について論じる前に、学校という場や学校での集団生活が子どもにとってどのように役立っているかを確認しておく必要があろう。

子どもの成長を考える際に、子どもは親から少しずつ距離を取りながら、将来的に自立し、そして社会の一員として生きていくという発達課題をもっていることを念頭に入れておかねばならない。親からの分離と自立というプロセスを円滑に進めるためには、同年代の友だちの存在と親密な交流が重要である、といわれている。そのような友だちとの出会いや交流の場になるのが学校である。学校は同年代の子どもが集団活動を行いながら、学問を修め、そして人格の育成に努めるという教育の現場である一方で、子どもの心理社会的発達の成長においても欠かすことのできない有意義な場所でもある。

子どもの学童期そして思春期における学校の果たす役割について考えてみたい。

子どもは学童期になると、親や家族から離れ、生活の中心の場を家庭から学校へと移す。友だち

や教師との関係が始まり、学校で物事を成し遂げる知識や技能を習得する一方で、集団生活を送る中で社会性を身につけていく。子どもは、学校で学力や運動面においてクラスメートと比較、競争するという生活の中で、優越感あるいは劣等感を抱きながら集団における自分の位置づけや自己概念の形成化を進めていく作業を否応なしにすることとなる。そして学校生活を送る中での委員会や部活動などを通じてさまざまな友だちと出会い、そのグループにおける自分に要求される振る舞いや集団の中のさまざまな立場の人の存在などの社会的役割について学んでいく。また、家庭においては両親が子どもに躾を行ったり、基礎的な社会的ルールを教えたりしていたが、学校においては教師という親以外の大人が子どもに集団生活を送るうえでのルールや社会的規範などを教えることとなる。そして子どもは親から学んだ価値観に加え、教師からの教えにより、道徳心や社会的規範などの価値観を広げていくこととなり、教師は学童期の子どもの超自我の修正のモデルとなる[1]といわれている。

　子どもは思春期になると、学童期に獲得した対人関係、社会性やこれまでに培われた性格傾向などを基盤にして心理・社会的に成熟して社会に出ていくための準備を行うこととなる。そのため、この時期では心理的に親から分離して自立するという課題や自己同一性を獲得するという発達課題に直面することになる。また身体的かつ性的にも大きな変化を遂げる時期でもあり、二次性徴によって刻々と変化する身体や性的な成熟を、いかに自分の固有の身体として取り込み、性を受け止め、そしてフィットさせていくかという課題にも直面する。思春期になると、急速な変化をどう受け止め、そして多様な発達上の課題に向き合うこととなる。このように思春期は親からの分離、自立と身体や性的な変化などに関する不安を抱きやすい時期であるが、これらの課題を乗り越えていくうえでも同年代の同性との親密な仲間体験が必要であり、他方、親、特に同性の親との関係が重要となってくる。そのために学童期までに獲得した友人関係を築く能力が活かされることとなる。身体的な変化や性的なことに関する話題は同性の仲間との間で共通のものとなり、そこで培われる秘密性を帯びた親密な関係は、性にまつわる身体の変化への不安を和らげると同時に親離れに対する不安をも軽減するものとなる。このように親密性に満ちた仲間との交流が、両親との分離と自立における葛藤的な関係の中で不安や孤独に陥りやすい子どもの心の拠り所になり、それぞれの年代における発達課題を克服していくうえでの大きな支えとなる。

　このようにみていくと、学童期や思春期において子どもは同年代の多くの友だち、親友そして教師との出会いの中で多くのことを学び、そして心理社会的にも発達し、成長していく。このような出会いや交流の場となるのは言うまでもなく、学校である。そのため子どもにおける学校での集団生活は子どもの健やかな成長において欠かすことのできない、貴重なものとなる。

　また宮本[2]は学校精神保健の立場より、子どもが集団活動を行う場である学校は、子どもの個性化や社会化を促進するうえで大きなアドバンテージをもち、そして子どもの精神保健における最も大きな社会資源となっている、と指摘している。

2 ── 教育から医療への連携に関する認識およびニーズについて

　医療と教育との連携を考えるにあたって、まず教育関係者が子どもを支援するうえで精神科医療との連携をどのように認識しているのか、そして連携を必要としているのならば、どのような連携のあり方やニーズを求めているのか把握する必要があろう。

　この問題を考えるにあたって、笠原ら[3]が興味深い報告をしている。笠原らは、情緒障害などの通級指導教室（以下、情緒通級）を担当している教師を対象とした調査を行い、医療との連携の必要性や認識、そして教師がどのようなニーズを医療に求めているか、などを具体的に報告している。この調査結果は医療と教育との連携を考えるうえでとても参考になるため、まず、その調査結果を説明し、そして教育関係者が医療との連携においてどのような認識やニーズをもっているのか、明らかにしたいと思う。

　この調査では、情緒通級を置いている小学校の教師89名からアンケートを回収した。アンケートの対象となった通級児童総数は1,266名である。情緒通級児童全体の69.6％が広汎性発達障害や注意欠陥/多動性障害（AD/HD）などのなんらかの精神医学的診断を受けており、医療機関の利用を「継続中」あるいは「かつて利用経験あり」を含めると64.6％にあたる児童が医療機関からなんらかの支援を受けていたことになる。そして教師は医療との連携について93％が必要と感じていたが、82.5％の教師は「連携が取れていない」との回答であった。「十分に連携ができない」理由として過半数を占めたのは、「連携のシステムが確立されていない」であり、その阻害要因としては「業務の繁忙」であったという。

　また教師が医療に求める情報については、医学的所見、服薬内容、診断、心理学的評価などが過半数を示し、保護者への対応上の留意点や支援に関する情報も求めていたという。

　教育側と医療側が共通して担当している児童がいる場合は、そのケースについての合同のカンファレンスを積極的に希望する教師が約90％に達して、ケースについて医療側と意見を交換する場をもちたいとの希望が非常に多かったという結果であった。

　この結果より、教師が連携の必要性を強く感じながらも実際には十分な連携が取れていないこと、また、学校側が医療に求めるニーズとして挙げられるのは、医学的所見、診断、服薬状況や親への対応、そして医療機関を利用している子どもの合同カンファレンスなどであり、精神医学的な情報や理解そして具体的な対応を求めていることが明らかとなった。

　これらの結果を踏まえると、発達障害の子どもの教育に携わっている現場の声としては、医療との連携を望んでいること、また連携により精神医学的な診断、治療、そして合同カンファレンスによる子どもへの対応や共通の理解などを求めていること、そして精神医学的な理解を教育の現場へ取り入れることによって、子どもへの教育的指導や支援などをより充実したものにできると考えていることなどが推測される。

　このような現状があることを踏まえ、精神科医が今後どのように学校と協働して連携を図っていけばよいのか、考えてみたい。

3 — 医療と教育との連携について

1 精神科医がまず認識しておくこと

(1) 専門性による視点、捉え方や役割の違いについて

　田中[4]によると連携とは「複数の者が、対等な立場での対応を求めて、同じ目的をもち、連絡を取りながら、協力し合い、それぞれの者(専門性)の役割を遂行することである。対等に近い関係が生じた時点で、多くの課題は透明化し、専門性の役割に包含される」と定義されるという。

　医療と教育との連携を考える際、医療従事者は医療の専門家であるが、教育の専門家ではないということ、教育関係者は教育の専門家であり、医療の専門家ではないということをお互いに理解し、認識しておく必要がある。そして専門分野が違う専門職が連携、協働していくためにはそれぞれの専門性と役割の違いがあること、同じ子どもに接していても、専門性が異なると観察の視点、捉え方やかかわり方も必然的に変わってくることを認識しておかねばならない。お互いにそれぞれの専門性を活かしながら、相手の見方や意見を尊重することが重要であり、両者は常にそのことを確認し合いながら支援の方策を練り上げていくことが肝要であろう。

(2) 精神科医は「学校での子どもの様子や状態を把握できていない」ということ

　精神科医は診察室において子どもの表情、口調、仕草、態度や行動状況などを観察し、語る内容に耳を傾けている。そして精神科医は子どもの直接的観察や面接を通じて、そして親から子どもの家庭や学校での様子を聞いて、今後の治療や療育のプランを立てていく。

　精神科医は子どもの家庭での状況については親から容易に情報を得ることはできるが、学校での状況に関しては親も大まかには情報をもっているものの十分に把握しているとはいえず、学校での様子を十分に把握することは困難である。

　子どもの治療や療育プランは、診察時での観察や面接によって得られる情報、そして家庭や学校での状況などを十分に踏まえたうえで行われなければならない。その際に学校での情報は得難いため、精神科医は積極的に学校と連絡をとって、子どもの学校での様子や状態を具体的に把握する必要がある。具体的に確認する内容として、1つ目は精神的あるいは身体的症状の程度や有無、問題行動の程度などの障害の行動特性の状況や状態について、2つ目は友だちの有無、一緒に遊べているか、クラスに馴染んでいるか、いじめられていないか、などの交流関係、3つ目は授業中の学習への取り組み態度、理解度や学習到達度などの学習面について、4つ目は同じクラスの中にほかにも精神的支援を要する子どもの存在の有無、担当している子どもに対する周りの子どもの反応や受け入れなどのクラスの状況、5つ目は遅刻、早退、欠席日数などの登校状況について、などが挙げられる。

　精神科医は、学校からこのような情報を得ることによって、現在の治療の進み具合や療育状況を確認したり、見直したりすることがより可能となる。親からの家庭での情報のみならず、学校での

V. 治療的関与

様子や状態を十分に把握することは、今後の方策を練るうえで欠かせないものであり、そして大きな一助にもなり得る。そのため、まず精神科医は学校での子どもの様子や状態を十分に把握していないということ、学校がもっている情報を活かすことは子どもの治療や療育上もメリットが大きいことを十分に認識したうえで、学校からの情報提供や協力を得るための工夫や努力をする必要がある。

2 連携する目的や目標を明確化し、そして共有すること

　連携するにあたって、まず連携する目的や目標を明らかにすること、そして目的と目標をお互いに共有することが大切である。

　医療と教育が連携していく際、連携する目的は、精神疾患や発達障害を抱えた子どもと家族のもてる能力を最大限に活かしながら、子どもの健やかな成長や年齢に応じた心理社会的な発達を遂げることをサポートするということであろう。そして、その目的を達成するために子どもや家族の現状はどうなのか、今後どのようなことを望んでいるのか、そして、学校生活を送るうえでどのようなことで困っているのか、などを確認することが大切である。そして、それぞれの専門性を活かしながら現状の評価と今後の対応策について、具体的な目標を立て、協議し、統一した見解と方針を相互に共有することが重要なこととなる。

　このように目的や目標を統一し、共有化することで、それぞれの専門性を活かした支援をすることが可能となり、その成果もよりよいものとなるであろう。

3 どのような情報を共有するか

　明確化した目的と目標を共有しながら、協働、連携を進めていくためにどのような情報を共有するかということが重要となってくる。先述の笠原らのレポートにもあるように、教師が医療に求める情報については、医学的所見、服薬内容、診断、心理学的評価や保護者への対応上の留意点や支援に関するものであった。このことを踏まえると、医療から学校へ子どもと家族のこれまでの経過、診断名、病態、服薬内容を含めた治療状況、予後の見通しなどを情報として提供する必要がある。また学校から医療へ、現在の学校での様子や生活状況、交流関係、学習への理解度や進み具合、登校状況などを情報提供することが望ましい。これらの詳細な情報を適宜、交換し、共有することが重要である。しかし専門性が異なると、それぞれの専門的な用語や説明を理解することが難しいことも生じ得る。そのため相手が自分の専門的な知識をどこまで理解しているかを確認する必要があろう。このようにして子どもの病態、治療内容や親に関する共有された情報と専門的な知識の理解に乖離が起きないよう、お互いの十分な配慮が求められる。

4 情報の共有化における留意点

　医療においては患者のプライバシーを保護するのは当然であるために、精神疾患や発達障害を抱えた子どもの医療的な情報を学校へ提供する際も、子どもや親に情報の内容を伝え、そして承諾を得る必要がある。また連携にあたって、医療や教育関係者が目的や目標を立てる際に子どもや親の

ニーズも十分に把握しなければならない。そしてそれらの目的や目標を子どもや親にも説明し、理解を求めることが大切である。そして医療や教育関係者が新たな目標を立てた場合や対応の変更を余儀なくされた際に子どもや親が、周囲から自分たちだけが取り残された感じを抱かないよう、その都度、丁寧な説明と理解の確認をしていくことが肝要である。そのようにして、家庭、医療、教育の多方面において子どもの病態、治療状況、家庭や学校での様子などの情報を共有し、統一化したケアを行っていく必要がある。

5 連携の実際

連携は、医療と教育のどちらかが今後の支援をするうえでの問題や困難さを抱いたとき、できるだけ早い段階で連絡をとる必要がある。そして連携を要する場合は、可能な限り早い時期から計画的に展開していくことが重要である。教育から医療へ、医療から教育へというそれぞれの連携について考えてみたい。

(1) 教育から医療へ

教育関係者が子どもの学校生活の中で、子どもの精神的不調や行動上の問題などに気づいたとき、学校からの判断で連携が始まる場合がある。担任は子どもと接する時間も長く、体調や行動面の変化に気づきやすく、養護教諭やスクールカウンセラーは心理的悩みや精神的不調などを訴えた子どもの対応をすることが多いために、早期の精神疾患の予兆を見抜くことが可能となる。この際に子どもの体調や行動面の変化が学校のみならず、家庭においてもみられ、親も家庭での対応に困っている場合は医療機関を受診するという流れが円滑に進む。そして教育と学校の連携にもつながりやすい。

しかし、親が子どもの症状や行動上の問題を「子どもの調子が悪いのは、学校の対応が悪いから」と学校側の問題と認識し、子どもの本来の精神的不調や行動上の問題を把握していない、あるいは否認している場合もある。そして学校が医療機関への受診を勧めても親が拒否的となることが多い。このように子どもへの認識や対応を巡って親と学校との間で意見の相違が生じ、お互いの信頼関係が損なわれそうなときの対応にあたって、まず学校側としては行うべきことは、担任、養護教諭、スクールカウンセラー、学年主任、教頭や校長などで学校での子どもの状態や状況について情報の共有化を十分に図ることである。一職員の見方や捉え方のみならず、他の職員や他の職種の意見を汲み上げ、学校という組織全体で情報の共有化と統一化を図る。そしてその共有された情報をもとに実際にでき得る子どものケアや支援などの対応策を練り、一方で、家族へどのようにアプローチをしていくか、検討していく。子どもと親への対応にあたってのポイントをいくつか示す。

子どもの対応でのポイントは、まず教育関係者が子どもと良好なコミュニケーションが取れるよう努めること、次いで、子どもが抱えている悩みや問題に対して十分に聞き入り、理解する態度を示すこと、そして子どもが少しでも落ち着いて安心して過ごせるよう、心理的サポートを含めた柔軟で個別な対応をすることであろう。このような対応を心がけておくと、子どもの症状や表面化している問題行動が和らぐことは十分にあり得る。

V. 治療的関与

　　親へのアプローチにおけるポイントはいくつか挙げられる。1つ目は親から子どもの家庭での状況や様子を丁寧に聞くこと、2つ目は親が子どもの学校での現状をどのように捉えているか把握すること、3つ目は親の子どもの接し方やしつけの問題ではないということをしっかりと説明すること、4つ目は精神科をはじめとする専門機関を受診することや精神疾患や発達障害に関して、どのような印象をもっているか把握すること、5つ目は親として、子どものことで悩んでいるのでは、と親の感情を汲み取りながら寄り添うこと、6つ目は学校側として子どもに対してできる限り対応を図っているが、今後の学校生活を送るうえで危惧する面もあることを丁寧に説明すること、などが挙げられよう。

　　このようにして教育関係者は子どもへ学校として統一した対応を図りつつ、親との話し合いの場を設定していく。そして学校内における子どもの様子を丁寧に説明し、専門機関への受診を促し、親の理解を得る必要がある。子どもが医療機関を受診する際には、子どもの学校での生活状況や、どのようなことが問題として表面化しているか、など具体的な情報を医療へ提供すると主治医の理解も深まるものとなる。子どもが受診した後は、誰が校内における医療との窓口になるかを校内で検討するとよいだろう。そして窓口となった職員が医療との連携の橋渡しを積極的に図っていく。

(2) 医療から教育へ

　　医療から教育への連携の開始にあたっては2つの場合が想定される。1つ目は医療が就学前より発達障害や知的障害の子どもを支援をしている場合、2つ目は子どもが医療機関での治療を受けており、医療が子どもが今後の学校生活を送るうえでの教育現場の協力を要すると判断した場合である。

　　医療が幼児期より発達障害や知的障害を抱えた子どもの支援を行っている場合は、子どものこれまでの経過、治療の流れ、今後の療育のプラン、行動特性における具体的な対応法など多くの情報を医療機関はもっている。医療がこれらの情報を学校へ提供することには子どもが新たな環境へ適応するのを支援するのはもちろんのこと、教育関係者にも大きな安心感を与えることになる。発達障害の子どもは環境の変化に敏感で、混乱をきたしやすい。医療から学校へそのような子どもへの接し方や対応についての情報が十分に行きわたっていると、子どももこれまでと同じ、一貫したケアを受けることが可能となる。そして子ども自身、環境の変化による戸惑いを最小限なものとすることができる。この際の連携のポイントは、障害を抱えた子どもが今後の学校での新たな生活にあたって、医療が学校へ発達障害そのものの理解を促すこと、障害の特性に合わせた適切な対応方法や二次的な障害が生じないよう助言をすること、そしてこれからの子どもを支援するシステムの構築化を図っていくことであろう。

　　医療側の個別の支援だけでは学校生活を支援するのが困難となることは多々みられる。例えば身体化障害で不登校となっている場合、うつ病で午前中の体調が思わしくない場合、精神疾患で長期入院などを要した場合などが挙げられる。

　　登校前、頭痛や腹痛など身体的な訴えが多い不登校の子どもの場合は、症状の日内変動も大きい。身体症状が治まっていると、一見、傍からみると元気であるように見えることが多い。そこで教師

が「元気になってよかったね、学校へ行こうか」と安易に登校を促すこともみられる。見た目だけで判断される安易な登校刺激は子どもを苦しめることにつながりかねない。また一見元気そうにしていると、「病気」という認識がなされず、「怠学」と短絡的に誤解したりすることもある。そのため主治医は精神疾患や発達障害は見た目で判断できるものでなく、重い身体症状がなくても病気であるという視点を教育関係者にもってもらうよう説明し理解を得ることが大切である。そして病態や治療、ケア、治療期間は数ヵ月から数年にわたることもあることなど丁寧に説明する必要がある。

　精神疾患で長期入院などを要した子どもに学習面における遅れが生じるときも、主治医は子どもの状態に応じながら、教育の専門家である教師から学習への支援や助言を求めることが必要となる。そして不登校や長期入院で学校を長期にわたり休んでいた子どもが、治療を受けて、症状が軽快し、登校への準備を進めていく際にも学校からの多くの支援を要する。その際に学校へ協力を依頼することとして、いくつか挙げられる。1つ目は体調に合わせながら、子どもが学校で過ごす時間を調整してもらうこと（例えば朝の登校開始時間を遅めに設定したり、登校を再開した初期には学校で過ごす時間を短くして、徐々に段階的に増やすなど）、2つ目はそのような登校状況に対する周りの子どもの理解を得られるよう環境調整を図ってもらうこと、3つ目は子どもが不調になったときに保健室を利用したり、早退するなどのバックアップ体制を整えてもらうこと、などが挙げられる。

　このように登校を再開するときには、子どもの負担が少なくなるよう、慎重に環境を整える必要がある。しかし医療のみでこの問題に対応することは困難であるために、学校の協力なくして子どもの学校生活を再開させることはできないといっても過言ではない。

　この際の連携のポイントは、1つ目は子どもの状態を見た目で判断しないことを教育関係者に説明し、理解を得ること、2つ目は子どもの状態に応じた登校のあり方や学習の遅れに関する支援や協力を求めること、3つ目は学校における治療的対応への理解とその対応策を練り上げていくことであろう。

6 どのような連携が望ましいか

　清水[5]によると、医療と教育との連携を医療から教育へという視点で考えると、3つのレベルがあるという。最も低いのは、レベルⅠ：教師に対して障害の理解を促すなど、一般的な医学情報を伝達することを目的とした医療側の支援であり、総論的知識を習得するレベルである。次は、レベルⅡ：教師が医療から、ある事例についての機会的なスーパービジョンやコンサルテーションを受けて個々の事例に関する理解を深めるレベルである。さらに高くなると、レベルⅢ：多くの共通の事例に関する定期的な合同カンファレンスが行われるレベルであるという。実際の医療、学校の繁忙な現場をみるとレベルⅠ〜Ⅱでの連携が行われているのが現状であろう。医療と学校の連携を要する子どもが増えてきている現状を踏まえると、主治医や担任という個々のレベルでの連携のみでは負担が大きく、また支援できる範囲も限られてくる。そのため、主治医や担任という個々のレベルでの連携のみではなく、子どもにかかわる多くのスタッフを巻き込んだ医療と教育の連携システムの構築が望まれる。

Ⅴ. 治療的関与

おわりに 　子どもは学校で多くの時間を過ごし、学校生活を通して心理社会的な発達課題を乗り越えていく。子どもにとって学校は自立へ向けての成長の過程において欠かすことのできない、かけがえのない貴重な場である。このような現状を踏まえると、医療と教育の連携の必要性は必然的なものとなる。精神疾患や発達障害を抱えた子どもや親を支援するために、医療が教育を支援する仕組み、教育が医療を活かす仕組みを確立しなければならない。

(平川清人、西村良二)

●文　献

1) 西村良二：医療・看護メンタルヘルスの心理学．ナカニシヤ出版，京都，1992．
2) 宮本信也：ADHDと学校精神保健．精神科治療学 25(6)：771-777，2010．
3) 笠原丈史，清水康夫，本田秀夫：小学校における発達障害児の教育と精神科医療のニーズ．精神科治療学 23(11)：1319-1324，2008．
4) 田中康雄：教育現場における精神科医の役割．臨床精神医学 36(5)：521-525，2007．
5) 清水康夫：ADHDを含めた発達障害に関する医療と教育の連携のあり方；情緒障害通級指導教室との連携のシステム化にむけて．精神科治療学 25(7)：947-954，2010．

14. 特別支援教育の現状と課題

はじめに 　平成19(2007)年4月1日から「学校教育法等の一部を改正する法律」が施行され、法律の改正に基づき、盲・聾・養護学校から特別支援学校への転換が図られたと同時に、小・中学校における特別支援教育に関する規定が盛り込まれるなど、特別支援教育に関する法制度面での整備がされた。一方、国の委嘱を受けた各地方自治体の教育行政や学校現場における特別支援教育への対応は、平成15(2003)年度には始まっている。さらに、平成20(2008)年、国連「障害者権利条約」の発効に伴う新たな学校教育の改善に向けた検討が進んでいる。こうした状況を踏まえ、特別支援教育の取り組みが実質的に開始された平成15年度以降から、インクルーシブ教育システムの検討が進む今日に至るまでの特別支援教育を巡る状況とこれからの特別支援教育の課題について概括したい。

1 ── 特別支援教育への転換とその考え方

1 特殊教育から特別支援教育への転換

　従来の特殊教育は、対象の障害種を視覚障害、聴覚障害、知的障害、肢体不自由、病弱・身体虚弱、言語障害および情緒障害の7障害種と規定し、また、障害の程度に応じて教育の場を盲学校、聾学校および養護学校と特殊学級および通級指導教室とに分類してきた。しかし、これまでの障害種の児童生徒に加えて、学習障害(LD)、注意欠陥/多動性障害(AD/HD)、高機能自閉症などの発達障害といわれる特別なニーズを有する児童生徒が、特殊学校や特殊学級のみならず、通常の学校にも数多く在籍していることが明らかとなり、これらの子どもたちを含めて教育していこうとする動きが活発化してきた。この動きをより加速させたのが、文部科学省調査研究協力者会議の『今後の特別支援教育の在り方について(最終報告)』(平成15年3月)[1]である(以下、最終報告と呼ぶ)。最終報告が公表された平成15年3月以降、「特別支援教育」という名称が「特殊教育」に替えて公式に使われるようになった。

2 「特別支援教育」の理念と定義

　最終報告は、特別支援教育を「従来の特殊教育の対象の障害だけではなく、LD、AD/HD、高機能自閉症を含めて障害のある児童生徒の自立や社会参加に向けて、その一人ひとりの教育的ニーズを把握して、そのもてる力を高め、生活や学習上の困難を改善または克服するために、適切な教育や指導を通じて必要な支援を行うものである」と定義している。

特別支援教育は、特殊教育と比較して、教育する児童生徒の対象範囲を拡大していることが挙げられる。また、教育の場について、盲学校、聾学校および養護学校という障害種に応じた学校を複数の障害種に応じた教育のできる学校へと転換を図ること、小・中学校に併設された特殊学級を学校全体で総合的に対応するシステムを導入したこと、通常の学級においても生活や学習上の困難を有する児童生徒へ適切な教育や支援を行うことを明記したことなどが挙げられる。つまり、すべての児童生徒にかかわる学校の支援体制を問い直す契機となった教育であるといえる。

2 特別支援教育に関する法整備と教育課程の検討

最終報告を受けて文部科学省は、平成15年度から「特別支援教育推進体制モデル事業」を全都道府県に委嘱し、学校現場での事業が展開された。しかし、制度面で諸課題への十分な対応ができないという指摘があり、早急に法的整備を含めた制度改正が必要とされた。平成16年2月、中央教育審議会は、特別支援教育特別委員会を設置し、学校教育制度などの在り方についての審議を開始した。平成17年12月「特別支援教育を推進するための制度の在り方について(答申)」[2](以下、17年答申という)を文部科学大臣に提出。答申の内容に沿った学校教育法等の法律の改正が行われた。

1 「学校教育法等の一部を改正する法律」の改正

平成18年6月「学校教育法等の一部を改正する法律」が成立した。この法律改正は、特殊教育から特別支援教育への法的整備を図ったものである(平成19年6月に大幅な学校教育法改正がされ、それを踏まえた記述としてある)。

改正された学校教育法の第1条は、従来の「盲学校、聾学校、養護学校」から「特別支援学校」に改めた。第8章の名称が「特殊教育」から「特別支援教育」へと改められた。この章の名称変更は、文字どおりこれまでの特殊教育から特別支援教育への転換を意味している。第72条で特別支援学校の目的を規定し、第73条で特別支援学校の教育責務を明確化している。この規定は、特別支援学校は、すべての障害に対応して教育をする学校ということではなく、1ないし複数の障害種に対応した学校とすることを規定している。第74条は、特別支援学校が第72条に規定する目的を実現するための教育を行うほか、幼稚園、小学校、中学校、高等学校…の要請に応じて、第81条第1項に規定する幼児、児童生徒の教育に関し必要な助言援助を行うよう努めるものとすると定めている。いわゆる特別支援学校のセンター機能についての規定であり、センター機能を充実することも特別支援学校の重要なミッションとなった。

また、小・中学校における特別支援教育・特別支援学級の規定の変更である。第81条第1項は、幼稚園、小学校、中学校、高等学校および中等教育学校における特別支援教育を推進するうえで、重要な意味をもつ条文といえる。この規定は、通級による指導の根拠法規であると同時に、通常学級での指導の根拠ともなり、現在の特別支援教育体制推進事業などを推進するうえで根拠となる規定であるといえる。2項では、「特殊学級」が「特別支援学級」と改められた。

学校教育法等の一部を改正する法律と同時に、教育職員免許法の一部を改正する法律も改正され

た。従来の盲・聾・養護学校教諭免許制度を廃止し、特別支援学校教諭の免許制度が創設された。これに伴って、特別支援学校教諭免許状を修得すべき単位数などが定められたこと、必要な経過措置が設けられたりしている。上記2つの法律のほかに、関連の約50の法律改正が行われた。

2 特別支援教育に係る教育課程の改善

17年答申では、教育課程についても記述がされている。幼児児童生徒一人ひとりの教育的ニーズに対応した効果的かつ弾力的な教育課程編成が期待されるとしている。そして、特別支援学校学習指導要領の検討は、特別支援教育体制の整備の観点から審議がされ、平成21年3月に改訂が行われた。一方、幼稚園・小学校・中学校、高等学校の教育課程の見直しは、中教審の教育課程部会の特別支援教育の改善の基本方針に基づき「障害のある子どもへの適切な指導及び必要な支援を行うための校内支援体制の整備や指導の充実を図ると共に、交流及び共同学習、障害のある子どもへの理解を深める指導を充実する」ことを総則などで明確に位置づけた、幼稚園教育要領・小学校・中学校学習指導要領(平成20年3月)、高等学校学習指導要領(平成21年3月)が改訂された。

3 特別支援教育の体制整備に向けた動き

文部科学省が都道府県や学校教育現場と連携し、平成15年度以降に取り組んだ事業で注目すべき動きとして、ここでは、以下の3点を挙げたい。

1 「特別支援教育推進体制モデル事業」の展開

この事業は、LD、AD/HD、高機能自閉症などの児童生徒を含めた、総合的な支援体制の充実を図るためのモデル事業として位置づけられ、平成15年度から2年間実施された。各都道府県では、総合推進地域を指定し、地域で調査研究運営会議を設置するとともに、各学校では校内委員会を立ち上げ、特別支援教育コーディネーターを指名し、専門家チーム、専門家による巡回相談を実施するというものである。平成17年度から「特別支援教育体制推進事業」と本事業化された。厚生労働省との連携を強化し、乳幼児から就労に至る一貫した支援体制の整備を推進するため、事業対象を幼稚園および高等学校まで拡大した。

2 特別支援教育コーディネーターの養成研修

平成15年4月、独立行政法人国立特殊教育総合研究所が、コーディネーター指導者養成研修会を都道府県教育委員会の指導主事などの参加を得て実施し、養成研修のプログラム案を示した。全国のコーディネーターの養成研修計画は、平成15年度から平成19年度までの5年間を目途に養成するとし都道府県などでの養成研修が進められた。

3 「小・中学校におけるLD、ADHD、高機能自閉症の児童生徒への教育的支援体制の整備のためのガイドライン（試案）」の作成

このガイドラインは、「障害者基本計画（平成14年12月）」に基づく「重点施策実施5ヵ年計画」の中で、一貫した相談支援体制の整備の1項目として、平成16年度までに策定することとされた。このガイドラインの発表の後、自治体で改訂版を発行する動きも出てきた。

こうした取り組みを踏まえて、平成19年4月に、文部科学省は、「特別支援教育の推進について（通知）」を都道府県教育委員長などに出している。この通知は、改めて、特別支援教育の理念、校長の責務、特別支援教育を行うための体制の整備および必要な取り組み、特別支援学校における取り組み、教育委員会などにおける支援、保護者からの相談への対応や早期からの連携、教育活動などを行う際の留意事項など、そして厚生労働省関係機関などとの連携について、これまでの推進体制事業の総点検と留意事項を列記しており、特別支援教育の充実に向けた動きへ踏み出している。

以上のような特別支援教育を推進する動きは、平成20・21年の学習指導要領の改訂に示された特別支援教育制度の趣旨の実現に向けた教育課程の基準の改善とも相俟って着実に学校現場に定着しつつある。また、障害のある児童生徒の教育の充実に向けた動きが加速されている。

4 インクルージョン教育と特別支援教育

平成22(2010)年6月、内閣府に設置された障害者制度改革推進会議が「障害者制度改革の推進のための基本的な方向（第一次意見）」[3]を発表した（以下、第一次意見という）。第一次意見は、障害者権利条約の第24条をベースとして、教育改革の基本的方向と今後の改革の進め方に関して、政府に求める今後の取り組みへの意見を述べている。

1 地域における就学と合理的配慮の確保―「第一次意見」の内容

第一次意見は、障害者権利条約においては、あらゆる教育段階において、インクルーシブな教育制度を確保することが必要とされているとして、教育制度の基本的在り方について述べた後、現在、就学先や就学形態の決定について、本人・保護者にとってそれらの決定にあたって自らの希望や選択を法的に保障する仕組みが確保されていないと指摘し、①障害の有無にかかわらず、すべての子どもは地域の小・中学校に就学し、かつ通常の学級に在籍することを原則とする。②就学先を特別支援学校および特別支援学級への在籍を決定する場合、就学先での必要な合理的配慮および支援の内容を決定するにあたって、本人・保護者、学校、学校設置者の三者の合意を義務づける仕組みとする。合意が得られない場合は、第三者機関による調整ができる仕組みを設ける。③障害者が小・中学校などに就学した場合に、当該学校が必要な合理的配慮として支援を講ずる。その他、学校教育における多様なコミュニケーション手段の保障などについても言及している。

2 政府に求める今後の取り組みに関する意見

　政府に求める取り組みとして2点、年限を区切って検討を求めている。①障害のある子どもが障害のない子どもと共に教育を受けるという障害者権利条約のインクルーシブ教育システム構築の理念を踏まえ、体制面、財政面も含めた教育制度の在り方について、平成22年度内に障害者基本法の改正にもかかわる制度改革の基本的方向性についての結論を得るべく検討を行う。②手話・点字などによる教育、発達障害、知的障害等の子どもの特性に応じた教育を実現するため、手話に通じたろう者を含む教員や点字に通じた視覚障害者を含む教員などの確保や、教員の専門性向上のための具体的方策の検討の在り方について、平成24年内を目途にその基本的方向性についての結論を得る。

5 教育に関する「第一次意見」についての文部科学省での検討

　政府に求める取り組みに関する意見に基づき、障害者権利条約の理念を踏まえた特別支援教育の在り方について専門的な調査審議を行うため、中教審に平成22(2010)年7月「特別支援教育の在り方に関する特別委員会」が設置された。インクルーシブ教育システムの構築という権利条約の理念を踏まえた就学相談・就学先決定の在り方および必要な制度改革などについての検討がされ、平成22年12月、特別委員会で検討された内容は「論点整理」として公表された。論点整理の主な内容は、以下のとおりである。

1 インクルーシブ教育システム構築に向けた特別支援教育の方向性

　①インクルーシブ教育システム(包容する教育制度)の理念と方向性を是とする。同じ場で共に学ぶことを追求するとともに、個別の教育的ニーズのある児童生徒に対して、その時点で教育的ニーズに最も的確に応える指導を提供できる多様で柔軟な仕組みを整備することが重要である。子ども個々の学習権を保障する観点から、通常の学級、通級による指導、特別支援学級、特別支援学校という連続性のある「多様な学びの場」を用意しておくことが必要である。

　②障害のある子どもと障害のない子どもが共に学ぶことは、共生社会の形成に向けて望ましいと考える。同じ社会に生きる人間として、お互いを正しく理解し、共に助け合い、支え合って生きていくことの大切さを学ぶなど、個人の価値を尊重する態度や自他の敬愛と協力を重んずる態度を養うことが期待できる。インクルーシブ教育システム構築に向けての今後の進め方については、短期と中・長期に整理し段階的に実施していくことが必要。

2 就学相談・就学先決定の在り方

　①本人・保護者、学校、教育委員会が円滑に合意形成を図るため、障害のある子どもの教育相談・支援を乳幼児期も含め早期から行うことが必要。

②就学基準に該当する場合、障害の状態、本人の教育的ニーズ、本人・保護者の意見、専門家の意見などを踏まえた総合的な観点から就学先を決定する仕組みとする。本人・保護者に十分な情報提供をし、その意見を最大限尊重し、本人・保護者と教育委員会、学校等が教育的ニーズと必要な支援について合意形成を行うことを原則とする。本人・保護者と教育委員会、学校等の意見が一致しない場合の調整の仕組みについては、今後の検討とする。

③就学先決定後も、継続的な教育相談を行い、個別の教育支援計画を見直し、柔軟に就学先の見直しを図り適切な支援を行っていくこと。

3 インクルーシブ教育システム構築のための人的・物的な環境整備

インクルーシブ教育システムを推進するための人的・物的な環境整備についての項目では、「合理的配慮の確保」についてソフト・ハードの両面での検討が必要であり、今後、障害種別の内容も含めて、さらに検討を進めていくとされている(※この点については、鋭意検討が進められている。2011年12月段階)。

おわりに 平成21年7月、障害者基本法の一部を改正する法律が成立した。その第16条(教育)では、「国及び地方公共団体は、障害者が、その年齢及び能力に応じ、かつ、その特性を踏まえた十分な教育が受けられるようにするため、可能な限り障害者である児童及び生徒が障害者でない児童及び生徒と共に教育を受けられるよう配慮しつつ、教育の内容及び方法の改善及び充実を図る等必要な施策を講じなければならない。」とされている。また、この条文では、本人・保護者に対しての十分な情報の提供や、可能な限りその意向を尊重すること、交流および共同学習を積極的に進めることによる相互理解を促進すること、さらには、障害者の教育に関し、調査および研究ならびに人材の確保および資質の向上、適切な教材などの提供、学校施設の整備その他の環境の整備を促進するといった内容が盛り込まれた。まさに、中教審の特別委員会での審議されている内容にかかわるものである。特別委員会は、障害者基本法の条文の趣旨を念頭において検討を進める必要がある。また、特別支援教育の理念と基本的考え方が普及・定着することは、現在の学校が抱えているさまざまな課題の解決や改革に大いに資すること、また、障害の有無にかかわらず誰もが相互に人格と個性を尊重し支え合う共生社会の実現に向けて積極的な意義を有しているといわれている。こうした点では、特別支援教育は、インクルージョン教育を目指していく視点が明確に示されていると解釈できる。他方、障害者権利条約の第24条の理念を踏まえると課題が残っていることも事実である。今後、特別支援教育の課題を明らかにしつつ、長期的な展望に立った学校教育改革が進められることを期待したい。

(宮﨑英憲)

●参考文献
1) 文部科学省調査研究協力者会議『今後の特別支援教育の在り方について(最終報告)』(平成15年3月)
2) 中央教育審議会『特別支援教育を推進するための制度の在り方について(答申)』(平成17年12月8日)

3) 内閣府障害者制度改革推進会議『障害者制度改革の推進のための基本的な方向(第一次意見)』(平成22年6月)
4) 中央教育審議会初等中等分科会・特別支援教育の在り方に関する特別委員会『論点整理』(平成22年12月24日)
5) 文部科学省『小・中学校におけるLD(学習障害),ADHD(注意欠陥/多動性障害),高機能自閉症の児童生徒への教育的支援体制の整備のためのガイドライン(試案)』(平成16年1月)
6) 文部科学省『特別支援教育資料』平成15年度版~平成22年度版
7) 国連・障害者の権利に関する条約「第24条教育」(日本政府仮訳文)

● 追　記

　本書の出版直前に「特別支援教育の在り方に関する特別委員会」の最終の報告書が、平成24年7月23日の中央教育審議会総会で了承された。この報告のタイトルは、「共生社会形成に向けたインクルーシブ教育システムの構築のための特別支援教育の推進」とされている。この報告をもとに、今後の教育行政施策の展開が図られることを、改めて期待したい。

V. 治療的関与

15. ソーシャルワーク

はじめに 子どもの発達、情緒や行動の問題を扱う児童青年精神医学は、小児科や母子保健などの医療・保健だけでなく、教育、福祉、警察・司法など子どもと関連する多くの領域が関与する学際的な分野であり、子どもの診断や治療に際しては、これらの領域との効果的なネットワークと連携・協力が欠かせない。地域におけるさまざまな社会資源を有効に活用し、子どもの問題解決や福祉の向上に寄与する活動がソーシャルワーク（social work）であり、児童青年精神医学の臨床においても必須の要素の1つである。子ども虐待のような複雑な家庭的要因の関連する問題では、子どもと家族の支援でソーシャルワークはさらに重要となる。多様化する社会や家族の状況の中で子どもにかかわる臨床家にとって、ソーシャルワークはますます重要な方法論となってきており、十分に理解し、日常的に活用することが大切である。

1 歴史的背景

ソーシャルワークは19世紀の慈善活動から社会福祉が発展する過程の中で確立されてきたが、当初から子どもと家庭への援助はソーシャルワークの大きな課題であった。20世紀初頭の米国の都市部における非行防止活動は、やがて要保護児童に対する社会サービスとしての児童福祉に発展するとともに、精神医学や心理学などの知識と技術を取り入れた支援モデルとしてのチャイルド・ガイダンス・クリニック（child guidance clinic）を普及させた。チャイルド・ガイダンス・クリニックは精神科医、サイコロジストとともにソーシャルワーカーが必須のスタッフと位置づけられ、クリニックの普及とともにソーシャルワークも広く普及することになった。

わが国においても社会福祉は英米の慈善活動の影響も受けながら発展してきたが、専門的なソーシャルワーカーの養成制度が伴わず、本格的なソーシャルワークはなかなか普及しなかった。それでも、1987年に社会福祉士、1997年に精神保健福祉士が国家資格として制度化され、専門的なソーシャルワークの普及と発展が期待されている。但し、これらの資格は業務独占ではなく名称独占であるため、国家資格を有する専門職によってのみソーシャルワークが実践される状況にまではなっていない。

2 ソーシャルワークの概念

ソーシャルワークは社会福祉の分野で発展してきた援助技術であり、最近は「社会福祉援助技術」という日本語で表現されることも多い。国際ソーシャルワーカー連盟はソーシャルワークについて

「ソーシャルワーク専門職は、人間の福利（ウェルビーイング）の増進を目指して、社会の変革を進め人間関係における問題解決を図り、人びとのエンパワーメントと解放を促していく。ソーシャルワークは、人間の行動と社会のシステムに関する理論を利用して、人びとがその環境と相互に影響し合う接点に介入する。人権と社会正義の原理は、ソーシャルワークの拠り所とする基盤である。」と定義している。

　ソーシャルワークは人と環境との相互作用に焦点を当てた介入であり、人権と社会正義に専門的価値を置き、人間の発達と行動、社会システムに関する理論を活用する。ケースワークの実践では、人々がコミュニティの中でサービスや社会資源を利用できるように援助する努力だけでなく、カウンセリング、臨床ソーシャルワーク、グループワーク、社会教育ワーク、家族への援助や家族療法などの技法を用いた援助も行われる。

3 ソーシャルワークの方法論

　ソーシャルワークの実践には、ミクロ、メゾ、マクロのレベルがある。ミクロは、個人や家族、グループの直接的な相談援助を主とするもので、個人や家族を対象とした援助をケースワーク（casework）という。医療機関や相談機関で多く用いられる直接的援助技術であり、最も基本的なソーシャルワークである。メゾは、学校、病院、児童相談所、福祉機関、ボランティア団体などを対象として、地域住民が社会生活を送るうえでなんらかの解決を要する生活課題に対して、地域社会の強化や組織化を図っていく実践で、コミュニティワーク（community work）と呼ばれている。マクロは、法制度や地方の施策を対象とし、法制度や施策の転換・改善、政策立案を目指した取り組みである。

　直接的援助は、インテーク、情報収集とアセスメント、援助計画、実施、評価、終結、フォローアップといった流れで行われる。これらの援助過程においては、面接、カウンセリング、コンサルテーションなどの関連する援助技術が活用される。援助計画では個々のケースの複雑なニーズに応じて、さまざまなサービスを組み合わせたり、社会資源の開発が求められたりするため、必要な支援を適切に結びつける援助技術が重要になる。そのための方法がケースマネジメント（ケアマネジメント）であり、子どもと家族のソーシャルワークでも重要な方法論である。

4 児童青年精神医学と関連するソーシャルワーク

　児童青年精神医学と関連するソーシャルワークの実践として、ここでは精神科医療機関、児童福祉機関、そして学校でのソーシャルワークを取りあげる。

1 精神科医療機関

　医療とソーシャルワークは密接な関連があるが、精神科医療では治療だけでなく予防や社会復帰などの援助にソーシャルワークは不可欠であり、従来から精神科ソーシャルワーカー（psychiatric

V. 治療的関与

social worker；PSW)が医療チームの一員として、精神障害者の治療や社会復帰に向けた援助を行ってきた。現在の精神保健福祉士はPSWの役割を果たす国家資格として、精神科医療機関だけでなく、さまざまな生活支援施設、保健所や精神保健福祉センターなどで活動している。

児童精神科の医療機関でもPSWはほとんど必須のスタッフとして、紹介の受理、情報収集、家族や関係機関との調整などを行っているが、連携する関係機関や社会資源は成人の精神科医療とは異なるものが多いので、児童精神科医療の現場に即したソーシャルワークの知識と技術が求められる。特に、学校や児童福祉機関との連絡・調整は重要である。

精神科医療におけるソーシャルワークは、従来は入院治療に関連した援助が多かったが、最近は地域精神保健への指向の高まりの中で、地域におけるソーシャルワークにも関心がもたれてきている。地域の関係機関がネットワークをつくり、ケースマネジメントの方法を活用して効果的なケアを提供する地域精神保健システムの試みなど、地域におけるソーシャルワークは今後の児童精神科医療の重要な要素として期待されている。

2 児童福祉機関

ソーシャルワークは社会福祉援助の中核的な方法論であり、そのことは子どもと家庭の福祉の増進を目的とする児童福祉においても同様である。また、被虐待児や非行児など、児童福祉で援助する要保護児童には精神保健の問題が認められることが多いので、児童精神科医療とも密接な関連がある。

児童福祉法に基づいて都道府県、政令市などが設置している児童相談所は、児童福祉の専門機関として、子どもに関するさまざまな相談に対して、ソーシャルワークや心理学の専門職、精神科医などから成るチームで対応している。児童相談所の相談援助の方法は、戦後の草創期に米国のチャイルド・ガイダンスのモデルが導入されたもので、その中でソーシャルワークを担当するのが児童福祉司である。

児童福祉司は子どもや保護者からの相談に応じ、調査、家族や関係者への支援・指導、子ども・保護者などの関係調整などを行い、相談の受理から終結まで一貫して関与する。援助方針の作成にあたっては、児童福祉司はソーシャルワークの方法論を用いて、子どもや保護者の置かれている環境、問題と環境との関連、社会資源の活用の可能性を明らかにし、どのような援助が必要であるかを判断する社会診断を担当する。

医学診断、心理診断、行動診断とを合わせた判定に基づいて援助方針が作成されると、児童福祉司は援助の実施にも中心的な役割を担う。児童福祉施設や医療機関などとの連絡・調整だけでなく、児童福祉法に基づく措置として家庭訪問や通所によって継続的な指導を行うこともある（児童福祉司指導）。また、近年は児童虐待相談件数の増加に伴い、児童福祉司の役割はますます大きくなり、より高度な専門性が求められてきている。

3 学 校

学齢期の子どもたちにとって学校は主要な生活の場であり、さまざまな精神保健上の問題が顕在

化する場であるとともに、予防や治療のための重要な場でもある。発達や適応に困難を抱える子どもたちにより効果的な援助を提供するためには、学校内の援助だけでなく、家庭や地域とも連携した援助が必要であり、ソーシャルワークの役割が大いに期待される。

　米国では貧困家庭の子どもの教育を保障するための訪問教師(visiting teacher)の取り組みに始まる学校でのソーシャルワーカーの活動は既に100年の歴史を有しているが、わが国ではまさに始まったばかりの状況で、文部科学省は2008年度から「スクールソーシャルワーカー活用事業」を開始し、これから学校にも本格的にソーシャルワークの方法論が取り入れられようとしているところである。不登校、いじめ、虐待、非行など、学校現場にはソーシャルワークの必要な問題が多いので、スクールソーシャルワーカーの導入によって、スクールカウンセラーによる心理的ケアに加え、児童生徒の環境への働きかけや地域の社会資源も活用したより効果的な援助の機会が広がることが期待されている。

おわりに　児童精神科臨床だけでなく、教育や福祉など、子どもと家庭に関する支援では、ソーシャルワークの重要性はますます高まっているが、支援の現場には十分に配置されていないのが現状である。専門的なソーシャルワーカーの養成と活用する場の普及が今後の課題である。

（小野善郎）

16. 障害児の療育とハビリテーション

はじめに　児童精神医学が療育として関与する障害は広い意味の発達障害であり、主な対象として自閉症、注意欠陥/多動性障害(AD/HD)、学習障害、知的障害などの障害が挙げられる。療育とはその対象とする発達障害の中核症状とそれに関連する症状を弱めたり、自立機能やQOLを高めたり、家族の困難を緩和したりする、働きかけのことである。ハビリテーションは、その対象とする障害とかかわる専門家チームの構成などに少しの相違があるものの、療育の考え方と同じものを指している。

療育の方法は、社会的な枠組みの中で示す心理と行動に着目して、さまざまな理論体系を背景にして実践が行われている。どのような方法が用いられるかは、発達障害のカテゴリー、生活の自立の程度、不適応行動、年齢と世代、親の関与の程度などにより異なる。ここでは、発達障害を中心に据え、療育とハビリテーションを考えてみたい。

1 ──► 日本における療育とハビリテーションの源流

1 療育の源流としての治療教育

心や行動などに障害をもつ子どもに対しての治療教育の必要性は古くから主張されていた。その起源は1861年、ドイツのGeorgeus JDとDeinhardt HMの共著による「治療教育学」(Heilpaedagogik)に遡れるという[1]。彼らは身体障害児、道徳的問題児および知能障害児のための学校が必要であることを既に主張していた。第二次大戦後に、オーストリアのAsperger Hは1952年に著した治療教育学の中で、「治療教育学は、子どもの異常な人格に関して生物学的に基本をおいた知識の上に構成されているが、特に児童や青年にみられる知的障害や感情的欠陥、神経的、精神的障害の治療に際して教育的な方法を求める学問である」と述べている。

2 日本における治療教育と療育

日本ではこのドイツの治療教育学をモデルに、「教育病理及治療学」(榊保三郎, 1909)や「教育病理学」(富士川游ら, 1910)が精神医学者により著されたが、治療教育の対象は知的障害に限定されていた。

第二次大戦後になり、高木四郎(1964)は、治療教育が有用である障害として、「精神薄弱および学業の問題」、「教育上の特殊欠陥および近縁疾患」(先天語盲、先天語聾などを指し現在の学習障害に相当する)を挙げている。菅修(1965)はHeller Tの治療教育学を基礎として、知的障害者に対して、

身体医学や精神医学の治療法や、教育学の理論・技法をも含んだ治療教育学を主張し、実践に移した。1992年には、筆者らは、東京大学精神科小児部にて、自閉症の幼児、学童を対象として発達段階に応じた治療教育を開発し[2)3)]、それを太田ステージによる認知発達治療と呼び現在に至っている[4)]。

治療教育とは、生物学的な知識を基本において、さまざまな障害児がもつ知的障害や身体障害のみならず、情緒障害や異常行動などを教育的な方法で改善し、医学の領域を越えた、早期からの発達を促す全人格的な働きかけであるといえる。

3 療育とハビリテーション

肢体不自由児については、明確な身体症状を有するために医学と教育などとの結びつきは強かった。東京帝国大学整形外科学の教授である高木憲次がドイツに留学した成果をもとに、第二次大戦前に療育という用語を創出した。療育の概念は前述のドイツの治療教育にヒントを得て、その対象を肢体不自由児に限定して用いたものといわれている。彼は療育を、「療育とは肢体不自由児に対して、子どもの回復能力、残存能力、代償能力の3つに統合的な働きかけを行い、自活し社会的独立できるように育成する働きかけである」と定義している。すなわち、ハビリテーションの先駆といえる。

2 ── 第二次大戦後における療育の概念の広がり

リハビリテーションの用語は、日本には第二次大戦後、アメリカから入ってきた新しいものである。当初は、結核や傷痍軍人の社会復帰までを含めた成人への新しい働きかけとしてであった。このような働きかけと考えが子どもの領域に広がるにつれ、子どもにおいては、rehabilitation（復権、名誉回復）という再び社会参加するとの意味ではなく、社会参加する能力をつくるという意味が適切であると考えられるようになった。それに伴い、「再び」の意味のある接頭語である"re"を取って、habilitation（人間にふさわしい状態にする）の用語が使われるようになり始めた。

やがて、療育の対象は、肢体不自由児のみならず、他の発達期の発達障害にも広がった。1948年に児童福祉法が制定されるとともに、肢体不自由児施設、知的障害施設などは「療育施設」と総称された。1950年には、この総称は廃され個別の施設名となって現在に至っている。1963年には、知的障害児者に対して、一貫した指導・相談などが行われるようにすることを目的として療育手帳制度ができて現在に至っている。

3 ── 療育の現在的意義

療育もハビリテーションもその考え方は似たところがある。発達期の障害に関連する心身機能・構造の障害、活動制限、社会的な参加制約に対する総合的な働きかけということができる。療育は治療教育に源泉があり、肢体不自由児への処遇から出発し、身体的働きかけに重点をおいたハビリ

Ⅴ. 治療的関与

テーションの意味で用いられてきた。児童精神医学の領域において、療育は精神と行動の障害とまとめられる知的障害、自閉スペクトラム障害、AD/HD、学習障害などへの働きかけとして広がっている。

現在では、療育は、すべての障害児について早期発見後の働きかけの意味にも使われている。さらにはもっと広く、医療と教育と福祉の重なり合いの領域の働きかけとして療育が用いられている。

療育にかかわる専門的職種はさまざまである。医師・看護師・理学療法士・作業療法士・言語聴覚士・臨床心理士・ソーシャルワーカーなど多数の専門職がかかわることになる。それ故、職種間の施設内外での連携が強く要請される。学童期になると医療と教育とのかかわりも大切となる。

4 ── 療育のいくつかの方法論と適切性

療育を自閉症スペクトラム障害でみれば、療育の方法にはさまざまの流派があることがよく知られている。応用行動分析を含む行動的な方法、TEACCH、発達的モデル、言葉と言語療法、社会技能教育、作業療法、感覚運動療法などがある。日本においては、療育の方法の多くはコミュニティに根ざしており、ほとんどが"折衷的"である。

アメリカなどでは療育方法についての有効性や適切性について評価が行われつつある[5]。薬物のランダム化比較試験(Randomized Control Trial；RCT)のような効果判定がモデルにされており、療育についての効果判定のための臨床研究を構築することは日本でも重要な課題となっている。

しかしながら、療育の効果判定は、RCTを超えた適切性の判定の視点が必要であり、その子どもの全体像を見る観点や家族の満足度の観点なども重要な評価点であると思われる。

5 ── 発達障害の療育の適切性の要件

既に見てきたように、療育は、対象としている障害の特徴により異なるし、関連する職種や立場によって異なることになる。筆者は児童精神医学的な立場から、療育あるいは治療教育を個人的な側面に働きかける手段であり、質的に高い生活の獲得と社会参加の一助となる手段であるとして位置づけている。自閉症とその関連する発達障害に対する療育の適切性の要件を以下のように挙げた[6]。

①発達的観点をもっていることである。例えば、自閉症の特徴的症状として反響言語が挙げられる。これは奇妙であったとしても反響言語が早い時期に現れることは言葉の獲得につながる可能性のある現象である。

②療育は、発達障害児の年齢によってかかわり方は異なり、早い時期には受容的に接し愛着形成が重要である。年長になるに従い、自由な受容的な接し方では学習しにくく、適切な働きかけや適切な教材の系統化およびほどよい環境の構造化が必要となってくる。そして、構造化の程度は、子どもによって違うことである。

③対人関係の改善と異常行動の減弱のみに目を奪われることなく、必ず、認知発達と適応行動の

獲得の個別のプログラムが用意されていることである。

　④行動変容法は可能な限り普通の子どもに適応できる働きかけから大きく逸脱しないことである。体罰は言わずもがな、罰を使って行動を統制しようとする嫌悪法を安易に用いないことである。発達段階に応じた適切な働きかけは、異常行動を減弱させる効果をもっている。

　⑤発達障害は親がその原因ではないが、親の接し方により子どもの行動は変化する。この点を考慮して、親に対しては支持的に対処することや、家庭との情報交換は重要である。特別の働きかけを始めたりするときには、親に十分に説明することである。

　⑥子どもの療育はチームであり、困ったときには、独りで解決しないことである。関連職種との事例検討の追求も重要である。

　⑦働きかけは、3つの次元から組み立てられる必要があることである。3つの次元とは、①心の発達を促進し、イメージを豊かにすることと障害の克服と代償、②個々の適応の領域についての発達を促すこと、③行動の異常を減弱させたり、予防したりすること、の観点である。

おわりに

療育は発達障害をもつ子どもたちの発達を促し、生活の向上を促すための働きかけである。医療、心理学、福祉学、さらには教育を含む総合的働きかけを指しており、今後、総合科学としての発展が望まれる領域である。

（太田昌孝）

● 文　　献

1) 長畑正道：障害児の教育. 新小児医学大系, 第36巻, 社会小児医学・小児保健学, pp166-195, 中山書店, 東京, 1985.
2) 太田昌孝, 永井洋子（編著）：自閉症の治療の到達点. 日本文化科学社, 東京, 1992.
3) 太田昌孝, 永井洋子（編著）：認知発達治療の実践マニュアル. 日本文化科学社, 東京, 1992.
4) 永井洋子, 太田昌孝（編）：太田ステージによる自閉症療育の宝石箱. 日本文化科学社, 東京, 2011.
5) 太田昌孝：発達障害児への教育的訓練. 新世紀の精神科的治療, 松下正明（編）, pp287-302, 中山書店, 東京, 2003.
6) 太田昌孝：障害児保育. 子どもと思春期の精神医学, 中根　晃, 牛島定信, 村瀬嘉代子（編）, pp290-298, 金剛出版, 東京, 2008.

V. 治療的関与

17. 乳幼児母治療

はじめに 赤ちゃんの夜泣き、哺乳不良などの問題は、親を不安にし、速やかに解決しないと育児ノイローゼや虐待などの危機的状況につながる。小児期以降に増加する心の問題には、その背景に、乳幼児期の日々の軋轢が、静かな悪循環となって、不安定型愛着などの関係性障害に発展した経緯が認められる。戦後の急激な社会の工業化は、安心して育児できる環境を破壊している。それに対し、乳幼児と母親の発達力を支え、障害の予防と早期介入を目指す有効なアプローチの1つに乳幼児母治療がある。

1 ── 乳幼児母治療とは

乳幼児母治療（Mother-Infant Psychotherapy）とは、Fraiberg S[1]やWinnicott DW らが創始し、Call J, Lebovici S, Cramer B[2,3]やLieberman A らにより発達した（以下、母は父に置き換えてもよい）。

①乳幼児母治療は、乳幼児と母親を1つの単位として扱い、乳幼児の問題や症状を、乳幼児と養育環境の関係性障害（relationship disturbance）とみなす。「赤ちゃんというものはいない。赤ちゃんはいつも誰かと、つまりお母さんとつながっている」とWinnicott が述べている。赤ちゃんは間主観性をもち、母親の明るい瞳、笑う口元や優しい声に反応し、逆に母親の暗い瞳、無表情、苛立ちや暗い声に緊張する。赤ちゃんが母親にサインを発しつつ、母親の内面の情動を敏感に察知して反応してしまうのである（図21）。

②乳幼児母治療では、母親と乳幼児を同室で診る。治療者は母親と乳幼児のやりとりに共感的に参加しつつ、その相互作用の流れを仔細に観察し、乳児のどの特徴が、母親の葛藤を誘発し、母親がどのような形で、葛藤を乳児に投影し、双方が互いに相手を巻き込み合いながら症状を形成しているかを捉え、母親がそのことに気づいたり、治療者のかかわりにより母子関係が改善しやすくなるように導く（図22）。関係性障害では、情動調律（affect attunement, Stern D）や本能的育児（intuitive parenting, Papousek H）や母性的感受性（maternal sensitivity, Ainsworth M）の低下や欠如がみられる。

③乳幼児が母親を求めず、目を合わせず、接触を避け、母親は緊張し、乳幼児の要求を悪意ととり、乳幼児の仕草に否定的な意味づけをしていく。母親が乳幼児と一緒にいることで湧いてくる複雑な不安や緊張が、そのような偏った行動のシークエンスを生み出している。母親の感じている本音が自然に吐露できるように支えながら、乳児の行動を観察し続けていくと、乳幼児と母親が、互いにある特定な刺激や感じ方に反応して、緊張した攻撃的なやりとりをすることがわかる。これが

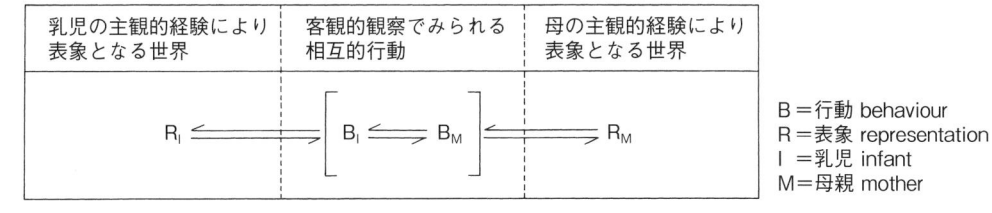

図 21. 母—乳児相互交流の基本的モデル(行動—表象—相互作用)
(Stern-Bruschweiler & Stern による)

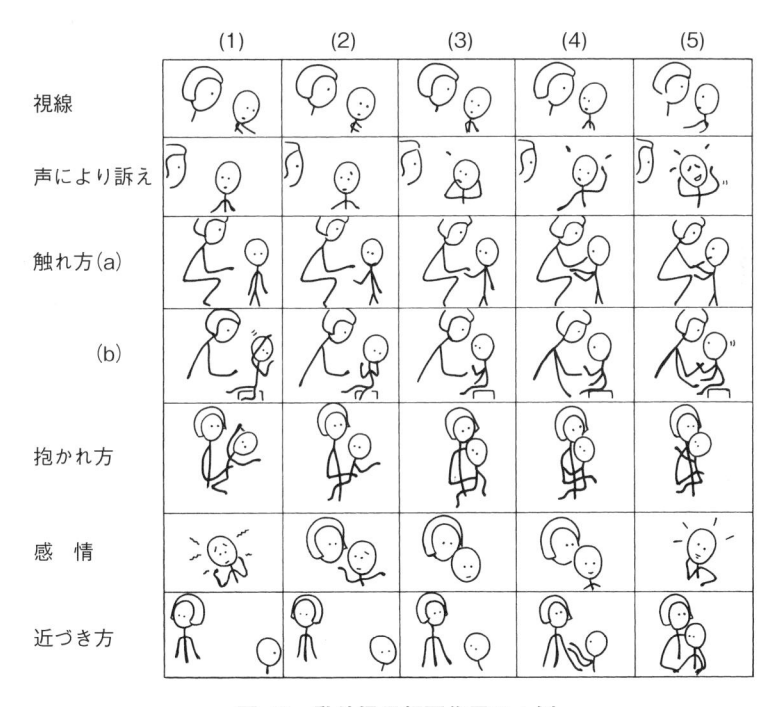

B＝行動 behaviour
R＝表象 representation
I＝乳児 infant
M＝母親 mother

図 22. 乳幼児母相互作用の1例

症状につながり、その裏には、母親の意識せぬ、本音の苦しみ、母親自身が困っているけれどどうしてよいかわからない葛藤を反映していることがわかる。現実に乳幼児の問題があると、あるいはただ一緒にいるだけでも、母親には乳幼児に自分をだぶらせて、乳幼児期の無意識記憶が蘇りやすい。そこでさりげなく、「赤ちゃんの頃のあなたは？」と父母に生いたちを聞いていくと、症状の訴えの裏には、よくわからないまま意識化できずに苦しんでいたトラウマのフラッシュバックの要素があることがわかり、症状が消えていく。

2 乳幼児母治療のダイナミックスと世代間伝達

①乳幼児母治療では、乳幼児の症状に、乳幼児以外の要因である夫婦葛藤、育児経験不足、支援の欠如などのもろもろの暗い要因が巻き込まれ、母親を不安にし、乳幼児が不安のはけ口にされて

V. 治療的関与

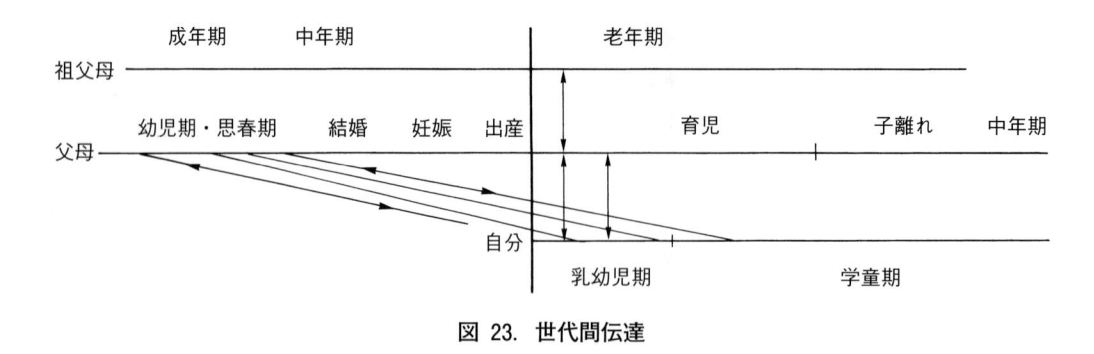

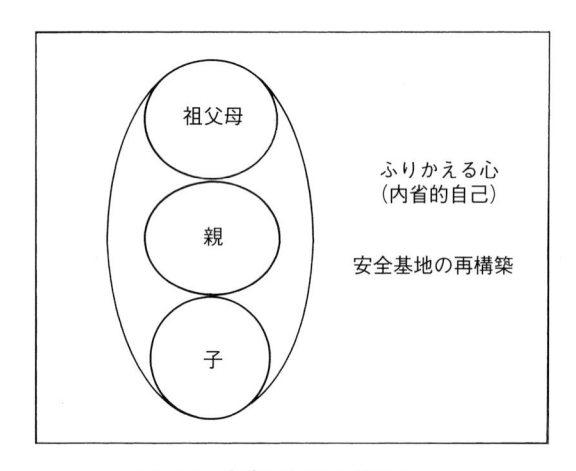

図 23. 世代間伝達

図 24. 世代間伝達の鎖を立つ

いると考える。

②特に乳幼児の存在は親の無意識の情緒体験や葛藤を刺激し蘇らせる(図23)。かわいいはずの赤ちゃんといると得体の知れない情念が湧きあがり、わが子が自分を脅かす存在のように錯覚される。この現象をFraibergは「赤ちゃん部屋のおばけ」(ghosts in the nursery)と呼んだ。乳幼児の親に誘発する過去の未解決の葛藤は無意識に乳幼児に投影されやすい。ここに思わず自分がされたいやなことをわが子にもしてしまう葛藤やトラウマの世代間伝達(intergenerational transmission)も生じる。乳幼児期に受けた虐待や厳し過ぎる躾を親自身が嫌いながら思わずわが子に反復してしまうのである(図24)[4]。

③そこで親の表象世界にも焦点を当てることになる。それを＜表象の方向づけをもつ親-乳幼児精神療法＞(representation-oriented parent-infant psychotherapy；ROPIP)と呼ぶ場合もある。ROPIPでは乳幼児の存在が、わが子の幸せへの親の願いを促し、治療動機が高まり、個人相談では生じにくい、強力な治療同盟と、治療者への陽性転移が生じる。乳幼児は敏感で、乳幼児の母親も感受性が豊かにされていて、母親と乳幼児は的確なサポートによく反応する。母親の不安が解消すると乳幼児は急激に改善し、「まるで神様を味方につけたような」とフライバーグの形容するような変化が短期間に起き、母親の内的な葛藤を待たずして乳幼児は回復する。

3 ──── 乳幼児母治療アプローチと転移・逆転移

乳幼児母治療のアプローチには、形として、①緊急危機介入、②発達ガイダンス、③表象の方向づけをもつ親―乳幼児精神療法（上記ROPIP）、多くの場合、この3つのアプローチの要素が、ケースバイケースで段階的に組み合わさり、治療が展開する。

赤ちゃんの相談には、今すぐにここでお母さんやお父さんの心配や悩みをほぐすことが求められるため、緊急の危機介入の要素がある。夜泣き、哺乳不良などの育児不安、母親の抑うつや虐待などの赤ちゃんの問題の相談では、相談者が赤ちゃんと親との治療的な三者関係の「今とここ」において、どんな感情の相互作用が起きているかを詳しく観察することが大切である[5]。

乳幼児母治療では、相談の初期から、強力な転移と逆転移が起きやすい。親は自分の悩みを受けとめてくれる相談者に理想的親イメージを向け、現実以上の期待を向ける。これは陽性転移であるが、この陽性転移に促されて、相談者も親ごころが引き出され、親子に感情移入をし一生懸命にかかわる。この時に相談者側から親子に陽性の逆転移が生じる。多くの相談は陽性の転移・逆転移が生じ、あたたかいよい関係が生まれることだけで、親をほっと安心させ、相談者が親の心の安全基地の機能を果たし、問題が解決していく[6]。

しかし、親の生いたちの不幸や、赤ちゃんの重い病気や障害や、現在の生活苦やトラウマがあればあるほど、相談者に救い主としての過剰な期待が向けられる。相談者がそれに応じ切れない現実が明らかになると、今度は好感の反対の悪感情である陰性転移が生じる。相談者も親の依存欲求を負担に感じ、同じように陰性の逆転移が生じ、相談関係が危機的になる。実はこの陰性の転移・逆転移は、相談関係がより深まるときに生じやすい。乳幼児―親治療の最も難しい局面であるとともに、治療のしどころにもなる。相談者が、親の葛藤を治療的に受けとめて耐え抜いていくたくましさと懐の深さが要求される[7]。以下に乳幼児母治療の具体例を挙げる。

症例1　生後2ヵ月半の女児と母親　母親の訴え「この子は私の目を見ない」

生後2ヵ月半の女児を抱いた母親が「この子は私の目を見ようとしない」とパニック状態で訴えてきた。乳児は母親から目をそらし暗い表情である。（いつから？　何かあったの？）と問うと、この子は元気な次女で、長女では失敗した母乳が溢れ出てくれ、母乳育児を楽しんでいたのに、姑に便のゆるいことを「あなたの母乳のせいよ。断乳したら」と言われてから落ち込んだ。小児科医にも「母乳の便だから」と言われて、育児の自信を失い、哺乳瓶に変えたら、乳児が火のついたように泣き、父親に授乳してもらったらすんなり落ち着いた。母乳の努力は何だったのか、とがっかりしていたら、乳児が目を合わせなくなっていた、という。（引き裂かれた恋人の気持ちね）と言うと母親は涙を浮かべた。（たいへんだったねえ）と治療者が優しく乳児に話しかけると、乳児はちらりと治療者を見て、母親とは違う明るい顔に気づき、まじまじと見つめ直した。（赤ちゃんはおいしい母乳とママの笑顔が急になくなり、混乱したみたい。"大丈夫よ。また母乳に戻りましょうね"と優しく抱っこして、一緒に心地よく過ごしましょうね。緊張してのぞき込むと、目をそらすから、来週までは、

V. 治療的関与

目のことは忘れてのんびりしていてね)と告げた。母親は安心して帰り、1週間後には自然ななごやかな眼差しや触れ合いが戻った。

症例2 生後2ヵ月の乳児と母親　母親の訴え「この子ではない」

生後2ヵ月のAちゃんを連れて、暗い表情の母親がやってきた。「赤ちゃんが母親を見ない。母親も赤ちゃんを見ない」と地域の保健師からの紹介状にあった。母親は1年前に、長女のSちゃんを生後100日目に乳幼児突然死症候群で失っていた。(Sちゃんを思い出すのね)と治療者が言うと、母親は「私が会いたいのはSです。Aではない」と断言した。「悲しみのあまり、狂いそうな自分が恐くて、次の子を妊娠したけれど、もしかして、Sが生まれ変わって出てくることを期待したのに」と言う母親に、(Sちゃんを救えなかった罪悪感から、Aちゃんとの触れ合いを楽しむことも禁じておられるのね)と長女を悼む母親の情を、繰り返しねぎらった。毎週1時間悲嘆を語れるように支えてゆくと、数ヵ月後に「SはS、AはA。どちらも可愛い」とAちゃんを抱けるようになっていった。

症例3 生後4ヵ月男児と母親　母親の訴え「1日中泣きやまない」

生後4ヵ月の男児が「泣きやまない。異常児に違いない」との母親の訴えで小児科を受診した。診察上異常なし。小児科医の目の前で泣き出した乳児を母親はベッドにバンと叩きつけ「こうやると泣き止むんです」と能面で答えた。乳児虐待を疑った小児科医が、乳幼児精神科医を緊急コールで呼び出し、危機介入を求めた。

乳幼児精神科医は、実際に乳児のすさまじい泣き方を直接見て、(これはたいへん。誰でも絶望し母子心中したくなる)と母親に言った。その時初めて母親の表情が少しほぐれ、乳児が低出生体重児で生まれ、2ヵ月の保育器からやっと退院できた日から泣き始めた、と告げてきた。(新生児治療室に馴染んだ赤ちゃんによくある反応)と説明すると母親は安心し、自分は既に両親を亡くしていると打ち明けてくれた。(人生の破局を既に2度も味わったあなたは頑張りやだけれど、3度目の破局に怯えているのね)と言うと母親がほーっとして肩の力が抜けた。(24時間体制の電話連絡で応援するから、あなたとご主人は決して1人ぼっちだとは思わないで)と伝えた。また(大らかにあやすとほら、この赤ちゃんは気がまぎれて泣きやむ)と目の前で見せた。すると母親は身を乗り出し、真似してあやし、心地よげに乳児がまどろむのを見て、初めて声をあげて笑った。その夜から乳児は泣くことをやめ、翌週には母子はなごやかなやりとりを互いに楽しんでいた[8]。

症例4 1歳半の男児　母親の訴え「この子変な子」

1歳半の男児が、2ヵ月前から言葉が消え、目を合わせず、無表情になり、食欲減退し、脳の変性疾患を疑われ入院した。看護師が母子のやりとりの希薄さに気づき、乳幼児精神科医に相談してきた。母親自身「この子変な子」と心配していたので、母親の了解のもとでビデオをとりながら、詳しく診察した。乳児は診察30分間、相手の目を見ようとせず、声もあげずに緊張していた。「この子、もう生後8ヵ月から人に預けてもへいちゃら。そして目をそむけるんです」と母親はわが子の異常さを訴え続けた。治療者は優しく乳児をあやすと、表情豊かに反応してきた。母親は驚き、同じよ

にしてみたらという勧めにうなずいた。

　3日後の2回目の診察には祖母が母子と一緒にやってきた。乳児は母親に要求を出し始めていた。（あなたの幼い頃は）と話を向けると、「実は自分が生後8ヵ月のときに父親が突然死に、母親が働きに出て、自分は乳児院に預けられた」と打ち明けた。（よくお二人とも生き延びられたわね）と治療者がねぎらうと、祖母は一瞬目を伏せ身をひいたが、母親はすかさず「私、母さんが私のために働いていてくれることを信じていた」と語った。その直後、祖母と母親の関係が何かほぐれたような印象であった。その直後から乳児はどんどん母親に甘え、言葉も発達しすっかり元気になっていった。

　母親はその後の面接で「わが子が8ヵ月のときから、急にいやけがさして、実は別室に放置していました。きっとこの子に昔の自分をみたのでしょうね」としみじみと述懐した。乳児期の見捨てられた寂しさや怒りを押し殺したまま生きてきた母親は、知らぬ間に自分の葛藤をわが子に投影していたことに気づき、しみじみと自分の乳幼児期の寂しさを語りながら、新たにわが子と出会い直していった。

おわりに

　乳幼児期は、親となる人の心の深層の情動が揺さぶられ、それが乳児の症状や問題として訴えられて、臨床家を訪れる。親の訴えの奥には、はかない命を預かり育てる責任の重さに、幼児のように震え、幼児のように信頼できる関係を求める親の不安がある。さりげなく、あたたかく乳幼児と母親のもつ成長力を支え促す乳幼児母治療は、母親と乳幼児を切り離さず、母親を責めず、母親の母性的能力を最大限に育もうとする点で、母親が育児を背負い込んで自信を失いやすい日本の社会的風土に合った援助の方法であると思われる。

（渡辺久子）

● 文　　献

1) Fraiberg S：Treatment Modalities. Clinical Studies in Infant Mental Health, pp49-77, Tavistock, London, 1980.
2) Cramer B, Profession Bébé, Calmann-Léuy, 1989［小此木啓吾（訳）：ママと赤ちゃんの心理療法．朝日新聞出版，東京，1994］．
3) Brazelton B, Cramer B：The Earliest Relationship. DaCapo Press, Cambridge, 1991.
4) 渡辺久子：母子臨床の世代間伝達．金剛出版，東京，2000．
5) 清水将之，渡辺久子，橋本洋子，ほか：赤ちゃんのこころ；乳幼児精神医学の誕生．こころのライブラリー(2)，星和書店，東京，2001．
6) 渡辺久子，橋本洋子（編）：乳幼児精神保健の新しい風．別冊「発達」24，ミネルヴァ書房，東京，2002．
7) 渡辺久子：乳幼児親治療．治療構造論，岩崎学術出版，東京，1990．
8) 橋本洋子：NICUとこころのケア；家族のこころによりそって．メディカ出版，東京，2000．

V. 治療的関与

18. 生物学的治療
【1】薬物療法

はじめに　成人であるか、児童・青年であるかにかかわらず、薬物療法が精神科治療の重要なアプローチの1つであることに変わりはない。しかし、日本では、行動上の問題に対して鎮静を目的とした薬物療法が行われがちであることへの批判があったり、発達段階にある児童・青年に薬物療法を行うことへの懸念、薬物療法への忌避などから、心理療法や環境面からのアプローチに比べて正当な評価がなされない時代があった。

しかし、近年ではエビデンスに基づく医学実践(EBM)が重視されている。精神科医療においてもEBMは急速に拡大しており、児童・青年における薬物療法のエビデンスも増加している。日本でも注意欠陥/多動性障害(AD/HD)治療薬2剤が小児を対象とした治験を経て承認されているほか、副作用が少なく忍容性に優れた新規薬や新たな剤型の導入も加わって、児童青年期精神疾患や発達障害を対する薬物療法は再評価されるに至っている。ここでは、児童・青年に精神科薬物療法を行う際に考慮すべき点と、その実際について述べることとする。

1 児童・青年に精神科薬物療法を行う際の留意点

既に述べたように、EBMが重視され、合理的な薬物療法が試行されている。しかし、EBMには限界もあることを心得なければならない。そもそも臨床における患者像は複雑であり、エビデンスをそのまま適用できないことも多い。とりわけ発達過程にある児童においては、発達の偏りなどの素因に加え、家族関係、仲間関係などを含めた多面的な理解が必要であるほか、成人期に比べて症状が非特異的であり、他の精神疾患や発達障害の併存率も高い。また、子どもは成人に比べて言語的な表現力に乏しく、副作用が情緒や行動面の変化として現れやすく、臨床症状の増悪との鑑別が難しいことがあるほか、自殺関連行動として表現されやすい。薬物療法の効果、副作用とも、家族の気づきに基づいて評価される部分が少なくないが、そのような家族の力にも大きな開きがある。薬物療法によっては、家族が子どもの状況をどれだけ正確に捉え、適切に対処できるかを評価する必要がある。

薬剤投与にあたり、子どもにどのようなインフォームド・コンセントを行うかも、重要な課題である。いかに忍容性の高い薬剤であっても、子ども自身が納得しない限り、服薬は継続しない。しかし、成人に対するのと同じように薬理作用、臨床効果、副作用を話しても、真の同意には至らない。まずは、子どもが今の状況をどのように捉え、今後どうなりたいかを聞き、そのことに薬剤がどのように助けになる可能性があるかを伝える中で同意を得ること、つまり、子どもと医師が共通の目標を設定し、その目標達成のために薬剤を使用するかについて共に考え、合意する姿勢が必要

である。予想される副作用については、投与初期にみられる症状を中心に説明し、それらを乗り越えて中・長期的に得られるメリットについて話し合う必要がある。また、錠剤の大きさ、色、口に入れたときの感触、味などについても伝え、本人が受け入れ難いのであれば他の選択肢を提案して相談し、投与する薬剤、剤型を決定する。

　薬剤の治験にあたっては、しばしば小児は対象から除外されていることから、多くの向精神薬は「小児に対する有効性と安全性は確立していない」と添付文書に書かれている。そのため、日本では、AD/HDに対するメチルフェニデート徐放錠とアトモキセチン、自閉症に対するピモジドの使用を除いて適用外処方となるが、中には海外でエビデンスが確立しており、米国食品医薬品局などに承認を受けているものもある。このような状況についても、適宜説明することが望まれる。

　子どもが急に服薬に抵抗したりするときには、服薬の必要性を説得するのではなく、その理由を十分に聞くことが重要である。「自分が特別な感じがして嫌」という子もいれば、「自分が変わってしまうのではと思うと怖くなった」という子もいる。中枢刺激薬を飲むと「勉強はできるようになるけど、サッカーが下手になるのではと心配」という子もいる。いずれも、子どもがアイデンティティーを確立していく過程で、服薬している自分をどのように位置づけるかという危機に直面するのである。こういった課題を治療者との間で丁寧に扱っていくことは、治療上も有益である。

　そのためには、子どもを取り巻く大人の「服薬」に対する扱いにも配慮しなければならない。子どもが親から見て好ましくない行動をとるたびに「薬が効いていないんじゃないの？　今度、先生に相談しましょう」と言われれば、薬は問題行動に対して投与されたり、薬剤の増量もお仕置きのような位置づけになってしまう。中枢刺激薬を飲んだ子どもが、学校の先生に「お薬を飲むと別人のようにすごいね」と言われたり、衝動的な行動があれば「今朝はちゃんとお薬飲んできた？」と言われれば、子どもなりの努力を踏みにじることになる。服薬することを病気の証と考える大人も多く、ある程度、問題が解決すると「もう薬は要らないんじゃない？」などと言われるものである。そうすると、薬を飲む子どもは、薬を飲まなくてよい子に比べてよくない子であると捉えられかねない。ごくありふれた「薬に頼る」という言葉にも、薬剤や服薬している患者への否定的なニュアンスが込められていることにも留意すべきである。薬に頼るのではなく、薬を使いながら努力している子どもの姿に、心から「すごいね」と言えるように大人を導くことも大切な主治医の役割である。

2 児童・青年に対して使用される向精神薬

1 中枢刺激薬

(1) メチルフェニデート

　ドパミントランスポーター、ノルアドレナリントランスポーターに結合し再取込みを阻害することで、前頭前野におけるドパミンとノルアドレナリンの濃度、側坐核におけるドパミン濃度を上昇させ、実行機能と報酬系の機能を改善することで臨床効果を発揮する。速放錠と徐放錠があるが、そのいずれもが日本では第三者委員会による管理、処方する医師・薬局の限定を含めた流通規制の

対象となっている。また、前者の適用症はナルコレプシーに限られ、後者のみが小児期のAD/HDに承認されており、18歳以降も継続服用が可能となっている。なお、本剤は日本国内で成人AD/HDを対象とした第Ⅲ相試験が2011年2月末より実施されている。

メチルフェニデート徐放性製剤を朝食後に服用すると、錠剤表面のメチルフェニデートが溶解し、血中濃度が速やかに立ち上がる。その後、錠剤内部に水分が染み込んで、押し出しコンパートメントが膨張し、錠剤に開けられた小穴から少しずつメチルフェニデートが放出される。メチルフェニデートの濃度も二相性に調整されており、12時間にわたり日中の時間をカバーできるため、学校から帰宅する夕方においても薬物の効果を期待できる。

メチルフェニデートは、学童から成人に至るすべての年齢層においてAD/HDのおよそ80%の患者に奏効し、不注意、多動性-衝動性のみならず、反抗性、攻撃性、学習困難を改善する。副作用として、頭痛、食欲不振、不眠、チックの増悪、けいれん閾値の低下、易刺激性、気分変動が挙げられる。報酬系に作用することから薬剤は依存リスクを有するがAD/HD青年を対象にした前向き研究からは、中枢刺激薬による治療を受けた群の方が、治療を受けなかった群に比べて物質依存に罹患する割合が低いと報告されている。

近年、メチルフェニデート服用者では突然死のリスクが高まることが報告されていることから、心疾患をもつ者への使用を避けなければならない。本剤服用中に身長や体重の伸びが抑制されることを示す報告はあるが、最終身長への影響はわずかである。

また、広汎性発達障害に併存するAD/HD症状に対する有効性も示されている。しかし、逆に易刺激性や情動不安定を引き起こしたり、抜毛などのこだわり行動の増加をみる場合もあるので注意を要する。

(2) ペモリン

ペモリンは、米国をはじめ世界各国で重篤な肝不全のために発売中止となったが、日本ではナルコレプシー治療薬として販売が継続されている。効果はメチルフェニデートに比べて弱く、また、肝不全のリスクがあること、適用外であることを勘案すると、ペモリンを使用するベネフィットは概ね否定的である。

2 ノルアドレナリン再取込み阻害薬

ノルアドレナリントランスポーターの再取込みを阻害することにより、前頭前野におけるシナプス間隙のノルアドレナリンとドパミンの濃度を上昇させ、実行機能を改善させる薬剤である。元来は抗うつ薬として開発が試みられたものの、有意な抗うつ作用を認めず、米国ではAD/HDの治療薬として認可、日本でも児童期のAD/HD治療薬として承認され、さらに成人を対象にした二重盲検比較試験を経て成人期AD/HDに対する適用も取得している。

(1) アトモキセチン

児童・青年・成人のAD/HDの不注意、多動性-衝動性に有効性を認めるが、中枢刺激薬と異なり

依存性がない。とりわけ、AD/HD に不安障害、チック、睡眠障害を合併する場合に使用される。半減期が短く、1日2回の服薬を要するが、1日1回の服用でも同等の効果が得られるとの報告もある。チトクローム酵素による代謝を受け、その多型により extensive metabolizer と poor metabolizer に分けられる。日本人では、poor metabolizer は極めて少ないものの、その場合、半減期は4倍に延長する。但し、そのことで副作用の出現率に差があるという報告はない。また、広汎性発達障害における多動、不注意、行動障害、学習困難に対して有効性も確認されている。

副作用としては、腹痛、頭痛、悪心・嘔吐、食欲減退などの腹部症状が中心である。その他として、眠気や倦怠感、成長抑制、血圧上昇や頻拍、性機能障害が挙げられる。海外では、本剤の服用中に希死念慮が増幅する可能性があるとして警告が出されているほか、重篤な肝障害の報告もあるが、いずれも稀であり、注意深く観察することで対応できる。

3 α_2アゴニスト

α_2アゴニストは、シナプス前部のα_2アドレナリン受容体に対してアゴニスト作用を示し、ノルアドレナリン神経の発火を抑制したり、ノルアドレナリンの血中濃度を減少させたりすることで降圧作用をもたらす薬剤である。しかし、他の作用機序に基づく降圧薬に比べて降圧作用は弱く、むしろ精神科領域において、AD/HD、反抗挑戦性障害、トゥレット障害、心的外傷後ストレス障害などに対して使用されることが多い

(1) クロニジン

日本では経口製剤のみが発売されているが、米国では経皮、または経口での投与が可能であり、それぞれの投与経路での有効性が検討されている。AD/HD の多動性-衝動性、不注意、とりわけ攻撃性、あるいは、トゥレット障害、睡眠障害を合併した AD/HD の児童に有効であることが報告されている。また、広汎性発達障害の多動、不安、過覚醒、感覚過敏、かんしゃく、攻撃性に対して有効である。副作用として鎮静、倦怠感、低血圧、易刺激性、抑うつが挙げられる。

トゥレット障害に対する本剤の有効性は確立しているが、抗精神病薬に比べてその効果は弱く、眠気があること、半減期が短く1日複数回の服用を要することなどから、日本ではその処方があまり普及していない。軽症のトゥレット障害であったり、抗精神病薬が忍容できない場合には、本剤の使用を考慮しうる。

(2) グアンファシン

AD/HD の不注意、多動性-衝動性に対して有効であるほか、広汎性発達障害の児童を対象にした臨床試験でもおよそ1/4において、多動、不注意、不眠、チックに奏効することが報告されている。臨床効果は、知的障害のない児童の方が高く、副作用として一過性の鎮静が認められた。副作用として、易刺激性、倦怠感、焦燥などが挙げられる。

4 三環系抗うつ薬

　三環系抗うつ薬は、セロトニン、ノルアドレナリンなどに対する再取込み阻害作用をもち、シナプス間隙におけるモノアミン濃度を上昇させて、抗うつ効果を示す薬剤である。しかし、児童においては、プラセボ対照二重盲検試験で、プラセボを上回る抗うつ効果は確認されていない。そのため大うつ病性障害よりも、児童期におけるAD/HD、チック障害、強迫性障害、夜尿、睡眠障害などに適用外使用されることが多い。広汎性発達障害においても強迫、儀式的行動、多動、攻撃性、怒りなどへの効果が示されている。三環系抗うつ薬が、以前ほどには使用されなくなった理由は、その忍容性の低さにある。抗コリン作用のために口渇、便秘、排尿障害、霧視、認知機能障害をきたすほか、性機能障害や心毒性が認められる。

(1) ノリトリプチリン

　AD/HDや広汎性発達障害の児童における多動、攻撃性、反社会的行動に対して有効であるが、副作用として、焦燥、鎮静、体重増加が認められる。

(2) イミプラミン

　広汎性発達障害における不安や抑うつが改善したという症例報告もあるが、多くの児童では忍容できない。

(3) アミトリプチリン

　夜尿の治療薬として使用されることがある。副作用は他の三環系抗うつ薬と同様である。

(4) クロミプラミン

　セロトニン再取込み阻害作用が強く、抗強迫作用が強い。広汎性発達障害の児童を対象にした二重盲検試験で、怒り、強迫、儀式的行動、多動に対する有効性が認められたが、副作用として心電図QT時間の延長、頻脈、けいれん発作がみられた。

(5) トラゾドン

　広汎性発達障害の攻撃性や自傷が軽減したとの症例報告があるが、副作用として持続勃起症をきたしたとの報告もあり、総じて忍容性が低い。

5 選択的セロトニン再取込み阻害薬

　選択的セロトニン再取込み阻害薬(SSRI)は、セロトニンの再取込みを阻害し、シナプス間隙におけるセロトニン濃度を上昇させることで、抗うつ作用、抗強迫作用、抗不安作用を示す薬剤である。本剤は、三環系抗うつ薬と異なり、複数の二重盲検比較試験でプラセボを上回る有効性が示されている。しかし、大うつ病性障害の児童を対象にした臨床試験のデータを解析し直すと、プラセボに

比べて自殺関連事象を増加させる可能性があること、フルオキセチンを除いてリスクを上回る臨床効果が確認されないこと、薬剤の投与初期や増量時に、不眠、不安、焦燥、敵意、攻撃性、衝動性、アカシジア、躁状態などがみられることがあること、(賦活化症候群 activation syndrome)、薬剤の急激な減量・中断により中止後発現症状(discontinuation symptoms)が出現するおそれがあることが指摘されている。特に、児童青年期のうつ病では、双極性要素を少なからず持ち併せていることが多く、躁転あるいは急速交替化がみられ、双極性障害の存在が明らかになることもある。薬剤の投与後には気分状態の変化にも注意深い観察が必要である。

広汎性発達障害を対象にした臨床試験も数多く行われているが、二重盲検試験が行われているのはフルオキセチンとフルボキサミンのみで、他の薬剤はオープン試験や症例報告が多い。強迫や常同行動に有効であるが、効果は一時的であることが多く、薬剤の増量で焦燥や不眠が出現することもあるので注意を要する。

(1) フルオキセチン

複数の二重盲検試験で、児童期の大うつ病性障害に対する有効性が示されている。広汎性発達障害の児童青年を対象にした二重盲検クロスオーバー試験では、強迫、反復的行動に対する有効性が示されている。副作用として、脱抑制、軽躁、焦燥、多動、食欲低下が挙げられる。本邦未発売。

(2) フルボキサミン

米国食品医薬品局は、8歳以上の小児における強迫性障害に対して適用を認可している。広汎性発達障害の成人を対象にした二重盲検試験では、強迫的・反復的行動、攻撃性の改善を認めている。副作用として、嘔気、鎮静がみられる。

(3) パロキセチン

広汎性発達障害の症例において、自傷、易刺激性、かんしゃく、強迫の改善が報告されているが、効果は一時的で、薬剤の増量により焦燥や不眠が出現している。薬物投与量と血中濃度の関係が非線形でなく、セロトニントランスポーターへの結合も弱いことから、中止後発現症状が出現しやすい。日本では、5mg錠が発売されており、緩徐な減量が可能である。

(4) セルトラリン

米国食品医薬品局は、6歳以上の小児における強迫性障害に対して適用を認可している。広汎性発達障害については、オープン試験で、強迫、常同行動、攻撃性、自傷、パニックの改善が認められたが、効果は一時的で、増量により焦燥が出現している。

(5) シタロプラム・エスシタロプラム

シタロプラムの活性本体である S-エナンチオマーがエスシタロプラムである。広汎性発達障害における攻撃性、不安、常同行動、常同性への固執が改善したが、中核症状は不変であった。副作

用として焦燥、不眠、チックが認められた。日本ではエスシタロプラムが発売されている。なお、米国ではエスシタロプラムは青年期うつ病の治療薬として承認されている。

6 選択的セロトニン・ノルアドレナリン再取込み阻害薬

選択的セロトニン・ノルアドレナリン再取込み阻害薬（SNRI）は、セロトニンとノルアドレナリンの再取込みを特異的に阻害して抗うつ作用を示す薬剤である。日本ではミルナシプランとデュロキセチンが発売されている。

(1) デュロキセチン

AD/HD青年を対象にした非盲検試験における有効性、大うつ病性障害と疼痛性障害の併存例、トゥレット障害に対する有効例が報告されているのみである。

(2) ベンラファキシン

広汎性発達障害を対象にしたオープン試験で、反復的行動、関心の限局、多動、不注意などに有効であったが、副作用として焦燥や落ちつきのなさが認められた。

7 ノルアドレナリン作動性・特異的セロトニン作動性抗うつ薬

(1) ミルタザピン

ミルタザピンは、ノルアドレナリン作動性神経のシナプス前 α_2 自己受容体を阻害することでノルアドレナリン分泌を増加させる。ノルアドレナリン分泌の増大はセロトニン分泌を増大させるが、セロトニン作動性神経の α_2 ヘテロ受容体を阻害することで、セロトニン分泌の分泌増大を維持する。シナプス後部では、セロトニン 5-HT$_2$、5-HT$_3$ 受容体を阻害し、結果としてセロトニン 5-HT$_1$ 受容体が選択的に刺激される。また、GABA作動性神経の 5-HT$_2$ 受容体の遮断はGABA分泌の増大をもたらし、ノルアドレナリン作動性神経からのノルアドレナリンの分泌を高める。本剤の作用機序は極めて複雑であるが、簡潔に言えば、再取込み阻害作用ではなく、すべてアンタゴニスト作用によってノルアドレナリン分泌の増大、5-HT$_{1A}$ 受容体刺激をもたらし、抗うつ、抗不安効果を発揮する薬剤であるといえる。

本剤はSSRIに多い嘔気や食欲減退がなく、性機能障害をもたらさないというメリットがあるが、抗ヒスタミン作用のために、特に初期に強い眠気があり、児童・青年には忍容できない可能性がある。これまでには、児童青年期のうつ病に対する報告は乏しく、社会恐怖に対するオープン試験で有意な改善効果、神経性食思不振症で改善の有意傾向が認められている。広汎性発達障害を対象にしたオープン試験では、攻撃性、自傷、易刺激性、多動、抑うつ、不眠の改善が認められているが、逆に易刺激的になったり、食思亢進、一過性の鎮静がみられた症例もあった。また、自閉症における強迫的な自慰行為を改善したとの報告もある。

8 気分安定薬

　気分安定薬は、双極性障害、またはてんかんの治療薬として使用される。一方では、発達障害のある児童・青年・成人にみられる過活動、易刺激性、攻撃性、感覚過敏、気分変動などに対して、しばしば気分安定薬が使用され、症例によっては明らかな効果が認められることもある。しかし、過去のエビデンスは症例報告やオープン試験が中心であり、二重盲検試験では有効性が確認されないなど、十分なエビデンスは提出されていない。

(1) リチウム

　児童青年期の双極性障害を対象に2つの二重盲検比較試験と5つのクロスオーバー試験が行われている。クロスオーバー試験では有効性が示され、33〜80％の反応率であるが、二重盲検比較試験では有意な抗躁効果を認めず、併存する物質濫用の改善を認めている。しかし、臨床的には有用な薬剤であると考えられ、児童・青年に使用されることも少なくない。本剤使用中には、甲状腺機能低下、食欲不振、振戦などの副作用が出現することがあるので、リスク・ベネフィットのバランスに留意する必要がある。

(2) バルプロ酸

　バルプロ酸は複数のオープン試験で、児童青年期の双極性障害に対する有効性が示されている（反応率：53〜55％）。広汎性発達障害を対象にしたオープン試験では、7割の症例において効果が認められ、情緒不安定、衝動性、攻撃性が改善したとされるが、二重盲検試験では効果が認められていない。副作用として、食欲亢進、皮疹などが認められた。その他の副作用として、鎮静、悪心、めまい、体重増加、血球減少、多嚢胞卵巣症候群などが起こり得る。

(3) ラモトリギン

　オープン試験では、広汎性発達障害の児童・青年において行動面の改善がみられたというが、二重盲検試験では有効性が見い出されなかった。本剤の投与により、スティーブンス・ジョンソン症候群をきたす可能性があることから、本剤の使用にあたってリスク・ベネフィットを十分に考慮しなければならない。投与する場合には、少量より開始し緩徐に増量する。

(4) レベチラセタム

　広汎性発達障害の児童を対象にしたオープン試験において、多動、衝動性、攻撃性、情動不安定に有効性が報告されている。

(5) トピラマート

　広汎性発達障害の児童・青年を対象にしたオープン試験で、半数強で有効性が報告されているが、副作用として認知機能障害や発疹が認められた。

(6) カルバマゼピン

広汎性発達障害における攻撃性、多動性-衝動性、情緒不安定、感覚過敏などに用いられることがある。しかし、眠気、悪心、嘔吐、めまい、霧視、複視、血球減少、スティーブンス・ジョンソン症候群など副作用も多い。また、肝酵素を誘導し、他の薬剤の血中濃度を低下させることが多いので注意を要する。

9 抗精神病薬（神経遮断薬）

ドパミン D_2 受容体の遮断作用をもち、統合失調症の精神病症状に対して有効性を示す薬剤である。近年では、D_2 受容体に加えてセロトニン $5-HT_{2A}$ 受容体に対する遮断作用をもつ新規抗精神病薬が発売されているが、錐体外路性副作用が出現しにくく、統合失調症の陽性症状のみならず陰性症状、認知機能障害、不安・抑うつの改善が期待できると考えられており、既に統合失調症治療の第一選択薬に位置づけられている。しかし、新規抗精神病薬は、従来薬（高力価薬）に比べて、耐糖能障害、脂質異常症などの代謝系副作用を引き起こしやすい。ドパミン部分アゴニストのアリピプラゾールは、錐体外路症状、代謝系副作用共に出現しにくく、児童・青年において忍容性の高い薬剤として期待される。

統合失調症に対する有効性は言うまでもないが、近年、新規抗精神病薬の双極性障害に対する有効性が示唆されている。児童青年期の双極性障害についてもオランザピンとクエチアピンの有効性がオープン試験において示されている。広汎性発達障害、AD/HDおよび破壊的行動障害についても、リスペリドンを中心に新規抗精神病薬の有効性が数多く報告されているが、過量になれば非特異的な鎮静に薬効を求めることになりかねない。臨床効果と長期的なリスクを加味した薬剤選択、投与量の設定が重要である。また、トゥレット障害に対する報告が、ピモジド、ハロペリドール、リスペリドン、アリピプラゾールについて行われている。

(1) ハロペリドール

広汎性発達障害における易刺激性、攻撃性、多動、かんしゃくへの有効性が報告されているが、副作用として錐体外路症状、遅発性ジスキネジアが報告されている。

(2) リスペリドン

広汎性発達障害を対象にしたオープン試験、ならびに4件の二重盲検試験が実施されている。二重盲検試験では、攻撃性、易刺激性、反復行動、不安、感覚過敏が改善したが中核症状は改善しなかった。副作用として、鎮静、傾眠、全身倦怠感、体重増加、食欲亢進、遅発性ジスキネジア、肝障害が出現している。

(3) オランザピン

双極性障害を対象にしたオープン試験で臨床症状の改善を認めている。反応率は61％。広汎性発達障害を対象にしたオープン試験における臨床全般改善度での改善が報告されているものの、二重

盲検試験はなく、副作用として食欲亢進、体重増加、鎮静が報告されている。

(4) クエチアピン

双極性障害を対象にした無作為並行群間比較試験において、ジバルプロ酸への追加使用の効果が検討され有効性が示されている。広汎性発達障害を対象にしたオープン試験において、行動面、不注意、多動に有効性が報告されているが、眠気、鎮静、けいれん発作などの副作用も報告されており、メタ解析の結果、有効性は見い出されていない。

(5) アリピプラゾール

ドパミン受容体に対する部分アゴニスト作用をもつ薬剤である。広汎性発達障害を対象にしたオープン試験において、攻撃性、自傷、易刺激性が改善しているが、副作用として一過性の鎮静が報告されている。米国の食品医薬品局は、アリピプラゾールを自閉症の易刺激性に対する治療薬として承認している。

10 抗不安薬・睡眠薬

児童・青年では、認知機能を低下させること、脱抑制などの奇異反応をきたしやすいことから、抗不安薬や睡眠薬の使用は避け、抗ヒスタミン薬などが選択されることが多い。抗てんかん薬でもあるクロナゼパムは、トゥレット障害にも使用される。GABA受容体に作用するベンゾジアゼピン系の睡眠薬と異なり、視交叉上核のメラトニン受容体に作用する初めての睡眠薬としてラメルテオンも発売されている。本剤は、ベンゾジアゼピン系睡眠薬と異なり、耐性や依存性を生じにくい。

(岡田　俊)

●参考文献

1) ティモシー・E・ウィレンズ：わかりやすい子どもの精神科薬物療法ガイドブック．岡田　俊(監訳・監修), 星和書店, 東京, 2006.

V. 治療的関与

18 生物学的治療
【2】 光療法

はじめに アメリカ NIMH（National Institute of Mental Health）のグループは偶然な機会から季節的にうつ状態を繰り返す患者への光療法治療に成功し、これが季節性感情障害（Seasonal Affective Disorder；SAD）の同定につながった[1]。この患者は63歳の男性であるが、35歳頃の発病で1967年以来、毎年極めて規則的に夏季の軽躁と冬季のうつを繰り返していた。彼自身研究者であったが、光がメラトニン分泌を抑制するという NIMH グループの研究[2]を知り、自分のうつ状態が光と関連しているのではないかと考え、このグループに相談をした。ヤギ、ハムスターなどでは日照時間の変化が繁殖能力に影響することがよく知られており、日照時間が生体機能に影響する可能性は十分に考えられた。日照時間を長く（夏型）する目的で1980年1月から朝夕3時間ずつの2時間、2,500ルクスの光照射を行った。この試みは成功し、例年約半年間続くうつ状態が光照射後数日で改善した。

この経験をもとに NIMH グループは独自の判定基準をつくり、マスメディアを使って埋もれた患者の発見に乗り出した。その結果29例の患者を発見し、その一部に光療法を行うことができ、高い成功率を収めた[3]。その後、多くの研究が報告され、比較的高い有効率が報告されている。高照度光療法は季節性うつ病のみならず、現在では睡眠覚醒リズム障害[4,5]、高齢者のリズム障害[6-9]、月経前緊張症[10,11]、過食症[12-16]、産後うつ病[17]、非季節性感情障害[18-21]などについても使用されており、交代勤務[22-24]への応用研究もされている。

1 ── 光療法の実際

高照度光療法の最も標準的な方法では、メラトニン分泌を有意に抑制すると考えられる2,500〜3,000ルクスの光源を用いる。多くはポータブル型光療法装置を用いており、これは光源から1m程度離れた場所で2,500〜3,000ルクスの光を感じるものである。光源を1分間に数秒の割合で見つめることを毎朝2〜3時間行うのが標準型である。しかし、照度をより高くして10,000ルクスとすれば、30分で同等の効果が得られる。この方法は行動制限の時間が短くて済み、高いコンプライアンスが得られることが期待される。このほか、室内に蛍光灯を多数セットした光療法室を用いる場合や、帽子のひさしに光源を取りつけ、運動制限をすることなく、終日高照度光療法が行えるタイプのものもある[25,26]。効果の発現には1〜2週間を要するが、陰イオン発生装置を用いたプラセボ試験で、3週間で初めてプラセボとの差が認められたとの報告がある[27]。光源には副作用が問題とされる紫外部は不要である。自然光に近い全スペクトル光を発する光源でなくても、通常の白色蛍光灯で十分効果が上がる。

2 高照度光療法の適応疾患

1 季節性感情障害

症例 兄妹発症例（図25）[28]

①妹、21歳、女性、学生：主訴＝秋冬の気力低下、全身倦怠感

　17歳の発症、10月頃から誘因なく気力が低下し勉強ができなくなる。しかし、翌年3月には回復した。18歳と19歳のときも同様な秋冬の気力の低下があり、登校することができなかった。全身倦怠感と同時に過食もみられ体重が5kgも増加した。20歳のとき、気力が低下した状態が1年以

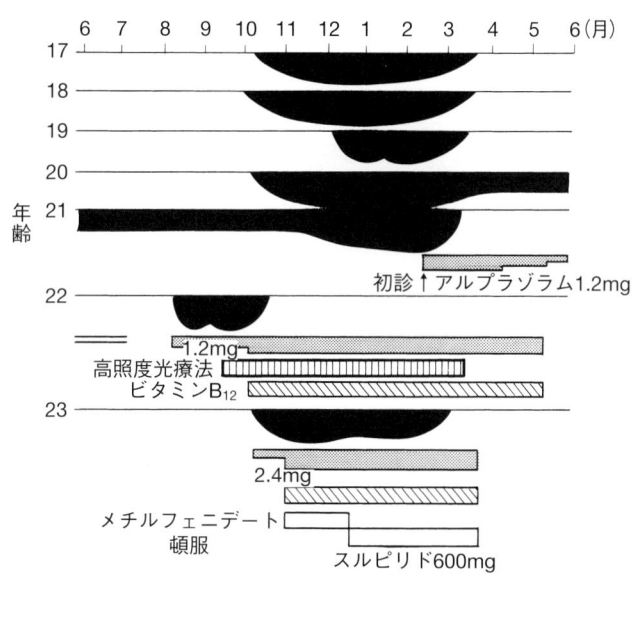

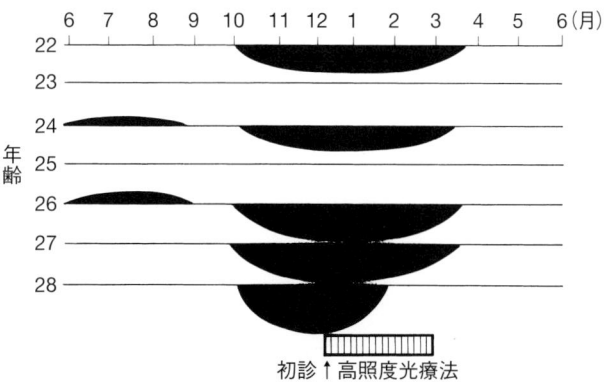

図 25. 季節性感情障害の兄妹例
上段が妹、下段が兄。黒い陰影がうつ病エピソード示す。
（渡辺慶一郎, 高橋清久：季節性感情障害の兄妹発症例. 精神医学 41：57-62, 1999による）

上続いたために精神科を受診した。季節性感情障害の診断でアルプラゾラムを服用し軽快した。しかし、翌年の気力低下にはアルプラゾラムが無効だったため、光療法を行い軽快した。翌年再び落ち込んだが、専門学校宿舎で同級生と相部屋のため光療法ができず薬物療法を行った。翌年春に回復したが、薬物の効果か自然経過であるのかは不明である。

②兄、28歳、男性、大学生、会社員：主訴＝冬季の気力低下、全身倦怠感、過眠

22歳、冬季の気力低下と昼夜逆転生活のエピソードがあった。24歳、夏期には元気があり異性との交際などもあったが、冬に誘因なく気力が低下し、習慣としていた冬山登山もできなかった。しかし、春になって回復した。26歳から毎年、10月頃から気力が低下し、起床困難、集中力低下などの症状がみられた。28歳1月、妹の症状と似ているからと精神科を受診し、高照度光療法を行い改善した。

光療法の有効率については報告間でばらつきがあり、初期には70～80％という高い有効率が報告されたが、効果の判定基準が一定していなかった。1989年Termanらは次の2条件を満たすものを有効とする比較的厳しい基準を設け、それまでの報告を整理した[29]。

①Hamilton得点が光療法開始前の50％以下に低下すること。
②Hamilton得点が光療法により8点未満に低下すること。

その結果、14施設の平均有効率は54％であり、Hamilton得点が比較的低いもの（16点以下）により高い効果が認められた。その後、Stinson DとThompson Cはこれまでの報告の中で最も多数例である30人の季節性感情障害を対象に光療法を行い、有効率は43％という数字を報告している[30]。この数字はこれまでの報告の中でも最も低いものであるが、単極性感情障害のみに限ると70％という高率になる。一般に双極性より単極性の方が反応がよい傾向が認められ、性差はない。

うつ症状のパターンや重症度が季節性感情障害の光療法に対する反応性を予言するか否かが調べられている[31]。103名の季節性感情障害患者を対象としたが、そのうち反応者が71名、非反応者が15名、部分的反応者が17名であった。反応者の特徴として、過眠、午後あるいは夕刻の不調、逆の日内変動（午後が悪い）、炭水化物渇望が挙げられ、非反応者のそれはメランコリックな症状、遅滞、自殺念慮、離人感、日内変動（午前が悪い）、不安、不眠、食欲低下、罪悪感などであり、重症度よりも症状の質が最もよく光療法への反応性を予言した。これらの症状のうち、非定型症状が予測因子となるとするものが最も多い。しかし、過眠、重症度、日内変動、自殺念慮などについては反応予測因子とならないという報告もあり、今後の検討課題となっている。

2 睡眠覚醒リズム障害

症例 17歳、男子高校生（図26）[32]

高校2年生の時代から誘因なく朝の起床が困難となる。近医から適応障害と診断されたが、睡眠記録から睡眠覚醒リズム障害が考えられたため入院した。光療法室で高照度光療法を施行したところ、治療開始からまもなく睡眠および体温リズムの位相が前進し、約1週間で望ましい時間に就眠、起床ができるようになった。翌年春に国立大学の入学試験に合格した。

体内時計には高照度光を浴びる時間帯によって位相が変位する特徴がある。図26はその様子を

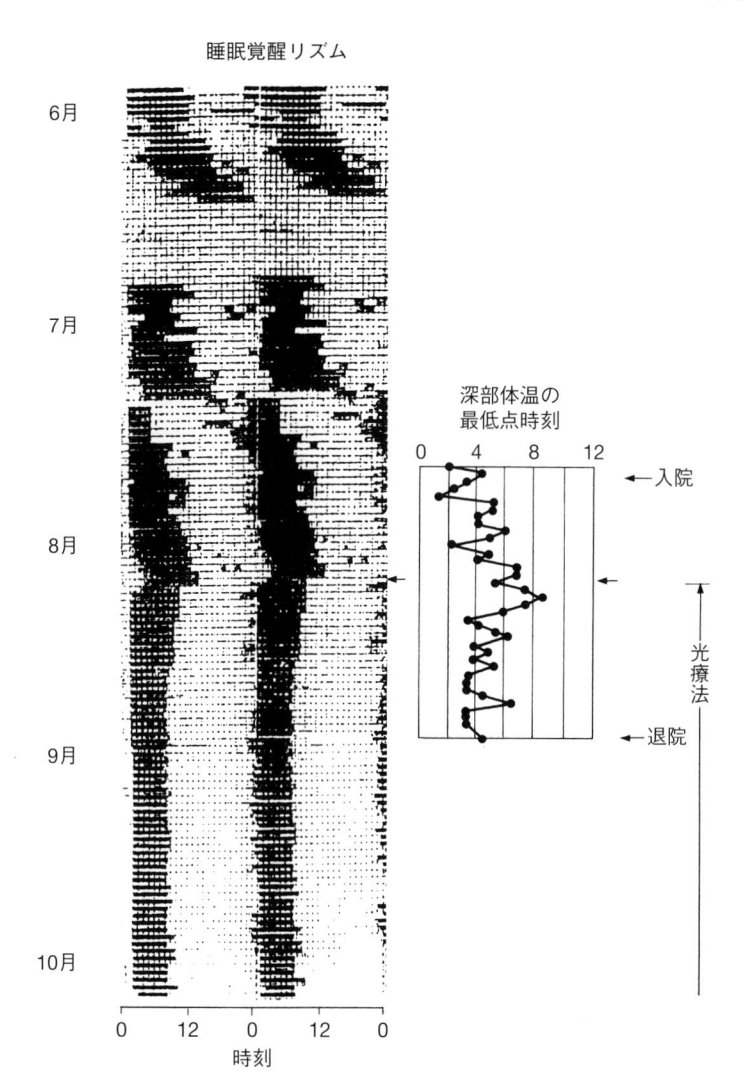

図 26. 睡眠覚醒リズム障害に対する光療法の効果
18歳、男性。2年前から不規則な睡眠パターン。睡眠覚醒リズムは光照射後に規則化されている。深部体温の最低点時刻が光療法後に前進している。図中の左向き小矢印は光療法を開始した時点を示す。
(平木直子,渡辺 剛,梶村尚史,ほか:光療法が著効した非24時間睡眠覚醒症候群の一例.東京精医会誌 16:61-65,1999による)

示す位相反応曲線があるが、朝方の光照射は位相を前進させ、夕方の照射は位相を後退させる。この原理を利用して睡眠覚醒リズム障害の治療が試みられている。

睡眠覚醒リズム障害のうち、睡眠相後退症候群は睡眠位相が遅れた状態で固定してしまい、努力しても朝の望む時間に起床できないというものである[33]。一方、非24時間睡眠覚醒症候群は毎日、就床と起床の時間帯が1～2時間ずつ後退していくというものである[34]。その位相の変化の様子は人が時刻を知る手がかりのない条件下に隔離されたときにみられる変化と似ている。これらの疾患に対して、高照度光療法が用いられ有用性が報告されている。

Ⅴ．治療的関与

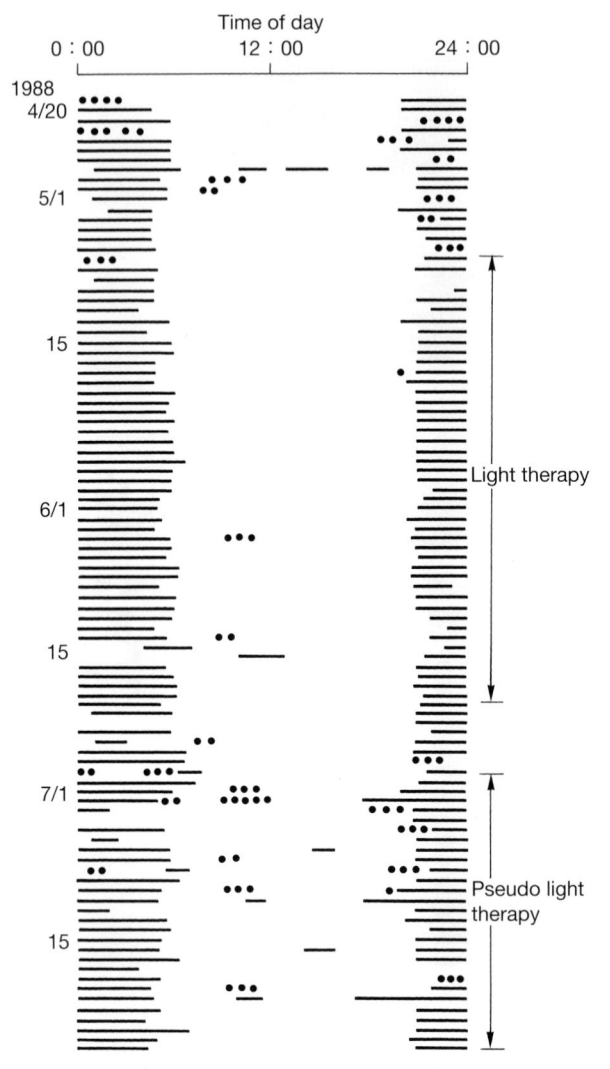

図 27．認知症高齢者の異常行動とそれに対する光療法の効果
横棒は睡眠時刻を表し、黒い小円は徘徊など異常行動を示す。高照度光療法の後では異常行動は消失するが、低照度光（300 ルクス）では効果がみられない。
(Okawa M, Mishima K, Hishikawa Y, Hozumi S, et al：Circadian rhythm disorders in sleep-waking and body temperature in elderly patients with dementia and their treatment. Sleep 14：478-485, 1991 による)

3 高齢者リズム障害（図 27）[35]

　高齢者、特に認知症をもったものには行動リズムの異常がみられることが多い。すなわち、昼間の活動性の低下、夜間の不眠に加えて、夜間徘徊、せん妄などである。これらの異常行動や睡眠障害に対して光療法の有用性が報告されている。

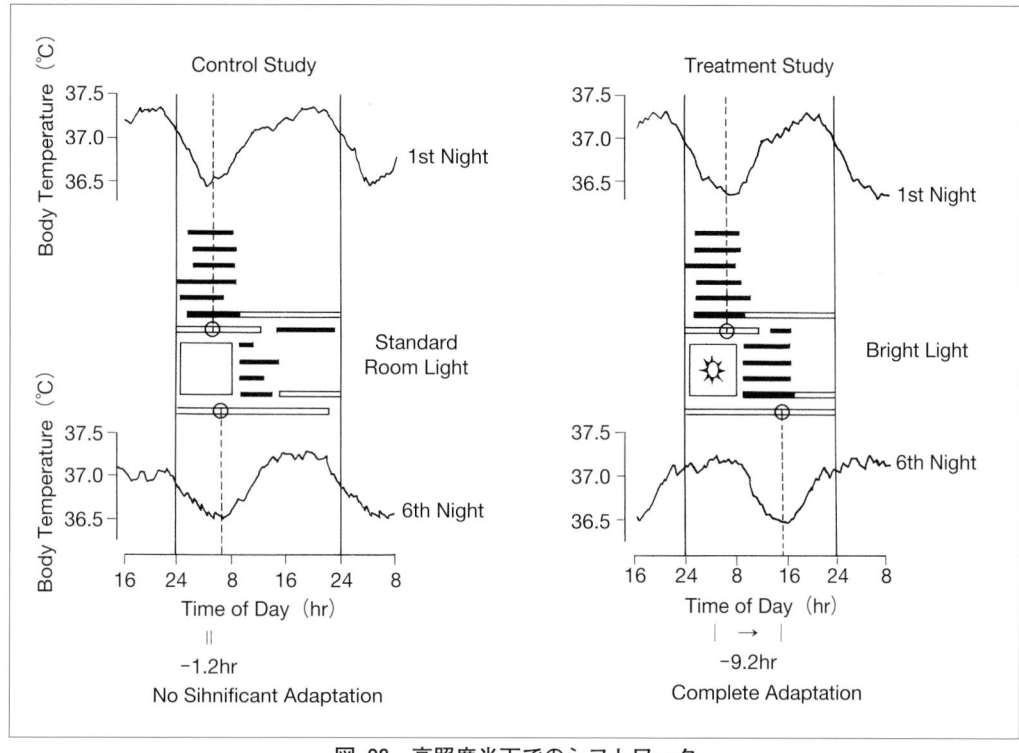

図 28. 高照度光下でのシフトワーク

Treatment Study（右）では 10,000 ルクスの下でシフトワークを行うと、体温リズムは 9.2 時間の位相変位を起こし、シフトワーク後の睡眠はよくとれている。
一方、対照群では普通の照度の光の下でシフトワークを行うと、体温リズムはわずかに 1.2 時間しか変位しない。また、シフトワーク後の昼寝が短く分断されている。
(Czeisler CA, Johnson MP, Duffy JF, et al：Exposure to bright light and darkness to treat physiologic maladaptation to night work. New Eng J Med 322：1253-1259, 1990 による)

4 交代勤務（図28）[24]

　交代勤務者の体内リズムの同調に高照度光療法が使用されている。交代勤務時の急激な昼夜の逆転では、活動性のリズムのみが逆転し、メラトニン分泌や体温などの内因性のリズムがそれまでと同じ位相で維持されるために、内的脱同調が生じる。すなわち、作業中に体内時計は睡眠を指示し、勤務後の睡眠時に活動の指示を出してしまう。そのために種々の精神・身体の不調を招く。その際、夜間の活動時に 10,000 ルクスという極めて高照度光を照射すると、体内時計の変位が大きくなり、活動時の眠気や勤務後の不眠の問題が解消される。

3 ── 高照度光の作用機序

1 位相変位仮説[36)37)]

　高照度光が人の体内時計の位相変位をきたすことはよく知られており、睡眠覚醒リズム障害の治

V. 治療的関与

療はまさにこの応用である。人の場合、夕刻から夜間にかけての光照射は位相を遅らせ、明け方の照射は位相を前進させる。季節性感情障害に対して高照度光療法が何故奏効するかは明らかではないが、最も一般的な仮説がこの位相変位仮説である。その根拠として以下の3点が挙げられる。
1．季節性感情障害では位相が後退している
2．朝の光照射は夕刻の照射よりも効果的である
3．位相変位の大きさと効果の間に相関がみられること

　1．に関してはそれを認めるものと、そうでないものとが相半ばしている。2．に関しては多くの報告がそれを認めている。3．は最近になって Terman JS らが報告している[37]。Wirz-Justice A らは体内時計の位相と睡眠との位相角差が関係していると推測しているが[38]、Terman らの結果には否定的である。Terman らはメラトニン分泌開始時から8.5時間後に1,000ルクス、30分の照射を行うことを勧めている。

2 光量子仮説（フォトン仮説）

　夕刻の光照射にも効果がみられており、光療法の時刻差がないことを主張するグループは位相変位仮説に批判的である。Rosenthal NE らは未治療の患者の体温リズムに夏冬の差がないこと、光療法は睡眠中の体温を低下させ振幅を増大させるが、位相は変化しないことを示し、むしろ網膜で受ける1日の光の量が重要だとして光量子仮説を唱えている[39]。

3 セロトニン仮説

　Wurtman RJ らは季節性感情障害ではトリプトファン代謝に異常があることを推定している。うつ病にはセロトニン機能の低下がみられること、季節性感情障害に特徴的な炭水化物渇望はセロトニン欠乏によると推測されること、セロトニン作動薬である dl-fenfluamine が奏効することなどをその根拠としている[40]。

4 自律神経仮説

　Niijima A ら[41]はラットを用い、高照度光を照射すると自律神経系の活動性が亢進することを見い出している。Mishima ら[9]も人で同様な所見を得ており、高照度光が交感神経系を刺激し、覚醒度を高める可能性が考えられる。特に認知症患者の活動リズムの是正には、このような機序が作用している可能性は高いものと思われる。

おわりに　高照度光療法の長所は副作用がほとんどないことである。欠点としては特殊な装置が必要になること、ライトボックスを使う場合、行動が制限されることである。また、効果を測定する場合に適切なプラセボがなく、心理的影響を除くことが困難である。睡眠覚醒リズム障害や季節性感情障害など、ある程度の有効率が確認されており、使用が推奨できる方法ではないかと思われる。

（髙橋清久）

● 文　　献

1) Lewy AJ, Kern HA, Rosenthal NE：Bright light treatment of a manic-depressive patient with a seasonal mood cycle. Am J Psychiatry 139：1496-1498, 1982.
2) Lewy AJ, Wehr TA, Goodwin E, et al：Light suppresses melatonin secretion in humans. Science 210：1257-1269, 1980.
3) Rosenthal NE, Sack DA, Gillin JC, et al：Seasonal affective disorder ; A description of the syndrome and preliminary findings with light therapy. Arch Gen Psychiatry 41：72-80, 1984.
4) Chesson AL, Lintner M, Davila D, et al：Practice parameters for the use of light therapy in the treatment of sleep disorder ; Practice Committee, American Academy of Sleep Medicine. Sleep 22：641-660, 1999.
5) 梶村尚史, 加藤昌明, 渡辺　剛, ほか：睡眠覚醒リズム障害における睡眠ポリグラフの検討. 精神・神経疾患研究委託費報告書, pp37-42, 1999.
6) Dawson P：Bright light treatment for people with Alzheimers disease. Perspective 23：25-26, 1999.
7) Lykeisos CG, Lindell I, Veiel L, et al：A randomized, controlled trial of bright light therapy for agitated behaviors residing in long-term care. Int J Geriatr Psychiatry 14：520-525, 1999.
8) Koyama E, Matsubara H, Nakano T：Bright light treatment for sleep-wake disturbances in aged individuals with Psychiatry. Clin Neurosci 53：227-229, 1999.
9) Mishima K, Okawa M, Hozumi S, et al：Supplementary administration of artificial bright light and melatonin as pot disorganized circadian rest-activity and dysfunctional autonomic and neurorogical function in institutionalized demented elderly persons. Chronobiol Int 17：419-432, 2000.
10) Lam RW, Carter D, Misri S, et al：A controlled study of light therapy in women with late luteal phase dyspho. Psychiatry Res 86：185-192, 1999.
11) Pearlstein T, Steiner M：Non-antidepressant treatment of premenstrual syndrome. J Clin Psychiatry 12：22-27, 2000.
12) Gruber NP, Dilsaver SC：Bulimia and anorexia nervosa in winter depression ; life time rates in a clinical sample. J Psychiatr Neurosci 21：9-12, 1996.
13) Levitan RD, Kaplan AS, Rockert W：Characterization of the seasonal bulimic patient. Int J Eat Disord 19：187-192, 1996.
14) Partonen T：Possible pathophysiological mechanisms regulating food intake in seasonal affective disorder. Med Hypotheses 47：215-216, 1996.
15) Levitan RD, Kaplan AS, Rockert W：Characterization of the seasonal bulimic patient. Int J Eat Disord 19：187-192, 1996.
16) Lam RW, Goldner EM, Solyom L, et al：A controlled study of light therapy for bulimia nervosa. Am J Psychiatry 151：744-750, 1994.
17) Corral M, Kuan A, Kostaras D：Bright light therapys effect on postpartum depression. Am J Psychiatry 157：303-304, 2000.
18) Mackert A, Volz HP, Stieglitz RD, et al：Phototherapy in non-seasonal depression. Biol Psychiatry 30：257-268, 1991.
19) Thal'en BE, Kjellman BF, Morkind L, et al：Light treatment in seasonal and non-seasonal depression. Acta Psycghiatr Scand 91：352-360, 1995.
20) Deltito JA, Moline M, Pollak S, et al：Effects of phototherapy on non-seasonal unipolar depressive spectrum disorders. J Affect Disord 23：231-237, 1991.
21) Yamada N, Martin-Iverson MT, Daimon K, et al：Clinical and chronobiological effects of light tehrapy on nonseasonal affective disorders. Biol Psychiatry 37：866-873, 1995.
22) Biorvatn B, Kecklund G, Akerstedt T：Bright light treatment used for adaption to night work and re-adaption study at an oil platform in the North Sea. J Sleep Res 8：105-112, 1999.
23) Caruso CC：Light treatment for sleep disorders in shift workers. AAOHNJ 47：436-439, 1999.
24) Czeisler CA, Johnson MP, Duffy JF, et al：Exposure to bright light and darkness to treat physiologic maladaptation to night work. New Eng J Med 322：1253-1259, 1990.
25) Joffe RT, Moul DE, Lam RW, et al：Light visor treatment for seasonal affective disorder ; effects of light therapy. Psychiatry Res 46：29-39, 1993.
26) Wallace G：Effectiveness of the light visor. Am J Psychiatry(letter)153：1110-1111, 1996.

V. 治療的関与

27) Eastman CI, Young MA, Fogg LF, et al：Bright light treatment of winter depression；A placebo-controlledtrial. Arch Gen Pssychiatry 55：883-889, 1998.
28) 渡辺慶一郎, 高橋清久：季節性感情障害の兄妹発症例. 精神医学 41：57-62, 1999.
29) Terman M, Terman JS, Quitkin PJ, et al：Light therapy for seasonal affective disorder；a review of efficacy. Neuropsychopharmacol 2：1-22, 1989.
30) Stinson D, Thompson C：Clinical experience with phototerapy. J Affect DIs 18：129-135, 1990.
31) Terman M, Amira M, Terman JS, et al：Predictors of response and nonresponse to light treatment for winter depression. Am J Psychiatry 153：1423-1429, 1996.
32) 平木直子, 渡辺 剛, 梶村尚史, ほか：光療法が著効した非24時間睡眠覚醒症候群の一例. 東京精医会誌 16：61-65, 1999.
33) アメリカ睡眠障害連合会, 診断分類操作委員会(編)：睡眠相後退症候群. 睡眠障害国際分類診断とコードの手引き, pp78-81, 1994.
34) アメリカ睡眠障害連合会, 診断分類操作委員会(編)：非24時間睡眠症候群. 睡眠障害国際分類診断とコードの手引き, pp83-85, 1994.
35) Okawa Mishima K, Hishikawa Y, Hozumi S, et al：Circadian rhythm disorders in sleep-waking and body temperature in elderly patients with dementia and their treatment. Sleep 14：478-485, 1991.
36) Lewy AJ, Sack RL, Singer CM, et al：Winter depression and the phase-shift hypothesis for bright light's therapeutic effects；history, theory and experimental evidence. J Biol Rhythm 3：121-134, 1988.
37) Terman JS, Terman M, Lo ES, et al：Circadian time of morning light administration and therapeutic response depression. Arch Gen Psychiatry 58：69-75, 2001.
38) Wirz-Justice A, Gra P, Krauchi K, et al：Light therapy in seasonal affective disorder is independent of time of day or circadian phase. Arch Gen Psychiatry 50：929-937, 1993.
39) Rosenthal NE, Wehr TA：Towards understanding the mechanism of action of light in seasonal affective disorders. Pharmacopsychiatry 25：56-60, 1992.
40) Wurtman RJ, O'Rouke D, Wurtman JJ：Nutrient imbalances in depresive disorders；Possible brain mechanisms. Ann NY Acad Sci 575：75-82, 1989.
41) Niijima A, Nagai K, Nagai N, et al：Effects of light stimulation on the activity of the autonomic nerves in anesthetized rats. Physiol Behav 54：555-561, 1993.

18 生物学的治療

【3】電気けいれん療法(ECT)

はじめに 電気けいれん療法(electroconvulsive therapy；ECT)は、頭部に通電し全身けいれんを誘発することで精神疾患を治療する方法であり、1938年にイタリアで開発された。薬物療法が進展する中でECTはあまり用いられなくなっていたが、薬物治療抵抗例を中心に1980年代以降見直されている。ECTの手法については安全性を高める努力がなされ、全身管理下で静脈麻酔薬と筋弛緩薬を用い、全身けいれんを引き起こさない修正型ECTが主流になっている。また、わが国でも従来のサイン波治療器から短パルス矩形波(パルス波)治療器に移行しつつあり、認知機能障害などの副作用は軽減している。対象疾患も、当初の統合失調症から気分障害中心に変化している[1]。

ECTが児童に対して行われることはめったになく、青年に対してもあまり行われない[2,3]。その理由として、①過激な方法と受け取られるものを小児に用いることは一般的にためらわれる、②児童精神科医にECTの経験がない、③発作を誘発することは児童で「より有毒」という懸念がある(しかし、この懸念を支持するような説得力のある事実はない)、そして、④一定の年齢の未成年者にECTを用いることを禁止あるいは制限する法的規制の存在する地域のあること、が挙げられている[2]。児童青年期の患者に対するECTの比較対照試験は行われていないため、2004年に発表されたAmerican Academy of Child and Adolescent Psychiatry(AACAP)のガイドライン[4]を中心にまとめておく。

1 ECTの適応

ECTを考慮する前に、以下の3条件を満たす必要がある[4]。

1 診 断

重症で持続する大うつ病または躁病、統合失調感情障害、または統合失調症。このほか、緊張病、悪性症候群は適応となりうる。

2 症状の重症度

症状が重症で持続的で著しい障害を引き起こしていなければならない。例えば、拒食、重度の自殺の危険、制御不能の躁病、華々しい精神病などで生命の危機に瀕していること。

3 治療反応の欠如

最低2種類の適切な薬物療法に反応しないことが原則であるが、薬物療法に不耐性の場合、薬物の経口摂取が不能の場合や薬物療法の効果を待つと生命の危険につながる場合には早期に適応となりうる。

2 ECTの禁忌

成人では修正型ECTに絶対的禁忌はないとされている[5]。青年期の患者についてのデータは十分ではないが、基本的には同じと考えてよいであろう。表3にECTの危険性が高まる状態を示しておく。なお、身体合併症のある場合は身体科の専門的診察が必要である。妊娠はECTの禁忌にはならない[4]。

表 3. ECTの危険性が高まる状態

- 最近起きた心筋梗塞、不安定狭心症、非代償性うっ血性心不全、重度の心臓弁膜症のような不安定で重度の心血管系疾患
- 血圧上昇により破裂する可能性のある動脈瘤または血管奇形
- 脳腫瘍その他の脳占拠性病変により生じる頭蓋内圧亢進
- 最近起きた脳梗塞
- 重度の慢性閉塞性肺疾患、喘息、肺炎のような呼吸器系疾患
- 麻酔の危険性が高い状態(例えば、多臓器不全など)

(文献5)をもとに作成)

3 ECT開始前の評価

1 精神医学的評価

特に重症度の評価が必須である[4]。

2 過去の治療歴

薬物療法については、投与量、投与期間、反応、副作用に加えてアドヒアランスについても注意を要する[4]。

3 身体所見および検査所見

検査では、血算、白血球分画、電解質、甲状腺機能、肝機能、検尿と薬物中毒のスクリーニング、心電図、脳波、頭部CTまたはMRIなどが考えられるほか、女子では妊娠反応を調べるべきである[4]。

4 認知機能評価

治療前、治療終了時、さらに終了後3～6ヵ月後に記憶検査を行うべきである[4]。

5 インフォームド・コンセント

治療の手技と便益について患者と保護者に十分な説明をし、保護者からは書面による同意を得るべきである。さらに、可能であれば患者からも同意ないし承認を得るべきである。この中で、継続治療がないと ECT の利益は短期であることや重度の記憶障害が起こりうることを伝える必要がある。また、同意はいつでも撤回できることを伝えるべきである[4]。なお、英国では 16 歳以上であれば同意能力があると考えられている[6]。

6 セカンドオピニオン

ECT の知識があり、患者の治療に直接関与しない小児精神科医の独立した評価を受けるべきである[4]。

7 併用治療

支持的な治療は ECT 期間中に継続する必要がある。可能であれば、併用薬はないことが望まれるが、注意して用いれば併用できる向精神薬はある。但し、リチウムは避けたい薬であるし、カルバマゼピンやベンゾジアゼピンは発作閾値を上げてしまう点に注意を要する[4]。

4 ECT の手技

基本的には成人に対するのと同様の方法で行われるので、文献[2)5)6)]を参考にして頂きたい。ただし、小児に対する ECT は入院治療として実施することが推奨される[4]。以下に小児での注意点を示しておく。

1 麻 酔

麻酔担当医は小児の麻酔に習熟している必要がある[4]。発作閾値を上げることから成人に対しては推奨されていないプロポフォールが、小児に対しては推奨される[3]。筋弛緩薬はスキサメトニウムが一般的であり、徐脈や心静止を防ぐための硫酸アトロピンを ECT 直前に静注することが多い。刺激前の十分な酸素化が必要である[4]。

2 ECT 治療器

脳波モニターのついたパルス波の治療器が推奨される[4]。サイン波治療器では必要以上の刺激量が投与され、遷延性発作(180 秒以上続く発作)の危険性が高い。

3 発作閾値

児童青年期では発作閾値が低いことが知られている。したがって、特に初回に ECT を実施するには、少ない刺激量から開始することが必要になる。例えば、パルス波治療器サイマトロンを用い

る際は、5％(25 mC)から開始すべきである[2]。

4 電極配置

せん妄などの認知機能障害を防ぐために劣位半球片側性で開始することが望まれる。しかし、緊張病などで速やかな改善を求める場合は両側性から開始する[4]。

5 治療頻度と治療回数

症状の改善をみながら、週2〜3回で合計10〜12回が一般的とされる[4]。

6 副作用

頻度は高くないものの、遷延性発作と遅発性発作（治療終了後数時間後に起こる発作）については注意が必要と考えられる。前者にはジアゼパムや麻酔薬の静注が必要になり、後者については精査が必要で、抗けいれん薬の投与を要する場合もある。これまで十分な検討はされていないものの、認知機能障害が治療後長期に続くという結果は示されていない。その他、頭痛、嘔気、嘔吐、筋肉痛、治療直後の混乱なども成人同様に起こり得るが、長期に続くことはないので、保存的な治療で十分である[4]。

おわりに 児童青年期に対するECTについてまとめたが、基本的には成人に対するものと違いはない。わが国においても、必要な場合には適切な形でECTが行われることが望まれる。

（本橋伸高）

●文　献

1) 本橋伸高：電気けいれん療法は変わった；うつ病治療における有用性．別冊医学のあゆみ；最新うつ病のすべて，樋口輝彦（編），pp100-103，医歯薬出版，東京，2010．
2) Mankad MV, Beyer JL, Weiner RD, et al：Clinical Manual of Electroconvulsive Therapy. American Psychiatric Publishing, Washington DC, 2010［本橋伸高，上田　諭（監訳）：パルス波ECTハンドブック．医学書院，東京，2012］．
3) Walter G, Loo C, Rey JM：Electroconvulsive therapy in children and adolescents. Electroconvulsive and Neuromodulation Therapies, Schwartz CM（ed）, pp498-504, Cambridge University Press, New York, 2009.
4) American Academy of Child and Adolescent Psychiatry：The practice parameter for the use of electroconvulsive therapy with adolescents. Journal of the American Academy of Child and Adolescent Psychiatry 43：1521-1539, 2004.
5) American Psychiatric Association：Task Force on Electroconvulsive Therapy；The Practice of Electroconvulsive Therapy. Recommendations for Treatment, Training, and Privileging, 2nd ed, American Psychiatric Association, Washington DC, 2001［日本精神神経学会電気けいれん療法の手技と適応基準の検討小委員会（訳）：ECT実践ガイド．医学書院，東京，2002］．
6) Scott AIF（ed）：ECT Handbook. 2nd ed, Royal College of Psychiatrists, London, 2005.

19. 遺伝カウンセリング

1 ── 遺伝カウンセリングに関する一般的知識

　障害児・者の親族にとって、障害児・者の同胞や同胞の子に同じ障害が出現するかどうかというのは切実な問題である。とりわけ、精神科に関係する疾患はその遺伝形式や原因遺伝子、およびそのメカニズムが不明なものが多いことから、親族に同じ疾患が発生する蓋然性に対する不安は、既知の遺伝性疾患以上のものである。近年の遺伝学、分子生物学の進歩は、精神疾患に対する新たな理解をもたらしているが、十分に解明されているとはいえない。

　精神障害であっても、遺伝カウンセリングの際に必要とされる内容は身体疾患と変わるところはない。具体的には、診断の告知、原因遺伝子、原因物質、遺伝形式、頻度、事前に可能な検査法、診断根拠、社会的資源も含めた治療法、予後など、その疾患に関するほとんどすべてといえる。これらの情報をもとに、相談者(カウンセリー)の必要とする情報を客観的に提供するのが遺伝カウンセリングである。

　アメリカ人類遺伝学会によれば、「遺伝カウンセリングは、家族内における遺伝性疾患の発症、あるいはその発症のリスクに関連した人間的問題を取り扱うコミュニケーションの過程である。この過程では、適切な訓練を受けたものが、個人や家族を援助するために以下のような試みを行う。①診断、疾患の考えられる経過、可能な治療方法を含む医学的な事実の理解、②疾患への遺伝の関与、特定の親族に疾患が再発するリスクの認識、③疾患の再発リスクがある場合、対処方法にどのような選択肢があるかについての理解、④その家族のリスクと家族の目標、倫理的・宗教的基盤に基づいて、彼らにとって最適と思われる行動を選択し、その決断に沿って行動、⑤罹患した家族がいる場合、疾患の再発リスクについてのできる限り最良の調整」[1]と定義されている。

　この定義にもあるように、カウンセリングを提供する側に要求されるものは、対象となる疾患についての医学的事実、遺伝性に関する情報、患者の家族の取りうる選択肢の提供、当事者の選択を尊重する態度、患者に対する治療的態度である。遺伝カウンセリングを要望する家族に対して、十分な情報を提供し、そのうえで家族の選択を最大限に尊重する態度が求められる。相談者の心理状態に配慮することは当然であるが、通常の精神科カウンセリングで有用な心理的な働きかけは、遺伝カウンセリングという目的に限っていえば、却って有害であることが多い。これらは、患者自身の精神病理とそれによる行動をなんらかの方向へ修正しようという治療者側の判断が含まれているからである。しかし、一方で、カウンセラーはカウンセリーの意向にすべて従う義務はなく、社会的通念や倫理観をより尊重する場合もある。カウンセリングという行為の契約が成立しない場合も

V. 治療的関与

あるということである。ただ、診断の告知に関してのみいえば、遺伝性の障害や染色体異常をもって生まれた子どもについて、その診断を告げるのは、その親（カウンセリー）にとっての問題以上に本人の問題という側面もある。より適切な治療・教育を早い段階から受ける機会が与えられるようにするためには、親の心理に配慮しつつも親の希望を抜きにして伝えざるを得ない場合もあると思われる。

　遺伝カウンセリングの技術的、倫理的側面についても十分な注意が払われる必要がある。日本人類遺伝学会からは 1994 年 12 月に「遺伝カウンセリング・出生前診断に関するガイドライン」、1995 年 9 月には「遺伝性疾患の遺伝子診断に関するガイドライン」が作成され、いずれも 2000 年 1 月に改訂されている。WHO からは 1995 年に、「Guidelines on Ethical Issues in Medical Genetics and the Provision of Genetic Services」が作成されている。文部科学省、厚生労働省、経済産業省の三省合同で「ヒトゲノム・遺伝子解析研究に関する倫理指針」(2008 年 12 月改訂)、2011 年 2 月には日本医学会によって「医療における遺伝学的検査・診断に関するガイドライン」が作成された。遺伝カウンセリングに密接に関係する領域でさまざまな指針が作成されており、これらを尊重する姿勢が必要である。

　日本人類遺伝学会では臨床遺伝学認定医制度を設けており、指定された 3 年以上の研修や学術的な発表などの要件を満たし、所定の試験に合格した学会認定医がいる。しかしながら、精神科領域では認定医のいる施設がいまだ十分であるとはいえない。精神疾患には遺伝学的に未解明の面が多く、臨床遺伝学・カウンセリングの対象としてできることが少ないことが、主な理由の 1 つであろう。筆者らも認定医ではないため、診療での一般的な遺伝学的情報の提供を行うだけである。

2 遺伝カウンセリングの手順

1 カウンセリーの相談内容の把握

　カウンセリーの相談内容やその背景はさまざまである。時には、次子をもうけるかどうかについての考えが夫婦間で異なっていて、夫婦のどちらか一方にはカウンセリングそのものへの希望がない場合もある。あるいは、カウンセリングの過程でなんらかの遺伝性疾患が明らかになった場合に、これをカウンセリーの同胞に伝えるかどうかという相談を受ける場合もあるであろう。このような状況に際して、カウンセラーが自己の判断を誰かに押しつけることのないように、個別のカウンセリングに入る前に、十分にカウンセリーと話し合いをもつことが必要である。

2 対象となる疾患の診断と家系資料の聴取

　当然のことであるが、目的とする疾患や障害を明らかにする。診断が確定していない場合は、甲状腺機能などの通常の臨床で可能な検査を再度行っておくことになる。家系資料は、再発リスクの検討だけでなく、診断そのものに役立つ場合もある。

3 疾患についての治療、予防、予後などの情報の提供

個別の家族について検討する前に、対象となる疾患について、判明している原因、検査法、一般的な集団での頻度、再発リスク、社会的な賛否はあるにせよ出生前診断の可能性など、カウンセリーの判断材料になる情報を提供する。

4 再発リスクの計算

遺伝形式や診断、家系情報から再発リスクの検討を行う。

5 カウンセリーが自己決定を行う際の援助

3 までの情報から、カウンセリーはなんらかの判断を行うことになるが、その判断について中立的な立場でなんらかの援助を行う。

なお、出生前診断が可能なものについては、妊娠の継続を希望するかどうかの判断は法的に22週までに行われなければならないことに十分留意して、適切な遺伝カウンセリングを受けられる施設へ紹介を行う必要がある。

3 児童精神医学領域での遺伝カウンセリング

児童精神医学領域であっても、遺伝カウンセリングの方法は基本的に他の身体疾患と変わりはない。異なるのは、精神医学領域の疾患・障害については、発症に遺伝子が関与することは明白であるとしても、その原因遺伝子はいまだほとんどが明らかとなっていないことである。これは、精神疾患の表現型の多様性、遺伝学的異種性などが主要な原因である。

現時点では、精神疾患はそのほとんどが多因子遺伝と考えられている。多因子遺伝では、理論的な再発リスクを計算することが困難であるために、同一疾患の多数の家系データから得られた経験的リスクをもとにカウンセリングが行われることになる。一部には理論的再発リスクにつながる報告もあるものの、十分に確立したものではないことを、カウンセリーに説明する必要もある。またこれまでに、わずかではあるが多因子遺伝と思われる統合失調症や自閉症でも、いくつか関与する可能性のある遺伝子が報告されているが、これらが他のどの要因とどのような相互作用で表現型を形成するのかは、今後の研究を待たなければならない。

また、発達期の精神障害の基礎に身体疾患が存在している可能性が疑われる場合や、これまでまったく診断につながる検査が行われていない場合は、小児科での診断に委ねた方が適切である。また、ダウン症候群や中枢系の異常の一部については出生前診断が可能であるので、当然のことながら産科での診断に委ねることになる。さらに、遺伝カウンセリングを求められた場合には、具体的なカウンセリングに入る前に、臨床遺伝学を専門とする医師がいる施設への紹介を行うことを勧めた方が適切であることも多い。ただ、繰り返しになるが、現時点では精神疾患については疾患の生物学的異種性についての知見が乏しく、遺伝カウンセリングが具体的な家系について行えるケースは比

較的少ない。しかし、明らかになりつつある遺伝学的知見は、臨床家として備えておく必要がでてきていることは明らかである。

1 知的障害

知的障害は、IQと適応行動で定義される状態像であるために、生物学的には多様な基礎が存在している。IQの正規分布から推定される頻度に相当する生理的遅滞と、これを越えて出現する病理的遅滞とがある。生理的遅滞の頻度は、軽度、中度、重度でそれぞれ2.23％、0.04％、0.00％であるが、実際に観測される頻度は、それぞれ約3％、0.24％、0.06％であり、病理的遅滞が頻度を押し上げていることがわかる。しかし、知的障害をみたときに、これがいずれであるのかを確認するのは明らかな基礎疾患や外部要因が見つからない限り困難である。IQそのものの遺伝的特徴としては、両親のIQの平均に近づくという傾向と、集団全体の平均値に近づくという傾向があるものの、現実には必ずしもそうはならない。これは、ヒトが選択婚を行っていることと、社会経済学的要因による教育の影響がある多因子遺伝であるからである。

遺伝カウンセリングの際に必要となる再発リスクを検討する際に、知的障害は多因子遺伝と考えられているため、原因疾患が不明のものは経験的リスクによる以外ない。

古い研究では、1965年にはReed EWらが大きな母集団を対象にIQを測定し、第一子、知的障害のある児の次子のそれぞれに知的障害がみられる経験的リスクを算出して報告していて、これを坪井が紹介している[2]。これによれば、両親とその同胞に知的障害がない場合は0.53％、5.7％であり、両親に知的障害がなく、そのいずれかの一方のみの同胞に知的障害がみられる場合はそれぞれ2.5％、12.9％である。両親のいずれにも知的障害がある場合に遅滞のある子どもの次子にも遅滞がみられるリスクは42.1％であるという。さらに明らかな周産期障害などを除くと、頻度はいずれも高くなる。精神遅滞の親族での精神遅滞の頻度を調べた他の複数の報告でも、両親、同胞、子での頻度、孫、叔父・叔母での頻度、甥・姪での頻度の順に低くなっており、近親度が再発リスクを高めることがわかる。本来、カウンセリーの関心である再発リスクについては、最新の資料によるべきであろうが、倫理的問題もあって資料は乏しく、報告によって結果にかなりの違いがあるのが現状である。なお、Crow YIらは、これまでの報告でみられる再発リスクは3.5〜14％であったと総説している[3]。遺伝カウンセリングの実際においては、既知の原因が判明していれば、その原因についての遺伝について検討を行い、不明であれば精神遅滞一般の遺伝学的特性についての説明と、治療・教育に関する情報提供を行うことになろう。

本邦では、国立精神・神経センター（現国立精神・神経医療研究センター）のグループが中心になって進めていた精神遅滞の系統的な病因研究の研究成果が、2000年代後半より報告され始めている[4]。

(1) 知的障害の遺伝子研究：MRX(X-linked mental retardation)

以前より約半数の重度知的障害者や、軽度知的障害者の約15％は遺伝的要因が関与していると指摘されてきた[5]。また約30〜70％程度男性に多いという傾向もある[6,7]。こうした遺伝学的背景か

表 4. X連鎖知的障害にかかわる遺伝子(一部)の機能上の分類

A. 神経細胞の機能に関連する遺伝子
・細胞骨格や神経細胞形態形成、細胞内情報伝達にかかわる遺伝子
　OPHN1、PAK3、ARHGEF6、FGD1、TM4SF2
・シナプスでの開口分泌にかかわる遺伝子
　GDI1、IL1RAPL1
・後シナプスの蛋白、シナプス形成に関係
　NLGN4、DLG3
・転写制御因子
　ARX
・その他
　AGTR2、FMR2
B. エピジェネティクスにかかわる遺伝子
・MECP2、ATRX、RSK2、ZNF41、ZNF81、JARID1C
C. その他
・RNAのスプライシング、翻訳に関与
　PQBP1、FTSJ1
・代謝に関与
　SLC6A8、ACSL4

注：アンダーラインは下記に説明のある遺伝子
(文献10)より一部改変)

らX染色体上のなんらかの遺伝子が知的障害に関与していることが予想されていた。また、原因と推測される遺伝子がX染色体上に比較的多く発見されたこともあってX連鎖知的障害(X-linked mental retardation syndrome；XLMR)の概念が確立された。その頻度は男性の知的障害者の20～25％であり[8]、男性1,000人中の有病率を1.83人と推定する報告がある[9]。

XLMRは特異的顔貌や外表奇形、臨床経過、臨床像、生化学的所見などから他の疾患と明瞭に区別することができる症候性(syndromal)XLMRと、知的障害以外に特異的所見を示さない非症候性(non-specific)XLMR(MRX)に分類される。2005年の時点で約140の症候性XLMRが同定されており、この中の約半数で原因となる遺伝子の変異が見つかっている。一方で、判明している82の非症候性XLMR家系のうち24家族で遺伝子変異が発見されている[8]。以下、非症候性XLMRの原因遺伝子として注目されてるものをいくつか紹介する(**表4**)[10]。これらについては臨床的意義が明らかになった段階で、遺伝カウンセリングの際に考慮されなくてはならない。

● a. OPHN1

1998年に、X：12の平衡転座をもつ女性の軽度知的障害者の解析からOPHN1(Oligophrenin-1)遺伝子が発見された[11]。Oligophrenin-1はRho-GTPase-activating domain(rhoGAP)を含む蛋白質をコードしており、Rho、Rac、Cdc42といったアクチン細胞骨格形成や細胞形態維持、細胞運動に関与する因子に作用することが知られている[12]。加えてRho-GTPaseは神経細胞の軸索伸長、樹状突起の形態制御に関与していることがわかっている[11)13]ことから、OPHN1の機能障害は神経細胞間結合や神経ネットワーク形成の障害を起こす可能性が考えられる。

現在までにOPHN1の変異をもつ家系が複数報告されている。これによれば、てんかん発作、性腺機能低下症などの身体疾患、狭い額、くぼんだ眼などの身体的特徴を伴う場合があるため、症候性XLMRの原因遺伝子と考えられている[8]。

b. PAK3

PAK3 は Xq22.3-q23 にコードされた遺伝子であり、1996 年に発見された。p21 activating protein kinases(PAKs)のファミリーに属し、Rac や Cdc42 に結合する蛋白としてクローニングされている[14)15)]。また Rho-GTPase に結合してアクチン細胞骨格や MAP キナーゼカスケードの一部を調整し、Rac を通して神経細胞の軸索伸長や targeting、樹状突起の数や再構成に影響すると考えられている[16)]。

Allen KM らは MRX の家系から、PAK3 の 419 番目のアルギニンをコードするコドン(CGA)がストップコドン(TGA)となる変異を見い出した[17)]。この変異遺伝子は未成熟な PAK3 蛋白をコードしており、この蛋白は Cdc42 との結合は可能であったがリン酸化機能が消失していた。

表現型の詳細な検討が Peippo M らによって報告されている[18)]。また、Rejeb I ら[19)] によれば、PAK3 の変異をもつ男性の知的障害は境界域から軽度であり、女性の保因者では知的障害は認められなかった。

c. ARHGEF6

ARHGEF6[Rac/Cdc42 guanine nucleotide exchange factor(GEF) 6]は、Xq26.3 にコードされた遺伝子であり 1998 年に発見された。ARHGEF6 遺伝子がコードする ARHGEF6 蛋白は、脳内全般的に分布して Rho 蛋白結合の GDP を GTP に変換することでこれを活性化する役割をもっている RhoGEF 蛋白に属する。Rho や Rac、Cdc42 などの Rho GTPase は、Ras と同様に細胞内で GDP 結合型の不活性体と GTP 結合型の活性体の間を行き来して細胞反応の分子スイッチとして働いている。この Rho GTPase サイクルは細胞骨格や細胞形態、軸索伸長、樹状突起の形態・サイズコントロールに関与していると考えられている。したがって ARHGEF6 の障害は細胞遊走や軸索伸長のシグナル伝達経路の異常をきたすことが推測されている。

X；21 転座をもち軽度外表奇形と感覚神経性難聴を合併する重度知的障害者の染色体切断点(Xq26、21p11)を調べたところ、ARHGEF6 が存在する領域であることがわかった[20)]。Kustuche K らは MRX の家系で ARHGEF6 のスクリーニングを行い、精神遅滞を示す者からイントロン 1 の変異(IVS1-11T)を発見した[21)]。これは第 2 エクソンの転写スキップをもたらすことが明らかにされたが、この部位は Rho GEF ファミリー内でも ARHGEF6 に特徴的な CH(caponin)ドメインをコードする領域であった。

d. TM4SF2

Zemni R らは 2000 年に、X：2 転座で軽度の自閉症的性質を示す軽度知的障害者の遺伝子解析から Xp11.4 に位置する TM4SF2 の変異を発見した[22)]。TM4SF2 は β-1 インテグリンとの相互作用を有する分子である。β インテグリンはアクチン細胞骨格形成を制御していると考えられており[23)]、神経突起伸長や神経細胞間結合に影響し神経ネットワーク構築に関与している可能性がある。また、同グループは MRX の家系調査から TM4SF2 の遺伝変異を同定し、またマウス脳を用いた in situ hybridization により mRNA が、記憶・学習に関与している海馬歯状回、頭頂後頭葉の大脳皮質に多く発現していることを示した。

e．GDI1

　GDI1(Rab GDP-dissociation inhibitor 1)は1996年に発見され、Xq28に位置し、脳にて多く発現する遺伝子である[24]。D'Adamo Pらは αGDI をコードしている GDI1 遺伝子の異常を示す家系を報告している[25]。Rab GDP-dissociation inhibitors(GDI)は細胞内の小胞輸送に必要なRab GTPase のリサイクリングに関与している。αGDI の役割はシナプスに豊富な Rab3a の抑制である。Rab3a は小分子 G 蛋白であり、これが抑制されると神経伝達物質の開口放出経路に影響が出るという[26]。また Rab3 蛋白は海馬 LTP に深く関与していることが示されているため、αGDI は Rab3 を介して記憶や学習に関与していると考えられている。またマウス脳にてシナプス活動前の発達上期で Gdi1 が多く発現していることや、アンチセンス実験で GDI1 が神経細胞の軸索伸長に関与していることがわかっているため、これが脳発達上重要な役割をしている可能性がある。

f．IL1RAPL

　IL1RAPL(IL-1 receptor accessory protein-like gene)は1999年にXLMRとの関係で発見された遺伝子である。Xp22にコードされ、Carrie AらのXLMRの家系調査によれば、同遺伝子の欠損が発見されている[27]。459番目のTAC(Tyr)がTAA(ストップコドン)となるナンセンス変異もその1つであり、変異蛋白が形成されることで IL1RAPL の生理機能が損なわれると推測されている。同グループの研究で IL1RAPL が海馬歯状回、嗅内皮質、海馬との線維連絡をもつ乳頭体といった記憶や学習に関与する大脳部位に発現していることもわかっている。

　Tabolacci Eら[28]は、IL1RAPL の点変異を当事者と絶対保因者で検出した。この変異によって生成される IL1RAPL の欠損型蛋白は、細胞質部分の210アミノ酸が欠如していたという。近年の研究によれば、IL1RAPL 蛋白と Neuronal calcium sensor-1 蛋白との間に相互作用が見い出されている[29]。Neuronal calcium sensor-1 はカルシウム依存性の開口分泌の制御に関与しているため、中枢神経系の機能異常に関与していることが予想される。

g．FMR2

　脆弱X症候群の最多の原因遺伝子である FMR1 に引き続き、1996年に脆弱X-E症候群(FRAXE)の原因遺伝子として FMR2 が単離された。FMR2 は Xq27.3-q28 に位置する600 kb超の遺伝子であり、FMR2 の5'非翻訳領域近傍に存在するCCGの3塩基繰り返し配列の数が、健常人では16～18であることが多く[30]、それが250を超えると発現阻害が起こる[31]。但しCCG繰り返し数と知的機能の関係についてはいまだ一致した見解が得られていない[32]。精神発達遅滞の程度は、軽度から境界域である。

h．RSK2(RPS6KA3)

　Merienne KらはCoffin-Lowry症候群の原因遺伝子と考えられている RSK2(RPS6KA3)について、その変異をMRX家系で同定した[33]。RPS6KA3 は Xp22.2 に位置し Rsk-2 蛋白をコードしている。Rsk-2 蛋白はリボゾームを構成するS6蛋白をリン酸化して賦活させ、細胞の増殖や分化を司ると考えられている[34]。

　また Rsk-2 蛋白は、CBP(CREB-binding protein)とクロマチン形成蛋白(ヒストン H3 蛋白)をリン酸化させることで遺伝子の転写を促進している。つまりヒストン蛋白のリン酸化を介してエピ

V. 治療的関与

ジェネティクスに関与していることがわかっている[35]。

2 レット症候群

レット症候群は1/10,000〜15,000の頻度で発生する進行性の中枢神経疾患である。生後6〜18ヵ月の女児に発症し、自閉傾向、目的をもった手の使用や片言の使用消失、独立独歩開始の遅延、ふらつき歩行、筋緊張亢進、けいれん発作とともに、2〜3歳から両手を絡ませたり叩いたりするような常同運動が出現する。言語の発達は停止して過呼吸、無呼吸発作、睡眠障害を呈することもある。1999年に責任遺伝子がXq28に存在する*MECP2*(methyl-CpG binding protein 2)であると判明し[36]、その後もさまざまな変異が報告されている[37]。

ゲノムDNAの情報発現にはいくつかの機序がかかわっていると考えられており、DNAメチル化、ヒストンのアセチル化、クロマチン形成・再構築がエピジェネティクスとして近年注目されている。*MECP2*はゲノムDNA中にある特定の2塩基配列(5'-CpG-3')のうちメチル化されたもの(mCpG)を認識して結合する分子である。mCpGに結合してヒストン脱アセチル化酵素(histone deacetylase；HDAC)をリクルートし、HDACの働きでメチル化部位近傍のクロマチン構造をコンパクトにするよう誘導する。クロマチン構造がコンパクトになることで転写は抑制されるが、こうした遺伝子silencing機構の異常に関するヒトの疾患としては第1号であった。

*MECP2*はメチル化結合ドメイン(methylated-DNA binding domain；MBD)を有する。MBDはmCpGとの結合に重要な領域であり、その立体構造が結合活性に関与していると考えられている。レット症候群ではこの部位のミスセンス変異が多く、立体構造に関与すると推測されているR106→W、Q、L124→F、F155→I、Sや、DNA結合部位と推測されているR133→C、S134→Cなどがある[38]。その他の部位での変異も報告されており、*MECP2*と相互作用する因子との結合、分子内でのドメイン間の構造安定化などに関与していると推測されている[39]。

*MEcp2*がドパミンニューロン、セロトニンニューロン、GABAニューロンにおいて特異的にノックアウトされたマウスを用いた研究や、iPS細胞を用いた研究など、治療につながりうる研究報告もある。今後は薬物療養や細胞移植治療などが検討されることになるだろう[40]。

3 自閉症スペクトラム障害

DSM-IV-TRの自閉性障害、アスペルガー障害、特定不能の広汎性発達障害のいずれかに該当するものを自閉症スペクトラム障害と総称することが多くなっている。

古典的な自閉症の発症率は、近年では400〜500人に1人、自閉症スペクトラムにまで診断を広げると、アメリカ合衆国の8歳の子どもでは1,000人中9.0人[41]、英国の16歳以上を対象にした調査では1,000人中9.8人と推定されている[42]。大韓民国での最近の調査によると、7〜12歳の学童での有病率は2.64％と推定されることが報告された[43]。

本邦においても、Honda Hらが横浜市での調査から、5歳までの自閉症の累積罹患率(cumulative incidence rate；5歳までに発症する率)は1万人あたり27.2人と報告している[44]。

(1) 兄弟内再発リスク

　1980年代には、Ritvo ERらが米国ユタ州で207家系を調べ、兄弟内再発リスクを推定している。20家系(9.7%)で2名以上の自閉症児を見い出し、自閉症児の次に自閉症児が出生する確率を8.6%、最初の自閉症児が男児であれば7%、女児であれば14.5%と報告した[45]。

　1990年代にはBolton Pらが、自閉性障害の兄弟内再発リスクは2.9%、自閉性障害よりも幅広く定義されている広汎性発達障害も同様の2.9%(合わせて5.8%)と報告した[46]。

　2000年代の報告では、Chakrabarti Sら[47]が英国にて未就学児を対象にして行った広汎性発達障害の有病率調査の中で、自閉性障害とアスペルガー障害のペアなどを127家系中に5家族見い出し、3.9%と推定した。Icasiano Fら[48]は、オーストラリアのBarwon地方にて、親へのインタビューや専門家の記録から抽出されたASD(autism spectrum disorder)について調べ、142家系中に9家族で兄弟内発症を見い出して、6.3%と推定した。Lauritsen MBら[49]は、デンマークにて、出生時あるいは入国時に記録される住民登録システムを利用して調べたところ、自閉性障害の兄弟にASDの性質をもつ者が出現する確率を2.81%と推定した。

　本邦では、名古屋における調査からASDの兄弟再発率は10.0%[50]と報告されている(ただし、同一地区での一般の罹患率が2.1%と比較的高い値が算出されたので慎重に解釈する必要がある)。

　2010年代には、アメリカ合衆国において前向きコホート研究が多施設にて行われた[51]。ASDの兄あるいは姉をもつ664名の生後平均8ヵ月の乳幼児をフォローアップして、生後平均37ヵ月の時点で評価したところ、18.7%がASDの診断に合致していた。年長者の性別にかかわらず、弟のリスクは26.2%、妹のリスクは9.1%であり、既に複数のASD兄弟がいる場合の次子におけるリスクは32.2%であったという。但し、本調査については、手法が厳密になっている点が高く評価されるものの、過去の数値とかけ離れていることや、研究にエントリーする時点でのバイアスについて検討の余地があるため、上記の数値を遺伝カウンセリングで直接用いるには注意が必要である。

(2) 自閉症の遺伝学的研究

　自閉性障害あるいはASDの遺伝学的研究は盛んに行われている。現在までにコンセンサスが得られているのは、双生児研究において、二卵性に比して一卵性の一致率が非常に高いという結果から遺伝的要因は強く関与していること、原因あるいは関与している遺伝子は複数であることであろう。最近では、エピジェネティクス[52]やマイクロRNA[53]といった視点からも研究が進んでいる。

　但し、発症のメカニズムには遺伝以外の要因も関与していることがわかっており、喫煙や有機リン酸系農薬の曝露が発症に関与しているとする報告もある[54]。すべてが遺伝で決まるわけではないことは、他の発達障害や精神疾患と同様である。

4 注意欠陥/多動性障害(Attention deficit/Hyperactivity Disorder;AD/HD)

(1) AD/HDの有病率と兄弟内再発率

　米国での疫学調査では、児童の3～7%がAD/HDの診断基準を満たすことが報告されている。また、学童期だけでなく青年期から成人期までも症状が持続することもわかってきた。欧米での成

V. 治療的関与

人期の有病率は4%程度と示されている[55]。

Faraone SV ら[56]は、AD/HDの兄弟内再発率を20.0%と報告した。行為障害や双極性障害の合併によって数値は25.0〜55.6%に変動したという。一方Chen W ら[57]は、AD/HDの混合型の兄弟内再発率を推定したところ、12.7%と報告している。

ただし、AD/HDそのものの中で遺伝的に大きな問題となるものの割合は、自閉症や統合失調症に比べて低いと想定されるので、現時点では遺伝カウンセリングの対象になることは比較的少ないのではないかと思われる。AD/HDが小学校の年齢で約20人に1人という高い頻度[58]であることからも伺える。

(2) AD/HDの遺伝研究

AD/HDの遺伝形式は、自閉症と同様に生物学的異種性[59]のある多因子遺伝であると考えられている。大きなサンプルを用いた研究では、Levy F らが1,938家系を対象に両親への質問紙法を用いて、双生児での一致率を報告している[60]。それによれば、一卵性双生児、二卵性双生児、双生児と同胞間、同胞間の一致率は、それぞれ82.4%、37.9%、30.5%、11.1%であり、診断基準を緩めるとこれらはそれぞれもう少し高くなった。この報告の中で、AD/HDでの狭義の遺伝率として0.91から0.75の間という高い値を算出しており、これは他の報告と大体同様の値である。ただし、AD/HDの原因や発症には環境因の関与もあると考えられている[61]。

ドパミン受容体遺伝子のうちD4受容体遺伝子には、3番目のエクソンに48 bpの繰り返し配列があり、これが、新奇性への関心の高さと関連するという報告があることから[62,63]、AD/HDとこの遺伝子配列の関係を検討した報告がある。個人によって繰返し数は2〜11と異なるが、Gornick MC ら[64]によれば、7回反復のアレルをもつ場合にAD/HDの発症リスクが高くなるという(オッズ比1.2)。また、同グループは7回配列の存在をAD/HD群内で解析したところ、よい認知機能や良好な予後と関係していたと報告している。

ドパミントランスポーター(dopamine transporter；DAT)遺伝子の3' UTR(untranslated region)に40 bpの繰返し配列が存在する。10回繰り返しアレルとAD/HDの関連について研究されており、10回配列がDAT発現増加に関係しているなど肯定的な報告もあるが、メタアナリシスにより否定するグループもある[65]。ほかにも、ノルアドレナリン系やセロトニン系といったカテコラミン関連の遺伝子との関連が検討されているが、いまだ結論が出せる状況ではない。

5 学習障害(Learning Disabilities；LD)

海外では、LDのうち失読症の遺伝学的特徴についての報告がいくつかある。このうち、Finnuci JM らは、常染色体優性遺伝である可能性が高いと報告し、女性では浸透率が低くなるという報告をしている[66]。Pennington BF らも同様の報告をしており、失読のある204家系を4群に分けたところ、このうち3群では男性では浸透率1の相加的ないし常染色体優性遺伝で女性では浸透率が低かったという[67]。加えて、遺伝子頻度は3〜5%であるが、一部遺伝学的異種性が含まれているのであろうと結論づけている。もし常染色体優性遺伝で浸透率が1であれば、親の一方に失読症があ

る場合に子が罹患する確率は0.5である。多因子遺伝を前提に遺伝率を調査したものでは、Stevenson Jら[68]が285組の13歳の双生児を対象に読字と書字について検討し、書字については遺伝率0.53であったが、読字については遺伝的要因が少なかったと報告している。

LDは一般にはAD/HDや熱性けいれん[69]などのほかの遺伝素因のある頻度の高い状態と関連して存在していることが多いため、他の状態との合併についても考慮する必要がある。Willcutt EGら[70]は8～16歳の313組の双生児を対象に、失読からみたAD/HDの合併について検討し、AD/HDの症状のうち不注意については2変量の遺伝率が0.39であったのに対して、多動/衝動性については0.05であったことから、不注意と失読が同じ遺伝的影響下にあると結論づけている。LDの遺伝率に関連して、熱性けいれんまで考慮した報告は見当たらない。

●LDの遺伝研究

近年の、連鎖解析による研究では、6p23-21.3での連鎖を報告している文献があるが[71]、これを否定する報告もある[72]。いずれのグループもほぼ同じ手法で表現型を考慮して行っていることと、この連鎖を報告している同じグループが1pとの連鎖も報告していることからみて、生物学的異種性の存在が示唆される。失書については、15q21との連鎖について報告がある[73]。なお、日本では、遺伝性の失読症が海外に比して少ないので、海外の報告はそのまま参考にはならない可能性がある。

6 脆弱X症候群

脆弱X症候群はトリプレットリピート病の1つである。精神遅滞(一般的に重度)、細長い顔、大耳介、巨大睾丸(成人男性)、自閉的症状、その他(学習障害、多動、注意欠陥、関節の過伸展、扁平足など)を示すが、精神遅滞以外の症状が目立たない場合も多い。女性の患者の場合は、比較的症状が軽い[74]。有病率は男性で約6,000から4,000人に1人[75,76,77]、女性では約6,000名に1人とする報告が多い[78,79]。

責任遺伝子の1つにX染色体上にコードされている*FMR1*がある。*FMR1*遺伝子の配列内に存在するCGGリピート数は正常では約6～60回である。これが200回を超えると、CGGリピートとその上流のプロモーター領域にあるCpG配列がメチル化されてFMRP(Fragile X mental retardation protein)の発現が抑制される。FMRPは、代謝型グルタミン酸受容体やGABA(gamma aminobutyric acid)受容体に関係しており、これを標的分子とした薬物療法が検討されている[80]。近年ではミノサイクリンによって抑制されるMMP9(matrix metalloproteinase 9)や、代謝型グルタミン酸受容体と関係のあるGSK3(glycogen synthase kinase 3)を標的とした薬物療法も考えられている[80]。

X染色体上にある*FMR1*遺伝子のCGGリピート数が、約60～200のpremutation状態の母親の子ども(男児)が発症する可能性がある。リピート数が60～80の場合では次世代にて200以上のfullmutationとなる確率は14%、81～100では89%と著しく高くなるとする報告もある[81]。母親がfull mutationの場合は保因者と考えられる。母親や母親の親族は、*FMR1*関連疾患に罹患した子孫をもつ可能性がある。

V. 治療的関与

　これまで premutation の状態では脆弱 X 症候群は発症しないと考えられていたが、FXTAS（Fragile X-associated tremor/ataxia syndrome）や POI（Premature Ovarian Insufficiency）などの *FMR1* 関連疾患の発症に関係することがわかってきた。

　本邦では倫理的な問題が未解決であるが、出生前検査は技術的には可能である。但し、リピート数の増大を伴わない *FMR1* 遺伝子の異常例が 1% 以下で存在するため（*FMR1* 遺伝子の欠失、RNA スプライシング異常、ミスセンス変異など）、検査によって脆弱 X 症候群のリスクを完全に評価することはできない。

7 トゥレット症候群（Tourette Syndrome；TS）

　TS の有病率は人口 1 万対 5～10 人とされている。Comings DE ら[82]は TS について分離比を検討し、不完全浸透の常染色体優性遺伝であると報告していた。これによれば、遺伝子頻度は 0.5% であり、浸透率は、ホモ接合体、ヘテロでそれぞれ 94%、50% であったという。また、約 1/3 はこの遺伝形式をとる遺伝子以外の原因が想定された。また、Curtis D ら[83]も、TS の多くは優性遺伝であると主張していた。

(1) TS の遺伝研究

　TS、チック、強迫性障害は遺伝学的に共通する部分があるとする家族研究がある。Walkup JT ら[84]は、53 名の TS とその第一度近親者を調査して、主遺伝子の存在する多因子遺伝であろうと述べている。また、TS の 19% では、その両親共に TS、慢性のチック、強迫性障害のいずれかが認められたという。また、Pauls DL ら[85]も、TS 群 86 名と対照群 43 名の第一度近親者を比較し、TS 群では TS、慢性チック、強迫性障害の頻度が有意に高く、これは TS である発端者の強迫性障害の有無にかかわらなかったと報告している。これまでの多くの遺伝研究を踏まえて、現在のところ単一遺伝疾患や常染色体優性遺伝は否定的と考えられている[86]。

　Price RA ら[87]による双生児研究では、TS の一致率は一卵性で 53%、二卵性で 8%、さらに同じ対象を慢性チックまで広げて検討したところ、一卵性で 77%、二卵性で 23% であったという。また、第一度親族を対象にして調査された家族内集積では 0.9～18.6% と報告によりばらつきはあるものの、一般人口よりも高い値であった[88]。

　TS の連鎖解析では、2p11、8q22、11q23 との連鎖が報告されている一方、全染色体について有意な連鎖がないとする報告もある[89]。ほかにも、ドパミン受容体遺伝子 D1、D2、D3、D4、D5、セロトニン受容体 5HT1A、5HT7、グリシン受容体、ドパミントランスポーター遺伝子との連鎖はなかったと報告されている。このような結果は、TS がかなりの異種性を含むものであることによるのかも知れない。

　CNV（copy number variants）に注目した TS の遺伝研究は、Sundaram SK ら[90]による 2010 年の報告が最初である。TS の診断基準を満たす 184 人の対象者から 10 人で稀な CNV が 5 種類検出されたという。これらのうち 3 つは統合失調症や自閉症、AD/HD でも報告されているものであった。

それ以外では、*CNTNAP2*(contactin-associated protein 2)遺伝子とTSの関係が報告されている。1つの家系から3名の染色体で7q35-q36の部位に挿入が見つかり、*CNTNAP2*遺伝子が破壊されていることが判明した[91]。*CNTNAP2*は中枢神経系の発達に関与しており、大脳皮質で多く発現しているため、現在では自閉症などの発達障害との関係も研究されている。一方で、*CNTNAP2*の領域を含むt(7;5)の転座をもつ家族を調べたところ、TSの症状は認めなかったことから、これを否定する報告もある[92]。

同様に、*NLGN4X*遺伝子とTSの関係[93]も検討されているが、いずれも今後の研究結果を待つ必要がある。2011年のBloch Mら[94]の報告によると、父親と8人の子どもがTSとOCDに罹患している家族を連鎖解析で調べ、高いロッドスコアを示す部位が認められた。同部位をシークエンスして精査したところ、L-histidine decarboxylase(HDC)に点変異が見つかったという。ヒスタミン受容体のいくつかは線条体に多く発現していることや、同受容体はドパミン系の調整にも関与している可能性があることを考えると興味深い。

8 てんかんとてんかん症候群

てんかんの国際分類では、発作型から局在関連(あるいは焦点性)、全般性、未決定、特殊症候群の4つに分類され、さらに前2者については、その原因により特発性、潜因性、症候性という分類がなされている[95]。特発性とは年齢に関連して発病するてんかん、症候性とは基礎疾患が存在しこの症状の1つとして発病するてんかん、潜因性とは臨床所見などが症候性に類似するがその原因が特定できていないものである。てんかんの遺伝という側面をみる際には、症候性であればその基礎疾患について、潜因性であれば基礎疾患が不明なので同じてんかん症候群について、特発性であればてんかんの型そのもの遺伝をみることになる。特発性の一部については、遺伝子変異が明らかにされてきており、これらについては、遺伝子変異そのものによる遺伝カウンセリングが可能になってきている。

(1) 特殊症候群
●熱性けいれん

熱性けいれん(febrile convulsion;FC)は、けいれん性疾患で最も普通のものであり、人口の2～9%でみられ、遺伝形式は常染色体優性か多因子遺伝で、遺伝率は68%と報告されている[96][97]。報告されている頻度は欧米に比し日本の方が高い。Tsuboi Tら[98]は、FCの1,913家系を調査して、一卵性双生児で69%、二卵性双生児で20%の一致率を見い出し、一卵性で一致した症例間では臨床特徴が類似していたと報告している。親族でのFCの頻度は、両親で17%、同胞で21%、第二度近親者で6.1%、第三度近親者で4.6%であった。3世代にわたってFCのみられた42家系では、家族歴のないFCに比し、より若い年齢で初発し、より低い発熱で発作がみられ、発作持続時間が長く、発作を繰り返す傾向がみられた。Rich SSらは、467家系を調査し、遺伝率68%の多因子遺伝であり、生物学的異種性を含むものであると報告している[99]。

熱性けいれんは、遺伝素因の強いものではあるが、これそのものは発熱時にジアゼパムの坐薬を

表 5. 熱性けいれんの連鎖解析

遺伝子座	染色体領域	調査国	文献
FEB1	8q13-q21	オーストラリア	101)
FEB2	19p13.3	アメリカ合衆国	102)
FEB3	2q23-q24	アメリカ合衆国	103)
FEB4	5q14-q15	日本	104)
FEB5	6q22-q24	フランス	105)
FEB6	18p11	日本	106)
FEB7	21q22	アメリカ合衆国	107)
FEB8	5q31.1-q33.1	ベルギー	108)
FEB9	3p24.2-p23	フランス	109)

（文献100）による）

使用することで予防でき、思春期には発作がみられなくなるため、遺伝相談の対象にはならないであろう。熱性けいれんのうち無熱時のけいれんを伴うものについては、青年期のてんかんに関連しているものがある。これらについては、いくつかの原因遺伝子が報告されており、今後遺伝子診断が遺伝カウンセリングに用いられる可能性がある。

熱性けいれんについては、少なくとも9つの領域での連鎖が報告されている（表5）。但し、調査された対象者のうち、後に無熱性けいれんやてんかんに移行する者も結果的に含まれているため、後述するGEFS＋や非定型熱性けいれんなどにも関与している可能性がある。

関連解析では、*IL1B*、*IL1RN*、*GABARG2*、*CHRNA4*、*CSNK1G2*、*IMPA2*などが報告されているが、結果は一致していない。方法論的な問題を解決するため、近年では多施設共同研究が行われている。Cavalleri GLらによると、synapsin 2遺伝子のポリモルフィズム（rs3773364）との関係が示唆された[110]。

(2) 全般性てんかん

●a．熱性けいれんを伴う全般てんかん

熱性けいれんを伴う全般てんかん（GEFS＋）は、比較的最近になって記述された概念で、熱性けいれんと全般性の強直間代発作が合併している小児期によくみられるてんかん症候群であり、遺伝形式は常染色体優性遺伝である[111)112)]。多くは思春期までに発作がみられなくなるが、一部には青年期まで発作が継続する。

＜GEFS＋の遺伝学的研究＞

GEFS＋については、*SCN1A*[113]、*SCN2A*[114]、*SCN1B*[115]での変異が報告されている。それぞれナトリウムチャネルのサブユニット α1、α2、β1であり、てんかんの一部がチャネル病であることを示している。ナトリウムチャネル以外では、GABAA受容体の γ2 サブユニット[116)117)]、δサブユニット[118]の報告がある。但し、GEFS＋の家系で、これらの遺伝子の変異は稀であるため[100]、これらが主たる原因遺伝子ではないと推測されている。

●b．覚醒時大発作てんかん（generalized tonic-clonic seizure；GTCS）

GTCSは、覚醒後の全般性強直間代発作がみられるもので、10歳代に多く発病する。Jimenez Iらは、196家系を調査して、常染色体上の相互優性遺伝子と多因子遺伝が関係しているのではないかと報告している[119]。また、Unterberger Iら[120]は、覚醒時大発作群68名とその他の大発作群30名について調べて、覚醒時群では6名の第一度近親者に覚醒時大発作があったが、その他群ではみ

られなかったことと、大発作群では覚醒時大発作や熱性けいれんも含め、23名の第一度近親者でなんらかのてんかん症候群が認められたことから、この2つが遺伝学的に異なった群である可能性を示唆していると報告している。

c．若年性ミオクロニーてんかん (juvenile myoclonic epilepsy；JME)

JMEは、多くは上肢の対称性のミオクロニーを特徴とする特発性の全般性てんかんで、特発性全般性てんかんの10%以上を占めるという頻度の高いものであると報告されている。

JMEについては、6番染色体短腕のHLA領域との連鎖を認めるという報告[121]と、これを否定する報告[122]がある。また、15qとの連鎖についての報告もあるが、これを否定する報告もある。

2004年に理化学研究所を中心としたグループから6pに位置する*EFHC1*の変異が報告された[123]。これはイオンチャネルとは異なる機能蛋白をコードしているが、特定のカルシウムチャネルと結合することで中枢神経のアポトーシスに関与することが示された。本邦から発信された知見でもあり、精力的に研究が続けられている[124][125]。

d．良性家族性新生児けいれん (benign familial neonatal convulsions；BFNC)

BFNCは、新生児期の遺伝性のけいれんを示すてんかんである。遺伝形式は常染色体優性である。

連鎖解析では、8q、20qとの連鎖が報告されていたが、その後にこれらはそれぞれカリウム(K)チャネル遺伝子のうち*KCNQ3*[126]、*KCNQ2*[127]の変異を示す結果であったことが判明した。これら以外に2q24との連鎖についての報告もあり、生物学的異種性があるものと予想される。

Channelepsy[チャネル病(Channelopathy)とてんかん(Epilepsy)を組み合わせた造語]という概念がある。チャネル異常に注目した遺伝子改変動物や、チャネルに作用する薬物治療が検討されている。レチガビン[128]やフルピルチン[129]は、Kチャネルの活性化を介して抗てんかん作用を示すものである。

e．良性家族性幼児けいれん (benign infantile familial convulsions；BIFC)

BIFCは生後4〜8ヵ月に始まり、BFNCと同様に良性の経過をたどるてんかんである[130]。精神運動制止と全身の筋緊張の亢進などを特徴とする発作が短期間に続いてみられるものの、発作間欠時の脳波は正常であり成人では発作はみられなくなる。遺伝形式は常染色体優性と考えられている。

連鎖解析では、19qとの連鎖についての報告[131]があるが否定する報告もある。ほかには16p12-q12との連鎖[132]、2q24との連鎖[133]などが報告されている。こうした結果からは、BIFCは遺伝的には多様な原因からなる症候群である可能性が考えられる。

(3) 局在関連てんかん

a．側頭葉てんかん (Temporal lobe epilepsy；TLE)

Berkovic SFら[134]は、家族性のTLEの13家系を調査して、分離比0.3の常染色体優性遺伝であったと報告している。これらの家系では、MRI所見は正常で、思春期に初発し、精神発作と自律神経発作が多く、精神運動発作と二次性全般化は稀であり、発作が軽度であるため一部の家族は診断されずにいた。ほかにも、画像診断で側頭葉硬化を伴わない家族性の側頭葉てんかんについていくつかの報告がある。日本でも同様の発作の特徴を示す家族性のTLEが報告されている[135]が、こ

の家系では側頭葉の萎縮が認められたという。

家族性の TLE の家系を対象にした連鎖解析では、Ottman R らの報告[136]に続いて、10q との連鎖がいくつか報告されている。報告されている家系では、小児期に聴覚性の予兆を伴う強直間代発作が始まり、薬物治療によく反応し、発作頻度は少なく複雑部分発作は稀であり、遺伝形式は常染色体優性を示している。画像検査では、側頭葉の萎縮を認めるものと変化のないものがある。10q 以外には、Baulac S らが、熱性けいれんの後に TLE が発症し、MRI で器質的な変化を認めない家系を対象に連鎖解析を行い、18q 末端と 1q25-q31 に連鎖を認めたと報告している[137]。連鎖解析での報告から推測されるように、家族性の TLE は異種性を含んでいる可能性がある。

● b．常染色体優性夜間前頭葉てんかん（autosomal dominant nocturnal frontal lobe epilepsy；ADNFLE）

ADNFLE は夜間睡眠中に、突然の恐怖感や奇声を予兆とする発作が生じる。遺伝形式は名前のとおり常染色体優性で、年齢とともに発作は軽減する。

20q13 との連鎖が報告されていたが、その後この位置にあるニコチン性アセチルコリン受容体の $\alpha 4$ サブユニット[138)140)]、$\beta 2$ サブユニット[141]に変異があることが報告された。また、近年では同受容体の $\alpha 2$ サブユニットの変異も見つかり注目されている[142]。

おわりに　今後、精神科領域でも遺伝子の関与が明らかになることが予想される。しかし、ヒトはすべて親の遺伝子のみで決まるものではなく、発症に関しては組み換えや遺伝子刷り込みなどの蓋然性が常に存在する。多因子遺伝と考えられている精神科領域の疾患については、常にこの問題があることを念頭におく必要がある。

また、遺伝カウンセリングは、時に優生論的に受け取られる事実を扱うことになる。しかしながら、カウンセリングを行うものは、カウンセリーの自己決定の選択肢を広げるためにこの情報を扱っていることを忘れてはならない。当然のことであるが、カウンセリングの有無にかかわらず障害児をもった両親を非難するようなことが起こってはならないし、その障害児は生まれてくるべきでなかったというように扱われるようなことがあってはならない。臨床家として、障害をもつものへの医療・福祉・社会参加に積極的にかかわっていく態度が要求されるであろう。

用語説明 ● ● ●

【有病率と発症率】

疾患の頻度を表す言葉として、有病率と発症率（罹患率）が使われる。有病率とは、ある集団の人口に対する患者の割合。発症率とは、ある集団の発症前の人口に対する発症した患者の割合である。有病率は、発症してからの人口の移動による影響があるために、ある疾患の発症頻度を検討する際には適切ではない。例えば、肢体不自由児養護学校の周辺人口における肢体不自由児の割合は、他の地区より高いかも知れないが、これは通学を考慮して発症後に転居した家族があるためであり、養護学校があると肢体不自由児の発症率が高くなるわけではない。

【染色体】

　概念としていえば、4種類のDNAが1列に並んで染色体を構成している。親から子への遺伝子の伝達はこの染色体を単位として行われる。健康なヒトの体細胞には46本の染色体があり、44本が1番から22番までの常染色体、2本が性染色体である。性染色体は男性の場合X染色体1本とY染色体1本、女性の場合X染色体が2本である。同じ番号の染色体の同じ位置には同じ形質を司る遺伝子が存在しているから、同じ番号の2本の染色体で2つの遺伝子をもっていることになる。それぞれの染色体には、短腕(p)と長腕(q)があり、染色時の縞模様をもとに地図がつくられている。例えば、6番染色体の短腕の中の2番目の領域の中のさらに3番目のバンドであれば、6p23と表記する。

【遺伝子】

　遺伝子とは、DNAの並びのうちある機能をもっていると考えられる並びを総称した機能単位である。染色体が切断されている場合、切断点に機能をもったDNAの並びがあれば、その遺伝子も切断されており遺伝子の機能不全が生じる。あるいは、DNAの並びのうち、たった1つのDNAが別のDNAに置換されただけで、機能に問題を生じることもある。

【組み換え】

　子が親から譲り受けた遺伝子そのものは、免疫に関係する部分などを除き、そのほとんどが受精時のままである。しかし、卵子や精子ができる減数分裂の際に2本の染色体同士でその一部を交換するという現象が一般的に起こっており、これは組み換えと呼ばれている。このために、子の染色体をみたときにその1本がまるごと親と同じということはない。

【遺伝子刷り込み (インプリンティング)】

　ある遺伝子は、両親から受け継いだ2つの対立遺伝子のうち1つが受精後に機能しないような処理を細胞内で受けることがあり、これの現象は遺伝子刷り込み (インプリンティング) と呼ばれている。この例として、Angelman症候群とPrader-Wille症候群とがある。この2つは15番染色体上のq11-q13という同じ領域の微小欠失であるが、それぞれ由来が母親、父親の違いとインプリンティングによって同じ遺伝子から異なった疾患が生じている。ほかにも、身体の左右の成長が異なるSilver-Russell症候群のようにインプリンティングが原因と想定されている疾患は多い。

【遺伝形式】

- 常染色体優性遺伝：ある形質のある型について注目した場合に、その型を司る遺伝子が常染色体上にあり、かつ2つの遺伝子のうち1つがあればその型に決まるものをいう。
- 常染色体劣性遺伝：優性の逆であり、ある型を決める遺伝子が2本のいずれの染色体上にもなくてはならない場合をいう。遺伝性で稀な単一遺伝子疾患の多くはこれである。
- 伴性劣性遺伝：伴性劣性遺伝とは、X染色体上に、ある型の遺伝子があり、これが劣性遺伝するものをいう。女性の場合は、X染色体を2本持っているので1本だけにあっても表現型には現れないが、男性の場合はX染色体が1本しかないために、表現型となる。
- 多因子遺伝：いくつかの遺伝子や環境要因などが複合してある表現型が現れるものをいう。遺伝的傾向がありつつも、明らかな優性遺伝、劣性遺伝の遺伝的特徴をもたない疾患の多くは、これ

V. 治療的関与

であろうと考えられている。

【再発リスク(分離比)】

同一疾患が家系内に出現する頻度のこと。患者本人の疾患が治癒してから再発するリスクという意味ではない。発端者からみて両親、同胞、子などでそれぞれの再発リスクは異なる。遺伝形式が判明していて、かつ家系内の流死産などを含めたある程度以上の人数の情報があれば、一応の計算が可能である。仮に、浸透率が1で、発症に性差がなく、遺伝子頻度が1%(100人に1人が病気の遺伝子をもっている)の場合についての再発リスクを示すと、常染色体優性遺伝の場合、両親の片方が罹患していれば、子での再発リスクは約50%。常染色体劣性遺伝の場合、近親婚でない両親が健康であれば、子の再発リスクは1/40,000、両親のいずれかに疾患がある場合は1/200、健康ないとこ婚の両親の子では、1/3,200である。

【遺伝率】

広義の遺伝率は、集団の平均からのずれが、どれだけ遺伝に起因しているかを示す数値。例えば、仮に(あくまで"仮に")IQ(集団の平均は100)の遺伝率が0.5でIQ130のヒトがいれば、集団との30の差(表現型偏差)のうち15が遺伝で決まり(遺伝子型偏差)、残りの15は他の要因(環境偏差)というように解釈される。また、狭義の遺伝率は、親の状態が集団の平均から偏位している割合に対し、その子の状態が親の状態からどの程度偏位するかという割合。一般的には、集団平均からの親の偏りより、子の偏りが小さくなる傾向が知られており、これを回帰という。IQについてもあてはまる。但し、実際には子の偏位の方が大きくなることも当然ある。

【連鎖解析】

ある遺伝子(A)が、ある病気の遺伝子と同じ染色体上の近い位置にあると、その2つの遺伝子の間で組み換えが起こる確率が低いため、1つの家系でみると病気の人はA遺伝子をもっている確率が高い(連鎖する)という現象がある。これにより、既知の遺伝子と病気の未知の原因遺伝子が同じところにあるかどうかを調べることができる。これを連鎖解析という。例えば、ある家系でA型とAB型の血液型の人にばかりある病気があって、別の家系でB型とAB型の血液型の人にばかり同じ病気があれば、この病気の遺伝子はABO型の血液型の遺伝子と同じ場所にあると推測することができる。これは未知の遺伝子がだいたいどのあたりにあるかを調べる有力な手段であるが、表現型が同じでも原因遺伝子が異なる家系が含まれると、正しい結論を得にくい。また、連鎖解析で有意な結果が出たとしても、あくまで染色体上の位置を大まかに決定しているだけであり、原因遺伝子そのものが判明しているわけではない。

【浸透率】

疾患の遺伝子をもっていても、発病しなかったり軽症で診断されなかったりする。例えば、家系内に発病する組み合わせの遺伝子をもっている人が10人いて、そのうち5人が発症していれば浸透率は0.5であるし、10人全員が発症していれば1である。

【近親者】

遺伝学では、半分の遺伝子が同じ人の関係を第一度近親者、1/4なら第二度、1/8なら第三度と呼び、第一度は親、子、同胞、第二度は祖父母、叔父・叔母、甥・姪がこれに当たる。それぞれ一親

等、二親等と呼ばれることもあるが、法律用語と遺伝学の用語では指す対象が異なる。

(橋本大彦、渡邉慶一郎)

● 文　献

1) Fraser FC：Genetic Counseling. Am J Hum Genet 26：636-659, 1974.
2) 坪井孝幸：遺伝精神医学；精神薄弱. 金剛出版, 東京, 1980.
3) Crow YJ, Tolmie JL：Recurrence risks in mental retardation. J Med Genet. 35(3)：177-182, 1998.
4) 中川栄二ら. 精神遅滞の病因・病態解明をめざした系統的遺伝学的解析とリサーチ・リソース・レポジトリーの拡充(続報)脳と発達 40(suppl)：285-285, 2008.
5) Hagberg B, Kyller M：Epidemiology of mental retardation. A swedish survey. Brain Dev 5：441-449, 1983.
6) Turner G and TURNER B：X-linked mental retardation. Journal of Medical Genetics 11：109, 1974.
7) Croen LA, Grether JK, Selvin S：The Epidemiology of Mental Retardation of Unknown Cause. Pediatrics 107(6)：e86, 2001.
8) Kleefstra T and Hamel BC：X-linked mental retardation：further lumping, splitting and emerging phenotypes. Clin Genet 67(6)：451-467, 2005.
9) Herbst DS, Miller JR. Non specific X-linked mental retardation II；The frequency in British Columbia. Am J Med Genet 7：461-469, 1980.
10) 和田敬仁. エピジェネティクスと精神遅滞「ATR-X 症候群」信州医学雑誌54(1)：3-9, 2006.
11) Billuart P, Bienvenu T, Ronce N, et al：Ologophrenin-1 encodes a rhoGAP protein involved in X-linked mental retardation. Nature 392：923-926, 1998.
12) Nobes C, Hall A：Rho, Rac, and Cdc42 GTPase regulate the assembly of multimolecular focal complexes associated with actin stress fibers, lamellipodia, and filopodia. Cell 81：53-62, 1995.
13) Castellvi-Bel S, Mila M：Genes Resopnsible for Nonspecific Mental Retardation；Molecular Genetics and Metabolism 72：104-108, 2001.
14) Bagrodia S, Taylor SJ, Creasy CL, et al：Identification of a mouse p21Cdc42/Rac activated kinase. J Biol Chem 270：22731-22737, 1995.
15) Manser E, et al：Molecular cloning of a new member of the p21-Cdc42/Rac activating kinase(PAK)family. J Biol Chem 270：25070-25078, 1995.
16) Zipkin I, Kindt R, Kenyon C：Role of new rho family member in cell migration axon guidance in C. elegans. Cell 90：883-894, 1997.
17) Allen KM, Glesson JG, Bagrodia S, et al：PAK3 mutation in nonsyndromic X-linked mental retardation. Nature Genet 20：25-30, 1998.
18) Peippo M, Koivisto AM, Särkämö T, et al：PAK3 related mental disability：further characterization of the phenotype. Am J Med Genet A. 143A(20)：2406-2416, 2007.
19) Rejeb I, Saillour Y, Castelnau L, et al.：A novel splice mutation in PAK3 gene underlying mental retardation with neuropsychiatric features. Eur J Hum Genet 16(11)：1358-1363, 2008.
20) Kutsche K, Yutema H, Brandt A, et al：Mutations in ARHGEF6, encoding a guanine nucleotide exchange factor for Rho GTPases, in patients with X-linked mental retardation. Nature Genet 26：247-250, 2000.
21) Kutsche K, Yutema H, Brandt A, et al：Mutations in ARHGEF6, encoding a guanine nucleotide exchange factor for Rho GTPases, in patients with X-linked mental retardation. Nature Genet 26：247-250, 2000.
22) Zemni R, Bienvenu T, Vinet MC, et al：A new gene involved in X-linked mental retardation identified by analysis of an X；2 balanced translocation. Nature Genet 24：167-170, 2000.
23) Hall A：Rho GTPase and the actin cytoskelton. Science 279：509-514, 1998.
24) Hamel BC, Kremer H, Wesby-van Swaay E, et al：A gene for nonspecific X-linked mental retardation(MRX41)is located in the distal segment of Xq28. Am J Med Genet 64(1)：131-133, 1996.
25) D'Adamo P, Menegon A, Lo Nigro C, et al：Mutations in GDI1 are responsible for X-linked non-specific mental retardation. Nature Genet 19：134-139, 1998.
26) Wu SK, Zeng K, Wilson IA, et al：Structural insights into the function or Rab GDI superfamily. Trends Biochem Sci

Ⅴ．治療的関与

21：472-476, 1996.
27) Carrie A, Jun L, Bienvenu T, et al：A new member of the IL-1 receptor family highly expressed in hippocampus and involved in X-linked mental retardation. Nature Genet 23：25-31, 1999.
28) Tabolacci E, Pomponi MG, Pietrobono R, et al：A truncating mutation in the IL1RAPL1 gene is responsible for X-linked mental retardation in the MRX21 family. Am J Med Genet A 140(5)：482-487, 2006.
29) Bahi N, Friocourt G, Carrié A, et al：. IL1 receptor accessory protein like, a protein involved in X-linked mental retardation, interacts with Neuronal Calcium Sensor-1 and regulates exocytosis. Hum Mol Genet 12(12)：1415-25, 2003.
30) Ritchie RJ, Chakrabarti L, Knight SJ, et al：Population genetics of the FRAXE and FRAXF GCC repeats and a novel CGG repeat in Xq28. Am J Med Genet 73：463-469, 1997.
31) Gecz J, Oostra BA, Hockey A, et al：FMR2 expression in families with FRAXE mental retardation. Hum Mol Genet 6：435-441, 1997.
32) Gecz J：The FMR 2 gene, FRAXE and non-specific X-linked mental retardation；clinical and molecular aspects. Ann Hum Genet 64：95-106, 2000.
33) Merienne K, Jacquot S, Pannetier S, et al：A missense mutation in RPS6KA3(RSK2)responsible for non-specific mental retardation. Nature Genet 22：13-14, 1999.
34) Trivier E, De Casare D, Jacquot S, et al：Mutation in kinase Rsk-2 associated with Coffin-Lowry syndrome. Nature 384：567-570, 1996.
35) Sassone-Corsi P, Mizzen CA, Cheung P, et al：Requirement of Rsk-2 for epidermal growth factor-activated phosphorylation of histone H3. Science 285(5429)：886-891, 1999.
36) Amir RE, Van den Veyver IB, Wan M, et al：Rett syndrome is caused by mutations in X-linked MECP2, encoding methyl-CpG-binding protein2. Nat Genet 23：185-188, 1999.
37) Samaco RC, Neul JL. Complexities of Rett syndrome and MeCP2. J Neurosci 31(22)：7951-7959, 2011.
38) 下竹敦哉，大木　出，白川昌宏：細胞工学 20：393-399, 2001.
39) Ballestar E, Yusufzai TM, Wolffe AP. Effects of Rett syndrome mutations of the methyl-CpG binding domain of the transcriptional repressor MeCP2 on selectivity for association with methylated DNA. Biochemistry 39(24)：7100-7106, 2000.
40) 三宅邦夫，久保田健夫．メチル化CpG結合蛋白(MeCP2)研究の最近の動向．分子精神医学 11(2)：94-99, 2011.
41) Autism and Developmental Disabilities Monitoring Network Surveillance Year 2006 Principal Investigators；Centers for Disease Control and Prevention(CDC). Prevalence of autism spectrum disorders：Autism and Developmental Disabilities Monitoring Network, United States, 2006. MMWR Surveill Summ 58(10)：1-20, 2009.
42) Brugha TS, McManus S, Bankart J, et al：Epidemiology of autism spectrum disorders in adults in the community in England. Arch Gen Psychiatry 68(5)：459-465, 2011.
43) Kim YS, Leventhal BL, Koh YJ, et al：Prevalence of autism spectrum disorders in a total population sample. Am J Psychiatry 168(9)：904-912, 2011.
44) Honda H, Shimizu Y, Imai M, et al：Cumulative incidence of childhood autism：a total population study of better accuracy and precision. Dev Med Child Neurol 47(1)：10-18, 2005.
45) Ritvo ER, Jorde LB, Mason-Brothers A, et al. The UCLA-University of Utah Epidemiologic survey of autism：recurrence risk estimates and genetic counseling. Am J Psychiatry 146(8)：1032-1036, 1989.
46) Bolton P, Macdonald H, Pickles A, et al：A case-control family history study of autism. J Child Psychol Psychiatry 35(5)：877-900, 1994.
47) Chakrabarti S and Fombonne E. Pervasive developmental disorders in preschool children. JAMA 285(24)：3093-3099, 2001.
48) Icasiano F, Hewson P, Machet P, et al：Childhood autism spectrum disorder in the Barwon region：a community based study. J Paediatr Child Health 40(12)：696-701, 2004.
49) Lauritsen MB, Pedersen CB, Mortensen PB. Effects of familial risk factors and place of birth on the risk of autism：a nationwide register-based study. J Child Psychol Psychiatry 46(9)：963-971, 2005.
50) Sumi S, Taniai H, Miyachi T, et al：Sibling risk of pervasive developmental disorder estimated by means of an epidemiologic survey in Nagoya, Japan. Journal of Human Genetics 51：518-522, 2006.
51) Ozonoff S, Young GS, Carter A, et al：Recurrence risk for autism spectrum disorders：a baby siblings research

consortium study. Pediatrics 128(3):e488-495, 2011.
52) 平澤孝枝, 久保田健夫. 自閉症とエピジェネティクス. 分子精神医学 11(4):27-32, 2011.
53) 河原行郎. マイクロRNA. 分子精神医学 11(3):2-7, 2011.
54) 藤原武雄, 高松育子. 自閉症の環境要因. 保健医療科学 59(4):330-337, 2010.
55) 大西将史. 成人期ADHD研究における評定尺度の使用状況. 脳 21.13(2):166-169, 2010.
56) Faraone SV, Biederman J, Monuteaux MC.:Toward guidelines for pedigree selection in genetic studies of attention deficit hyperactivity disorder. Genet Epidemiol 18(1):1-16, 2000.
57) Chen W, Zhou K, Sham P, et al:DSM-IV combined type ADHD shows familial association with sibling trait scores:a sampling strategy for QTL linkage. Am J Med Genet B Neuropsychiatr Genet 147B(8):1450-1460, 2008.
58) Brown RT, Freeman WS, Perrin JM, et al:Prevalence and assessment of attention-deficit/hyperactivity disorder in primary care settings. Pediatrics 107(3):E43, 2001.
59) Faraone SV:Genetics of childhood disorders:XX. ADHD, Part 4:is ADHD genetically heterogeneous? J Am Acad Child Adolesc Psychiatry 39(11):1455-1457, 2000.
60) Levy F, Hay DA, McStephen M, et al:Attention-deficit hyperactivity disorder;a category or a continuum? Genetic analysis of a large-scale twin study. J Am Acad Child Adolesc Psychiatry 36(6):737-744, 1997.
61) Millichap JG.:Etiologic classification of attention-deficit/hyperactivity disorder. Pediatrics 121(2):e358-365, 2008.
62) Benjamin J, Li L, Patterson C, et al:Population and familial association between the D4 dopamine receptor gene and measures of Novelty Seeking. Nat Genet 12(1):81-84, 1996.
63) Ebstein RP, Novick O, Umansky R, et al:Dopamine D4 receptor (D4DR) exon III polymorphism associated with the human personality trait of Novelty Seeking. Nat Genet 12(1):78-80, 1996.
64) Gornick MC, Addington A, Shaw P, et al:Association of the dopamine receptor D4(DRD4) gene 7-repeat allele with children with attention-deficit/hyperactivity disorder (ADHD):an update., Am J Med Genet B Neuropsychiatr Genet 144B(3):379-382, 2007.
65) Li D, Sham PC, Owen MJ, et al:Meta-analysis shows significant association between dopamine system genes and attention deficit hyperactivity disorder (ADHD). Hum Mol Genet 15(14):2276-2284, 2006.
66) Finnuci JM, Guthrie JT, Childs AL, et al:The Genetics of specific reading disability. Ann Hum Genet. 40:1-23, 1976.
67) Pennington BF, Gilger JW, Pauls D, et al:Evidence for major gene transmission of developmental dyslexia. JAMA 266(11):1527-1534, 1991.
68) Stevenson J, Graham P, Fredman G, et al:A twin study of genetic influences on reading and spelling ability and disability. J Child Psychol Psychiatry 28(2):229-247, 1987.
69) MacDonald BK, Johnson AL, Sander JW, et al:Febrile convulsions in 220 children;neurological sequelae at 12 years follow-up. Eur Neurol 41(4):179-186, 1999.
70) Willcutt EG, Pennington BF, DeFries JC:Twin study of the etiology of comorbidity between reading disability and attention-deficit/hyperactivity disorder. Am J Med Genet 96(3):293-301, 2000.
71) Grigorenko EL, Wood FB, Meyer MS, et al:Chromosome 6p influences on different dyslexia-related cognitive processes:further confirmation. Am J Hum Genet 66(2):715-723, 2000.
72) Petryshen TL, Kaplan BJ, Fu Liu M, et al:Evidence for a susceptibility locus on chromosome 6q influencing phonological coding dyslexia. Am J Med Genet 105(6):507-517, 2001.
73) Nothen MM, Schulte-Korne G, Grimm T, et al:Genetic linkage analysis with dyslexia;evidence for linkage of spelling disability to chromosome 15. Eur Child Adolesc Psychiatry 3:56-59, 1999.
74) 難病情報センター http://www.nanbyou.or.jp/entry/761
75) Crawford DC, Meadows KL, Newman JL, et al:Prevalence of the Fragile X Syndrome In African-Americans. Am J Medical Genetics 110:226-223, 2002.
76) Youings SA, Murray A, Dennis N, et al:FRAXA and FRAXE:the results of a 5-year survery. J Med Genet 37:415-421.
77) Crawford DC, Meadows KL, Newman JL, et al:Prevalence and phenotype consequence of FRAXA and FRAXE alleles in a large, ethnically diverse special education needs population. Am J Human Genet 64:495-507.
78) Boué J and Simon-Bouy B:Genetics of Fragile X syndrome and its prevention. J Gynecol Obstet Biol Reprod 26(3):273-279, 1997.
79) Turner G, Webb T, Wake S, et al:Prevalence of Fragile X syndrome. Am J Med Genet 64:196-197, 1996.

V. 治療的関与

80) Rooms L and Kooy RF：Advances in understanding fragile X syndrome and related disorders. Current Opinion in Pediatrics 23：601-606, 2011.
81) Kallinen J, Heinonen S, Mannermaa A, et al：Prenatal diagnosis of fragile X syndrome and the risk of expansion of a permutation. Clin Genet 58：111-115, 2000.
82) Comings DE, Comings BG, Devor EJ, et al：Detection of major gene for Gilles de la Tourette syndrome. Am J Hum Genet 36(3)：586-600, 1984.
83) Curtis D, Robertson MM, Gurling HM：Autosomal dominant gene transmission in a large kindred with Gilles de la Tourette syndrome. Br J Psychiatry 160：845-849, 1992.
84) Walkup JT, LaBuda MC, Singer HS, et al：Family study and segregation analysis of Tourette syndrome；evidence for a mixed model of inheritance. Am J Hum Genet 59(3)：684-693, 1996.
85) Pauls DL, Raymond CL, Stevenson JM, et al：A family study of Gilles de la Tourette syndrome. Am J Hum Genet 48(1)：154-163, 1991.
86) Bloch M, State M, Pittenger C.：Recent advances in Tourette syndrome. Curr Opin Neurol 24(2)：119-125, 2011.
87) Price RA, Kidd KK, Cohen DJ, et al：A twin study of Tourette syndrome. Arch Gen Psychiatry 42(8)：815-820, 1985.
88) 米田衆介, 金生由紀子. Tourette 症候群の遺伝子解析の動向. 分子精神医学. 2(4)：359-365, 2002.
89) Barr CL, Wigg KG, Pakstis AJ, et al：Genome scan for linkage to Gilles de la Tourette syndrome. Am J Med Genet 88(4)：437-445, 1999.
90) Sundaram SK, Huq AM, Wilson BJ, et al：Tourette syndrome is associated with recurrent exonic copy number variants. Neurology 74(20)：1583-1590, 2010.
91) Verkerk AJ, Mathews CA, Joosse M et al：CNTNAP2 is disrupted in a family with Gilles de la Tourette syndrome and obsessive compulsive disorder. Genomics 2003 82(1)：1-9, 2003.
92) Belloso JM, Bache I, Guitart M, et al：Disruption of the CNTNAP2 gene in a t(7；15)translocation family without symptoms of Gilles de la Tourette syndrome. Eur J Hum Genet 15(6)：711-713, 2007.
93) Lawson-Yuen A, Saldivar JS, Sommer S, et al：Familial deletion within NLGN4 associated with autism and Tourette syndrome. Eur J Hum Genet 16(5)：614-618, 2008.
94) Bloch M, State M, Pittenger C.：Recent advances in Tourette syndrome. Curr Opin Neurol 24(2)：119-125, 2011.
95) Proposal for revised classification of epilepsies and epileptic syndromes. Commission on Classification and Terminology of the International League Against Epilepsy. Epilepsia 30(4)：389-399, 1989.
96) Kugler SL, Johnson WG：Genetics of the febrile seizure susceptibility trait. Brain Dev 20(5)：265-274, 1998.
97) Rich SS, Annegers JF, Hauser WA, et al：Complex segregation analysis of febrile convulsions. Am J Hum Genet 41(2)：249-257, 1987.
98) Tsuboi T, Endo S：Genetic studies of febrile convulsions：analysis of twin and family data. Epilepsy Res Suppl 4：119-28, 1991.
99) Rich SS, Annegers JF, Hauser WA, et al. Complex segregation analysis of febrile convulsions. Am J Hum Genet 41(2)：249-257, 1987.
100) Nakayama J.：Progress in searching for the febrile seizure susceptibility genes. Brain Dev 31(5)：359-365, 2009.
101) Wallace RH, Berkovic SF, Howell RA, et al：Suggestion of a major gene for familial febrile convulsions mapping to 8q13-21. J Med Genet 33(4)：308-312, 1996.
102) Johnson EW, Dubovsky J, Rich SS, et al：Evidence for a novel gene for familial febrile convulsions, FEB2, linked to chromosome 19p in an extended family from the Midwest. Hum Mol Genet 7(1)：63-67, 1998.
103) Peiffer A, Thompson J, Charlier C, et al：A locus for febrile seizures(FEB3)maps to chromosome 2q23-24. Ann Neurol 46(4)：671-678, 1999.
104) Nakayama J, Hamano K, Iwasaki N, et al：Significant evidence for linkage of febrile seizures to chromosome 5q14-q15. Hum Mol Genet 9(1)：87-91, 2000.
105) Nabbout R, Prud'homme JF, Herman A, et al：A locus for simple pure febrile seizures maps to chromosome 6q22-q24. Brain 125(Pt 12)：2668-2680, 2002.
106) Nakayama J, Yamamoto N, Hamano K, et al：Linkage and association of febrile seizures to the IMPA2 gene on human chromosome 18. Neurology 63(10)：1803-1807, 2004.
107) Hedera P, Ma S, Blair MA, et al：Identification of a novel locus for febrile seizures and epilepsy on chromosome 21q22. Epilepsia(10)：1622-1628, 2006.

108) Audenaert D, Schwartz E, Claeys KG, et al：A novel GABRG2 mutation associated with febrile Neurology 67(4)：687-690, 2006.
109) Nabbout R, Baulac S, Desguerre I, et al：New locus for febrile seizures with absence epilepsy on 3p and a possible modifier gene on 18p. Neurology 68(17)：1374-1381, 2007.
110) Cavalleri GL, Weale ME, Shianna KV, et al：Multicentre search for genetic susceptibility loci in sporadic epilepsy syndrome and seizure types：a case-control study. Lancet Neurol 6(11)：970-980, 2007.
111) Scheffer IE, Berkovic SF：Generalized epilepsy with febrile seizures plus. A genetic disorder with heterogeneous clinical phenotypes. Brain 120(Pt 3)：479-490, 1997.
112) Singh R, Scheffer IE, Crossland K, et al：Generalized epilepsy with febrile seizures plus：a common childhood-onset genetic epilepsy syndrome. Ann Neurol. 45(1)：75-81, 1999.
113) Escayg A, MacDonald BT, Meisler MH, et al：Mutations of SCN1A, encoding a neuronal sodium channel, in two families with GEFS＋2. Nat Genet 24(4)：343-345, 2000.
114) Sugawara T, Tsurubuchi Y, Agarwala KL, et al：A missense mutation of the Na$^+$ channel alpha II subunit gene Na(v)1.2 in a patient with febrile and afebrile seizures causes channel dysfunction. Proc Natl Acad Sci U S A 98(11)：6384-6389, 2001.
115) Wallace RH, Scheffer IE, Barnett S, et al：Neuronal sodium-channel alpha1-subunit mutations in generalized epilepsy with febrile seizures plus. Am J Hum Genet 68(4)：859-865, 2001.
116) Baulac S, Huberfeld G, Gourfinkel-An I, et al：First genetic evidence of GABA(A) receptor dysfunction in epilepsy：a mutation in the gamma2-subunit gene. Nat Genet 28(1)：46-48, 2001.
117) Wallace RH, Marini C, Petrou S, et al：Mutant GABA(A) receptor gamma2-subunit in childhood absence epilepsy and febrile seizures. Nat Genet 28(1)：49-52, 2001.
118) Dibbens LM, Feng HJ, Richards MC, et al：GABRD encoding a protein for extra- or peri-synaptic GABAA receptors is a susceptibility locus for generalized epilepsies. Hum Mol Genet 13(13)：1315-1319, 2004.
119) Jimenez I, Mora O, Jimenez M, et al：Complex segregation analysis of non-myoclonic idiopathic generalized epilepsy in families ascertained from probands affected with idiopathic epilepsy with tonic-clonic seizures in Antioquia, Colombia. Hum Genet 98(2)：214-218, 1996.
120) Unterberger I, Trinka E, Luef G, et al：Idiopathic generalized epilepsies with pure grand mal；clinical data and genetics. Epilepsy Res 44(1)：19-25, 2001.
121) Liu AW, Delgado-Escueta AV, Gee MN, et al：Juvenile myoclonic epilepsy in chromosome 6p12-p11；locus heterogeneity and recombinations. Am J Med Genet 63(3)：438-446, 1996.
122) Elmslie FV, Williamson MP, Rees M, et al：Linkage analysis of juvenile myoclonic epilepsy and microsatellite loci spanning 61cM of human chromosome 6p in 19 nuclear pedigrees provides no evidence for a susceptibility locus in this region. Am J Hum Genet 59(3)：653-663, 1996.
123) Suzuki T, Delgado-Escueta AV, Aguan K, et al：Mutations in EFHC1 cause juvenile myoclonic epilepsy. Nat Genet 36(8)：842-849, 2004.
124) Suzuki T, Miyamoto H, Nakahari T, et al：EFHC1 deficiency causes spontaneous myoclonus and increased seizure susceptibility. Hum Mol Genet 18(6)：1099-1109, 2009.
125) Katano M, Numata T, Aguan K, et al：The juvenile myoclonic epilepsy-related protein EFHC1 interacts with the redox-sensitive TRPM2 channel linked to cell death. Cell Calcium. 51(2)：179-185, 2012.
126) Charlier C, Singh NA, Ryan SG, et al：A pore mutation in a novel KQT-like potassium channel gene in an idiopathic epilepsy family. Nat Genet 18(1)：53-55, 1998.
127) Singh NA, Charlier C, Stauffer D, et al：A novel potassium channel gene, KCNQ2, is mutated in an inherited epilepsy of newborns. Nat Genet 18(1)：25-29, 1998.
128) Large CH, Sokal DM, Nehlig A, et al：The spectrum of anticonvulsant efficacy of retigabine (ezogabine) in animal models：Implications for clinical use. Epilepsia 53(3)：425-436, 2012.
129) Raol YH, Lapides DA, Keating JG, et al：A KCNQ channel opener for experimental neonatal seizures and status epilepticus. Ann Neurol 65(3)：326-336, 2009.
130) Vigevano F, Fusco L, Di Capua M, et al：Benign infantile familial convulsions. Eur Pediatr 151(8)：608-612, 1992.
131) Guipponi M, Rivier F, Vigevano F, et al. Linkage mapping of benign familial infantile convulsions (BFIC) to chromosome 19q. Hum Mol Genet 6(3)：473-477, 1997.

V. 治療的関与

132) Caraballo R, Pavek S, Lemainque A, et al. Linkage of benign familial infantile convulsions to chromosome 16p12-q12 suggests allelism to the infantile convulsions and choreoathetosis syndrome. Am J Hum Genet 68(3):788-794, 2001.
133) Malacarne M, Gennaro E, Madia F, et al. Benign familial infantile convulsions: mapping of a novel locus on chromosome 2q24 and evidence for genetic heterogeneity. Am J Hum Genet 68(6): 1521-1526, 2001.
134) Berkovic SF, McIntosh A, Howell RA, et al: Familial temporal lobe epilepsy: a common disorder identified in twins. Ann Neurol 40(2): 227-235, 1996.
135) Ikeda A, Kunieda T, Miyamoto S, et al: Autosomal dominant temporal lobe epilepsy in a Japanese family. J Neurol Sci 176(2): 162-165, 2000.
136) Ottman R, Risch N, Hauser WA, et al: Localization of a gene for partial epilepsy to chromosome 10q. Nat Genet 10(1): 56-60, 1995.
137) Baulac S, Picard F, Herman A, et al: Evidence for digenic inheritance in a family with both febrile convulsions and temporal lobe epilepsy implicating chromosomes 18qter and 1q25-q31. Ann Neurol 49(6): 786-792, 2001.
138) Steinlein OK, Mulley JC, Propping P, et al: A missense mutation in the neuronal nicotinic acetylcholine receptor alpha 4 subunit is associated with autosomal dominant nocturnal frontal lobe epilepsy. Nat Genet 11(2): 201-203, 1995.
139) Phillips HA, Favre I, Kirkpatrick M, et al: CHRNB2 is the second acetylcholine receptor subunit associated with autosomal dominant nocturnal frontal lobe epilepsy. Am J Hum Genet 68(1): 225-231, 2001.
140) Hirose S, Iwata H, Akiyoshi H, et al: A novel mutation of CHRNA4 responsible for autosomal dominant nocturnal frontal lobe epilepsy. Neurology 53(8): 1749-53, 1999.
141) De Fusco M, Becchetti A, Patrignani A, et al: The nicotinic receptor beta 2 subunit is mutant in nocturnal frontal lobe epilepsy. Nat Genet 26(3): 275-276, 2000.
142) Aridon P, Marini C, Di Resta C, et al: Increased sensitivity of the neuronal nicotinic receptor alpha 2 subunit causes familial epilepsy with nocturnal wandering and ictal fear. Am J Hum Genet 79(2): 342-350, 2006.

20. 司法精神医学

はじめに　司法精神医学(forensic psychiatry)とは、司法と精神医学に関する領域であり、司法と関連した精神科医療や精神保健も含むと考えられる。

司法精神医学の領域における児童・青年期の問題は、従来あまり積極的に論じられることはなかったが、平成12年(2000年)のバスジャック事件や10代の凶悪犯罪が注目されるに至り、近年では、少年法改正、裁判員裁判制度導入や少年院法の改正などに向けて少年事件に関する議論と積極的な介入が必要な状況となってきている。

Erich Fは、精神分析学の立場から著書『悪について』(1964)[1]の冒頭部分で「人生に直接または間接に役立つさまざまな攻撃性と有害な破壊性とを、識別することができるようになった」と述べている。このように、役立つ攻撃性と役に立たない攻撃性、有害な破壊性と無害な破壊性という見地がある。また、善と悪の違いは何か、司法と悪はどのような関係になるのか、青少年の場合には何故特別な配慮が必要なのか、非行を正しくない行為と考えれば正しい行為とは何かといった命題に辿り着く。本稿では、さまざまな観点から少年非行や少年犯罪について述べることとする。

最近、凶悪犯で検挙された少年のうち、過去に非行歴のない初発型の子どもが約半数を占めるといわれる。いわゆる「普通の子」がなぜそのようなことになるのかという疑問が生じる。精神保健の観点からも、精神科医療の果たすべき役割が極めて重要である。少年犯罪と精神科医療の出会いは、精神鑑定を求められてからになることが多い。しかし、問題行動としての非行に対し、精神科医療の場でかかわることは決して珍しいことではない。また、不登校、家庭内暴力、家出、性的逸脱行為、有機溶剤中毒などのさまざまな相談を保護者から受ける場合、治療経過中に少年の行動が犯罪に結びつくことがある。そのような場合、精神科医療と司法の間で直接あるいは間接的に連携が必要となることは言うまでもない。

1 ── 最近の重大青少年犯罪と統計

法務省の『検察統計』によると、少年事件が注目されるに至った平成12年5月〜平成12年12月の重大少年犯罪として、19件の報告がある。①17歳の男子高校生が64歳の主婦刺殺、②17歳の少年が高速バスを乗っ取り、乗客13人を殺傷、③17歳の男子高校生が列車内で48歳男性の頭をハンマーで殴り殺人未遂、④16歳の工員少年が16歳の少年に暴行を加えて殺害し、死体遺棄、⑤17歳少女が26歳の女性の耳たぶをハサミで切り落とし、ヘアアイロンを身体に押しつけて重傷を負わせた、⑥15歳と17歳の少年が、15歳の少年を殴り殺害、⑦17歳の男子高校生が、バットで下級生4人を殴り重軽傷を負わせ、母親をバットで殴り殺害、⑧16歳の少年が母親をバットで殴り殺害、

Ｖ．治療的関与

(平成9年～22年)

表6 犯罪少年の検察庁新規受理人員(罪名別・年齢層別)

区分		9年	10年	11年	12年	13年	14年	15年	16年	17年	18年	19年	20年	21年	22年
総数	計	298,344	298,609	279,774	264,063	266,870	264,822	254,448	241,610	217,879	197,641	180,662	158,358	156,884	147,408
	年少少年	64,464	66,436	60,853	58,437	58,206	55,762	55,127	53,498	50,348	45,930	44,626	40,640	42,612	40,277
	中間少年	108,941	107,904	98,846	93,330	95,848	96,016	87,955	81,535	72,580	66,486	59,773	53,283	51,199	47,021
	年長少年	124,939	124,269	120,075	112,296	112,816	113,044	111,366	106,577	94,951	85,225	76,263	64,435	63,073	60,110
殺人	計	73	109	105	110	116	92	105	73	69	77	61	52	59	41
	年少少年	9	17	7	24	6	8	19	10	13	14	7	9	10	5
	中間少年	28	38	40	47	42	37	42	21	22	35	22	22	23	12
	年長少年	36	54	58	39	68	47	44	42	34	28	32	21	26	24
強盗	計	1,863	1,734	1,892	2,031	2,072	2,087	2,301	1,806	1,583	1,211	997	950	1,012	756
	年少少年	362	288	319	362	370	336	399	307	262	165	188	174	184	111
	中間少年	891	774	815	893	963	1,043	973	751	652	512	400	356	396	280
	年長少年	610	672	758	776	739	708	929	748	669	534	409	420	432	365
傷害	計	10,350	10,414	9,799	12,191	11,283	10,413	9,058	7,633	6,855	6,747	6,372	6,000	5,653	5,734
	年少少年	3,617	3,684	3,768	4,545	3,823	3,627	3,204	2,847	2,882	2,783	2,565	2,457	2,479	2,596
	中間少年	4,040	4,107	3,568	4,425	4,454	3,999	3,399	2,681	2,343	2,353	2,239	2,117	1,901	1,855
	年長少年	2,693	2,623	2,463	3,221	3,006	2,787	2,455	2,105	1,630	1,611	1,568	1,426	1,273	1,283
窃盗	計	96,142	98,140	85,836	80,753	84,798	89,323	86,936	85,356	77,816	68,312	63,226	57,760	60,492	57,625
	年少少年	37,267	38,253	33,500	32,113	32,719	32,054	31,267	30,737	28,969	25,768	25,469	23,602	25,922	24,124
	中間少年	42,558	42,622	36,958	35,031	37,856	40,542	38,114	37,241	33,231	28,999	25,892	23,794	23,740	22,650
	年長少年	16,317	17,265	15,378	13,609	14,223	16,727	17,555	17,378	15,616	13,545	11,865	10,364	10,830	10,851
恐喝	計	6,151	6,196	5,845	7,083	6,220	5,157	4,616	3,719	3,120	2,435	2,089	1,915	1,572	1,555
	年少少年	2,303	2,236	2,035	2,419	1,965	1,555	1,557	1,243	1,033	773	747	652	519	551
	中間少年	2,717	2,820	2,650	3,194	2,907	2,354	2,011	1,589	1,348	1,026	857	779	660	623
	年長少年	1,131	1,140	1,160	1,470	1,348	1,248	1,048	887	739	636	485	484	393	381
強姦・強制わいせつ	計	837	790	814	720	666	568	664	519	516	442	478	505	502	550
	年少少年	159	142	152	141	145	129	141	132	126	122	137	123	117	153
	中間少年	296	260	291	283	233	202	224	134	136	142	154	172	164	169
	年長少年	382	388	371	296	288	237	299	253	254	178	187	210	221	228
放火	計	114	105	121	84	103	105	128	136	91	112	118	92	93	74
	年少少年	62	34	47	24	36	42	49	56	37	37	43	30	41	29
	中間少年	33	36	48	30	35	31	45	43	36	46	36	27	32	22
	年長少年	19	35	26	30	32	32	34	37	18	29	39	35	20	23
自動車運転過失致死傷等	計	39,970	39,967	40,518	43,413	43,539	42,470	40,707	38,844	36,066	33,089	31,133	26,709	25,007	23,536
	年少少年	295	315	283	464	276	302	227	176	181	165	223	132	112	121
	中間少年	4,665	4,752	4,461	5,059	4,818	4,521	3,821	3,137	2,823	2,614	2,565	2,420	2,135	1,771
	年長少年	35,010	34,900	35,774	37,890	38,445	37,347	36,659	35,531	33,062	30,310	28,370	24,157	22,760	21,644
覚せい剤取締法	計	1,954	1,208	1,210	1,388	1,169	875	628	530	628	406	443	331	331	299
	年少少年	85	68	45	98	67	70	25	27	46	23	14	11	15	20
	中間少年	555	331	353	412	328	245	181	154	168	104	128	98	86	69
	年長少年	1,314	809	812	878	774	560	422	349	414	279	301	222	230	210
道交違反	計	96,891	92,690	88,150	74,133	70,776	64,020	54,354	47,413	42,438	37,544	33,376	27,615	27,696	25,396
	年少少年	8,515	8,756	8,168	6,463	6,017	4,521	3,654	2,899	2,676	2,270	2,307	1,842	1,952	2,014
	中間少年	34,935	33,353	31,364	26,276	24,940	21,930	16,910	14,034	13,403	12,418	11,367	9,845	9,316	8,257
	年長少年	53,441	50,581	48,618	41,394	39,819	37,569	33,790	30,480	26,359	22,856	19,702	15,928	16,428	15,125

注1　検察統計年報による。

⑨15歳の男子高校生が一家6人を殺傷、⑩17歳の養護学校生徒が3歳の女児をベランダから放り投げ転落死させる、⑪17歳の男子高校生が男性教諭をナイフで切りつける、⑫19歳会社員と16歳無職少年、19歳の専門学校生が中3生徒を恐喝、⑬14歳の少年が中学1年生の頭を金槌で殴打、⑭17歳の女子高校生が女性教諭を刺す、⑮17歳の高校生が母親を絞殺、⑯17歳の高校生がビデオショップを爆破、⑰17歳の高校生がバットで通行人8人に重軽傷を負わせる、⑱14歳の中学生が57歳の男性を包丁で刺殺、⑲16歳の少年と女子高校生がタクシー運転手を強盗殺人、などである。これらの事件に関して、個々の背景について考察すべきであるが、ここで明確にしておくべきことは、青少年による凶悪犯罪が果たして次第に増加しているのかどうかといった問題である。

平成23年度犯罪白書(**表6**)[2]によると、平成9～22年の統計から犯罪少年総数は明らかに減少している。また、殺人の件数をみると、年度による変動はあるが、平成22年度は最も少なく41件であり、減少傾向にあるといえる。強盗に関しては、平成15年の2,301件をピークに減少し、平成22年度は756件と1/3以下に減少している。しかし、強姦、放火に関しては、平成18年以降やや増加していることがわかる。

2 ── 少年犯罪に関連した法律と用語について

少年犯罪に関係する法律として、少年法、少年院法、児童福祉法、刑法などがある。

1. **少年法**は、罪を犯した少年(犯罪少年)、触法少年、虞犯少年に対する性格の矯正や環境の調整に関する保護処分、少年の刑事事件に対する特別な取り扱い、少年の福祉を害する成人の刑事事件の特別扱いを規定した法律である。なお、第2条で少年とは20歳に満たない者と定められている。少年法の改正により、第20条第1項で、刑事処分可能年齢は16歳から14歳に引き下げられた。すなわち14、15歳で刑事処分が可能となった。第20条第2項では、犯行時16歳以上の少年が故意に殺人を犯した場合、保護処分に該当しなければ、原則的に検察官送致となった。ほかにも処分のあり方や手続き、観察措置期間、被害者への配慮、保護者の責任などの項目が見直されている。

2. **少年院法**は、少年院に関する規定がされている。現在、少年院法改正の動きがある。第1条で、少年院は、家庭裁判所から保護処分として送致された者を収容し、これに矯正教育を授ける施設として定められている。第2条では、少年院を次の4つに分けている。①初等少年院(心身に著しい支障のない14歳以上概ね16歳未満の者を収容する)、②中等少年院(心身に著しい支障のない概ね16歳以上20歳未満の者を収容する)、③特別少年院(心身に著しい支障はないが犯罪的傾向の進んだ概ね16歳以上23歳未満の者を収容する)、④医療少年院(心身に著しい支障のある14歳以上26歳未満の者を収容する)、の4つである。また、第4条で、少年院の矯正教育は、在院者を社会生活に適応させるため、その自覚に訴え紀律ある生活のもとに、教科ならびに職業の補導、適当な訓練および医療を授けるものとされている。

3. **児童福祉法**は、児童の福祉を保障する法律であり、乳幼児の保健の改善、母体の保護、低出生体重児の養育、身体障害児の育成医療や、児童福祉施設の設置についての国・都道府県の義務につ

V. 治療的関与

いて定めた法律である。また、第4条では、児童を満18歳に満たない者とし、少年を小学校就学の始期から満18歳に達するまでの者と規定している。

4. **刑法**は、犯罪および刑罰を規定した法律である。第7章の「犯罪の不成立及び刑の減免」の中に、第38条(故意かどうか)、第39条(心神喪失及び心神耗弱かどうか)、第41条(14歳に満たない者の行為は罰しない)などがある。

5. 「非行」という言葉は臨床的によく使う言葉である。しかし、**非行少年**という場合、少年法第3条に規定された、「家庭裁判所の審判に付する」少年のことである。

したがって、非行少年とは、

(1) 罪を犯した少年(犯罪少年：14歳以上20歳未満の者)

(2) 14歳に満たないで刑罰法令に触れる行為をした少年(触法少年)

(3) 次に掲げる事由があって、その性格又は環境に照らして、将来、罪を犯し、又は刑罰法令に触れる行為をする虞のある少年(虞犯少年)

イ. 保護者の正当な監督に服しない性癖のあること

ロ. 正当な理由がなく家屋に寄り附かないこと

ハ. 犯罪性のある人若しくは不道徳な人と交際し、又はいかがわしい場所に出入りすること

ニ. 自己又は他人の徳性を害する行為をする性癖のあること

と規定されている。

さらに、

6. **刑法犯少年**とは、刑法の罪を犯した犯罪少年および刑法に触れる行為をした触法少年のことをいう。具体的な罪によって分類すると、

(1) 凶悪犯として、殺人罪、強盗罪(単純強盗、強盗致傷、強盗致死)、放火罪(現住建造物等放火、非現住建造物等放火)、強姦罪(13歳未満の女子の場合または13歳以上の女子に対し暴行や脅迫の手段を用いて性的関係を持った場合)

(2) 粗暴犯として、傷害罪(人の身体を傷つけたとき)、恐喝罪、暴行罪(相手が怪我をしなかった場合)

(3) 盗みとして、窃盗罪(万引き、自転車や自動二輪の盗み、部品の盗み、空き巣やひったくりなど)、盗品を運んだり隠したり買ったり貰った場合、落とし物を届けず自分のものにした場合(占有離脱物横領)

などがある。

7. **特別法犯少年**とは、刑法および道路交通法違反を除くすべての法令(条例を含む)に違反した犯罪少年および触法少年のことをいう。具体的には、

(1) 毒物及び劇物取締法違反(シンナーの吸引、ほか)、覚醒剤取締法違反(覚醒剤の所持や使用)。また、大麻取締法、麻薬及び向精神薬取締法などによって禁止されているものを所持や使用している場合

(2) 銃砲刀剣類所持等取締法違反(ナイフ等の刃物を携帯など)

(3) 軽犯罪法違反(のぞき、特殊警棒などの所持、嘘の通報など)

などがある。

3 — 精神科医療と非行少年との関係

　精神科医療では、非行少年本人は受診動機に乏しく、主に保護者にかかわることが多いといえよう。少なくとも表面的には、治療動機(自分の行動を何とかしたい)はなく、拒否的な態度であり継続的に本人とかかわりをもつことは困難である。問題行動が明らかに精神症状として考えられ、本人は治療を拒否し、自傷、他害の恐れがある場合精神保健福祉法による措置入院または医療保護入院が行われ、本人の意思にかかわらず、治療を受けざるを得ない状況になる。この場合、少年法の「虞犯」の範疇になるのかどうかという問題がある。精神科医療の立場ですべきことは、患者の問題行動を精神疾患による精神症状かどうか診断し、治療対象にすべきかどうかといった判断である。しかし、その判断は非常に困難である。例えば、素行障害という診断名がつけば医療の対象になることになる。また、少年非行という呼び方で「非行」を問題行動として扱うことが日常的に行われているが、「非行」という概念は精神医学的な症状としてではなく、むしろ法的に定められ概念である。一方、一般用語、俗称としていわゆる「不良」または「不良少年」という言葉を用いることがある。非行と不良の意味するところと違いは何であろうか。法的には「不良行為少年」という言葉があるが、これは非行少年に該当せず、「飲酒、喫煙、深夜徘徊等自己又は他人の徳性を害する行為をしている少年」と定められている。この定義を重視するならば、非行に至らない問題行動を不良と呼ぶことになる。では、いわゆる「不良少年」と呼ぶならば、「良少年」という言葉はどうであろうか。問題行動を起こさない「良少年」という言葉があるとしても、少なくとも、最近話題に出ることの多い、いわゆる「良い子」または「普通の子」とは異なった概念になりそうである。

4 — 問題行動の意味と病理について

　問題行動という場合、何が問題なのかということである。一般的に社会的不適応を起こしているような行動なのか、反社会的であり犯罪に関係しているという意味で問題なのか、誰にとって(その親や家族にとって、あるいは本人にとって、または学校にとって)問題なのか、あるいは健康的な精神発達に関係した一時的な問題行動(攻撃衝動が高まる時期、反抗期として考えられるような時期など)なのかという観点である。一方では、本人にとって問題行動そのものが、心の崩壊を守るための防衛になっているという観点がある。心の安全弁としての問題行動である。危機的な状況に至り安全弁が開くまでの間、子どもはいわゆる「良い子」であったり「普通の子」であったりする。問題行動を起こすことによって守っている心の中身は個々の子どもによって異なるであろう。例えば、自分の存在感の希薄さ、恐怖心、激しい怒り、悲しみ、心の傷の痛み、劣等感、自責の念、被害感、不安、怯え、欲求不満、空虚感、孤独感、仲間関係からの孤立、家族の崩壊などさまざまな事柄がある。問題行動の１つに暴力がある。暴力に対する親和性という意味からは、虐待の問題も含め、育ってきた環境の中に、身近に暴力を体験してきたことが背景にあるという観点がある。また、暴

力を自分で収める力の弱さという意味で、衝動を抑える力が育っていないという考え方がある。さらに、外から受ける刺激をはね除けたり、かわしたりする心の防壁が育っていないという見方。あるいは、さまざまな刺激をうまく処理する能力が育っていないという見地。あるいは、健康的に育ってきたにもかかわらず、対処できないくらい多く心の負担を強いられる場合などがある。凶悪犯罪に限らず、非行少年の背景には、さまざまな精神医学的な理解と診断が可能である。その情報が、司法の立場で判決のための材料として用いられることがあるが、その精神医学的理解と診断は子どもに対する今後の処遇やかかわり方を検討するための情報として用いられるべきであろう。

5 ── 家族について

少年犯罪を生み出す家族環境、すなわち養育環境の問題がある。精神科医療で出会う家族は、子どもの犯罪行為に対して自責感をもち、社会的な孤立感や抑うつ感などをもつことがある。医療という観点から背景にある病理を家族と共に考え、今後の子どもに対する対応を探ることは必要である。しかし、その前に家族のさまざまな思いを受け止め、まず支持的な対応が必要と思われる。家族が崩壊しないための問題行動である場合がある。すなわち問題行動を起こすことで両親の不仲や離婚の危機をひとまず棚上げにしようとしたり、自分への関心を高めようとしたり、家族を壊してしまいそうな人物を抹殺しようとしたりする。子どもが家族の危機的状況を感じ、危険信号として問題行動を起こしていたという場合には、家族に対して治療的な関与が加わることだけで、その行動のもつ意味が必要でなくなる場合がある。また、精神科医療で子どもの問題を扱う場合、養育者の問題を審判し問題点を指摘するだけの対応に置き換わってしまう場合があることにも注意が必要である。きょうだいがいる場合には、保護者の関心が問題行動を呈する子どもに集中しやすく、他のきょうだいの心が置き去りにされていることが少なくない。その場合には、可能な限り、きょうだいのもつであろうさまざまな思いについて養育者と一緒に取りあげ、その思いを受け取ることの必要性を助言することが大切である。きょうだいの社会的孤立や怒り、抑うつ感などに対しても十分な配慮が必要である。家族のさまざまな気持ちを受け取りながら、少年の社会復帰と家庭で生活について、子どもを受け入れるために家族の心の準備をしておくことも大切である。

6 ── 個と集団について

個として(単独で)問題行動をとる場合、集団となって初めて問題行動をとる場合、個(単独)でも集団でも問題行動をとる場合がある。その理解には、集団力動としての理解が必要となる。また単発の問題行動と反復する問題行動がある。これらは、なんらかの生物学的要因(例えば神経生物学的側面としてのオキシトシン、バゾプレッシン、ドパミンなど)を背景としながらも、環境要因(養育環境、学校や地域社会など)と精神発達との相互作用の結果と理解されることが多い。しかし、反社会的な行動の背景に、生物学的な要素として、反社会的な要素をもった仲間を求め見つけグループを形成するという観点もある。この点に関してBeaverら(2008)[3]は、非行グループの形成には遺

伝子の問題(ドパミントランスポーター遺伝子)とハイリスクな環境との組み合わせについての研究を報告した。互いに非行相手を見つけ出す遺伝子のことである。しかし、生物学的な観点のみから説明することの問題点は議論されるべきであろう。しかし「非行グループのメンバーは偶然の出会いではなく、生物学的要因から求め出会うことは既に決まっていた」という考えは、言い換えれば「同じ匂いを感じる」といったことなのであろう。まさに運命の出会いであり、偶然か必然かの議論となる。

7 ── 性差について

犯罪白書のデータと同様に、行為(素行)障害についての研究では、男性に多く女性に少ないといった性差について報告がある。子どもの頃受けた性的虐待と青年期の暴力的な行動との関連に関する報告では、男性には関連が認められたが女性には関連が認められなかったというものがある(Beaver KM ら, 2008)[4]。男性性と女性性の違いは男性ホルモンや遺伝情報といった生物学的な背景が一般的に考えられる。しかし、「本当の男性性は保護的な優しさであり、相手の暴力的な言動に反応しない我慢強さ」といったメッセージが繰り返し子どもに届くことにより暴力的な衝動性を制御する能力が育てられることになる。また、精神性的な男性性同一化の対象が、反社会的で暴力的な身近な存在(例えば父親、友人、先輩、コミックやテレビドラマの登場人物など)である場合がある。

8 ── メッセージとしての反社会的行動と精神医療の役割

反社会的行動[5]が、生物学的な背景[6]と心理学的背景の相互作用と考えるならば、怒り、存在感、自暴自棄、悲しみ、寂しさ、敵意、試し、反発などのメッセージの表現方法である場合、そのメッセージとして受け取る場合がある。そのような場合、心理的な背景に対する治療的関与が可能となる。

一方、少年非行や少年犯罪に関連した行為(素行)障害の背景に関する多くの研究があり、さまざまな要因が考えられているが、精神医療の場でできることは本人への治療的介入、家族への介入、地域社会での介入などのさまざまな方法が考えられている[7]-[9]。

9 ── 問題行動に対する精神科医療の役割について

青少年の場合、心身の成長という観点がある。健康であったもとの状態に戻すということではなく、今後、今までより健康的な心身に育っていくためのかかわりということができる。素行障害(conduct disorder)と犯罪の接点は、素行障害と診断される青少年が起こした問題行動を、法規によって裁判官が判決することにより、犯罪者となるという点である。病理が何であれ、問題行動の臨床的な意味が何であれ、先述の刑法第7章の35条(正当行為)、36条(正当防衛)、37条(緊急避難)、38条(故意)、39条(心神喪失及び心神耗弱)、41条(責任年齢、14歳以上)、第8章の第43条

V. 治療的関与

(未遂減免)などにより、犯罪の不成立または刑の減免に該当しない場合には犯罪者となることが予想される。精神医療と司法との接点として、精神科医に心神喪失と心神耗弱に関しての精神医学的判断を求められることがある。しかし、一方では精神医学的にいかなる病理が考えられたにせよ、刑法によって犯罪としての判断が求められる。医療と司法は決して二者択一の観点ではない。犯罪に関係した診断として、米国精神医学会 DSM-IV-TR の診断基準[10]では、行為(素行)障害以外にも、反社会性パーソナリティ障害(antisocial personality disorder)、物質乱用(substance abuse)、間欠性爆発性障害(intermittent explosive disorder)、窃盗癖(kleptomania)、放火癖(pyromania)、病的賭博(pathological gambling)などがあり、また臨床的関与の対象となることのある状態として、小児または青年の反社会的行動(child and adolescent antisocial behavior)が挙げられている。これらの疾患分類と犯罪に関しても同様である。それぞれの観点があり、どちらから見るのかによってそれぞれの判断がある。その判断の重なり合った部分で多くの議論が生まれている。

司法精神科医の育成と役割も問われているが、その教育や経験の方法そのものにも多くの検討が必要であるといえよう。

10 ── 非行少年に対する手続きについて

平成 20 年犯罪白書[11]より図 29 を引用する。

この図において、犯罪少年、虞犯少年、触法少年がどのような経緯で家庭裁判所に送致されるのかが明白となり、家庭裁判所から検察官送致(逆送：少年法第 20 条)があり、逆送後の起訴、実刑判決の場合少年院入院あるいは少年刑務所などに入所するルートが示されている。しかし、刑事裁判所の審判でやはり保護処分にすべきであるという判断がなされた場合、事件は再び家庭裁判所に移送され、多くの場合保護処分となる(少年法第 55 条)。少年の場合には、基本的には保護処分という考え方が重要である。

少年犯罪に関する各国の司法制度について、参考までに紹介する(表 7)。

11 ── 精神鑑定の歴史について

従来、司法精神医学における最大の関心事は、人の法的能力の精神医学的評価であった。法律には精神障害者に関するさまざまな例外的規定がある。精神障害のため判断力を欠く者に対しては、法的責任を免じて保護したり、時に権利を制限したりしなければならないことがあり、裁判官は精神鑑定などを通じて精神科医の意見を求める。司法の要請に応える学問上の積み重ねが司法精神医学の発展をもたらしてきたのである。精神鑑定の起源については、医聖ヒポクラテスが裁判で鑑定人として活躍したことが知られている。わが国の古代法にも、廃疾者や篤疾者を減刑の対象とする規定があって、裁判に東洋医学の知験が用いられていたことが知られている。裁判への医師の参与を初めて明記した法律はカロリーナ刑事法典(1532)で、堕胎・中毒・殺人・医術過誤・責任能力などの立証における医師の役割を定めており、これより法医学の必要性が生まれたとされる。19 世紀

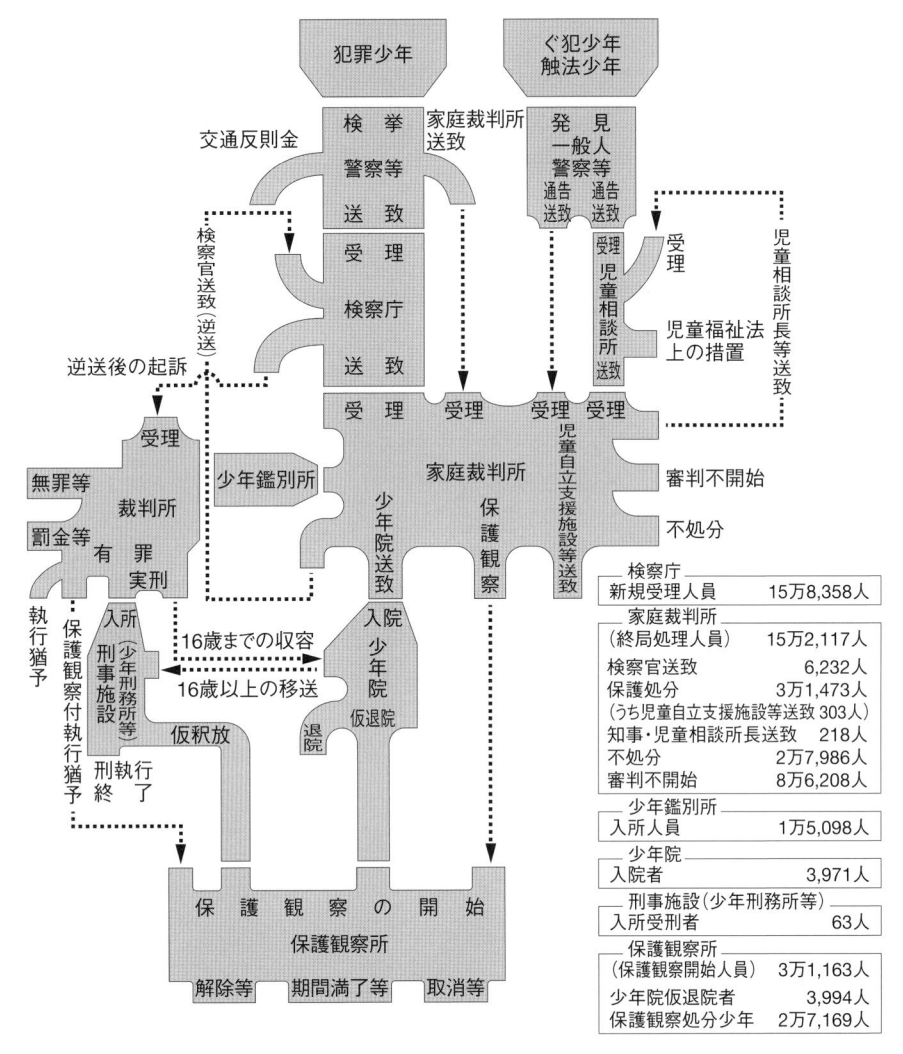

図 29. 非行少年に対する手続の流れ
注1：検察統計年報、司法統計年報、矯正統計年報及び保護統計年報による。
　2：「児童自立支援施設等送致」は、児童自立支援施設・児童養護施設送致である。
　3：平成20年における数値である。

検察庁
　新規受理人員　　　　　　　　15万8,358人
家庭裁判所
　（終局処理人員）　　　　　　15万2,117人
　検察官送致　　　　　　　　　　6,232人
　保護処分　　　　　　　　　　3万1,473人
　（うち児童自立支援施設等送致 303人）
　知事・児童相談所長送致　　　　　218人
　不処分　　　　　　　　　　　2万7,986人
　審判不開始　　　　　　　　　8万6,208人
少年鑑別所
　入所人員　　　　　　　　　　1万5,098人
少年院
　入院者　　　　　　　　　　　　3,971人
刑事施設（少年刑務所等）
　入所受刑者　　　　　　　　　　　63人
保護観察所
　（保護観察開始人員）　　　　3万1,163人
　少年院仮退院者　　　　　　　　3,994人
　保護観察処分少年　　　　　　2万7,169人

表 7. 少年犯罪に関する各国の司法制度

	アメリカ（州により異なる）	イングランド	ドイツ	日 本
少年法の適応年齢	18歳未満または16歳未満	10歳以上17歳未満または17歳以上21歳未満	14歳以上18歳未満または18歳以上21歳未満	20歳未満
審判を行う裁判所	少年裁判所または刑事裁判所	少年裁判所（治安裁判所の特別部）または治安裁判所、クラウン裁判所	少年裁判所（区裁判所・地方裁判所の一部）	家庭裁判所
刑事処分の年齢（犯行時）	制限なし、6歳以上、7歳以上など	10歳以上	14歳以上	逆送の場合14歳以上

V. 治療的関与

後半における近代精神医学の確立は、司法精神医学にも大きな進展をもたらし、Krafft Ebing や Hoche ら、ドイツ語圏の学者による優れた司法精神医学教科書が世界各国で読まれ、日本では呉らによって 1897 年に最初の司法精神医学教科書が著された。

第二次大戦後の精神科医学・医療の発展は、司法精神医学領域にも大きな影響をもたらした。近年の司法精神医学の世界的動向として特に重要なのは、①触法精神障害者に対する専門的医療の進歩、②精神障害者の人権擁護への取り組み、③司法精神医学専門医教育の充実、などである。わが国では 1970 年代の保安処分をめぐる論争の影響で精神医学界に触法精神障害者問題をタブー視する風潮が生じたことから、この領域の臨床、研究とも大きく立ち遅れているが、最近ようやくその改善を目指す動きが活発化してきた。

なお、従来の司法精神医学においても少年非行は特別な位置を占めていたが、それは主として、非行少年の処遇制度および処遇内容が、成人のそれと大きく異なることによる。また、児童・思春期の少年による特異な犯罪が、時折注目されてきた程度である。

12 ── 子どもの精神鑑定について[12]

子どもの精神鑑定について述べる前に、まず精神鑑定とは何かについて明確にすることが必要である。

1 定 義

鑑定とは、「法律関係者が事件に関して法律以外の専門家の援助を求める作業」である。その中で、精神鑑定とは「鑑定の中で精神医学や心理学にかかわるもの」である。したがって、精神鑑定の鑑定人には精神科医、心理学者、家庭裁判所の調査官などが選ばれることになる。

2 鑑定の種類

(1) 起訴前鑑定

1 回だけの面接で結論を出す「簡易鑑定」と、鑑定に 2～3 ヵ月かける「本鑑定」がある。起訴前鑑定は検察官の判断によって実施され、嘱託鑑定と簡易鑑定がある。嘱託鑑定では宣誓の義務がないとされる。

(2) 起訴後の鑑定

起訴後に裁判所の命令で行われる精神鑑定を「司法精神鑑定(正式鑑定)」という。鑑定人には宣誓義務と証人喚問が課せられる。一方、弁護人や検察官が主張の立証のために個別に専門家の意見を求めることがある。

(3) 司法鑑定

司法鑑定には司法精神鑑定以外にも法医学鑑定、理化学鑑定などの広範な領域がある。

(4) 司法精神鑑定

　刑事訴訟法（刑法）の規定による「刑事精神鑑定」と民事訴訟法（民法）の規定による「民事精神鑑定」がある。後者は成年後見人制度に基づくものである。また、広義の司法精神鑑定には、精神保健福祉法による精神保健鑑定がある。

13 ── 鑑定人とは

　精神保健鑑定は、厚生労働大臣が指定する資格を有する精神保健指定医に限定されている。しかし、刑事精神鑑定と民事精神鑑定の鑑定人には法的な規制がない。刑法によると「裁判官は学識経験ある者に鑑定を命ずることができる」と規定されているが、学識経験者とは広範囲である。精神科医が司法精神鑑定の鑑定人に命じられることがあるが、一般臨床家が鑑定の任務に就く場合が少なくない。

14 ── 少年の鑑定人としての児童精神科医

　子どもの司法精神鑑定を行う場合、児童精神科医がその役割を担う場合がある。では、鑑定人としてふさわしい児童精神科医の資質とはどうあるべきだろうか。一般的には「常識、良識、中立性、学識経験、臨床経験、科学性など」が思い浮かぶが、さらに子どもの責任能力についての判断が必要となる。では責任能力とはどのような能力であろうか。少年法によると、14歳以上の「罪」とは違法・有責な行為と理解される。しかし、少年事件に関して責任能力必要説と不要説がある。一方、責任能力を育て高めることこそ必要であるという観点もある。保護処分の必要性と有責性の矛盾点や責任能力の必要性の有無についてここで議論するつもりはないが、子どもの精神鑑定について、少なくとも少年自身の「責任に関する意識」について言及することは必要と思われる。児童精神科医の果たすべき役割は、事件を起こした少年に関する背景の理解を深め、その子どもの将来のために適切な処遇を検討するために専門家としての情報を提供することであると考える。また、少年の犯罪を犯すまでの成育環境や犯行に関係した背景を細かく分析し、犯罪の情状に酌量すべきものがあれば、量刑の減軽が可能である（刑法第66条、第67条）。上記諸点から少年事件に情状鑑定が重要である。

15 ── 少年の責任能力必要説と不要説

　条文解釈によって、「罪を犯した少年」から有責性を要件とする立場と、旧少年法の「刑罰法令ニ触ルル行為ヲ為シ」は改正後も新たな補足がなく、責任能力を有するとは解せないというものである。一方、責任能力必要説は、非行事実重視であり、少年審判の責任要件を含めた厳格な判断が必要であるとするものである。責任能力不要説とは、人格重視であり、少年の要保護性を重視し、責任能力は不要とする。必要説をとると責任能力を認めない場合には、保護処分にも付さないことになる。責任能力を欠く場合には非難可能性がないから保護処分という不利益処分はないというものであ

Ⅴ. 治療的関与

る。判例の動向は必要説に立つものが多いとされる[13]。

16 子どもの精神鑑定で必要な情報とは

子どもの精神状態を鑑定する場合に、①子どもの診断(見立て)、②精神発達、③問題となった行動の背景と理解、④問題となった行動を行った時点での精神状態と責任能力、⑤処遇の在り方や予後、などに関する見解が必要といえよう。

したがって子どもの精神鑑定に必要な情報とは、児童青年精神医学における子どもの診断や治療、予後に必要な情報に加えて、処遇をめぐる見解やある時点での状態と責任能力についての見解が必要と考えられる。詳細な内容は紙面の都合上割愛するが、いくつかの観点について項目のみ紹介する(表8)。

表 8. 子どもの精神鑑定で必要な観点

1. 鑑定人と面接時の状況
2. 家族から得た情報
3. 家族歴について
4. 成育歴・生活歴
5. 検査所見
6. 事件に関連した情報、など

17 虚偽(嘘)の情報について

精神科医は一般的に嘘を見抜けないといわれる。その理由は「受容」することが基本的姿勢であり、まず疑わずにすべてを受け入れることを役割として取り入れているからである。言い換えれば、騙されやすいともいえる。嘘につき合うことも治療経過の中で大切であり、嘘の意味について理解を深め、後で話題にすることが必要と考えるからである。そして、心的現実という観点がある。絶対的事実と心的現実の両側面から理解をすることに慣れている。例えば、褒められ親から頭をなでられたという事実に対し、子どもの記憶としては本当は親の期待に添えず、頭を殴られたという心的現実がある。さらに、空想と現実という境界が曖昧な場合、嘘と現実との区別がつかず、その判断が困難である場合もある。しかし、事実関係ばかりに焦点を当てたり、現実のみ扱う態度は少年の心の理解を困難にするであろう。

18 鑑定結果

裁判官に対して、精神鑑定書をもって報告するが、さらに法廷における証人喚問がある。証人喚問での応答が加味されて鑑定人としての役割が終了する。しかし、その後、裁判での判定結果や処遇を踏まえ、長期的な見地に立って、少年の再犯やその後の人生に関しても関心をもつことが望ましいのではないかと思われる。鑑定人の報告は司法の場で扱われ、裁判官が司法判断を行う場合の情報提供となる。そして、その後の少年の処遇や人生に少なからず影響を及ぼすことは疑いのない事実と言えよう。

19 ── 鑑定人の責任について

　その子どもの将来に対する責任という重責をすべて担うことは恐らくできないであろう。これは、児童精神科医の臨床についてもいえることであろうが、引き受けることのできる限界がある。また、少年の鑑定人になることの条件と責任に対するなんらかの保証が必要であるように思われる。そうでなければ、その重責を簡単に引き受けることはできないであろうと思われる。鑑定人の責任に関して、法的には、刑法第20章(偽証の罪)がある。

- 第169条(偽証)：法律により宣誓した証人が虚偽の陳述をしたときは、3ヵ月以上10年以下の懲役に処する。
- 第170条(自白による刑の減免)：前条の罪を犯した者が、その証言をした事件について、その裁判が確定する前または懲戒処分が行われる前に自白したときは、その刑を減軽し、または免除することができる。
- 第171条(虚偽鑑定など)：法律により宣誓した鑑定人、通訳人または翻訳人が虚偽の鑑定、通訳または翻訳をしたときは、前2条の例による。

　これらは、意図的な「虚偽」に対する責任であろう。鑑定の誤診に対する責任に関しては法的責任が明確にされていない。しかし、児童精神科医としての責任がある。子どもが適切な処遇を受けることに対する情報提供をするという責任である。

20 ── 子どもの責任能力の発達について

　2～3歳の子どもには「嘘をつく能力が備わる」といわれている。嘘をつく能力がそなわるための前提条件として、①善悪の区別ができる、②誰が何について責任があるのかという自覚がある、③罰を予測する能力がある、④親を騙せるということがわかっている、という4条件が必要であるといわれている。しかし、法的責任と子どもの責任に対する自覚は同一のものではない。訴訟能力や同意能力といった観点も必要である。子どもは精神発達の過程で、その時のその子なりの責任感をもち、社会生活に適した責任のあり方について次第に獲得していく途上にある。

21 ── 診断名と犯罪について

　触法行為や犯罪行為とその他の診断名との関連については慎重に言及しなければならない。誤解を生じないための配慮が必要である。例えば発達障害(広汎性発達障害、注意欠陥/多動性障害など)や統合失調症、パーソナリティ障害などを例に挙げるならば、その診断と犯罪が直接結びついているような見解や判断は社会的な誤解や偏見を生じさせる危険性を含むと言えよう。

V. 治療的関与

22 ── 処遇をめぐって

　家庭裁判所が決定する保護処分として、保護観察、児童自立支援施設・児童養護施設送致、少年院送致などがある。一方、再犯防止、矯正(欠点を直し、正しくすること)、更生(よくない状態を改めて、もとのよい状態に戻すこと)のための処遇という観点と、治療(診断し病理の理解のもとに癒す)方法や今後の望ましい養育的環境に関する見解という観点がある。鑑定人として児童精神科医が処遇をめぐる見解を述べるならば、後者の観点について意見を述べるべきであると思われる。

23 ── 精神科医療と司法との連携

　少年非行と少年犯罪に対して、精神鑑定に限らず精神科医療の果たすべき役割を考えるならば、そのような結果に至った理由の理解と本人や家族に対する精神科医療の提供である。また、一方では、司法と精神科医療の連携や相互理解が重要であろう。互いの役割を明確にしながら、同じ場で意見交換を行うことが必要になる。精神的成長と再犯防止は必ずしも同じ歩調で進むものではない。筆者らが試みている意見交換の場を紹介すると、平成14年5月「少年司法と思春期精神医療の対話・懇話会」[14]を立ち上げた。趣意書を作成し、知人を介して有志を募り、30名近いメンバーが集まり、半日かけて懇話会と懇親会を行うというものである。メンバーは、精神科医、心理技術者、弁護士、法学者、家庭裁判所調査官、保護観察官、児童相談所・情緒障害児短期治療施設・自立支援施設・少年鑑別所などのスタッフなど多岐にわたり、年2回事例検討を中心に10年間にわたり議論を重ねている。

おわりに　少年事件における司法精神医学の分野は、ようやく議論の端に着いたといえるであろう。その少年と家族、そして被害者とその家族に対しても重要な役割を担うばかりでなく、今後の社会にとって、精神科医療の果たすべき役割は重要である。したがって、児童・思春期に対する司法精神医学の分野は、その重責を担う専門家の育成とそのシステムを構築しなければならないと考える。

（松田文雄）

●文　献

1) Erich Fromm：The heart of man―Its Genius for Good and Evil―, Harper & Row, Publishers, New York, 1964［鈴木重吉(訳)：悪について．紀伊國屋書店，東京，1965，pp1-5］．
2) 法務省法務総合研究所：犯罪白書平成23年度版．国立印刷局，2001．
3) Beaver KM, Wright JP, DeLisi M：Delinquent peer group formationevidence of a gene x environment correlation. J Genet Psychol 169(3)：227-244, 2008.
4) Beaver KM：The interaction between genetic risk and childhood sexual abuse in the prediction of adolescent violent behavior. Sex Abuse 20(4)：426-443, 2008.
5) 松田文雄：青少年犯罪や暴力と行為障害．精神療法 27(6)：610-620，2001．

6) van Goozen SH, Fairchild G：How can the study of biological processes help design new interventions for children with severe antisocial behavior? Dev Psychopathol 20(3)：941-973, 2008.
7) 松田文雄, 山崎晃資：行為障害. 精神医学年報 1998-99, pp282-287, 先端医学社, 東京, 1998.
8) 松田文雄：行為障害, 反抗挑戦性障害. 山崎晃資, 牛島定信, 栗田　広, 青木省三(編), 現代児童青年精神医学, pp171-182, 永井書店, 大阪, 2002.
9) 松田文雄：素行障害. 齋藤万比古(総編), 本間博彰, 小野善郎(編), 子どもの診療シリーズ 7, 子どもの攻撃性と破壊的行動障害, pp54-64, 中山書店, 東京, 2009.
10) 高橋三郎, 大野　裕, 染矢俊幸(訳)：DSM-IV-TR 精神疾患の分類と診断の手引き；新訂版. 医学書院, 東京, 2003.
11) 法務省法務総合研究所：犯罪白書平成 21 年度版. 国立印刷局, 2009.
12) 松田文雄：子どもの精神鑑定. 森　則夫(監), 中村和彦(編), 子どもの精神医学, pp157-171, 金芳堂, 京都, 2008.
13) 田宮　裕(編)：少年法判例百選. 別冊ジュリスト No. 147, pp14-15, 有斐閣, 東京, 1998.
14) 松田文雄：少年事件から垣間見える思春期のこころ. 少年事件, pp199-222, 同人社, 東京, 2008.

V. 治療的関与

21. てんかん

はじめに 児童青年精神医学の領域では、DSMにてんかんがまったく記載されていないせいか、てんかんを専門に診療することは比較的少ない。近年、わが国のてんかん専門診療は、小児神経科、神経内科、脳外科の専門医が相対的に増加し、以前優勢であった精神科の専門医が減少している。しかし、特に近年の児童青年精神科領域における発達障害の急激な患者数増加に伴い、精神科医、とりわけ児童精神科医のてんかんに関する専門的な知識の必要性が増大しているのは確かである。

発達障害には脳波異常が半数近くみられ、またてんかん発作も1/3近く併発する。したがって、精神科医として発達障害を専門的に診療していて脳波異常やてんかん発作に遭遇した場合、もちろんこれらの病的現象や症候群についても包括的かつ専門的に診療することになる。筆者は、小児期に発症するてんかん(以下、小児てんかん)も、その定義上、発達障害の1つとみなすべきと考える。

最近、小児の難治てんかんも含め、発達障害の大きな原因の1つとして、胎生期の中枢神経系形成にかかわる遺伝子の問題が明らかになってきた。それらの遺伝子は、従来、マクロレベルの脳奇形のみを生じさせるものと考えられていたが、最近では、よりミクロの機能的構造レベルの異常にも影響することがわかった。そのような発達性脳機能障害の捉え方から、小児神経科との境界(重複)領域としての発達障害が存在し、同時に小児てんかんが、他の発達障害と共通の基盤を有することを再認識する必要がある。

1 ── 児童青年期のてんかん(小児てんかん)について

1 小児てんかんの概念・疫学

世界保健機関(WHO)の定義では、てんかんは、大脳神経細胞の過剰発射に由来する反復性発作(てんかん発作)を主徴とし、種々の成因によってもたらされる慢性脳疾患で、それに関連した種々の臨床ならびに検査所見の表出を伴う疾患、とされる。小児てんかんとは、脳の発達途中で発症するてんかんのことで、まさに発達障害の概念と重複する。脳の老化に伴う成人てんかんと比較した特徴は以下のようである。
①成人に比べて発作頻度が多い(乳幼児期には日単位以上もある)。
②さまざまな原因がある。
③年齢に伴う特有の小児期てんかん症候群がある。
④脳の発達に伴う種々の問題(知的障害、運動障害、発達障害など)がみられる。

⑤特殊な治療法(ACTH、ステロイド、ケトン食療法など)が有効な例がある。

　てんかんの約7〜8割は、日々継続的な薬物投与で寛解する。小児てんかんには、良性てんかんというカテゴリーがあり、15〜16歳以後に自然治癒する。一方、残り2〜3割は難治である。複合的問題として、特に乳幼児期発症の難治例では、知的障害や発達障害、運動障害、精神障害などが生じやすく、生活全般の包括的支援が必要である。

　小児てんかんの最も一般的で有効な治療法は薬物治療である。通常、発作抑制3年以上で治癒とみなす。脳の成長・発達に伴う、抑制性神経系の成熟による。薬物投与中止後、7〜8％で再発するが、脳の成熟により再抑制は容易である。

　てんかんは、有病率0.5〜1％という頻度の高い神経疾患である。乳幼児期初発が多く、以後年齢とともに減少し、老化に伴い再び増加する。小児期初発の約25％が、遺伝子がかかわる良性てんか

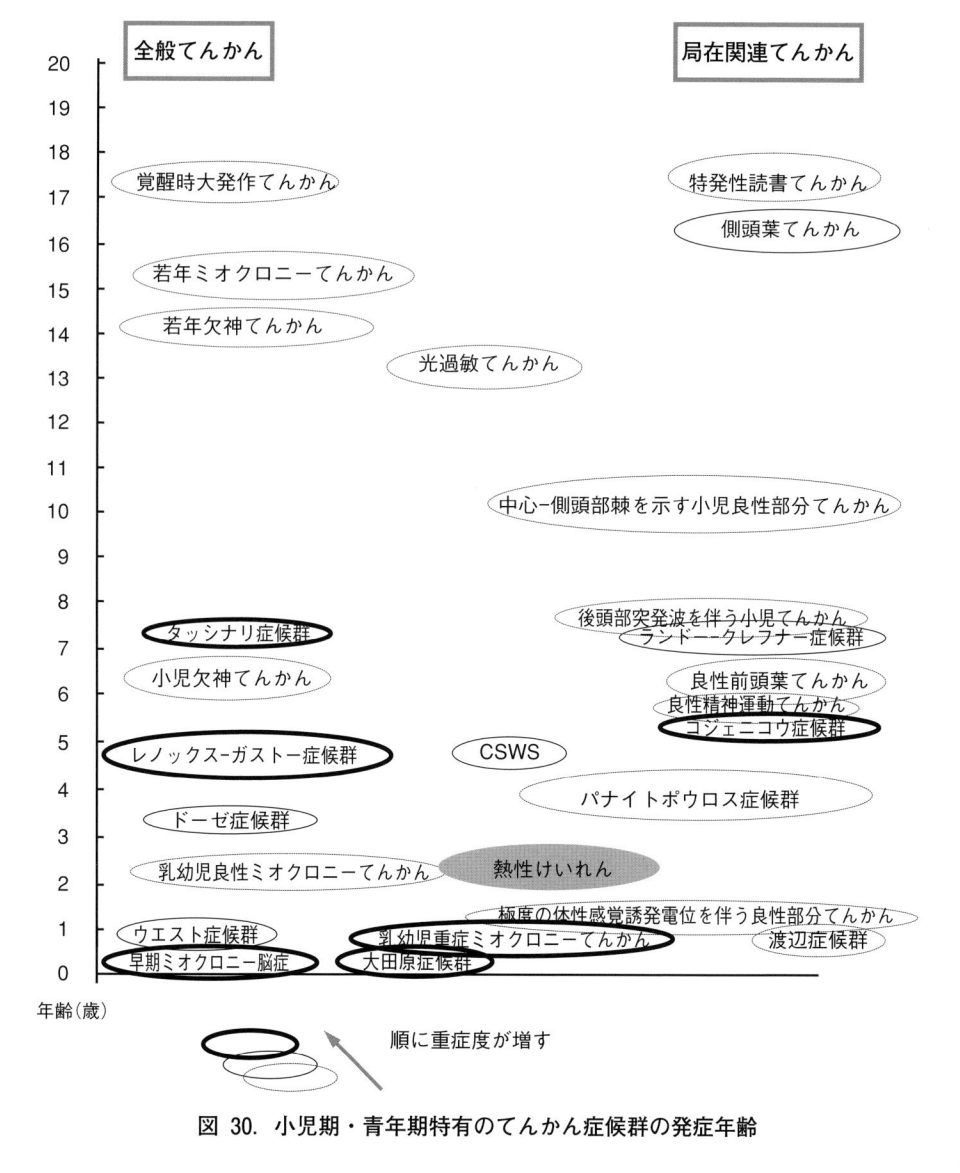

図 30. 小児期・青年期特有のてんかん症候群の発症年齢

Ⅴ. 治療的関与

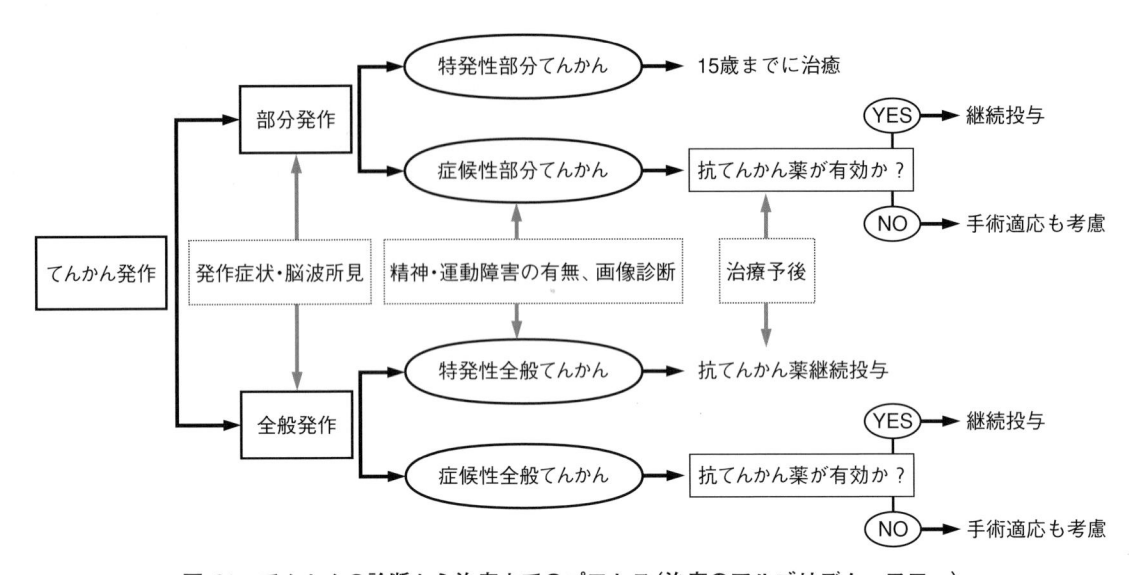

図 31. てんかんの診断から治療までのプロセス（治療のアルゴリズム・フロー）
部分てんかんは局在関連てんかんと同意である。特発性部分てんかんは中心側頭部棘を示す小児良性部分てんかんとPanayiotopoulos症候群を指し、特発性全般てんかんは若年ミオクロニーてんかん、小児および若年欠神てんかん、覚醒時大発作てんかんを指す。

んである。うち64％が中心側頭部に棘を示す小児良性部分てんかんで、25％がPanayiotopoulos症候群である。図30に、小児のてんかん症候群の発症年齢を示す。

2 治療方針の要点

　ほとんどの発作抑制は、初期の数種類の抗てんかん薬の効果により達成される。発作型に適合した抗てんかん薬の選択を誤った場合を除き、多種類の薬剤を試しても、それほど発作抑制効果は期待できないという。一般に、小児ではてんかんの脳症的な悪化はもちろんのこと、数年以上あるいは数種類以上の薬物治療に抵抗するてんかんは難治てんかんとみなし、外科治療を考慮する。図31に治療方針（治療のアルゴリズム・フロー）、表9にてんかんの発作型分類と症候群分類と選択薬剤を、各々示す。
　わが国では、小児てんかんの薬物治療のガイドラインはいまだない。表10は日本てんかん学会による「小児てんかんの包括的治療ガイドライン」と「小児てんかんの薬物治療終結のガイドライン」の薬物治療に関した要約である。

2 児童青年期のてんかんと精神障害

　てんかんに伴う精神医学的な問題の背景について表11に示す。

表 9. てんかんの発作型分類と症候群分類と選択薬剤

発作分類			症候群分類		薬物治療	
大分類	小分類		小分類	大分類	第一薬	第二薬
部分発作	単純部分発作		特発性部分てんかん	部分てんかん	CBZ	LEV、ZNS、GBP、TPM、LTG、PHT　PRM、CZP　SLT
	複雑部分発作		症候性部分てんかん（潜因性部分てんかん）			
	二次性全般化					
全般発作	①強直間代発作	大発作	特発性全般てんかん	全般てんかん	VPA	①ZNS、TPM、PHT、PRM、CLB、AZA、K-Br
	②定型欠神	欠神発作				②③④⑤ LTG、ESM、CZP、CLB、AZA
	③非定型欠神		症候性全般てんかん（潜因性全般てんかん）			
	④ミオクロニー発作					
	⑤脱力発作					
	⑥強直発作					⑥⑦ZNS、LTG、TPM、PHT、PRM、CLB、NZP
	⑦間代発作					
未決定発作			分類不能てんかん			VPA、LEV、ZNS、LTG、TPM、CZP、CLB

部分てんかんは局在関連てんかんと同意である。
LEV：レベチラセタム、ZNS：ゾニサミド、GBP：ガバペンチン、TPM：トピラマート、LTG：ラモトリギン、PHT：フェニトイン、CBZ：カルバマゼピン、PRM：プリミドン、CZP：クロナゼパム、SLT：スルチアム、CLB：クロバザム、AZA：アセタゾラミド、K-Br：臭化カリウム、ESM：エトサクシミド、VPA：バルプロ酸、NZP：ニトラゼパム
新薬ガバペンチン、トピラマート、ラモトリギン、レベチラセタムは部分発作の第2薬となる。また、ラモトリギン、トピラマートは全般発作の第2薬となる。

表 10. 日本てんかん学会による「小児てんかんの包括的治療ガイドライン」と「小児てんかんの薬物治療終結のガイドライン」の薬物治療に関した要約

Ⅰ．初回発作への対応
　初回発作の場合、保護者・患児との十分なインフォームド・コンセントのうえで了解が得られれば、治療開始は2回目の発作が起きた時点とすることが推奨される。
Ⅱ．治療開始前に
　以下の項目について、保護者・患児に説明すべきである。
　　①診断のプロセス
　　②発作の分類とてんかん症候群の分類による診断
　　③治療方針の選択
　　④抗てんかん薬の選択
　　⑤抗てんかん薬の副作用
　　⑥治療期間
　　⑦推定される予後
　　⑧日常生活の管理上の問題点
　　⑨学校生活の管理上の問題点
　　⑩遺伝性
Ⅲ．治療法の選択
　抗てんかん薬は、発作型に合った妥当な薬剤を選択すべきである。
Ⅳ．薬物投与中止の判断と断薬の手順
　治療中止を判断するときは、以下の項目を考慮する。
　　①発作抑制期間が3年以上
　　②脳波の正常化
　断薬は、1～3ヵ月ごとに1/4～1/3ずつ減量する。

V. 治療的関与

表 11. てんかんに伴う精神医学的な問題の背景

1. てんかん関連要因
    てんかん発作そのものによる症状
    てんかん発作による二次的な脳機能損傷
    発作間欠期てんかん放電
2. 脳器質的(特に扁桃体、辺縁系、前頭葉、基底核などの精神活動にかかわる脳部位)
    小児：脳炎、周産期の酸欠や脳血管障害、皮質異形成
    成人：脳血管障害、脳腫瘍、外傷
3. 治療的要因
    抗てんかん薬
    外科手術
4. 心理社会的要因
    発作に対する不安
    慢性的な闘病生活のストレス
    親の過保護や過干渉(幼少時発症例)
    社会の無理解や偏見、差別
    低い教育レベル、社会的地位、経済力
    身体的、法的な社会生活上の制限(運転免許など)
    自己評価の低さ

表 12. 認知機能障害が進行性に発現するてんかん

1. 年齢依存性に発症するてんかん性脳症(catastrophic epilepsy)
    大田原症候群(早期乳児てんかん性脳症；EIEE)
    早期ミオクロニー脳症
    West 症候群
    Lennox-Gastaut 症候群
    Dravet 症候群(乳幼児重症ミオクロニーてんかん；SMEI)
    Doose 症候群(ミオクロニー失立てんかん；MAE)
    CSWS(徐波睡眠時に持続性棘徐波を示すてんかん)
    Landau-Kleffner 症候群(獲得性てんかん性失語症)
    Rasmussen 脳炎
    HHE 症候群(片側けいれん片側麻痺てんかん)
2. 進行性ミオクローヌスてんかん
    Unverricht-Lundborg 病
    Lafora 病
    MERRF
    セロイド・リポフスチン脳症
    シアリドーシス
    DRPLA

1 てんかんと認知機能障害

(1) てんかんと知的障害

　小児てんかんでは、およそ1/3に認知機能障害が合併し、20%に知的障害が合併する。進行性の認知機能障害(知的退行)を呈するcatastrophic epilepsy 破滅的てんかん症候群と進行性ミオクローヌスてんかんを**表12**に示す。難治てんかんでは、全般性発作(大発作)や、発作放電の度重なる侵襲によりシナプスの減少がもたらされ、認知機能が低下する。また、もともと脳の発達過程で知的機能障害が生じ、これにてんかんが合併し、発作や放電が度重なり、さらに認知機能が低下する。

　また従来のほとんどの抗てんかん薬では、程度の差はあるものの、薬物自体による認知機能障害がみられる。従来繁用されたバルプロ酸でも、長期投与後に中止した際、認知機能の向上がみられる。

(2) てんかんと発達障害

小児てんかんの約1/4に学習障害(LD)が合併する。頭頂葉てんかん・前頭葉てんかんにLDが合併しやすい。てんかん焦点が左側だと言語性LDが、右側だと非言語性LDが、各々合併しやすい。

てんかんの約20%に注意欠陥/多動性障害(AD/HD)が合併する。前頭葉てんかん(FLE)の行動障害としてAD/HDがみられる。FLEは夜間睡眠時に発作が多く、睡眠障害・睡眠不足を生じ、日中覚醒時の眠気を伴う。そのためFLEは、前頭葉の機能障害と眠気とがAD/HD症状に関連する。

一方、自閉症スペクトラム障害(ASD)(広汎性発達障害；PDD)には、脳波異常が約40～50%、てんかん発作が約30～40%にみられる。より重度の中核群で、脳波異常やてんかんの合併が多い。ASDに合併するてんかんの発症年齢には、乳幼児期と思春期の2つのピークがある。乳幼児期に発症するてんかんは、West症候群、Dravet症候群などの難治例が多い。思春期に発症するてんかんは部分てんかん(側頭葉てんかんなど)が多く、薬物治療に反応しやすく概ね予後は良好である。

特殊な症候群として、てんかん性後天性失語症(Landau-Kleffner症候群；LKS)があり、発達の途中で現れるもので、成人の失語症とは異なる。Heschl横回近傍のてんかん発射による聴覚失認が原因病理である。LKSには、PDDを伴うことがある。LKSに伴うPDD症状には、言語によるコミュニケーション障害が主であり、PDD-NOSに含まれるだろう。

2 てんかんと認知機能障害以外の精神疾患

てんかんに合併する認知機能障害以外の精神疾患も多数ある。精神病圏内では、統合失調症、交代性精神病(含、強制正常化)、非定型精神病、気分障害などがあるが、てんかんと関連したものは、交代性精神病、非定型精神病とうつ病(気分障害、抑うつ状態なども含む)がある。また神経症圏内では、不安障害、適応障害、転換性・解離性障害、身体表現性障害、強迫性障害、(睡眠障害)などがある。

てんかんに合併する精神疾患の有病率を表13に示す。これによると、うつ病や双極性障害などの気分障害、不安障害、自殺、精神病、心因性非てんかん発作(擬似発作)などの有病率は、一般人口に比べてんかんでは約10倍となる。特に、気分障害(抑うつ状態、うつ病など)や不安障害は、てんかんの50～60%にみられ、気分障害ないし抑うつ状態の重症度とてんかん患者のQOLは有意に相関する。それ故、てんかんに合併する精神疾患の中でうつ状態の存在は、診療上極めて重要である。

Kanner AM(2007)によれば、てんかん病態そのものに伴ううつ状態があり、うつの合併するてんかんは難治であり、うつの合併は難治て

表13. てんかんに合併する精神疾患の有病率

	一般人口	てんかん患者
うつ病[1]	2～4%	11～44%
双極性障害[2]	1.7%	12.2%
不安障害[1]	2.5～6.5%	15～25%
自殺[1]	1～2%	5～10%
精神病[1]	0.5～0.7%	2～8%
心因性非てんかん発作[1]	0.1～02%	1～10%
AD/HD[1]	2～10%	10～40%

[1] Schmitz B：Epilepsia 46(Suppl 4)：45-49, 2005
[2] Ettinger AB, et al：Neurology 65(4)：535-540, 2005

V. 治療的関与

んかんの指標となる。また、うつの合併はてんかん手術の予後不良の指標となり、てんかん手術後のうつ状態も存在する。また抗てんかん薬によるうつ状態もある。

③ 抗てんかん薬による精神科領域の副作用

ほとんどの抗てんかん薬に共通した副作用としては、眠気、反応低下、動作緩慢、焦燥感、錯乱、気分障害、発達障害類似症状などがある。Valproic acid（VPA）・carbamazepine（CBZ）の両薬剤併用時に眠気増強、認知機能低下がみられる。眠気の出やすい抗てんかん薬、例えばphenobarbital（PB）、primidone（PRM）、clonazepam（CZP）、nitrazepam（NZP）、diazepam（DZP）、その他のbenzodiazepine（BZP）系薬剤、acetazolamide（AZA）、などでは、ADHD症状の発現や増悪、薬剤離脱時に一過性の睡眠障害、興奮、攻撃性が生じやすい。Zonisamide（ZNS）・phenytion（PHT）・topiramate（TPM）では、精神症状（錯乱、気分障害類似症状、焦燥感、興奮、攻撃性など）をきたし、脳波の強制正常化に伴う代償的症状のこともある。VPAでは、小児の夜尿、稀に可逆性の白質優位の脳萎縮と知的退行がみられる。CBZでは稀に音感異常（音階・音感の変化）がみられる。<u>CBZ、VPA</u>、ZNS、gabapentin（GBP）、TPM、<u>lamotrigine（LTG）</u>、levetiracetam（LEV）では、米国食品医薬品局による自殺関連事象のリスク（2008）が挙げられたが、解析方法に問題がある（下線の薬剤はmood stabilizer気分安定薬でもある）。

ADHD児や定型発達児について、不安障害、睡眠障害、うつ状態の際に、BZP系の抗不安薬（DZPなど）を投与した際、稀に脱抑制ともみられる不穏状態がみられる。

3 新規抗てんかん薬について

2006年秋のGBP（ガバペン®）発売を皮切りに、わが国でも新しい抗てんかん薬が次々と発売された。すなわち、TPM（トピナ®）が2007年秋に、LTG（ラミクタル®）が2008年秋に、最後にLEV（イーケプラ®）が2010年秋に、発売された。

既にわが国は、てんかんの薬物治療において、海外の先進国と10年以上の大差をつけられている。海外では、既にこれらすべての新薬は単剤投与が行われ、小児投与も認可されている。しかし、これらの新薬は、いまだわが国では、他の抗てんかん薬との併用としてしか使用が認可されていない。しかも、わが国では小児投与が正式に認可されているのは現時点でLTGのみである。

これら4つの新薬の各特徴としては、大まかに以下のようである。GBPは効果がマイルドで難治例では効果が期待できず、時に眠気がみられる。TPMはけいれん性発作に対して最も強力な効果が得られるが、特に小児では食欲低下や発汗抑制などのZNS類似の副作用に注意が必要である。LTGは全般発作をはじめとする種々の発作型を網羅できるが、投与開始初期の発疹の副作用に注意が必要である。LEVは部分発作に有効で、比較的副作用も少ない。将来的には、小児てんかんにおける第一選択薬として、長期の副作用や忍容性の観点から、全般発作にはLTG、部分発作にはLEVという治療法が優先されるだろう。LEVは比較的効果発現が早いが、LTGは初期の発疹出現期間を見越したslow titrationが必要なせいもあり効果発現までに時間がかかる。

新規抗てんかん薬投与の要点として、てんかん学会の提案する薬物治療ガイドラインは以下のようである。

新薬では、小児のてんかんへの適応(部分発作、強直間代発作、Lennox・Gastaut症候群)はLTGのみである。

わが国では、新規抗てんかん薬の単剤治療は承認されていないが、海外では単剤治療が認められている。すなわち、GBP、TPM、LTG、LEVの単剤治療は、新たに診断された小児の部分てんかん/混合てんかんに有効である。

LTGは、新たに発病した欠神てんかんに有効である。

TPMは、Dravet症候群(乳幼児重症ミオクロニーてんかん；SMEI)に、併用療法として有効である。

各新薬について、単剤治療をも試行した小児の自験例を交え、投薬要領について要約する。新薬の単剤治療については、本人・家族からのインフォームド・コンセントを得ている。

1 ガバペンチン

難治てんかんでなく、むしろ特発性・潜因性部分てんかんの第一選択薬としての位置づけが妥当と思われる。抗けいれん作用以外にも、気分安定作用やがんや帯状疱疹の疼痛抑制作用などがあり、幅広い臨床効果が期待される。近々、小児用のシロップ剤が発売される。

興奮抑制系神経伝達物質であるGABAの類似体であるが、$GABA_A$・$GABA_B$受容体やBZP受容体に対する活性を示さない(結合しない)。またナトリウム(Na)チャネルとも結合しない。他剤との相互作用がほとんどみられない。

作用機序としては、以下の2つが考えられている。
①グルタミン酸神経系(興奮性)の抑制
②GABA神経系(抑制性)機能の維持・増強

2 トピラマート

けいれん性の難治てんかんがターゲットとなる。強力なけいれん抑制効果がみられ、他の薬剤ではまったく効かなかった大発作や強直発作が抑制される。しかし、特に小児では種々の副作用が出現することが多く、投与量の漸増には注意が必要である。最近、25 mgの錠剤が発売され、slow titrationが可能となった。

作用機序としては、電位依存性Naチャネルの抑制、GABAによる抑制性神経伝達の増強、脳内GABA濃度の上昇、グルタミン酸による興奮性神経伝達の抑制などが想定されている。副作用としては、眠気、ふらつきなどが主であるが、他に尿路結石、知覚障害、食欲低下、体重減少などがある。

3 ラモトリギン

作用機序として以下が想定されている。すなわち、Naチャネルを頻度依存的かつ電位依存的に

抑制することによりニューロンの細胞膜を安定させる。またグルタミン酸などの興奮性神経伝達物質の遊離を抑制することにより、抗けいれん作用を示す。さらに、カルシウム(Ca)チャネルへの阻害作用も報告されている。

新規抗てんかん薬の中で唯一小児の適用がなされ、小児用 chewable 錠剤(2 mg と 5 mg)が発売されている。しかし、VPA などのグルクロン酸抱合を競合し LTG の代謝を阻害するような薬剤と併用した場合、特に投与初期の皮膚障害の出現に注意する必要がある。それは、皮膚粘膜眼症候群(Stevens-Johnson 症候群；SJS)と中毒性表皮壊死症(Lyell 症候群)である。これらの発疹は、その 90%が投与初期の約 2 ヵ月以内に出現するため、その期間の初期投与量と漸増量とを十分に抑えるとよい。

グラクソ・スミス・クライン社のラミクタール錠添付文書によれば以下のようである。すなわち小児では VPA を併用する場合、最初の 2 週間は 0.15 mg/kg を 1 日 1 回投与し、次の 2 週間は 0.3 mg/kg を 1 日 1 回とする。その後は 1～2 週間ごとに最大 0.3 mg/kg ずつ漸増する。また維持用量は、VPA に加えて LTG のグルクロン酸抱合を誘導する薬剤(CBZ、PHT、PB、PRM など)を併用する場合は、日に 1～5 mg/kg とし、それらの薬剤を併用しない場合は日に 1～3 mg/kg とし、2 回に分服する。1 日用量は最大 200 mg とする。

ちなみに、LTG の発売後、現時点まで上記の副作用はほとんど認められていない。

発達障害、特に ADHD や ASD をもつ小児に対して、機嫌をよくし、気分をよくしたり、少量でシャキッと冴えさせるような、QOL を向上させる可能性がある。しかし、ごく稀に気分高揚が過剰となり興奮錯乱状態となることがある。また、LTG は気分安定剤として双極性障害の再発予防薬としても認可される。

筆者が LTG の小児第Ⅲ相治験中に経験した SJS 症例は以下のようである。

> 患者は小学校低学年の女児で、幼児期の脳炎後遺症として難治の症候性局在関連てんかんと軽度知的障害がみられた。てんかんの家族歴はない。日単位の複雑部分発作がみられ VPA、PRM を併用投与していた。Balanced group(0.5 mg/kg)の初期量であった。LTG の投与開始約 1～2 週間で発作は不変かやや軽減していた。発熱があり、同時期に口唇、結膜の発赤・腫脹・びらんがみられた。体幹皮膚の発赤疹は比較的軽度で、むしろ顔面容貌の変化の方が著明だった。症状発現の数日以内に緊急入院し、LTG の投与中止とステロイド大量投与を行い症状改善をみた。失明は免れたが、後遺症として涙腺機能障害をきたした。

(1) ラモトリギンの単剤自験例

16 歳の女性で若年ミオクロニーてんかん(JME)と診断された。家族歴では、母方伯母に熱性けいれん(FC)がある。本人も既往歴で FC1 回あり。現病歴として、14 歳時にピアノや勉強中に、手のピクつきが出現した。週 5～6 回、日に 3～4 回までみられた。15 歳時に一瞬意識が飛ぶというエピソードが週 3～4 回出現した。脳波上、両側後頭部優位の 3.5 Hz 棘徐波がみられ(図32)、頭部 MRI は正常だった。LTG 50 mg で発作は消失した。

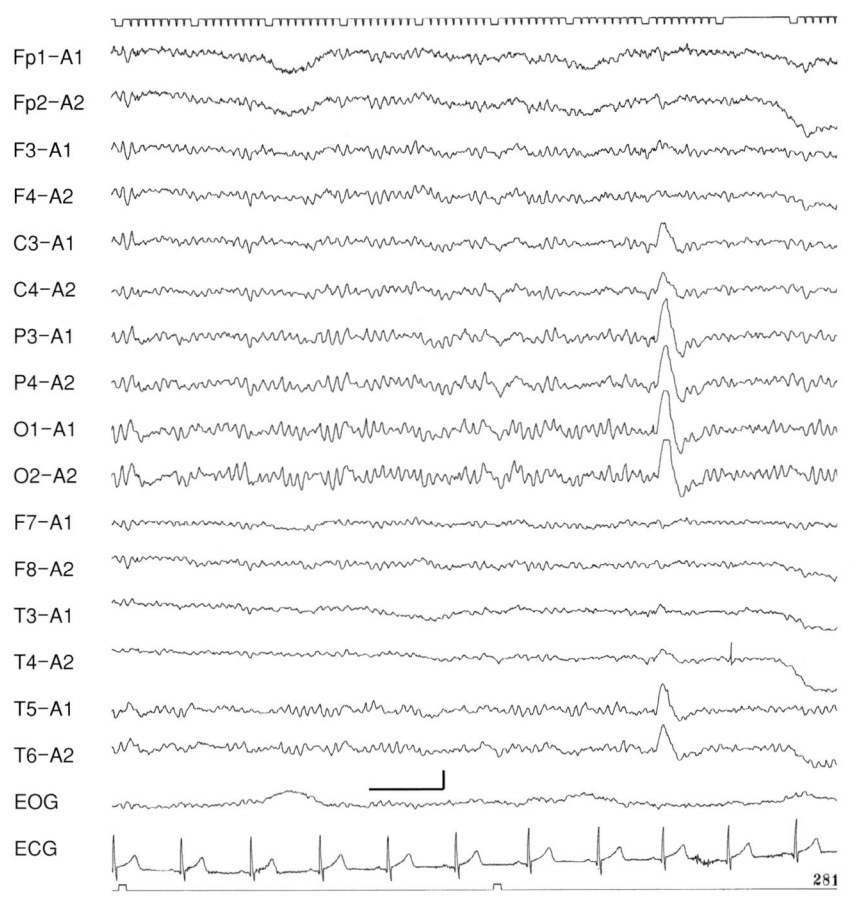

図 32. ラモトリギン単剤治療例の脳波
EOG：眼球の動きモニター、ECG：心電図

　LTG は、時にミオクロニー発作を増悪させるといわれるが、このように JME の有効例も多い。

4 レベチラセタム

　作用機序は、他の抗てんかん薬にないユニークなもので、神経細胞のシナプス小胞に存在する SV2A に結合して神経伝達物質の遊離を調節することである。そのほかに、N 型 Ca チャネルの抑制、細胞内 Ca 貯蔵顆粒からの Ca 遊離の抑制という作用もある。
　投与開始後の効果発現が比較的早く、用量が少なくても効果が現れることが多い。稀ではあるが、うつ状態が生じやすい。一説に、LTG と LEV とを併用すると、理想的な発作抑制スペクトラムの確保と気分安定状態とを維持できるという。

(1) レベチラセタムの自験例

　11 歳の症候性局在関連てんかんで、些細なことでも注意すると、自分を叩いたり突然態度が豹変して固まるという主訴で受診した。母親が境界線の知的障害である。本人の既往歴として、周産期

Ⅴ．治療的関与

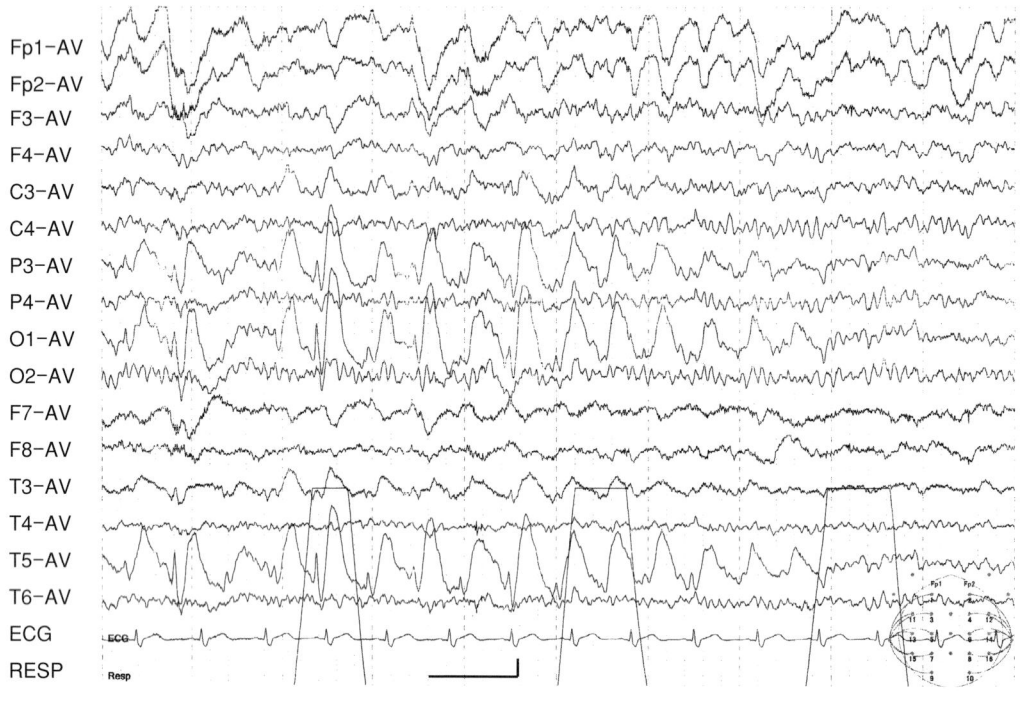

図 33. レベチラセタム単剤が奏効した症例の脳波
Resp.：呼吸モニター

や乳児期の異常はない。WISC-ⅢではFIQ16で、知的障害が見逃されていた。脳波検査で、左頭頂後頭部に1.5Hzの棘徐波train（図33）がみられ、脳波上の発作と思われた。頭部MRIは正常だった。3ヵ月後の脳波は正常になった。約半年後、学校で昼食時突然「目が回る」と言って箸を落とし机の周りを不自然に回り出し、その後嘔吐して寝てしまった。以後同様の発作が毎日起こり出し、脳波では再び以前の異常所見が現れた。LEV 500 mg 単剤を開始し1,000 mg まで増量すると、発作のエピソードはまったく消失した。

　LEVは、初期投与量で有効性を予測させる反応を示すことが多く、他の薬剤でまったく無効だった難治てんかんの発作が劇的に抑制されることもある。

おわりに　わが国のてんかん医療の最新トピックスは、ここ数年来の新薬の発売認可である。わが国のてんかん治療の新時代の幕開けともいえる。特にLTGは、知的障害やASDに合併する脳波異常や気分障害に対しても幅広い効果が期待される。

　現在、欧米の先進諸国におけるエキスパート・コンセンサスによれば、第一選択薬のVPA、CBZが奏効しない場合の第2選択薬として、LEVとLTGとが最優先されている。したがって新規抗てんかん薬としては、これら2剤が既に世界を席巻していることになる。近い将来、わが国でもLEVとLTGとが、てんかんの第一選択薬として確立されるだろう。またこれら2剤は、実質上、部分と全般というてんかん分類による効果の制限がほとんどなく、薬物治療における部分と全般の診断区別が不要になるかも知れない。

4種類の新規抗てんかん薬は、効果が血中濃度に相関しない。したがって、初期投与量とtitrationとに少し注意を払う必要があるものの、血中濃度検査を省略し得る。新規抗てんかん薬は現在のところ併用投与しか承認されていない。しかし、TPM以外には、副作用が軽度で使いやすいため、単剤投与薬、第一選択剤として従来の抗てんかん薬を凌ぐ。

まとめ

1. 児童青年精神医学の領域における包括的医療の実践のために、てんかんに関する知識はますます必要性が高まり、重要な位置を占めてきている。
2. てんかんには、comorbidity重複障害として発達障害(ADHD、ASD、LD)やうつ、不安障害などが極めて多い。
3. LTG、LEVなどの新薬は、認知機能障害などの副作用が少なく、従来の抗てんかん薬よりも有効範囲が広く使いやすい。

（金澤　治）

V. 治療的関与

22. EMDR（眼球運動による脱感作と再処理法）

1 — EMDR の誕生した経緯

　EMDR(Eye Movement Desensitization and Reprocessing：眼球運動による脱感作と再処理法)は、1987年にアメリカの心理学者 Shapiro F によって偶然に発見された心理療法である。ある日、Shapiro は嫌なことを考えながら公園を散歩していたが、ふと今まで考えていた嫌な感覚が消えてしまっていることに気づいた。そのとき何をしていたか考えてみると、無意識に眼を左右に素早く動かしていたことに思いあたり、ひょっとして眼を左右交互に素早く動かすことが、嫌な気分を消すのではないかという考えに至った。そこで、PTSD（心的外傷後ストレス障害）症状のあるベトナム帰還兵やレイプ被害者にトラウマ記憶を想起させながら眼前で指を動かし、指を眼で追わせたところ、PTSD 症状をなくすのに役立った。そこで、他のタイプのトラウマにも試してみたところ、トラウマからくる思考・信念・恐怖・身体反応などが眼を動かす動作で取り除けることがわかった。それが、EMDR の誕生のきっかけとなった[1]。

2 — EMDR の発展と現状

　EMDR は、1989年に Shapiro F により新しい心理療法として発表され、その後約20年間、臨床実験を繰り返し確立されていった。そして、現在では PTSD に対する効果に関して多くの臨床研究で実証され、アメリカ心理学会(American Psychological Association；APA)が推奨する PTSD に効果的な治療法の1つとして推奨され、同様にヨーロッパやオーストラリアにおいても治療ガイドラインの中に、有効な治療技法として、認知行動療法と並んで推奨されるようになった。さらに、EMDR は否定的な記憶を処理できることが特徴であるため、PTSD 以外の強迫性障害、恐怖症、不安、うつおよび解離性障害などさまざまな精神疾患に対しても効果が認められ、さらにトラウマ由来の幻肢痛や慢性疼痛などの治療にも応用されている。

3 — EMDR 治療の手続き

　EMDR は奇異な眼球運動をさせる治療スタイルであることから誤解を受けやすい治療法だが、眼球運動は統制された手続き全体の一部に過ぎない。精神力動療法の自由連想を用い、行動療法的なトラウマ記憶への最小限の曝露を行いながら、トラウマや日常の不合理な経験から受けた否定的

な認知の歪みを合理的な認知に変容させる認知行動療法的な作業を行うなど、さまざまな心理療法を統合させた新しい心理療法である。

EMDR治療の手続きは8段階からなる。順序として、①生活史の聴取、②準備、③評定、④脱感作、⑤認知の編み込み（植えつけ）、⑥ボディスキャン、⑦終了、⑧再評価、である。どの段階に何回のセッションが必要か、あるいは1回目で何段階まで進むかは、クライエントによって異なる。

1 第1段階：生活史の聴取

クライエントの生育歴・治療歴を聴取し治療計画を立てる。

2 第2段階：準備

治療者はクライエントにEMDRの理論を説明し、治療効果および起こりうる障害への対処ができるように準備する。つまり、トラウマ記憶を想起することにより感情が不安定になる可能性があることを説明し、具体的な対処方法としてのリラクゼーションの練習を行うなど、クライエントと十分話し合っておく必要がある。

3 第3段階：評定

トラウマのターゲット場面を設定する。そして、その場面を想起したときに感じる自己への否定的な評価を表現する言葉（否定的認知、negative cognition；NC）を選択させる。例えば、「私は役立たずだ/私は弱い/愛されない」などで、現在形で苦痛な感情を実際に言語化した否定的信念を表す言葉を探す。そして次に、その否定的信念に置き換わるものとして変容すべき健全な認知の言葉（肯定的認知、positive cognition；PC）を選択する。例えば「私は価値がある人間だ/私は強い/愛すべき人間だ」という言葉である。このPCの選択は重要で、クライエントにとって「今はまったくそう思えないが、そのように思えるようになるといいな」と連想させるような健全な目標となる言葉を探す（表14参照）。そして、そのPCが、今どれくらい妥当と思えるかを1～7の尺度で評定させる

表14. 否定的認知（NC）と肯定的認知（PC）の対となる言葉のサンプル

否定的認知（NC）の言葉のサンプル	肯定的認知（PC）の言葉のサンプル
私は愛される価値がない	私は愛される価値がある
私は悪い人間だ	私は良い（情のある）人間だ
私はひどい	私は私のままでいい
私は恥ずべき人間だ	私は尊敬される人間だ
私は愛されない人間だ	私は愛すべき人間だ
私は永遠に傷つけられる	私は健康だ
私は醜い	私は素晴らしい（魅力的だ）
私はバカだ	私は聡明だ（私は重要だ）
私は死んで当たりまえだ	私は生きる価値がある
私はみじめがふさわしい	私は幸せでいる価値がある
私は信頼されない	私は信頼するに足る
私は自分を信用できない	私は自分を信用できる
私は弱い	私は強い
私は成功できない	私は成功できる
私は不十分だ	私には能力がある

(肯定的認知の妥当性、Validity of Cognition ; VOC)。さらに、この時点でトラウマ記憶のイメージとNCを結びつけたとき、感情と障害のレベルを0～10の尺度で評定させる(主観的障害尺度、Subjective Units of Disturbance ; SUDS)。そして、トラウマ記憶に集中したときに起こる身体感覚も報告させる。例えば、心拍数の増加・頸部のこわばり・息苦しさなどの身体的な生理反応や、匂い・音・触覚など五感で感じるものなど、トラウマ記憶と関係する感覚的なものすべてである。

4 第4段階：脱感作

治療の段階で、眼球運動(左右交互のタッピングや音などによる両側性刺激を用いてもよい)を用いた脱感作を行う。SUDS尺度に反映された否定的な感情に焦点を当て、トラウマ記憶を想起しながら眼球運動を行う。そしてSUDSが0か1になるまで繰り返す。ただし、眼球運動をするだけでは、完全に処理が終わらず停滞してしまう場合が多いことを知っておく必要がある。その場合は次の第5段階に進む。

5 第5段階：認知の編み込み(植えつけ)

機能不全となっているNCをPCに置き換えていく段階である。もとのNCに、置き換えたいと設定したPCを意識的に話題に取りあげ、肯定的な認知を増強することに主眼を置く。このPCの編み込みと強化はEMDRの中でも一番重要な段階と思われる。つまり、過去の暗い色の画面イメージを、明るい色の画面イメージに塗り替えるため、過去の絵具を捨てて、現在と未来の明るい絵具に取り替えるような認知の切り替えを行う段階である。そのため、クライエント自身の自己評価を高めるためのぴったりとしたPCが重要となり、この段階でクライエント自ら「言葉を選び直したい」と言い出す場合も出てくる。何度でも納得のいく言葉を探しながら、それまでと違った明るい絵具を探す作業を繰り返すことが重要である。

6 第6段階：ボディスキャン

第3段階で評定したトラウマ記憶を想起したときに伴う身体の生理反応や感覚を自ら調べる段階である。クライエントにPCが十分植えつけられ、SUDSも0か1に下がったことを確認してから行う。トラウマ記憶とPCの両方を思い浮かべて、自分の身体を心の目で上から下まで順番に焦点を当てながら、スキャンするように点検していく(ボディスキャン)。身体的感覚に焦点を当て、筋緊張などの違和感がないかどうかを確認する。もし、身体のどこかに違和感が残っていたら、その身体感覚をターゲットにして眼球運動(または、他の両側性刺激)を行う。通常はこの段階での緊張は容易に解消されることが多いが、機能不全的な題材が身体感覚として残されている場合は、それを新たな題材として第3段階に戻り、再び脱感作を始める。トラウマによる慢性疼痛や幻肢痛の治療ではこの段階が痛みの治療となる[2]。

7 第7段階：終了

セッションを終了するための手続き段階である。各セッション終了時には感情が安定した状態に

戻るようにしなければならない。完全に脱感作ができていない題材は「鍵のかかる箱にしまう」などのイメージを使い、安全に終了させる必要がある。また、「次のセッションまでの間に起こるかも知れない苦痛を伴うイメージや考えや感情は処理が進行している証拠であり、好ましい状態である」ことを伝え、「その気づきを次のセッションのときに伝えられるように記録しておいてほしい」と課題を与える。そして、「この課題は自分の感情的障害に対し認知的な距離を置くための練習にもつながる」ということを認識させ、「第2段階で練習したリラクゼーションをうまく活用し、次のセッションまで自身に起こるさまざまな反応と客観的に向き合ってほしい」と伝える。

8 第8段階：再評価

次回のセッションで最初に行う評価である。SUDS・VOC を評定し、ボディスキャンを行う。それにより、前回のセッションでの治療効果が維持されているかどうか判断し、本セッションの計画を立てる。

4 ── 子どもの場合の留意点

子どもの治療に利用するためには、子どもとラポールが取れ、子どもの年齢に応じた言葉を的確に使い、意思疎通が図ることができる治療者でなくてはならない。

第1段階の生育歴・病歴の聴取では、両親からの聴取も重要であるが、子どもと直接話をし、自分のことにかかわる治療者であることを理解させることが大切である。

第2段階の準備では、両親へのインフォームド・コンセントも重要であるが、子どもの言葉を使って子どもにも説明しなくてはならない。また、ターゲットとする題材を扱う前に、子どもに「安全な場所」を確保させることが不可欠である。子どもに「安全な場所」をイメージさせ、そこに眼球運動(あるいはタッピング)をすることで子どもが幸せな気持ちになることを確認する必要がある。この「安全な場所」をうまくイメージできない時点では、子どもにEMDRを適用しない方がよい。

第3段階の評価は、子どもにとって標準的な手続きでは難し過ぎるために変更が必要である。感情を抽象的な概念として扱えないのでSUD尺度は使えない。そのため、笑顔から泣き顔までのイラストを提示したり、手で高さを示したり、両手を広げてその幅で表現することを試みるなど、尺度の表現を工夫するとよい(図34 参照)。

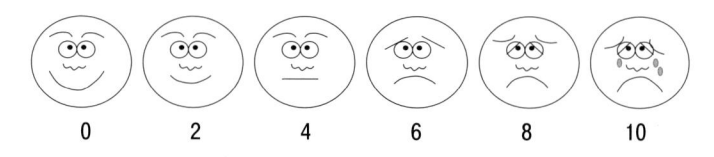

図 34. 表情の絵を用いた SUDS 評価(笑顔から泣き顔までのイラスト)

第4段階での眼球運動も、治療者の指に楽しい顔を描いて指に注目させたり、指人形やおもちゃを使うこともできる。または、幼い子どもの場合、治療者が子どもの眼の高さの位置に両手を置き、

左右交互に人差し指を立て、立てた方の指に注目させて行う「両手法」もよい。またパペットなどを使って遊びながら行ったり、赤ちゃんの場合はハイハイしている両足に後ろから左右交互のタッピングを使うなど、いろいろな工夫が必要になる。

　第5段階の認知の編み込み(植えつけ)では、否定的な言葉を子どもが出したとき、その都度置き換えていくようにするとうまくいくことが多い。例えば子どもが「言っちゃダメと言われたの」と禁止命令をされたことを話題にしたなら、「今は大丈夫だから、言ってもいいのよ」という言葉に即座に置き換える。子どもにはより自己効力感を与えるような言葉が好ましい。

　一般的に、子どもの場合は集中力の持続時間が短いため、EMDRの治療セッションは平均45分で、プレイセラピーや絵画療法などと混在させながら行うとよい。また、子どもは比較的短時間で脱感作や再処理が進む場合が多いことも特徴である[3]。

5 — 治療メカニズムの仮説と治療上の留意点

1 情報処理モデルによる治療メカニズムの仮説

　Shapiro Fのいう両側性の刺激は、身体の正中線を挟んで左右交互に刺激を与えるというもので、眼球運動だけでなく、タッピング(触覚刺激)や音(聴覚刺激)も効果があり、また3つの刺激を同時に行う方法も効果的であるとしている。しかし、否定的な記憶に焦点を当てて左右交互に刺激を与えるという手技に対して、「なぜ、こんな方法で効果を上げるのだろうか？」という疑問が湧いてくる。それに対して、Shapiro F(1995, 2001)は、「適応的情報処理モデル」を用いて説明している。人は否定的な体験をした場合、それについて考えたり、友だちに話したり、夢に見たりと、その体験を自分の中で解決するためにいろいろなことを繰り返し、徐々にその出来事を消化・処理し、最終的には自然にあまり思い出さなくなっていく。ところが、そのような処理ができないほどの極端に高い否定的な体験をしたときには、情報処理のプロセスに乗せることさえできず、未処理のまま高い否定的な感情や情報のままで停留させ、そのまま維持されたり、こっそり隠してしまい込んだりする。Shapiro Fの適応的情報処理モデルでは、「EMDRは否定的な記憶の停留を解く役目をし、従来の情報処理の過程に乗せ直すことが可能となる」としている[1]。

2 治療上の留意点

　Shapiro Fは、提唱する「適応的情報処理モデル」は神経生理学的作業仮説であるとし、「苦痛を伴う入力情報を、適応的な解決と心理的に健康な統合へと変化させていくように設計された、生来人間がもつ生理システムである」と述べている。つまり脳神経に働きかけることで、脳の記憶ネットワークが連合し合うため肯定的な治療効果を般化させ、現在の自己評価と行動が修正されるようになると考えている。しかし反面、治療の途中において否定的ネットワークとつながり、ターゲットとしている否定的題材のみならずドミノ倒し的に他の否定的記憶に波及し、予期せぬマイナス思考の活性化が起こる可能性も否定できない。そのため、安全にEMDRを行うためには、クライエン

トのもつ内的なリソース(資源)を開発する必要があり、脱感作を行う前の準備段階にかなりの時間がかかる場合もある。また、PTSD 症状をもつクライエントは解離性障害をもつ場合も多く、否定的記憶にアクセスすると同時に他の人格に交替してしまいターゲットが絞ることができなくなったり、解離性障害を悪化させてしまう可能性が生じる。そこで解離性障害のクライエントに対しては、トラウマ記憶をもつ人格だけに脱感作を行う「自我状態療法と EMDR の併用プロトコル」を用いるセッションを行うなど、さまざまな工夫が必要になる[4]。

このように、EMDR は慎重なアセスメントと十分な臨床的知識を要求される難しい心理療法でもある。治療者となる場合は専門的知識と十分なトレーニングが必要である。

6 ── EMDR に関する研究の状況

脳神経学的な作用機序について、「EMDR はどのように左右交互刺激が脳神経に働きかけ、トラウマ記憶を消失させ、否定的認知が肯定的認知へと変容していくか」という治療メカニズムはいまだ解明されていない。生理的メカニズムとして、レム睡眠時と同じような情報処理システムが行われている可能性[5]や、感情への焦点化が扁桃体・海馬・前頭前野の関与する神経生理学的メカニズムと一致しているようであるとも指摘されている[6]。

近年では、EMDR の治療効果を神経イメージング技術で検証する研究も多く、治療前後の脳血流を測定した研究では、治療後明らかに脳全体の活性化がみられ、特に前頭葉の賦活が顕著に改善したという報告がある[7]。しかし、それらの研究も治療メカニズムの解明には至っていない。天野ら[8]は、多重チャンネルの近赤外分光法(near-infrared spectroscopy；NIRS)を使用し、PTSD 患者の EMDR セッション中の脳血流の様子を測定したところ、トラウマ場面を想起すると右側頭溝付近が大きく賦活し、眼球運動を行うと、その部位の血流が急激に減少することを報告した。このことから、眼球運動は脳に直接働きかけ、作用している可能性があるといえる。今後脳における作用機序を解明することが EMDR 治療を発展させるためには不可欠な研究であるといえよう。

（天野玉記）

● 文　献

1) Shapiro F：Eye Movement Desensitization and Reprocessing. Basic Principles and Procedures, Guilford, New York, 1995, 2001［市井雅哉(監訳)：EMDR；外傷記憶を処理する心理療法．二瓶社，大阪，2004］．
2) 天野玉記，精山明敏，十一元三：左右の交互刺激を用いた幻肢痛治療法により慢性痛が改善した症例．日本ペインクリニック学会誌 17(1)：29-33，2010．
3) Lavett J：Small Wanders. Healing childhood trauma with EMDR, 1999［市井雅哉(監訳)：スモール・ワンダー；EMDR による子どものトラウマ治療．二瓶社，大阪，2010］．
4) 天野玉記，精山明敏，十一元三：眼球運動による脱感作と再処理法(EMDR)と自我状態療法を併用した面接過程でみられた脳血流変化；近赤外分光法(NIRS)による検討．EMDR 研究 4(1)：18-28，2012．
5) Stickgold R：EMDR；a putative neurobiological mechanism of action [Review]．Journal of clinical psychology 58(1)：61-75，2002．
6) Wilson DL, Silver SM, Covi WG, et al：Eye movement desensitization and reprocessing；effectiveness and

Ⅴ. 治療的関与

autonomic correlates. Journal of behavior therapy and experimental psychiatry 27(3)：219-229, 1996.
7) Lansing K, Amen DG, Hanks C, et al：High-resolution brain SPECT imaging and eye movement desensitization and reprocessing in police officers with PTSD. The Journal of neuropsychiatry and clinical neurosciences 17(4)：526-532, 2005.
8) 天野玉記, 豊田正博, 精山明敏, ほか：外傷後ストレス障害による慢性痛に対する眼球運動による脱感作および再処理法の治療過程でみられた脳血流変化. 日本ペインクリニック学会誌 18(2)：55-57, 2011.

和文索引

神戸文哉　6
呉秀三　6
佐藤政治　6
島薗安雄　7
白橋宏一郎　7
十亀史郎　6
高木隆郎　6
西園昌久　7
堀要　6
牧田清志　7
森田正馬　6
鷲見(現 中沢)たえ子　6

あ

アイデンティティ拡散症候群　441
アカシジア　298
アジア児童青年精神医学会　5
アスペルガー障害(症候群)　3, 41, 170, 357, 527
アセスメントの場　532
アットリスク精神状態　290
アトモキセチン　656
アミトリプチリン　658
アメリカ児童青年精神医学会　5
アリピプラゾール　662, 663
愛着　50, 236, 315, 401, 407
　——関係　320
　——形成　646
赤ちゃん部屋のおばけ　650
悪夢　274
天の邪鬼　320
安全な場所　731

い

いじめ　228, 523
イミプラミン　658
インクルーシブ教育システム　637
　——の構築　637
インフォームド・コンセント　33, 60, 78, 654
インプリンティング　693
位相変位仮説　669
医療　533
　——チーム　470
　——と教育の連携　624
　——保護入院　77

異食症　231
異性恐怖　325
異性への関心　141
移住　355
移植医療　483
移植後のQOL　486
移植待機患児　484
意見書　9
意欲　302
遺伝カウンセリング　677
遺伝形式　693
遺伝子　693
　——刷り込み　693
遺伝率　694
遺尿症　41, 55, 251
　——, 睡眠時　273
　——, 昼間　255
遺糞症　41, 55, 251, 256
怒り発作　243
板挟み世代　518
一次性障害　536
一番病　140
一過性のひきこもり　441
陰性感情　367
飲酒　405

う

うつ状態　98
うつ病　607
　——性障害　294
　——相　305
　——, 産後　538
ウェクスラー式知能検査　198
植えつけ　730
運動機能の特異的発達障害　113, 114
運動障害　95
　——, 常同　462
　——, 律動性　273
　——, 発達性協同　113, 114
運動チック　241
運動能力障害　113

え

エジンバラ産後うつ病質問票　541
エスシタロプラム　659
エディプス・コンプレックス　15
エディプス不安　316

エビデンスに基づく医学実践　654
円形脱毛症　448
援助者の援助　532
演説恐怖　325

お

オーストラリア・ニュージーランド児童青年精神医学会　5
オペラント条件づけ　605
オムニバスサイコドラマ　594, 595
オランザピン　662
汚言症　241
折れ線型自閉症　166
置き換え　316
応用行動分析　132, 646
嘔気　329, 502
嘔吐　502
太田ステージ　645
親訓練　605
親子関係　567
親と子どもの心療部　4
親面接　567
音韻障害　122
音声チック　241
　——障害　41
恩物　4

か

カタルシス　593
カルバマゼピン　662
ガバペンチン　723
科名標榜委員会　7
家裁調査官　4
家族　532
　——システム　590
　——の発達　18
　——病理　366
　——への介入　297
　——面接　63, 451
　——ライフサイクル　515
　——療法　366, 451, 590
　——歴　28
家庭　532
　——との情報交換　647
家庭裁判所　216, 708
　——調査官　216
家庭内暴力　432
　——事件　216

i

索引

――成因　433
――治療家族療法　437
――治療行動療法　437
――治療精神療法　437
――病理　436
過覚醒　346
――症状　350
過剰不安障害　335
課題分析　604
会食恐怖　325
回避　346
――傾向　325
回避性パーソナリティ障害　322, 324
回避麻痺症状　350
改正臓器移植法　483
絵画欲求不満検査　491
絵画療法　582
――の精神療法的意義　586
解離　370
――症状　350, 370
――体験尺度（第 2 版）　374
――性健忘　371
――性症状　340
――性同一性障害　372
――性遁走　371
解離性障害　370, 733
――，特定不能の　373
外因性精神障害　45
外面化問題行動　193
外来治療　265
概日リズム睡眠障害　274
拡大コンサルテーションリエゾン精神医学モデル　472
核家族化　434
覚せい剤　411
覚醒時大発作てんかん　690
学習障害　41, 55, 193, 527, 613, 686, 721
活動集団療法　598
活動-面接集団療法　598
合併症としての精神疾患　97
学会認定医制度　4
学会倫理綱領　80
学校医　9
――の役割　524
学校機能　531
学校嫌い　424
学校精神保健　9, 625
学校との連携　144
学校保健　520
――安全法　520
勘　63

患児対応モデル　472
患児の QOL　501
間接的介入　478
感覚障害　95
感覚統合　116
感情　302
――表現　577
感情障害　98
――，季節性　664
――，双極性　98, 302
関係性障害　648
関与しながらの観察　564
関連職種との事例検討　647
緩和ケア　480
環境ストレス　51
環境の構造化　646
環境要因　355
眼球運動による脱感作と再処理法　728

き

キャンプ治療　557, 559
ギャング　16
――グループ　228
危機介入　478
――モデル　472
気質　48
気分安定薬　168, 661
気分循環性障害　307
気分障害　178, 305
希死念慮　458
季節性感情障害　664
既往歴　28
帰国子女　547
帰国子女の適応の在り方　551
――（自己保持型）　551
――（追加保持型）　551
――（抑圧削除型）　551
帰国子女の適応の型　548
――（境界型）　548
――（疎外型）　548
――（統合型）　548
――（同化型）　548
基本的信頼感　14
揮発性　138
器質性精神疾患　521
器質性の障害　32
機能性精神疾患　521
吃音症　123
虐待　236, 392, 527
――，児童　49, 228, 350, 399
――心理的　400
――身体的　400

――性的　401, 403
逆説的抑うつ　488
客観性の発達促進機制　588
急性ストレス障害　339
去勢不安　316
共感性　136
――の障害　136
共生社会の実現　638
共生段階　14
共同注意行動　128
供給型対象関係単位　394
協調運動　113, 114, 115
恐怖　315
――，異性　325
――，演説　325
――，会食　325
――，社会　322, 421
――，社交　608
――，成熟の　262
――，長上　325
――，電話　325
恐怖症　315, 449
――，特定の（学校）　421
強度行動障害　101
強迫観念　331
強迫行為　331
強迫心性　327
強迫スペクトラム障害　335
強迫性障害　150, 186, 242, 331, 449
境界状態　388
境界性　388
境界性障害　388
――，児童期　389
――，青年期　393
境界性パーソナリティ構造　388
行政職員　537
近親者　694
緊急危機介入　651

く

ぐ犯　214
クエチアピン　663
クロニジン　657
クロミプラミン　658
グアンファシン　657
グループ・ワーク　597
組み換え　693
虞犯少年　708

け

ケースマネジメント　641

ii

索引

ケースワーク 641
下痢 329
系統的脱感作法 604
計算障害 109
軽躁病相 305
芸術表現療法 593
健康相談 520
健康体重 266
検察官送致 708
顕在化 289
言語学習能力診断検査 199
言語習得 549
言語発達の遅れ 550
言語発達の土壌 612
言語表現 571
言語療法 612
原発性睡眠時無呼吸 273

こ

こころの診療部 10
こころの発達診療部 4
コツ 63
コプロラリア 241
コミュニケーション障害 118,137,614
コミュニティワーク 641
コンサルテーション・リエゾン精神医学 469
——チーム 471
子ども・若者のこころの問題 3
子ども・若者白書 3
子ども性虐待適応症候群 404
子どもの権利条約 79
子どもの行動チェックリスト 37
子どもの収容施設 4
子どもの人格 50
子どもの人権 77
子どもの成長 72
子どもの同意能力 81
子どもの特殊性 24
子どもの発達障害センター 9
子どもの発達段階 7
古典的サイコドラマ 594, 595
呼吸異常 159
固執症状 139
孤児院 4
孤立群 151
個人精神療法 450
口愛期 13
広汎性発達障害 37, 55, 125, 165, 173, 193

——児が示す言語の問題 613
——, 高機能 175
——, 特定不能の 41, 166, 173, 182, 527
交換ノート 494
交代勤務 669
光量子仮説 670
行為障害 40, 41, 296
行動障害 99
——, 強度 101
——, 破壊的 211, 295
行動的技法 609
行動分析 604
行動変化 474, 475
行動変容法 647
行動療法 603
抗コリン薬 254
抗精神病薬 168, 662
抗利尿ホルモン剤点鼻療法 254
肯定的認知 729
——の妥当性 730
校内暴力事件 216
高機能広汎性発達障害 175
高機能自閉性障害 146
構造化面接様式 35
合計特殊出生率 3
合理的配慮の確保 638
国際児童青年精神医学会 5
国際疾病・関連健康問題統計分類第10改訂版 34
国際青年精神医学会 5
国際連合国際児童緊急基金 5
国立国府台病院児童病棟 6
国立精神・神経センター 680
国立精神衛生研究所 6
国連人権原則 78
心の発達 12
心の理論 136
骨髄移植 490
言葉の遅れ 118
混合状態 298
混合性病相 306

さ

サイクロイド 395
サイコドラマ 593
——, オムニバス 594, 595
——, 古典的 594, 595
サイコロジカル・ファーストエイド 342
作業療法士 116

再生不良性貧血 490
再接近期 15, 392, 393
再体験症状 346, 350
再発リスク 694
災害弱者 150
里親制度 4
三環系抗うつ薬 254, 430, 658
産後うつ病 539
産後精神病 542
算数障害 108

し

しつけ不足睡眠障害 274
シクロスポリンA 488
シタロプラム 659
ジェンダー・アイデンティティ 382, 518
支援会議 211
司法精神医学 701
死と生の概念 504
「死にたい」という訴え 458
死の不可逆性 505
死別 355
肢体不自由児 645
思考 302
——記録表 610
思春期 20
——危機 262, 266
——青年期精神医学 6
——の家族 556
——の仲間体験 556
——の薬物乱用者の転帰 416
——妄想症 42
視診 30
自意識 184, 455
自慰行為 464
自我違和感 331
自我状態療法とEMDRの併用プロトコル 733
自我同一性 17, 365, 368
自己愛傾向 506
自己愛性パーソナリティ障害 324, 394
自己イメージ 475
自己感 54
自己形成 365, 557, 560
自己システム 52
自己像 54
自己中心的 504
自己調節 407
自己評価 475
自殺 454

iii

索引

――関連事象　294
――企図　405,458
――未遂者　454
――未遂の対応　458
自死　523
自傷　454
自傷行為　454,456
――の対応　457
自尊心　54
自閉症　171,283,440,645
――・情緒障害学級　6
――児施設　6
――スクリーニング　126
――の早期発見　125
――，折れ線型　166
――，小児　41
――，非定型　41,166
――，幼児　6
自閉症スペクトラム　174,179
――障害　3,125,169,226,535,684
自閉性障害　41,125,135,165
――の固執症状　140
――，高機能　146
――，情緒的接触の　5
自立の課題　263
自律神経仮説　670
自律的な自由　263
児童期境界性障害　389
児童虐待　49,228,350,399
児童生徒のメンタルヘルス　520
児童青年期うつ病の治療ガイドライン　299
児童青年期の患者に対する電気けいれん療法　673
児童青年期のてんかん　716
児童青年精神医学　3,5,7,8
――委員会　5
――教育に関する委員会　7
――講座　4
――部門　8
児童青年精神医学会
――，アジア　5
――，アメリカ　5
――，オーストラリア・ニュージーランド　5
――，国際　5
――，ヨーロッパ　5
児童青年精神科外来　3,7
児童精神医学講座の新設に関する報告書　7
児童精神医学懇話会　6

児童精神医学とその近接領域　6
児童精神科　4,7,8,9,312
――外来　5,6
――専門医　5
『児童精神科』科名追加承認に関する請願　7
児童相談所　6,533,642
児童治療教育相談室　6
児童福祉司　642
児童福祉法　645
事象関連電位　198
持続エクスポージャー　408
持続性身体表現性疼痛障害　361
持続的注意集中力検査　198
疾患特異的精神症状　474
疾患別アプローチ　469
社会恐怖　322,421
社会性の発達　505
社会的ひきこもり　440
社会的問題行動　187
社会福祉援助技術　640
社交恐怖　608
社交神経症　322
社交不安障害　322
――のサブタイプ　323
射精能力　12
若年性ミオクロニーてんかん　691
若年無業者　152
主観的障害尺度　730
受動群　151
受容-表出混合性言語障害　121
修正型電気けいれん療法　673
習癖　460
――異常　460
集団精神療法　557,593
集団療法　597
――，活動　598
――，活動・面接　598
重症心身障害　95
出産後　19
出生前診断　679
循環気質　394
初経　12
書痙　325
小児うつ病質問表　37
小児期・青年期特有のてんかん症候群　717
小児期崩壊性障害　165
小児自閉症　41
――評定尺度　37,128

小児精神科救急　619
小児精神神経学研究会　6
小児てんかん　716
――の包括的治療ガイドライン　718
小児の精神と神経　6
小児良性部分てんかん　718
少子化現象　3
少年院法　6,703
少年鑑別所　6
少年事件　225,701
少年審判所　4
少年犯罪　701
少年非行　701
少年法　6,703
生涯教育　8
症状　8
――や行動の意味　25
――レベル　532
象徴化　585
象徴性　577
障害児・者医療　9
障害者権利条約　636
――第24条　636
障害者自立支援法　9
障害者制度改革の推進のための基本的な方向（第一次意見）　636
障害者総合支援法　9
障害者総合福祉法　9
障害受容　531
『障害』の確認　9
衝動コントロール　458
衝動性　189
状況対応モデル　472
常染色体優性夜間前頭葉てんかん　692
常同運動障害　462
情状　225
――鑑定　225
情緒障害学級　6
情緒障害児短期治療施設　6
情緒的接触の自閉性障害　5
情動調律　648
情報　27
――共有　507
――提供　507
食人期　13
触法行為　214
触法少年　708
心因性精神疾患　521
心因性精神障害　45
心気症　361,363

iv

心気障害　361
心身症　479
心身の未分化　25
心的外傷後ストレス障害　150, 345, 728
　——, 複雑型　345
心理・教育アセスメントバッテリー　199
心理・社会的発症要因　48
心理検査　33
心理実験　81
心理社会的介入　296
心理社会的治療　559
心理社会的発達　624
心理社会療法　557
心理的虐待　400
身体化　479
　——障害　361, 362
身体機能の発達性障害　55
身体サブシステム　53
身体醜形障害　363
身体診察　29
身体的虐待　400
身体的検査　32
身体的発達　11
身体表現性自律神経機能不全　363
身体表現性障害　361
神経化学的病態　192
神経学的微徴候　115
神経症性情緒と行動の障害　56
神経症性怠学　420
神経症的抑うつ状態　99
神経心理学的病態　191
神経性大食症　260, 266
神経性無食欲症　260, 265
神経発達障害仮説　287
浸透率　695
診断書　9
診断前支援　128
診断と評価　30, 31
診断分類　5
診断面接様式　35
新規抗うつ薬　294
新規抗てんかん薬　722
親権喪失　77
人格サブシステム　52

す

スキゾタイパル・パーソナリティ障害　394
スクールソーシャルワーカー　643

ストレス因子　356
ストレス対処法　53
ストレス反応　492
頭痛　329
遂行機能　137
睡眠開始随伴障害　273
睡眠覚醒リズム　271
　——障害　666
睡眠時遺尿症　274
睡眠時驚愕症　273
睡眠時歯ぎしり　274
睡眠時遊行症　273
睡眠障害　270, 271
　——, 概日リズム　274
　——, しつけ不足　274
睡眠相後退症候群　667

せ

せん妄　487, 502
セルトラリン　659
セロトニン仮説　670
世界精神医学会　4
世界乳幼児精神保健学会　5
世代間境界　518
世代間伝達　567
正常自閉段階　14
生育歴　28
生活の場　529
生体肝移植術　483
生体ドナー　483
　——の精神医学的問題　483
　——の臓器提供の意思確認　483
生徒指導　522
　——の問題　520
生物-心理-社会的病因論　46
生物-心理-社会的モデル　46
生物学的発症要因　47
成熟の恐怖　262
性格神経症　323
性器いじり　464
性機能不全　377
性嗜好異常　377
性障害　377
性的逸脱行動　142
性的虐待　401, 403
性同一性障害　378
　——診断基準　382
　——成因　380
　——治療　384
　——頻度　381
　——, 解離性　372
性被害　527

青年期境界性障害　393
青年精神医学　5
　——(会), 国際　5
精神衛生　4
　——運動　4
精神科ソーシャルワーカー　641
精神科への受診　23
精神鑑定　701
精神交互作用　317
精神障害　22
　——の診断統計マニュアル第3版　34
　——, 外因性　45
　——, 心因性　45
　——, 内因性　45
精神遅滞　87
　——精神医学委員会　5
精神発達課題　563
精神発達漸成説　12
精神病性障害　57
精神病約説　6
精神病理　585
　——懇話会　6
精神分裂病　97
精神保健　533
　——及び精神障害者福祉に関する法律　618
　——福祉センター　440
　——福祉法　618
　——, 学校　9, 625
精神療法　68, 73, 312
　——基本　312
　——特徴　570
　——, 集団　557, 593
静睡眠　271
脆弱X症候群　687
脆弱性　288
脊柱側彎　160
摂食　231
摂食障害　260
　——成因　261
　——予後　268
積極・奇異群　151
先端医療　480
先天性代謝疾患　490
先天性中枢性低換気症候群　272
専門医　9
染色体　693
選択性緘黙　42, 278
選択的セロトニン・ノルアドレナリン再取込み阻害薬　294,

索引

660
選択的セロトニン再取込み阻害薬 168, 294, 297, 334, 430, 658
——による自殺関連事象 298
全国児童青年精神科医療施設研究会 6
全身倦怠感 501
全般性不安障害 329
前エディプス的父親 16
前駆期 289
前思春期 16

そ

そう的防衛 508
ソーシャルスキルトレーニング 201, 209
ソーシャルワーカー 537
——, スクール 643
——, 精神科 641
ソーシャルワーク 640
素行障害 203
粗大運動 115
双極Ⅰ型障害 307
双極Ⅱ型障害 298, 307
双極性感情障害 98, 302
双極性障害 301
——, 特定不能の 377
早期療育 131
早発性痴呆 6
相互作用的遊び 504
相談者対応モデル 472
喪失 403
操作的診断 46
——基準 294
躁うつ病 301
躁状態 298
躁病相 305
臓器移植 483
——(法), 改正 483
臓器提供 483
——, 脳死後の 483
臓器摘出術の安全性 488
側頭葉てんかん 691
卒後教育 8
卒前教育 8

た

ダウン症候群 679
ダモクレス症候群 487
多因子遺伝 679
多軸診断方式 37

多重人格障害 372
多動性 189
——障害 41, 190
大衆・聴衆恐怖 325
大麻 411
対抗調節反応 266
対処行動 25
対人関係 237
——療法 297
対人技能訓練 608
対人恐怖症 322, 323
——有病率 323
——類似 322
体幹の失調 159
怠学 420, 421
退行 8
——現象 491
大うつ病 335
——性障害 294, 449
代理ミュンヒハウゼン症候群 409
第1回アジア児童青年精神医学会 7
第1回国際児童精神医学会 5
第1次ベビーブーム 3
第2次ベビーブーム 3
第12回国際児童青年精神医学会 7
第一次予防 8
第二次予防 8
第二世代抗精神病薬 291
第二の個体化 558
第三次予防 8
脱感作 730
——(法), 系統的 604
縦のつながり 534
短パルス矩形波(パルス波)治療器 673

ち

チーム医療 498
チームモデル 472
チック 335
——, 運動 241
——, 音声 24
チック障害 55, 241
——, 音声 42
——, 慢性運動性 42, 55
——, 慢性音声 55
チャイルド・ガイダンス・クリニック 640
地域特性 533
治療関係 75

治療教育 4
治療構造 66
治療者-患者関係 586
治療の原則 74
治療面接 75
知的障害 87, 226, 527, 680
中止後発現症状 659
中心橋髄鞘崩壊症 487
中枢刺激薬 655
注意欠如/多動性障害 335
注意欠陥/多動性障害 40, 46, 55, 186, 189, 196, 227, 243, 295, 335, 395, 527, 685, 721
——心理社会的治療 200
——治療薬 201
昼間遺尿症 255
長期予後追跡研究 146
長上恐怖 325

つ

つながる瞬間 566
爪かみ 461

て

てんかん 94, 716
——性後天性失語症 721
——と認知機能障害 720
——と発達障害 721
——に合併する精神疾患 721
——に伴う獲得性失語 167
——発作 716
——, 覚醒時大発作 691
——, 児童青年期の 716
——, 老年性ミオクロニー 691
——, 小児 716
——, 小児良性部分 718
——, 常染色体優性夜間前頭葉 692
——, 側頭葉 692
——, 難治 720
デコーディング 107
デュロキセチン 660
手の常同運動 159
低身長 484
適応 547
——外処方 655
——障害 355
——的情報処理モデル 732
——能力 355
適切な相互交流群 151
撤去型対象関係単位 394

索 引

転換症状 370
転換性障害 361,362,370
転写抑制ドメイン 163
電気けいれん療法 673
　──，児童青年期の患者に対する 673
　──，修正型 673
電話恐怖 325

と

トゥレット障害(症候群) 42,55,241,335,688
トピラマート 661,723
トラウマ 402
　──焦点化認知行動療法 352
　──の世代間伝達 650
　──力働 404
トラゾドン 658
ドパミン部分アゴニスト 662
投影性同一視 438
東海大学医学部 7
東京都立梅ヶ丘病院 6
疼痛性障害 361,362
疼痛マネジメント 500
登校拒否 6,42,420,421
　──行動 421
　──発生率 424
統合失調型パーソナリティ障害 284
統合失調質パーソナリティ障害 284
統合失調症 97,178,282,536
同意能力の基準 82
同一性拡散 18
動睡眠 271
特異的会話構音障害 122
特異的発達障害 335
　──，運動機能の 113,114
特定の(学校)恐怖症 421
特定不能の解離性障害 373
特定不能の極度のストレス障害 345
特定不能の広汎性発達障害 41,166,173,182,527
　──不均質性 182
特定不能の双極性障害 307
特別支援学級 634
特別支援学校 633,634
　──教諭免許状 635
　──のセンター機能 634
特別支援教育 633
　──コーディネーター 635

　──推進体制モデル事業 634
　──の在り方に関する特別委員会 637
読字障害 105

な

ナルコレプシー 276
内因性精神障害 45
鉛様の麻痺 308
悩む子どもの臨床例 71
難治てんかん 720

に

ニート 440
ニュールンベルグ綱領 79
二次障害 185,187
二次性障害 536
二次性徴 361,364
二重診断 96
日本医学会 7
日本学術会議・精神医学研究連絡委員会 7
日本思春期青年期精神医学会 6
日本自閉症協会版広汎性発達障害評定尺度 130
日本児童青年精神医学会 6,80
　──創立50周年特集号 5
　──認定医制度 7
日本児童精神医学会 6
日本小児精神神経学会 6
日本人類遺伝学会 678
日本乳幼児医学・心理学会 7
日常生活動作 116
入院施設 617
入院治療 265,616
入門的薬物 412
乳(幼)児突然死症候群 273,652
乳幼児医学・心理学研究 7
乳幼児期の精神保健 8
乳幼児母治療 648
妊娠 19
認知行動療法 297,334,451,603
　──的アプローチ 266
　──，トラウマ焦点化 352
認知再構成法 608
認知的技法 609
認知の編み込み 730
認知の欠損 607
認知の歪み 607

認知療法 607

ね

ネグレクト 400
熱性けいれん 689

の

ノーマライゼーション 534
ノリトリプチリン 658
ノルアドレナリン再取込み阻害薬 656
ノンレム睡眠 271
能力 407
脳死後の臓器提供 483
脳波 197
　──異常 716
　──検査 197

は

ハビットリバーサル 248
ハロペリドール 662
バイオサイコソーシャルモデル 530
バイリンガル 549
バルプロ酸 661
パーソナリティ障害 449
　──との鑑別 186
　──，回避性 322,324
　──，自己愛性 324,394
　──，スキゾタイパル・ 394
　──，統合失調型 284
　──，統合失調質 284
　──，反社会的 296
パニック障害 310
　──診断 311
　──発作時の対処 313
　──薬物療法 313
パニック発作 311
パロキセチン 659
把握機能の喪失 159
破壊的行動障害 211,295
歯ぎしり 159
　──，睡眠時 274
排泄(性)障害 55,251
白癬 448
剥奪 237,239
曝露反応妨害法 337,604
箱庭療法 574
恥 455
白血病 490
発症率 692
発達課題 624
発達ガイダンス 651

vii

索 引

発達障害　55, 395, 521, 593, 644
　——のサイコドラマ　595
　——，てんかんと　721
　——，特異的　335
　——，併存する　96
発達性協調運動障害　113, 114
発達性ゲルストマン症候群　109
発達性失行症　113
発達性ディスレクシア　106
発達性トラウマ障害　345
発達の交互作用モデル　191
発達歴　28
抜毛癖　447
　——成因　447
母親参照　315
母親の性格　434
母親の不安　496
反響言語　646
反抗挑戦性障害　41, 203, 296, 335
反社会的パーソナリティ障害　296
反芻性障害　42, 231
反応性愛着障害　41, 236
反復性発作　716
半構造化面接様式　36
犯罪少年　708

ひ

ひきこもり　357, 394, 440
　——地域支援センター　446
　——の評価・支援に関するガイドライン　440
　——，一過性の　441
　——，社会的　440
ヒポコンドリー性基調　317
否定的認知　729
非機能的認知　608
非言語的技法　586
非言語的コミュニケーション　129
非行　177, 203, 214
　——，少年　701
非疾患別アプローチ　469
非専門家　9
非定型自閉症　41, 166
被殴打児症候群　345
微細運動　115
微細脳機能障害　113, 392
微細脳損傷症候群　190
光療法　664
表出性言語障害　119

表象の方向づけをもつ親—乳幼児精神療法　650
標的行動　604
病因論　45
病歴聴取　27
病歴のとり方　26

ふ

ファミリーハウス　494
フェニルケトン尿症　100
フォトン仮説　670
フルオキセチン　659
フルボキサミン　659
フロイド著作集　65
プライマリ・ケア段階　8
プラセボ効果　65
プレイセラピー　570
不安　311, 315, 329
　——障害　295
　——の抱きやすさ　185
　——，過剰　335
　——，社交　322
　——，全般性　329
不揮発性　138
不全感　455
不注意　189
不登校　420, 522, 609
不眠　360
父性欠如　434
不器用児　113
賦活化症候群　659
複雑型心的外傷後ストレス障害　345
物質関連障害　297, 411
分析的心理劇　594
分離・個体化期　262, 263
分離固体化段階　14
分離比　694
分離不安　518
　——障害　421
分裂機制　393
分裂妄想態勢　13

へ

ヘルシンキ宣言　79
ベンゾジアゼピン系睡眠薬　663
ベンラファキシン　660
ペアレントトレーニング　201, 209
ペモリン　656
併存障害　536
併存する発達障害　96

併発症　42
閉塞性睡眠時無呼吸　275
米国精神遅滞協会　87
片頭痛　309
変態的な依頼関係　315
便失禁　256
便秘　258

ほ

ボディスキャン　730
ポジトロン（陽電子）　197
ポストトラウマティックプレイ　350
保健指導　520
保健師　537
保健室登校　523
保護観察官　218
保護司　218
哺育障害　231
補助自我　594
母子相互作用の障害　543
母子密着　517
母性愛剥奪現象　14
母性的感受性　648
放射性同位元素　197
崩壊精神病　165
訪問教師　5
防衛規制　476
防衛機制　440
暴走族　216
暴力　523
本人へのアドバイス　201
本能的育児　648

ま

マドリッド宣言　78
マンダラ　578
麻痺　346
　——，鉛様の　308
慢性運動性　41
　——チック障害　42, 55
慢性音声チック障害　42, 55

み

ミオクローヌス　159
　——，良性新生児睡眠時　272
ミルタザピン　660
三重県立小児心療センターあすなろ学園　6
見捨てられ抑うつ　393
民間治療家　9

索 引

む
むちゃ食い障害　265
無菌室治療　490
夢遊病　273

め
メチルGpC結合蛋白2　156
メチル結合ドメイン　163
メチルフェニデート　395,655
メッセージ　138
メディカルモデル　530
メンタルヘルスの問題　520
面接調査　81

も
モデリング　605
森田神経質　317
森田正馬全集　65
森田理論　317

や
夜驚症　273
夜尿アラーム療法　253
夜尿症　251,356
薬物依存　415
　　──症候群　415
薬物非行　216
薬物乱用　411,415
　　──危険因子　412
　　──保護的因子　413
薬物療法　654

ゆ
有機溶剤　411
有病率　692
遊戯療法　450

よ
誘発電位検査　198
指しゃぶり　461

よ
ヨーロッパ児童青年精神医学会　5
予期悲嘆　508
予防精神医学　8
読み書き障害　613
幼児自閉症　6
幼稚園　4,19
幼年痴呆　165
養育環境　48
養育の継続性　503
抑うつ　13,488
　　──態勢　13
　　──，逆説的　488
　　──，見捨てられ　393
横の広がり　531,534
横浜市立大学付属病院　6

ら
ライフイベント　540
ライフストーリーワーク　409
ラメルテオン　663
ラモトリギン　661,723
ランドウ・クレフナー症候群　122

り
リエゾンコンサルテーション精神医学　483
リスペリドン　662
リスボン宣言　78
リチウム　661
リハビリテーション　645
離婚　515

り
離人症性障害　373
力動的精神療法　562
律動性運動障害　273
両側性の刺激　732
良性家族性新生児けいれん　691
良性家族性幼児けいれん　691
良性新生児睡眠時ミオクローヌス　272
療育　533
　　──施設　645
　　──の効果判定　646
　　──の適切性の要件　646
臨床遺伝学　679
　　──認定医制度　678
臨床心理士　537
臨床チーム　5,9

れ
レジリエンス　349,403
レット障害（症候群）　41,155,167,684
レベチラセタム　661,725
レム睡眠　271
劣等感　455
連携　536
　　──，学校との　144
連鎖解析　694

ろ
朗読恐怖　325

わ
ワーキングメモリ機能　193
「私は悪い子」空想　455

欧文索引

0 to 3のPTSD　345
5-HTTLPR　405

α_2アゴニスト　657

Beers C　4
Bruck H　262,266
Crisp AH　262,266
Erikson EH　12
Francke AH　4
Fröbel FWA　4
Gardner G　5
Healy W　4

Heuyer G　5
Kanner L　5
Kernberg PF　50
Locke J　4
Meyer A　4
Pestalozzi JH　4
Rousseau JJ　4
Russell GFM　263
Selvini Palazzoli M　262
Shapiro F　728
Sullivan HS　52
Thom D　5
Tramer M　5

A
AACAP　5
AAMR　87
ABA（Applied Behavior Analysis）　132
activation syndrome　298,659
activity-interview group therapy　598
AD（Autistic Disorder）　41,125,135,165
AD/HD（Attention Deficit/Hyperactivity Disorder）　40,

索 引

46, 55, 186, 189, 196, 227, 243, 295, 335, 395, 527, 685, 721
ADHD RS-IV-J 190
ADI-R 37
ADNFLE (Autosomal Dominant Nocturnal Frontal Lobe Epilepsy) 692
adolescent psychiatry 5
ADOS-G (Autism Diagnostic Observation Schedule-Generic) 37
AGT (activity group therapy) 598
American Academy of Child Psychiatry 5
ANCCAP 5
anticipatory grief 508
ARC モデル 407
ARHGEF6 682
ARMS (at-risk mental state) 290
ASCAPAP 5
ASD (acute stress disorder) 339
ASD (autism spectrum disorder) 169
Asperger 症候群(障害) 3, 41, 170, 357, 527
attachment 50

B

behavior therapy 603
BFNC (Benign Familial Neonatal Convulsions) 691
BIFC (Benign Infantile Familial Convulsions) 691
bio-psycho-social model 46

C

C/L 469
――チーム 471
CAPA (Child and Adolescent Psychiatric Assessment) 36
CAPS-CA (Clinician Administered PTSD Scale for Children and Adolescents) 351
CARS (Childhood Autism Rating Scale) 37, 128, 130
CBCL (Child Behavior Checklist) 37, 351
CBT (Cognitive Behavioral Therapy) 297, 334, 451, 603

CD (conduct disorder) 203
CDD (childhood disintegrative disorder) 165
CDI (Child Depression Inventory) 37
CDKL5 遺伝子 163
CGAS (Children's Global Assessment Scale) 37
challenging behavior 101
ChIPS (Children's Interview for Psychiatric Syndromes) 36
clumsy child 113
comorbidity 32, 295
continuous performance test 198
coping strategy 53
CPT (continuous performance test) 190
CT 196

D

DARC (Drug Addiction Rehabilitation Center) 417
DBD 211
DCD (Developmental Coordination Disorder) 113, 114
delinquency 203
dementia infantilis 165
DES-II (Dissociative Experience Scale) 374
developmental apraxia 113
DICA (Diagnostic Interview for Children and Adolescents) 36
DISC (Diagnostic Interview Schedule for Children) 35
――-IV 35
discontinuation symptoms 659
disintegrative psychosis 165
domestic violence 432
DSM-III 34, 46, 294
――-R 34
DSM-IV 34, 165
――の診断基準 263
――-TR 294, 301
DSM-5 34, 43, 169, 345
――ドラフト 314
dual diagnosis 96

E

E/RP (Exposure/Response

Prevention) 337
ECT (electroconvulsive therapy) 673
EMDR (Eye Movement Desensitization and Reprocessing) 352, 408, 728
end of life care 498
EPDS (Edinburgh Postnatal Depression Scale) 541
epigenetics 173
ESCAP 5
exposure and response prevention 604
expressive language disorder 119
externalizing behavior problem 193

F

face scale 500
FMR2 683
fMRI 197
FOXG1 遺伝子 163

G

GAD (Generalized Anxiety Disorder) 329
gateway drug 412
GDI1 683
GEFS+ 690
giving information 507
GTCS (Generalized Tonic-Clonic Seizure) 691

H

habit 460
――disorders 460
heilpaedagogik 5
hyperkinetic syndrome of childhood 190

I

IACAPAP 5
ICD-9 165
ICD-10 34, 165, 302
ICD-11 34, 43
IES-R (Impact of Event Scale-Revised) 351
IL1RAPL 683
IPT (interpersonal psychotherapy) 297
ISAP 5
ITPA 199

J

JME(Juvenile Myoclonic Epilepsy) 691

K

K-ABC 199
K-SADS(Schedule for Affective Disorders and Schizophrenia for School-Age Children) 36
K-SADS-PL(Kiddie Schedule for Affective Disorders and Schizophrenia for School-age children) 351

L

Landau-Kleffner 症候群 721
LD(Learning Disabilities) 41,55,193,527,613,686,721

M

M-CHAT(the Modified Checklist for Autism in Toddlers) 127
manifestation 289
MAO-A 405
MBD(Minimal Brain Dysfunction) 113,163
MBDS(Minimal Brain Damage Syndrome) 190
MECP2 156
M.I.N.I.-KIDS 351
mixed receptive-expressive language disorder 121
modeling 605
motor skills disorder 113
MRI 196
MRX(X-linked mental retardation) 680
MSBP(Munchausen syndrome by proxy) 409

N

N.A.(Narcotics Anonymous) 417
nail biting 461
NC(Negative Cognition) 729
neuro-developmental hypothesis 287
non-adherence 487
non-REM 睡眠 270

O

OCD(Obsessive-Compulsive Disorder) 150,186,242,331,449
ODD(Oppositional Defiant Disorder) 203
operant conditioning 605
OPHN1 681

P

P-TRI(Pediatric Transplant rating Instrument) 484
PACT(Psychosocial Assessment of Candidates for Transplantation) 484
PAK3 682
palliative care 498
Panayiotopoulos 症候群 718
PANDAS(Pediatric Autoimmune Neuropsychiatric Disorders Associated with Streptococcal infections) 335
parent training 605
PARS(PDD-Autism Society Japan Rating Scales) 130
PC(Positive Cognition) 729
PDD(Pervasive Developmental Disorders) 37,55,125,165
PDDNOS(Pervasive Developmental Disorder Not Otherwise Specified) 41,166,173,182,527
──の不均質性 182
PECS(Picture Exchange Communication System) 132
pediatric palliative care 498
PET 197
PFA(psychological first aid) 342
phonological disorder 122
Piaget の認知発達段階 503
prodromal phase 289
PT 209
PTSD(Posttraumatic Stress Disorder) 150,345,728

R

REM 睡眠 270
Rett 症候群(障害) 41,155,167,684

RSK2(*RPS6KA3*) 683

S

SAD(social anxiety disorder) 322
──のサブタイプ 323
sandplay therapy 574
Sandspiel 574
schizoid personality disorder 284
schizotypal personality disorder 284
SDDMF(Specific Developmental Disorder of Motor Function) 113
Section of Child and Adolescent Psychiatry 5
Section of Psychiatry of Mental Retardation(Intellectual Disability) 5
self esteem 54
self-image 54
self-modeling 280
self-system 52
sense of self 54
shaping 280
sharing information 507
SIDS(Sudden Infant Death Syndrome) 272
silencing gene 163
SMARPP(Serigaya Methamphetamine Relapse Prevention Program) 418
──-Jr. 418
SNRI 294,660
social neurosis 322
social phobia 322
specific speech articulation disorder 122
SPECT 197
SSRI(Selective Serotonin Reuptake Inhibitor) 168,294,298,334,430,658
──による自殺関連事象 298
SST 209
SUDS(Subjective Units of Disturbance) 730
systematic desensitization 604

T

TEACCH 646

temperament 48
TF-CBT(Trauma-Focused Cognitive Behavior Therapy) 342, 352, 408
The Boston Habit Clinic 5
thumb sucking 461
TM4SF2 682
TRD 163
trichobezoar 447
trichophagia 447
trichotillomania 447
TS(Tourette Syndrome) 41, 55, 241, 335, 688
TSCC(Trauma Symptom Checklist for Children) 351

U

UCLA PTSD Reaction Index for DSM-Ⅳ 351
UNICEF 5

V

VOC(Validity of Cognition) 730

vulnerability 288

W

WAIMH 5
WISC-Ⅳ 198
WPA 5

X

X連鎖知的障害 681

現代 児童青年精神医学（改訂第2版）
ISBN 978-4-8159-1905-4 C3047

平成14年 8月25日　第1版発　行
平成16年 1月31日　第1版第2刷
平成24年11月 1日　改訂第2版発行

編集責任 ──── 山　﨑　晃　資
発 行 者 ──── 松　浦　三　男
印 刷 所 ──── 三　報　社　印　刷 株式会社
発 行 所 ──── 株式会社 永　井　書　店
〒553-0003 大阪市福島区福島8丁目21番15号
電話(06) 6452-1881 (代表) /Fax (06) 6452-1882

Printed in Japan　　　　　　　　　Ⓒ YAMAZAKI Kousuke, 2002

・本書の複製権・翻訳権・上映権・譲渡権・公衆送信権（送信可能化権を含む）は株式会社永井書店が保有します．
・JCOPY ＜（社）出版者著作権管理機構　委託出版物＞
本書の無断複写は著作権法上での例外を除き禁じられています．複写される場合には，その都度事前に(社)出版者著作権管理機構(電話 03-3513-6969，FAX 03-3513-6979，e-mail：info@jcopy.or.jp)の許諾を得て下さい．